IRWIN & RIPPE's Ultrasonography for Management of the Critically Ill

IRWIN & RIPPE

重症超声学

原著 [美] Craig M. Lilly   [美] Paul H. Mayo

        [美] Seth J. Koenig   [美] Richard S. Irwin

主审 刘大为

主译 王小亭 张宏民

中国科学技术出版社

·北 京·

图书在版编目（CIP）数据

IRWIN & RIPPE 重症超声学 / (美) 克雷格·M.莉莉文 (Craig M. Lilly) 等原著 ; 王小亭, 张宏民主译.
— 北京 : 中国科学技术出版社 , 2024.3
书名原文 : IRWIN & RIPPE's Ultrasonography for Management of the Critically Ill
ISBN 978-7-5236-0481-6

Ⅰ . ① I… Ⅱ . ①克… ②王… ③张… Ⅲ . ①险症－超声波诊断 Ⅳ . ① R459.7

中国国家版本馆 CIP 数据核字 (2024) 第 040496 号

著作权合同登记号 : 01-2022-6905

策划编辑	孙　超　焦健姿
责任编辑	孙　超
文字编辑	韩　放
装帧设计	佳木水轩
责任印制	李晓霖

出　　版	中国科学技术出版社
发　　行	中国科学技术出版社有限公司发行部
地　　址	北京市海淀区中关村南大街 16 号
邮　　编	100081
发行电话	010-62173865
传　　真	010-62179148
网　　址	http://www.cspbooks.com.cn

开　　本	889mm×1194mm　1/16
字　　数	720 千字
印　　张	30.5
版　　次	2024 年 3 月第 1 版
印　　次	2024 年 3 月第 1 次印刷
印　　刷	北京盛通印刷股份有限公司
书　　号	ISBN 978-7-5236-0481-6/R·3174
定　　价	328.00 元

版权声明

This is a translation of *IRWIN & RIPPE's Ultrasonography for Management of the Critically Ill*.
ISBN：978-1-975144-95-1
Wolters Kluwer Health did not participate in the translation of this title and therefore it does not take any responsibility for the inaccuracy or errors of this translation.

免责声明：这本书提供药物的准确标识、不良反应和剂量表，但是它们有可能改变。请读者务必查看所提及药物生产商提供的包装信息数据。此书的作者、编辑、出版商、分销商对于应用该著作中的信息而导致错误、疏漏或所产生后果不承担任何责任，并不对此出版物内容做出任何明示或暗指的担保。此书的作者、编辑、出版商、分销商对出版物所引起的人员伤害或财产毁坏不承担任何责任。

Accurate indications，adverse reactions，and dosage schedules for drugs are provided in this book，but it is possible that they may change. The reader is urged to review the package information data of the manufacturers of the medications mentioned. The authors，editors，publishers，or distributors are not responsible for errors or omissions or for any consequences from application of the information in this work，and make no warranty，expressed or implied，with respect to the contents of the publication. The authors，editors，publishers，and distributors do not assume any liability for any injury and / or damage to persons or property arising from this publication.

Published by arrangement with Wolters Kluwer Health Inc., USA.
本翻译版受世界版权公约保护。

Copyright © 2021 Craig M. Lilly, MD, Paul H. Mayo, MD, Seth J. Koenig, MD, Richard S. Irwin, MD

译者名单

主　审　刘大为

主　译　王小亭　张宏民

副主译　尹万红　朱　然　刘丽霞　丁　欣

译　者（以姓氏笔画为序）

丁　欣　中国医学科学院北京协和医院

王小亭　中国医学科学院北京协和医院

王新蕊　河北医科大学第四医院

尹万红　四川大学华西医院

尹晓晗　中国医科大学附属第一医院

邓晴雨　中国医学科学院北京协和医院

朱　然　中国医科大学附属第一医院

刘丽霞　河北医科大学第四医院

李　易　四川大学华西医院

李　荣　河北医科大学第四医院

李　莉　中南大学湘雅医院

李乐莹　河北医科大学第四医院

李冬凯　中国医学科学院北京协和医院

杨　婷　四川大学华西医院

邹同娟　四川大学华西医院

张　健　中国医科大学附属第一医院

张宏民　中国医学科学院北京协和医院

陈　焕　中国医学科学院北京协和医院

陈铭铭　中国医科大学附属第一医院

武文庆　四川大学华西医院

周　然　四川大学华西医院

赵　华　中国医学科学院北京协和医院

赵　玮　河北医科大学第四医院

洪茂林　四川大学华西医院

秦　瑶　四川大学华西医院

唐远莉　四川大学华西医院

韩利南　河北医科大学第四医院

韩雅琦　河北医科大学第四医院

曾学英　四川大学华西医院

廉　慧　中国医学科学院北京协和医院

蔡书翰　武汉大学中南医院

内容提要

本书引进自 Wolters Kluwer 出版社，是经典的"IRWIN & RIPPE 重症医学"系列图书中的重症超声学专著。全书共九篇 31 章，不仅全面介绍了临床重症医学诊疗中神经系统超声、气道及呼吸系统超声、心脏超声、血管超声、胃肠及腹部超声、泌尿生殖系统超声的临床应用、检查技巧与研究进展，还涉及超声引导下引流、抽吸与超声辅助麻醉等内容。本书注重临床实用性，书中结合临床实例生动阐释重症超声学相关知识，并配有丰富的高清超声图像，易于读者阅读和理解，适合重症医学科、超声科、急诊科及相关科室的医生和医学生参考阅读。

主审、主译简介

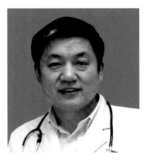

刘大为

主任医师，教授，博士研究生导师，中国医学科学院北京协和医院重症医学系主任。中华医学会重症医学分会第一届及第二届主任委员，重症医学终身成就奖获得者，国家卫健委有突出贡献的中青年专家，享受国务院政府特殊津贴。2005 年被美国重症医学院授予荣誉教授（FCCM）称号。其研究成果已在 *Critical Care*、*Critical Care Medicine*、《中华内科杂志》等国际国内期刊发表。曾获国家科学技术进步二等奖，北京市科学技术进步二等奖，中华医学科技二、三等奖等多种奖项。

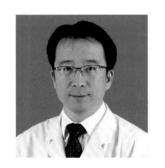

王小亭

主任医师，教授，博士研究生导师，中国医学科学院北京协和医院保健 ICU 主任兼重症医学科副主任。北京重症超声研究会会长，中国重症超声研究组（CCUSG）常务组长，国家卫生健康委员会重症医学专业重症超声质量控制小组组长，中华医学会重症医学分会青年委员会副主任委员，中国医师协会心脏重症专业委员会全国委员，中华医学会 5C 培训师。《协和医学杂志》、*Critical Care Medicine*（中文版）、《中国临床医生杂志》等期刊编委，《中华医学杂志》《中华医学杂志（英文版）》《中华内科杂志》等期刊审稿专家。在休克与血流动力学、感染性休克相关的心肌抑制等方面进行大量工作，是我国重症医学界早期开展重症超声临床与科研的工作者之一。

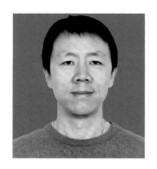

张宏民

副主任医师，就职于中国医学科学院北京协和医院。北京重症超声研究会副会长。长期致力于血流动力学、重症超声等方向，以第一及通讯作者身份发表相关中英文学术论著 10 余篇。

译者前言

重症超声有着强大的重症医学属性，以重症医学理论为基础。重症医学是临床医学的重要组成部分。同时，其又不同于传统的临床医学领域，包括了外科、内科、妇产科等相关重症，这些属于疾病与损伤的范畴，拥有自身的原发病因和疾病内涵，对于宿主机体的伤害，均可以或可能导致机体发生发展为重症，重症医学与众不同的特点就在于此。临床重症超声的实施主体是重症医学的医生，是被重症医学理论知识和实践经验武装头脑的专业人员；实施对象则是各类重症患者，包括亚重症、重症、危重症患者。所获得的信息是基于重症超声的多模态监测评估信息，并且与症状、体征等临床信息相结合，组成全方位的诊断信息。临床辨析后，基于问题导向的分析判断，解释重症的病理生理过程，可指导临床评估，甚至改变诊断及重症干预的方案，最终以改善重症患者预后为目的。

通过重症超声认知重症是发展重症医学的重要途径。近年来，重症医学领域对重症认知的进步离不开重症超声的贡献。重症的发生与机体的失调反应密不可分。重症的病理生理学特点是基于心肺氧输送异常的组织灌注不良，重症的"最后一公里"是重症单元损伤。血流动力学波动与紊乱是引发重症的主要原因之一，宿主特点对重症发生发展的影响同样不容忽视。通过重症超声，对宿主的评估与预警，对机体反应和失调反应的认知，对重症病理生理特点的监测评估，尤其是"最后一公里"的评估具有重要的作用及意义。此外，重症超声还在血流动力学评估方面具有优势。有重症超声参与重症的实践是促进认知、增加思考的重要力量。重症干预的发展要求由于有重症超声的参与，"See First（先评估）""Then Intervene（后干预）"，同时避免"Trial to Error（不断试错）"，让重症患者更安全，更可贵的是让不同分支领域的重症医学发展更均衡。发展重症医学不只是重症临床诊疗，还有与之深度交织的重症护理等相关学科。基于重症医学发展，促进多学科合作，实现同步发展。

此次的重症超声译作，恰恰就是基于重症医学的经典原著，深度切入重症超声，形成基于重症超声的重症医学的体现，即从 *IRWIN & RIPPE's Intensive Care Medicine* 到 *IRWIN & RIPPE's Ultrasonography for Management of the Critically Ill*。本书原著和中文译作的出版是以重症超声为重点研究方向的重症医学专业人员主导的学术进步体现，未来期待更多突破。

重症超声的发展，越来越体现出"重超、超重、知重症、治重症"的内涵。重症超声的发展进入到"新时代"。

王小亭　张宏民

原书前言

我们满怀喜悦地出版了 *IRWIN & RIPPE's Ultrasonography for Management of the Critically Ill*。本书共 31 章，重点强调了床旁超声（POCUS）的应用价值。现有技术的迭代及床旁超声在重症医学实践中快速但不均衡的应用，给编写带来了不小的挑战。我们通过在相关板块中引入相应的超声技术来应对这些挑战。这些技术在此前出版的 *Irwin & Rippe's Intensive Care Medicine, 8e* 中已有涉猎并被广泛认可。在本书各章中，我们通过超声图像呈现了富有挑战性和趣味性的经典病例，这些宝贵图像提供了关键的诊疗信息。我们希望，即便是接触床旁超声较晚的读者也能对此产生兴趣，并能认识到应用超声来辅助重症管理的意义，因为这有利于更早、更好地救治重症患者。我们也希望，本书对于较早开展重症超声的资深专家和学者同样有所帮助。

在本书中，我们重点介绍了床旁超声的应用，将其作为一种支持和加强跨专业、多学科合作重症医学诊疗的重要工具。我们对床旁超声的重要性和实用性的理解，促使我们编写了这本以超声为重点的重症医学参考书。我们特别邀请到了资深专家 Paul H. Mayo 和 Seth J. Koenig，他们在重症超声方面的深厚造诣是国际知名的。我们要感谢 Gisela I. Banauch 的辛勤付出，她孜孜不倦地帮助我们整合超声文本，使其更易于理解。

我们坚持循证医学和以患者为中心的理念，主张按照以下指导原则来发展重症医学学科：①让患者更安全；②通过遵循基于现有最佳证据的临床实践指南来减少变异性，以确保更好的疗效。床旁超声对实现这些目标的贡献让我们备感欣慰。

我们注重临床重症救治、早期识别危重症或严重伤害，以及评估治疗干预措施的有效性。本书中，对病理生理学方面的知识也进行了介绍与讨论，并辅以大量的参考资料，帮助临床医生和研究人员在这些相关领域有更深刻的认识。我们希望并相信，这本深入、实用、全面的图书，能充分展示重症医学的重要原则，以及重症超声技术的临床价值。这本书将有助于重症医学工作者对复杂重症病例进行诊断和治疗，减轻患者的痛苦。

Craig M. Lilly

Paul H. Mayo

Seth J. Koenig

Richard S. Irwin

致 谢

一部如此丰富且专业的医学图书需要整个"团队"来共同编写。在此过程中，许多杰出的医学人才都为本书的写作做出了重大贡献，都值得感谢。首先我们要感谢的是这本书的编辑 Elizabeth Grady，在本书的构思和创作过程中，她夜以继日、废寝忘食，她是本书幕后的指导者和组织者，没有她令人难以置信的组织能力，这本书就无法如期完成。

本书的主要创新之处是将床旁超声在重症患者管理中的应用作为重点。Yonathan Greenstein、Michael Hill、Ari Nalbandian 和 Susanne Muehlschlegel 协助 Paul H. Mayo 和 Seth J. Koenig，并且他们与 Eric Cucchi 和 Stephen Allegra 共同创作，高质量地完成了超声图文的制作任务。协助编写各章中超声学效用部分的是 Gisela I. Banauch、Ariel Shiloh 和 Lewis Eisen，对于他们的出色工作，我们不胜感激，难以回报。我们还要感谢 *Chest* 期刊的编委团队及其出版商 Elsevier 出版社，感谢他们肯定了本书对重症医学领域的重要性，并允许我们转载在 *Chest* 期刊发表过的超声专题论文和影像资料。

同时，我们要感谢学术秘书 Sherry Jakubiak、Cynthia French、Linda Doherty、Debra Adamonis 和 Carol Moreau，他们为我们组织创作这本书提供了大量帮助；对于他们在推动床旁超声在重症医学领域中的发展做出的贡献，我们深表感谢。

包括 Brian Brown 和 Ashley Fischer 在内的 Wolters Kluwer 出版社的编辑们给予了我们很大的帮助和鼓励，并在监督和协调该书各个出版流程时提供了极大的帮助。此外，也要感谢 Ashley Pfeiffer，她协助处理了本书出版过程中的许多细节问题。我们还要感谢 Rajmohan Baskaran 和他的团队，感谢他们出色的文案编辑工作。

最后，感谢我们的家人以鼓励和爱支持着我们。对于他们，以及其他许多以各种方式提供帮助的人们，我们致以最深的谢意。

Craig M. Lilly, MD, FCCP

Paul H. Mayo, MD, FCCP

Seth J. Koenig, MD, FCCP

Richard S. Irwin, MD, Master FCCP

目　录

第五篇　血管和血液学操作

第六篇　胃肠及腹部操作

第七篇　泌尿生殖系统操作

第八篇　外围操作

第九篇　操作过程中的患者舒适度

第一篇　超声概述

INTRODUCTION TO ULTRASONOGRAPHY

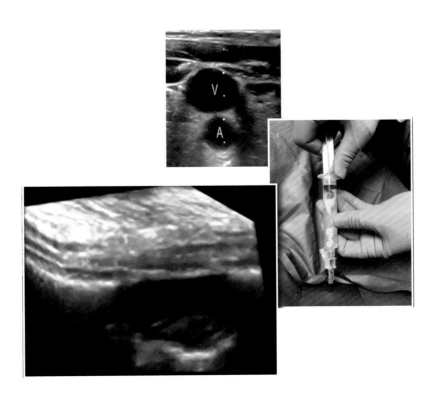

第1章 重症超声技术概述
Point-of-Care for Critical Care Ultrasonography

Paul H. Mayo Seth J. Koenig Gisela I. Banauch 著

重症超声指任何由重症医师在床旁为了诊断和治疗患者而进行的超声应用。认识到超声对重症医学的重要性，本书笔者决定将重点放在超声对常见重症流程的指导意义上，并讨论其作为一种诊断方式的实用性。每一章中关于超声应用的部分，是由一个单独的写作小组与这一章的笔者合作撰写的，他们都曾是美国胸科医师学会国家级重症超声课程的负责人或资深培训师，在重症日常实践中应用超声方面具有丰富的临床经验。他们还将典型病例整合到后续内容中，示例请参阅病例 1。本书并不注重超声机的设计和超声的物理特性，这在传统超声书籍中已有很好的描述。实际上，我们更强调操作或超声的疾病特异性临床应用，这更贴近一线重症医师，也是他们应该具备的能力。本书主要介绍超声在重症医师日常工作中的常规应用，不涉及更复杂的超声内容，因为这需要专业的影像学和心脏病学培训及相关能力。

能力与资质

重症患者的主管医师需要亲自完成超声检查

病例 1

1 名 53 岁女性患者因新发获得性血管性血友病和严重的血小板增多症入院 [1]。她既往有乳腺癌病史，曾接受肿瘤切除术和放化疗。入院后，她出现了长时间的心脏停搏及无脉电活动，25min 后才恢复心跳。在转到重症医学科后再次出现心脏停搏。因此，在进行高级心脏生命支持期间，医师检查了脉搏并对患者进行了床旁即时超声检查。

的全部流程：图像获取、图像解答和将结果应用于临床治疗。这与影像科或心脏科医师的超声会诊不同，不会导致超声检查的滞后，并且比会诊医师更清楚临床过程。进行床旁超声检查时，重症医师偏好使用那些便捷、价格合理、灵活、具备多种用途且更适合重症医学的超声机。

ACCP/SRLF 重症超声检查能力声明罗列了重症超声关键能力 [2]。该声明列出了重症医师需要掌握的该领域的基本要领，可视为最低标准。

具备重症超声资质，需要掌握图像的获取、解读，以及本领域的认知基础。图像获取的培训最初可以在正常人身上完成，但也需要在合格培训师的直接指导下对患者进行超声扫描。图像获取方面的培训需要访问包含有大量异常图像的资

病例 2

1 名有 75 包年吸烟史的 76 岁男性患者因右肺上叶结节就诊于肺科门诊[3]。具有代表性的胸部计算机断层扫描（CT）图像如图 1-1 所示[3]。PET-CT 显示结节具有亲和力，无转移灶。如何在床旁进一步评估该患者肺部结节？

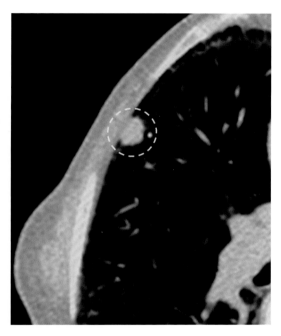

▲ 图 1-1 胸部 CT 显示右上肺叶周围性肺结节（黄色圆圈）

源库。认知基础是通过学习和研究相关资料来获得的，这些资料包括书籍、讲座或网络资源。与资质相关的培训要求，在代表多国共识的《关于重症超声培训的声明》（*Statement on Training in Critical Care Ultrasonography*）中已有概述[4]。

目前，无论北美还是欧洲，都还没有国家级重症超声认证程序。因为各地会设置资质和能力标准，所以重症医师的一个重要任务就是参加足够的培训，以达到声明中的标准。本书涉及的部分应用在声明中并没有提到，但具有临床实用性，这部分应用能力仅由特定的机构标准来保证。重症超声一旦被临床医师接受，就会自发朝

着要素创新、本土培训和业务开拓这些方向努力。本书的目的之一是传播声明中没有涉及的重症超声信息。

（一）超声机要求

高质量便携超声机已经广泛被应用。和其他影像方式（如 CT）相比，价格尚可接受，操作费用也低。此外，当整个团队都采用超声作为初始影像诊断工具，能够减少其他标准影像和昂贵成像方法的使用[4]，这将大大节省费用。大多数新款机器成像质量较好（也有些例外），购买时需要参考其他限制因素。一些需要考虑的关键问题汇总如下。

1. 机器是否耐用？机器、探头是否抗摔，能否防液体喷溅？

2. 售卖公司的服务信誉如何？售后服务合约成本是否包含在机器报价中，或者机器是否为降价出售，后续还需要高额的售后服务费用？售后服务周期多久？

3. 机器是否便于操作？开机时间如何？控制面板是否简便易用？存储空间是否足够，是否为常见存储格式？

4. 机器是否真正便携？能否方便移动，甚至可以手持？机器需要多大空间？

5. 机器和探头是否能够简单且安全地使用消毒液进行清理？

重症超声机器需要 2 个探头。线性血管探头频率高，分辨率好，但是穿透性不佳，因此用于血管穿刺非常理想，也适用于胸膜和邻近皮肤表面的特征性结构（如淋巴结）。相控阵心脏探头分辨率略低，但穿透力较好，专为检查深部组织而设计。很多机器都允许相控阵心脏探头进行腹部扫查。这样可通过节省配置一个单独的凸面腹部探头而显著降低费用。

（二）机器控制和扫描技术

即使是易操作的便携机，对于无经验的操作者来说，最容易失败的地方就是增益不良、深度、频率和方向控制的问题。这些都可以通过手把手的培训来改善。扫描技术是图像获取的一个重要组成。除了特殊血管的检查，机器和操作者往往在患者的同侧。这样能够保证操作者单手操控机器，另一只手进行探头掌控。临床医师需要左右手都可以掌控探头，因为患者可能会被不同的生命支持设备所环绕。为了获得稳定的图像，握持探头时需将手掌部分支撑于患者的身体上。

（三）应用范畴

考虑到重症超声的应用范畴，需要着重强调的是，并非所有的重症医师都需要在所有的领域都保证精通。顾问医师并不需要接受相关培训，因为他们没有实践的需求。其他临床医师可能更希望聚焦于超声引导的操作。对于活跃在一线的重症医师，资质声明是关于应用范畴的良好指导，其他的技能可以根据兴趣或者实践需求进行学习，参加更高级的培训。

能力与资质应该基于应用范畴来确定，但是在某些情况下，存在其他复杂因素。医院认证委员会需要行使权力进行重症超声相关认证。如果在专科医师培训阶段由项目主管评估认为具备了应用重症超声的能力，医院认证委员会应该常规行使权力授予资质。但是在顾问医师层面这并不常见，因为给非影像学专家或心脏病专家认证这项能力不被普遍接受。因此，重症医师即便具备了应用超声的能力，也依然处处受限，不能进行更大范围的应用。一个解决方案是提供强有力的培训证据，使得认证委员会不得不授予资质。这些证据应该包括完整的超声扫描记录、认知培训、图像回顾，以及课程出勤率。美国胸科医师学会设计了一套培训课程，提供满足医院认证所需能力的培训。

（四）重症超声的局限性

掌握重症超声，需要了解其局限性。现列举如下。

1. 患者相关

肥胖、肌肉过多、水肿都会大幅降低超声图像质量。皮下气肿会阻断超声波的传导，使得深部结构无法观察。皮肤敷料和装置也能阻碍超声波传导。重症患者经常无法处于获得良好图像的理想体位，如多数重症患者为仰卧位，后部结构难以显示。

2. 环境相关

室内光线过亮会降低图像质量。患者被设备环绕，从而无法进行超声检查。

3. 超声物理特性相关

超声物理特性限制了其在身体组织内的分辨率和穿透力，常出现与异常图像类似的伪像。超声波会被气体阻断并被强烈反射，因此存在气体时就无法看到气体之下的任何结构。骨骼显著降低超声波的传导，其下的结构都是声影。肺部被气体充盈，无法看到；肋骨影响心脏成像；脑和肠的成像也受影响，难以看到异常结构。

4. 操作者相关

进行重症超声检查的重症医师有责任对所有图像进行获取、解读，并将结果用于解决临床问题。这个过程没有影像学专家或者心脏病专家参与。重症超声的一个局限性是需要对重症医师进行全面培训，以满足临床实践需求。

5. 模式转变相关

由影像科或者心脏科医师进行所有的影像检查和解读，是 ICU 影像学检查的传统模式，重症医师只是被动参与这个过程。在ICU日常工作中开展重症超声需要改变这种模式，即需要重症医师运用他们的图像获取技术和解读能力，并且相信超声在很大程度上会替代胸部X线和胸部CT检查。就像Oks等总结的那样："开展重症超声需要几台专用机器，多名擅长重症超声的一线重症医师，在日常工作中将超声作为主要工具，尽可能将超声作为团队制订决策的主要影像学依据，并且重症医师进行的超声检查不需要十分确定的图像[5]。"

6. 重症超声最新进展

（1）超便携机器：阻碍重症超声广泛应用的主要原因之一是床旁超声机相对昂贵的价格（如30 000~50 000美元），以至于医院不会大量购买。通常，设备齐全的大型ICU会有1~2台高质量的台车式超声机，可满足ICU内基本需求和外出会诊使用。成本因素不允许临床医师私自购买这类机器以供个人使用，而在难以预料的、复杂的紧急情况下，台车式机器的物理设计限制了它的应用。

最近，业内已开发出新一代超声机，即被设计为可舒适地放入临床医师口袋中的超便携机器。它们有的遵循传统设计，机器本身带有屏幕，有的可连接到智能手机或低价平板电脑，并能联网。刚推出时，超便携机器价格高昂，超出了个人用户的承受范围，并且由于需要几个不同频率的探头，成本较高。最近，一项革命性的设计突破使得换能器设计中不使用压电晶体成为可能，这就使得单个多频探头可用于心脏、腹部和血管成像。这种三合一探头的出现，使得临床医师能以大约2000美元的价格购买到具有良好图像质量的超便携设备，从而降低购买成本，对超声感兴趣的重症医师由此可以在ICU中随时使用个人设备。此外，竞争压力导致传统超便携设备价格下降。几

家新创建的科技公司迅速将超便携设备推向市场，其中有一些是无线设备。我们预测，这很快会普及到临床，在不久的将来引发重症超声的革命性改变，只要是感兴趣的ICU医师都可有自己的私人超便携超声设备以供自己随时使用。重症临床医师如果对一台新机器感兴趣的话，需要考虑一些问题。全新超便携机器的图像质量和台车式机器具有可比性，但是使用者需要熟悉这种小尺寸屏幕。搭配平板电脑可能是一种选择。医院信息科在将新机器整合入医院系统时可能会有困难，所以针对新设备应该预先和信息科进行讨论。设备的耐用性也需要考虑。尽管全新超便携设备可能会极大地促进重症超声的普及，但也存在一些风险，如被能力不足的使用者广泛应用会伤害患者，同时也会损害重症超声的信誉。这个问题的解决在于开展有效、高效、低成本的重症超声培训，并在重症医学专业内全面推进。

（2）合作培训课程：针对大量的重症超声培训需求，北美一些合作培训课程将重点放在重症医师的早期培训上。例如在纽约，很多重症医师专项培训项目都将第1年的培训生送去参加一个标准化的3天重症超声课程。这类课程采取手把手教学，对学员进行图像获取、解读和重症超声认知层面的培训。课程费用由专项培训项目承担[6]。受培训医师回到各自医院时已掌握基本的重症超声知识，后续再接受进一步的培训。美国其他几个地区也有开展类似这种成功模式的合作培训课程。这种模式可以将业内专家资源进行整合。

（3）高级重症超声认证：ACCP/SRLF重症超声检查能力声明中明确区分了基础重症超声（包括基础或目标导向心脏超声）和高级重症心脏超声（advanced critical care echocardiography，ACCE）。随后，由包括北美主要团体在内的国际

重症医学会制订了高级重症心脏超声培训标准声明[7]。该声明界定了 ACCE 的实践范围，并建议为寻求该领域能力的重症医师提供正式的认证流程。在过去的 4 年里，欧洲危重病学会按照培训声明中的建议提供了 ACCE 认证。

在北美，只有心脏病专家才能获得国家级的心脏超声认证。但是，近年来重症医师也已经被允许参加国家心脏超声资质（National Board of Echocardiography，NBE）考试，这和心脏科医师参加的一样，是针对成人心脏超声的特定资格考试。通过了这项考试，重症医师就获得了资格认证。但 NBE 的认证要求一直是接受心脏科主治级别的培训。北美重症医学会认识到其中的不妥之处，即他们的成员需要在 ACCE 中得到明确的认证。因此，NBE 与多个医学会合作，从 2019 年开始为通过考试的重症医师提供 ACCE 认证。美国胸科组织、美国胸科学会、重症医学会、心血管麻醉医师学会、美国麻醉学会、美国心脏超声学会和美国急诊医师学会，与 NBE 和全美医学考试委员会合作，制订了考试和其他认证要求。想要获得 NBE ACCE 认证的考生，除了通过考试外，还需要在合格导师的指导下完成包含 150 幅图像的全套经胸超声检查。这一富有挑战性的要求表明，具有 ACCE 能力的重症医师必须具备图像解读能力，以及类似心脏病专家的心脏超声认知基础，还需具备在重症患者床旁全面采集图像的能力。

结论

重症超声是重症医学非常重要的组成部分。本书并不是用几个单独的章来分别介绍超声的各个方面，而是将超声融入单个的临床疾病或流程中，这可能更贴近临床一线。

参考文献

[1] Mongodi S, Luperto M, Roldi EM, et al. Ultrasound Diagnosis of cardiac arrest in a patient with hematologic disease. *Chest.* 2019;155(1):e9-e12.

[2] Mayo PH, Beaulieu Y, Doelken P, et al. American College of Chest Physicians/La Societe de Reanimation de Langue Francaise statement on competence in critical care ultrasonography. *Chest.* 2009;135(4):1050-1060.

[3] Parrish SC, Warren WA, Malafronte PJ, et al. A 76-year-old man with a 75 pack-year history of smoking and a pulmonary nodule. *Chest.* 2017;151(5):e99-e102.

[4] Expert Round Table on Ultrasound in ICU. International expert statement on training standards for critical care ultrasonography. *Intensive Care Med.* 2011;37(7):1077-1083.

[5] Oks M, Cleven KL, Cardenas-Garcia J, et al. The effect of point-of-care ultrasonography on imaging studies in the medical ICU: a comparative study. *Chest.* 2014;146(6):1574-1577.

[6] Greenstein YY, Littauer R, Narasimhan M, et al. Effectiveness of a critical care ultrasonography course. *Chest.* 2017;151(1):34-40.

[7] Expert Round Table on Echocardiography in ICU. International consensus statement on training standards for advanced critical care echocardiography. *Intensive Care Med.* 2014;40(5):654-666.

第二篇 神经系统操作

NEUROLOGICAL PROCEDURES

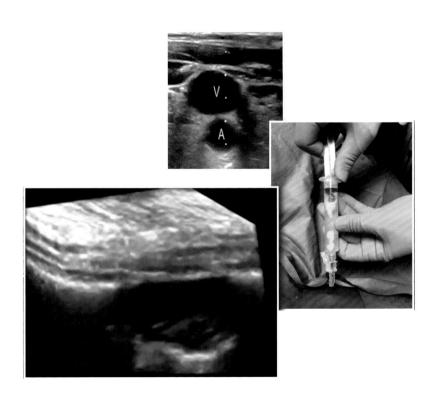

第 2 章　神经多模态监测
Neurologic Multimodal Monitoring

Raphael A. Carandang　Susanne Muehlschlegel　Wiley R. Hall　Craig M. Lilly　著

神经功能是决定生活质量的重要因素。损伤或功能紊乱会对患者的觉醒、沟通和作为独立的人与环境进行有意义的互动及发挥作用的能力均产生深远的影响。大脑是各个区域专门分工的高度复杂的器官，对代谢和损伤（如低氧血症、酸中毒、创伤和低灌注）非常敏感。神经重症的监护目标是保护大脑，维护重症患者的神经功能。多模态脑功能监测的推动力正是由于神经系统的重要性和易损性，以及对神经功能获得令人满意的评估结果。例如，各种损伤过程，包括中毒性和代谢性脑病、镇静和化学性抑制，以及原发性中枢神经系统疾病（如脑卒中和创伤性脑损伤）。

随着监测脑功能的设备和监测模式的不断进步，颅内压（intracranial pressure，ICP）监测、脑电图、皮质脑电图、全局和局部脑组织氧监测、脑血流量（cerebral blood flow，CBF）测量、微透析评估神经化学和细胞代谢等被应用于监测脑功能及改变。

与任何诊断或治疗工具一样，了解干预的适应证、局限性、风险和收益对于有效利用、解释和应用所获得的信息并管理独立患者都是至关重要的。监测设备的重要特性包括能够监测到重要的异常（敏感性），区分不同的细微的疾病状态（特异性），并改变长期结局的诊疗变化（表 2-1）。技术的局限性包括对患者的风险（如留置、使用和移除过程中）、数据产生过程中的可变的谬误（如校正和偏倚），以及特异性和敏感性之间的权衡取舍。高特异性的监测（只在疾病极其明确的情况下，监测值才会低于阈值）不太可能检测到不太严重的疾病状态，而高灵敏度的监测（将检测到任何超出正常范围的值）可能会显示出与正常值的微小偏差，这对一些患者来说可能是无意义的。多模态监测的优势在于通过互补的方式使用不同的监测手段，提高了检测生理和细胞变化的灵敏度和准确性，而这些变化预示临床恶化情况。一个合理的担忧是这些设备产生的大量数据需要计算机进行数据分析，费用昂贵且耗时，可能会让准备不足的临床医生不堪重负，甚至否定新技术带来的好处[1]。大多数人同意，选择适宜的患者进行监测和使用方式时应该仔细考虑，而确定哪些技术最有益于应用需要进一步的前瞻性研究。

脑监测理论上的重要意义建立在大脑对缺氧和缺血损伤的高度敏感性基础上。同等重量下，

表 2-1　神经监测特征性术语

术　语	定　义
偏倚	监测值和"金标准"值之间的平均差异（正或负）
精度	测量值之间差异（偏差）的标准差
敏感性	当存在脑缺血时，监护仪显示脑缺血的概率
阳性预测值	当监护仪提示脑缺血时，存在脑缺血的概率
特异性	当脑缺血不存在时，监护仪不显示脑缺血的概率
阴性预测值	当监护仪反映无脑缺血时，不存在脑缺血的概率
阈值	用于区分可接受（即不存在缺血）和不可接受（即存在缺血）的值
速度	从实际缺血或缺血风险发作到监护仪提供证据所需的时间

大脑消耗的氧和葡萄糖比其他任何器官都多，却没有特异的氧或糖储备。因此，大脑功能完全依赖不间断的脑血流来提供持续的功能和生存所需的代谢底物，并清除有毒的副产物。即便短暂的脑血流中断，无论是局部还是全脑的，都可能损伤或杀死神经细胞。

这些干扰可能不会导致细胞的立即死亡，但能够启动代谢或细胞自身变化（如基因转录、继发损伤），进而导致细胞在损伤后数天、数月或数年死亡。因此，对神经元功能状态的临床监测强调早期发现并逆转潜在的损伤条件。尽管有限的确凿数据表明，通过目前的神经监测技术收集的信息可以降低发病率和死亡率，大多数重症神经系统疾病的专科医生都相信使用监测技术可以改善管理流程。在本章中，我们回顾了当前可用的技术，重点介绍了当前的科学文献和应用适应证。

一、脑监测的目标

脑监测设备的目标本身并不能改善结局。然而，它们提供的生理信息可以整合到诊疗计划中，虽然可能增加风险（与留置、使用和移除相关），但可能导致总体发病率和死亡率的降低。

神经学监测可分为三大类：①神经功能监测（如神经功能检查、脑电图、诱发电位、磁共振成像）；②生理参数监测（如颅内压、脑血流、经颅多普勒）；③细胞代谢监测仪（如颈静脉血氧饱和度、近红外光谱、脑组织氧分压、微透析、正电子发射断层扫描）。大多数分类都是主观的，各种监测模式（如血流和电活动、氧合和灌注）之间存在重叠和相互的关系模糊了区别的界限。所有类别提供的信息可能都有助于评估脑和神经系统的目前状态，指导治疗并监测对干预措施的治疗反应，但从这些监测设备获得的数据应始终与患者的临床表现相联系，这一点值得强调。

二、脑缺氧及脑血流

由于大脑本身对氧的高度依赖性和敏感性，许多监测手段都关注脑缺血的识别，脑缺血的定义是输送至大脑的氧含量不足以满足其代谢需求。脑缺血的经典分类是全脑的或局灶的，完全的或部分的（表2-2）。系统监测很容易发现多数全脑性的脑损伤，如低血压、低氧或心脏停搏。特异性监护手段能够为脑卒中、蛛网膜下腔出血（subarachnoid hemorrhage，SAH）伴脑血管痉挛和脑创伤等情况提供额外信息，上述疾病局部脑组织氧合紊乱时，整体脑组织的氧合和灌注往往是适宜的。

表 2-2　脑缺血性损伤类型的特点

特点	举例
广泛性，不完全	低血压、低氧血症、心肺复苏
广泛性，完全	心脏停搏
局灶性，不完全	脑卒中、蛛网膜下腔出血伴血管痉挛

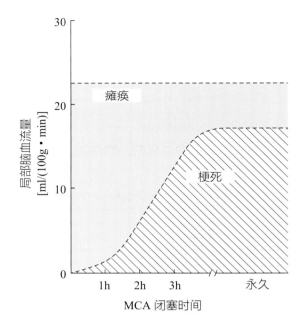

▲ 图 2-1　清醒猴的脑缺血阈值示意图

可逆性瘫痪的阈值在局部脑血流量约为 23ml/(100g·min) 时。不可逆性损伤（梗死）与脑血流量减少程度和持续时间正相关。如果持续时间足够短，严重的缺血可能可逆。MCA. 大脑中动脉（改编自 Jones TH, Morawetz RB, Crowell RM, et al. Thresholds of focal cerebral ischemia in awake monkeys. *J Neurosurg*. 1981;54:773–782. © 1981 American Association of Neurological Surgeons 版权所有）

传统上认为缺血性脑损伤的严重程度与全脑供氧量（CDO₂）降低的程度和持续时间成正比。为评估对患者长期患病率和死亡率的影响，及时认识可逆性脑缺氧 / 缺血是十分重要的。大量动物研究和人体研究使用不同成像技术（如 PET、MRI 和 SPECT）得出结论，可逆性损伤或半暗带的缺血阈值是脑血流量 20ml/(100g·min)，低于此阈值，脑组织有不可逆损伤的风险极大 [2, 3]。缺血的耐受时间与脑血流下降的程度成反比（图 2-1）。缺血和低氧触发一系列细胞反应，涉及多个途径，包括由无氧糖酵解引起的能量障碍、源于乳酸的积累、乳酸 / 丙酮酸比值的增加、离子稳态的丧失，以及依赖 ATP 的离子泵无法维持浓度梯度。上述改变导致钠离子和钙离子流入细胞内，激活磷脂酶等生物酶导致细胞膜和细胞骨架损伤，谷氨酸释放和兴奋性毒性，脂质过氧化物酶产生和游离脂肪酸分解，以及自由基形成和微血管炎性改变。可以改变基因调控和蛋白质合成，并能激活触发细胞凋亡的半胱氨酸酶通路的核酸内切酶的释放 [4, 5]。氧代谢紊乱导致一些蛋白质表达改变，如低氧诱导因子，已被确定为对氧分压变化所作出的适应性反应 [6]，并可能具有保护作用。多途径及细胞介质之间相互作用可能是治疗措施的潜在发展领域。上述反应的代谢产物为临床评估继发性损伤提供了潜在的生物标志物。如何更好地理解和利用这些信息仍在研究中。当检测到大脑缺血时，结果必须进行细致的判读。一般情况下，我们能够认定的是评估的大

脑区域的脑氧合量已降至临界阈值以下。然而这些信息既不能明确地提示缺血必然进展为梗死，也不能清楚地认定随后可能发生的生化改变或基因转录水平变化。此外，由于严重的缺血能更快地造成神经损伤，所以必须考虑到缺血的时间和强度效应。更重要的是，如果局部缺血涉及的结构不在监测目标范围内，那么脑梗死可能会在没有征兆的情况下发生。

在健康人中，脑血流受多种机制严格调控，从而调整脑供氧量以满足大脑的新陈代谢需求。在正常的"耦合"关系中，脑血流量依赖于大脑的氧代谢率（CMRO₂），CMRO₂ 随体温和大脑的活动水平而直接改变（图 2-2A）。当 CMRO₂ 增加或减少时，脑血流量增加或减少，以匹配氧耗和氧供。压力介导的自动调节使脑血流量在平均动脉压出现波动时也能在一定范围内保持恒定（假

设氧耗不变）（图 2-2B）。当压力自动调节正常时，在 50～130mmHg 的压力范围内，脑灌注压（cerebral perfusion pressure，CPP）的变化不会改变脑血流量。CPP 可以用公式 CPP=MAP–ICP 求得，其中 MAP 为平均动脉压。在神经损伤（如脑外伤）后，脑血管的自动调节机制可能受损，使得脑血流量不能对 CPP 的降低做出足够的反应[7]。不能维持足够的 CDO_2 可导致局部缺血并增加先前存在的脑损伤，即继发性损伤，在通常认为与脑缺血/损伤无关的血压下。正常情况下，动脉二氧化碳分压（$PaCO_2$）在 20～80mmHg 区间内可显著调节脑血管阻力（cerebral vascular resistance，CVR）（图 2-2C）。如果 $PaCO_2$ 减半，脑血流量就会急剧减半，如果 $PaCO_2$ 翻倍，脑血流量就会翻倍。这种脑血流量的减少（通过小动脉血管收缩）导致脑血容量减少，颅内压下降。理论上讲，降低 $PaCO_2$ 以降低颅内压似乎可取，因而过度通气作为一种临床工具在 1959 年被 Lundberg 等[8]描述为治疗颅内压增高的一种方法，40 多年来一直是临床治疗颅高压的重要手段。然而，对于正常的大脑来说，随着 $PaCO_2$ 的下降，脑血管收缩的程度是有限的（以及随着 $PaCO_2$ 的增加，血管舒张也是有限的），因而当脑血流量下降到产生不足的 CDO_2 的程度时，局部血管舒张机制往往会恢复脑血流量和 CDO_2。所以对于正常的大脑，过度通气不会产生严重的脑缺血；然而，在创伤性脑损伤后，低碳酸血症可以产生脑缺血，表现为脑组织氧分压（$PbtO_2$）和颈静脉球血氧饱和度（$SjvO_2$）的下降[9, 10]。因此，过度通气作为治疗颅内高压的一种方式已经不再受推荐，只能作为一种直接干预的短期手段，帮助患者过渡到即将进行的紧急确切的手术阶段，如去骨瓣减压术或清除受损组织。如果需要过度通气来显著降低颅内压，增加吸入氧浓度可以显著增加 $SjvO_2$（图 2-3）。尽管受损脑组织在自我调节能力下降时增加脑血流量的能力也下降，但作为对动脉血氧含量（CaO_2）下降的反应，无论这种下降是由于血红蛋白（hemoglobin，Hgb）浓度的下降还是由于动脉血氧饱和度（SaO_2）的下降，脑血流量通常会增加[11]。

三、神经监测技术

（一）神经系统检查

频繁并准确记录神经系统评估是医学治疗的

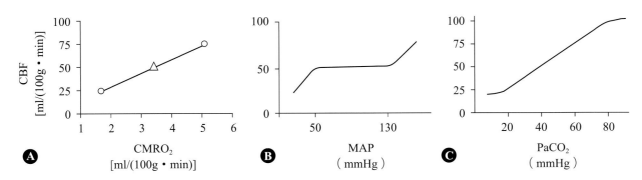

▲ 图 2-2　**A.** 脑氧代谢率（**$CMRO_2$**）和脑血流量（**CBF**）之间的正常关系是这两个变量的密切耦合变化。正常情况下，成人的脑血流量为 **50ml/(100g·min)**（开放三角）。随着 **$CMRO_2$** 的增加或减少，**CBF** 以平行的方式变化（实线）。**B.** 平均动脉压（**MAP**）对 **CBF** 的影响。请注意，在很大的压力范围内，**MAP** 的变化对 **CBF** 几乎没有影响。如果颅内压超过正常范围，用水平轴上的脑灌注压替代。**C.** 二氧化碳分压（**$PaCO_2$**）对 **CBF** 的影响。在整个临床适用的数值范围内，**$PaCO_2$** 的变化对脑血管阻力都有很大的影响。$CMRO_2$. 脑氧代谢率；MAP. 平均动脉压；$PaCO_2$. 二氧化碳分压

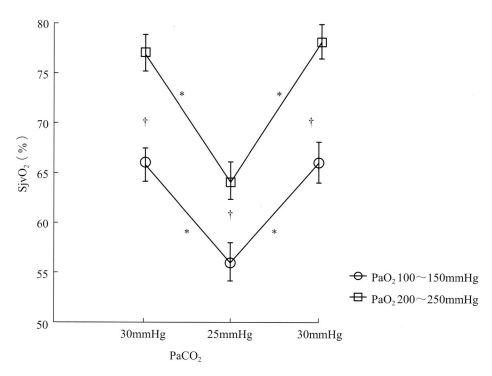

▲ 图 2-3　两种 $PaCO_2$ 水平下高氧浓度对 $SjvO_2$ 的影响

*. 在 $PaCO_2$ 为 25~30mmHg 时，不同 PaO_2 对应的 $SjvO_2$ 的 $P<0.001$。†. 不同 $PaCO_2$ 水平下 $SjvO_2$ 与 PaO_2 之间的 $P<0.001$。$PaCO_2$. 二氧化碳分压；PaO_2. 氧分压（经许可转载，引自 Thiagarajan A, Goverdhan PD, Chari P, et al. The effect of hyperventilation and hyperoxia on cerebral venous oxygen saturation in patients with traumatic brain injury. *Anesth Analg.* 1998;87:850-853.）

重要组成，但通常仅限于中度至重度神经系统损害的患者。神经学检查量化了 3 个主要特征：意识水平、局灶性脑功能障碍和神经功能的变化趋势。意识改变或新发局部脑功能障碍可能提示一系列可处理的临床状态，如颅内高压的进展、新的肿块病变（如实质性挫伤或硬膜下血肿的扩大）、颅内病变的全身性并发症（如低钠血症）。

格拉斯哥昏迷量表（Glasgow coma scale，GCS）评分最初是作为一种评估意识受损的工具开发的[12]，也被用作脑外伤患者的预后判断工具[13]。住院时首次 GCS 评分可以用来描述脑外伤的严重程度，其中重度脑损伤定义为 GCS 评分≤8分，中度脑损伤定义为 GCS 评分 9~12 分，轻度脑损伤定义为 GCS 评分>12 分。尽管死亡率和功能预后的显著差异使得创伤性脑损伤患者个体相关性变得复杂，但较低的 GCS 评分通常与较差

的长期预后相关[14]。鉴于过往 10 年对脑外伤患者进行了积极的院前治疗，包括现场镇静和插管，或者在急诊室使用镇痛和镇静药物，入院的初始 GCS 评分的有效性引起了极大的争议。一些报道称，从 1997 年开始，GCS 评分失去了预测价值，并呼吁对其应用进行批判性的再议[15]。其他研究观察了现场 GCS 评分及救护抵达时的 GCS 评分，发现这两个评分变化对中重度脑外伤患者的预后有很高的预测作用，与结局预测有良好的相关性和预后价值[16]。因此，许多中心在最初的 24h 内使用最好的 GCS 或复苏后 GCS，或者只使用 GCS 的运动部分，而并非最初的 GCS。尽管如此，GCS 评分作为一种快速、可重复性的意识水平评估仍然很受欢迎（表 2-3）。这是一种常用的意识状态监测工具，已被纳入各种结局模型，如创伤评分、急性生理学和慢性健康评

表 2-3　格拉斯哥昏迷量表

行　为	反　应	评　分
睁眼	自动睁眼	4
	呼唤睁眼	3
	刺痛睁眼	2
	刺痛无睁眼	1
	小计	1～4
运动反应（按最佳的肢体运动计算）	遵嘱动作	6
	刺痛可定位	5
	刺痛时肢体回缩	4
	刺痛时肢体屈曲（去皮质强直姿势）	3
	刺痛时肢体伸直（去大脑强直姿势）	2
	无反应（松弛）	1
	小计	1～6
语言反应（多次对答按最佳回答计算）	对答切题，有条理	5
	可应答，但有答非所问的情形	4
	不能进行对话，只能说简短句或单个字	3
	只能发出声音	2
	无言语回应	1
	小计	1～5
总计		3～15

估（acute physiology and chronic health evaluation，APACHE）及创伤 - 损伤严重程度评分。GCS 评分，包括睁眼、功能最佳的肢体的运动反应和言语反应，是有局限的，并不能取代详细并有侧重的神经学查体。应通过记录瞳孔大小和光反应性、脑神经检查和更详细的神经系统查体进行补充，这取决于疾病过程中涉及的相关神经解剖学。考虑到 GCS 评估的局限性，尤其针对气管插管患者的语言评分，有人研发出了一个数学模型，根据睁眼反应和肢体活动评分估计言语评分，目前正在一些脑卒中试验中使用，但需要进

一步验证[17]。Wijdicks 及其团队研制了一个更全面的昏迷评估评分，称为全面无反应性量表或 FOUR 评分。其中完全摒弃了言语得分，包括对非语言形式的命令的评估，将眼睛评估扩展到包括追视、对威胁眨眼和对命令眨眼，涵盖了对瞳孔和角膜反射及呼吸状态的脑干功能评估，并已在多个危重患者群体中得到验证，具有良好的判断预后价值[18]（图 2-4）。

（二）系统监测

虽然并非专门针对神经系统监测，但包括血

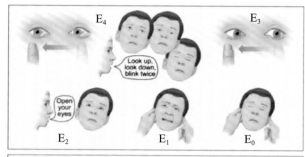

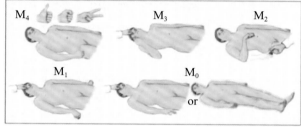

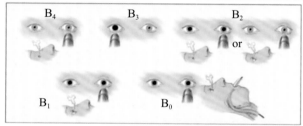

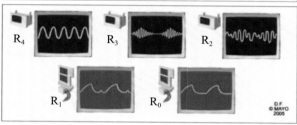

▲ 图 2-4　全面无反应性（**Full Outline of UnResponsiveness, FOUR**）量表

眼部反应：E_4. 眼皮张开，跟踪，或眨眼听从命令；E_3. 眼皮睁开，但不跟踪；E_2. 眼皮闭上，但对大声的声音睁开；E_1. 眼皮闭上，但可睁开，以承受疼痛；E_0. 眼皮因疼痛而闭合。运动反应：M_4. 竖起大拇指、拳头或和平手势；M_3. 疼痛定位；M_2. 疼痛屈曲反应；M_1. 疼痛伸展反应；M_0. 疼痛无反应或全身肌阵挛状态。脑干反射：B_4. 瞳孔和角膜反射存在；B_3. 一个瞳孔宽而固定；B_2. 瞳孔或角膜反射缺失；B_1. 瞳孔和角膜反射缺失；B_0. 瞳孔、角膜和咳嗽反射缺失。呼吸模式：R_4. 非插管，规则呼吸模式；R_3. 非插管，Cheyne-Stokes 呼吸模式；R_2. 非插管，不规则呼吸；R_1. 呼吸频率高于通气率；R_0. 呼吸频率等于呼吸机频率或呼吸暂停（引自 D.F. © 2005 Mayo）

压、血氧饱和度、二氧化碳分压、血糖和体温在内的监测参数在神经功能障碍或损伤患者的治疗管理中具有重要相关性。这些系统参数与神经创伤后的长期结局之间的关系十分密切，有待更深入研究。

也许最重要的系统监测指标是血压，因为脑血流量（CBF）取决于 CPP 和 CVR 之间的关系，通常可以用以下公式来建模：CBF=CPP/CVR。如前所述，在健康个体中，微动脉阻力变化（假设大脑代谢不变），脑血流量在较大范围的血压（血压自调节）下保持相对恒定。脑损伤后，自我调节功能可能受损，尤其是在脑外伤患者中。Chesnut 等[19, 20] 报道，即使短暂的低血压（收缩压<90mmHg）也会使脑创伤的预后恶化，同时建议将收缩压维持在>90mmHg（可能受益于较高的血压）[21]。这些建议也已被美国脑外伤基金会推广用于重型颅脑创伤的患者[22]。为了实现这一目标，可能需要使用血管活性物质，如去甲肾上腺素[23]。然而，创伤性脑损伤患者的最佳血压管理尚未确定，一些临床数据表明，颅脑损伤后低血压对预后的影响等同于非神经创伤后低血压对预后的影响[24]。目前提出的治疗方案通常建议 CPP 在 50～70mmHg[25]。但是，液体输注和应用血管活性药物会增加 CPP（>70mmHg），同时也会增加急性呼吸窘迫综合征（acute respiratory distress syndrome，ARDS）的发生风险，普遍不推荐使用。CPP 目标制订时需同时评估 ICP、局部脑组织氧合和脑电 - 代谢活动、脑自动调节。

确保充足的 CDO_2 的另一个重要步骤是维持充足的 CaO_2，反过来又依赖于 Hgb 和 SaO_2；因此，贫血和低氧血症可以降低 CDO_2，通常会导致脑血流量的代偿性增加，但代偿机制是有限的。当 SaO_2（或 PaO_2）降至代偿阈值以下时，反映 CDO_2 供应 $CMRO_2$ 能力的 $SjvO_2$ 和颈静脉血氧含量（$CjvO_2$）也随之降低。这种相关性在 PaO_2 降至 60mmHg 以下最为明显，PaO_2 在

$SaO_2 \leqslant 90\%$ 时迅速下降。相比之下，等容的血液稀释降低了血红蛋白浓度，但 $SjvO_2$ 保持相对稳定，除非出现严重贫血[26, 27]。

在过去 10 年中，神经损伤患者的动脉二氧化碳分压管理发生了巨大变化。在 20 世纪 90 年代过度换气是颅内压升高的一种常规的治疗手段，而现在仅用于重症监护病房（intensive care unit，ICU）的急性或危及生命的颅内压增高，不再被推荐常规使用。过度通气与严重颅脑损伤[9, 10]的儿童和成年人的脑缺血有关，过度换气结合密切的监测（如 $SjvO_2$ 或 $PbtO_2$）可以及早识别脑缺血，将危害最小化。

在实验性创伤性脑损伤期间，高血糖增加了损伤[28]，并与临床创伤性脑损伤的不良结局相关[29, 30]，但很难区分是高血糖导致更差的结局还是创伤性脑损伤的严重程度引起更高的血糖水平[30]。对于接受机械通气的患者，升高的血糖水平与恶化的结局有关[31]，目前的建议是在内外科 ICU 中危重患者进行严格控制血糖[32]。脑损伤者的血糖控制水平必须谨慎，因为有证据表明低血糖可能比高血糖更可怕，而且关于创伤性脑损伤患者的微透析研究发现，创伤性脑损伤后细胞外葡萄糖浓度低，并与组织和不良结局的标志物有关。

体温的监测和管理仍然是危重患者监护的重要方面，体温过低和体温过高应该分开考虑。使用低温治疗脑损伤，虽然证明了对动物模型[34]和一些 2 期人体研究的益处，但在较大规模的研究[35]中没有显示出一致性的收益，不建议在创伤性脑损伤中普遍使用[36, 37]。几项随机临床试验的结果令人失望，未能显示改善结局的益处或死亡率的降低[38, 39]。这些试验带来的问题和担忧包括是否对低温和复温的不良反应进行了适当的管理，关于治疗的时机和持续时间的问题，合适的治疗温度，研究群体的一致性及纳入数量[40, 41]。

NABISH-2 的亚组分析表明，硬膜下血肿等疏松的颅内病变的脑外伤患者接受亚低温治疗可能是有益的[42, 43]，已经开始了一项多中心试验，以确定在硬膜下血肿紧急开颅手术前快速诱导低温是否会改善 6 个月后格拉斯哥预后（Glasgow outcome scale-extended，GOSE）评分测量的结果[44]。相反，一些研究中心博骤停（继发于室性心动过速或心室颤动）复苏后诱导低温能够改善临床结局[44, 45]。

体温过高在危重患者中十分常见，高达 90% 的神经系统疾病患者会出现体温过高，与诊断和住院时间有关[47, 48]。体温过高通常与成人和儿童的神经损伤有关[49]，但缺乏直接证据证明和不良后果（如血糖水平）之间存在因果联系。目前还不清楚温度升高是否会导致长期神经系统结局恶化，或者大脑损伤的严重程度是否与核心温度的更频繁或更严重的升高有关。温度监测的方法十分重要。体温梯度遍及全身，测量部位影响体温过低、正常或过热的诊断。对全身体温的测量可能低估了大脑温度。在按部位进行体温监测的研究中，在大脑和其他常规使用的监测点之间发现了高达 3℃ 的差异，强调了对神经损伤患者选择监测点的重要性，以及需要了解特定患者的大脑温度和临床上使用的活动测量点之间的差异。

（三）脑电图 / 皮质脑电图

长期以来脑电图 / 皮质脑电图（electroencephalographic，EEG）监测一直被用于神经疾病的诊断和术中监护，但很少被用作危重患者的神经学监测技术。脑电图会对新的或进行性异常（如脑缺血或新的癫痫发作）的可疑做出的反应。脑电图或皮质脑电图可因轻度脑缺血发生改变，在严重脑缺血状态消失，可用于提示可能的脑低灌注损伤。最近的研究证明了脑电图检测脑皮质弥漫性抑制、梗死周围和创伤后去极化的有效性，这些被认为是脑外伤、蛛网膜下腔出血、恶性缺血性脑卒中或脑出血等急性脑皮质损伤后迟发性缺血性损伤的早期提示指标[50-53]。脑电图可以记录癫痫发作，无论抽搐或非抽搐型，提供关于抗癫痫疗效的信息。其他功能包括定义昏迷的深度或类型，记录局灶性或偏侧性颅内异常，以及支持脑死亡的诊断。

当使用脑电图进行监测时必须小心，并认识到该技术的弱点。在 ICU 中，来自其他设备的电噪声可能会产生伪影，并干扰技术上适当的追踪。过去，由于数据量巨大（多达 16 个通道上每小时 300 页的硬拷贝），连续的 EEG 记录很麻烦，但如果有足够的计算机能力和存储，现在可以使用数字记录和联网直接计算机记录 EEG 数据的技术。头皮固定也是一个重要的限制因素，尽管新的固定技术更容易应用，也更稳定。数学的数据分析技巧，如快速傅里叶分析，能用来确定每个频带（σ，<4Hz；θ，4～8Hz；α，8～13Hz；β，>13Hz）中的相对振幅，然后以压缩光谱阵列或密度光谱阵列等格式图形显示[54]。α 变异性和 δ 与 α 比值被发现能够预测蛛网膜下腔出血患者的血管痉挛 / 迟发性脑缺血[55]，并且 α 变异性的百分比被发现对脑外伤患者具有判断预后的价值[56, 57]。已经开发的分析软件对原始 EEG 信号进行处理，提供对"镇静深度"的单数字解释。这些设备已被推荐在全身麻醉期间使用，作为降低觉醒风险的一种手段[58]，尽管这一观点的科学理由并不是决定性的[59]。美国麻醉医师协会已经就这一问题制订了一项实践调查。一些人还在 ICU 中实施了这种监测，用于监测危重患者的镇静水平，其效用尚未得到证实[60, 61]。所有设备都使用专有的脑电信号分析（自发或诱发，有或没有肌电图监测），将其转换为一个单一的数字，

该数字目的与基于任意尺度的意识水平相对应。这种监测模式改善患者预后的作用和证据有待进一步研究和发展，正在努力使结果标准化，促进多中心合作研究，以提高其适用性[62, 63]。有关临床适应证、技术方面和局限性的更详细讨论可参考最近的综述[64, 65]。

（四）诱发电位

感觉诱发电位（evoked potential，EP）包括躯体感觉诱发电位（somatosensory EP，SSEP）、脑干听觉诱发电位（brainstem auditory EP，BAEP）和视觉诱发电位（visual EP，VEP），可作为定性阈值监测仪检测严重的神经缺血和损伤，检测中枢神经系统（如脑干和皮质）与周围神经系统的结构和联系的完整性。与记录大脑连续自发活动的脑电图不同，EP 评估大脑对特定刺激的反应。为了记录 SSEP，刺激施加到周围神经，通常是手腕的正中神经或脚踝的胫后神经，持续时间约为 20ms 的低幅度电流。产生的感觉（传入）神经刺激和对刺激产生的皮质反应在头皮上被记录。使用重复的相同刺激，并使用信号平均化去除高度可变的背景 EEG 和其他环境电噪声，从而可视化可重现的诱发反应（图 2-5）。

根据皮质反应峰值的幅度和刺激与反应波形出现之间的传导延迟（潜伏期）来描述 EP。因为周围神经刺激可能会带来不适感，所以 SSEP 通常从镇静或麻醉的患者获取。SSEP 不受神经肌肉阻滞药的影响，但可能受到镇静药物、镇痛药物和麻醉药物的显著影响，以剂量依赖的方式影响 SSEP。一般来说，影响 EP 所需的药物剂量足以产生全身麻醉，因此在 ICU 内通常不具有临床重要意义。如果患者正接受 EP 监测，并且需要大剂量的镇痛或镇静药物，则应考虑对监测的潜在影响。运动诱发电位代表了一种选择性评估下

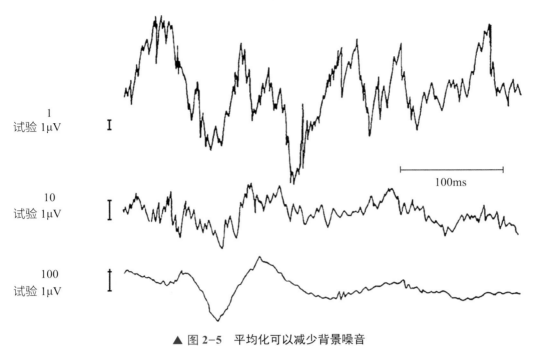

▲ 图 2-5　平均化可以减少背景噪音

经过 100 次试验，这种视觉诱发电位（EP）相对无噪音。同样的 EP 在仅仅 10 次试验后就很难区分，而且不可能在原始的未平均数据中找到（经许可转载，引自 Nuwer MR. *Evoked Potential Monitoring in the Operating Room.* New York, NY: Raven Press; 1986:29.）

行运动区的方法。刺激近端运动束（皮质或脊髓）和评估随后的反应可获得可用于术中和术后早期神经监测管理的信息。诱导运动诱发电位及其结果解释对镇静、镇痛和麻醉药物极为敏感，当不同种类药物同时给药时，临床使用运动诱发电位十分困难。尽管有这些局限性，运动诱发电位评估已经成功地用于神经重症患者的治疗，并可能随着技术及设备的发展而变得更加普遍[66, 67]。

同样，脑干听觉诱发电位和视觉诱发电位利用听觉和视觉感觉刺激，记录听觉和视觉皮质的反应，并测试它们之间和从它们与外周传到系统的完整性。

EP 监测的灵敏度与 EEG 监测的灵敏度相似。EP，特别是脑干听觉诱发电位相对较强，尽管它们可能因创伤、缺氧或缺血而改变。因为 EP 只有在严重脑缺血或机械损伤的情况下才会消失，所以 EP 监测是评估特定的监测系统下的神经传

导完整性的最重要的方法之一。然而，与脑缺血的讨论一样，剂量 - 时间的相互作用最终共同决定了脑损伤的程度。其结果是，神经损伤的发生没有被 EP 的变化所预测，EP 的严重变化可能也并非提示严重的神经系统损伤。SSEP 最明确的指征是预测心搏骤停后缺氧性脑损伤。在复苏后 3 天内双侧正中神经 SSEP 的 N20 无反应被发现是缺氧后昏迷的一个可靠的不良结局或意识恢复的预测指标，也是美国神经病学会（American Academy of Neurology，AAN）预测缺氧后昏迷的实践参数的一部分[68]。在缺氧、脑外伤、昏迷和脑死亡后不同的 EP 具有不同程度的提示预后的价值。发表的各种综述和共识提供了具体的指示和标准[69, 70]。

（五）颅内压监测

颅内压升高的症状和体征既不敏感也不特

异。通常只有当颅内压严重损害大脑时，与颅内压升高相关的体征（如库欣反应、高血压、库欣三联征、高血压、反射性心动过缓和呼吸功能改变）才会变得明显。同样，视盘水肿是一种较晚的体征，临床上通常很难识别。由于无法应用其他方式充分评估颅内压，直接测量和监测颅内压成了一种常见的干预措施，特别是在脑外伤的治疗[71]，以及少数在 SAH 或脑卒中等严重疾病发生后。尽管没有一级证据表明使用这项技术能改善预后，但有大量的临床证据支持使用它指导脑外伤后有潜在风险的治疗或干预措施（如积极的渗透疗法、诱导低温和巴比妥酸盐昏迷），帮助检测颅内占位病变，提供预后信息[72]。目前发现颅内压监测改善了脑外伤后的预后判断，仅次于年龄、GCS 评分和瞳孔反应的异常等临床参数的意义；在对国家创伤昏迷数据库进行的一项分析中，每小时 ICP 记录中＞20mmHg 的比例是第二个有力的预后预测因子[73]。基于这些数据，美国脑外伤基金会 / 美国神经外科医师协会指南建议对所有重度颅脑损伤（GCS＜8 分）和异常 CT 检查结果，或 40 岁以上、有运动功能异常或收缩压＜90mmHg、CT 检查正常的患者进行 ICP 监测[74, 75]。然而，此指南存在争议，因为它并非源于随机对照实验数据。此外，最近在南美的一项多中心随机临床试验中比较了以 ICP 监测驱动的治疗方案和没有 ICP 监测的治疗方案（因为美国缺乏临床执行），提示监测 ICP 和控制 ICP＜20mmHg 没有获得收益。本试验增加了对 ICP 监测的争议[76]。

当 ICP 超过颈静脉压力时，ICP 相当于流出压与 MAP 作用相反 MAP（CPP=MAP−ICP）。由于颅骨不可膨胀，脑组织、脑脊液（cerebrospinal fluid，CSF）和脑血容量在不增加颅内压的情况下几乎没有扩张的空间。重要的是要认识到在颅内压没有太大变化的情况下，颅内容量可能会有一定的增加，但当代偿机制耗尽时，即使是很小的体积变化也会导致压力的显著增加。虽然脑血流量不能从 MAP 和 ICP 的认识中直接推断，但 ICP 的严重升高会降低 CPP 和脑血流量。ICP 监测提供与时间相关的定量信息。与 ICP 监测相关的问题可分为三类：由于监测设备放置（如颅内出血、脑皮质损伤和感染）而导致的直接发病、不准确的测量、对数据的误解或不当使用。临床上只有两个部位能进行测量颅内压：侧脑室有脑室外引流（external ventricular drain，EVD）或脑实质表面颅内监测设备。严格执行无菌术时脑室引流是急性颅高压和脑脊液过多（即急性脑积水）患者进行颅内压监测和脑脊液引流的首选方法。实践中如果脑水肿或脑组织肿胀压迫了脑室系统，可能很难放置脑室导管。还可以使用光纤导管（而不是中空导管）进行脑室内压力监测，该导管应用可变反射率压力传感系统（导管尖端传感器）来测量压力（Camino Laboratories，San Diego，CA）。光纤导管比传统的中空充液的导管更不容易发生短期故障，但可能在几天到几周内会缓慢而不可预测地发生移位[77]。

由于装置固定的和可靠性的技术问题及并发症（如脑组织疝入到系统内的可能），以前使用的监护仪包括硬膜下 ICP 监测仪，如液体耦合螺栓（简单的经颅导管）、液体耦合硬膜下导管（或储液罐）或光纤传感器尖端导管已停止使用，原因是固定和可靠性方面的技术问题及并发症（如脑组织突出到系统中的可能性、阻塞系统、干扰测量，以及可能损害大脑皮质，包括引起硬膜下血肿）。

脑实质内放置光纤导管也是可行的，与脑室光纤导管的并发症类似。与使用光纤导管相比，通常脑室造瘘术的并发症是最高的，ICP 监测的并发症与较差的 GCS 评分相关。

源于脑室外引流和脑实质内监测的ICP数据的解释和应用受到许多限制。首先，监护设备一般是放置在大脑实质特定区域（通常是右额叶，因为它是不会导致神经功能障碍的非功能性皮质）的单一监护仪，通常位于受损最严重的半球或其附近[78]。正因为如此，这仅能反映大脑的一个区域的压力。颅内不同部位之间存在压力梯度；颅中窝和颅后窝的压力可能无法通过右额叶的ICP计数反映出来，可能在没有颅内压升高的情况下发生颅中窝或颅后窝脑疝。由于这一原因，有人建议放置双侧或多个ICP监测仪来解决这一问题[79]。但这是不切实际的，并大大增加了手术带来的风险，许多神经外科医生反对这一做法。即使是放置在侧脑室并被认为是测量颅内压的黄金标准的脑室外引流，在颅后窝压力增高的情况下也可能具有误导性的结果。在某些情况下，先于ICP升高之前或没有升高状态下，移位和占位效应（如脑积水和临床明显的脑疝）都可能发生。与任何监测设备一样，根据所有其他数据的综合进行临床检查和解释是十分必要的。

基于ICP数据的管理决策仍然是当前争论和研究的焦点。先前的临床研究表明，颅脑损伤后颅内压升高与较差的预后相关[80]。因此，一些临床医生认为控制颅内压是治疗的首要目标[22]，而另一些临床医生则认为恢复CPP（通过增加平均动脉压）是治疗的主要目标[81]。虽然建议以脑灌注为目标的驱动方案可能改善神经系统预后，但也有更多的并发症，包括ARDS[82]。

以前所有研究颅脑损伤后颅内压及其脑生理影响的数据和实验都是非随机的，证据为Ⅱ～Ⅲ级，临床实验在美国无法进行。Chesnut及其同事在玻利维亚和厄瓜多尔对在ICU接受治疗的324名重型颅脑损伤患者进行了一项多中心随机对照试验，并将他们随机分配到以ICP驱动的治疗方案（使用ICP监测并治疗ICP＞20mmHg）或基于临床检查和连续成像的治疗方案。主要结果是对生存时间、意识状态受损、3个月和6个月的神经功能结果、6个月的神经心理状态进行综合衡量。在神经功能结果、死亡率或住院时间方面，各组之间没有差异。监测ICP组接受脑特异性治疗（如渗透疗法）的天数较少，但确实更频繁地使用巴比妥酸盐或高渗盐水。由于对照组没有进行ICP测量，很难对ICP的真实影响进行比较。这项研究进一步强调，临床评估仍然是对大脑功能的重要评估，我们目前还没有其他合适的可选项，而且存在一个概念性的问题，即在大脑和颅骨发生区域性组织移位的情况下，ICP监测所测量的总压力通常会增加[83]。本研究没有促使放弃ICP监测方式，而是再次强调了临床和影像学评估的必要性，并改变了ICP的使用方式，因为20mmHg的临界值不再是一个绝对目标。许多人对这项研究的结果并不感到惊讶，因为现在人们更好地了解了TBI病理生理学的复杂性，有多种临床和生理因素参与，以及很多可能影响神经功能和临床结果的继发性损伤途径。ICP监测仍在继续使用，但许多重症医生已经修订了他们的方案，包括对压力的更细微差别的评估，脑灌注和自动调节的评估，以及区域和全脑氧合等其他方式[84]。图2-6就是一个例子。

（六）脑血流监测

第一种定量测量脑血流量的临床方法，即Kety-Schmidt技术，根据吸入的惰性气体与血液和脑组织平衡时动脉和颈静脉球浓度曲线之间的差值计算全脑脑血流量。后来的技术使用颅外γ探测器从颈内动脉注射放射性同位素^{133}Xe后的冲洗曲线测量局部皮质脑血流量。避免颈动脉穿刺的方法是在吸入或静脉注射^{133}Xe后测量皮

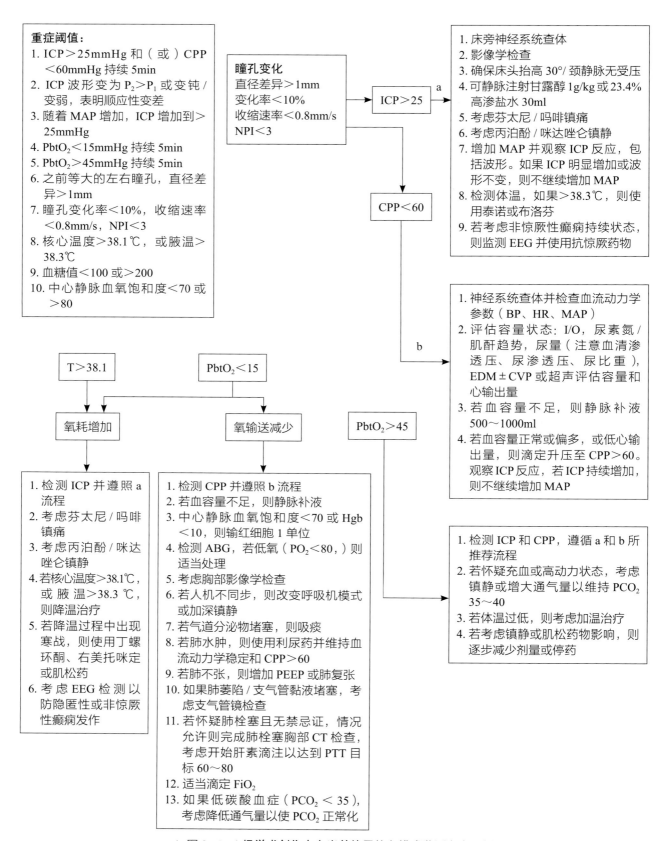

重症阈值：
1. ICP＞25mmHg 和（或）CPP＜60mmHg 持续 5min
2. ICP 波形变为 P_2＞P_1 或变钝 / 变弱，表明顺应性变差
3. 随着 MAP 增加，ICP 增加到＞25mmHg
4. $PbtO_2$＜15mmHg 持续 5min
5. $PbtO_2$＜45mmHg 持续 5min
6. 之前等大的左右瞳孔，直径差异＞1mm
7. 瞳孔变化率＜10%，收缩速率＜0.8mm/s，NPI＜3
8. 核心温度＞38.1℃，或腋温＞38.3℃
9. 血糖值＜100 或＞200
10. 中心静脉血氧饱和度＜70 或＞80

瞳孔变化
直径差异＞1mm
变化率＜10%
收缩速率＜0.8mm/s
NPI＜3

ICP＞25 → a

CPP＜60

b

1. 床旁神经系统查体
2. 影像学检查
3. 确保床头抬高 30°/ 颈静脉无受压
4. 可静脉注射甘露醇 1g/kg 或 23.4% 高渗盐水 30ml
5. 考虑芬太尼 / 吗啡镇痛
6. 考虑丙泊酚 / 咪达唑仑镇静
7. 增加 MAP 并观察 ICP 反应，包括波形。如果 ICP 明显增加或波形不变，则不继续增加 MAP
8. 检测体温，如果＞38.3℃，则使用泰诺或布洛芬
9. 若考虑非惊厥性癫痫持续状态，则监测 EEG 并使用抗惊厥药物

1. 神经系统查体并检查血流动力学参数（BP、HR、MAP）
2. 评估容量状态：I/O，尿素氮 / 肌酐趋势，尿量（注意血清渗透压、尿渗透压、尿比重），EDM±CVP 或超声评估容量和心输出量
3. 若血容量不足，则静脉补液 500～1000ml
4. 若血容量正常或偏多，或低心输出量，则滴定升压至 CPP＞60。观察 ICP 反应，若 ICP 持续增加，则不继续增加 MAP

T＞38.1

$PbtO_2$＜15

$PbtO_2$＞45

氧耗增加

氧输送减少

1. 检测 ICP 并遵照 a 流程
2. 考虑芬太尼 / 吗啡镇痛
3. 考虑丙泊酚 / 咪达唑仑镇静
4. 若核心温度＞38.1℃，或腋温＞38.3℃，则降温治疗
5. 若降温过程中出现寒战，则使用丁螺环酮、右美托咪定或肌松药
6. 考虑 EEG 检测以防隐匿性或非惊厥性癫痫发作

1. 检测 CPP 并遵照 b 流程
2. 若血容量不足，则静脉补液
3. 中心静脉血氧饱和度＜70 或 Hgb＜10，则输红细胞 1 单位
4. 检测 ABG，若低氧（PO_2＜80，）则适当处理
5. 考虑胸部影像学检查
6. 若人机不同步，则改变呼吸机模式或加深镇静
7. 若气道分泌物堵塞，则吸痰
8. 若肺水肿，则使用利尿药并维持血流动力学稳定和 CPP＞60
9. 若肺不张，则增加 PEEP 或肺复张
10. 如果肺萎陷 / 支气管黏液堵塞，考虑支气管镜检查
11. 若怀疑肺栓塞且无禁忌证，情况允许则完成肺栓塞胸部 CT 检查，考虑开始肝素滴注以达到 PTT 目标 60～80
12. 适当滴定 FiO_2
13. 如果低碳酸血症（PCO_2＜35），考虑降低通气量以使 PCO_2 正常化

1. 检测 ICP 和 CPP，遵循 a 和 b 所推荐流程
2. 若怀疑充血或高动力状态，考虑镇静或增大通气量以维持 PCO_2 35～40
3. 若体温过低，则考虑加温治疗
4. 若考虑镇静或肌松药物影响，则逐步减少剂量或停药

▲ 图 2-6 1 级学术创伤中心当前使用的多模式监测方案示例

经 Springer 许可转载，引自 Carandang RA. The role of invasive monitoring in traumatic brain injury. *Curr Trauma Rep.* 2015;1:125-132.

质脑血流量，用呼出气体的 γ 计数校正 [133]Xe 再循环的清除曲线。由于 Xe 是放射密度，脑组织的饱和度与 CBF 成正比例地增加 X 线密度。在与稳定的（非放射性）Xe 平衡后的脑成像提供了包括脑深部结构在内的脑血流量的区域性估计。使用稳定氙气计算机断层扫描（computed tomography，CT）对脑外伤后脑血流进行的临床研究表明，1/3 的患者在脑创伤后 8h 内有脑缺血的证据，这促使人们对传统认识进行了根本性的转变。尽管 Xe-CT 在成为常规临床应用工具进展缓慢，但它正在成为监测患者脑血流的一种更常用的技术。螺旋 CT 扫描的使用（采集时间非常短）减少了患者的辐射暴露和扫描所需的时间，提高了临床实用性[85]。一种较新的测量脑血流量的方法是热扩散技术，它可以提供床边连续的定量测量。这包括在大脑实质内插入一个微探针，其尖端有一个热敏电阻，近端有一个温度传感器。将热敏电阻加热至高于组织温度 2℃，使用温度梯度计算脑血流量，并提供以 ml/(100g·min) 为单位的定量局部脑血流量测量。一些研究表明，这与局部脑组织氧合有关，并可能对指导 ICP 管理起到一定的作用。技术问题，如设备的侵入性、频繁的校准，以及在发热患者中受限制，使这种方法没有得到更广泛的应用[86]。另一种基于 CT 的技术，即灌注 CT，使用带有重复图像的碘化对比剂输注来计算局部脑血流量。这项技术仅限于较小的区域，在不同的大脑区域之间可能不会提供一致的结果[87]。其他技术，如 SPECT 和磁共振灌注成像，也可以提供有关脑血流量的信息，但它们的临床应用仍在研究中。

（七）经颅多普勒超声

经颅多普勒超声（transcranial Doppler ultrasonography，TCD）可用于评估脑血流量的

变化。对于大多数患者来说，经颅多普勒超声可以很容易地测量到颅内血管的血流速度，尤其是大脑中动脉的血流速度。通过专门设计用于经颅多普勒超声监测的设备可以在前部和后部的脑血管区测量峰值和平均血流速度。标准的超声设备也可以用来进行经颅多普勒检查，评估颅内压并检测脑血流缺失的情况[88]。前循环的探测位置位于颅骨最薄的部位，即翼点。探头放置在眼睛水平的耳前。合适的探头位置、角度和深度调整允许仪器软件计算流量参数。当血管痉挛导致血管腔狭窄时，峰流速和平均流速会升高。当流速是由于慢性动脉粥样硬化性造成管腔狭窄或血流动力学亢进时，流速因子分析可以避免将流速增加归因于血管痉挛[89]。

通过计算 Lindegaard 比率可以调整这些混杂因素。Lindegaard 比率是即同侧大脑中动脉(middle cerebral artery，MCA）平均血流速度 / 同侧颅外颈内动脉（internal carotid artery，ICA）平均血流速度之比。当大脑中动脉流量超过颈内动脉流量的 3 倍时，提示前循环血管痉挛。Lindegaard 比率为 3～5 表示轻度至中度血管痉挛，而比率 >6 表示管腔严重狭窄[90, 91]。

多普勒血流速度应用的频移与速度成正比，当声波从移动的红细胞反射时观察到的频移。血流流向换能器将传输频率转换成更高的频率，而血液则转移到更低的频率。速率是血流量和血管直径的函数。当直径保持不变时，血流速度的变化与脑血流量的变化成正比；然而，不同受试者间血流速度的差异与脑血流量的差异相关性较差。完全无创的经颅多普勒测量可以频繁重复，甚至可以连续应用。监测蛛网膜下腔出血后的血管痉挛仍然是经颅多普勒最常见的应用（图 2-7）[92]。然而，需要进一步的临床研究来确定哪些情况下可以利用其卓越的快速趋势监测能力，包括评估

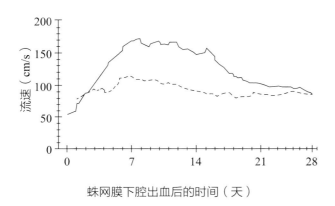

▲ 图 2-7　18 例外侧局限性动脉瘤（起源于颈内动脉和大脑中动脉）的平均血流速度曲线（单位为 cm/s）。破裂动脉瘤一侧（实线）的血流速度高于健侧（虚线）

引自 Seiler RW, Grolimund P, Aaslid R, et al. Cerebral vasospasm evaluated by transcranial ultrasound correlated with clinical grade and CT-visualized subarachnoid hemorrhage. *J Neurosurg*. 1986;64(4):594-600. Available at https://thejns.org/view/journals/j-neurosurg/64/4/article-p594.xml. © 1986 American Association of Neurological Surgeons 版权所有）

血管自动调节、辅助判断颅内高压和脑死亡。

（八）颈静脉球血氧饱和度

几种脑氧合的测量在临床上是有用的，包括 $SjvO_2$ 的测量。要插入逆行颈静脉球囊导管，可以通过超声引导或通过外部解剖标志和使用"探头"针来定位颈内静脉，与顺行放置颈静脉导管的技术相同。一旦识别了血管，导管就被引导到头侧，指向乳突，而不是中心。侧位头颅 X 线可以确定恰好在颅底上方的位置。决定在左侧或右侧颈静脉球内放置颈静脉球导管很重要。同时测量左右颈静脉球的 $SjvO_2$ 显示饱和度不同[93]，表明一个颈静脉球经常占主导地位，携带较大比例的脑静脉血。形成颈静脉窦的血管横截面积的不同、血液分配到左右侧窦的方式的不同导致了两个颈静脉球之间的差异。理想情况下，颈静脉球导管应该放置在优势侧，被认为是颈静脉，如果压迫，会产生更大的 ICP 增加，或者是 CT 检测

到的在较大颈静脉孔一侧的静脉[94]。

一般而言，$SjvO_2$ 反映了 CDO_2 支持 $CMRO_2$ 的充分性，但混合脑静脉血，就像混合全身血一样，代表了来自不同灌注区的脑静脉血的平均值，可能无法反映小范围的明显局部灌注不足 / 缺血。与 ICP 和 CPP 仅提供有关 CDO_2 是否足以支持 $CMRO_2$ 的间接信息不同，$SjvO_2$ 直接反映这些变量在全脑或大脑半球水平上的平衡。CBF、$CMRO_2$、CaO_2 和 $CjvO_2$ 的模型为：$CMRO_2=CBF$（$CaO_2–CjvO_2$）。对于健康的大脑，如果 $CMRO_2$ 在 CBF 下降时保持恒定，$SjvO_2$ 和 $CjvO_2$ 下降。如果血流 – 代谢耦合完好，$CMRO_2$ 下降会导致 CBF 平行下降，而 $SjvO_2$ 和 $CjvO_2$ 保持不变。异常低的 $SjvO_2$（即 <50%，与正常值 65% 相比）提示有脑缺血的可能性，但正常或升高的 $SjvO_2$ 不能证明脑灌注的适当，因为正常和异常区域之间可能存在氧饱和度平均化，尤其是局部低灌注区。因此，正常 $SjvO_2$ 的阴性预测价值较差。在放置颈静脉导管后，可以通过反复采血来监测 $SjvO_2$。然而，重复采血只能得到脑氧合的"快照"，提供的不连续数据可能会遗漏饱和度的快速变化。为了实现对 $SjvO_2$ 的持续监测，使用了留置光纤血氧测定导管。由于氧合血红蛋白和脱氧血红蛋白对光的吸收不同，因此可以通过差示吸光度测定 $SjvO_2$。事实证明，颈静脉球氧饱和度测量导管的维护具有一定的挑战性，需要经常重新校准、重新定位，并通过一氧化碳血氧分析仪中的血液样本进而确认测量的氧饱和度。确认的氧饱和减低事件发生频率最高的是颅内血肿，紧随其后的是蛛网膜下腔出血。对于颅脑损伤患者，颈静脉氧饱和度的下降与不良的神经系统预后密切相关；即使是一个单一的饱和度下降发作也会导致死亡率翻倍[95]。颈静脉球囊插管的临床应用一直受到限制，部分原因可能是该技术是侵

入性的，尽管插管损伤（包括血肿和邻近颈动脉损伤）的风险很低。对颈静脉血氧监测提出了几点改进意见。大脑摄氧量（SaO_2 和 $SjvO_2$ 之间的差值 /SaO_2）受到贫血的影响比脑 $A-VDO_2$ 小[96]。另一个概念称为脑血流动力学储备，定义为大脑整体摄氧量变化百分比（反映 $CMRO_2$ 和 CBF 之间的平衡）与 CPP 变化百分比的比值。方程试图将脑血流动力学和新陈代谢与颅内顺应性结合起来。Cruz 等[96] 发现，脑血流动力学储备随着颅内顺应性的降低而减少，即使是颅内压轻微升高。理论上讲，这一变量可以更精确地管理颅内顺应性降低的患者的脑血流动力学。

（九）脑组织氧分压

另一有前景的监测 CDO_2 程度的技术是直接评估脑组织氧分压。$PbtO_2$ 监测克服了 $SjvO_2$ 监测的一个重要局限性，即全脑饱和度测量不能提供有关局部脑组织氧合的信息。只有严重的局灶性脑缺血才会导致 $SjvO_2$ 降低到低于可接受的临界阈值 50%。如果其他区域的静脉流出物正常饱和，即使严重的区域性缺血也可能不会导致氧饱和度下降，部分原因是定义上单位组织体积中从缺血区流出的低饱和度血液的绝对流量小于从充分灌注区域流出绝对流量，导致低饱和占高饱和血液的比例较小。已开发出仅监测 $PbtO_2$ 或也可监测脑组织二氧化碳分压（PCO_2）和 pH 的颅内或脑实质内探头[97]。在连续监测动脉血气的探头的基础上设计，可以通过多腔 ICP 监测螺栓插入实质内探头。虽然这些探头没有提供有关远端区域脑组织的信息，但提供了与探头相邻的区域的连续信息。理论上同样存在血肿形成、感染和脑实质直接损伤的风险。重型颅脑损伤后 $PbtO_2$ 的评估显示，低氧分压（$PbtO_2 < 10mmHg$ 超过15min）强烈预示着不良预后，$PbtO_2$ 探头是安全

的[98, 99]。$PbtO_2$ 和 $SjvO_2$ 均能反映 CBF 改变后继发的脑氧合变化（图 2-8）[100]。然而，同时监测 $PbtO_2$ 和 $SjvO_2$ 的对比表明，两个监测设备彼此都能检测到另一个监测设备未发现到的脑缺血。在58 例重型颅脑损伤患者中，两种监护设备检测到52 次 $SjvO_2$ 降至 50% 以下或 $PbtO_2$ 降至 8mmHg 以下事件；在这 52 次发作中，两个监测变量均低于缺血阈值的有 17 次，仅 $SjvO_2$ 反映缺血的有 19 次，仅 $PbtO_2$ 反映的有 16 次（图 2-9）[101]。已有 8 项完整的研究比较 ICP/CPP 驱动治疗与 $PbtO_2$+ICP/CPP 驱动的方案，包括 6 项回顾性研究和 2 项前瞻性研究。各自结果是一项研究显示出院时的功能独立性评价较差，3 项研究显示 6 个月时的 GOS 评分和出院时的死亡率没有收益，两项研究显示出院时和 3 个月时的死亡率降低，2 项研究分别在 3 个月和 6 个月时进行 GOS 评分显示出更好的结果或更好的结果的趋势。这些研究在 DeGeoria 发表的一篇综述中进行了很好的总结和深入的讨论[102]。正在进行的研究重度创伤性颅脑损伤（BOOST-2）脑组织氧监测安全性和有效性的 2 期随机多中心临床试验的初步结果在 2014 年 10 月的神经危重护理学会的会议上公布。年龄 14 岁及以上的重度非贯穿的脑外伤患者被随机分成两组，分别接受 ICP 监测或 ICP 和 $PbtO_2$ 监测，这两组在不良事件和安全性方面没有差异，但在 ICP 和 $PbtO_2$ 监测组中，总死亡率较低和不良结局减低。初步结论是，由 ICP 和 $PbtO_2$ 指导的 TBI 治疗方案缩短了测量的脑组织缺氧持续时间，同时相对安全[103]。这项研究的成果将用于确定 3 期研究的样本量[104]。

（十）神经化学监测

神经损伤与化学标志物的释放或产生有关，如自由基、炎症介质、代谢产物和兴奋性氨基

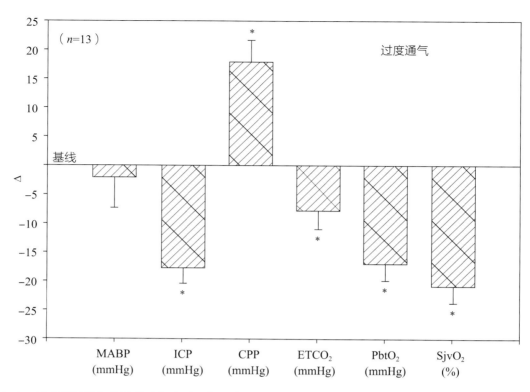

▲ 图 2-8　过度通气引起的低碳酸血症对平均动脉压（**MABP**）、颅内压（**ICP**）、脑灌注压（**CPP**）、呼气末二氧化碳（**ETCO₂**）、**PbtO₂** 和颈静脉血氧饱和度（**SjvO₂**）的影响

*.$P<0.05$；过度换气前与10min后比较（经许可转载，引自 Unterberg AW, Kiening KL, Härtl R, et al. Multimodal monitoring in patients with head injury: evaluation of the effects of treatment on cerebral oxygenation. *J Trauma*. 1997;42:S32-S37.）

酸[4]。神经化学监测通过微透析可以评估脑细胞外液的化学环境，提供各种神经病理状态下神经化学过程的有价值的信息，并被临床用于重症 TBI[105] 和 SAH[106, 107] 的治疗。有数据表明，微透析检测到的化学变化在颅内高压、SAH 和缺血性脑卒中患者在继发性神经损伤和临床恶化之前。通过微透析监测的物质包括与能量相关的代谢物，如葡萄糖、乳酸、丙酮酸、腺苷和黄嘌呤；神经递质，如谷氨酸、天冬氨酸和 γ- 氨基丁酸；组织损伤的标志物[108]，如甘油和钾，以及氧自由基对膜磷脂的改变[109]。乳酸水平和乳酸 / 丙酮酸比值是缺血的可靠标志，已发现它们与正电子发射计算机断层扫描、CP 和颈静脉球血氧饱和度有很好的相关性。缺氧缺血性脑损伤后兴奋性神经递质谷氨酸水平升高，表现为脑血流量减

和颈静脉球饱和度减低、癫痫发作和低 CPP，与颅脑损伤后不良预后相关。这些物质的释放程度与缺血损伤的程度相关。正在评估这些物质的时间依赖性变化及其临床意义同时研究将它们纳入标准实践。与量化、床边数据展示、植入策略和协议标准化相关的问题有待解决。Hillered 及其同事在一篇精彩综述中详细讨论了微透析的现状、围绕未来潜在发展的问题及方法学方面的问题[110]。

（十一）近红外光谱分析

从理论上讲，最好的脑氧合监测设备是一种实时监测脑氧合状态的非侵入性设备：近红外光谱（near infrared spectroscopy，NIRS）可能最终提供持续且无创充分评估脑氧合状态的机会，尽

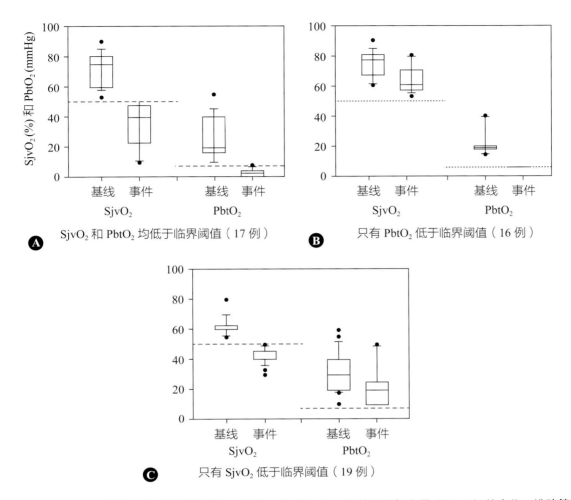

A. SjvO₂ 和 PbtO₂ 均低于临界阈值（17 例）

B. 只有 PbtO₂ 低于临界阈值（16 例）

C. 只有 SjvO₂ 低于临界阈值（19 例）

▲ 图 2-9　在 52 次脑缺氧 / 缺血期间颈静脉血氧饱和度（SjvO₂）和脑组织氧分压（PbtO₂）的变化。横跨箱型图的水平线表示中值，箱型图的下端和上端分别为第 25 百分位数和第 75 百分位数。误差线标记第 10 百分位数和第 90 百分位数。闭合的圆圈表示任何离群点

A. SjvO₂ 和 PbtO₂ 均低于其各自阈值的 17 例病例总结，如正文所定义；B. 16 例 PbtO₂ 降至规定阈值以下的病例总结，但 SjvO₂ 虽有下降，但仍未降至 50% 以下；C. 19 例 SjvO₂ 降至阈值以下，PbtO₂ 维持在 10torr（约 1333Pa）以上的病例总结（经许可转载，引自 Gopinath SP, Valadka AB, Uzura M, et al. Comparison of jugular venous oxygen saturation and brain tissue PO₂ as monitors of cerebral ischemia after head injury. *Crit Care Med.* 1999;27:2337-2345.）

管截至目前这项技术在成人中的应用还很有限。

近红外光穿透颅骨，在透过脑组织或从脑组织反射的过程中，经历与视野内动脉、毛细血管和静脉中氧化和脱氧血红蛋白的相对浓度成正比变化[111]。由比尔定律定义的发色团（即血红蛋白）对光的吸收（A）：A=abc。其中 a 是吸收常数，b 是光的路径长度，c 是生色团的浓度，即氧合和脱氧血红蛋白。因为不可能测量近红外光在组织中的路径长度，所以必须近似计算相对长度和动脉与静脉的贡献。

大量的基础和临床数据表明 NIRS 可以检测到脑氧合的质变[112]。已经有研究将 NIRS 与其他技术进行比较，并评估其与脑电图、经颅多普勒、PbtO₂ 和颈静脉氧饱和度变化的相关性。在一过性脑缺氧、蛛网膜下腔出血后、颈动脉内膜切除术的术中监测 NIRS 与 EEG、TCD 和 PtO₂ 相关。但与 SjvO₂[113] 相关性不好，但被认为 SjvO₂ 的评估提供了补充的局部氧合数据。临床

应用包括颅脑损伤，rSO$_2$<55% 被认为表明 CPP 和 NIRS 不足，NIRS 值在高 ICP 组患者 SAH 中检测血管痉挛及检测硬膜下和硬膜外出血等颅内出血时较低，但研究尚不明确[114]。尽管 NIRS 带来了希望和热情，但该技术仍然存在许多问题，包括组织穿透、空间和时间分辨率、皮下血流伪影、定量分析方法有待解决[115]。验证研究表明与实际定量相比，NIRS 在定性监测脑组织氧合趋势方面可能更有用，目前其临床应用仅限于少数几个中心，充其量是辅助作用[112, 116]。通过光声监测脑静脉饱和度，可以克服近红外光谱的一些缺点。脑静脉饱和度的光声监测依赖于血液中超声信号的近红外光产生。声波信号通过组织和骨骼线性传播，并提供反映静脉氧合聚焦的、深度分辨率的信号[117]。

（十二）神经影像

MRI、PET 扫描、脑血管造影和放射性核素扫描本身并不能起到监视器的作用。相反，当怀疑有新的或进行性的解剖病变时，如硬膜下或脑内血肿或需要改变治疗的脑动脉血管痉挛时，可使用这些检查。大多数神经成像设备提供静态的、不连续的数据，需要将危重患者从 ICU 转移到较远的检查室[118]。随着便携式 CT 机的引入和超高速螺旋 CT 和螺旋 CT 机的开发，评估便利性和获取时间已明显减少，现在可用于连续监测正在进行的神经过程和评估 CBF 的变化。

入院时的 CT 检查能提供判断预后有价值信息。Marshall 等[119] 预测了四个级别的颅脑损伤（如弥漫性脑损伤和有无弥漫性颅内肿块病变）与患者的预后有关（表 2-4）。GCS 评分<8 分的患者入院时正常 CT 扫描的 ICP 升高的发生率 10%~15%；然而，对于 40 岁以上的患者、单侧或双侧运动异常的患者，或者收缩压<90mmHg 的患者，ICP 升高的风险会增加[120]。

虽然 MRI 通常比 CT 扫描提供更好的分辨率，但强大的磁场使金属的使用变得不切实际（也很危险），金属是生命维持设备中无处不在的组件。为了解决这个问题，已经开发了与 MRI

表 2-4　出院结局与颅内诊断的关系（患者百分比）

结　果	DI Ⅰ	DI Ⅱ	DI Ⅲ	DI Ⅳ	散在的颅内占位性病变	未评估的颅内占位性病变
GR	27.0	8.5	3.3	3.1	5.1	2.8
MD	34.6	26.0	13.1	3.1	17.7	8.3
SD	19.2	40.7	26.8	18.8	26.0	19.4
PVS	9.6	11.2	22.9	18.8	12.3	16.7
死亡	9.6	13.5	34.0	56.2	38.8	52.8
总计	100	100	100	100	100	100

DI. 弥漫性损伤，DI 类别 Ⅰ～Ⅳ代表越来越严重的弥漫性脑损伤；GR. 恢复性好；MD. 中度残疾；PVS. 持续植物人状态；SD. 严重残疾

引自 Marshall LF, Marshall SB, Klauber MR, et al. A new classification of head injury based on computerized tomography. *J Neurosurg.* 1991;75:S14-S20. © 1991 American Association of Neurological Surgeons 版权所有

兼容的呼吸机、监视器和输液泵，尽管运输物流和扫描所需的时间继续使这种技术难以重复监测。磁共振成像技术的最新进展，如扩散加权成像、磁共振波谱（碳标记、磷标记和氮标记）、相位对比血管成像和功能性磁共振成像提供了有关氧化代谢途径、脑血容量、功能性脑血流和神经元激活的信息[118, 122, 123]。这些技术，在进行进一步的评估和验证的同时，有朝一日可能证明对评估脑损伤和指导治疗有益。最近的临床证据表明，尽管 CDO_2 明显充足，但脑损伤后脑线粒体功能障碍的临床证据表明，将来功能细胞评估和相关治疗可能与维持 CDO_2 一样重要[124]。除了提供有关缺血的信息和定义危险组织外，基于 MRI 的扩散张量成像被发现有助于进一步确定已经受损的纤维束的解剖，也被发现在严重脑损伤后具有预后价值[125]。功能性 MRI 提供有关神经活动、定位和脑功能生理学的信息，但目前仅用于神经外科规划、脑测绘和神经行为方面的调查和疾病的神经心理后遗症，如阿尔茨海默病、脑卒中、多发性硬化症、脑肿瘤和脑外伤。

四、多模态监测策略

随着技术的进步和研究不断深入，神经监测领域正在迅速发展。多模式监测考虑了每种监测模式的局限性，并通过将不同的技术组合成一个通用的策略进行补偿，有助于进一步阐明疾病的病理生理学和潜在的细胞机制，并将重点放在疾病的生理方面。这个概念并不新颖（考虑到手术室和麻醉师的作用），在脑损伤[126]和其他神经疾病的治疗管理中变得越来越普遍。有多种模式有数据支持它们的使用，但每种医疗模式也存在问题（表 2-5）。目前，各个社会对多模式监测策略的使用达成了多学科共识，他们支持将其作为神经危重监护的一个重要特征，同时也对产生的数据量表示担忧，并强调在个体患者的监护中需要整合并综合所有相关临床数据。预计在技术、接口、数据库基础设施和生物信息学方面的进一步研究和发展，以及对有意义的、规范的和经过验证的数据的进一步阐明，将提高监测设备的效用，并导致治疗和患者预后的改善[148, 149]。

表 2-5　支撑性研究项目及其问题概要

模　式	临界阈值	数　据	研　究	问　题
ICP	＞25	压力	Cremer 等[127]	随机对照试验阴性
			Shafi 等[128]	阈值不明确
CPP	＜60 和＞70	灌注	Rosner 等[129]	急性呼吸窘迫综合征风险增加
PRx	＞0.2	自动调节	Steiner 等[130]，Howells 等[131]	大数据、计算和处理
$PbtO_2$	＜10～25	局部氧合	Narotam 等[132]，Spiotta 等[133]	不清楚放置的最佳位置；需要校准
$SjvO_2$	＜50%	全脑氧合	Gopinath 等[95]	静脉血栓形成的风险，耐久性
	＞80%	氧利用	Cruz 等[96]	需要重新校准，数据缺失

（续表）

模　式	临界阈值	数　据	研　究	问　题
MD	葡萄糖＜2.0	灌注减少	Schulz 等[134]	未广泛使用，设备要求
	L/P 20～25	代谢危象 / 缺血	Hillered 等[110]，Robertson 等，Valadka 等[136]	生物标志物的选择，定量
			Nordstrom 等[137]，Stahl 等[138]	计算机接口，数据呈现
	葡萄糖转运体 15～20	兴奋性毒性	Bullock 等[139]	植入策略
	甘油＞100	细胞膜降解	Marklund 等[140]，Hillered 等[141]，Reinstrup 等[142]	协议标准化
CBF	＜18ml/(100g · min)	缺血	Thome 等[143]	需要验证，受温度限制
	＜15ml/(g · min)	血管痉挛	Vajkoczy 等[144]	频繁校准
NIRS	rSO$_2$＜55%	缺血	Unterberg 等[113]	空间分辨率，需要验证
EEG	PAV＜0.1	电活动	Vespa 等[56]	大数据，需要分析软件
	ADR 降低＞10%	血管痉挛 /DCI	Claasen 等[145]，Finnigan 等[146]，Leon-Carrion 等[147]	头皮固定，失真，烦琐
ECoG	去极化	皮质扩散性抑制	Hartings 等[53]	烦琐的分析软件，大数据；需要进一步验证

ADR.α/δ 比值；CBF. 脑血流；CPP. 脑灌注压；DCI. 迟发性脑缺血；ICP. 颅内压；EEG. 脑电图；ECoG. 脑皮质电图；L/P. 乳酸 / 丙酮酸比值；MD. 微透析；NIRS. 近红外光谱；PAV.α 变异率；PbtO$_2$. 脑组织氧分压；PRx. 压力反应指数；RCT. 随机对照试验；rSO$_2$. 脑组织血氧饱和度；SjvO$_2$. 颈静脉血氧饱和度

经 Springer 许可转载，引自 Carandang RA. The role of invasive monitoring in traumatic brain injury. *Curr Trauma Rep.* 2015; 1:125-132.

病例 1

一名 50 岁左右的男子既往有高血压和滥用甲基苯丙胺的病史，因严重头痛到医院就诊，被诊断为高分级蛛网膜下腔出血（Hunt and Hess 分级 3 级，Fisher 分级 4 级）合并急性脑积水[5]。在直升机运送到分诊中心途中，患者的病情恶化，出现肢体屈曲、高血压和相对心动过缓，因此进行了气管插管及静脉注射甘露醇。到达时 GCS 评分为 3 分，并放置了紧急脑室外引流。手术结束后，他立即开始四肢活动，并试图在床上坐起来。他仍然保持插管和镇静，第 2 天接受了基底动脉顶端动脉瘤的弹簧圈栓塞治疗。术后因呼吸衰竭和可能的癫痫发作病情复杂，他仍在接受气管插管及持续输注丙泊酚镇静。术后第 3 天，经颅多普勒检查未发现血管痉挛表现，头颅 CT 平扫显示脑室较最初 CT 缩小。2 天后 EVD 停止工作（没有引流或波形）。他的神经学检查受限于镇静药物和机械通气。双侧瞳孔是 2～3mm，等大，对光反应迟钝，对有害刺激反应为回缩。通过在外侧眼角放置线性探头，对其左侧视神经鞘进行了床旁超声检查；使用冠状图像测量视神经鞘直径（图 2-10）[150, 151]，先前的 CT 扫描如图 2-11 所示[150, 151]。对右眼进行同样的检查[150, 151]。

床旁超声检查结果（图 2-12 至图 2-15）

问：床旁超声检查结果的意义是什么？临床特征提示什么症状？

答：视鞘直径增大提示颅内压增高，右眼检查结果提示玻璃体出血。玻璃体和蛛网膜下腔出血的联合定义了 1881 年描述的一种综合征，该综合征以 Albert Terson 的名字命名。

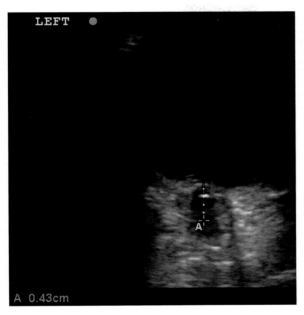

▲ 图 2-10　左侧眼眶冠状视图

视神经鞘直径为 4.3mm [经许可转载，引自 Wardi G, Wouden J, Thomas JE, et al. A patient with a subarachnoid hemorrhage after endovascular coiling and a malfunctioning ventriculostomy. *Chest*. 2017;151(4):e81-e84. © 2017 American College of Chest Physicians 版权所有]

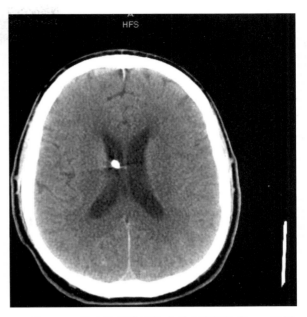

▲ 图 2-11　脑室外引流置换术前立即行头颅 CT 平扫

经许可转载，引自 Wardi G, Wouden J, Thomas JE, et al. A patient with a subarachnoid hemorrhage after endovascular coiling and a malfunctioning ventriculostomy. *Chest*. 2017;151(4):e81-e84. © 2017 American College of Chest Physicians 版权所有

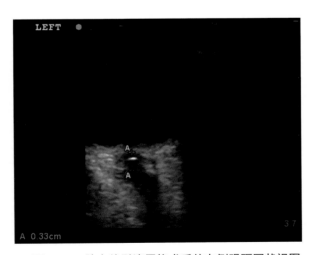

▲ 图 2-12　脑室外引流置换术后的左侧眼眶冠状视图

视神经鞘直径为 3.3mm [经许可转载，引自 Wardi G, Wouden J, Thomas JE, et al. A patient with a subarachnoid hemorrhage after endovascular coiling and a malfunctioning ventriculostomy. *Chest*. 2017;151(4):e81-e84. © 2017 American College of Chest Physicians 版权所有]

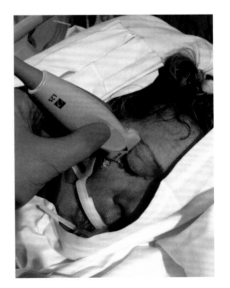

▲ 图 2-13　超声探头在冠状轴上测量视神经鞘直径的位置

探头垂直放置在外侧眼角，标志点为头颅，超声束对准鼻腔 [经许可转载，引自 Wardi G, Wouden J, Thomas JE, et al. A patient with a subarachnoid hemorrhage after endovascular coiling and a malfunctioning ventriculostomy. *Chest*. 2017;151(4):e81-e84. © 2017 American College of Chest Physicians 版权所有]

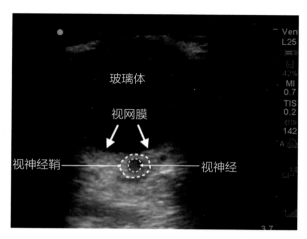

▲ 图 2-14　眼球后方冠状轴上的视神经鞘图像

通过获得视神经和神经鞘的横截面形状呈圆形而不是椭圆形的视图来优化图像，避免斜切进行错误的放大的测量 [经许可转载，引自 Wardi G, Wouden J, Thomas JE, et al. A patient with a subarachnoid hemorrhage after endovascular coiling and a malfunctioning ventriculostomy. *Chest.* 2017;151(4):e81-e84. © 2017 American College of Chest Physicians 版权所有]

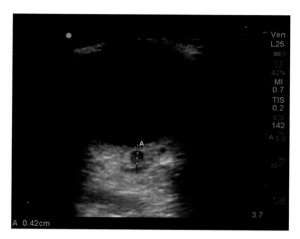

▲ 图 2-15　视神经鞘冠状轴测量

测量视神经鞘内外侧、外缘外侧（4.2mm）[经 John Wiley & Sons, Inc 许可转载，引自 Blehar DJ, Gaspari RJ, Montoya A, et al. Correlation of visual axis and coronal axis measurements of the optic nerve sheath diameter. *J Ultrasound Med.* 2008;27(3):407-411. © 2008 Wiley Periodicals, Inc 版权所有]

参考文献

[1] Wright WL. Multimodal monitoring in the ICU: when could it be useful? *J Neurol Sci.* 2007;261:10-15.

[2] Baron JC. Perfusion thresholds in human cerebral ischemia: historical perspective and therapeutic implications. *Cerebrovasc Dis.* 2001;11:2-8.

[3] Cunningham AS, Salvador R, Coles JP, et al. Physiological thresholds for irreversible tissue damage in contusional regions following traumatic brain injury. *Brain.* 2005;128:1931-1942.

[4] Carmichael ST. Gene expression changes after focal stroke, traumatic brain and spinal cord injuries. *Curr Opin Neurol.* 2003;16:699-704.

[5] Enriquez P, Bullock R. Molecular and cellular mechanisms in the pathophysiology of severe head injury. *Curr Pharm Des.* 2004;10:2131-2143.

[6] Acker T, Acker H. Cellular oxygen sensing need in CNS function: physiological and pathological implications. *J Exp Biol.* 2004;207:3171-3188.

[7] Hlatky R, Furuya Y, Valadka AB, et al. Dynamic autoregulatory response after severe head injury. *J Neurosurg.* 2002;97:1054-1061.

[8] Lundberg N, Kjällquist Å, Bien C. Reduction of increased intracranial pressure by hyperventilation. *Acta Psychiatr Neurol Scand Suppl.* 1959;34:5-57.

[9] Marion DW, Puccio A, Wisniewski SR, et al. Effect of hyperventilation on extracellular concentrations of glutamate, lactate, pyruvate, and local cerebral blood flow in patients with severe traumatic brain injury. *Crit Care Med.* 2002;30:2619-2625.

[10] Coles JP, Minhas PS, Fryer TD, et al. Effect of hyperventilation on cerebral blood flow in traumatic head injury: clinical relevance and monitoring correlates. *Crit Care Med.* 2002; 30:1950-1959.

[11] Tommasino C, Moore S, Todd MM. Cerebral effects of isovolemic hemodilution with crystalloid or colloid solutions. *Crit Care Med.* 1988;16:862-868.

[12] Teasdale G, Jennett B. Assessment of coma and impaired consciousness: a practical scale. *Lancet.* 1974;2:81-84.

[13] Langfitt TW. Measuring the outcome from head injuries. *J Neurosurg.* 1978;48:673-678.

[14] Udekwu P, Kromhout-Schiro S, Vaslef S, et al. Glasgow Coma Scale score, mortality, and functional outcome in head-injured patients. *J Trauma.* 2004;56:1084-1089.

[15] Balestreri M, Czosnyka M, Chatfield DA, et al. Predictive value of Glasgow Coma Scale after brain trauma: change in trend over the past ten years. *J Neurol Neurosurg Psychiatry.* 2004;75:161-162.

[16] Davis DP, Serrano JA, Vilke GM, et al. The predictive value of field versus arrival GCS and TRISS calculations in moderate to severe TBI. *J Trauma.* 2006;60:985-990.

[17] Meredith W, Rutledge R, Fakhry SM, et al. The conundrum of the Glasgow Coma Scale in intubated patients: a linear regression prediction of the Glasgow verbal score from the Glasgow eye and motor scores. *J Trauma*. 1998;44:839-844.

[18] Wijdicks EF, Bamlet WR, Maramattom BV, et al. Validation of a new coma scale: the FOUR score. *Ann Neurol*. 2005;58(4):585-593.

[19] Chesnut RM, Marshall SB, Piek J, et al. Early and late systemic hypotension as a frequent and fundamental source of cerebral ischemia following severe brain injury in the Traumatic Coma Data Bank. *Acta Neurochir*. 1993;59:121-125.

[20] Chesnut RM, Ghajar J, Mass AIR, et al. Management and prognosis of severe traumatic brain injury. Part Ⅱ: Early indications of prognosis in severe traumatic brain injury. *J Neurotrauma*. 2000;17:555-627.

[21] Bullock RM, Chesnut RM, Clifton GL, et al. Resuscitation of blood pressure and oxygenation. *J Neurotrauma*. 2000;17:471-478.

[22] Brain Trauma Foundation, AANS/CNS Joint Section on Neurotrauma and Critical Care. Guidelines for the management of severe traumatic brain injury, 3rd ed. *J Neurotrauma*. 2007;24(suppl 1).

[23] Johnston AJ, Steiner LA, Chatfield DA, et al. Effect of cerebral perfusion pressure augmentation with dopamine and norepinephrine on global and focal brain oxygenation after traumatic brain injury. *Intensive Care Med*. 2004;30:791-797.

[24] Shafi S, Gentilello L. Hypotension does not increase mortality in brain-injured patients more than it does in non-brain-patients. *J Trauma*. 2005;59:830-834.

[25] Bullock RM, Chesnut RM, Clifton GL, et al. Guidelines for cerebral perfusion pressure. *J Neurotrauma*. 2000;17:507-511.

[26] Feldman Z, Robertson CS. Monitoring of cerebral hemodynamics with jugular bulb catheters. *Crit Care Clin*. 1997;13:51-77.

[27] Kinoshita K, Kraydieh S, Alonso O, et al. Effect of posttraumatic hyperglycemia on contusion volume and neutrophil accumulation after moderate fluid-percussion brain injury in rats. *J Neurotrauma*. 2002;19:681-692.

[28] Jeremitsky E, Omert LA, Dunham CM, et al. The impact of hyperglycemia on patients with severe brain injury. *J Trauma*. 2005;58:47-50.

[29] Cochran A, Scaife ER, Hansen KW, et al. Hyperglycemia and outcomes from pediatric traumatic brain injury. *J Trauma*. 2003;55:1035-1038.

[30] Rovlias A, Kotsou S. The influence of hyperglycemia on neurological outcome in patients with severe head injury. *Neurosurgery*. 2000;46:335-343.

[31] Van den Berghe G, Wouters P, Weekers F, et al. Intensive insulin therapy in critically ill patients. *N Engl J Med*. 2001;345:1359-1367.

[32] Van Den Berghe G, Wouters PJ, Bouillon R, et al. Outcome benefit of intensive insulin therapy in the critically ill: insulin dose versus glycemic control. *Crit Care Med*. 2003;31:359-366.

[33] Vespa PM, McArthur D, O'Phelan K, et al. Persistently low ECF glucose correlates with poor outcome 6 months after human traumatic brain injury. *J Cereb Blood Flow Metab*. 2003;23:865-877.

[34] Clifton GL, Jiang JY, Lyeth BG, et al. Marked protection by moderate hypothermia after experimental traumatic brain injury. *J Cereb Blood Flow Metab*. 1991;11:114-121.

[35] Clifton G. Hypothermia and severe brain injury. *J Neurosurg*. 2000;93:718-719.

[36] McIntyre LA, Fergusson DA, Hebert PC, et al. Prolonged therapeutic hypothermia after traumatic brain injury in adults: a systematic review. *J Am Med Assoc*. 2003;289:2992-2999.

[37] Henderson WR, Dhingra VK, Chittock DR, et al. Hypothermia in the management of traumatic brain injury: a systematic review and meta-analysis. *Intensive Care Med*. 2003;29:1637-1644.

[38] Clifton G, Miller ER, Choi SC, et al. Lack of effect of induction of hypothermia after acute brain injury. *N Engl J Med*. 2001;344:556-563.

[39] Hutchison JS, Ward RE, Lacroix J, et al. Hypothermia therapy after traumatic brain injury in children. *N Engl J Med*. 2008;358:2447-2456.

[40] Polderman K, Ely EW, Badr AE, et al. Induced hypothermia for TBI: considering conflicting results of meta-analysis and moving forward. *Intensive Care Med*. 2004;30:1860-1864.

[41] Peterson K, Carson S, Carney N. Hypothermia treatment for traumatic brain injury: a systematic review and meta-analysis. *J Trauma*. 2008;25:62-71.

[42] Clifton G, Valadka A, Zygun D, et al. Very early hypothermia induction in patients with severe brain injury (the National Acute Brain Injury Study: Hypothermia II): a randomised trial. *Lancet Neurol*. 2011;10(20):131-139.

[43] Suehiro E, Kozuimi H, Fujisawa H, et al. Diverse effects of hypothermia therapy in patients with severe traumatic brain injury based on the computed tomography classification of the Traumatic Coma Data Bank. *J Neurotrauma*. 2015;32(5):353-358.

[44] Yokobori S, Yokota H. Targeted temperature management in traumatic brain injury. *J Intensive Care*. 2016;4(28):1-10.

[45] Hypothermia After Cardiac Arrest Study Group. Mild therapeutic hypothermia to improve the neurologic outcome after cardiac arrest. *N Engl J Med*. 2002;346:549-556.

[46] Bernard SA, Gray TW, Buist MD, et al. Treatment of comatose survivors of out-of-hospital cardiac arrest with induced hypothermia. *N Engl J Med*. 2002;346:557-563.

[47] Kilpatrick MM, Lowry DW, Firlik AD, et al. Hyperthermia in the neurosurgical intensive care unit. *Neurosurgery*. 2000;47:850-856.

[48] Schwarz S, Hafner K, Aschoff A, et al. Incidence and prognostic significance of fever following intracerebral hemorrhage.

Neurology. 2000;54:354-361.

[49] Natale JE, Joseph JG, Helfaer MA, et al. Early hyperthermia after traumatic brain injury in children: risk factors, influence on length of stay, and effect on short-term neurologic status. *Crit Care Med*. 2000;28:2608-2615.

[50] Fabricius M, Fuhr S, Bhatia R, et al. Cortical spreading depression and peri infarct depolarization in acutely injured human cerebral cortex. *Brain*. 2006;129:778-790.

[51] Drier JP, Woitzik J, Fabricius M, et al. Delayed ischemic neurological deficits after subarachnoid hemorrhage are associated with clusters of spreading depolarizations. *Brain*. 2006;129:3224-3237.

[52] Drier JP. The role of spreading depression, spreading depolarization and spreading ischemia in neurological disease. *Nat Med*. 2011;17:439-447.

[53] Hartings JA, Watanabe T, Bullock MR, et al. Spreading depolarizations have prolonged direct current shifts and are associated with poor outcome in brain trauma. *Brain*. 2011;134:1529-1540.

[54] Nuwer M. Assessment of digital EEG, quantitative EEG, and EEG brain mapping: report of the American Academy of Neurology and the American Clinical Neurophysiology Society. *Neurology*. 1997;49:277-292.

[55] Vespa PM, Nuwer MR, Juhasz C, et al. Early detection of vasospasm after acute subarachnoid hemorrhage using continuous EEG ICU monitoring. *Electroencephalogr Clin Neurophysiol*. 1997;103:607-615.

[56] Vespa PM, Boscardin WJ, Becker DP, et al. Early persistent impaired percent alpha variability on continuous EEG monitoring as predictive of poor outcome after TBI. *J Neurosurgery*. 2002;97:84-92.

[57] Hebb MO, McArthur DL, Alger J, et al. Impaired percent alpha variability on continuous electroencephalography is associated with thalamic injury and predicts poor long-term outcome after human traumatic brain injury. *J Neurotrauma*. 2007;24:579-590.

[58] Mashour GA, Orser BA, Avidan MS. Intraoperative awareness: from neurobiology to clinical practice. *Anesthesiology*. 2011;114(5):1218-1233.

[59] Practice advisory for intraoperative awareness and brain function monitoring: a report by the American Society of Anesthesiologists task force on intraoperative awareness. *Anesthesiology*. 2006;104(4):847-864.

[60] Nasraway SA Jr, Wu EC, Kelleher RM, et al. How reliable is the bispectral index in critically ill patients? A prospective, comparative, single-blinded observer study. *Crit Care Med*. 2002;30:1483-1487.

[61] Bruhn J, Bouillon TW, Shafer SL. Electromyographic activity falsely elevates the bispectral index. *Anesthesiology*. 2000;92:1485-1487

[62] Beniczky S, Aurlien H, Brogger JC, et al. Standardized computer based organization reporting of EEG: SCORE. *Epilepsia*. 2013;54(6):112-124.

[63] Lee JW, LaRoche S, Choi H, et al. Development and feasibility testing of a critical care EEG monitoring database for standardized clinical reporting and multicenter collaborative research. *J Clin Neurophysiol*. 2016;33(2):133-140.

[64] Friedman D, Claasen J, Hirsch LJ. Continuous EEG monitoring in the ICU. *Anesth Analg*. 2009;109:506-523.

[65] Kurtz P, Hanafy KA, Claasen J. Continuous EEG monitoring: Is it ready for primetime? *Curr Opin Crit Care*. 2009;15(2): 99-109.

[66] Lotto ML, Banoub M, Schubert A. Effects of anesthetic agents and physiologic changes on intraoperative motor evoked potentials. *J Neurosurg Anesthesiol*. 2004;16:32-42.

[67] Schwarz S, Hacke W, Schwab S. Magnetic evoked potentials in neurocritical care patients with acute brainstem lesions. *J Neurol Sci*. 2000;172:30-37.

[68] Wijdicks EF, Hijdra A, Young GB, et al. Practice parameter: prediction of outcome in comatose survivors after cardiopulmonary resuscitation (an evidence-based review): report of the quality standards subcommittee of the American Academy of Neurology. *Neurology*. 2006;67:203-210.

[69] Guérit JM, Amantini A, Amodio P, et al. Consensus on the use of neurophysiological tests in the intensive care unit (ICU): electroencephalogram (EEG), evoked potentials (EP), and electroneuromyography (ENMG). *Clin Neurophysiol*. 2009;39:71-83.

[70] Koenig MA, Kaplan PW. Clinical applications for EPs in the ICU. *J Clin Neurophysiol*. 2015;32(6):472-480.

[71] Marion DW, Spiegel TP. Changes in the management of severe traumatic brain injury: 1991–1997. *Crit Care Med*. 2000;28:16-18.

[72] Smith M. Monitoring intracranial pressure in traumatic brain injury. *Anesth Analg*. 2008;106:240-248.

[73] Marmarou A, Anderson RL, Ward JD, et al. Impact of ICP instability and hypotension on outcome in patients with severe head trauma. *J Neurosurg*. 1991;75:S59-S66.

[74] Bullock RM, Chesnut RM, Clifton GL, et al. Management and prognosis of severe traumatic brain injury. Part Ⅰ: Guidelines for the management of severe traumatic brain injury. *J Neurotrauma*. 2000;17:449-553.

[75] Bullock RM, Chesnut RM, Clifton GL, et al. Indications for intracranial pressure monitoring. *J Neurotrauma*. 2000;17:479-491.

[76] Chesnut RM, Temkin N, Carney N, et al. A trial of intracranial pressure monitoring in traumatic brain injury. *N Eng J Med*. 2012;367:2471-2481.

[77] Bullock RM, Chesnut RM, Clifton GL, et al. Recommendations for intracranial pressure monitoring technology. *J Neurotrauma*. 2000;17:497-506.

[78] Martinez-Manas RM, Santamarta D, de Campos JM, et al. Camino intracranial pressure monitor: prospective study of accuracy and complications. *J Neurol Neurosurg Psychiatry*. 2000;69:82-86.

[79] Chambers IR, Kane PJ, Signorini DF, et al. Bilateral ICP monitoring: its importance in detecting the severity of secondary insults. *Acta Neurochir Suppl*. 1998;71:42-43.

[80] Juul N, Morris GF, Marshall SB, et al. Intracranial hypertension and cerebral perfusion pressure: influence on neurological deterioration and outcome in severe head injury. *J Neurosurg.* 2000;92:1-6.

[81] Robertson CS. Management of cerebral perfusion pressure after traumatic brain injury. *Anesthesiology.* 2001;95:1513-1517.

[82] Robertson CS, Valadka AB, Hannay HJ, et al. Prevention of secondary ischemic insults after severe head injury. *Crit Care Med.* 1999;27:2086-2095.

[83] Ropper AH. Brain in a box. *N Eng J Med.* 2012;367:2539-2541.

[84] Carandang RA. The role of invasive monitoring in traumatic brain injury. *Current Trauma Reports.* 2015;1:125-132.

[85] Latchaw RE. Cerebral perfusion imaging in acute stroke. *J Vasc Interv Radiol.* 2004;15:S29-S46.

[86] Jaeger M, Siehke M, Meixenberger J, et al. Correlation of continuously monitored regional cerebral blood flow and brain tissue oxygen. *Acta Neurochir.* 2005;147:51-56.

[87] Sase S, Honda M, Machida K, et al. Comparison of cerebral blood flow between perfusion computed tomography and xenon-enhanced computed tomography for normal subjects: territorial analysis. *J Comput Assist Tomogr.* 2005;29:270-277.

[88] Lau VI, Jaidka A, Wiskar K, et al. Better with ultrasound: transcranial Doppler. *Chest.* 2019;157(1):142-150.

[89] Mascia L, Fedorko L, terBrugge K, et al. The accuracy of transcranial Doppler to detect vasospasm in patients with aneurysmal subarachnoid hemorrhage. *Intensive Care Med.* 2003;29(7):1088-1094.

[90] Lindegaard KF, Lundar T, Wiberg J, et al. Variations in middle cerebral artery blood flow investigated with noninvasive transcranial blood velocity measurements. *Stroke.* 1987;18(6):1025-1030.

[91] Lindegaard KF, Nornes H, Bakke SJ, et al. Cerebral vasospasm diagnosis by means of angiography and blood velocity measurements. *Acta Neurochir (Wien).* 1989;100(1-2):12-24.

[92] Qureshi AI, Sung GY, Razumovsky AY, et al. Early identification of patients at risk for symptomatic vasospasm after aneurysmal subarachnoid hemorrhage. *Crit Care Med.* 2000;28:984-990.

[93] Lam JM, Chan MS, Poon WS. Cerebral venous oxygen saturation monitoring: is dominant jugular bulb cannulation good enough?. *Br J Neurosurg.* 1996;10:357-364.

[94] Metz C, Holzschuh M, Bein T, et al. Monitoring of cerebral oxygen metabolism in the jugular bulb: reliability of unilateral measurements in severe head injury. *J Cereb Blood Flow Metab.* 1998;18:332-343.

[95] Gopinath SP, Robertson CS, Contant CF, et al. Jugular venous desaturation and outcome after head injury. *J Neurol Neurosurg Psychiatry.* 1994;57:717-723.

[96] Cruz J, Jaggi JL, Hoffstad OJ. Cerebral blood flow and oxygen consumption in acute brain injury with acute anemia: an alternative for the cerebral metabolic rate of oxygen consumption? *Crit Care Med.* 1993;21:1218-1224.

[97] Zauner A, Doppenberg EM, Woodward JJ, et al. Continuous monitoring of cerebral substrate delivery and clearance: initial experience in 24 patients with severe acute brain injuries. *Neurosurgery.* 1997;41:1082-1093.

[98] Maloney-Wilensky E, Gracias V, Itkin A, et al. Brain tissue oxygen and outcome after severe TBI: a systematic review. *Crit Care Med.* 2009;37:2057-2063.

[99] van den Brink WA, van Santbrink H, Steyerberg EW, et al. Brain oxygen tension in severe head injury. *Neurosurgery.* 2000;46:868-878.

[100] Unterberg AW, Kiening KL, Härtl R, et al. Multimodal monitoring in patients with head injury: evaluation of the effects of treatment on cerebral oxygenation. *J Trauma.* 1997;42:S32-S37.

[101] Gopinath SP, Valadka AB, Uzura M, et al. Comparison of jugular venous oxygen saturation and brain tissue PO_2 as monitors of cerebral ischemia after head injury. *Crit Care Med.* 1999;27:2337-2345.

[102] DeGeorgia MA. Brain tissue oxygen monitoring in neurocritical care. *J Intensive Care Med.* 2015;30(8):473-483.

[103] http://beta.neurocriticalcare.org/news/2014-annual-meeting-highlights.

[104] Okonkwo DO, Shutter LA, Moore C, et al. Brain oxygen optimization in severe traumatic brain injury phase-II: a phase ii randomized trial. *Crit Care Med.* 2017;45(11):1907-1914.

[105] Mazzeo AT, Bullock R. Effect of bacterial meningitis complicating severe head trauma upon brain microdialysis and cerebral perfusion. *Neurocrit Care.* 2005;2:282-287.

[106] Sarrafzadeh AS, Sakowitz OW, Kiening KL, et al. Bedside microdialysis: a tool to monitor cerebral metabolism in subarachnoid hemorrhage patients? *Crit Care Med.* 2002;30:1062-1070.

[107] Bellander BM, Cantais E, Enblad P, et al. Consensus meeting on microdialysis in neurointensive care. *Intensive Care Med.* 2004;30:2166-2169.

[108] Johnston AJ, Gupta AK. Advanced monitoring in the neurology intensive care unit: microdialysis. *Curr Opin Crit Care.* 2002;8:121-127.

[109] Peerdeman SM, Girbes AR, Vandertop WP. Cerebral microdialysis as a new tool for neurometabolic monitoring. *Intensive Care Med.* 2000;26:662-669.

[110] Hillered L, Vespa PM, Hovda DA. Translational neurochemical research in acute human brain injury: the current status and potential future of cerebral microdialysis. *J Neurotrauma.* 2005;22:3-41.

[111] Ferrari M, Mottola L, Quaresima V. Principles, techniques, and limitations of near infrared spectroscopy. *Can J Appl Physiol.* 2004;29:463-487.

[112] Pollard V, Prough DS, DeMelo AE, et al. Validation in volunteers of a near-infrared spectroscope for monitoring brain oxygenation in vivo. *Anesth Analg.* 1996;82:269-

277.

[113] Unterberg A, Rosenthal A, Schneider GH, et al. Validation of monitoring of cerebral oxygenation by near-infrared spec-troscopy in comatose patients. in Tasubokawa T, Marmarou A, Robertson C, et al, eds. *Neurochemical Monitoring in the Intensive Care Unit.* New York: Springer-Verlag; 1995:204-210.

[114] Arnulphi MC, Alaraj A, Slavin KV. Near infrared technology in neuroscience: past, present and future. *Neurol Res.* 2009;31:605-614.

[115] Nicklin SE, Hassan IA, Wickramasinghe YA, et al. The light still shines, but not that brightly? The current status of perinatal near infrared spectroscopy. *Arch Dis Child.* 2003;88:F263-F268.

[116] Henson LC, Calalang C, Temp JA, et al. Accuracy of a cerebral oximeter in healthy volunteers under conditions of isocapnic hypoxia. *Anesthesiology.* 1998;88:58-65.

[117] Petrov YY, Prough DS, Deyo DJ, et al. Optoacoustic, noninvasive, real-time, continuous monitoring of cerebral blood oxygenation: an in vivo study in sheep. *Anesthesiology.* 2005;102:69-75.

[118] Newberg AB, Alavi A. Neuroimaging in patients with head injury. *Semin Nucl Med.* 2003;33:136-147.

[119] Marshall LF, Marshall SB, Klauber MR, et al. A new classification of head injury based on computerized tomography. *J Neurosurg.* 1991;75:S14-S20.

[120] Narayan RK, Kishore PRS, Becker DP, et al. Intracranial pressure: to monitor or not to monitor? A review of our experience with severe head injury. *J Neurosurg.* 1982;56:650-659.

[121] Eisenberg HM, Gary HE Jr, Aldrich EF, et al. Initial CT findings in 753 patients with severe head injury. A report from the NIH Traumatic Coma Data Bank. *J Neurosurg.* 1990;73:688-698.

[122] Kemp GJ. Non-invasive methods for studying brain energy metabolism: what they show and what it means. *Dev Neurosci.* 2000;22:418-428.

[123] Watson NA, Beards SC, Altaf N, et al. The effect of hyperoxia on cerebral blood flow: a study in healthy volunteers using magnetic resonance phase-contrast angiography. *Eur J Anaesthesiol.* 2000;17:152-159.

[124] Verweij BH, Muizelaar JP, Vinas FC, et al. Impaired cerebral mitochondrial function after traumatic brain injury in humans. *J Neurosurg.* 2000;93:815-820.

[125] Tollard E, Galanaud D, Perlbarg V, et al. Experience of diffusion tensor imaging and H-spectroscopy for outcome prediction in severe TBI. *Crit Care Med.* 2009;37:1448-1455.

[126] De Georgia MA, Deogaonkar A. Multimodal monitoring in the neurological intensive care unit. *Neurologist.* 2005;11:45-54.

[127] Cremer OL, van Dijk GW, van Wensen E, et al. Effect of intracranial pressure monitoring and targeted intensive care on functional outcome after severe head injury. *Crit Care Med.* 2005;33:2207-2213.

[128] Shafi S, Diaz-Arrastia R, Madden C, Gentilello L. Intracranial pressure monitoring in brain-injured patients is associated with worsening of survival. *J Trauma.* 2008;64:335-340.

[129] Rosner MJ, Rosner SD, Johnson AH. Cerebral perfusion pressure: management protocol and clinical results. *J Neurosurg.* 1995;83:949-962.

[130] Steiner LA, Czosnyka M, Piechnik SK, et al. Continuous monitoring of cerebrovascular pressure reactivity allows determination of optimal cerebral perfusion pressure in patients with traumatic brain injury. *Crit Care Med.* 2002;30:733-738.

[131] Howells T, Elf K, Jones PA, et al. Pressure reactivity as a guide in the treatment of cerebral perfusion pressure in patients with brain trauma. *J Neurosurg.* 2005;102:311-317.

[132] Narotam PK, Morrison JF, Nathoo N. Brain tissue oxygen monitoring in traumatic brain injury, major trauma outcome analysis of brain tissue oxygen-directed therapy. *J Neurosurg.* 2009;111:672-682.

[133] Spiotta AM, Stiefel MF, Gracias VH, et al. Brain tissue oxygen directed management, outcome in patients with severe traumatic brain injury. *J Neurosurg.* 2010;113:571-580.

[134] Schulz MK, Wang LP, Tange M, Bjerre P. Cerebral microdialysis monitoring: determination of normal and ischemic cerebral metabolisms in patients with aneurysmal subarachnoid hemorrhage. *J Neurosurg.* 2000;93(5):808-814.

[135] Robertson CS, Gopinath SP, Uzura M, Valadka AB, Goodman JC. Metabolic changes in the brain during transient ischemia measured with microdialysis. *Neurol Res.* 1998;20(suppl 1):S91-94.

[136] Valadka AB, Goodman JC, Gopinath SP, Uzura M, Robertson CS. Comparison of brain tissue oxygen tension to microdialysis-based measures of cerebral ischemia in fatally head-injured humans. *J Neurotrauma.* 1998;15(7):509-519.

[137] Nordstrom CH. Assessment of critical thresholds for cerebral perfusion pressure by performing bedside monitoring of cerebral energy metabolism. *Neurosurg Focus.* 2003; 15(6):E5.

[138] Stahl N, Mellergard P, Hallstrom A, Ungerstedt U, Nordstrom CH. Intracerebral microdialysis and bedside biochemical analysis in patients with fatal traumatic brain lesions. *Acta Anaesthesiol Scand.* 2001;45(8):977-985.

[139] Bullock R, Zauner A, Myseros JS, Marmarou A, Woodward JJ, Young HF. Evidence for prolonged release of excitatory amino acids in severe human head trauma. Relationship to clinical events. *Ann N Y Acad Sci.* 1995;765:290-297; discussion 298.

[140] Marklund N, Salci K, Lewen A, Hillered L. Glycerol as a marker for post-traumatic membrane phospholipid degradation in rat brain. *Neuroreport.* 1997;8(6):1457-

1461.

[141] Hillered L, Valtysson J, Enblad P, Persson L. Interstitial glycerol as a marker for membrane phospholipid degradation in the acutely injured human brain. *J Neurol Neurosurg Psychiatry*. 1998;64(4):486-491.

[142] Reinstrup P, Stahl N, Mellergard P, Uski T, Ungerstedt U, Nordstrom CH. Intracerebral microdialysis in clinical practice: baseline values for chemical markers during wakefulness, anesthesia, and neurosurgery. *Neurosurgery*. 2000;47(3):701-709; discussion 709-710.

[143] Thome C, Vajkoczy P, Horn P, Bauhuf C, Hubner U, Schmiedek P. Continuous monitoring of regional cerebral blood flow during temporary arterial occlusion in aneurysm surgery. *J Neurosurg*. 2001;95(3):402-411.

[144] Vajkoczy P, Horn P, Thome C, Munch E, Schmiedek P. Regional cerebral blood flow monitoring in the diagnosis of delayed ischemia following aneurysmal subarachnoid hemorrhage. *J Neurosurg*. 2003;98(6):1227-1234.

[145] Claassen J, Mayer SA, Kowakski RG, et al. Detection of electrographic seizures with continuous EEG monitoring in the critically ill patients. *Neurology*. 2004;62:1743-1748.

[146] Finnigan SP, Walsh M, Rose SE, Chalk JB. Quantitative EEG indices of sub-acute ischaemic stroke correlate with clinical outcomes. *Clinical neurophysiology: official journal of the International Federation of Clinical Neurophysiology*. 2007;118(11):2525-2532.

[147] Leon-Carrion J, Martin-Rodriguez JF, Damas-Lopez J, Barroso y Martin JM, Dominguez-Morales MR. Delta-alpha ratio correlates with level of recovery after neurorehabilitation in patients with acquired brain injury. *Clin Neurophysiol*. 2009;120(6):1039-1045.

[148] Elf K, Nilsson P, Enblad P. Outcome after traumatic brain injury improved by an organized secondary insult program and standardized neurointensive care. *Crit Care Med*. 2003;30:2129-2134.

[149] LeRoux P, Menon DK, Citerio G, et al. Consensus summary statement of the International Multidisciplinary Consensus Conference on Multimodality Monitoring in Neurocritical Care. A statement of healthcare professionals from the Neurocritical Care Society and the European Society of Intensive Care Medicine. *Intensive Care Med*. 2014;40(9):1189-1209.

[150] Wardi G, Wouden J, Thomas JE, et al. A patient with a subarachnoid hemorrhage after endovascular coiling and a malfunctioning ventriculostomy. *Chest*. 2017; 151(4): e81-e84.

[151] Blehar DJ, Gaspari RJ, Montoya A, et al. Correlation of visual axis and coronal axis measurements of the optic nerve sheath diameter. *J Ultrasound Med*. 2008;27(3):407-411.

第3章 脑脊液抽吸
Cerebrospinal Fluid Aspiration

Firas Kaddouh   Gisela I. Banauch   Susanne Muehlschlegel   Paul H. Mayo   John P. Weaver   著

本章为急诊科或重症医学科医生提供安全脑脊液抽吸指南，同时简单介绍了操作的适应证、技术和潜在并发症。

在多数病区，卫生保健人员使用特定设备和随时可获得的无菌用品，常规安全地进行脑脊液抽吸术。这些操作中的大多数都是在床边进行的，并仅使用局部麻醉。因为这可能是一个痛苦和焦虑的程序，可能需要镇静，特别是儿童[1, 2]。影像成像（透视或超声）有助于为安全穿刺提供充分的指导，尤其是在解剖变异、创伤、手术瘢痕、先天性缺陷、身体体位或退行性改变的情况下。对于复杂的腰椎和 $C_{1\sim2}$ 水平穿刺，可采用透视和脊髓造影。计算机断层扫描可用于脑室导管的立体定向放置。虽然腰椎穿刺术是由许多医疗保健提供者进行的，但临床医生应该认识到，在特定的脑脊液抽吸病例中需要专门的设备和培训。

一、脑脊液采集

（一）诊断目的

脑脊液分析仍然是许多疾病的重要诊断工具。最常见的指征是怀疑中枢神经系统（cerebral nervous system，CNS）感染。脑脊液分析也用于蛛网膜下腔出血、脱髓鞘疾病、肿瘤软脑膜扩散和神经退行性疾病的诊断。对于一些需要注射对比剂的神经诊断程序，如脊髓造影术、脑池造影术或脑室腹膜分流通畅术，建立脑脊液通路是必要的。脑脊液通路压力记录和监测对诊断正常颅压脑积水、特发性颅内高压和一些急性颅内损伤也很重要。

脑脊液是血浆的超滤液，大脑和脊髓漂浮在其中，通常是透明无色的。颜色和清晰度的异常可反映细胞、蛋白质、含铁血黄素或胆红素的存在，提示病理过程。对抽取的脑脊液样本进行诊断取决于患者的年龄、病史和鉴别诊断。基本项目包括葡萄糖和蛋白、血细胞分类计数、革兰染色、需氧和厌氧培养。

脑脊液葡萄糖水平取决于血糖水平，大致相当于血清葡萄糖的 1/2～2/3，新生儿中略高。葡萄糖通过载体易化扩散进入脑脊液，脊髓液葡萄糖浓度的变化滞后于血液变化约 2h。脑脊液中葡萄糖升高是非特异性的，通常反映高血糖。低血糖（异常低的脑脊液葡萄糖水平）可由感染、炎症或脑膜肿瘤等疾病引起；它反映神经组织、病原体或白细胞对葡萄糖的利用增加，并抑制其转运机制。细菌性和真菌性脑膜炎中由无氧糖酵解引起的乳酸水平升高通常伴有脑脊液低血糖。

血脑屏障完整状态下脑脊液蛋白含量通常不到血浆蛋白含量的 0.5%。白蛋白约占脑脊液蛋白的 75%，免疫球蛋白 G（immunoglobulin G，IgG）是 γ 球蛋白的主要成分。IgG 可以自由穿越受损的血脑屏障。脑脊液蛋白含量升高通常不具有特异性，但是反映中枢神经系统病理状态的指标。脊液中总蛋白含量呈梯度变化，腰椎蛛网膜下腔蛋白含量最高，为 20~50mg/dl，枕大池次之，脑室为 6~12mg/dl。数值超过 500mg/dl 与椎管内肿瘤或脊柱受压相关，引起完全蛛网膜下腔阻滞、脑膜炎或脑脊液出血[3]。低蛋白水平可见于 2 岁以下的健康儿童、假性脑瘤、近期腰椎穿刺、慢性脑脊液漏、急性水中毒和白血病。

正常的脑脊液细胞计数不包含红细胞，白细胞最多 5 个 /ml。正常情况下，儿童的白细胞数量可增多（高达 10 个 /ml，主要是淋巴细胞）。病理上，感染、炎症、白血病和出血时出现白细胞增多。

1. 出血

成人非创伤性蛛网膜下腔出血可能由动脉瘤破裂引起。突发的剧烈头痛被描述为"一生中最严重的头痛"或"雷鸣般的头痛"，是动脉瘤破裂的典型症状，但与偏头痛类似的非典型头痛并不少见[4]。De Falco 的系统回顾研究报道，10%~43% 的蛛网膜下腔出血患者在出血前 2 周内出现前哨头痛，可能是由动脉瘤的轻微渗漏引起的。当头部 CT 正常时，腰椎穿刺术可帮助明确引起这种头痛的病因。

蛛网膜下腔出血可导致急性梗阻性脑积水，原因是蛛网膜颗粒处脑室扩张或脑脊液吸收机制障碍。头部 CT 提示脑室肿大，最好的治疗方法是脑脊液抽吸或使用体外脑室导管进行分流。

创伤性腰椎穿刺为诊断带来了难题，尤其在疑似蛛网膜下腔出血的情况下。鉴别特征包括在操作过程中连续收集的试管中的红细胞数量逐渐减少，样本中存在纤维蛋白聚集，典型的比例为每 500~1000 个红细胞中有 1 个白细胞。脑脊液黄变症更提示蛛网膜下腔出血，通过离心新鲜的脑脊液样本并将上清液与水比较颜色，快速进行评估，理想的做法是使用能显著提高黄色素检测灵敏度的分光光度计。脊髓液加速红细胞溶血，血红蛋白产物在出血发生后 2h 内释放，从而造成黄变症。相关发现，如血糖水平轻微降低、蛋白质升高和开放压力的升高，进一步提示蛛网膜下腔出血。

2. 感染

脑脊液评估是脑膜炎和脑炎实验室诊断中最重要的一个方面。分析通常包括差异的血细胞计数、蛋白质和葡萄糖水平、革兰染色和病原菌培养及药敏试验。当怀疑是肺结核或真菌性脑膜炎时，要对脑脊液进行抗酸染色、印墨染色、隐球菌抗原分析，并在适当的培养基中培养。更广泛的培养有助于对免疫功能低下患者的评估。

免疫沉淀试验可以鉴定肺炎链球菌、B 组链球菌、流感嗜血杆菌和脑膜炎奈瑟菌（脑膜炎球菌）的细菌抗原，从而实现快速诊断和早期特异性治疗。对脑脊液进行聚合酶链式反应（polymerase chain reaction，PCR）检测可以快速鉴定数种病毒。疱疹病毒（包括单纯疱疹病毒、水痘 - 带状疱疹病毒）、巨细胞病毒和 EB 病毒，以及弓形虫和结核分枝杆菌都能依靠 PCR 检测发现[5]。

3. 分流异常

脑室腹腔分流是脑脊液分流最常见的植入系统，由一根与颅骨上的储存器和阀门结构相连的脑室导管、一根经过颈部和胸壁的皮下软组织进入腹膜的导管组成。远端管道可以选择性地插入颈静脉、胸膜，甚至膀胱。由于脉络丛阻塞或脑脊液感染造成的细胞碎片可能引起脑室导管故障。细胞碎片、连接中断、脑脊液吸收不良或腹腔内假性囊肿形成也可造成阀门或远端导管梗阻。

脑室分流发生梗阻的临床表现是多种多样的，可能表现为缓慢的、进行性和间歇性的，也可能表现精神状态的迅速下降，最终进入昏迷。应立即进行 CT 检查以确定脑室大小。脑室扩大是分流功能障碍的可靠指标，然而头部 CT 应该与之前的 CT 相比较，因为分流患者的脑室系统通常是先天或慢性异常的。

可以从分流管的蓄液器或阀门系统进行抽吸以确定通畅性，并收集脑脊液以诊断感染。这种侵入性操作本身就可能有皮肤定植菌污染装置的风险，由此导致的分流系统感染需要长时间住院以进行分流外置术、抗感染治疗和更换装置的所有硬件。因此分流术的操作和必要性最好留给神经外科医生进行和决定，并且应该有选择性地进行。当分流失败是因为远端梗阻时，脑脊液抽吸术可减缓神经损伤，甚至在手术翻修前挽救生命。

4. 正常压力性脑积水

连续腰椎穿刺或经腰椎蛛网膜下腔导管持续脑脊液引流可作为诊断试验，选择将从分流手术中获益的患者进行脑脊液分流。如果患者的步态有所改善，则具有积极的预测价值。腰部脑脊液通路也可用于输液试验，测量脑脊液产生率、压力 – 容积指数，流出阻力或吸收。一些研究表明这些指标也可预测治疗性脑脊液分流[6, 7]。

5. 特发性颅内高压（假性脑瘤）

假性脑瘤影响年轻人，通常是肥胖的年轻女性。它产生非定位症状，如果不加以治疗可能导致严重的视力丧失[8]。病因包括硬脑膜窦和颈内静脉血栓形成、头部损伤、维生素 A 过量、四环素、口服避孕药和妊娠。

颅内压升高（ICP，高达 40cmH_2O），无脑室扩张或颅内占位病变。脑脊液动力学显示流出阻力增加。连续的每天脑脊液穿刺可以用于治疗，伴随脑脊液吸收，直到闭合压力降至正常范围内（<20cmH_2O），在某些病例中可恢复脑脊液生成和吸收之间的平衡；其他治疗包括乙酰唑胺、利尿药、甘油、类固醇和减肥。如果所有这些治疗措施都失败了，放置永久性分流系统可能是必要的。

6. 肿瘤

蛛网膜下腔可被各种原发性或继发性肿瘤浸润，引起脑膜刺激症状。脑脊液细胞学检查常常能发现肿瘤细胞，但不总是确定肿瘤细胞的存在。全身性肿瘤，如黑色素瘤或乳腺癌，比原发性中枢神经系统肿瘤更容易转移到脑脊液间隙，甚至可以主要表现为脑膜癌。血液肿瘤，如急性白血病和淋巴瘤，也经常浸润蛛网膜下腔，很少或没有实质受累。室管膜瘤、髓母细胞瘤、生殖细胞瘤和高级别胶质瘤是最常见的播散性原发肿瘤。脑脊液取样对于神经系统完整且肿瘤类型复发风险高的患者是有用的初步诊断和筛查工具。原发性中枢神经系统淋巴瘤的淋巴瘤细胞数量增加，脑脊液细胞增多与细胞学阳性相关[9]，诊断需要大量脑脊液或多个样本。如果穿刺脑脊液不能诊断，进行脑池穿刺可提高诊断效率。

7. 脊髓造影术

腰椎穿刺是腰椎和颈椎脊髓造影最常见的途径，因为对比剂的密度比脑脊液高，可以通过重力引导到目标区域。颈椎 $C_{1\sim2}$ 穿刺可用于穿刺入路，但由于高风险和并发症，通常保留给腰椎穿刺不成功的患者。

8. 其他神经系统疾病

大量文献报道，包括多发性硬化在内的脱髓鞘疾病的脑脊液发生改变。典型的脑脊液穿刺结果包括正常的颅内压，正常的葡萄糖水平，单核细胞增多，以及由于内皮通透性增加而导致的蛋白水平升高。免疫电泳显示免疫球蛋白和单克隆条带升高，提示中枢神经系统炎症 [10, 11]。

在其他疾病状态中描述的脑脊液发现包括阿尔茨海默病中 τ 蛋白升高和 β- 淀粉样前体蛋白降低；格林 - 巴利综合征中存在抗 GM1 抗体，细胞和蛋白解离 [12]。

（二）治疗性干预

1. 脑脊液漏

脑脊液漏是由各种创伤性和非创伤性原因引起的。直立性头痛是一种特征性症状，鼻漏可能很明显。术后脑脊液漏可能使颅底手术复杂化。颅中窝或脑桥小脑三角手术后的瘘管很少发生，脑脊液通常会通过咽鼓管渗漏到鼻咽部。枕下颅骨切除术后，瘘管可能导致假性脑膜膨出，表现为切口处皮下肿胀，因为颅后窝的硬脑膜通常闭合困难且不防水。腰椎手术后渗漏是不常见的，但可能是由近期的脊髓造影、硬脑膜撕裂或硬脑膜关闭不充分造成的 [13]。在儿童中，修补脑膜膨出或其他脊柱裂缺损更可能因为硬脑膜或筋膜缺损出现脑脊液漏。

外伤后出现脑脊液漏是最常见的表现。横穿筛窦或额窦的颅底骨折可导致脑脊液鼻漏。沿着岩骨长轴的骨折通常累及中耳，如果鼓膜破裂，会导致鼓室积血或脑脊液耳漏。大多数脑脊液漏发生在 48h 内，但迟发性漏并不少见，因为瘘管可以被粘连、血肿或脑组织疝出暂时堵塞。

临床检查很容易做出脑脊液的诊断；然而，有时"引流液"的性质是不确定的，实验室鉴定是必要的。检测液体中的葡萄糖可能会产生误导，因为鼻腔分泌物中含有葡萄糖。氯化物水平通常高于外周血，但鉴定 β₂ 转铁蛋白是脑脊液最准确的诊断方法。这种蛋白质是由大脑中的神经氨酸酶产生的，仅在脊椎和外淋巴中被发现 [14]。

抬高头部是治疗脑脊液漏的主要方法。当保守治疗失败时，应考虑放置腰椎引流导管或每天腰椎穿刺。使用导管进行持续脑脊液引流有一定的争议，因为如果降低颅内压可能会造成鼻窦污染颅内。为防止此类并发症的发生，腰椎引流收集袋保持在不低于患者肩部的高度，引流时间不应超过 5 天。

2. 颅内压增高

颅内高压会导致严重的神经系统疾病甚至死亡。有多种病因，包括肿瘤周围的脑水肿、颅内血肿、脑卒中和颅脑手术或放射治疗后的创伤性挫伤。弥漫性脑肿胀也发生在炎症和感染性疾病的状态下，如 Reye 综合征或脑膜炎，或由于体温过高、二氧化碳滞留或血管内充血。进入颅内脑脊液间隙有助于诊断和治疗 [15]。脑室穿刺术通常用作 ICP 监测，并通过脑脊液引流进行治疗。如果颅脑损伤后 GCS 评分 <8 分，运动评分 <6 分（对非失语患者），并且有弥漫性脑水肿、颅内血肿、脑皮质挫伤、基底池消失或受压的初始 CT 表现，应在颅脑损伤后放置 ICP 监测装置 [16]。其他 ICP 监测指征包含脑血管疾病（如动脉瘤引起蛛网膜下腔出血），缺血性和缺氧性脑损伤，以及脑实质和脑室内出血。梗阻性脑积水是放置脑室引流导管的另一个主要适应证。

3. 药物治疗

在淋巴瘤、白血病、脑膜癌、脑膜炎和脑室炎等疾病治疗过程中，脑脊液可以作为化疗药物和抗生素的一种给药途径。药剂通过腰椎途径注入鞘内，也可通过植入的储液罐注入脑室。少量连续注射是为了将神经毒性降到最低。建议认真选择应用的药物、剂量和给药时机，尤其在使用脑室途径时，因为许多抗生素在鞘内给药时会导致癫痫发作或炎症性脑室炎。

4. 脑室出血的溶栓治疗

在颅内出血或动脉瘤引起的蛛网膜下腔出血情况下，脑室出血导致梗阻性脑积水预示着不良的预后。脑室外引流（EVD）是在这样的环境下监测 ICP 和引流 CSF 的标准操作。通过 EVD 给予的低剂量 rt-PA 的治疗已被证明促进脑室系统中的血块溶解。目前这种治疗正在进行研究，以确定其与长期结局的关系[17-19]。

5. 腰穿引流在胸腹主动脉手术中的应用

胸腹主动脉手术最常见且严重的并发症是截瘫。它通常是由于围术期低血压状态下脊髓缺血和脊髓肿胀、供血脊髓的节段动脉受损所致，其中最大的是 Adamkiewicz 动脉。已经开发了许多技术来降低这种并发症的风险。这些技术包括预防性腰椎脑脊液引流，它可以降低脑脊液压力，从而增加脊髓灌注压。越来越多的数据表明，这项技术降低了开放性和血管内动脉瘤修复术中截瘫的发生率[20, 21]。

二、脑脊液抽吸技术

脑脊液抽吸有几种技术。所有操作都应使用无菌技术（包括无菌手套和口罩），皮肤消毒准备并覆盖无菌屏障。

（一）腰椎穿刺

腰椎穿刺是抽吸脑脊液的常用方法。腰椎穿刺的禁忌证包括穿刺部位皮肤感染、抗凝或凝血紊乱、伴有幕上占位出现视盘水肿、颅后窝病变、已知的脊柱蛛网膜下腔阻滞或脊髓动静脉畸形。

因此，如果患者有任何局灶性神经缺陷或精神状态低落，不应在未完善 CT 的情况下进行检查，因为这可能表明存在颅内肿块病变或脑水肿，而腰椎穿刺可能会增加经小脑幕切迹疝的可能。

在成人中，腰椎穿刺通常是在局部麻醉下进行的，仅使用 1% 的利多卡因。然而，在儿科患者中，通常需要镇静，允许更好的耐受性，同样适用于焦虑、困惑或躁动的成年患者。

儿童可以口服或经直肠水合氯醛镇静。由经验丰富的医生执行，在监测下对成人和儿童使用咪达唑仑、氯胺酮、芬太尼或右美托咪定进行中度镇静也可以非常成功。局部麻醉药的应用，如注射前的利多卡因，也是有用的。相反，一项对照临床试验已经证明，在新生儿人群中，注射局部麻醉药进行腰椎穿刺可能不必要，也不会减少感知到的压力或不适[22]。

图 3-1 和图 3-2 描述了腰椎穿刺的一些步骤。患者被置于膝胸侧卧位，或者患者坐在床头柜上身体前倾。对于脂肪组织可能遮盖中线的肥胖患者或患有严重腰椎退行性疾病的老年患者，坐姿可能是首选。经过一段时间后（正确的患者、程序、部位和设备），使用 25 号或 27 号针皮下注射局部麻醉药。然后，将一根 1.5 英寸（约 3.81cm）的针插入皮肤皮丘处，沿着中线注射额外的局部麻醉药，从而麻醉棘间韧带和肌肉。这种小的麻醉量通常是足够的；然而，在靠近椎板的棘间间隙的两侧进行额外注射，可以形成更广泛的麻醉区域[23]。

皮肤穿刺点是髂骨上棘水平的中线，通常位于 L_3 和 L_4 棘突之间。儿童和新生儿在 $L_{4~5}$ 或 L_5～S_1 处进针，以避免损伤脊髓圆锥，脊髓圆锥位于比成人更靠下的位置。针与针芯一同前进，保持针的通畅并能防止医源性椎管内表皮样瘤。针的斜面应与硬脊膜和脊柱的纵向纤维平行。针

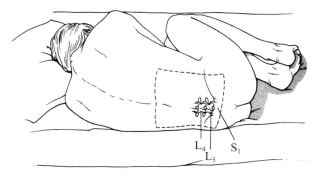

▲ 图 3-1　患者侧卧位，背部放在床沿上，膝盖、臀部、背部和颈部弯曲

引自 Davidson RI. Lumbar puncture. In: VanderSalm TJ, ed. *Atlas of Bedside Procedures*. 2nd ed. Boston, MA: Little, Brown; 1988.

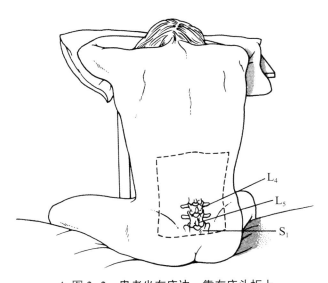

▲ 图 3-2　患者坐在床边，靠在床头柜上

引自 Davidson RI. Lumbar puncture. In: VanderSalm TJ, ed. *Atlas of Bedside Procedures*. 2nd ed. Boston, MA: Little, Brown; 1988.

应该以大约 30° 的角指向头端，实际指向脐部。当定位正确时，针在进入蛛网膜下腔之前要经过以下结构：皮肤、浅筋膜、棘上韧带、棘间韧带、黄韧带、硬膜外间隙及其脂肪网状组织、椎内静脉丛、硬脑膜和蛛网膜（图 3-3）。进针总深度从幼小患者的不到 1 英寸（约 2.54cm）到肥胖成年人的 4 英寸（约 10.16cm）。通过韧带进入硬膜外间隙，然后硬膜穿刺的落空感觉是一致的，被实践所认可。一旦进入硬膜内，针头的斜面转到头侧方向，改善脑脊液流量。压力测量使用不

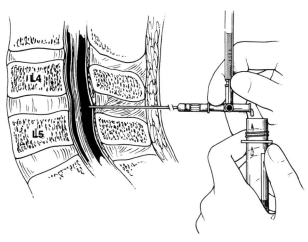

▲ 图 3-3　将腰椎穿刺针推进到脊柱蛛网膜下腔，测量开放压力后采集脑脊液样本

引自 Davidson RI. Lumbar puncture. In: VanderSalm TJ, ed. *Atlas of Bedside Procedures*. 2nd ed. Boston, MA: Little, Brown; 1988.

小于 22 号规格的穿刺针。开放压力测量最好在患者双腿放松并从膝胸位置伸展的情况下。儿童的脑脊液压力测量可能很困难，可以使用脑脊液流速估计 [24]。

收集脑脊液结束后，在拔针前测量闭合压力。最好在离开蛛网膜下腔前更换针头中的无菌针头，防止瘘管的形成。在坐位进行脑脊液压力测量是不准确的，因为进入点上方的脑脊液柱的流体静压或当导管首次取出时大量脑脊液丢失。如有必要，一旦进入脑脊液间隙，可以通过将患者倾斜到侧位测量压力。

虽然腰椎穿刺术通常是一种安全的操作，但也存在一些潜在的并发症和风险。这些并发症中，体位性头痛最为常见，发生率为 1%～70% [25]。据报道，这是由于脑脊液过度引流或渗漏到棘旁间隙，导致颅内低血压，疼痛敏感的脑静脉伸展和扩张所致。磁共振成像（magnetic resonance imaging，MRI）显示腰椎穿刺后脑脊液体积减少，但没有明显的脑移位，也与头痛没有相关性 [26]。心理因素和既往头痛病史似乎强烈影响患者头痛的风险和耐受性 [27]。据报道，较小的针头尺寸、

平行于硬膜纤维的方向、旁正中入路，以及在撤除穿刺针之前重新插入针头，可以降低腰椎穿刺点后头痛的风险。选择针头类型一直是文献争论的焦点[28]。有几种针头设计可供选择，包括带有斜角切割针尖的传统 Quincke 针，带有铅笔尖和侧孔的 Sprotte 针，以及与 Sprotte 针类似但侧孔较小的 Whitacre 针。使用无创针头似乎足以进行诊断性腰椎穿刺，可能与较低的穿刺后头痛风险相关[29]。硬膜穿刺后头痛通常在 72h 内出现，持续 3～5 天。保守治疗包括卧床休息、补液、镇痛药，有时还包括非吩噻嗪类镇吐药（如果伴有恶心）。如果症状更严重，可以口服或非肠道注射甲基黄嘌呤（咖啡因或茶碱）。这些药物在高达 85% 的患者中是有效的[28, 30]。如果头痛持续存在，应该考虑使用硬膜外自体血凝块，这是治疗该情况的有效方法之一[31]。硬膜外注射其他药物，如生理盐水、右旋糖酐或促肾上腺皮质激素，在某些情况下（如脓毒症或免疫缺陷）也有价值。

出血并不常见，但可见于出血性疾病或应用抗凝药治疗。脊椎蛛网膜下腔出血已在这种情况下被报道，导致脑脊液流出受阻，随后出现背部和神经根性疼痛，括约肌紊乱，甚至瘫痪[32]。脊髓硬膜下血肿非常罕见，但与潜在需要立即手术治疗的重大并发症相关。如果严格使用无菌术，将患者的皮肤菌群或操作者的口腔或鼻部菌群引入蛛网膜下腔而引起脑膜炎的感染是少见且能预防的。

腰椎穿刺或持续脑脊液引流罕见的后遗症是听力受损。引流会降低 ICP，ICP 通过耳蜗导水管传播到外淋巴，可能导致听力受损[33]。据报道，这种并发症的发生率为 0.4%，但可能更高，因为它无法识别，而且似乎是可逆的。也有一些不可逆性听力丧失的病例报道[34]。

暂时性的第Ⅵ对脑神经麻痹也有报道，可能因为大量脑脊液引流后的神经牵拉。脊椎肿瘤引起的蛛网膜下腔阻滞时，神经血管损伤不常见。在这种情况下，脑脊液引流会导致明显的牵引和脊髓锥化（spinal coning），并导致随后的神经损伤[35]。

（二）超声检查在腰椎穿刺检查中的应用

超声检查对腰椎穿刺有一定的指导作用。在最近的一项 Meta 分析中，Gottlieb 等分析了 12 项超声引导腰椎穿刺的随机对照研究的数据[36]，来自成人和儿科研究的汇集数据显示，与体表标志定位技术相比，超声引导的手术成功率更高（90% vs. 81%），优势比为 2.1（95%CI 0.66～7.44）。来自成人组的数据显示，使用超声引导可减少创伤性 LP（OR=0.28，95% CI 0.14～0.59），缩短手术成功的时间（调整后平均差 –3.03min，95%CI –3.54～–2.52min），减少所需穿刺次数（调整后平均差 –0.81 次，95%CI –1.57～–0.05 次），并降低患者疼痛评分（调整后平均差 –2.53 分，95%CI –3.89～–1.17 分）。两项之前的 Meta 分析将腰椎穿刺和脊髓麻醉手术相结合报道了类似的结果[37, 38]。超声检查比解剖标志能更准确地定位腰椎间隙[38-40]。当脊柱解剖结构复杂时超声引导的优势最大，但正常体态的患者已被证明是有益的。医院医学会最近建议，如果有超声设备和经过适当培训的提供者，所有需要腰椎穿刺的患者都可以使用超声引导进行位置选择[41]。急诊医生很容易掌握超声引导腰椎穿刺的技术[42]。

超声引导腰椎穿刺具有实用性。下文将详述腰椎穿刺超声引导技术的每一个步骤，丰富的图片将形象展示成功应用的每一种技术。下文还包括适当的腰椎穿刺椎间隙置针定位原则的简要总结。

三、腰椎穿刺的超声引导技术

（一）患者体位

无论患者的体位如何（仰卧或直立），都可以应用类似的超声技术来定位合适的腰椎间隙和脊柱中线。一旦确定了适当的间隙，则在植入穿刺针之前不移动患者，患者的移动可能改变目标间隙内预计穿刺针插入轨迹的大小和位置。

（二）传感器选择和指示器定位

尽管相控阵心脏探头可能会产生可用于识别靶区间隙的图像，但设计用于腹部成像的凸阵探头是首选。通过改变机器预置，相控阵探头被配置用于腹部成像。在这两种情况下，屏幕指示器都放置在屏幕的右侧。在苗条的患者中，尽管穿透性有限，但高频线性血管探头可获得更高的分辨率。

（三）腰椎穿刺靶向腰椎间隙的定位

1. 步骤 1：腰椎间隙的识别

探头放置在背部的中线，并调整断层平面以获得通过中线的矢状（纵向）扫描平面，其中探头方向指示器朝向头部方向。调整增益和深度以获得最佳图像质量。骶骨表现为连续的高回声骨膜反射，位于其上方的 5 个腰椎棘突之间为棘间间隙。脊柱突起表现为被腰椎间隙隔开的相对浅表的高回声骨膜反射。L$_{4\sim5}$ 间隙是最佳的置针部位。由于神经损伤的风险，L$_{1\sim2}$ 和 L$_{2\sim3}$ 是不合适的部位。通常操作者通过在患者背部横轴上画一条与目标间隙相交的不可擦除的标记线来标记适当的间隙。图 3-4 确定了腰椎穿刺成功所必须的中线结构。

2. 步骤 2：中线的识别

探头放置在腰部的横向扫描轴上，并沿脊柱滑动以定位中线。中线通过定位在被腰椎间隙分隔的高回声骨膜反射的脊柱突确定。中线标有一条用不可擦除的记号笔标注的线。横线（标明目标腰椎间隙）和纵线（标示中线）的交点确定了插针的位置 [43]。图 3-5 演示了椎间水平，以及如何标记其间距。

3. 步骤 3：针插入深度的测定

超声检查的另一个功能是定位黄韧带，黄韧带决定了穿刺针穿入硬膜外间隙的插入深度。这表现为间隙内和棘突深处的线性高回声结构。通过识别这种结构，操作者可以预测局部麻醉注射进入椎管所需的针头插入深度。由于皮肤压迫和伪影存在，用超声测量深度通常会低估实际深度。黄韧带可能需要旁正中扫描平面才能清晰识别。图 3-6 演示了如何确定针的插入深度 [43]。

穿刺针插入不需要实时指导。一旦超声检查确定了插入部位，穿刺针的插入轨迹就会朝向脐部，这与在没有超声引导的情况下进行针插入时的角度是一样的。

4. 结论

超声引导腰椎轴索手术已被证明可提高手术成功率和手术效率，减少创伤性并发症。这可能是一种很容易获得的技术技能。目前，没有临床证据表明超声引导腰椎穿刺术对手术的及时性、临床决策或成本效益有积极的影响，但考虑到已报道的多重优势，这样的结果很可能存在。

（四）颈椎侧方（C$_{1\sim2}$）穿刺

颈椎侧方（C$_{1\sim2}$）穿刺，最初是为经皮脊髓切开而开发的。如果腰椎入路不方便，可用于脊髓造影或脑脊液抽吸。在透视引导下，患者仰卧，头颈部屈曲，侧颈下垂是最安全的。皮肤穿刺点在乳突尖端背侧 1cm 和尾侧 1cm 处。用局部麻醉药浸润麻醉该部位，并将脊椎针引向椎管

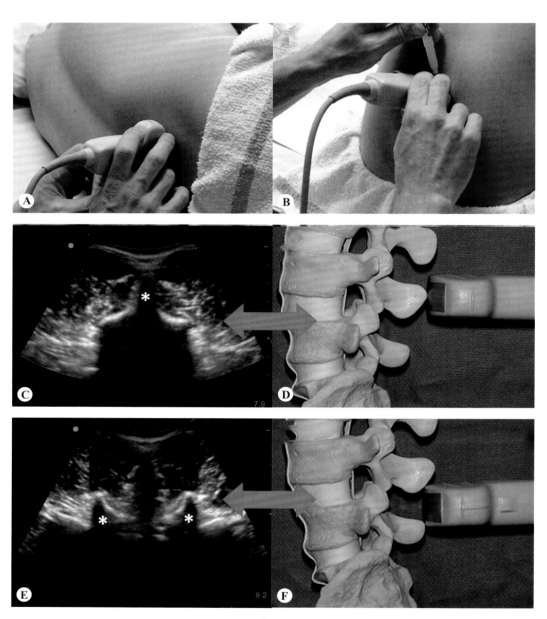

▲ 图 3-4 识别中线的技术

A. 初始探头位置（卧位位置）；B. 用记号笔标记中线（直立位置）；C. 腰椎棘突的视图（星号）；D. 获得腰椎棘突视图所需的相应解剖平面；E. 棘突之间空间的视图，可通过出现蝙蝠征的关节突起（星号）辨认；F. 获得棘间间隙视图所需的相应解剖平面

的中、后 1/3 交界处，以避免可能位于椎管前半部的异常椎动脉或小脑后下动脉。应经常摘除针头以检查脑脊液出口。当在透视下进行手术时，可以看到针垂直于颈部，恰好在 C_1 的后环之下。当刺穿硬脑膜时，能识别出与腰椎穿刺时相同的落空感觉，斜面以类似的方式引导头部。颈椎侧方穿刺术的并发症包括脊髓或椎动脉损伤和神经

根刺激，引起局部疼痛和头痛。

（五）脑池穿刺

在其他途径无法进行的情况下，脑池穿刺提供了通过枕大池进入脑脊液的途径。术前行颅骨侧位 X 线检查以确保正常解剖。患者坐位，头部微屈。用剪刀（而不是剃须刀）在枕部去除头

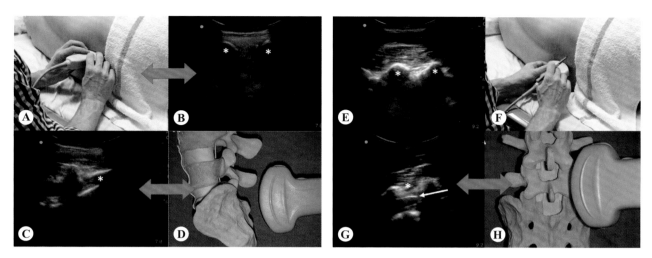

▲ 图 3-5　确定椎间节段的技术

A. 初始探头位置（卧位位置）；B. 正中矢状面两个棘突（星号）视图；C. 骶骨中线矢状面（星号）；D. 在正中矢状面获得骶骨切面所需的相应解剖平面；E. 从旁正中矢状面观察关节突（星号）；F. 用记号笔标记椎间隙；G. 从旁正中矢状面观察椎板和椎板间隙（星号），后方可见复合体（箭）；H. 获得椎板间隙和后方复合体的视图所需的相应解剖平面，探头处于旁正中矢状位，并向中线倾斜

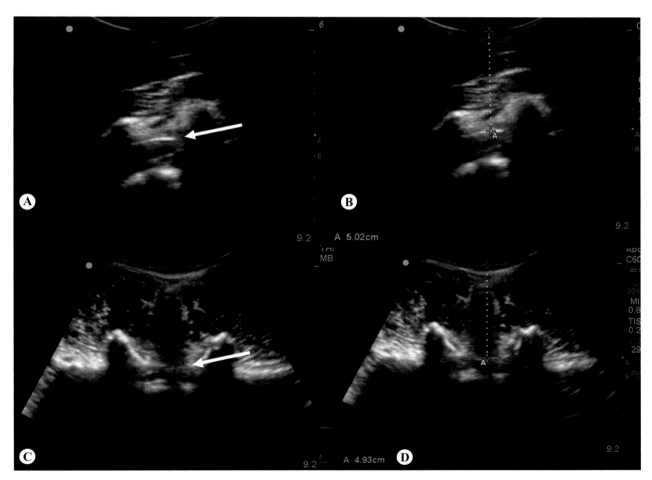

▲ 图 3-6　估计穿刺针所需插入深度

A. 从旁正中矢状面观察椎板间隙和后方复合体（箭）；B. 测量皮肤表面至后方复合体的深度（5.02cm）；C. 从横切面观察后方复合体（箭）；D. 测量皮肤表面至后方复合体的深度（4.93cm）

发，并准备、覆盖和用利多卡因浸润该区域。入口点位于 C_2 棘突上缘枕外隆凸之间的中线，或通过穿行两侧外耳道的一条假想线。脊椎穿刺针穿过轻微的头侧过程，通常刺入枕骨。以更靠向尾侧的方式逐步重定向，直到它穿过寰枕膜和硬脑膜，产生一种"爆裂"的感觉。枕大池通常位于皮肤以下 4～6cm 深；针不应插入距离皮肤超过 7.5cm 深，以防止损伤髓质或椎动脉。因为枕大池是一个很大的脑脊液间隙，所以在合作的患者中可以相对安全地实施该手术；然而，由于潜在的发病率较高，该手术很少实施。

（六）蓄液器和分流器的抽吸

植入的蓄液器或分流系统在事先未咨询神经外科医生的情况下不应进入，尽管操作本身很简单。违反植入系统有几个风险，包括感染，这可能导致长时间住院，延长抗生素疗程，以及分流器外露、硬件移除和插入新分流系统的几个手术程序。

脑室-心房或脑室-腹腔分流系统的皮下储液池位于单向阀的近端，可以经皮进入。蓄液器通常如纽扣大小，直径为 7～10mm，高度约 2mm。它们可以位于与心室导管直接相连的钻孔中（图 3-7），也可以作为瓣膜系统的组成部分（图 3-8）。蓄液器的适应证之前已经讨论过了。

该手术可以在任何医院或门诊使用无菌技术进行。患者可以任何的舒适姿势接触蓄液器。幼儿可能需要镇静。参考头颅 X 线可能有助于定位。对蓄液器进行触诊，用剪刀而不是剃须刀剪掉上面的毛发并清洗皮肤。通常不需要局部麻醉，偶尔也会考虑使用表面麻醉药乳膏。穿刺针垂直于皮肤插入蓄液器，总深度为 3～5mm。将压力计连接到针管或蝶形管上进行压力测量。脑脊液采集或药物注射只有在脑脊液流动的情况下才能进行。"干的蓄液器"通常表示放置不当或导管阻塞。偶尔，旧的蓄液器可能缩进了毛刺孔，无法触摸到，或者钙化程度太高无法针刺，一些较旧的分流系统不包括蓄液器。分流器误吸的风险及并发症包括分流器插入不当、感染、分流系统内供血、强力误吸引起脉络丛出血。

1. 腰脊髓腔-腹腔分流术

腰脊髓腔-腹腔分流术是通过经皮插入腰椎

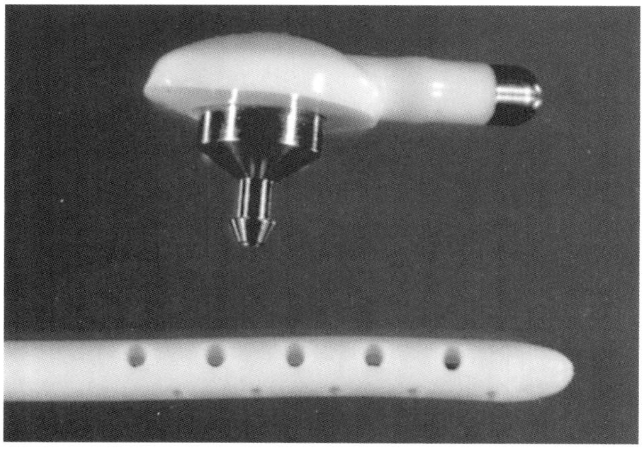

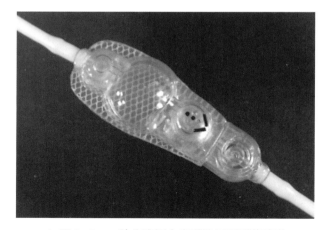

▲ 图 3-7　颅骨毛刺孔的脑室储存池的特写视图，漏斗状底座直接连接到脑室导管的近端。远端穿孔端如图所示
引自 Mayo PH. Point-of-Care Critical Care Ultrasonography. In: Irwin RS, Lilly CM, Mayo PH, Rippe JM, eds. *Irwin and Rippe's Intensive Care Medicine*. 8th ed. Wolters Kluwer: Philadelphia, PA; 2017:34.

▲ 图 3-8　一种分流阀中串联的圆顶型蓄液器
用于穿刺的大而透明的圆顶区域位于单向阀的近端（引自 Mayo PH. Point-of-care critical care ultrasonography. In: Irwin RS, Lilly CM, Mayo PH, Rippe JM, eds. *Irwin and Rippe's Intensive Care Medicine*. 8th ed. Wolters Kluwer: Philadelphia, PA; 2017:34.）

蛛网膜下腔导管或通过皮肤小切口放置的。它们绕着患者的腰部皮下穿到腹部，远端导管通过一个单独的腹部切口进入腹膜腔。可以使用一个蓄液器或阀门，或两者都可以，并位于侧面。仔细触诊两个切口之间，通常可以发现非肥胖患者的导管路径和蓄液器的位置。患者侧卧位，在依赖的侧位下放枕头可能有帮助。执行与脑室分流相同的技术。液体吸入应特别轻柔，因为该手术的额外风险是神经根刺激。

2. 脑室蓄液器

脑室蓄液器插入脑室池作为系统的一部分，该系统由位于脑脊液间隙（通常是侧脑室）的导管组成，并且没有远端流出。放置这种系统的目的是为了脑脊液的进入，如用于滴注抗生素或化疗药物，或者用于脑脊液抽吸以用于治疗和监测。Ommaya 蓄液器是圆顶状结构（图 3-9），直径为 1～2cm，底部或侧面有一个连接端口。它们被放置在皮下并连接到脑室蛛网膜下腔导管（图 3-10）。抽吸技术基本上与分流器的抽吸技术相同；但是，

Ommaya 蓄液器往往更大，形状与许多分流器不同。最好用 25 号针或蝶形针进入。如果可能，允许脑脊液通过重力流动；取出与待滴注体积相等的脑脊液，并保留以供分析或回注。注射抗生素或化疗药物；可使用 1ml 脑脊液或无菌生理盐水将药剂冲洗到脑室，或对蓄液器进行温和的冲洗。风险和并发症基本上与分流术相同（如感染、出血和插入不当），并可有化学性脑室炎或蛛网膜下腔炎。

四、脑室造口术

脑室造口术是导管放置在侧脑室，用于脑脊液引流或颅内压监测和治疗。由神经外科医生在手术室或重症监护病房，或急诊室的床边进行手术。通常通过非优势半球进入侧脑室的额角。另一种方法是通过枕骨入口点插入枕角或三角区，枕角入口点位于枕角上方 6cm，距中线 4cm。除非患者非常焦虑或躁动，否则不需要预先用药。

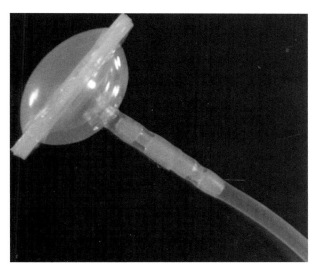

▲ 图 3-9 脑室（Ommaya）双穹蓄液器的特写视图，其尾部的一半被设计成位于钻孔内

引自 Mayo PH. Point-of-care critical care ultrasonography. In: Irwin RS, Lilly CM, Mayo PH, Rippe JM, eds. *Irwin and Rippe's Intensive Care Medicine*. 8th ed. Wolters Kluwer: Philadelphia, PA; 2017:35.

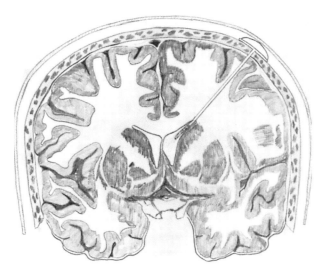

▲ 图 3-10 额角水平的脑冠状切面，显示了蓄液器的盖下/脑顶位置，导管的远端钻孔部分位于脑室内

引自 Mayo PH. Point-of-care critical care ultrasonography. In: Irwin RS, Lilly CM, Mayo PH, Rippe JM, eds. *Irwin and Rippe's Intensive Care Medicine*. 8th ed. Wolters Kluwer: Philadelphia, PA; 2017:35.

手术如果不是立体定向实施的，一般不需要射线照相引导。如果脑室非常小，如弥漫性脑肿胀或狭缝脑室综合征，则需要进行 CT 或 MRI 立体定向。脑室造瘘术的并发症包括脑膜炎或脑室炎、头皮伤口感染、颅内血肿或皮质损伤，以及脑室插管失败。

（一）腰大池引流

持续脑脊液引流在脑脊液漏的治疗中是有用的，并可作为一种诊断试验来证明分流在正常压力脑积水中的潜在益处。市售的腰椎引流套件是封闭的无菌系统，排入可更换的收集袋中。导管的放置和腰椎穿刺相同，但是使用的是大口径的 Tuohy 针。一旦确认脑脊液回流，就通过大口径的 Tuohy 针穿入导管。针的方向遵循与腰椎穿刺相同的指导原则，对于这种大口径的穿刺针来说，这一点更加重要。也可以使用硬膜外导管套件，尽管导管往往稍硬，直径较窄。并发症基本上与腰椎穿刺相同，继发于过度引流的幕上硬膜下血肿，这在老年人中更常见。过度引流的可能性很大，因为导管的直径很大，而且引流量取决于患者和护理人员的合作。为了最大限度地减少这种并发症的发生，可以使用专门的试剂盒，提供容量限制的脑脊液引流和监测（LimiTorr，Integra Lifescience Corporation，Plainsboro，NJ）。这些套装可用于脑室和腰椎引流导管系统，当达到预定容量（通常为 20ml 或 30ml）时可停止引流的阀门（图 3-11）。

（二）结论

脑脊液抽吸是许多疾病过程中非常重要的诊断和治疗工具。在获取脑脊液的各种技术中，腰椎穿刺是重症监护医生最常用和最安全的操作。其他技术可能需要放射科、神经科、麻醉科或神经外科医生的协助。

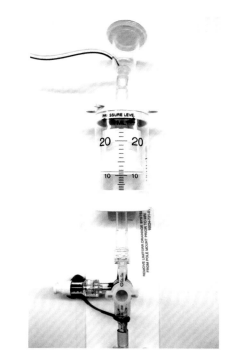

▲ 图 3-11　限制脑脊液引流系统

与脑脊液收集系统相连接，如腰椎引流管，以避免过度引流和随后的并发症，如幕上硬膜下血肿（引自 Mayo PH. Point-of-care critical care ultrasonography. In: Irwin RS, Lilly CM, Mayo PH, Rippe JM, eds. *Irwin and Rippe's Intensive Care Medicine*. 8th ed. Wolters Kluwer: Philadelphia, PA; 2017:35.）

参考文献

[1] Hollman GA, Schultz MM, Eickhoff JC, Christenson DK. Propofol-fentanyl versus propofol alone for lumbar puncture sedation in children with acute hematologic malignancies: propofol dosing and adverse events. *Pediatr Crit Care Med.* 2008;9:616-622.

[2] Dilli D, Dallar Y, Sorguc NH. Comparison of ketamine plus midazolam versus ketamine for sedation in children during lumbar puncture. *Clin J Pain.* 2009;25:349-350.

[3] Wood J. Cerebrospinal fluid: techniques of access and analytical interpretation. In: Wilkins RH, Rengachary SS,

eds. *Neurosurgery.* Vol 1. 2nd ed. New York, NY: McGraw-Hill; 1996.

[4] de Falco FA. Sentinel headache. *Neurol Sci.* 2004;25(suppl 3):S215-S217.

[5] d'Arminio Monforte A, Cinque P, Vago L, et al. A comparison of brain biopsy and CSF-PCR in the diagnosis of CNS lesions in AIDS patients. *J Neurol.* 1997;244:35-39.

[6] Shprecher D, Schwalb J, Kurlan R. Normal pressure hydrocephalus: diagnosis and treatment. *Curr Neurol Neurosci Rep.* 2008;8:371-376.

[7] Chotai S, Medel R, Herial NA, et al. External lumbar drain: a pragmatic test for prediction of shunt outcomes in idiopathic normal pressure hydrocephalus. *Surg Neurol Int.* 2014;5:12.

[8] Thurtell MJ, Bruce BB, Newman NJ, Biousse V. An update on idiopathic intracranial hypertension. *Rev Neurol Dis.* 2010;7:e56-e68.

[9] Fischer L, Jahnke K, Martus P, Weller M, Thiel E, Korfel A. The diagnostic value of cerebrospinal fluid pleocytosis and protein in the detection of lymphomatous meningitis in primary central nervous system lymphomas. *Haematologica.* 2006;91:429-430.

[10] Fishman RA. *Cerebrospinal Fluid in Diseases of the Nervous System.* 2nd ed. Philadelphia, PA: W.B. Saunders; 1992:213-214.

[11] Link H, Huang YM. Oligoclonal bands in multiple sclerosis cerebrospinal fluid: an update on methodology and clinical usefulness. *J Neuroimmunol.* 2006;180:17-28.

[12] Fagan AM, Roe CM, Xiong C, Mintun MA, Morris JC, Holtzman DM. Cerebrospinal fluid tau/beta-amyloid (42) ratio as a prediction of cognitive decline in nondemented older adults. *Arch Neurol.* 2007;64:343-349.

[13] Agrillo U, Simonetti G, Martino V. Postoperative CSF problems after spinal and lumbar surgery. General review. *J Neurosurg Sci.* 1991;35:93-95.

[14] Nandapalan V, Watson ID, Swift AC. Beta-2-transferrin and cerebrospinal fluid rhinorrhoea. *Clin Otolaryngol Allied Sci.* 1996;21:259-264.

[15] Lyons MK, Meyer FB. Cerebrospinal fluid physiology and the management of increased intracranial pressure. *Mayo Clin Proc.* 1990;65:684-707

[16] Brain Trauma Foundation, American Association of Neurological Surgeons (AANS), Congress of Neurological Surgeons (CNS). Guidelines for the management of severe traumatic brain injury. VI: Indications for intracranial pressure monitoring. *J Neurotrauma.* 2007;24:S37-S44.

[17] Litrico S, Almairac F, Gaberel T, et al. Intraventricular fibrinolysis for severe aneurysmal intraventricular hemorrhage: a randomized controlled trial and metaanalysis. *Neurosurg Rev.* 2013;36:523-530.

[18] Li Y, Zhang H, Wang X, et al. Neuroendoscopic surgery versus external ventricular drainage alone or with intraventricular fibrinolysis for intraventricular hemorrhage secondary to spontaneous supratentorial hemorrhage: a systematic review and meta-analysis. *PLoS One.* 2013;8:e80599.

[19] Ziai WC, Tuhrim S, Lane K, et al. A multicenter, randomized, double-blinded, placebo-controlled phase III study of clot lysis evaluation of accelerated resolution of intraventricular hemorrhage (CLEAR III). *Int J Stroke.* 2014;9:536-542.

[20] Hnath JC, Mehta M, Taggert JB, et al. Strategies to improve spinal cord ischemia in endovascular thoracic aortic repair: out-comes of a prospective cerebrospinal fluid drainage protocol. *J Vasc Surg.* 2008;48:836-840.

[21] Safi HJ, Miller CC III, Huynh TT, et al. Distal aortic perfusion and cerebrospinal fluid drainage for thoracoabdominal and descending thoracic aortic repair: ten years of organ protection. *Ann Surg.* 2003;238:372-380.

[22] Porter FL, Miller JP, Cole FS, Marshall RE. A controlled clinical trial of local anesthesia for lumbar punctures in newborns. *Pediatrics.* 1991;88:663-669.

[23] Wilkinson HA. Field block anesthesia for lumbar puncture. *J Am Med Assoc.* 1983;249:2177.

[24] Ellis R III. Lumbar cerebrospinal fluid opening pressure measured in a flexed lateral decubitus position in children. *Pediatrics.* 1994;93:622-623.

[25] Strupp M, Brandt T. Should one reinsert the stylet during lumbar puncture? *N Engl J Med.* 1997;336:1190.

[26] Grant R, Condon B, Hart I, Teasdale GM. Changes in intracranial CSF volume after lumbar puncture and their relationship to post-LP headache. *J Neurol Neurosurg Psychiatry.* 1991;54:440-442.

[27] Lee T, Maynard N, Anslow P, McPherson K, Briggs M, Northover J. Post-myelogram headache – physiological or psychological? *Neuroradiology.* 1991;33:155-158.

[28] Ghaleb A, Khorasani A, Mangar D. Post-dural puncture headache. *Int J Gen Med.* 2012;5:45-51.

[29] Vakharia VN, Lote H. Introduction of Sprotte needles to a single-centre acute neurology service: before and after study. *JRSM Short Rep.* 2012;3:82.

[30] Basurto Ona X, Osorio D, Bonfill Cosp X. Drug therapy for treating post-dural puncture headache. *Cochrane Database Syst Rev* 2015;2015(7):CD007887.

[31] van Kooten F, Oedit R, Bakker SL, Dippel DW. Epidural blood patch in post dural puncture headache: a randomised, observerblind, controlled clinical trial. *J Neurol Neurosurg Psychiatry.* 2008;79:553-558.

[32] Scott EW, Cazenave CR, Virapongse C. Spinal subarachnoid hematoma complicating lumbar puncture: diagnosis and management. *Neurosurgery.* 1989;25:287-292.

[33] Walsted A, Salomon G, Thomsen J, Tos M. Hearing decrease after loss of cerebrospinal fluid. A new hydrops model? *Acta Otolaryngol.* 1991;111:468-476.

[34] Michel O, Brusis T. Hearing loss as a sequel of lumbar puncture. *Ann Otol Rhinol Laryngol.* 1992;101:390-394.

[35] Wong MC, Krol G, Rosenblum MK. Occult epidural

chloroma complicated by acute paraplegia following lumbar puncture. *Ann Neurol*. 1992;31:110-112.

[36] Gottlieb M, Holladay D, Peksa GD. Ultrasound-assisted lumbar punctures: a systematic review and meta-analysis. *Acad Emerg Med*. 2019;26(1):85-96.

[37] Shaikh F, Brzezinski J, Alexander S, et al. Ultrasound imaging for lumbar punctures and epidural catheterisations: systematic review and meta-analysis. *BMJ*. 2013;346:f1720.

[38] Perlas A, Chaparro LE, Chin KJ. Lumbar neuraxial ultrasound for spinal and epidural anesthesia: a systematic review and meta-analysis. *Reg Anesth Pain Med*. 2016;41(2): 251-260.

[39] Duniec L, Nowakoski P, Kosson D. Anatomical landmark based assessment of intervertebral space level for lumbar puncture is misleading in more than 30%. *Anaesthesiol Intensive Ther*. 2013;45:1-6.

[40] Schlotterbeck H, Schaeffer R, Dow WA, Touret Y, Bailey S, Diemunsch P. Ultrasonographic control of the puncture level for lumbar neuraxial block in obstetric anaesthesia. *Br J Anaesth*. 2008;100:230-234.

[41] Soni NJ, Franco-Salud R, Kobaidze K, et al. Recommendations on the use of ultrasound guidance for adult lumbar puncture: a position statement of the society of hospital medicine. *J Hosp Med*. 2019;14:E1-E11.

[42] Ferre RM, Sweeney TE. Emergency physicians can easily obtain ultrasound images of anatomical landmarks relevant to lumbar puncture. *Am J Emerg Med*. 2007;25:291-296.

[43] Millington SJ, Silva Restrepo M, Koenig S. Better with ultrasound: lumbar puncture. *Chest*. 2018;154(5):1223-1229.

第三篇　气道及呼吸系统操作

AIRWAY AND RESPIRATORY PROCEDURES

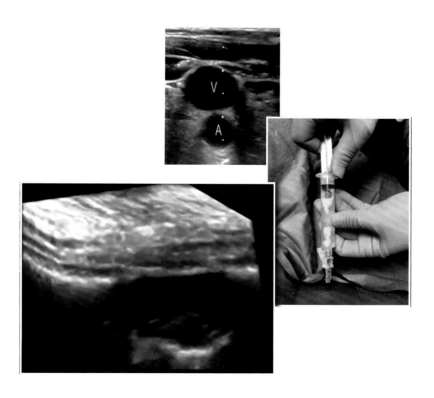

第 4 章　气道管理与气管插管
Airway Management and Endotracheal Intubation

J. Matthias Walz　Stephen O. Heard　著

在急诊科和重症监护室中，管理气道以确保最佳通气和氧合至关重要。虽然最初的努力应该是在不给患者插管的情况下改善氧合和通气，但这些干预可能会失败，可能需要放置气管插管。尽管气管插管最好由受过培训的专科医生进行，但紧急情况下经常需要在专科医生到达之前进行插管。由于插管患者通常出现在重症监护病房（intensive care unit，ICU）和心内科监护病房（coronary care unit，CCU），因此在这些环境中工作的医生都应熟练掌握气道管理、气管插管和插管患者管理等技术。对于那些没有通过必要训练获得气道管理认证的重症医生，参加结构化气道管理课程、参与模拟训练、在监督下为手术室或 ICU 患者插管应该是获取认证的主要途径。

一、解剖

对气管插管技术和潜在并发症的理解是基于呼吸道解剖知识的[1]。虽然详细的解剖描述超出了本书的范围，但对某些特征和关系的理解对于气管插管来说是必不可少的。

（一）鼻

鼻梁的顶部有部分是由筛板构成。鼻梁顶部与颅内结构的解剖毗邻决定了经鼻气管插管时应特别小心。在严重颌面部损伤的患者中更是如此。

鼻黏膜由眼动脉和上颌动脉的分支提供丰富的血液供应，用来加热和加湿空气。因为鼻甲提供了一个不规则的、高度血管化的表面，它们特别容易受到创伤和出血。来自鼻旁窦和鼻泪管的开口通向侧壁。经鼻气管插管长时间堵塞这些开口可能导致鼻窦炎。

（二）口和下颌

口腔下部由舌头、牙槽嵴和下颌骨构成。硬腭和软腭构成上表面，口咽构成后表面。经口气管插管前，评估口腔和颌部的解剖特征至关重要。在处理困难气道以及学习如何插入喉罩气道（laryngeal mask airway，LMA）等气道设备时，清楚地理解解剖结构也是至关重要的。

（三）鼻咽

颅底构成鼻咽的顶部，软腭构成底部。鼻咽的顶部和后壁含有淋巴组织（腺样体），在经鼻插管过程中，尤其是在儿童中，淋巴组织可能会增大或受伤，并影响经鼻气流。咽鼓管从侧壁进入鼻咽，在长时间经鼻气管插管期间可能因肿胀而阻塞。

（四）口咽

软腭是口咽的起点，向下延伸至会厌。扁桃体从侧壁突出，在儿童中，偶尔会变得非常大，以至于插管时难以显露喉部。大舌头也会导致口咽部阻塞。颏舌肌收缩通常会在吸气时使舌头向前移动以打开口咽通道。该肌肉的张力降低（如麻醉状态下）会导致口咽部阻塞。口咽部将口腔后部和下咽部连接在一起。

（五）下咽

会厌界定了下咽部的上缘，食管的起点形成下缘（环状软骨环下方约1cm）。喉部在下咽的前面。延伸到喉部两侧的梨状窦是下咽的一部分。

（六）喉

喉部（图4-1）上部与下咽相连，下部与气管相连。甲状腺、环状软骨、会厌软骨、楔形软骨、角状软骨和杓状软骨构成喉的骨骼。甲状腺和环状软骨很容易在前颈部触诊到。环状软骨与甲状腺软骨相连，并通过环甲膜与之相连。当患者头部伸展时，可以用手术刀或大号针头刺穿环甲膜，以提供紧急气道。环状软骨完全环绕气道。它通过环气管韧带连接在气管的第一个软骨环上。喉前壁由会厌软骨组成，杓状软骨附着于会厌软骨上。纤细的肌肉横跨杓状软骨、甲状腺软骨及声带。声带和声带之间的间隙统称为声门（图4-2）。声门是成人上呼吸道中最狭窄的间隙。在儿童中，环状软骨定义了气道的最狭窄部分。因为正常的发声依赖于声带的精确关闭，即使是很小的损伤也会导致声音嘶哑。声带的淋巴引流是稀少的。因导管刺激或创伤引起的炎症或肿胀可能需要相当长的时间才能消除。迷走神经的喉上神经和喉返神经支支配喉的活动。喉上神经提供从会厌下表面到声带上表面的感觉支配。它起自迷走神经，从下面穿过颈动脉的两个分支。一个大的内侧分支穿过甲状舌骨膜，位于舌骨大角

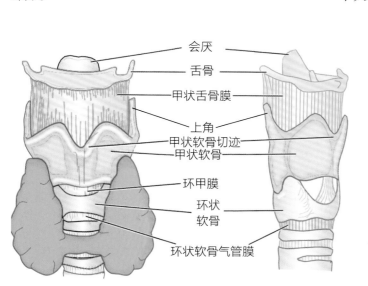

会厌
舌骨
甲状舌骨膜
上角
甲状软骨切迹
甲状软骨
环甲膜
环状软骨
环状软骨气管膜

◀ 图4-1 喉部解剖（前面和侧面视图）

经 John Wiley & Sons, Inc 许可转载，引自 Ellis H, Lawson AD. *Anatomy for Anaesthetists*. 9th ed. Oxford, UK: Wiley-Blackwell; 2013. © 2013 John Wiley & Sons 版权所有

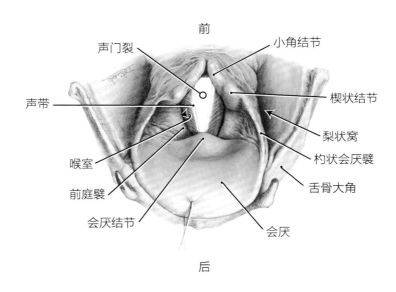

前

声门裂　　　　　　　　小角结节

声带　　　　　　　　　　楔状结节

　　　　　　　　　　　　梨状窝

喉室　　　　　　　　　杓状会厌襞

前庭襞　　　　　　　　舌骨大角

会厌结节　　　　　　　会厌

后

▲ 图 4-2　喉的上视图

引自 Neck. Agur AM, Dalley AF. *Grant's Atlas of Anatomy*. 15th ed. Philadelphia, PA: Wolters Kluwer; 2021:780.

下方。清醒患者经口或经鼻插管时，可使用局麻药阻断该分支。迷走神经的喉返支提供脊髓下方的感觉支配。除了环甲肌由喉上神经的外侧支支配外，其余所有喉部肌肉都由喉返神经支配。

（七）气管

成人气管平均长 15cm。其外部骨架由一串 C 形软骨组成。它在食管的后方，前几个软骨环在甲状腺的前方。气管内有纤毛细胞和黏液腺；通过纤毛的摆动，异物被推向喉部。隆凸位于第 4 胸椎水平（在胸片上判断气管插管的位置）。右主支气管分叉角度略小于左主支气管，如果气管插管过深，比较容易进入右主支气管。

二、紧急气道管理

在紧急情况下，建立合适的通气和保证氧合至关重要。缺乏经验的人通常认为这需要立即插管；然而，尝试插管可能会延迟建立合适的气道。这些操作很耗时，可能导致低氧血症和心律失常，并可能导致出血和反流，使接下来的插管变得更加困难，显著增加患者发病率和死亡率 [2, 3]。一些简单的紧急气道管理技术和原则可以在熟练插管的医生到来之前发挥重要作用。

（一）气道阻塞

通气障碍通常是由舌头、口腔内残留物或喉痉挛引起的上呼吸道阻塞所致。舌头和下巴的松弛会导致舌根和咽后壁之间的间隙减少，这是上呼吸道阻塞的最常见原因。阻塞可能是部分或完全的。后者的特点是完全缺乏气体交换。前者通过吸气性喘鸣和颈部及肋间肌肉收缩来识别。如果呼吸不充分，则应进行仰头举颏或推下颌动作。对于疑似颈椎损伤的患者，采用推下颌的动作（不仰头）可使颈椎移动最少。为了实施仰头动作，将手掌放在患者的前额上并施加压力以使头部沿寰枕关节伸展。举颏的时候，将另一只手的几个手指放在颏下区域并提升下颌骨。必须注意避免用力按压颏下区的软组织造成气道阻塞。推下颌的时候，提升下颌的角度（图 4-3）。这两种动作都能打开口咽通道。使用面罩和简易呼吸器维持气道正压可以治疗喉痉挛。如果患者恢复

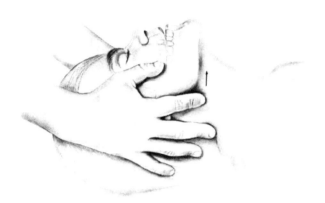

▲ 图 4-3 在晕厥或昏迷患者中，口咽部软组织松弛，可能会阻塞上呼吸道

将拇指放在上颌骨上，示指放在下颌骨分叉下方，示指用力向前旋转下颌骨，以缓解阻塞（箭）。这个动作使软组织向前移动，通常可以减少气道阻塞

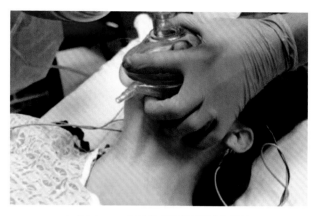

▲ 图 4-4 使用简易呼吸器进行通气

自主呼吸，保持这种头部姿势即可获得足够的治疗。如果阻塞持续存在，应检查是否有异物、呕吐物或分泌物需要清除。

（二）面罩和简易呼吸器的使用

如果已经建立了合适的气道，但患者没有自主呼吸，则可以通过面罩和简易呼吸器输送氧气。需要重要的是，要让面罩贴合紧密，覆盖住患者的口鼻。要执行此操作，首先将面罩放置于鼻梁，然后用双手向下拉向口部。操作者站在患者头部，用左手将面罩压在患者脸上。拇指放置于面罩的鼻部，示指靠近口部，其余手指伸开放在患者下颌骨的左侧，以便将其稍微向前拉（图4-4）。用右手挤压球囊。良好的通气表现为胸部的起伏；此外，肺-胸壁顺应性可以通过挤压球囊所需的压力来估计。应使用最小的有效充气压力来降低因向胃内充气所引起的吸入风险。

（三）通气道附件

如果头部和颈部的摆位或异物和分泌物的清除未能建立合适的通气道，并且无法立即找到熟练插管的人员，有几种通气道附件可能会有所帮

助。当无法维持合适的头部体位时，口咽或鼻咽通气道可能会有助于建立合适的气道（图 4-5 和图 4-6）。口咽通气道为半圆形，由塑料或硬橡胶制成。这两种类型是中空管状设计的 Guedel 通气道和两侧带有气道通道的 Berman 通气道。它们都很容易在进入口腔时将弯曲部分朝向上腭。将其推进到舌头后部以后，向下旋转至合适的位置（图 4-5）。通常，按下舌头或将舌头移向一侧有助于放置口咽通气道。需要小心的是，不要将舌头推入后咽部，这会导致或加重阻塞。由于插入口咽通气道可能导致恶心呕吐，因此只能用于意识丧失的患者。

鼻咽通气道是一根大约 15cm 长的软管，由橡胶或塑料制成。它经鼻孔插入后咽部（图 4-6）。在插入前，应使用麻醉凝胶润滑气道，最好将血

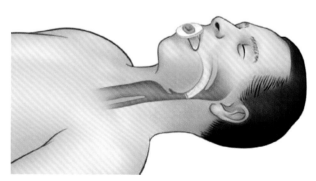

▲ 图 4-5 口咽通气道的正确位置

经 Janet Fong 许可转载

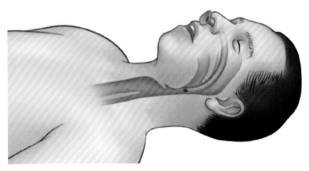

▲ 图 4-6　鼻咽通气道的正确位置

经 Janet Fong 许可转载

管收缩药注入鼻孔。鼻咽通气道不应用于面部外伤或脑脊液鼻漏的患者，因为它可能会通过筛板插入大脑。

三、插管指征

气管内插管的适应证可分为四大类：①急性气道阻塞；②肺部分泌物过多或无法充分清除分泌物；③保护反射丧失；④呼吸衰竭（表 4-1）。

（一）插管前评估

即使在最紧急的情况下，快速评估患者的气道解剖结构有助于加快选择正确的插管途径、合适的设备和采取最有用的预防措施。在不太紧急的情况下，几分钟的插管前评估可以降低并发症的可能性，并增加成功插管的可能性，同时创伤最小。

必须检查上呼吸道、头部和颈部的解剖结构，特别注意可能妨碍特殊插管途径的异常情况。颈椎活动度、颞下颌关节功能和牙列的评估也非常重要。任何可能妨碍口腔、咽和喉这条线对齐的异常情况都应值得注意。

颈椎活动度通过颈部的屈曲和伸展进行评估（仅在确定没有颈椎损伤后进行）。颈部屈伸的正常范围为 90°～165°，到 75 岁时，这个范围大约

表 4-1　气管内插管适应证

急性气道阻塞
- 创伤
  - 下颌骨
  - 喉部（直接或间接损伤）
- 吸入
  - 烟雾
  - 有毒化学物质
  - 异物
- 感染
  - 急性会厌炎
  - 喉炎
  - 咽后脓肿
- 血肿
- 肿瘤
- 先天异常
  - 喉蹼
  - 声门上融合
- 喉部水肿
- 喉部痉挛（过敏反应）

吸痰通道
- 虚弱患者
- 大量分泌物

保护反射丧失
- 颅脑损伤
- 药物过量
- 脑血管意外

呼吸衰竭
- 低氧血症
  - 急性呼吸窘迫综合征
  - 通气不足
  - 肺不张
  - 分泌物
  - 肺水肿
- 高碳酸血症
  - 通气不足
  - 神经肌肉衰竭
  - 药物过量

减少 20%。减少活动度的疾病包括退行性椎间盘疾病（如类风湿关节炎、骨关节炎、强直性脊柱炎）、既往存在创伤或年龄＞70 岁。颞下颌关节功能障碍可见于任何形式的退行性关节炎（特别是类风湿关节炎）、任何情况导致的下颌骨后退

下，以及罕见的情况（如肢端肥大症）。

口腔检查是强制性的。应注意松动、缺失或缺损的牙齿和永久性假牙，并取出可拆卸假牙。Mallampati 等[4]（图 4-7）根据舌头后部到口咽部的大小制订了一个临床标准。患者应坐着，头部充分伸展，伸出舌头并发声[5]。当唇柱、悬雍垂、软腭和咽后壁清晰可见时，气道被归类为Ⅰ级，可以预期相对容易的插管。当全部悬雍垂和软腭（Ⅱ级）、软腭和悬雍垂基底部（Ⅲ级）或只有硬腭（软腭不可见）可见时，直接喉镜检查声门出现问题的可能性越来越大。如果存在以下情况，也可能会出现经口气管插管困难：①患者是成年人，张口不能超过 40mm（两个手指宽度）；②甲状腺切迹到下颌骨的距离小于三个手指宽度（≤7cm）；③患者有高拱形硬腭；④颈部的正常屈伸范围减小（≤80°）[6]。这些测试单

独或组合的阳性预测值并不特别高；然而，如果测试结果为阴性，则可以直接插管[7]。在紧急情况下，只有大约 30% 的气道可以通过这种方式进行评估[8]。MACOCHA[Mallampati 分级、睡眠呼吸暂停综合征（sleep apnea syndrome）、颈椎受限（cervical spine limitation）、张口（mouth opening）、昏迷（coma）、缺氧（hypoxia）、有麻醉师在场（presence of an anesthesiologist）] 评分由 de Jong 等制订（图 4-8）。评分>4 分的患者困难插管发生率>20%[9]。无论何时，只要有可能，需要选择性和紧急气道管理的患者都应先评估困难面罩通气的指征，因为这可能会显著影响气道管理的首选方法。以下情况可以帮助识别困难面罩通气：颈部放射性改变、男性、睡眠呼吸暂停、Mallampati Ⅲ级或Ⅳ级气道、胡须[10]。在这些因素中，颈部放射性改变是无法实施面罩通

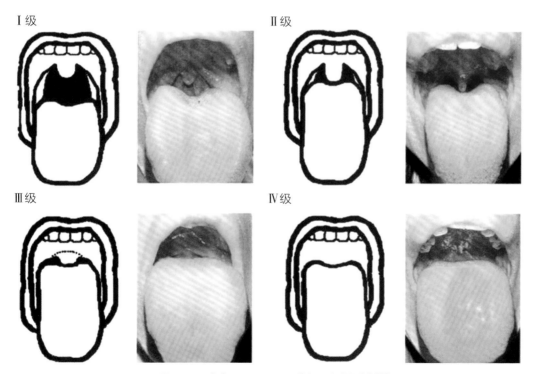

▲ 图 4-7　改良 Mallampati 分级预测困难插管

Ⅰ级：软腭、悬雍垂、咽喉和唇柱可见；Ⅱ级：软腭和悬雍垂可见；Ⅲ级：软腭和悬雍垂基底部可见；Ⅳ级：仅可见硬腭（经 Springer 许可转载，引自 Huan H-H, Lee M-S, Shih Y-L, et al. Modified Mallampati classification as a clinical predictor of peroral esophagogastroduodenoscopy. *BMC Gastroenterol*. 2011;11:12. ）

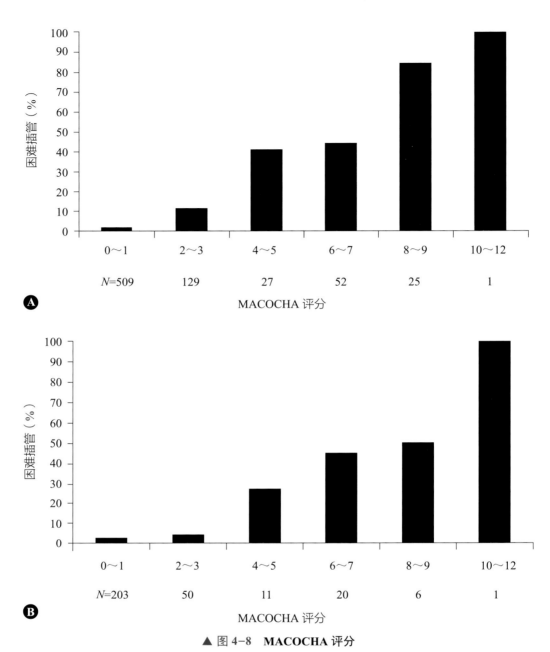

▲ 图 4-8　**MACOCHA 评分**

A. 原始队列；B. 验证队列。分数越高，插管越困难 [经 American Thoracic Society 许可转载，引自 De Jong A, Molinari N, Terzi N, et al. Early identification of patients at risk for difficult intubation in the intensive care unit development and validation of the MACOCHA score in a Multicenter Cohort Study. *Am J Respir Crit Care Med*. 2013;187(8):832–839.© 2013 American Thoracic Society 版权所有]

气的最重要预测指标。

（二）教育和插管管理

　　在急诊环境下的紧急插管与高并发症相关。因此，为在这种环境下工作的操作者提供足够的

病例 1

　　一名年轻男子因高热、重症咽炎和疼痛性颈部淋巴结病住院 [11]。他出现低氧血症和呼吸窘迫。在气管插管前进行 POC 超声检查。

培训是非常重要的，并需配备足够数量的受过培训的人员协助操作者。此外，紧急气道管理的标准化流程可以改善患者预后。尽管人体模型上培训是获取气管插管能力的重要第一步，但包括非麻醉专业的培训人员在内的一项调查显示，需要在临床环境中进行约 50 次有监督的气管插管，才能达到 90% 的成功率 [12]。在可能的情况下，住院医师和持有执照的独立操作者应在操作过程中受到接受过紧急气道管理培训的主治医师监督。在一次干预前和干预后分析中，这种方法使即刻并发症从 21.7% 显著降低到 6.1%[13]。

此外，使用由干预措施组成的集束化管理策略已被证明可减少紧急气道管理期间的并发症，并可进一步改善患者预后。该方法中应包括的要素有：无创正压通气（noninvasive positive-pressure ventilation，NIPPV）预充氧（如可行）、两名操作者同时在场、环状软骨加压快速诱导插管（rapid sequence intubation，RSI）、CO_2 监测、肺保护性通气策略、插管前液体补充（如无禁忌），必要时准备和早期使用镇静药和血管升压药 [14]。

四、插管设备

在尝试插管前装配所有合适的设备可以防止在发生不可预见的并发症时出现潜在的重大延误。大多数设备和用品在重症监护室随时可用，但必须聚集在手边才能立即可用。为了减少危急时刻找不到设备的风险，应开发一个带有所有必要设备和用品的插管袋或手推车。纯氧和配有简易呼吸器的适配面罩是必备的，还有吸引设备，包括大口径扁头吸引附件（Yankauer）和吸吮导管。充足的照明有助于气道可视化。床的高度应适当，床头板应拆除，车轮应锁定。其他必要用

品包括手套、Magill 手术钳、口鼻通气道、喉镜手柄和刀片（直的和弯的）和（或）可视喉镜、各种尺寸的气管插管、导丝、压舌板、充气用的注射器、用于固定气管插管的胶带。表 4-2 是所需物资清单。

表 4-2　插管所需设备

- 纯氧供应
- 面罩
- 简易呼吸器
- 吸引设备
  - 吸引导管
  - 大口径扁头吸引器（Yankauer）
- 导丝
- Magill 钳
- 口腔通气道
- 经鼻通气道
- 喉镜手柄和刀片（弯的、直的；各种尺寸）或可视喉镜
- 气管插管（各种尺寸）
- 压舌板
- 充气用注射器
- 头枕
- 血管收缩药和局部麻醉药
- 胶带
- 安息香酊

（一）喉镜

两件式喉镜有一个手柄，手柄里装有电池，为喉镜片上的灯泡供电。镜片牢固地卡入手柄顶部，连接通电。灯泡未点亮表明镜片位置不当、灯泡故障、灯泡松动或电池耗尽。带有光纤灯的现代喉镜片避免了灯泡故障的问题。有多种形状和尺寸的镜片可供选择。最常用的两种镜片是弯曲的 MacIntosh 镜片和直的 Miller 镜片（图 4-9）。虽然儿科镜片可与成人手柄一起使用，但大多数麻醉师更喜欢小一些的手柄，以便更好地控制儿科患者。镜片形状的选择取决于个人偏好和经验；然而，一项研究表明，当使用直镜片进行

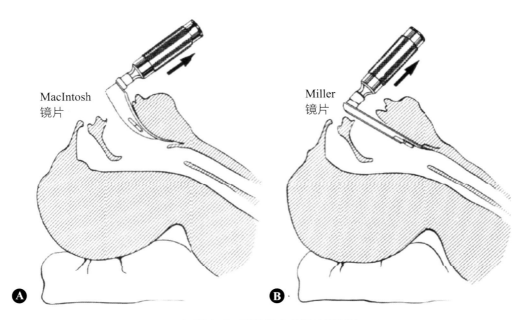

▲ 图 4-9　两种基本类型的喉镜片

MacIntosh（A）和 Miller（B）镜片。MacIntosh 镜片是弯的，尖端置于会厌窝，喉镜手柄以 45° 向前拉，使会厌可视化。
Miller 镜片是直的，尖端置于会厌后方，将会厌固定在舌根和喉镜片之间。两种喉镜手柄的动作相同

直接喉镜检查时，需要更少的力和头部伸展[15]。可视喉镜（图 4-10）现在在围术期和急诊专业使用广泛，在许多机构中，已经成为喉镜检查和插管的主要方法。镜片配备防雾技术和约 60° 的视角，用以改善声门的视野，并提供靠近喉镜尖端的图像。这些设备已被证明可以提高由经验丰富的医生进行的困难气道插管的成功率[16]，以及未经培训的个人在进行正常插管时的成功率[17]。Hagberg 编辑过一份商用可视喉镜清单[18]。

（二）气管插管

气管插管的内径使用毫米和法国单位测量。这个号码印在管子上。管径从 2.5mm 开始，以 0.5mm 的跨度增长。长度规格也以厘米为单位标记在管子上，从气管远端开始计算。选择合适的管径是最重要的，也是经常被忽视的。气流阻力随气管插管半径的四次方而变化。因此，选择一根不合适的小插管会显著增加呼吸功。此外，通过气管插管进行的某些诊断流程（如支气管镜检查）需要合适的大导管。一般来说，患者越大，使用的气管插管越大。表 4-3 总结了按年龄划分的插管尺寸和长度的估算指南。大多数成人应使用内径至少为 8.0mm 的气管插管，偶尔经鼻插管需要 7.0mm 的小号成人气管插管。

（三）气管导管套囊

气管插管具有低压高容套囊，以减少缺血相关并发症的发生率。气管缺血可在套囊压力超过毛细血管压力（约 32mmHg）时发生，从而引起炎症、溃疡、感染和软骨环解离。如果忽视了这种进行性恶变，则会导致气管壁的糜烂（如果糜烂发生在前壁，则损伤无名动脉；如果糜烂发生在后壁，则损伤食管），或气管软化或气管狭窄等长期后遗症。套囊压力为 15～30mmHg 时，低压高容套囊与气管壁贴合良好，并在正压通气时提供充分的密封。虽然低套囊压力可能导致一些损伤（主要是纤毛脱落），但几乎不会有大的并发症。然而，重要的是要认识到，如果向套囊中

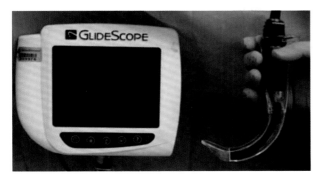

▲ 图 4-10　带屏幕的可视喉镜。注意镜片有 60° 成角

注入足够多的空气，低压高容套囊也可以转换为高压套囊。

五、插管前麻醉

因为需要插管的患者通常意识水平下降，所以通常不需要麻醉。如果必须对清醒、反应灵敏的患者进行插管，镇静或全身麻醉会使患者因失

去保护性反射，从而存在胃内容物吸入的风险。如果患者最近吃过东西，那么这种风险是一个特别重要的考虑因素，必须与气管插管和开始正压通气后可能发生的各种血流动力学紊乱的风险进行权衡。对麻醉不足的患者进行喉镜检查可导致心动过速和血压升高。这在年轻患者中可能耐受良好，但在患有冠状动脉疾病或颅内压升高的患者中可能有害。有时喉镜检查和插管可能导致迷走神经反射，引起心动过缓和低血压。低血容量患者开始正压通气后可因静脉回流减少而导致低血压。

通过在插管前对鼻孔、口腔和（或）后咽部进行局部麻醉，可以减轻其中一些反应。局部使用利多卡因（1%～4%）和去氧肾上腺素（0.25%）或可卡因（4%，总剂量 200mg）可以麻醉鼻腔并收缩局部血管。这样可以通过更大号的气管插管，并减少出血的可能性。液态利多卡因－苯肾

表 4-3　基于患者年龄的气管插管尺寸

年　龄	内径（mm）	法国单位	嘴唇到远端气道中部的距离（cm）[a]
早产儿	2.5	10～12	10
足月儿	3.0	12～14	11
1—6 月龄	3.5	16	11
6—12 月龄	4.0	18	12
2 岁	4.5	20	13
4 岁	5.0	22	14
6 岁	5.5	24	15～16
8 岁	6.5	26	16～17
10 岁	7.0	28	17～18
12 岁	7.5	30	18～20
≥14 岁	8.0～9.0	32～36	20～24

a. 经鼻气管插管增加 2～3cm

经许可改编自 Stone DJ, Gal TJ. *Airway management*. In: Miller RD, ed. *Anesthesia*. 4th ed. New York, NY: Churchill Livingstone; 1994. © 1994 Elsevier 版权所有

上腺素或可卡因可通过喷雾器、滴鼻器或插入鼻孔的长棉签给药。或者，胶状的 2% 利多卡因可以通过 3.5mm 气管插管或小的鼻咽通气道插入鼻腔。舌和后咽部的麻醉可通过喷雾器给予利多卡因喷雾剂（4%～10%）或将两种局麻药膏涂在喉镜片和口腔通气道上[19]。或者，可以通过注射局部麻醉药阻断双侧舌咽神经，但这应由经验丰富的人员操作。

在插管前麻醉声带下方的喉部是有争议的。呛咳反射会被抑制，增加吸入的风险。然而，气管麻醉可以降低心律失常或循环不良事件的发生率，并提高患者对气管插管的耐受性。在这种情况下，临床判断是非常必要的。有几种方法可以用来麻醉这些结构。用小针穿刺环甲膜经气管注射利多卡因（4%，160mg），麻醉声带下方的气管和喉。然而，通过触诊可能很难识别所有患者的环甲膜[20]。超声检查能有效识别环甲膜。或者，在使用喉镜暴露声带后，可以通过雾化器向声带喷洒利多卡因。利多卡因（4%，6ml）喷雾为口腔、咽、喉和气管提供良好的麻醉效果。在舌骨大角下方注射 1.0%～1.5% 利多卡因 2ml 可阻断喉上神经。利多卡因的吸收率因给药方法不同而不同，喷雾和经气管给药的吸收率更高。应观察患者是否有利多卡因毒性迹象（口周感觉异常、躁动和癫痫发作）。

如果无法达到充分的表面麻醉或患者不配合，则可能需要全身麻醉进行插管。表 4-4 列出了用于插管的常用药物和剂量。氯胺酮和依托咪酯是两种常用药物，因为它们可以维持心血管的稳定。对有严重脓毒症或脓毒性休克症状或体征的患者使用依托咪酯时应谨慎。由于 11β- 羟化酶的抑制作用，即使是单次剂量的依托咪酯也可导致肾上腺抑制长达 72h。其作为插管诱导剂的一些研究对死亡率的报道不一致。依托咪酯使

用后可能不需要使用皮质类固醇。使用吗啡、芬太尼、舒芬太尼、阿芬太尼或瑞芬太尼等阿片类药物可减少诱导药物的剂量，并可减弱喉镜检查和插管带来的血流动力学反应。肌松药可用于辅助插管，但除非操作者在这些药物使用和气道管理方面具有丰富经验，否则应使用气道控制和氧疗的替代方法，直到麻醉师或气道管理方面的其他专家前来实施麻醉和插管。尽管使用肌松药与插管期间喉镜检查等级的改善有关，但使用肌松药并不降低整体气道相关并发症、低血压或低氧血症。

一些综述赞扬了 RSI 的优点[21]：给患者应用依托咪酯、硫喷妥钠、氯胺酮或异丙酚（表 4-4）等药物诱导麻醉，然后立即使用肌松药以帮助插管。尽管急诊医学文献中有大量研究证明了该方法的安全性和有效性，但在 ICU 中采用该方法进行插管的医生必须了解所用药物的药理学和不良反应，如果插管失败，应尝试使用挽救方法。琥珀酰胆碱应谨慎使用，因为它容易导致某些危重患者（包括烧伤和脊柱损伤患者）的高钾性心脏骤停。长期卧床也会导致应用琥珀胆碱后出现高钾反应。如果患者在 ICU 的时间超过 14 天，这种风险会显著增加[22]。经验和基于验证的方法将提高患者的安全性。一个单中心超过 10 年的 6088 名接受紧急气道管理的创伤患者的数据分析显示，在创伤患者管理方面经验丰富的麻醉师依照美国麻醉师学会困难气道改良方法进行的气管插管非常有效，仅有 0.3% 的患者接受手术气道[23]。

六、插管技术

在真正的紧急情况下，为了快速控制气道，一些插管前评估必然被忽略。尝试气管插管不应

表 4-4　辅助插管的药物

药　物	静脉剂量	起效时间	不良反应	有效性	ICP	CBF	CMRO₂
诱导药物							
异丙酚	1.0～2.5mg/kg	<60s	注射部位疼痛	↓↓↓	↓↓↓	↓↓↓	↓↓↓
咪达唑仑	0.02～0.20mg/kg	30～60s		↓～↓↓	↓↓	↓↓	↓↓
氯胺酮	0.5～2.0mg/kg	30～60s	• 分泌物增加 • 紧急反应	0/↓	↑↑↑	↑↑↑	↑
右美托咪定	1.0mg/kg，然后0.2～0.7mg/（kg·h）	30min	• 心动过缓 • 低血压	0/↓	0	↓	0，↓
依托咪酯	0.2～0.3mg/kg	20～50s	• 肾上腺功能不全 • 注射部位疼痛	0/↓	↓↓↓	↓↓↓	↓↓↓
补充药物							
芬太尼	500～100mg	10～20min	胸壁僵硬	↓↓～↓↓↓	0/↑	0/↓	0/↓
肌松药							
琥珀酰胆碱	1.0～2.0mg/kg	45～60s	高钾血症	↓↓↓	0/↑	↑	?
罗库溴铵	0.6～1.0mg/kg	60～90s		↓↓↓	0	a	a

改编自 Heard SO, Watson NC. *Airway management and upper airway obstruction.* In: Roberts PR, Todd SR, eds. *Comprehensive Critical Care: Adult.* Mount Prospect, IL: Society of Critical Care Medicine; 2012.
ICP. 颅内压；CBF. 脑血流；CMRO₂. 脑氧代谢率

导致或加剧缺氧。只要可能，就应该使用血氧饱和度监测仪器。预充氧（脱氮），用氧气代替患者功能残气量中的氮气，可以最大限度地延长插管时间。在喉镜检查过程中，会发生窒息性氧合。预充氧是在 3.5～4.0min 内通过紧密贴合的面罩以高流速提供纯氧来实现的。将预充氧时间从 4min 延长到 8min 似乎不会使 PaO_2 增加到临床相关范围，实际上可能会使某些患者的 PaO_2 在 6～8min 时减少[24]。在通过气管插管控制气道的患者中，预充氧通常是有效的，而在急性肺损伤患者中预充氧的价值不太确定[25]。在可能的情况下，低氧血症患者插管前应使用 NIPPV 或经鼻高流量吸氧。这些方法已被证明比标准方法能更有效地维持插管前、插管中甚至插管后的 SpO_2 值[26-28]。在肥胖患者中，使用 25° 仰头姿势可以提高预充氧的效果。

在插管前，医生应评估每种插管途径成功的可能性、临床情况的紧迫性、延长插管时间的可能性，以及是否需要诊断或治疗（如支气管镜检查）的预判。还应权衡可能影响患者舒适度的因素。对于必须立即建立安全气道的昏迷患者，声门直视下经口气管插管通常是首选技术。对于清醒患者，可在获得足够的气道麻醉后进行直接喉镜检查或清醒光纤插管。或者，盲法经鼻气管插管也是一种选择，但需要临床医生的技艺高超。对于有凝血病或因应用抗凝药的患者，应避免经鼻气管插管。对于肥胖患者，采用倾斜体位，即在头部、肩部和上背部下方放置毯子，以确保耳廓位于胸骨上切迹的水平，会增加插管成功的概率（图 4-11）。对于上下颌骨广泛骨折且通气或

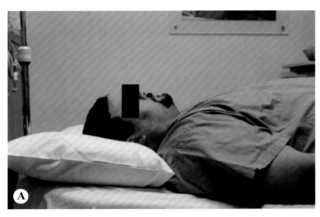 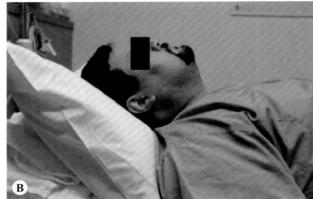

▲ 图 4-11　A. 头枕在枕头上的肥胖患者，耳廓低于胸骨上切迹水平；B. 在上背部和头部下方用毯子使其"倾斜"后，耳廓处于胸骨上切迹水平

氧合不足的创伤患者，环甲切开术是强制性的。对于颈椎损伤或颈部活动度降低的患者，可能需要使用柔性支气管镜进行插管。这些技术中的大多需要熟练的技能，并且只能由在气道管理方面有经验的人来操作。

（一）气管插管的具体技术和途径

1. 经口气管插管

经口气管插管是 ICU 中最容易学习和最常用的紧急插管技术。传统的教学规定，成功的经口气管插管需要将患者置于"后仰位"，颈部弯曲，头部略微延伸，寰枕关节舒展，从而使口、咽和喉呈一条直线。然而，一项磁共振成像研究对这一概念提出了质疑，因为按照中立、简单伸展和"后仰位"三个动作是无法使口、咽和喉呈一条直线的[29]。此外，一项针对择期手术患者的随机研究检查了后仰位作为经口气管插管辅助手段的有效性，但未能证明这种体位优于单纯的头部伸展[30, 31]。

对于饱胃的患者，向后按压环状软骨可以减小下咽部的直径。这种技术称为 Sellick 手法，可以防止插管时胃内容物反流到气管内。然而，一项对清醒志愿者的 MRI 研究表明，超过 50% 的

受试者食管位于喉的外侧。此外，环状软骨压迫使无对抗性食管的发生率增加了 50%，并有 81% 的志愿者出现气道受压超过 1mm[32]。这些发现与最近的 MRI 研究形成对比，该研究表明食管的位置和运动与应用 Sellick 手法预防胃内容物反流的效果无关，因为食管始于环状软骨环下方约 1cm 处。此外，下咽部通过韧带和肌肉与环状软骨环相连[33]。因此，消化道受压表现为环状软骨相对于下面的椎体侧向移位[33]。尸体研究证明了环状软骨加压的有效性[34]，临床研究表明，应用环状软骨加压可减少面罩通气时的胃内气体注入[35]。总的来说，这些数据表明，对于可疑饱胃的患者，使用环状软骨加压应谨慎。此外，将患者置于半卧位或头高足低位可降低反流和误吸的风险。

用左手握住喉镜手柄，而用戴着手套的右手张开患者的嘴。通常，当无意识的患者头部伸展时，嘴巴会张开；如果没有，右手的拇指和示指分别放在上下门牙上，并以剪刀状的动作将其分开。喉镜片从口腔的右侧插入至舌根，左侧推动。如果使用直的喉镜片，应伸至会厌下方。如果使用弯的喉镜片，则直接插至会厌窝。

喉镜片就位后，操作者应向前上 45° 提起喉镜，显露声带（图 4-2 和图 4-9）。这个动作降低

了镜片撞击上切牙及牙齿碎裂或脱落的风险。双唇应远离牙齿和镜片之间，避免软组织损伤。用右手握住气管插管，将其从右嘴角插入喉镜片与会厌平面相交的位置。这可以防止气管插管遮挡声带的视野。气管插管穿过声带，直到套囊从视线中消失。套囊充有足够的空气，以防止在使用简易呼吸器进行正压通风时发生泄漏。

使用可视喉镜进行插管时，左手握住手柄，将镜片插入口中，并将尖端推到会厌窝（图4-12）。声门的视野通常很好，但插管有时可能会有问题，因为专用导丝是硬性的，无法弯成最佳曲度。如果插管有困难，将气管插管从右侧与通常位置成 90° 插入可能会有帮助。并发症包括腭舌弓、腭咽弓或磨牙后三角的黏膜损伤或穿孔。直视下将导管插入口腔可降低黏膜损伤的风险。

图 4-13 描述了直接喉镜检查时喉视图的分级 [36]。偶尔，不能完全看到声带；只能看到角

状和楔形结节、杓间切迹和声带后部或只有会厌（Ⅱ～Ⅳ级）（图 4-13）。在这种情况下，将软金属导丝插入气管插管并将其弯曲成曲棍球棒形状是有帮助的。导丝应在近端弯曲或盘绕，以防止远端延伸到气管插管之外并造成组织损伤。导丝应润滑以确保易于移除。打嗝动作（喉部向后 - 上 - 右方向加压）可以改善喉部开口的视野 [37]。或者，可以使用能控制尖端的气管插管。该管有一条尼龙绳，沿着管的长轴延伸，并在近端连接一个环，允许操作者引导插管尖端。另一个辅助工具是带灯的导丝。房间灯光变暗后，将装有发光导丝的气管插管插入口咽部，并沿中线向前推进。当导管刚好位于喉部上方时，可在颈前部看到亮光。导丝先进入气管，导管跨过导丝。如果导管进入食管，则光强度会减弱。牙龈弹性探条（弹性导丝）是另一种可进入喉部的替代装置；一旦就位，气管插管将被推进跨过它，然后取出

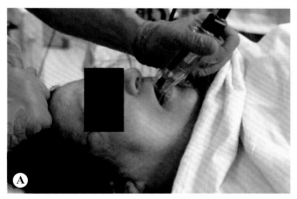

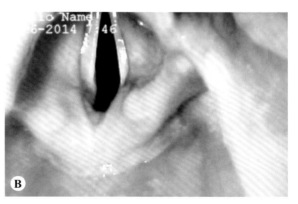

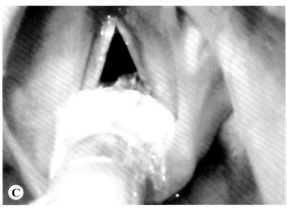

◀ 图 4-12　可视喉镜下插管
A. 喉镜在口中的位置；B. 声门图像；C. 气管插管插入喉部

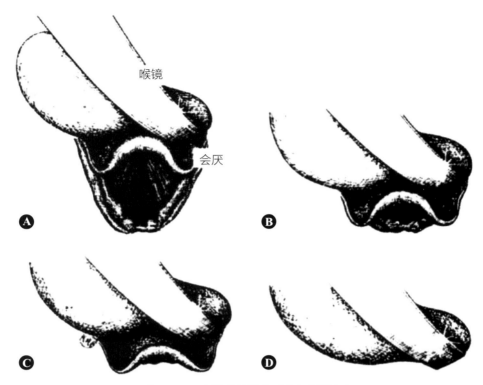

喉镜

会厌

Ⓐ　Ⓑ

Ⓒ　Ⓓ

▲ 图 4-13　直接喉镜检查时喉部视野分级

A. Ⅰ级，可以看到整个声门；B. Ⅱ级，只能看到声门的后部；C. Ⅲ级，只能看到会厌；D. Ⅳ级，看不到会厌（经许可转载，引自 Cormack RS, Lehane J. Difficult tracheal intubation in obstetrics. *Anaesthesia*. 1984;39:1105-1111.）

导丝。气管插管和导丝现在可以内置光纤束或导丝可以连接到视频监视器上。如果尝试插管仍不成功，则需遵循规则操作（详见下文"困难气道的处理"）。

临床上通过观察胸腔两侧的扩张是否对称和听诊两肺的呼吸音大小是否相等来确定导管放置的深度是否合适。还应听诊胃，以确保插管未进入食管。如果导管推入过远，它将滞留在一条主支气管中（尤其是右支气管），只有单肺可以通气。如果没有注意到这个错误，不通气的肺可能会塌陷。对于一般的成年人来说，导管的置入深度（插管尖端到门齿的距离），男性在 23cm 处，女性在 21cm 处。或者，可以使用以下公式估算适当深度（隆凸上方 5cm）[高度（cm）/5]-13[38]。触诊颈部气管可检测套囊充气情况，因为空气被注入插管中，可作为确定插管位置的一种

手段。通过标准二氧化碳描记法或通过热化学感受器测量呼气末二氧化碳可用于验证气管插管的位置是否正确或检测食管内插管。后一种装置连接到气管插管的近端，并在接触二氧化碳后改变颜色。检测食管内插管的另一种方法是给气管插管近端连一个球囊，然后挤压球囊。如果插管位于气管内，球囊会重新扩张，如果插管位于食管内，球囊仍会塌陷。必须记住，没有任何一项技术是万无一失的。支气管镜检查是唯一能确认插管位于气管内的方法。在临床上评估插管放置正确后，应通过胸片或支气管镜检查确认插管没有错位。气管插管的尖端应高于隆突（T_4 水平面）几厘米。必须记住，头部的弯曲或伸展可分别使气管向前或向后移动 2~5cm。

2. 经鼻气管插管

关于经口气管插管的患者准备和体位等许多

注意事项也同样适用于经鼻插管。盲法经鼻插管比经口插管更难，因为导管在经过声带时无法直接观察。凝血指标异常、鼻息肉、广泛面部创伤、脑脊液鼻漏、鼻窦炎或存在任何可能阻碍插管通过的解剖异常的患者不应尝试经鼻气管插管。因存在上颌窦炎的风险，也很少进行经鼻气管插管。

如前所述，在操作者交替堵住每个鼻孔以确定两个鼻孔都通畅后，将血管收缩药和表面麻醉药应用于将要插管的鼻孔。鼻孔可以用润滑过的鼻咽通气道扩张尺寸，以促进气管插管的非创伤性通过。用脉搏血氧仪监测患者血氧，必要时补充氧气。患者可以仰卧位或坐位，头部伸展后仰。导管在引导下缓慢但准确地通过鼻孔到达后咽部。这时操作者必须将耳朵靠近插管开口，持续监测是否有空气通过插管的声音。如果呼吸音消失，则不得用力或推动导管，因为这可能会导致后咽部黏膜损伤。如果遇到阻力，应将导管拔出1~2cm，并重新改变头部体位（进一步延伸或转向两侧）。如果仍然无法通过，则应尝试另一个鼻孔或较小的导管。如果这些方法失败，应放弃尝试经鼻插管，改为经口插管。

一旦导管置于口咽部，将其推进声门，同时通过导管聆听呼吸音。如果呼吸声音停止，导管拔出几厘米，直到呼吸声音恢复，并且略微调整入口平面。给套囊充气将有助于将气管插管与声门对齐。穿过声带的时间应与吸气时间一致。导管进入喉部的信号是无法说话。给予套囊充气，并按照前面所述方法确定导管的正确位置。

偶尔盲法经鼻气管插管无法完成。这种情况下，在充分的表面麻醉后，可以使用喉镜直视声带，并使用Magill钳抓住导管的远端并引导其穿过声带。在此操作过程中，协助推动导管向前是非常必要的，此事操作者仅需引导导管。不要用

Magill镊抓住导管上的套囊。

（二）困难气道的处理

困难气道在插管前气道评估时识别或无法识别。困难气道可能是以下异常导致的：先天性发育不全、下颌骨或上颌骨增生或门牙突出，面部或颈部损伤，肢端肥大症，肿瘤，以及之前做过头颈部手术。如果存在以下两个因素，则可以预测患者存在面罩通气障碍：55岁以上、体重指数>26kg/m^2、胡须、牙齿缺失和打鼾史[39]。当遇到困难气道时，应遵循图4-14中详述的办法。当在患者麻醉前识别出困难气道时，清醒气管插管通常是最佳选择。可使用多种技术，包括（在充分表面或局部麻醉后）直接喉镜检查、喉罩（或类似物）、盲法或支气管镜下经口或经鼻插管、逆行技术、硬性支气管镜检查、有灯的导丝或外科手术。

1. 柔性支气管镜插管

柔性支气管镜检查是困难气道进行气管插管的一种有效方法。当上气道解剖结构因肿瘤、创伤、内分泌疾病或先天性异常而扭曲时，它可能特别有用。该技术对存在颈椎损伤的事故受害者和颈部无法操作的患者特别有用。颈部严重退行性椎间盘疾病或颈部活动性明显受限的类风湿关节炎患者也同样适用。在获得充分的表面麻醉后，支气管镜可用于经鼻或经口途径插管。一个尺寸合适的、加热并润滑过的气管插管套在支气管镜上，通过声带进入气管，并在直视下定位在隆凸上方。柔性支气管镜也可用作更换气管插管时的支架，或长期插管过程中定期评估气管损伤的一种方法。使用这种技术进行插管需要技能和经验，最好由受过全面培训的操作者进行。

如果操作者能够对未识别出困难气道的患者实施面罩通气，则应呼叫有经验的医生来帮助（图4-14）。如果无法维持面罩通气，存在无法通

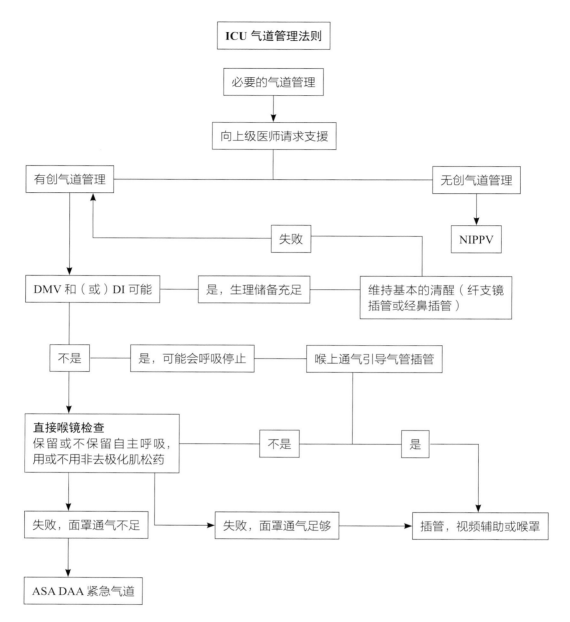

▲ 图 4-14　改良的困难气道处理流程

ASA DAA. 美国麻醉医师协会困难气道管理流程；DMV. 面罩通气困难；NIPPV. 无创正压通气 [经许可转载，引自 Walz JM, Zayaruzny M, Heard SO. Airway management in critical illness. *Chest*. 2007; 131(2):608–620. © 2007 The American College of Chest Physicians 版权所有]

气和无法插管的情况，则需要立即挽救生命，包括紧急环甲切开术或插入声门上通气装置，如喉罩或食管气管联合插管。

2. 其他气道附件

　　喉罩是由一根塑料管和连接在上面的边缘可充气的浅面罩组成（图 4-15）。当正确插入时，它正好贴合在喉入口上方，能让肺部进行正压通气。尽管面罩周围可能发生吸入，但喉罩在无法通气和无法插管的情况下可以在短时间内挽救生命。喉罩有较短的塑料管，可以用于通气，也可以在有或无柔性支气管的帮助下进行气管内插管（图 4-16）。食管气管双腔联合管结合了气管插管

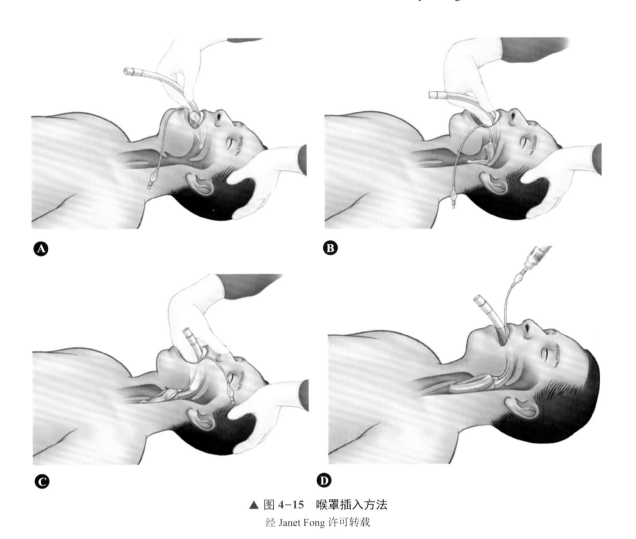

▲ 图 4-15 喉罩插入方法
经 Janet Fong 许可转载

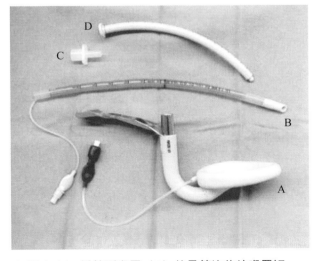

▲ 图 4-16 插管型喉罩（**A**）的导管比传统喉罩短。一根特殊的气管插管（**B**）不带适配器（**C**），通过插管型喉罩进入气管。将扩展器（**D**）连接到气管插管上，移除喉罩。移除扩展器后，将适配器放回插管上

和食管阻断的特点，降低了误吸的风险。气道管理方面不熟练的医生可以很容易地学会如何使用喉罩和食管气道双腔联合管。

3. 环甲切开术

在真正紧急的情况下，当插管失败时，需要进行环甲切开术。最快的方法是环甲膜细针穿刺，是应用大口径（即 14G）针头通过环甲膜进入气道，同时用附在针头上的注射器进行抽吸。当吸入空气时，针头在气道中，导管通过针头进入气管。针头连着一个高频喷气式通气装置。或者，将一个 3ml 注射器连接到导管上。然后，将内径为 7mm 的气管插管适配器安装到注射器上，并连接到高压气源或高频喷气式呼吸机。如前所

病例 2

一名 54 岁男性来到急诊室，主诉右颈部迅速增大的肿块[40]。他呼吸窘迫，体检显示说话声音嘶哑和喘鸣。1 周前在右侧颈内静脉留置了血液透析导管。颈部超声检查结果如图 4-17 所示[40]。根据这些图像，可能的诊断是什么？

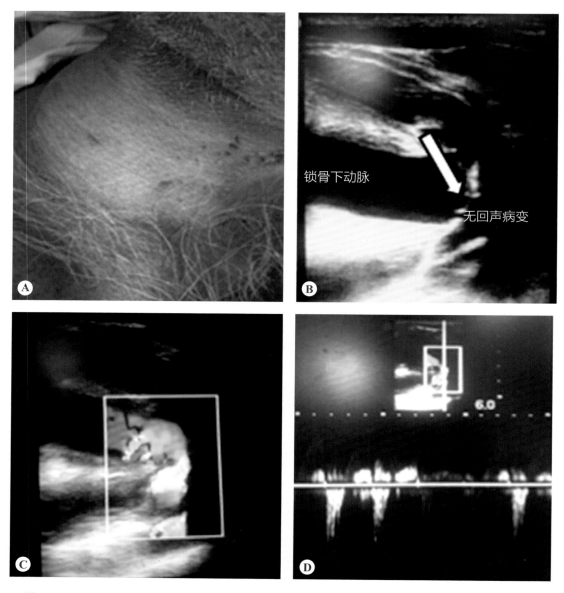

▲ 图 4-17　A. 弥漫性右颈部肿胀；B. 超声图像显示颈部无回声病变，有 **2mm** 的微小缺损（白箭），与右锁骨下动脉相通；C. 彩色多普勒显示病变部位双向血流（蓝色和红色）；D. 缺损区域的频谱多普勒显示双相往复动脉波形

答：超声检查显示一个来自右锁骨下动脉的假性动脉瘤，双向血流显示阴阳征或旋涡征。频谱多普勒中的双相往复波形是假性动脉瘤颈部的往复征。假性动脉瘤最有可能的原因是右颈内静脉透析导管放置时不慎刺穿锁骨下动脉。

述，通过触诊识别环甲膜可能很困难。针对困难气道的管理如图 4-14 所示。

4. 疑似颈椎损伤患者的气道管理

任何需要插管的多发性创伤患者应视为存在颈椎损伤。在没有严重颌面部创伤或脑脊液鼻漏的情况下，可以考虑经鼻插管。但是，对于严重低氧或呼吸暂停的患者，应使用经口气管插管。如果需要经口气管插管，助手应通过确保头部和颈部的轴向稳定来保持颈部处于中立位。颈圈也有助于固定颈椎。在这种情况下，可视喉镜可以更好地观察声门。但是，除 Airtraq 设备外，与使用 MacIntosh 喉镜片相比，首次插管使用可视喉镜没有改善成功率[41]。对于颌面创伤和疑似颈椎损伤的患者，可使用 18G 导管穿刺环甲膜并串上 125cm（直径 0.025cm）特氟隆涂层的导丝逆行插管。导丝进入口腔，然后气管插管通过导丝进入气管。或者，用导丝穿过 3.9mm 支气管镜吸引口引导插管。

（三）气管插管患者的气道管理

1. 固定管子

将气管插管正确固定在所需位置是非常重要的，原因包括：①防止意外拔管；②防止进入单侧主支气管；③将因患者活动造成的上呼吸道、喉部和气管损伤降至最低。气管插管通常用胶带缠绕在管上，然后贴在患者的脸颊上。喷在皮肤上的安息香酊可以增加固定效果。或者，用胶带、静脉输液管或脐状带系在气管插管上，并绕在患者颈部固定。必须注意防止颈部静脉受阻。其他固定导管的产品（如尼龙扣）也可使用。可在经口插管的患者口中放置牙垫，以防止他们咬导管并将其堵塞。一旦导管固定完毕且位置无误，应在患者口腔或鼻子的突出位置清楚地标记插管，以便观察其是否移位。

2. 套囊管理

尽管低压套囊显著降低了与气管缺血相关的并发症，但监测套囊压力仍然很重要。套囊应充气到刚好可听见漏气声。将套囊内压力维持在 17～23mmHg 即可维护足够的密封性，在大多数情况下，可以在不影响气管黏膜血流的情况下进行机械通气。通过三通将压力计和注射器连接到袖带端口，定期检查袖带内压力。如需要不断向套囊添加空气，以保持其与气管壁的密封，这表明：①套囊或连接管上有孔；②连接管阀损坏或破裂；③导管位置不正确，套囊位于声带之间。应重新评估导管位置，以排除后一种可能性。如果阀门损坏，安装一个带开关的三通可以解决这个问题。如果阀门外壳破裂，则切断连接管，并将一个带活塞的钝针插入连接管的管腔中可以维持功能。套囊上有孔需要更换导管。

3. 管路吸引

对于分泌物不多的患者，不应进行常规吸痰。吸痰会产生各种并发症，包括低氧血症、颅内压升高、吸引导致的溃疡和严重的室性心律失常。预充氧可以减少心律失常的可能性。封闭式吸痰系统（Stericath）可降低低氧血症的风险，但与开放式吸痰系统相比，尚未证明可降低呼吸机相关性肺炎的发生率[42]。

4. 加湿

气管插管绕过负责加热和加湿空气的正常上呼吸道结构。因此，必须对吸入的空气进行加热和加湿。

5. 换管

有时，由于漏气、堵塞或其他问题，可能需要更换气管插管。阻塞的问题可以用球囊导管解除。将导管插入气管插管并推进至尖端，将球囊充气。拉回导管，堵塞的碎屑从气管插管中排出。在尝试更换气管插管之前，应评估其难度。

在确保适当的禁食状态、适当的表面麻醉或静脉注射使镇静并实现肌肉松弛后，可行直接喉镜检查，以确定看见声带有无困难。如果可以看到声带，则在直视下移除有破损的插管，并使用新导管重新插管。如果直接用喉镜看不到声带，可以通过气道交换导管更换插管，该导管允许通过标准氧气管或建议呼吸器吹入氧气 [43]。

七、气管插管并发症

表 4-5 是插管相关并发症的部分列表。与并发症病因相关的因素包括插管尺寸、插管和套囊的特点、插管过程中的创伤、插管持续时间和插管途径、患者的代谢或营养状况、插管运动和喉部活动。

在气管插管过程中，从嘴唇到气管的任何解剖结构都可能发生创伤性损伤。可能的并发症包括误吸，牙齿损坏和牙齿功能受损，黏膜擦伤，咽部、喉部或气管穿孔或撕裂，杓状软骨脱位，咽后壁穿孔，鼻出血，低氧血症，心肌缺血，喉痉挛伴非心源性肺水肿，以及死亡 [2, 3]。通过关注插管相关技术并确保操作者具有较高的技能和经验，可以避免许多此类并发症。插管并发症因需要紧急气道管理的患者的插管位置不同而异。尽管普通病房和 ICU 的插管并发症发生率似乎都很高，约为 28%，但可以使用前面提到的标准化算法对其进行修改。在这两种病房，最常见的并发症是普通病房中的多次插管和食管插管，以及 ICU 中的严重低氧血症和血流动力学衰竭。急性呼吸衰竭和休克似乎是 ICU 发生并发症的独立危险因素 [44, 45]。

1. 插管过程中的并发症

插管过程中会出现多种心血管并发症。据报道，5%～10% 的患者插管过程中出现室性心律

表 4-5 气管内插管并发症

插管过程中的并发症

- 脊髓损伤
- 心肺复苏过度延迟
- 吸入
- 牙齿损坏和牙齿功能受损
- 黏膜擦伤
- 穿孔或撕裂伤
  - 咽部
  - 喉部
  - 气管
- 杓状软骨脱位
- 气管插管进入颅顶
- 鼻出血
- 心血管问题
  - 室性期前收缩
  - 室性心动过速
  - 心动过缓
  - 低血压
  - 高血压
  - 低氧血症

插管就位后并发症

- 插管堵塞或扭曲
- 插管移位
- 插管进入单侧气道
- 上气道结构的机械损伤
- 机械通气相关问题（见第 166 章）

拔管后并发症

- 即刻并发症
  - 喉痉挛
  - 吸入
- 中长期并发症
  - 喉痛
  - 口唇、咽部或声带溃疡
  - 舌头麻木（舌下神经压迫）
  - 喉炎
  - 声带麻痹（单侧或双侧）
  - 喉部水肿
  - 喉部溃疡
  - 喉部肉芽肿
  - 声带粘连
  - 气管狭窄

失常。室性心动过速和心室颤动虽不常见，但已有报道。心肌缺血的患者易发生室性心律失常，在这些患者中可能需要在插管前应用利多卡因预防（100mg 静脉推注）。心动过缓也可以观察到，可能是由刺激迷走神经的喉支引起的。他们可能不需要治疗，但通常对静脉注射阿托品（1mg 静脉推注）有反应。插管期间可能发生低血压或高血压。对于心肌缺血患者，可能需要使用短效药物来控制插管期间的血压（硝普钠和尼卡地平）和心率（艾司洛尔）。

2. 导管就位后并发症

尽管遵守指南设计，最大限度地减少了气管插管过程中的损伤，但留置插管本身可能会损伤局部结构。插管后 2h 后，声带表面会发生细微变化。宏观损坏的迹象可能在 6h 内出现。正如我们所预料的，当插管时间延长时，会发生临床上典型的损伤。气管分泌物中突然出现的血液表明气管前面的血管结构受到侵蚀，胃内容物的出现表明气管后面的食管受到侵蚀。这两种情况都需要紧急支气管镜检查，检查套囊下方的黏膜是必要的。其他并发症包括气管软化、喉狭窄和损伤。未正确固定气管插管或患者躁动可能导致机械损伤。

另一个并发症是管子堵塞或扭结，导致通气不良。在患者口腔中放置牙垫可以最大限度地减少患者咬下管子造成的堵塞。吸痰通常可以解决分泌物堵塞的问题，虽然换管也是必须的。

非计划性拔管和支气管内插管可能危及生命。明智地使用镇静药和镇痛药，并适当固定和标记导管，可以最大限度地减少这些问题。导管就位时发生的其他并发症与机械通气有关（如气胸）。

3. 拔管后并发症

40%～100% 的插管后会出现喉咙痛。使用较小的气管插管可降低拔管后喉咙痛和声音嘶哑的发生率。如果最初的插管是创伤性的，则更常见口唇或咽部溃疡。来自气管插管的压力会损伤舌下神经，导致舌头麻木，持续 1～2 周。喉部刺激似乎是由局部黏膜损伤引起的，拔管后多达 45% 的人出现喉部刺激。单侧或双侧声带麻痹是拔管后罕见但严重的并发症。

几乎所有气管插管都伴有一定程度的喉部水肿。在成人中，这通常不具有临床意义。但在儿童中，即使是少量的水肿也会累及已经很小的声门下开口。在新生儿中，1mm 的喉水肿导致 65% 的气道狭窄。拔管后也常见喉部溃疡。通常位于声带的后部，在那里气管插管容易摩擦。管放置的时间越长，溃疡就越常见。使用符合喉部解剖形状的气管插管可降低溃疡的发生率。喉部肉芽肿和声带粘连非常罕见，但这些并发症会严重影响气道通畅。通常需要外科治疗来解决这些问题。

一个令人担忧的晚期并发症是气管狭窄。由于常规使用高容低压套囊，这种情况发生的频率要低得多。拔管后数周至数月才会出现症状。在轻度病例中，患者可能出现呼吸困难或无效咳嗽。如果气道狭窄＜5mm，患者会出现喘鸣。扩张可以提供有效的治疗，但在某些情况下，必须手术干预。

八、拔管

决定给患者拔管应基于：①对精心计划的机械通气撤离方案有良好临床反应；②麻醉后意识恢复；③插管初始指征已充分解决。

患者应保持警惕，将床头抬高至至少 45° 角。后咽部必须彻底吸引干净。向患者解释拔管流程。将套囊放气，并在拔管时施加正压以排出袖带上方聚集的任何异物，然后提供补充氧气。

在预计拔管后出现困难的情况下，应在床边装配紧急再插管设备。此外，拔管前注射激素将降低发生喘鸣的风险[46]。一些临床医生提倡"泄气试验"作为预测拔管后喘鸣风险的一种手段。在常规实践中其操作受到限制，但对于具有危险因素（如创伤性插管、延长插管和先前意外拔管）的患者，漏气量>130ml 或潮气量的 12%，拔管后喘鸣的敏感性和特异性分别为 85% 和 95%[47]。如果担心气道水肿或可能需要对困难气道的患者重新插管，最安全的拔管方法可能是使用气道交换导管。该装置通过气管插管插入，然后将气管插管从导管上方移除。可通过导管向患者提供氧气，必要时可将导管用作再插管的导丝。

拔管最严重的并发症之一是喉痉挛，如果患者没有完全清醒，则更容易发生喉痉挛。应用正压通气有时可以缓解喉痉挛。如果此操作不成功，则可使用小剂量琥珀胆碱（通过静脉注射或肌内注射途径）。琥珀酰胆碱可在各种病房引起严重的高钾血症；因此，只有经验丰富的临床医生才能使用它。在患者的琥珀胆碱代谢完之前，需要使用面罩和简易呼吸器进行通气。

九、超声在气道管理中的应用

超声检查在气道管理方面有一些有用的应用。

（一）鉴别胃液

胃部超声检查有助于识别胃内容物。在紧急气道内插管过程中识别充满液体的胃可以避免紧急气管插管过程中大量误吸的灾难性并发症。该检查可由熟练的操作者快速执行，并可纳入紧急气管插管的安全检查表中。可视化胃内容物的一种方法是对胃窦进行成像。对于该应用，将凸阵腹部探头（或腹部预设的相控阵心脏探头）放置在上腹部正中旁线位置，断层扫描平面位于矢状（纵向）面。为了使液体更好地分布到胃窦，患者呈半右侧卧位。胃窦位于胰腺前部和肝脏左叶后部。胃窦内见到的低回声物质表明存在胃液。

通过测量胃窦面积可以计算胃内液体的体积，该体积与直接测量胃液量有良好的相关性[49, 50]。对于仰卧位的危重患者，胃液量鉴定是一种替代方法。探头放置在腋后线，断层扫描平面位于冠状（纵向）面，并调整以识别脾脏[51]。胃位于脾脏的内侧，脾可以作为声窗显示胃。

如果存在大量胃液，操作者可以选择插入胃管排空胃。如果患者非常不稳定，无法等待插管完成，操作者可能会采取特定的步骤降低气管插管期间呕吐的风险，例如使用麻醉药物，准备可立即使用的额外吸引装置，由技术最优秀的操作者进行插管。

病例 3

一名 40 多岁的食管切除术后患者，胸骨后放置了胃导管（胃上拉），并与颈部食管吻合[48]。术后几天，患者出现腹胀，伴有明显的低氧血症和低血压，并呼叫了快速反应小组。在气管插管前进行 POCUS。

病例 4

一名 62 岁男子因肝性脑病入院[52]。早期改善后，他再次出现脑病，生命体征恶化。伴随着低血压，他出现了腹部肿胀、血红蛋白下降和乳酸水平升高。在气管插管前进行 POCUS 和左上象限超声检查。

（二）气管插管位置的识别

超声检查可用于确定气管插管的位置[53, 54]。

为此，使用高频血管探头获得胸骨上切迹上方气管的横轴图像。气管前壁呈曲线状回声线，后面伴有彗星尾伪影。通过实时扫描，可以看到气管插管穿过图像平面进入气管或进入相邻食管，在气管边界内显示为回声线。或者，操作者可以选择在插入气管插管后立即确定气管插管的位置。食管通常位于气管的左后方。在气管右后方不常见。意外食管插管的情况下，可以在喉部左后方的横向扫描平面上看见插管。

超声检查气管插管位置的一个局限性是，如果气管前壁和插管之间存在空气，空气将阻碍气管插管的显示。因此，只有在其他标准验证技术无法立即实施或因临床原因被认为不可靠时，才使用可视化设备。

超声可通过肺超检查间接推断气管插管的位置。不是直接确定气管插管在气道中的位置，而是通过双侧肺滑动的存在来验证气管插管的成功，可在简易呼吸器通气期间检查肺滑动来快速确定[55]（见第6章）。据报道，前面描述的直接可视化方法与肺滑动相结合，对于识别气管插管插入成功具有非常高的预测价值[56]。

超声检查可用于快速确定是否存在右主支气管插管[57]。在这种情况下，充气的气管插管套囊可能阻塞右主干支气管，导致持续低氧血症和左肺快速吸收性肺不张。因此，左侧会出现肺滑动，但右侧不会。但是，应确定存在肺脉。这可以确保临床医生在插管后没有气胸，但很可能是右主支气管插管。在超声检查的监控下，可将气管插管拉回，直到观察到双侧肺滑动。

参考文献

[1] Ellis H, Lawson AD. *Anatomy for Anaesthetists*. 9th ed. Oxford, UK: Wiley-Blackwell; 2014.

[2] Mort TC. The incidence and risk factors for cardiac arrest during emergency tracheal intubation: a justification for incorporating the ASA Guidelines in the remote location. *J Clin Anesth*. 2004;16(7):508-516.

[3] Mort TC. Emergency tracheal intubation: complications associated with repeated laryngoscopic attempts. *Anesth Analg*. 2004;99(2):607-613.

[4] Mallampati SR, Gatt SP, Gugino LD, et al. A clinical sign to predict difficult tracheal intubation: a prospective study. *Can Anaesth Soc J*. 1985;32(4):429-434.

[5] Lewis M, Keramati S, Benumof JL, et al. What is the best way to determine oropharyngeal classification and mandibular space length to predict difficult laryngoscopy? *Anesthesiology*. 1994;81(1):69-75.

[6] Gal TJ. Airway management. In: Miller RD, ed. *Anesthesia*. 6th ed. Philadelphia, PA: Churchill Livingstone; 2005: 1617-1652.

[7] Tse JC, Rimm EB, Hussain A. Predicting difficult endotracheal intubation in surgical patients scheduled for general anesthesia: a prospective blind study. *Anesth Analg*. 1995;81(2):254-258.

[8] Levitan RM, Everett WW, Ochroch EA. Limitations of difficult airway prediction in patients intubated in the emergency department. *Ann Emerg Med*. 2004;44(4):307-313.

[9] De Jong A, Molinari N, Terzi N, et al. Early identification of patients at risk for difficult intubation in the intensive care unit: development and validation of the MACOCHA score in a multicenter cohort study. *Am J Respir Crit Care Med*. 2013;187(8):832-839.

[10] Kheterpal S, Martin L, Shanks AM, et al. Prediction and outcomes of impossible mask ventilation: a review of 50,000 anes-thetics. *Anesthesiology*. 2009;110(4):891-897.

[11] Cardenas-Garcia J, Narasimhan M, Koenig SJ. A teenager with fever and sore throat. Diagnosis: Lemierre syndrome. *Chest*. 2014;145(4):e10-e13.

[12] Mulcaster JT, Mills J, Hung OR, et al. Laryngoscopic intubation: learning and performance. *Anesthesiology*. 2003;98(1):23-27.

[13] Schmidt UH, Kumwilaisak K, Bittner E, et al. Effects of supervision by attending anesthesiologists on complications of emergency tracheal intubation. *Anesthesiology*. 2008;109(6):973-977.

[14] Jaber S, Jung B, Corne P, et al. An intervention to decrease complications related to endotracheal intubation in the intensive care unit: a prospective, multiple-center study.

Intensive Care Med. 2010;36(2):248-255.

[15] Hastings RH, Hon ED, Nghiem C, et al. Force, torque, and stress relaxation with direct laryngoscopy. *Anesth Analg.* 1996;82(3):456-461.

[16] Lim TJ, Lim Y, Liu EH. Evaluation of ease of intubation with the GlideScope or Macintosh laryngoscope by anaesthetists in simulated easy and difficult laryngoscopy. *Anaesthesia.* 2005;60(2):180-183.

[17] Nouruzi-Sedeh P, Schumann M, Groeben H. Laryngoscopy via Macintosh blade versus GlideScope: success rate and time for endotracheal intubation in untrained medical personnel. *Anesthesiology.* 2009;110(1):32-37.

[18] Hagberg CA. Current concepts in the management of the difficult airway. *Anesthesiol News.* 2014(11):1-28.

[19] Larijani GE, Cypel D, Gratz I, et al. The efficacy and safety of EMLA cream for awake fiberoptic endotracheal intubation. *Anesth Analg.* 2000;91(4):1024-1026.

[20] Aslani A, Ng SC, Hurley M, et al. Accuracy of identification of the cricothyroid membrane in female subjects using palpation: an observational study. *Anesth Analg.* 2012;114(5):987-992.

[21] Reynolds SF, Heffner J. Airway management of the critically ill patient: rapid-sequence intubation. *Chest.* 2005;127(4):1397-1412.

[22] Blanie A, Ract C, Leblanc PE, et al. The limits of succinylcholine for critically ill patients. *Anesth Analg.* 2012;115(4):873-879.

[23] Stephens CT, Kahntroff S, Dutton RP. The success of emergency endotracheal intubation in trauma patients: a 10-year experience at a major adult trauma referral center. *Anesth Analg.* 2009;109(3):866-872.

[24] Mort TC, Waberski BH, Clive J. Extending the preoxygenation period from 4 to 8 mins in critically ill patients undergoing emergency intubation. *Crit Care Med.* 2009;37(1):68-71.

[25] Mort TC. Preoxygenation in critically ill patients requiring emergency tracheal intubation. *Crit Care Med.* 2005;33(11):2672-2675.

[26] Baillard C, Fosse JP, Sebbane M, et al. Noninvasive ventilation improves preoxygenation before intubation of hypoxic patients. *Am J Respir Crit Care Med.* 2006;174(2):171-177.

[27] Barjaktarevic I, Berlin D. Bronchoscopic intubation during continuous nasal positive pressure ventilation in the treatment of hypoxemic respiratory failure. *J Intensive Care Med.* 2015;30(3):161-166.

[28] Miguel-Montanes R, Hajage D, Messika J, et al. Use of high-flow nasal cannula oxygen therapy to prevent desaturation during tracheal intubation of intensive care patients with mild-to-moderate hypoxemia. *Crit Care Med.* 2015;43(3):574-583.

[29] Adnet F, Borron SW, Dumas JL, et al. Study of the "sniffing position" by magnetic resonance imaging. *Anesthesiology.* 2001;94(1):83-86.

[30] Adnet F, Baillard C, Borron SW, et al. Randomized study comparing the "sniffing position" with simple head extension for laryngoscopic view in elective surgery patients. *Anesthesiology.* 2001;95(4):836-841.

[31] Akihisa Y, Hoshijima H, Maruyama K, et al. Effects of sniffing position for tracheal intubation: a meta-analysis of randomized controlled trials. *Am J Emerg Med.* 2015;33:1606-1611.

[32] Smith KJ, Dobranowski J, Yip G, et al. Cricoid pressure displaces the esophagus: an observational study using magnetic resonance imaging. *Anesthesiology.* 2003;99(1):60-64.

[33] Rice MJ, Mancuso AA, Gibbs C, et al. Cricoid pressure results in compression of the postcricoid hypopharynx: the esophageal position is irrelevant. *Anesth Analg.* 2009;109(5):1546-1552.

[34] Salem MR, Joseph NJ, Heyman HJ, et al. Cricoid compression is effective in obliterating the esophageal lumen in the presence of a nasogastric tube. *Anesthesiology.* 1985;63(4):443-446.

[35] Lawes EG, Campbell I, Mercer D. Inflation pressure, gastric insufflation and rapid sequence induction. *Br J Anaesth.* 1987;59(3):315-318.

[36] Cormack RS, Lehane J. Difficult tracheal intubation in obstetrics. *Anaesthesia.* 1984;39(11):1105-1111.

[37] Ulrich B, Listyo R, Gerig HJ, et al. The difficult intubation. The value of BURP and 3 predictive tests of difficult intubation. *Anaesthesist.* 1998;47(1):45-50.

[38] Cherng CH, Wong CS, Hsu CH, et al. Airway length in adults: estimation of the optimal endotracheal tube length for orotracheal intubation. *J Clin Anesth.* 2002;14(4):271-274.

[39] Langeron O, Masso E, Huraux C, et al. Prediction of difficult mask ventilation. *Anesthesiology.* 2000;92(5):1229-1236.

[40] Dhungana A, Bom BC, Niroula D, et al. A 54-year-old man with neck swelling, respiratory distress, and hoarseness. *Chest.* 2018;153(4):e63-e66.

[41] Suppan L, Tramer MR, Niquille M, et al. Alternative intubation techniques vs Macintosh laryngoscopy in patients with cervical spine immobilization: systematic review and meta-analysis of randomized controlled trials. *Br J Anaesth.* 2016;116:27-36.

[42] Subirana M, Sola I, Benito S. Closed tracheal suction systems versus open tracheal suction systems for mechanically ventilated adult patients. *Cochrane Database Syst Rev.* 2007(4):CD004581.

[43] Loudermilk EP, Hartmannsgruber M, Stoltzfus DP, et al. A prospective study of the safety of tracheal extubation using a pediatric airway exchange catheter for patients with a known difficult airway. *Chest.* 1997;111(6):1660-1665.

[44] Benedetto WJ, Hess DR, Gettings E, et al. Urgent tracheal intubation in general hospital units: an observational study. *J Clin Anesth.* 2007;19(1):20-24.

[45] Jaber S, Amraoui J, Lefrant JY, et al. Clinical practice and risk factors for immediate complications of endotracheal

intubation in the intensive care unit: a prospective, multiple-center study. *Crit Care Med*. 2006;34(9):2355-2361.

[46] Khemani RG, Randolph A, Markovitz B. Corticosteroids for the prevention and treatment of post-extubation stridor in neonates, children and adults. *Cochrane Database Syst Rev*. 2009(3):CD001000.

[47] Jaber S, Chanques G, Matecki S, et al. Post-extubation stridor in intensive care unit patients. Risk factors evaluation and importance of the cuff-leak test. *Intensive Care Med*. 2003;29(1):69-74.

[48] Chen LL, Mead E, Dhawan V, et al. A patient in respiratory distress after esophagectomy. *Chest*. 2018;154(6):e157-e160.

[49] Perlas A, Chan VWS, Lupu CM, et al. Ultrasound assessment of gastric content and volume. *Anesthesiology*. 2009;111:82-89.

[50] Kruisselbrink R, Arzola C, Jackson T, et al. Ultrasound assessment of gastric volume in severely obese individuals: a validation study. *Br J Anaesth*. 2017;118:77-82.

[51] Koenig SJ, Lakticova V, Mayo PH. Utility of ultrasonography for detection of gastric fluid during urgent endotracheal intubation. *Intensive Care Med*. 2011;37:627-631.

[52] Shiloh AL, Adrish M. A man in his 60s with cirrhosis, encephalopathy, and shock. *Chest*. 2015;148(1):e5-e7.

[53] Werner SL, Smith CE, Goldstein JR, et al. Pilot study to evaluate the accuracy of ultrasonography in confirming endotracheal tube placement. *Ann Emerg Med*. 2007;49: 75-80.

[54] Chou HC, Tseng WP, Wang CH, et al. Tracheal rapid ultrasound exam (T.R.U.E.). *Resuscitation*. 2011;82:1279-1284.

[55] Sim SS, Lien WC, Chou HC, et al. Ultrasonographic lung sliding sign in confirming proper endotracheal intubation during emergency intubation. *Resuscitation*. 2012;83:307-312.

[56] Park SC, Ryu JH, Yeom SR, et al. Confirmation of endotracheal intubation by combined ultrasonographic methods in the Emergency Department. *Emerg Med Australas*. 2009;21: 293-297.

[57] Blaivas M, Tsung JW. Point-of-care sonographic detection of left endobronchial main stem intubation and obstruction versus endotracheal intubation. *J Ultrasound Med*. 2008;27:785-789.

第 5 章 气管切开术
Tracheostomy

Christine L. Bielick   Scott E. Kopec   Timothy A. Emhoff   Paul H. Mayo   Seth J. Koenig   著

19 世纪，Trousseau 和 Bretonneau 在治疗白喉时应用了气管切开术，之后这一技术成为了常规操作。20 世纪初，气管切开术被用于治疗脊髓灰质炎所致的呼吸肌麻痹患者。随着气管套管的改进和临床护理技术的进步，气管插管成为短期气道管理的首选治疗方法。

虽然气管切开术和环甲膜切开术偶尔用于某些存在气管插管禁忌证的重症和创伤患者（如颈椎损伤、上呼吸道阻塞、喉损伤和解剖原因），最常见的用途仍是为依赖机械通气的患者提供长期的气道保证。在过去的 30 年里，随着重症监护医学的进步，越来越多的患者从急性呼吸衰竭、创伤和大手术中得以存活，并需要长时间的机械通气。现在，将这些患者从气管插管转换为气管切开术已经是很普遍的做法。气管切开术正在成为重症监护病房的常规操作。有 8%～30% 的 ICU 患者应用了气管切开术 [1, 2]。

在本章中，我们将阐述气管切开术的适应证、禁忌证、并发症、操作流程，以及从气管插管转换为气管切开的选择时机。

一、适应证

气管切开术的适应证可分为三大类：①上呼吸道阻塞；②清除呼吸道分泌物；③长时间机械通气。这些适应证总结见表 5-1 [3, 4]。

表 5-1　气管切开术的适应证 [3, 4]

上呼吸道梗阻
- 喉功能障碍：声带麻痹
- 外伤：出血、水肿或挤压伤引起的上呼吸道阻塞、不稳定下颌骨骨折、喉损伤、颈椎损伤
- 烧伤和腐蚀剂：热烟、腐蚀性气体、腐蚀剂
- 异物
- 先天性异常：声门或声门下区狭窄
- 感染：假膜性喉炎、会厌炎、脓性颌下腺炎、深颈间隙感染
- 肿瘤：喉癌
- 术后：舌根和下咽部手术、下颌骨的刚性固定
- 阻塞性睡眠呼吸暂停

清除分泌物
- 无法清除分泌物：全身无力、意识状态改变和分泌物过多
- 神经肌肉疾病
- 通气支持：长期或慢性

长时间机械通气支持，特别是经喉气管插管接受机械通气的患者，是 ICU 行气管切开术最常见的适应证。对于需要长时间呼吸机支持的患者，表 5-2 总结了经喉气管插管和气管切开术的优缺点 [4-6]。大多数学者认为，相比于气管插管术，尽管气管切开术存在一定的风险，但当技术熟练的操作者实施时，仍具有优势。然而，目前尚缺少系统的前瞻性临床试验来评估机械通气患者从气管切开术的获益。在一项回顾性和非随机研究中，关于呼吸衰竭患者接受气管切开术或气管插管超过 1 周的病死率，存在相互矛盾的数据。当手术由熟练的专家执行时，对于大多数患者来说，气管切开术比经喉管插管的潜在好处是合理的，尽管它有潜在的风险。然而，目前还没有详细的前瞻性临床试验来严格评估气管切开术对需要长时间机械通气的患者的优势。在一项回顾性和非随机研究中，关于呼吸衰竭患者接受气管切开术或继续气管插管超过 1 周的死亡率，存在相互矛盾的数据 [1, 2]。

二、禁忌证

气管切开术没有绝对禁忌证。相对禁忌证包括未纠正的凝血功能障碍、高水平的机械通气支持参数（如高呼气末正压）和上气道解剖结构异常。一项前瞻性队列研究表明，由肝脏疾病引起的凝血功能障碍，经皮气管切开术具有良好的安全性 [7]。对于体重指数超过 30kg/m² 的病理性肥胖患者，开放性气管切开术 [8] 和经皮气管切开术 [9] 均存在较高的并发症风险。重症颅脑损伤的患者，经皮气管切开术并不会明显增加颅内压 [10]。

某些情况需要特殊注意。为了长时间机械通气，而将经口气管插管转为气管切开的过程，是一种选择性或可选择性手术。因此，这类患者应

表 5-2　经喉气管插管和气管切开术的优缺点 [5-7]

经喉气管插管	
优　点	缺　点
• 紧急插管时可靠的气道 • 避免手术并发症 • 费用低	• 细菌气道定植 • 意外脱管 • 喉部损伤 • 气管狭窄 • 化脓性鼻窦炎（经鼻气管插管） • 患者不适

气管切开术	
优　点	缺　点
• 避免对喉部的直接损伤 • 便于护理 • 方便患者活动 • 气道更安全 • 提高患者舒适度 • 可以说话 • 有利于心理健康 • 更快地脱离机械通气 • 改善口腔卫生 • 降低医院获得性肺炎风险	• 并发症（表 5-4） • 细菌气道定植 • 费用高 • 手术瘢痕 • 气管和切口狭窄

在术前调整至最佳生理状态，努力尝试纠正凝血功能异常，包括尿毒症。操作过程中，由于呼气末正压无法维持，患者应能耐受下调后的呼吸机参数。如果患者的呼气末正压水平较高（5cmH$_2$O 以上），可尝试让患者仰卧位，使用 5cmH$_2$O 或 7.5cmH$_2$O 的呼气末正压，以评估患者能否耐受操作过程。

三、气管切开的时机

随着时间的推移，对于重症患者，从气管插管转为气管切开时机选择，意见有所变化。一些新近的研究结果可能提出了一些合理的意见。表 5-3 总结了几项对比早期与晚期气管切开的研

表 5-3　评价早期（≤7 天）和晚期（>7 天）气管切开术的研究

研究（年份）	患者数量	研究类型	患者来源	结　果
Rodriguez 等[12]（1990）	106	前瞻性随机	外科	早期气管切开可减少 ICU 住院天数和机械通气天数
Sugerman 等[13]（1997）	127	前瞻性随机	外科、创伤	死亡率、VAP 发生率或 ICU 住院天数无差异
Brook 等[14]（2000）	90	前瞻性观察	内科、外科	机械通气天数和住院费用减少
Rumbak 等[15]（2004）	120	前瞻性	内科	早期气管切开术降低死亡率、VAP 2004 年发生率、ICU 住院天数和机械通气天数
Griffiths 等[11]（2005）		Meta 分析	内科、外科	早期气管切开术减少了机械通气天数和 ICU 住院天数，死亡率或 VAP 发生率无差异
Scales 等[16]（2008）	10 927	回顾性队列	内科、外科	早期气管切开术降低死亡率、MV 天数、ICU 住院天数
Blot 等[17]（2008）	123	前瞻性随机	内科、外科	死亡率、VAP 发生率或 ICU 住院天数无差异
Durbin 等[18]（2010）	641	Meta 分析	内科、外科	死亡率、VAP 发生率或机械通气天数无差异
Terragni 等[19]（2010）	419	前瞻性随机	内科、外科	VAP 发生率、ICU 住院天数或死亡率无差异，但机械通气天数减少
Wang 等[20]（2011）	1044	Meta 分析	内科、外科	VAP 发生率、死亡率、住院天数、机械通气天数无差异
Young 等[21]（2013）	909	前瞻性随机	内科、外科	死亡率、抗生素使用时间、机械通气天数无差异，但镇静天数减少

MV. 机械同期；VAP. 呼吸机相关肺炎

究[11-21]。2003 年，Heffner 建议，如果患者经喉气管插管 1 周后仍无法撤离呼吸机，可以考虑行气管切开术。如果患者存在脱机困难，考虑 1 周内无法撤离呼吸机，应实施气管切开术。如果患者 1 周内撤离呼吸机的可能性较小，不建议进行气管切开术。对于病情趋势无法判断的，气管切开术的实施应每天再评估[4]。

随后，2005 年发表的一篇 Meta 分析[11]表明，需要机械通气的重症患者，早期实施气管切开术（7 天内）优于晚期（>7 天）。文章纳入了 5 项前瞻性研究，共 406 名患者，结果表明，早期气管切开平均减少 ICU 住院时间 15.3 天、机械通气时间 8.5 天[11]。减少机械通气时间的可能原因包括减少无效腔、降低气体阻力和减少痰液引起的气道梗阻。住院死亡率和院内获得性肺炎的风险并无显著差异。然而，由于缺少随机研究，这项 Meta 分析有一定的局限性。此后多个随机对照研究得出了相反的结果[20]。2011 年发表的一篇 Meta 分析，纳入了包括 1044 名患者在内的 7 个随机对照研究，结果表明死亡率、机械通气时间和 ICU 住院时间无明显差异[20]。最近一项英国的研究，纳入了 909 名排除因慢性神经系统疾病所致的呼吸衰竭的患者，气管切开术在 4 天内实施的定义为早期，10 天后实施则为晚期。患者在 ICU 治疗第 4 天入组，并且预计机械通气时间超过 7 天。两组间 30 天、1 年、2 年死亡率没有显著差异，平均 ICU 住院时间和抗生素使用时间相近，而早期组，使用静脉镇静药的平均时间较短（5 天 vs. 8 天，$P<0.001$）[21]。有趣的是，晚期组中有 53.7% 的患者不再需要气管切开术，这提示需要长期机械通气的时间截点有待商榷[21]。

总之，尽管早期的研究结果相悖，目前关于早期气管切开术的获益并不足以推荐对经喉气管插管 7～10 天的患者行气管切开术。延迟气管切开术可能帮助患者避免该手术，同时避免该手术的相应并发症。

基于一些回顾性研究的结果，在某些特定情况下，早期气管切开术可能是有益的。钝性多器官创伤的患者，在伤后 1 周内行气管切开术，机械通气时间更短、院内获得性肺炎发生率更低[22]、住院费用显著降低[23]。对于颅脑创伤、低 GCS 评分[24]、急性脊柱创伤[25]和烧伤[26]的患者，在受伤 1 周内行气管切开术，也有类似的受益。此外，面部损伤的患者可能需要早期气管切开术，以允许或促进面部骨折手术、固定和制动。

四、操作流程

（一）紧急气管切开术

紧急气管切开术是一项中等难度的操作，需要训练、技巧、助手的辅助、合适的时间、照明、适当的设备和器材。当时间紧迫、患者无法配合、解剖结构异常，并且不满足上述要求时，气管切开术的风险会非常高。紧急气管切开术的危险程度与周围的神经血管解剖结构密切相关，尤其是气管小且界限不清晰的儿童。紧急气管切开术的风险是择期气管切开术的 2～5 倍[27, 28]。尽管如此，紧急气管切开术仍具有一定的适应证[29]，包括气管横断、颈前外伤伴喉粉碎性骨折[30]、严重的面部创伤、急性喉头梗阻或邻近部位梗阻，以

及不建议行环甲切开术但需要紧急气道手术的儿科患者（＜12 岁）。紧急情况下，当没有足够的时间或人员进行紧急气管切开术时，环甲切开术可能是建立气道的更有效和快捷的方式。

（二）环甲切开术

尽管早期因为并发症的发生率高备受质疑，环甲切开术较气管切开术仍有一些潜在优势，包括技术简单、操作快捷、并发症发生率低[31]、适合床旁操作、避免因胸骨正中切开或颈部淋巴结清扫所致的交叉感染[32]、不需要颈部过伸、手术瘢痕小。此外，环甲切开术对纵隔的损伤小，因此损伤食管的机会比较小，几乎很少发生气胸或气管动脉瘘[33]。尽管有这样的观点，许多学者仍建议，仅将环甲切开术作为部分患者的一种长期气道通路的选择[34]。在紧急情况下尤其是处理创伤时，行环甲切开术是没有争议的[35-37]。环甲切开术比气管切开术需要更少的器械、操作更容易掌握，并且在经口或经鼻气管插管不成功或有禁忌证的紧急情况下，可以快速实施建立人工气道，因此，环甲切开术具有一定的优势。环甲膜位于气管环之上的颈部，更接近皮肤表面。紧急情况下，口腔或鼻腔大量出血或反流，上气道解剖结构异常，肌肉痉挛和牙关紧闭、异物阻塞上呼吸道，这些情况可能导致经喉气管插管失败。环甲切开术适用于创伤的处理，包括确定或可疑的颈椎损伤、单纯或复合型面部创伤，此时经鼻气管插管和经口气管插管都是困难且危险的。因此，环甲切开术在紧急气道管理中具有重要作用[36]。

1. 应用和禁忌

环甲切开术不用于气管内插管拔管后立即发生的气道阻塞，因为可能阻塞可能发生在喉下[36]，同样，对于原发性喉外伤或疾病，如肿瘤

或感染，环甲切开术被证明是无效的。在任何情况下，12 岁以下的婴儿和儿童都是环甲切开术的禁用人群，因为有可能发生狭窄甚至横断[36]。在这个年龄组，经皮套管针气管通气是一种暂时性的通气方法，以争取时间实施气管切开术。

2. 解剖

环甲腔的垂直直径≤9mm，小于大多数气管切开管的外径（外径 10mm）。环甲动脉在上段横穿中线，膜部垂直于中线。甲状软骨的前上缘是喉结。环甲膜位于喉结下方 2～3cm 处，即甲状软骨正下方的凹陷。环甲膜的下缘是环状软骨[33, 35]。环甲切开术的过程详见手术标准文本。

3. 并发症

环甲切开术短期和长期并发症的报道范围不尽相同，在选择性、控制良好、精心挑选的病例中占 6.1%，在紧急或其他次优条件下占 50% 以上[3, 36]。环甲切开术后声门下狭窄的发生率为 2%～3%[3, 31]。这种主要并发症发生在气管造口或环甲切开部位，但不发生在袖口部位[38]。环状软骨医源性损伤或套管对软骨的压力可能导致软骨坏死[37]。环甲切开术较气管造口术更易发生声门下狭窄。可能原因如下：①喉是喉气管气道最狭窄的部分；②声门下组织，尤其是儿童，对接触不耐受；③环甲膜和环状软骨的分裂破坏了支撑气道的完整性。此外，由于周围结构（环状软骨和甲状软骨）的刚性，气管切开管的尺寸范围受到限制，并且该水平气管切开管的弯曲可能会撞击后方膜部而阻塞气道。喉气管损伤和长期经喉插管一样，是环甲切除术后声门下狭窄的主要危险因素[31]。

由于环甲切开术与诸多并发症相关，大多数学者建议在 48～72h 内将环甲切开术替换为标准的气管切开术。相比于常在环状软骨与第一软骨环或第一和第二软骨环之间操作的经皮扩张气管

切开术，更多选用在第二和第三软骨环之间操作的方式外科气管切开术[39]。

五、重症监护室的气管切开术

气管切开术是 ICU 最常见的外科操作之一，通常用于撤离机械通气、清除分泌物、对需要长时间通气的患者进行气道保护。气管切开术分为开放式和经皮式，分别有不同的改良。不同的外科气管切开技术在本章的参考文献中有很好的描述。本章参考文献详细介绍了不同的气管切开技术[3, 40]。

（一）开放式外科气管切开术（OST）

在开放式外科气管切开术中，患者的颈部延展，从下颌到锁骨下几厘米充分暴露手术区域。该区域已准备好并覆盖，预防性抗生素的使用由外科医生决定。可使用垂直或水平切口，但水平切口更美观。将颈阔肌沿切口分开，颈带状肌群沿中线分开。将甲状腺峡部向上移动或根据需要分开以进入气管。在环状软骨低位的情况下，解剖气管前壁有助于将气管移出纵隔，环状软骨钩的使用将提升气管以暴露第二或第三气管环。在识别出第二或第三气管环后，进行垂直气管造口术或制作气管瓣（Bjork 瓣），通过将气管黏膜瓣缝合到切口处的皮肤上来形成瘘管。

这项技术的变化包括在气管切开插管时使用保留缝线穿过气管侧壁进行回缩，以及在意外脱管时快速插入气管切开套管[40]。大多数情况下，气管"切开口"将在 7～10 天后稳定，并将形成便于更换套管或缩小尺寸的窦道，从而将套管错位的风险降至最低。

（二）经皮扩张气管切开术（PDT）

经皮扩张气管切开术分为几个版本，但都是

基于通过气管前壁放置导丝，然后沿导丝扩张以形成气管造口这一技术之上进行改良。手术过程中监测氧饱和度、心律和血压。气管插管成功可以通过呼气末二氧化碳监测来验证。与 Ciaglia 等[41] 在 1988 年描述的原始技术相比，有几个不同的修改。这些改良技术在其他地方有详细描述[3]。

开放式外科气管切开术和经皮扩张气管切开术这两种技术都可以在 ICU 或手术室内进行。几项 Meta 分析比较了 OST 和 PDT，大多数研究显示这两种气管切开术的死亡率或主要并发症发生率没有显著差异。Freeman 等[42] 回顾了 1991—1999 年发表的多项前瞻性对照研究，共计 236 名患者，结果提示 PDT 和 OST 在死亡率上没有差异，PDT 更少出现出血和造口感染，而且操作更迅速。Delancy 等[43] 的一项包括 17 项随机试验共 1212 名患者的 Meta 分析中，PDT 和 OST 在死亡率和主要并发症方面没有显著差异。该研究还显示，PDT 组的吻合口感染减少，并且出血风险无差异。Higgins、Punthakee[44] 和 Oliver 等[45] 的 Meta 分析研究也得到了类似的结果。然而，Dulguerov 等[46] 回顾了 1960—1996 年进行的 48 项研究中的 3512 名患者，证实 OST 比 PDT 更有利。随后针对这些论文的评论指出了患者群体存在异质性的缺点，以及在 Meta 分析中使用病例系列和非随机研究[47-49]。经验的积累和技术的改良使得这两种技术在有适应证的患者进行，并且具有相同的安全性和效率（<1% 的手术相关死亡率）[50]。

其他指标，如成本[51]、出血、感染、操作时间及从决定到完成手术的时间，也被用来评价两种切开术的合理性[50]。每一个指标都可以证明一个术式优于另一个术式，但是医疗机构的差异和术者的经验更为重要[52]，这些问题对于死亡率高

达 35%、每天住院费用远超过这项技术的 ICU 患者来说尤为突出[53]。

合理的统筹医疗资源和充分利用术者的经验，为患者提供"最好"的气管切开术更为重要。不同医疗机构的患者群体可能不尽相同（心脏、创伤、神经外科和内科 ICU 患者），这可能会影响术式的选择。患者的身体条件在选择中也起到很大的作用：矮小、粗颈的患者很难触摸到气管环，这使得经皮气管切开术困难且危险。这样的患者最好在可以达到最佳镇静/肌松（如果需要）和定位的手术室环境中接受手术，同时直接显露气管前部，必要时实用合适大小的、定制的导管置入气道。

尽管如此，PDT 还是有一些明显的优点：①更容易掌握手术时机；②减少手术室和人力的使用；③ PDT 比 OST 便宜（即使这两种手术都是在 ICU 进行的）；④ PDT 不需要将危重患者送到手术室；⑤更美观；⑥ PDT 可能降低吻合口感染、出血和减少吻合口旁的气管分泌物的发生率。

我们建议以下患者考虑行 OST 而不是 PDT：①严重呼吸衰竭的患者（$FiO_2 > 0.60$，$PEEP > 10$，困难经喉插管或胸骨切迹上方未触及的环状软骨或环状软骨 <3cm[51]）；②肥胖患者气管前皮下脂肪丰富；③巨大甲状腺肿患者；④继发于先天性或获得性疾病的异常气道；⑤需要另外一名医生管理通气和循环；⑥无法纠正的出血倾向[54]。

超声在经皮气管切开术中的应用

超声在 PDT 有一些帮助。

(1) 血管解剖变异的识别：一小部分患者存在血管解剖变异，这是 PDT 的禁忌证。术前对颈前进行超声检查可以识别行 PDT 时危险的变异血管[55-59]。用高频血管探头获取颈前横切面。从甲状软骨开始，操作者将探头沿颈前向下移动，

识别中线异常的血管结构。探头一旦到达胸骨上切迹，就向下倾斜，以检查是否有高位纵隔动脉或静脉。检查只需几分钟，是提高手术安全性的有效手段。

颈动脉、头臂动脉、右锁骨下动脉、甲状腺动脉或主动脉弓的异常位置虽然罕见，但与 PDT 期间的严重出血有关。偶尔也会发现位于中线大静脉，这也是 PDT 禁忌证。识别到危险的血管解剖结构，应选择在手术室进行标准的开放的外科术式。

(2) 插管位置的选择：在检查血管结构时，操作者可辨认出甲状软骨、环状软骨和环状软骨凸起下方的气管软骨环。插入部位应定位在第一软骨环下方。当查体困难时，如肥胖或环状软骨位置较低的老年患者，超声检查对选择插管部位非常有帮助。一旦确定了安全位置，操作者可以将其标记，以便穿刺针的置入，或者使用超声进行实时的穿刺引导。

(3) 引导穿刺：PDT 时可应用超声实时引导气管穿刺[60]。与标准技术相比，它提高了首次穿刺成功率和置入穿刺针的准确性[61]。如果操作者选择实时引导，探头应持在横轴上，同时通过超声跟踪穿刺针路径，将针插入气管。有些术者在切开皮肤前先置入穿刺针，有些术者先切开皮肤，之后在超声引导下置入穿刺针。

六、导管和套管

优良的气管切开套管应具有以下特点：灵活性，以适应不同患者解剖结构；惰性材料；内径宽；外径窄；表面光滑，便于插入和取出；置入后有足够的长度固定，但不会触及隆突或造成气管损伤。直到 20 世纪 60 年代末，在外科医生开始使用硅胶和其他合成材料进行实验前，气管切

开术的套管和插管都是由金属制成的。目前，几乎所有的气管切开管都是由合成材料制成的。与金属管相比，硅胶管的缺点是管壁厚度增加，导致外径增大。硅胶管有带或不带套囊的。套囊可以封堵导管周围的气道，利于正压通气，也可以减少误吸。过去，套管与气管狭窄的发生率增高有关，气管狭窄是由黏膜缺血和坏死及术后套囊部位的瘢痕挛缩引起的。高容量、低压套囊可减少对气管壁产生的压力，从而最大限度地减少（但不是消除）压力导致的局部坏死[62]。套囊压力应保持在 $15\sim20cmH_2O$，因为较高的压力会减少黏膜毛细血管血流，导致气管缺血性损伤[63]。危重患者应每天用压力计检查套囊压力。一旦患者脱离机械通气，应将套囊放气，或考虑无套囊的气管切开套管，直到患者可以拔管。当留置气管切开套管仅为了保证气道（睡眠呼吸暂停）或清理气道分泌物的通道时，可以放置不带套囊的套管。气管切开术更全面的阐述可在参考文献中获得[64]。

七、术后护理

气管切开套管的护理很重要。以下重点介绍了所有重症监护医护在护理气管切开患者时需要了解的一些具体问题。

（一）切口和敷料护理

切口的每天检查非常重要，以确定有无切口感染和皮肤撕裂[65]。此外，还应该保持切口清洁，没有血液和分泌物，特别是在术后早期。部分专家建议应用 1∶1 的过氧化氢和无菌生理盐水混合清洁切口[65]。更换敷料和胶带时应注意避免气管切开套管移位。在气管切开窦道稳定时，通常在术后 1 周的时间，用于固定和（或）通过

环暴露的缝线应尽快去除，以便切口护理清洁。有异味的气管"口腔炎"可能导致导管周围的切口扩大，应局部使用抗菌敷料（如 0.25% Dakin 溶液）进行治疗，以促进消炎。严重的硬结和（或）蜂窝织炎应使用全身抗生素，如克林霉素。分泌物有时会变得非常难闻，这提示是革兰阴性菌或厌氧菌感染 / 过度生长，此时这应该用局部联合全身抗菌药治疗。

（二）内套管

在 ICU 的大多数气管切开管使用内套管。Bivona 制造了一种有硅胶涂层的气管切开管，不需要内套管。在其他气管切开管中，内套管可以防止分泌物在术区局部积聚，延长气管切开管的寿命。内套管可以很方便地取出、清洗或更换为无菌的一次性插管。一次性内套管的优点是更换次数多、效率高，护理时间短，降低交叉污染的风险，确保无菌。如果需要重新插入气管造口术，套管管芯应准备好。

（三）湿化

上呼吸道的功能之一是湿化吸入的空气。因为气管切开术绕过了上呼吸道，所以为气管切开术患者提供温暖、湿润的空气是至关重要的。吸入气体的湿化可预防气管切开术患者的并发症的发生。缺乏合适的气体湿化可能导致分泌物黏稠而阻塞气管，影响纤毛清除黏液，咳嗽减少。

（四）吸痰

气管切开患者的气道分泌物量经常增加，同时清除分泌物的能力下降。保持呼吸道通畅没有过量的分泌物对于降低肺部感染和气道堵塞的风险至关重要 [65]。咳痰能力差的患者经常需要吸痰。吸痰操作应最大限度地清除分泌物，同时造

成最低程度的气道损伤。但并不建议常规进行吸痰操作 [66]。对于因分泌物而需要频繁吸痰的患者，如果没有感染和气管炎，那么导管本身可能是罪魁祸首。缩小管子的尺寸，甚至尝试短暂移除气管切开管（严密监测情况下），评估分泌物是否减少，以及留置切开管的必要性。

（五）更换气管切开套管

气管切开导管不需要常规更换。事实上，常规更换气管切开管存在很大的风险，特别是术后 1 周内，并且是由缺乏经验的护理人员进行的。一项针对经过耳鼻喉科专科培训后的调查显示，在放置气管切开管的最初 7 天内，常规更换气管切开管，尤其是由缺乏经验的医生操作，气道破坏和死亡的发生率很高 [67]。一般来说，只有在以下情况下才需要更换导管：①导管功能问题，如套囊漏气；②干燥的分泌物的积聚导致管腔狭窄时；③需要更换为新型导管时；④在拔管之前缩小管的尺寸。理想情况下，气管切开导管在首次放置后 7～10 天内不应更换。这样做是为了让气管切开窦道和导管稳定。在气管切开窦道行程前更换气管切开导管有可能将导管错放到颈部或纵隔软组织中。如果气管切开导管需要在窦道稳定之前更换，则应在有吸痰管或导管置换器的引导下更换，床边配备人员和设备随时进行经口气管插管。

（六）气管造口术相关的进食和吞咽功能障碍

气管切开术患者开始经口喂养之前应谨慎。大量研究表明，气管切开患者误吸的风险显著增加。从生理上讲，气管切开术的患者更有可能吸入，因为气管切开导管固定了喉部，阻止了喉部正常的向上和向前运动，而这是声门关闭和环咽

松弛所需要的。气管切开导管，特别带有气囊的气管切开导管，还会压迫食管，缩短声带闭合时间，以及导致喉部闭合不协调，干扰正常吞咽[68, 69]。此外，长时间的经喉插管也会导致吞咽障碍，即使气管插管转为气管切开术后，吞咽障碍仍会持续存在[70]。40%～65% 的气管切开患者在吞咽时会发生误吸[71]。73%～77% 的误吸没有临床症状[71]。

在尝试对气管切开患者开始经口喂养之前，必须满足几个客观标准。患者必须神志清楚，并能够听从复杂指令。患者应有足够的咳嗽和吞咽反射、足够的口腔运动力量和足够的呼吸功能储备。这些标准可能最好由认证的语言治疗师来评估。这些标准最好由受过专业培训的语言治疗师进行评估。然而，床边评估只能识别出 34% 高误吸风险的患者[72]。通过喂养着色食物或测量气道分泌物中的葡萄糖水平，以评估吞咽功能，似乎并不能增加检测吸入风险的敏感性[73]。钡餐透视可以识别出 50%～80% 的高误吸风险的气管切开患者[72]。由喉镜直接观察患者吞咽过程，联合钡剂透视，可能在预测患者误吸风险方面更加敏感[72]。放射性核素检查可能是识别误吸最灵敏的方法[74]。封堵气管切开管[67]或使用 Passy-Muir 说话瓣膜可能会减少经口喂养的气管切开患者的误吸风险，但这不具有普遍性[75]。

由于气管切开患者误吸风险高且难以评估，我们不建议对 ICU 气管切开的患者实施经口喂养。我们认为，经皮内镜下放置胃造瘘管或维持鼻胃管喂养的潜在风险 [如误吸及其并发症（如反复发作的肺炎、急性呼吸窘迫综合征和困难脱机）] 远小于经口喂养的风险。

（七）气管切开患者从 ICU 转至普通病房

多项研究关注到了气管切开患者撤离机械通气后，从 ICU 转到普通病房的安全性[76, 77]。

Fernandez 等的一项回顾性研究发现，从 ICU 转出的尤其整体预后较差的患者中，气管切开患者的死亡率高于拔除气管插管的患者[76]。Martinez 等的一项前瞻性研究纳入了 73 名接受气管切开的患者，他们从 ICU 转到普通病房，并且无神经损伤[77]。其中 35 名患者在转到普通病房前拔管。拔管组死亡率显著降低。转出前未拔管患者死亡率增加与体重指数＞30kg/m² 和痰液黏稠相关。

转到普通病房的气管切开患者需要特别关注。英国的一项小规模研究表明，多学科协作护理模式可以加快拔管流程，同时降低并发症的发生率[78]。我们建议，气管造口术患者可以在普通病房得到安全护理，前提是医生、护士和呼吸治疗师之间有跨专业的团队合作。

八、并发症

气管切开术，无论是经皮扩张式还是开放手术式，都与多种并发症有关。根据发生时间这些并发症分为早期、中期和晚期（表 5–4）。并发症的发生率为 4%[79]～39%[19]，死亡率为 0.03%～0.6%[46, 80]。并发症的发生率随着手术医生经验的增加而降低[81]。气管切开术的并发症主要有医源性气管撕裂、出血、导管脱出、感染或梗阻[3]。神经外科患者气管切开后并发症的发生率比其他患者高[3]。儿童，尤其是婴幼儿气管切开术的风险高于成人，通常与术者的经验相关[82]。详细了解气管切开术早期、中期和晚期的并发症及其处理对专科医生非常重要。

多项研究表明，体重指数＞30kg/m² 的患者气管切开术的并发症发生率增加[8, 83]。经皮气管切开术患者的并发症发生率有些不同。Byhahn 等发现，在体重指数＞27kg/m² 的 32 名患者中，经皮气管切开术的并发症发生率为 43.8%，而体重指

表 5-4 气管切开术的并发症 [3, 7]

早期并发症（0～24h）
- 导管移位
- 心律失常
- 低血压
- 缺氧 / 高碳酸血症
- 气道失控
- 气胸
- 纵隔气肿
- 急性手术性肺气肿
- 大出血
- 菌血症
- 气管软骨骨折
- 食管损伤（不常见）
- 心肺骤停（不常见）
- 气管咽喉损伤（不常见）
- 扩张气管切开术造成气道挤压（不常见）

中期并发症（第 1～7 天）
- 持续性出血
- 导管移位
- 导管阻塞（黏液、血液）
- 严重肺不张
- 切口感染 / 蜂窝织炎

晚期并发症（>7 天）
- 气管无名动脉瘘
- 气管软化
- 气管狭窄
- 气管前软骨坏死和缺失
- 气管食管瘘
- 误吸
- 慢性言语和吞咽障碍
- 气管皮肤瘘

数<27kg/m² 的 73 名患者的并发症发生率为 18.2%（P<0.001）。此外，肥胖组的严重并发症发生率是非肥胖组的近 5 倍 [84]。而 Romero 等随后对 25 名肥胖患者和 80 名非肥胖患者进行的研究表明，在超声帮助下，接受纤维支气管镜引导下经皮气管切开术的并发症发生率没有显著差异（8% vs. 7.5%，P=1）[85]。在目前为止最大规模的一项研究中，McCague 等回顾了 131 名肥胖患者和 295

名非肥胖患者接受支气管镜引导下经皮气管切开术的情况，并发症的发生率没有显著差异 [86]。总体而言，这些研究尚存在病例数量少、回顾性或观察性研究、缺乏长期的随访的局限性。

（一）梗阻

气管切开管梗阻是一种潜在的危及生命的并发症。套管可能会被血块或黏稠的分泌物堵塞。在这种情况下，应立即拔除内套管，并对患者进行吸引。如果未能解除梗阻，可能需要拔掉外套管。这个决定必须考虑到套管留置的位置和时间。套管的远端与气管前后壁成角也可能造成阻塞。甲状腺峡部压迫套管可，使气管切开套管尖端抵在气管前壁，而较低位置的横切口皮缘可能使气管切开管尖端抵在气管后壁。这些类型梗阻会导致呼气相呼吸困难。分离甲状腺峡部和合适的横向皮肤切口能避免导管向前和向后成角、梗阻。

（二）导管移位 / 脱出

已放置 2 周或更长时间的气管切开导管的移位可通过更换导管来处理。如果不能立即更换，或者如果更换后患者无法通气（表明导管不在气管内），则应进行经口气管插管。如果导管移位后，不能及时更换，并且无法重新插管，患者将有生命危险。

术后早期的脱位通常是由几个技术问题中的引起的。如未能成功分离甲状腺峡部，完整的甲状腺峡部会紧贴气管导管，使其移位。当气管胸段过度延展或气管牵引过度，会出现切口位置会过低（即第二和第三软骨环下方）。当正常的解剖关系恢复后，气管回缩到胸骨上切迹以下，导致气管移位。气管切开导管移位是一种潜在的致命性并发症，可以通过以下方式，减少发生：

①必要时，手术横断甲状腺峡部；②恰当选择切口位置；③避免颈部过度伸展和（或）气管牵拉；④使用足够紧的气管切开导管固定带；⑤短颈患者气管切开导管边缘与皮肤缝合；⑥插入适合患者解剖结构的长度的气管切开导管。一些外科医生将保留缝线应用于气管，在术后早期使用，以防气管移位，从而使气管能够被拉回切口位置，进行重新插管。制作 Bjork 皮瓣需要将气管吻合口的下缘缝合到皮肤上，从而为导管的放置建立可靠的途径。然而，Bjork 皮瓣往往会影响吞咽并导致吸入。气管切开后的再次插管可以通过使用一个较小的斜面气管导管，在该导管上应用 Seldinger 技术完成气管切开术的再插管 [87]。

如果在术后 7～10 天内，气管切开管发生移位，我们建议经喉气管插管，以建立安全的气道。在不太紧急的情况下更换气管切开管，如有必要，可以使用纤维支气管镜引导。

（三）皮下气肿

大约 5% 的患者在气管切开术后会出现皮下气肿 [87]。通常发生在组织分离范围较大和（或）伤口闭合过紧时。皮肤切口应该保持合适的松紧，皮肤下的软组织应尽量恢复生理状态。皮下气肿通常在气管切开术后 48h 后消退，但当切口闭合过于紧密且患者咳嗽或进行正压通气时，可能会出现纵隔气肿、心包气肿和（或）张力性气胸 [3]。

（四）气胸和纵隔气肿

胸膜顶延伸到颈部，尤其是患肺气肿的患者；因此，气管切开时有可能损伤胸膜顶。这种并发症在儿童更为常见，因为儿童胸膜顶位置更高。气管切开术后气胸的发生率为 0%～5% [79, 87]。许多外科医生术后常规复查胸部 X 线片。

病例 1
患者 60 岁，近一年因肌无力逐渐加重反复住院。住院过程中，因高碳酸血症行气管插管术 [88]。多次尝试拔管失败，随后行床旁经皮气管切开术。气管切开过程中扩皮器置入遇到阻力，但调整后顺利置入了气管切开管。当患者连接呼吸机时，出现气道峰压升高，潮气量降低，伴有血氧饱和度和血压下降。超声检查在右侧胸膜发现肺点，伴胸膜滑动征消失。立即行胸腔穿刺置管，呼吸循环状态改善，胸膜滑动征恢复。10min 后，患者再次出现呼吸循环衰竭。复查肺部超声检查。

（五）出血

大约 12.5% 的患者术后会出现切口处轻微的出血，这是手术最常见的并发症 [89]。术后咳嗽和过度拉伸可能引起血凝块或者缝线脱落，导致静脉出血。可通过移开血块或结扎线而导致静脉出血。抬高床头、包扎伤口和（或）使用动态平衡材料通常可以控制轻微出血。高达 5% 的气管切开术可能会发生大出血，原因是甲状腺峡部出血、其中一条颈前静脉的结扎线丢失或横过颈静脉切迹上方的横静脉受伤。持续性出血可能需要返回手术室进行处理。减少气管切开术后早期出血的要点包括：①使用垂直切口；②仔细地剥离中线，小心地用器械分离每一层组织，而不是简单地将组织分开；③使用结扎而不是电灼；④仔细地分割和缝合结扎甲状腺峡部。气管切开术后晚期出血通常是由于肉芽组织出血或其他相对原因。然而，在这些晚期出血病例中，需要除外气管无名动脉瘘。

（六）气管无名动脉瘘

据报道，有 50% 的气管切开术后出血发生在术后 48h 以上，其原因通常是由于气管造口管尖端或套囊侵蚀血管，导致无名动脉破裂 [87]。然而，由于低压套囊的出现，这种并发症的发生率大大降低，不到 1%[90]。

85% 的气管无名动脉瘘发生在气管切口术后的第 1 个月内，尽管也有报道称气管无名动脉瘘发生在术后 7 个月[91]。气管切开术后迟发性失血的其他部位包括颈总动脉、甲状腺上动脉和下动脉、主动脉弓、和无名静脉[91]。破裂和瘘管的形成是由于套囊压力过大导致气管侵蚀到动脉，或者由于导管尖端与气管前壁成角而引起的。感染和其他削弱局部组织的因素，如营养不良和类固醇，可能也起到了一定作用[92]。无名动脉上升至气管前第六软骨环的水平，切口位置较低也可使管端或套囊与无名动脉接近。无名动脉的变异比较罕见，发生率为 1%～2%[91]，这会造成非常严重的并发症。气管切开管的搏动提示存在变异动脉[91]。早期，气管无名动脉瘘的出血通常不会有出血表现。必须使用柔性气管镜及时检查先兆出血。如果考虑可能出现气管无名动脉瘘（轻度气管炎和前部脉动性糜烂），应将患者带到手术室进行评估。根据既往资料，确切的治疗需要切除动脉。然而，也有几个报道的无名动脉血管内支架治疗成功的病例[93, 94]。即使在紧急手术干预下，死亡率也接近 100%[3]。突发出血可以通过气管切开管套囊的过度充气或通过吻合口重新插入气管插管来处理，尝试将套囊放置在瘘口的水平。下颈部切口对动脉进行盲法手指压迫可能是关键复苏措施的一部分。如果怀疑气管动脉瘘，应在手术室对患者进行评估，并为可能的胸骨切开术做好准备。

（七）导管错位

在手术时或通过早期的吻合口更换或置换导管时，可能会发生导管的错位。如果没有发现导管错位，可能会出现纵隔气肿和张力性气胸，并伴有肺泡通气不足。可能会损伤神经血管，包括喉返神经。患者必须行经口气管插管或经气管切开处重新置管[3]。一些权威人士建议在手术时在气管内放置保留缝合线。气管切开后床边设置的气管切开术的可用性有助于紧急重新插管。一些专家建议，手术时在气管内留置保留缝线。气管切开术后在床边备好气管切开器材对有助于紧急插管。

（八）气管软骨骨折

气管软骨骨折是一种常见的且容易被忽视的并发症。在一项纳入 219 例经皮气管切开术的研究中，发生率为 9.6%[95]。随着时间的推移，气管软骨骨折可能与狭窄的发生相关。有多种避免该并发症的方法，如支气管镜检查以确认位置；避免插入部位的旋转扭矩；垂直插入；气管导管 / 支气管镜对气管前壁的反作用力；完成适当的皮肤切口和钝性软组织切开术，以防止插入时用力过大；确保气管造口术和闭孔器之间的适当配合；锥形气管造口术的使用；使用患者所需的最小气管造口术。

（九）切口感染

气管切开术的局部感染率不到 2%[8]。严重感染的概率不到 0.5%[79]。建议进行良好的切口护理和早期使用抗生素。但不推荐预防性使用抗生素[96]。

（十）气管食管瘘

气管后壁和颈段食管损伤引起的气管食管瘘发生率不到 1%，多见于儿童。术后早期瘘管是手术过程中医源性损伤的结果[87]。通过在两个气管环（第二和第三软管环）之间的水平切口进入气管，可以最大限度地减少形成瘘的机会，从而消除最初形成硬软骨环的切口[3]。晚期气管食管瘘可能是由于气管导管移位或成角引起的气管坏死，如颈部过度弯曲或套囊压力过大[87]。出现套囊渗漏、腹胀、反复吸入性肺炎和经气管造口部位的胃液反流的患者应怀疑气管食管瘘。可通过内镜检查或对比研究证实。气管食管瘘需要外科修复。对于不能耐受大手术的患者，可以放置食管和气管支架[97]。

（十一）气管狭窄

40%～60% 的患者在气管切口术后出现一定程度的气管狭窄[80, 98]。然而，只有 3%～12% 的狭窄具有临床意义，需要干预[99]。狭窄最常见于切口水平或切口正上方，但在声带远端[3]。狭窄通常是由细菌感染或气管前壁和侧壁的软骨炎引起的。肉芽组织通常先生长、成熟，变成纤维状，并覆盖一层上皮。肉芽组织本身也可能导致其他并发症，例如在切口水平阻塞气道，使更换气管切开口管变得困难，以及堵塞气管开口。明确导致气管狭窄的危险因素包括脓毒症、切口感染、低血压、高龄、男性、皮质类固醇使用、气管切开管过度活动、放置过大的导管、长期使用、套囊压力升高、气管前部软骨过度切除、在经皮气管切开术期间气管环断裂[100]。使用尺寸合适的气管切开管，仅在需要时才对套囊进行充气，并将套囊内压力保持在 15～20mmHg 以下，可降低气管狭窄的发生率[101]。气管狭窄及其他长期并发症似乎在经皮气管切开术中较少发生[102, 103]。

肉芽组织的治疗选择包括局部治疗（如局部使用抗生素或类固醇、硝酸银和聚氨酯敷料）或手术治疗（激光切除、电灼和手术切除）[3]。症状性气管狭窄的治疗选择包括硬性支气管镜下取芯扩张、腔内激光切除或切除后行气管端端吻合术。

（十二）气管软化症

气管软化症是由于气管缺血性导致气管壁变弱，继而发生软骨炎，气管软骨的破坏和坏死。受累的气管在呼气时会塌陷，导致气流受限、气体潴留和气道分泌物滞留。气管软化症最终可能导致患者无法脱离机械通气。气管软化症的短期治疗方法是放置一个较长的气管切口管，越过软化区。长期治疗方案包括支架植入、气管切除或气管成形术。

（十三）吞咽困难和误吸

与气管造口术相关的主要吞咽障碍是误吸。由于误吸的风险很高，我们不建议气管切开的 ICU 患者经口喂养。

（十四）顽固气管皮肤瘘

气管切开口在拔管后通常会迅速闭合，但偶尔也会残留瘘管，特别是在气管切开管放置时间较长的情况下。如果出现这种并发症，可以在局部麻醉下切除瘘管并缝合切口。更复杂或顽固的瘘管需要在全身麻醉下进行更全面的手术，包括在气管切口和皮下组织之间使用局部肌瓣。

结论

气管切开术是 ICU 中最常见的外科手术之一，对于需要机械通气超过 10 天的患者来说，气管切开术似乎是首选气道。对于大多数患者来说，在机械通气 7～10 天内进行气管切开术不太获得受益。进行气管切开术的医生需要评估每位患者，以确定针对该患者的最佳术式（无论是在床旁经皮气管切开术，还是在手术室进行开放式气管切开术）。患者的身体状况、医生对手术的熟悉程度、医疗资源都需在决定术式时考虑在内。

参考文献

[1] Clec'h C, Alberti C, Vincent F, et al. Tracheostomy does not improve the outcome of patients requiring mechanical ventilation: a propensity analysis. *Crit Care Med*. 2007;35:132.

[2] Combes A, Luyt CE, Nieszkowska A, et al. Is tracheostomy associated with better outcomes for patients requiring long-term mechanical ventilation? *Crit Care Med*. 2007;25:802.

[3] Bielick CL, Kopec SE, Emhoff TA. Tracheostomy. In: Irwin RS, Lilly CM, Mayo PH, Rippe JM, eds. *Intensive Care Medicine*. 8th ed. Philadelphia, PA: Lippincott, Williams, and Wilkins; 2018:78-88.

[4] Heffner JE. Tracheostomy application and timing. *Clin Chest Med*. 2003;24:389.

[5] Durbin CG. Indications for and timing of tracheostomy. *Respir Care*. 2005;50:483.

[6] Conlan AA, Kopec SE. Tracheostomy in the ICU. *J Intensive Care Med*. 2000;15:1.

[7] Auzinger G, O'Callaghan GP, Bernal W, et al. Percutaneous tracheostomy in patients with severe liver disease and a high incidence of refractory coagulopathy: a prospective trial. *Crit Care*. 2007;11:R110.

[8] El Solh AA, Jaafar W. A comparative study of the complications of surgical tracheostomy in morbidly obese critically ill patients. *Crit Care*. 2007;11:R3.

[9] Aldawood AS, Arabi YM, Haddad S. Safety of percutaneous tracheostomy in obese critically ill patients: a prospective cohort study. *Anaesth Intensive Care*. 2008;36:69.

[10] Milanchi S, Magner D, Wilson MT, et al. Percutaneous tracheostomy in neurosurgical patients with intracranial pressure monitoring is safe. *J Trauma*. 2008;65:73.

[11] Griffiths J, Barber VS, Morgan L, et al. Systematic review and meta-analysis of studies of the timing of tracheostomy in adult patients undergoing artificial ventilation. *BMJ*. 2005;330:1243.

[12] Rodriguez JL, Steinberg SM, Luchetti FA, et al. Early tracheostomy for primary airway management in the surgical critical care setting. *Surgery*. 1990;108:655.

[13] Sugerman HJ, Wolfe L, Pasquele MD, et al. Multicenter, randomized, prospective trial on early tracheostomy. *J Trauma*. 1997;43:741.

[14] Brook AD, Sherman G, Malen J, et al. Early versus late tracheostomy in patients who require prolonged mechanical ventilation. *Am J Crit Care*. 2000;9:352.

[15] Rumbak MJ, Newton M, Truncale T, et al. A prospective, randomized study comparing early percutaneous dilatational tracheostomy to prolonged translaryngeal intubation in critically ill medical patients. *Crit Care Med*. 2004;32:1689.

[16] Scales DC, Thiruchelvam D, Kiss A, et al. The effect of tracheostomy timing during critical illness on long-term survival. *Crit Care Med*. 2008;36:2547.

[17] Blot F, Similowski T, Trouillet JL, et al. Early tracheostomy versus prolonged endotracheal intubation in unselected severely ill ICU patients. *Intensive Care Med*. 2008;34:1779.

[18] Durbin CG, Perkins MP, Moores LK. Should tracheostomy be performed as early as 72 hours in patients requiring prolonged mechanical ventilation? *Respir Care*. 2010;55:76.

[19] Terragni PP, Antonelli M, Fumagalli R, et al. Early vs late tracheostomy for prevention of pneumonia in mechanically ventilated adult ICU patients. *J Am Med Assoc*. 2010;303:1483.

[20] Wang F, Wu Y, Bo L, et al. The timing of tracheotomy in critically ill patients undergoing mechanical ventilation: a systematic review and meta-analysis of randomized controlled trials. *Chest*. 2011;140(6):1456-1465.

[21] Young D, Harrison DA, Cuthbertson BH, et al. Effect of early vs. late tracheostomy placement on survival in patients receiving mechanical ventilation; the TracMan randomized trial. *J Am Med Assoc*. 2013;309:20.

[22] Lesnik I, Rappaport W, Fulginiti J, et al. The role of early tracheostomy in blunt, multiple organ trauma. *Am Surg*. 1992;58:346.

[23] Armstrong PA, McCarthy MC, Peoples JB. Reduced use of resources by early tracheostomy in ventilator-dependent patients with blunt trauma. *Surgery*. 1998;124:763.

[24] Teoh WH, Goh KY, Chan C. The role of early tracheostomy in critically ill neurosurgical patients. *Ann Acad Med Singapore*. 2001;30:234.

[25] Romero J, Vari A, Gambarrutta C, et al. Tracheostomy timing in traumatic spinal cord injury. *Eur Spine J*. 2009;18:1452.

[26] Sellers BJ, Davis BL, Larkin PW, et al. Early predictors of prolonged ventilator dependence in thermally injured patients. *J Trauma*. 1997;43:899.

[27] Stock CM, Woodward CG, Shapiro BA, et al. Perioperative complications of elective tracheostomy in critically ill patients. *Crit Care Med*. 1986;14:861.

[28] Skaggs JA, Cogbill CL. Tracheostomy: management, mortality, complications. *Am Surg*. 1969;35:393.

[29] American College of Surgeons Committee on Trauma. *Advanced Trauma Life Support Course for Physicians, Instructor Manual*. Chicago: American College of Surgeons; 1985:159.

[30] Kline SN. Maxillofacial trauma. In: Kreis DJ, Gomez GA, eds. *Trauma Management*. Boston, MA: Little, Brown; 1989.

[31] Cole RR, Aguilar EA. Cricothyroidotomy versus tracheotomy: an otolaryngologist's perspective. *Laryngoscope*. 1988;98:131.

[32] Sise MJ, Shacksord SR, Cruickshank JC, et al. Cricothyroidotomy for long term tracheal access. *Ann Surg*. 1984;200:13.

[33] O'Connor JV, Reddy K, Ergin MA, et al. Cricothyroidotomy for prolonged ventilatory support after cardiac operations. *Ann Thorac Surg*. 1985;39:353.

[34] Kuriloff DB, Setzen M, Portnoy W, et al. Laryngotracheal

injury following cricothyroidotomy. *Laryngoscope.* 1989; 99:125.

[35] Hawkins ML, Shapiro MB, Cue JI, et al. Emergency cricothyrotomy: a reassessment. *Am Surg.* 1995;61:52.

[36] Mace SE. Cricothyrotomy. *J Emerg Med.* 1988;6:309.

[37] Robinson RJS, Mulder DS. Airway control. In: Mattox KL, Feliciano DV, Moore EE, eds. *Trauma.* New York, NY: McGraw-Hill; 2000:171.

[38] Brantigan CO, Grow JB. Subglottic stenosis after cricothyroidotomy. *Surgery.* 1982;91:217.

[39] Epstein SK. Anatomy and physiology of tracheostomy. *Respir Care.* 2005;50:476.

[40] Walts PA, Murthy SC, DeCamp MM. Techniques of surgical tracheostomy. *Clin Chest Med.* 2003;24:413.

[41] Ciaglia P, Firsching R, Syniec C. Elective percutaneous dilatational tracheostomy: a new simple beside procedure. Preliminary report. *Chest.* 1985;87:715.

[42] Freeman BD, Isabella K, Lin N, et al. A meta-analysis of prospective trials comparing percutaneous and surgical tracheostomy in critically ill patients. *Chest.* 2000;118:412.

[43] Delancy A, Bagshaw SM, Nalos M. Percutaneous dilatational tracheostomy versus surgical tracheostomy in critically ill patients: a systemic review and meta-analysis. *Crit Care.* 2006;10:R55.

[44] Higgins KM, Punthakee X. Meta-analysis comparison of open versus percutaneous tracheostomy. *Laryngoscope.* 2007;117:447.

[45] Oliver ER, Gist A, Gillespie MB. Percutaneous versus surgical tracheostomy: an updated meta-analysis. *Laryngoscope.* 2007;117:1570.

[46] Dulguerov P, Gysin C, Perneger TV, et al. Percutaneous or surgical tracheostomy: a meta-analysis. *Crit Care Med.* 1999;27:1617.

[47] Anderson JD, Rabinovici R, Frankel HL. Percutaneous dilational tracheostomy vs open tracheostomy. *Chest.* 2001;120:1423.

[48] Heffner JE. Percutaneous dilational vs standard tracheostomy: a meta-analysis but not the final analysis. *Chest.* 2000;118:1236.

[49] Susanto I. Comparing percutaneous tracheostomy with open surgical tracheostomy. *BMJ.* 2002;324:3.

[50] Angel LF, Simpson CB. Comparison of surgical and percutaneous dilational tracheostomy. *Clin Chest Med.* 2003;24:423.

[51] Massick DD, Yao S, Powell DM, et al. Bedside tracheostomy in the intensive care unit: a perspective randomized trial comparing surgical tracheostomy with endoscopically guided percutaneous dilational tracheotomy. *Laryngoscope.* 2001;111:494.

[52] Garland A. Improving the ICU: part 1. *Chest.* 2005;127:2151.

[53] Combes A, Luyt CE, Trouillet JL, et al. Adverse effects on a referral intensive care unit's performance of accepting patients transferred from another intensive care unit. *Crit*

Care Med. 2005;33:705.

[54] Stocchetti N, Parma A, Lamperti M, et al. Neurophysiologic consequences of three tracheostomy techniques: a randomized study in neurosurgical patients. *J Neurosurg Anesthesiol.* 2000;12:307.

[55] Shlugman D, Satya-Krishna R, Loh L. Acute fatal haemorrhage during percutaneous dilatational tracheostomy. *Br J Anaesth.* 2003;90:517.

[56] Ayoub OM, Griffiths MV. Aortic arch laceration: a lethal complication after percutaneous tracheostomy. *Laryngoscope.* 2007;117:176.

[57] Otchwemah R, Defosse J, Wappler F, et al. Percutaneous dilatation tracheostomy in the critically ill: use of ultrasound to detect an aberrant course of the brachiocephalic trunk. *J Cardiothorac Vasc Anesth.* 2012;26:e72.

[58] Khan SM, Alzahrani T. Common carotid artery surprise during percutaneous dilatational tracheostomy—a near miss, con-firmed with ultrasound. *Saudi J Anaesth.* 2011;5:353.

[59] Gilbey P. Fatal complications of percutaneous dilatational tracheostomy. *Am J Otolaryngol.* 2012;33:770.

[60] Yavuz A, Yılmaz M, Göya C, et al. Advantages of US in percutaneous dilatational tracheostomy: randomized controlled trial and review of the literature. *Radiology.* 2014;273:927.

[61] Rudas M, Seppelt I, Herkes R, et al. Traditional landmark versus ultrasound guided tracheal puncture during percutaneous dilatational tracheostomy in adult intensive care patients: a randomised controlled trial. *Crit Care.* 2014; 18:514.

[62] Grillo HZ, Cooper JD, Geffin B, et al. A low pressured cuff for tracheostomy tubes to minimize tracheal inner injury. *J Thorac Cardiovasc Surg.* 1971;62:898.

[63] Seegobin RD, van Hasselt GL. Endotracheal cuff pressure and tracheal mucosal blood flow, endoscopic study of effects of four large volume cuffs. *BMJ.* 1984;288:965.

[64] Hess DR. Tracheostomy tubes and related appliances. *Respir Care.* 2005;50:497.

[65] Wright SE, van Dahn K. Long-term care of the tracheostomy patient. *Clin Chest Med.* 2003;24:473.

[66] Lewis RM. Airway clearance techniques for patients with artificial airways. *Respir Care.* 2002;47:808.

[67] Tabaee A, Lando T, Rickert S, et al. Practice patterns, safety, and rationale for tracheostomy tube changes: a survey of oto-laryngology training programs. *Laryngoscope.* 2007; 117:573.

[68] Shaker R, Dodds WJ, Dantas EO. Coordination of deglutitive glottic closure with oropharyngeal swallowing. *Gastroenterology.* 1990;98:1478.

[69] Buckwater JA, Sasaki CT. Effect of tracheostomy on laryngeal function. *Otolaryngol Clin North Am.* 1988;21:701.

[70] Devita MA, Spierer-Rundback MS. Swallowing disorders in patients with prolonged intubation or tracheostomy tubes. *Crit Care Med.* 1990;18:1328.

[71] Romero CM, Marambio A, Larrondo J, et al. Swallowing

dysfunction in nonneurologic critically ill patients who require percutaneous dilatational tracheostomy. *Chest.* 2010;137(6):1278-1282.

[72] Tolep K, Getch CL, Criner GJ. Swallowing dysfunction in patients receiving prolonged mechanical ventilation. *Chest.* 1996;109:167.

[73] Metheny NA, Clouse RE. Bedside methods for detecting aspiration in tube-fed patients. *Chest.* 1997;111:724.

[74] Muz J, Hamlet S, Mathog R, et al. Scintigraphic assessment of aspiration in head and neck cancer patients with tracheostomy. *Head Neck.* 1994;16:17.

[75] Leder SB, Tarro JM, Burell MI. Effect of occlusion of a tracheostomy tube on aspiration. *Dysphagia.* 1996;11:254.

[76] Fernandez R, Bacelar N, Hernandez G, et al. Ward mortality in patients discharged from the ICU with tracheostomy may depend on patient's vulnerability. *Intensive Care Med.* 2008;34:1878.

[77] Martinez GH, Fernandez R, Casado MS, et al. Tracheostomy tube in place at intensive care unit discharge is associated with increased ward mortality. *Respir Care.* 2009;54:1644.

[78] Cetto R, Arora A, Hettige R, et al. Improving tracheostomy care: a prospective study of the multidisciplinary approach. *Clin Otolaryngol.* 2011;36:482-488.

[79] Goldenberg D, Ari EG, Golz A, et al. Tracheostomy complications: a retrospective study of 1130 cases. *Otolaryngol Head Neck Surg.* 2000;123:495.

[80] Walz MK, Peitgen K, Thurauf N, et al. Percutaneous dilatational tracheostomy—early results and long-term outcome of 326 critically ill patients. *Intensive Care Med.* 1998;24:685.

[81] Petros S, Engelmann L. Percutaneous dilatational tracheostomy in a medical ICU. *Intensive Care Med.* 1997;23:630.

[82] Shinkwin CA, Gibbin KP. Tracheostomy in children. *J R Soc Med.* 1996;89:188.

[83] Cordes SR, Best AR, Hiatt KK. The impact of obesity on adult tracheostomy complication rate. *Laryngoscope.* 2015;125:105-110.

[84] Byhahn C, Lischke V, Meininger D, et al. Perio-operative complications during percutaneous tracheostomy in obese patients. *Anaesthesia.* 2005;60:12-15.

[85] Romero CM, Cornejo RA, Ruiz MH, et al. Fiberoptic bronchoscopy-assisted percutaneous tracheostomy is safe in obese critically ill patients: a prospective and comparative study. *J Crit Care.* 2009;24:494-500.

[86] McCague A, Aljanabi H, Wong D. Safety analysis of percutaneous dilational tracheostomies with bronchoscopy in the obese patient. *Laryngoscope.* 2012;122:1031-1034.

[87] Heffner JE, Miller KS, Sahn SA. Tracheostomy in the intensive care unit, 2: complications. *Chest.* 1986;90:430.

[88] Oks M, Mayo P, Koenig S. A man in his 60s with sudden decompensation after percutaneous tracheostomy. *Chest.* 2016;150(5):e125-e127.

[89] Glossop AJ, Meekings TC, Hutchinson SP, et al. Complications following tracheostomy insertion in critically ill patients-experience from a large teaching hospital. *J Intensive Care Soc.* 2011;12(4):301-306.

[90] Schaefer OP, Irwin RS. Tracheoarterial fistula: an unusual complication of tracheostomy. *J Intensive Care Med.* 1995;10:64.

[91] Mamikunian C. Prevention of delayed hemorrhage after tracheotomy. *Ear Nose Throat J.* 1988;67:881.

[92] Oshinsky AE, Rubin JS, Gwozdz CS. The anatomical basis for post-tracheotomy innominate artery rupture. *Laryngoscope.* 1988;98:1061.

[93] Deguchi J, Furuya T, Tanaku N, et al. Successful management of trachea-innominate artery fistula with endobronchial stent graft repair. *J Vasc Surg.* 2001;33:1280.

[94] Palchik E, Bakkan AM, Saad N, et al. Endobronchial treatment of tracheoinnominate artery fistula: a case report. *Vasc Endovasc Surg.* 2007;41:258.

[95] Ferraro F, Marfella R, Esposito M, et al. Tracheal ring fracture secondary to percutaneous tracheostomy: is tracheal flaccidity a risk factor? *J Cardiothorac Vasc Anesth.* 2015;29(3):560-564.

[96] Myers EN, Carrau RL. Early complications of tracheostomy. Incidence and management. *Clin Chest Med.* 1991;12:589.

[97] Dartevelle P, Macchiarini P. Management of acquired tracheoesophageal fistula. *Chest Surg Clin N Am.* 1996;6:819.

[98] Dollner R, Verch M, Schweiger P, et al. Laryngotracheoscopic findings in long-term follow-up after Griggs tracheostomy. *Chest.* 2002;122:206.

[99] Streitz JM, Shapshay SM. Airway injury after tracheotomy and endotracheal intubation. *Surg Clin North Am.* 1991;71:1211.

[100] Stauffer JL, Olsen DE, Petty TL. Complications and consequences of endotracheal intubation and tracheostomy: a prospective study of 150 critically ill adult patients. *Am J Med.* 1981;70:65.

[101] Arola MK, Puhakka H, Makela P. Healing of lesions caused by cuffed tracheotomy tubes and their late sequelae: a follow-up study. *Acta Anaesthesiol Scand.* 1980;24:169.

[102] Friedman Y, Franklin C. The technique of percutaneous tracheostomy: using serial dilation to secure an airway with minimal risk. *J Crit Illn.* 1993;8:289.

[103] Crofts SL, Alzeer A, McGuire GP, et al. A comparison of percutaneous and operative tracheostomies in intensive care patients. *Can J Anaesth.* 1995;42:775.

第6章　肺部超声
Lung Ultrasonography

Pierre Kory　Navitha Ramesh　Paul H. Mayo　Seth J. Koenig　Craig M. Lilly　著

Daniel Lichtenstein 博士定义了肺部超声的关键要素，并发表了一系列标志性的文章。在文章中，他描述了肺部超声的重要特征，并定义了肺部超声领域的标准术语[1-10]。在他的原始著作基础上[11]，产生了大量的后续研究，这些研究来自于其他工作组，进一步确证和定义了临床肺部超声的应用。肺部超声容易学习和操作，对于重症有着很重要的意义。所有肺部超声的特点都有文献的支持，尤其是在呼吸衰竭方面。

一、肺部超声基本原则

由于肺部充气的原因，胸膜表面是气化的肺脏和肺脏以外的胸壁的交界，对超声波存在强烈反射，因此会阻挡正常肺实质成像。临床在重症领域应用肺部超声基于两个因素：①在呼吸窘迫或呼吸衰竭，超过 90% 的情况下能够发现病因性病变和胸壁的某处胸膜接触，能够给操作者在胸膜表面的成像提示可确定的病变形式；②这些病变形式可以帮助厘清呼吸功能障碍的原因[11, 12]。

二、机器要求

肺部超声可以应用各种带有 2D 扫描性能的超声机器。3.5～5.0MHz 的探头通常完成所需要的检查，类似心脏超声检查的需求。高频（7.5～10MHz）的线性探头对于明确肺滑动征和胸膜形态学的细致特征更有优势。

三、肺部超声的效能

传统上，探头进行纵向平面扫描。执笔式持握探头，垂直胸壁，探头的标记点指向头端。屏幕的标记应该设置在左侧。在这种情况下，头端的结构投射在屏幕的左侧，尾端的位于右侧。扫描轴垂直于胸膜表面。在胸部，胸膜的表面是曲线的，需要调整探头来获得一个垂直于胸膜表面的轴线，操作者稍微倾斜探头来确定超声声束的正确朝向。正确的探头朝向会在屏幕上生成一个水平的胸膜线。

和胸部 X 线片不一样，胸部超声能够对整体双侧胸腔获得完整的一次性成像，依赖于检查双侧不同部位的胸膜表面，从而产生肺部的影像学地图，即来自超声扫描的不同层面的图像总和。不同的扫描流程都建议用于肺部超声。大多数将胸腔分为前部，以胸骨和腋前线为分界；侧部，以腋前线和腋后线为分界；后部，以腋后线和脊柱为区域。研究者指定了一些特定的区域内的点，用以检查并对各点的局部发现定义评估的价值。这在研究中更有用，但在临床实践中并不实用。最简单的流程是 Lichtenstein 提出的半侧胸部三点检查，三点分别位于前、侧、后侧区域，以及在这几个部位的肺部超声特点代表的意义。其他的流程还包括一系列在邻近区域的扫描，以获取异常区域，进行聚焦性扫描。

检查侧后胸部的重要意义在重症患者中已给予强调，因为多数的胸腔积液和实变都是在重力依赖区出现。为了充分对这部分区域进行成像，探头基部甚至需要压入床垫，从而使探头的平面能够朝向前方。或者，患者可以翻向另一侧，来充分暴露一侧的后胸部。

四、肺部超声的图像模式

胸膜线伪像及相关肺部和胸膜病变表现描述如下，主要根据不同疾病过程中产生的汽水比例不同而致。这些伪像和模式包括对胸膜线的分析，伪像回声在"干"肺中的水平表现（A 线），间质液体的垂直伪像（B 线）[7]，无气或充满液体的肺部可见的肺泡实变，液体集聚时可见的胸腔渗出。

肺部超声新手最常见的挑战是由于缺乏对解剖的视觉熟悉度而扫描到邻近器官，如心脏、肾脏，这些脏器的边界清晰。肺部超声新手对很多肺部图像并不敏感，因为肺脏被认为是来自胸膜线平行的更远的一些线性伪像。这些征象少、清

晰，容易掌握。

（一）正常解剖

在超声检查时，胸壁由皮肤、所覆盖的软组织和肌肉、肋骨构成。在肋骨的内侧是壁层胸膜，对应外层肺表面的脏层胸膜，在呼吸周期和心脏周期时会产生同步运动。肋骨会形成高回声的曲线。越年轻的患者，越靠近胸骨的部位，这种高回声曲线越可能被部分软骨所替代，从而使超声能够穿越"肋骨"。胸膜线是肋骨下的第一层水平高回声线，代表了脏壁层胸膜的交界区域。胸膜线在后侧肋骨边缘为 0.5～1cm。由于胸壁表面到肋骨的距离可能和不同的躯体特性有关，但是，胸膜线仍然保持最接近后肋表面的距离。

脏壁层胸膜的交界在超声下可见。脏层胸膜深部是充气的肺泡，存在于肺小叶中，由小叶间隔所支撑。这些间隔插入脏层胸膜，但是在正常情况下无法见到，原因在于间隔的厚度小于标准诊断超声探头的分辨率。在正常气化的肺脏，超声被胸膜表面强烈反射，因此，充气的肺脏无法作为一个可视化结构显示。只有当脏层胸膜下的小叶间隔或者肺泡腔出现病变，它们才能够被超声所显示。因此，这种模式能够使超声对正常和异常的肺脏进行区分。

（二）超声表现

1. 肺滑动征

探头呈纵向，垂直于皮肤表面，以两个邻近肋骨为中心，胸膜线就在上述结构下第一个显现，并能够以胸膜表面在呼吸周期中的运动加以确认。这种运动被称为肺滑动征，表现为闪动的胸膜线随呼吸周期的移动。另一个相关的表现是肺脉，即胸膜线随心脏运动周期的搏动传导而产

生的运动。

肺滑动征或肺脉的存在能够确定排除探头所在位点存在气胸[1]。肺滑动征和肺脉只有在超声波传导至脏层胸膜时才能出现。当胸腔内出现气体时，例如气胸，胸膜表面出现气体，气体成为超声波的障碍，气体之下的脏层胸膜的运动无法被看见。此时，肺滑动征和肺脉都消失。

当气体存在于胸膜腔内时，往往分布于仰卧位患者的胸腔前部，重症患者往往是这种体位，正适合检测气胸。通过快速检查双侧多个肋骨间隙的肺滑动征，重症医生能够迅速准确地排除临床显著的气胸，准确性明显优于胸部X线片[1, 13, 14]。

病例 1

患者出现经皮气管切开术的罕见并发症。并发症首发于右侧胸部，之后发生在左侧胸部。

虽然肺滑动征排除了检查部位存在气胸的可能性，缺乏肺滑动征却并非诊断气胸的依据。缺乏肺滑动征可以发生于脏层胸膜运动减弱的情况，如炎症、肿瘤、治疗性穿刺导致的胸膜粘连。主气管的插管或阻塞（如黏液栓、血块、异物、肿瘤）也都会溅落阻塞侧的肺滑动征。

总之，存在肺滑动征是非常有价值的征象，因为可以借此排除检查部位的气胸。缺乏肺滑动征的价值略差，需要根据临床医生的判断，发现是否存在其他肺滑动征缺乏的合理解释。

2. 肺点

当发现肺滑动征消失时，发现肺点能够确诊存在气胸。肺点代表了气胸的边界，是部分压缩的肺脏和气胸交界的位置。一些气胸是完全性的，但是大部分气胸是部分性的，在胸壁某处存在脏层胸膜和壁层胸膜的附着点，经常位于胸廓侧壁或后壁，取决于气胸的大小。肺点被描述为在屏幕边缘出现的间歇性随呼吸周期的肺滑动征。虽然对于气胸存在100%的特异性，肺点对于发现气胸的敏感性仅有66%[1]。

病例 2

严重急性呼吸窘迫综合征（ARDS）患者，由于顽固性低氧血症接受了静脉 – 静脉 ECMO 治疗（图 6–1）[16]。肺保护策略获得了初始的改善，随后患者出现呼吸循环恶化。

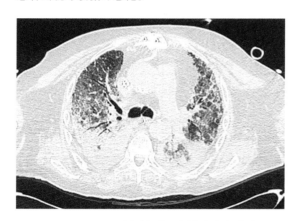

▲ 图 6-1　严重急性呼吸窘迫综合征患者

3. A 线

正常充气的肺脏产生特征性气体伪像，被称为"A线"[12]。A线是胸膜线深部的水平线，间距和探头至胸膜线等距。A线是胸膜线的回声，由于超声波无法穿透充气的肺组织，在脏层胸膜处反射而形成。反射的声波接触探头表面后再次反射至胸膜线。当反射至探头的声波被超声机呈现出一致但深度不同的组织平面，这就是回声伪像，当探头深部存在气体–组织界面时可以出现。A线可以表现为单根或多根，彼此间距相同。当A线和肺滑动征同时存在时，代表了正常气化的状态。当A线出现但肺滑动征消失时，A线可能代表了脏壁层胸膜之间存在气体（如气胸），或者肺脏虽然气化但胸膜由于炎症或者手术出现了粘连，因此肺滑动征消失。

4. B 线

应用标准扫描技术，调整深度适合监测深部组织，肺部超声能够发现一种特征性的伪像，即B线。B线有一些显著的特征，具体如下。

- B 线是垂直的，每个视野中可以单根或多根。
- B 线发生于胸膜。
- B 线呈射线状，直至屏幕的底部边缘。
- B 线和肺滑动征同步运动（当然诊断 B 线不一定都需要有运动表现，例如肺滑动征消失时也可以有 B 线）。
- B 线是高回声的。
- B 线出现时 A 线会消失。

B 线反映了一种过程，肺的小叶间隔出现浸润或增宽，如炎症、肿瘤、瘢痕或肺泡腔的充填[17, 18]。B 线出现和 CT 上的肺泡或肺间质异常非常一致（磨玻璃影或网格影）[19]。根据可能产生 B 线的不同疾病过程，B 线可以为局灶、散在或者弥散性分布。正如其他放射影像异常一样，如胸部 X 线片或 CT，需要对 B 线的出现进行临床解释。一个区域内出现两根以上的 B 线考虑是有意义的，需要排除个别的健康个体中，B 线可以出现在基底部重力依赖区的肋骨间隙处。肺炎可以在出现叶段受累的局灶出现 B 线。

病例 3

年轻 1 型糖尿病患者，血糖控制良好，7d 内出现了几次糖尿病酮症酸中毒（DKA），再次因为 DKA 转入 ICU[20]。患者出现轻度干咳，左上胸不适。初始胸部 X 线片见图 6-2[20]。进行肺部超声后做出拟诊。

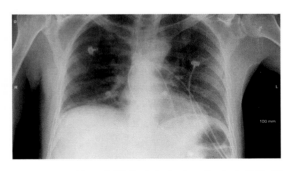

▲ 图 6-2　糖尿病酮症酸中毒（DA）患者的胸部 X 线片

B 线——关键点：心源性肺水肿表现为广泛、双侧常位于前胸壁的 B 线，而特发性肺纤维化导致散在的不规律的 B 线，与胸膜的不规律病变相关。

病例 4

患者存在严重慢性阻塞性肺疾病（COPD），数次因病情加重而入院[21]。患者表现为严重呼吸窘迫，伴慢性高碳酸呼吸衰竭急性加重，接受了无创通气，以及支气管扩张药和糖皮质激素治疗。ICU 对患者进行了检查和床旁超声。

容易和 B 线混淆的伪相还包括 Z 线和 E 线。Z 线是起源于胸膜线的伪像，但在到达周边前会逐渐减弱，不如 B 线清晰。Z 线并无病理意义。E 线是垂直的伪像，但是起源并非胸膜线，而是其上的皮下气肿。

由于 B 线是起源于脏层胸膜表面，B 线存在提示探头所在部位的肺脏是充气的。因此，B 线存在能够排除气胸。肺滑动征消失可以出现于 ARDS 患者，因为病肺的潮气量过小，无法引起胸膜的运动。多根 B 线是 ARDS 的特点，当出现时可以提示临床医生排除气胸。

5. 实变

实变的肺脏在超声下产生特征性的组织密度影像。实变的肺脏回声近似于肝脏（超声下的肺脏肝样变）。如果支气管结构在实变区连续，则实变的肺脏可以呈现超声支气管气相，即实质内的小的高回声灶。这代表支气管内存在小量的气体。这些气体可能是移动的，反映了支气管内气体随呼吸运动出现的进出。动态支气管气相高度提示肺炎是实变的原因[22]。检查者可以定位实变出现的叶段。通过肺部超声发现实变和胸部 CT 的发现非常相关[19]。肺部超声发现实变是指影像学改变，与胸部 X 线片或 CT 发现的实变类似。任何使肺泡气腔失气化的过程都能在肺部超声或其他影像技术上呈现出实变的表现。所有导致肺失气化的原因，例如不张（压迫性、吸收性、瘢痕性）、浸润性过程（肿瘤、化脓性肺炎等）或严重的肺水肿存在肺泡腔内完全填塞，都会导致出现超声下的肺部实变表现。肺部超声发现肺实变，临床医生判断原因。

病例 5

患者为年轻男性，出现 1 周的气短、咳嗽、发热，以及右侧胸痛[23]。在到达急诊室时，因为严重低氧性呼吸衰竭而气管插管。

6. 肺部超声表现分析

（1）辨别急性呼吸衰竭和呼吸困难的原因

了解肺部超声的表现能够使 ICU 医生提高诊断呼吸衰竭的准确性，尤其和采用其他标准临床检测评估手段对比时[24, 25]。当采用肺部超声来发现呼吸衰竭的原因时，胸部超声检查也许可以代替传统胸部 X 线片，比后者比较更具有效率和效能[26-28]。当评估呼吸困难和（或）呼吸衰竭的患者时，重症临床医生可以将以下各种表现和相应的呼吸衰竭状态结合。这样可以在疾病早期进行诊断分类。

（2）广泛 A 线伴肺滑动征

这种正常气化的表现见于健康个体，但是，如果见于呼吸困难的患者中，诊断的可能性包括：①气道阻塞性疾病（COPD 或哮喘）；②血管疾病（肺栓塞）；③非肺部疾病，如神经源性、神经肌肉性、代谢性、中毒性。这种形式排除了导致肺泡和间质病变的疾病（肺水肿、肺炎、纤维化等）或胸膜疾病。在呼吸困难的患者中发现正常的气化表现需要怀疑肺栓塞，ICU 医生应该进行静脉血栓筛查。

（3）A 线，肺滑动征消失，出现肺点

当 A 线无肺滑动征时，可能是气胸。对于这种情况，找出肺点以确认有气胸。如果没有发现肺点，鉴于肺点的敏感性较低，需要采用其他方法确认是否有气胸。

（4）肺泡间质病：B 线模式

在双肺前胸多个对称部位发现弥漫 B 线提示肺泡和（或）间质病变的高度可能性。心源性肺水肿产生弥漫 B 线模式，但是胸膜线光滑。因此需要用高频血管探头对胸膜线进行检查。导致光滑胸膜线伴单侧弥漫 B 线模式的少见原因可以见于二尖瓣不对称反流导致的单侧心源性肺水肿。

不对称分布的多发局灶 B 线提示原发肺损伤模式，如肺炎、ARDS 或其他肺泡 / 间质病变。例如，当 B 线存在于亚段、段、叶或者单侧分布，或者一侧胸腔受累而另一侧为 A 线表现，肺炎应作为首要考虑。原发肺损伤导致不规则胸膜形态。需要应用高频线性血管探头进行胸膜线的检查。因此，根据半侧胸腔的 B 表现模式（单侧或双侧，胸膜线规则与否，滑动征存在与否，是否均一病变），检查者能够分辨导致呼吸衰竭的原因是心源性肺水肿或原发肺损伤。

（5）肺泡实变形式

肺泡实变能够通过肺部超声识别。可以表现为多发小灶性实变，存在于胸膜下，或者呈单发或多发分布于亚段、段、叶、全肺内。与胸部 X 线片和 CT 一样，肺部超声发现肺泡实变仅用于描述，而非诊断，因为导致肺泡出现实变的原因有很多。

对于肺炎，实变表现为组织样密度，容积无缩小。胸膜表面和实变的边界为线性，而实变肺脏和邻近充气肺脏的边界并不规则，多出现彗尾征。这种不规则边界被称为"碎片征"。肺炎多出现动态支气管气相，表现为肺实质内活动的、分支的高回声表现。虽然能提示肺炎，但动态支气管气相也可见于非肺炎的实变；肺泡实变中存在伴有良好边界的低回声区域和坏死或者脓肿的表现一致。

病例 6

　　早期妊娠女患者就诊于产科医院，主诉是发热、排尿困难、背痛和干咳 [29]。因为有肾结石病史，拟诊泌尿系感染，她接受了头孢曲松治疗。随后，她出现严重低氧性呼吸衰竭，ICU 团队对她进行了评估。

　　肺不张导致肺泡实变的表现也可以通过肺部超声发现。不张的机制可能存在不同（压迫性、重吸收性或瘢痕性），但是会伴随肺泡实变出现特征性的肺容积减小。动态支气管气相不常见，除非导致不张的原因是完全支气管阻塞，否则静态支气管气相很常见 [22]。

　　肺泡实变的常见原因是胸腔积液。积液导致的压迫性不张使不张肺叶漂浮于积液中，并能看到呼吸周期和心动周期中的肺部运动。后基底段肺部实变经常出现在接受机械通气支持的患者。压迫和重吸收机制导致的肺失气化在患者成功拔管后会再次充气。鉴别肺压比较有挑战性，需要联系临床。气管被黏液、肿瘤、吸入异物阻塞，或者左主气管被气管插管气囊阻塞（非故意右主气管插管），导致重吸收不张，可以通过肺部超声下的实变发现。支气管阻塞导致动态支气管气相消失。如果阻塞是在主气管水平，受累肺脏会出现显著容积缩小，以及纵隔和心脏结构的单侧移位。如果患者吸高浓度氧气时，这种情况在气管插管后可以迅速发生。

五、肺部超声的临床应用

（一）明确胸部 X 线片的不确定性

　　ICU 便携式胸部 X 线片技术产生的图像并不理想。前后位拍摄会产生旋转、穿透和密度叠加伪像，难于解读。胸部 X 线片对复杂结构进行了二维成像，而超声通过多个平面成像检查可以产生三维成像。肺部超声能够替代胸部 X 线片用于评估呼吸困难，发现肺炎相关的实变，评估胸膜性疼痛 [26, 27, 30]。常规应用肺部超声能够减少胸部 X 线片和胸部 CT 在内科 ICU 的使用 [28]。胸部 X 线片的不确定性需要应用肺部超声进行明确。

　　对于正常气化肺脏形式、肺泡 / 间质形式、实变、气胸、胸腔积液的检查，肺部超声都优于标准 ICU 胸部 X 线片检查 [19]，争议可能在于肺部超声能否替代 ICU 内的胸部 X 线片 [31]。虽然胸部 X 线片仍然有助于定位胸腔内的结构，但在很多情况下，中心静脉导管的位置也可用超声进行定位（见第 19 章）。

（二）鉴别 ARDS 和心源性肺水肿

　　Copetti 等描述了肺部超声用于鉴别 ARDS 和心源性肺水肿的效能 [32]。ARDS 最特异的征象是在同一个区域同时发现正常气化区域和 B 线 / 间质表现。这种模式几乎见于所有的 ARDS 患者，而未见于心源性肺水肿患者。胸膜线异常，如增厚超过 2mm，粗糙不规则表现，或者胸膜下实变也见于所有的 ARDS 患者和 25% 的心源性肺水肿患者。弥漫性 B 线模式和光滑胸膜表面高度提示心源性肺水肿。在心脏应激试验中新发双侧 B 线提示左心充盈压增加和诱发心肌缺血 [33]。通过胸部 CT、胸部 X 线片、热稀释技术评估增加的血管外肺水和 B 线具有相关性 [34]。

（三）预测拔管失败

血管外肺水和肺脏失气化都能应用 Rouby 等[35]推荐的肺部超声评分系统进行准确估计。在他们的评分系统中，0 分指任意区域都是 A 线伴肺滑动征；1 分指区域中出现规律间隔的 B 线，与小叶间隔增厚一致；2 分指区域中充满 B 线；3 分指区域中可见实变。每侧胸部分为 6 个区域分别积分，双侧总分最高为 36 分。当在自主呼吸试验前和自主呼吸后 30min 分别进行肺部超声评分时，肺部超声评分增加超过 4 分提示拔管失败。此外，SBT 结束后的肺部超声评分＞17 分强烈提示拔管失败。

（四）评估 PEEP 导致的肺复张

肺部超声评分能用于预测 PEEP 在 ARDS 患者的效果[36]。当 PEEP 水平从 0 调到 15 时，高水平 PEEP 能够使肺部评分降低 8 分，对应肺容积升高 600ml。如果肺部超声评分升高不足 4 分，容积可以增加 75～450ml。作者提示要谨慎应用，因为肺容积增加无法区分是由于肺复张或是肺过度膨胀。

（五）诊断肺炎

肺部超声有助于明确肺炎的诊断并监测其进展[38, 39]。ICU 专家最感兴趣的莫过于可以用肺部超声监测呼吸机相关肺炎抗生素治疗的效果[40]，以及联合肺部超声和痰液检查用于诊断呼吸机相关肺炎[41]。

（六）呼吸衰竭的流程化诊断

Lichtenstein 医生制订了一套应用肺部超声判断呼吸衰竭原因的有效流程（床旁肺部超声在急诊的应用，BLUE 流程）[12]。应用简单的三点检

病例 7

一名心搏停搏后出现严重急性呼吸窘迫统合征的患者[37]，胸部 X 线片见图 6-3。他同时出现严重低氧血症和高碳酸血症，但并不存在瘫痪和通气模式异常。俯卧位通气前，团队决定尝试手法复张。

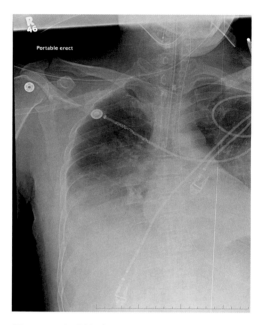

▲ 图 6-3 心脏停搏后出现严重急性呼吸窘迫综合征（ARDS）的患者

查技术和简单的肺部超声征象，在大多数患者可以进行呼吸衰竭病因的流程化诊断。

（七）评估左心房压

有症状性心源性肺水肿的患者具有双侧 B 线模式。有争议的是，如果患者存在 A 线和肺滑动征，肺楔压＜18mmHg 的可能性极高，也有可能＜12mmHg[7]。除在诊断呼吸衰竭中应用外，这些信息也用于心脏应激试验。心电图监测和超声节段运动分析是检查应激试验中心肌缺血的标准手段。B 线的突然出现和运动后出现呼吸困难一致，也和导致心肌缺血诱发的心源性肺水肿时的左心房压升高一致[33]。

（八）肺部超声和心脏超声联合

在评估急性呼吸衰竭患者时，Bataille 等报道称，心脏超声联合肺部超声优于单独进行肺部超声[42]。Sekiguchi 等证实，肺部超声与心脏超声相结合可有效评估呼吸衰竭[43]。

（九）诊断肺栓塞

Koenig 等和 Nazerian 等都发现，当怀疑肺栓塞时，肺部超声联合心脏超声、深静脉血栓筛查可以减少不必要的胸部增强 CT 检查。应用超声明确其他诊断可以极大排除肺栓塞[44, 45]。Mathis 等报道了肺栓塞通常导致小灶实变，在胸膜下，更多分布于下位肺叶[46]。这是在重症患者难于检查的区域，因为他们常处于仰卧位，所以这项结果对于 ICU 专家的意义并不确定。

（十）胸管拔除的时机

Maury 等应用肺部超声记录了气胸留置胸引管后的肺膨胀情况[47]。一旦肺部超声发现肺完全膨胀，夹闭胸引管，观察气胸是否再次发生。如果超声并未发现再次气胸，胸引管即可安全拔除。研究者发现这种方法由于标准的胸部 X 线片检查。从实践的角度看，这种方法对于拔除胸管来说，简便、有效、节约时间。

（十一）肺部超声引导下的操作

由于不需进入充气肺，邻近胸壁的肺周围病变经胸穿刺活检时可以使用超声引导[48]。同样，

病例 8
一名高龄患者，新近诊断右上叶肺鳞状细胞癌（图 6-4）[50]。她出现了逐渐加重的呼吸困难、发热、咳嗽。患者呈恶病质，在初始 1 周抗生素应用后，出现了进行性低氧血症，转入内科 ICU，进行了肺部超声检查。

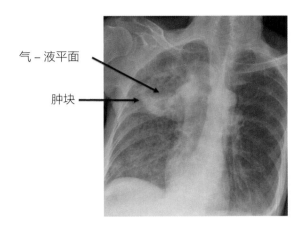

气 - 液平面

肿块

▲ 图 6-4　新诊断的右上叶肺鳞状细胞癌

如果有临床指征，可对实质内肺脓肿进行超声引导下的穿刺引流[49]。

应用肺部超声进行气道管理
应用肺部超声进行气道管理见第 4 章。

结论

如前所述，肺部超声简单易学，容易操作，能够提供呼吸衰竭患者有用的临床信息。文献和研究反复验证了肺部超声的应用。肺部超声可以帮助临床医生快速准确地诊断呼吸系统疾病，并能在床旁实施有效的治疗决策。

参考文献

[1] Lichtenstein DA, Menu Y. A bedside ultrasound sign ruling out pneumothorax in the critically ill. Lung sliding. *Chest.* 1995;108(5):1345-1348.

[2] Lichtenstein D, Meziere G, Biderman P, Gepner A. The "lung point": an ultrasound sign specific to pneumothorax. *Intensive Care Med.* 2000;26(10):1434-1440.

[3] Lichtenstein DA, Lascols N, Prin S, Meziere G. The "lung pulse": an early ultrasound sign of complete atelectasis. *Intensive Care Med*. 2003;29(12):2187-2192.

[4] Lichtenstein DA, Loubieres Y. Lung sonography in pulmonary embolism. *Chest*. 2003;123(6):2154; author reply 2154-2155.

[5] Lichtenstein DA, Lascols N, Meziere G, Gepner A. Ultrasound diagnosis of alveolar consolidation in the critically ill. *Intensive Care Med*. 2004;30(2):276-281.

[6] Lichtenstein DA. Ultrasound in the management of thoracic disease. *Crit Care Med*. 2007;35(5 suppl):S250-S261.

[7] Lichtenstein DA, Meziere GA, Lagoueyte JF, Biderman P, Goldstein I, Gepner A. A-lines and B-lines: lung ultrasound as a bedside tool for predicting pulmonary artery occlusion pressure in the critically ill. *Chest*. 2009;136(4):1014-1020.

[8] Lichtenstein DA, Mauriat P. Lung ultrasound in the critically ill neonate. *Curr Pediatr Rev*. 2012;8(3):217-223.

[9] Volpicelli G, Elbarbary M, Blaivas M, et al. International evidence-based recommendations for point-of-care lung ultrasound. *Intensive Care Med*. 2012;38(4):577-591.

[10] Mojoli F, Bouhemad B, Mongodi S, Lichtenstein D. Lung ultrasound for critically ill patients. *Am J Respir Crit Care Med*. 2019;199(6):701-714.

[11] Lichtenstein DA. *Whole Body Ultrasonography in the Critically Ill*. Berlin, Germany: Springer Berlin; 2014.

[12] Lichtenstein DA, Meziere GA. Relevance of lung ultrasound in the diagnosis of acute respiratory failure: the BLUE protocol. *Chest*. 2008;134(1):117-125.

[13] Soldati G, Testa A, Sher S, Pignataro G, La Sala M, Silveri NG. Occult traumatic pneumothorax: diagnostic accuracy of lung ultrasonography in the emergency department. *Chest*. 2008;133(1):204-211.

[14] Blaivas M, Lyon M, Duggal S. A prospective comparison of supine chest radiography and bedside ultrasound for the diagnosis of traumatic pneumothorax. *Acad Emerg Med*. 2005;12(9):844-849.

[15] Oks M, Mayo P, Koenig S. A man in his 60s with sudden decompensation after percutaneous tracheostomy. *Chest*. 2016;150(5):e125-e127.

[16] Mongodi S, Luperto M, Orlando A, et al. A 67-year-old man with severe posttraumatic ARDS in extracorporeal membrane oxygenation presents sudden desaturation. *Chest*. 2016;150(6):e155-e157.

[17] Agricola E, Bove T, Oppizzi M, et al. "Ultrasound comet-tail images": a marker of pulmonary edema: a comparative study with wedge pressure and extravascular lung water. *Chest*. 2005;127(5):1690-1695.

[18] Lichtenstein D, Meziere G, Biderman P, Gepner A. The comet-tail artifact: an ultrasound sign ruling out pneumothorax. *Intensive Care Med*. 1999;25(4):383-388.

[19] Lichtenstein D, Goldstein I, Mourgeon E, Cluzel P, Grenier P, Rouby JJ. Comparative diagnostic performances of auscultation, chest radiography, and lung ultrasonography in acute respiratory distress syndrome. *Anesthesiology*. 2004;100(1):9-15.

[20] Glen C, Acquah S, Kory P. Beyond belief. *Chest*. 2013;143(3): e1-e4.

[21] Lakticova V, Koenig S. Not all wheezing is from COPD. *Chest*. 2013;143(5):e1-e3.

[22] Lichtenstein D, Meziere G, Seitz J. The dynamic air bronchogram. A lung ultrasound sign of alveolar consolidation ruling out atelectasis. *Chest*. 2009;135(6):1421-1425.

[23] Cavayas YA, Sampson C, Yusuff H. A 17-year-old male adolescent with shortness of breath, fever, and right pleuritic chest pain. *Chest*. 2017;152(4):e85-e87.

[24] Laursen CB, Sloth E, Lambrechtsen J, et al. Focused sonography of the heart, lungs, and deep veins identifies missed life-threatening conditions in admitted patients with acute respiratory symptoms. *Chest*. 2013;144(6):1868-1875.

[25] Silva S, Biendel C, Ruiz J, et al. Usefulness of cardiothoracic chest ultrasound in the management of acute respiratory failure in critical care practice. *Chest*. 2013;144(3):859-865.

[26] Zanobetti M, Poggioni C, Pini R. Can chest ultrasonography replace standard chest radiography for evaluation of acute dyspnea in the ED? *Chest*. 2011;139(5):1140-1147.

[27] Cortellaro F, Colombo S, Coen D, Duca PG. Lung ultrasound is an accurate diagnostic tool for the diagnosis of pneumonia in the emergency department. *Emerg Med J*. 2012;29(1): 19-23.

[28] Oks M, Cleven KL, Cardenas-Garcia J, et al. The effect of point-of-care ultrasonography on imaging studies in the medical ICU: a comparative study. *Chest*. 2014;146(6):1574-1577.

[29] Daglian DM, Patrawalla P. Pregnant patient with progressive hypoxemic respiratory failure. *Chest*. 2015;147(6):e205-e207.

[30] Volpicelli G, Caramello V, Cardinale L, Cravino M. Diagnosis of radio-occult pulmonary conditions by real-time chest ultrasonography in patients with pleuritic pain. *Ultrasound Med Biol*. 2008;34(11):1717-1723.

[31] Xirouchaki N, Magkanas E, Vaporidi K, et al. Lung ultrasound in critically ill patients: comparison with bedside chest radiography. *Intensive Care Med*. 2011;37(9):1488-1493.

[32] Copetti R, Soldati G, Copetti P. Chest sonography: a useful tool to differentiate acute cardiogenic pulmonary edema from acute respiratory distress syndrome. *Cardiovasc Ultrasound*. 2008;6:16.

[33] Agricola E, Picano E, Oppizzi M, et al. Assessment of stress-induced pulmonary interstitial edema by chest ultrasound during exercise echocardiography and its correlation with left ventricular function. *J Am Soc Echocardiogr*. 2006;19(4):457-463.

[34] Picano E, Frassi F, Agricola E, Gligorova S, Gargani L, Mottola G. Ultrasound lung comets: a clinically useful sign of extravascular lung water. *J Am Soc Echocardiogr*. 2006;19(3):356-363.

[35] Soummer A, Perbet S, Brisson H, et al. Ultrasound assessment of lung aeration loss during a successful weaning trial predicts postextubation distress. *Crit Care Med*. 2012;40(7): 2064-2072.

[36] Bouhemad B, Brisson H, Le-Guen M, Arbelot C, Lu Q,

Rouby JJ. Bedside ultrasound assessment of positive end-expiratory pressure-induced lung recruitment. *Am J Respir Crit Care Med*. 2011;183(3):341-347.

[37] Pichette M, Goffi A. A 45-year-old man with severe respiratory failure after cardiac arrest. *Chest*. 2018;153(6):e133-e137.

[38] Ye X, Xiao H, Chen B, Zhang S. Accuracy of lung ultrasonography versus chest radiography for the diagnosis of adult community-acquired pneumonia: review of the literature and meta-analysis. *PLoS One*. 2015;10(6):e0130066.

[39] Reissig A, Copetti R, Mathis G, et al. Lung ultrasound in the diagnosis and follow-up of community-acquired pneumonia: a prospective, multicenter, diagnostic accuracy study. *Chest*. 2012;142(4):965-972.

[40] Bouhemad B, Liu ZH, Arbelot C, et al. Ultrasound assessment of antibiotic-induced pulmonary reaeration in ventilator-associated pneumonia. *Crit Care Med*. 2010;38(1):84-92.

[41] Mongodi S, Via G, Girard M, et al. Lung ultrasound for early diagnosis of ventilator-associated pneumonia. *Chest*. 2016;149(4):969-980.

[42] Bataille B, Riu B, Ferre F, et al. Integrated use of bedside lung ultrasound and echocardiography in acute respiratory failure: a prospective observational study in ICU. *Chest*. 2014;146(6):1586-1593.

[43] Sekiguchi H, Schenck LA, Horie R, et al. Critical care ultrasonography differentiates ARDS, pulmonary edema, and other causes in the early course of acute hypoxemic respiratory failure. *Chest*. 2015;148(4):912-918.

[44] Koenig S, Chandra S, Alaverdian A, Dibello C, Mayo PH, Narasimhan M. Ultrasound assessment of pulmonary embolism in patients receiving CT pulmonary angiography. *Chest*. 2014;145(4):818-823.

[45] Nazerian P, Vanni S, Volpicelli G, et al. Accuracy of point-of-care multiorgan ultrasonography for the diagnosis of pulmonary embolism. *Chest*. 2014;145(5):950-957.

[46] Mathis G, Blank W, Reissig A, et al. Thoracic ultrasound for diagnosing pulmonary embolism: a prospective multicenter study of 352 patients. *Chest*. 2005;128(3):1531-1538.

[47] Galbois A, Ait-Oufella H, Baudel JL, et al. Pleural ultrasound compared with chest radiographic detection of pneumothorax resolution after drainage. *Chest*. 2010;138(3): 648-655.

[48] Yang PC. Ultrasound-guided transthoracic biopsy of peripheral lung, pleural, and chest-wall lesions. *J Thorac Imaging*. 1997;12(4):272-284.

[49] Yang PC, Luh KT, Lee YC, et al. Lung abscesses: US examination and US-guided transthoracic aspiration. *Radiology*. 1991;180(1):171-175.

[50] Cardenas-Garcia JL, Singh AK, Koenig SJ. A 75-year-old woman with fever and a right upper lobe pulmonary mass. *Chest*. 2015;147(1):e1-e4.

第 7 章　胸腔穿刺术
Thoracentesis

Gisela I. Banauch　Seth J. Koenig　Paul H. Mayo　Mark M. Wilson　Richard S. Irwin　Craig M. Lilly　著

胸腔穿刺术是一种需要将穿刺针或引流管置入胸膜腔以排出积聚的液体或气体的有创操作。

一、适应证

胸腔穿刺术可以诊断或治疗为目的。诊断性胸腔穿刺术在临床应用普遍，研究表明 90% 的病例可从胸腔积液的结果分析中获取有用的信息。图 7-1 为不明原因胸腔积液的诊断流程。对于胸腔积液为渗出液但仍无法确诊病因的患者，可考虑超声引导下行胸膜活检或胸腔镜检查以明确诊断 [1]。胸腔镜将胸膜可视化同时可以指导活检，可对 80% 以上经反复胸腔穿刺、闭式胸膜活检或支气管镜检查仍未确诊的复发性胸腔积液患者行胸腔镜检查。超声引导下的胸膜活检与胸腔镜检查有类似的效果，但创伤更小。治疗性胸腔穿刺术的适应证如下。

• 胸腔积液所致的呼吸困难，引流后可缓解呼吸窘迫。

• 胸腔积液压迫心脏造成压塞，引流后可改善血流动力学。

• 张力性气胸，快速排出气体以逆转致命性低血压。

二、禁忌证

患者无法配合，是胸腔穿刺术的绝对禁忌证，因为患者突然移动可能导致严重的损伤。胸腔大型研究表明，胸腔穿刺术并未增加凝血功能异常和（或）血小板减少患者的出血风险 [2, 3]。对于少见严重凝血功能障碍的患者，可以根据临床情况决定是否需要补充凝血因子和（或）血小板。胸腔穿刺术的相对禁忌证包括穿刺部位感染或恶性肿瘤。如果在超声引导下，可以确定一个安全的穿刺点，那么肺叶切除术后、应用呼气末正压通气或肺大疱等，将不被视为禁忌证。

三、并发症

胸腔穿刺术的主要并发症包括气胸、出血（如血气胸、腹腔出血和血肿）、膈下器官损伤（肝脏或脾脏）、低血压和复张性肺水肿。应用超声引导时气胸的发生率很低，研究表明，在接受机

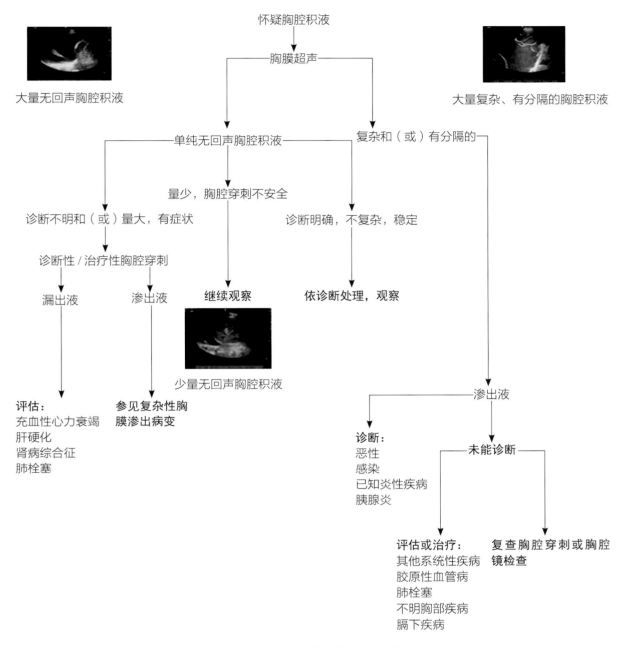

大量无回声胸腔积液

怀疑胸腔积液

胸膜超声

大量复杂、有分隔的胸腔积液

单纯无回声胸腔积液　　　复杂和（或）有分隔的

量少，胸腔穿刺不安全

诊断不明和（或）量大，有症状　　　诊断明确，不复杂，稳定

诊断性 / 治疗性胸腔穿刺

漏出液　　　渗出液　　　继续观察　　　依诊断处理，观察

少量无回声胸腔积液

评估：　　　参见复杂性胸
充血性心力衰竭　　膜渗出病变
肝硬化
肾病综合征
肺栓塞

渗出液

诊断：　　　未能诊断
恶性
感染
已知炎性疾病
胰腺炎

评估或治疗：　　　复查胸腔穿刺或胸腔
其他系统性疾病　　　镜检查
胶原性血管病
肺栓塞
不明胸部疾病
膈下疾病

▲ 图 7-1　胸腔积液的诊断评估流程

械通气的患者中仅有 1.2% 的患者发生气胸[4]。一项非随机研究表明，由接受过培训的操作者进行超声引导下胸腔穿刺术，气胸的发生率<2%[5-8]。超声引导下导致气胸的最常见原因不是胸膜损伤，而是肺不张。一项大规模的关于超声引导下胸腔穿刺术的研究中，只有 1 例气胸是由于意外的胸膜撕裂（0.25%），其余 7 例与肺不张有关[9]。

这提示我们，所有的胸腔穿刺术应该在超声引导下进行。在超声引导下，呼气末正压的应用也没有显示出会增加气胸的风险[10]。

大出血是胸腔穿刺术罕见但凶险的并发症[12]。因为出现少，该并发症的发生概率尚无准确数据。严重的血胸通常是肋间由血管损伤引起的，也可由恶性转移的胸膜血管瘤所致。由于血液流

病例 1

患者气胸行右侧胸腔置管后肺复张（图 7-2）[11]。术后 2h，患者出现呼吸困难和低氧血症。患者的肺实变提示可能存在复张性肺水肿。单侧肺间质综合征和肺实变导致患者临床恶化。床旁肺部超声使得胸腔穿刺术后并发症的诊断变得容易。

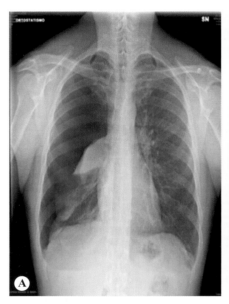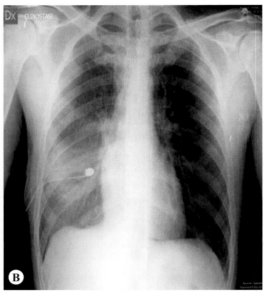

▲ 图 7-2　术前胸部 X 线片（A）和胸腔闭式引流术后胸部 X 线片（B）

经许可转载，引自 Tombini V, Cazzola KB, Guarnieri L, Velati M, et al. Lung ultrasound diagnosis and follow-up in a case of reexpansion pulmonary edema. *Chest*. 2019;155(2):e33-e36. © 2018 American College of Chest Physicians 版权所有

入胸腔，失血性休克的临床症状通常会在穿刺后一段时间才出现。胸腔穿刺术后出现的低血压需要立即进行肺部超声检查，以排除气胸和血胸。急性血胸会出现特征性的超声改变，表现为积液呈均匀的旋涡样回声。当血胸危及生命时，可能需要紧急血管造影栓塞或开胸手术止血。超声检查可以确认肋间动脉的位置，避免在此处进针。肋间血管位置异常最常见于胸部中后线 10cm 以内的位置。老年人由于肋间血管弯曲，发生损伤的风险最大。在穿刺前，使用彩色多普勒识别肋间血管可以减少这一并发症的发生[13, 14]。

肝脏、脾脏或膈肌损伤是胸腔穿刺术罕见的并发症，通过超声穿刺引导可以避免发生。复张性肺水肿是胸腔穿刺术另外一个罕见的并发症。胸腔穿刺术前后行肺部超声检查有助于及时发现复张性肺水肿。大量胸腔积液（＞1.5L）是该并发症的危险因素，尽管肺叶切除对胸腔内容量的影响更大，但发生复张性肺水肿的风险并不高。在胸腔穿刺过程中，由于迷走神经反射对血管的影响，可能发生一过性低血压。操作者通常会考虑胸腔出血或张力性气胸此类更严重的并发症，床旁超声可以帮助鉴别诊断。伴有大量胸腔积液的胸腔穿刺过程中容易出现一过性咳嗽，可以采取缓慢放液或暂停穿刺的方法缓解症状。同侧的前胸不适提示可能存在肺不张。用胸腔压力计连续监测胸腔压力并不能有效降低肺不张引起的胸部不适的风险[15]。

病例 2

患者近期诊断为非小细胞肺癌，因肺炎入院（图 7-3）[16]，很快出现呼吸和循环衰竭，伴有血红蛋白下降。该患者出现自发性血胸。

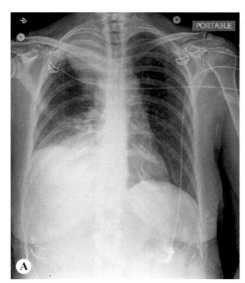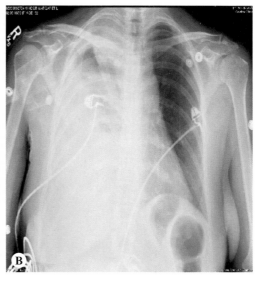

▲ 图 7-3　入院时胸部 X 线片（A）和入院 14h 后胸部 X 线片（B）

经许可转载，引自 Wiesen J, Raman D, Adams J, et al. A patient with lung cancer presenting with respiratory failure and shock. *Chest*. 2013;144(1):e1-e4. © 2013 The American College of Chest Physicians 版权所有

四、胸腔穿刺术的操作方法

常见胸腔穿刺术包括简单的穿刺针法、针上导管法，以及使用导丝和扩张器的 Seldinger 法。后一种方法适用于大量积液的穿刺引流。

操作步骤

胸腔穿刺术的诊断和治疗技术如下。

1. 应用超声引导进行胸腔穿刺是目前重症监护实践的重要组成部分。在有超声的情况下，胸部 X 线片和体格检查不再作为选择安全穿刺部位的首选方法。

2. 操作者向患者和授权人介绍操作过程，非紧急胸腔穿刺术的知情同意书。

3. 患者选择舒适的姿势坐在床边，身体前倾靠在垫有枕头并调整好合适高度的床头桌上（图 7-4A）[17]。一位助手站在患者对面，以防止患者出现意外的体位变动。如果患者无法应用坐位，如重症监护病房的大部分患者，操作可以采用仰卧位或半卧位，同侧手臂充分外展。

4. 操作者穿刺前再次确认患者信息、穿刺部位、操作者身份、知情同意书、术前诊断、所应用设备的有效性。

5. 操作者应用超声检查确定最佳穿刺点、穿刺深度和角度。

6. 操作者对穿刺部位进行消毒，无菌铺单。

7. 操作者选用 25 号针，应用 1%～2% 利多卡因对穿刺点进行局部麻醉。选用 18～22 号足够长的针，越过胸壁、肋骨对深部组织逐层浸润麻醉，进针时需带负压缓慢进针，避免刺入血管。逐层深入进针时，注入 0.5%～1.0% 的利多卡因。每次注射利多卡因后，带负压再次缓慢进针。同时，沿着超声定位的方向刺入下一肋骨的上缘。进针时始终保持负压。当针尖穿过胸膜腔见到胸腔积液后，不再向胸腔内注入局部麻醉药，因为它对包括分枝杆菌在内的大多数微生物有杀菌作用。

8. 为了进行简单的诊断性胸腔穿刺术，首先用 10ml 充满利多卡因的注射器针头进行穿刺。逐层浸润麻醉，之后用足够容量的注射器重新插入针头进行诊断学穿刺。大量胸腔积液的穿刺术不使用单针的技术，因为针尖可能划破膨胀的肺组织。

9. 当胸腔穿刺术完成后，在患者进行哼唱等增加胸腔内压力的动作时，拔掉针头。如患者不能配合，在呼气时拔掉针头。

10. 当操作者术后超声检查观察到肺滑动征时，胸腔穿刺术后无须进行胸部 X 线片检查[18, 19]。对于高危患者，操作者可自行决定是否进行气胸的超声检查。

11. 为了进行大容量积液胸腔穿刺，操作者如上所述准备并麻醉该部位，然后将导管置入胸腔积液。商品化套件通常使用针上导管技术（图 7-4B 至 F）[17]，在某些地方仍然使用导管穿针技术。每个胸腔穿刺套件都有特定套件说明。使用模拟人进行操作培训非常有用，让不熟悉胸膜穿刺流程的操作者熟悉和有信心。大容量积液胸腔穿刺引流可以使用 Seldinger 技术。

五、气胸引流技术

操作者可以在半可选情况下或在紧急情况下为气胸解除压迫。在前者，部分自发性气胸可以通过简单的导管引流来缓解，从而避免需要更长时间的导管插入[20]。张力性气胸时，插入明确的引流装置的同时，用针或小直径导管紧急减压可以使患者病情稳定下来。虽然临床适应证不同，但减压技术是相同的。

操作步骤

1. 操作者以类似于胸腔穿刺抽液的方式准备手术部位。包括超声检查的目标区域，排除存在肺组织充气贴近胸壁。这需要了解肺超声在这一应用中的局限性（见第 6 章）。

2. 导管插入的最佳位置通常是第 2 肋间隙或第 3 肋间隙的锁骨中线前方。操作者使用高频血管探头扫描目标区域，寻找乳内动脉，因为该结构的撕裂可能导致大出血。

3. 在皮肤消毒准备、铺单和注射局部麻醉药之后，针以斜面朝上插入以引导导管（如果使用 Seldinger 技术，则为导丝）进入胸腔内的前方位置。

4. 当尝试为自发性气胸抽气时，将一个三通旋塞连接到导管上，使用 50ml 注射器进行连续抽吸。或者用一个小的 Heimlich 活瓣连接到系统上，以促进肺复张。

5. 如果张力性气胸伴有血流动力学障碍，操作者可能会被迫在没有充分皮肤准备、铺单甚至局部麻醉的情况下，进行装置置入作为抢救措施。一旦胸膜腔压力解除，一个小组成员被负责手动稳定初始导管，同时小组准备在适当的无菌条件、充分镇痛的情况下插入明确的引流装置。

六、超声在胸腔镜手术中的应用

鉴于超声引导对胸腔穿刺术价值的证据，美国医学研究生教育认证委员会（Accreditation Council for Graduate Medical Education，ACGME）

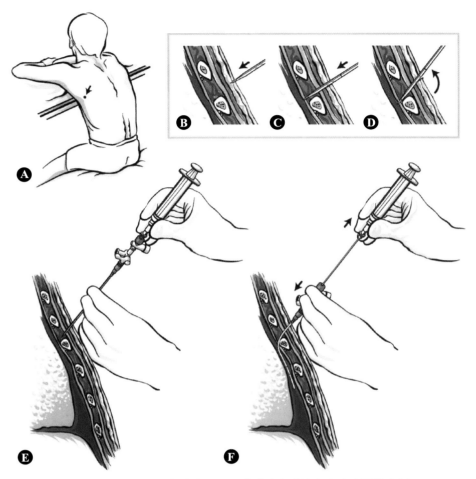

▲ 图 7-4　胸腔导管穿刺术用于胸膜腔内液体自由流动区的穿刺

A. 患者姿势舒适，坐直，身体前倾，靠在一张铺着枕头、能调节高度的床头桌上。患者双臂交叉在面前，以抬高和展开肩胛骨。首选入路部位为腋后线。B. 轻轻地穿过皮肤，穿过肋骨的上缘。针头在通过注射器持续吸气的同时，一次前进几毫米。C. 一旦壁层胸膜被刺破，液体就会进入注射器中。D. 在导管进一步推进之前，穿刺方向朝向下。E 和 F. 快速按顺序将导管完全推进至胸壁，并将针从器械中取出。设备中的单向阀保持闭合系统，直到操作者手动改变旋塞的位置以允许排出胸腔积液（引自 Wilson MM，Irwin RS. Thoracentesis. In：Irwin RS，Lilly CM，Mayo PH，Rippe JM，eds. *Irwin and Rippe's Intensive Care Medicine*. Philadelphia，PA: Wolters Kluwer；2017: 102.）

表示，从 2012 年 7 月起，肺部 / 重症监护人员"必须掌握包括使用超声技术进行胸腔穿刺术，并放置血管内和腔内管 / 导管的技术及能力"。

　　无论是引导简单的穿刺针进行诊断性胸腔穿刺术，还是进行更复杂的胸膜手术，超声检查都是胸膜介入治疗的关键。超声引导下的胸腔穿刺术与非引导手术相比，气胸发生率低，有助于胸腔积液的识别和定位；而且与体格检查相比，对于确定安全穿刺部位更为准确[22]。对于使用机械

通气支持的患者，超声引导可以使胸腔穿刺术安全地进行[23]，并且可以有针对性地将引流管插入局部胸腔积液中。

　　超声检查对鉴别胸腔积液是有效的，因为与软组织相比，胸腔积液是无回声或低回声的，它还可以显示积液的位置、容量和液体内部是否分割（第 6 章）[17]。虽然这些信息可以提供有关积液病因的细节，但取样通常是治疗的重要补充部分，因为它可以指导是否需要进一步插入导管

的治疗。应用超声引导胸腔穿刺时应注意几个问题。

（一）设备

超声检查使用相控阵心脏探头（3.5～5.0MHz）进行的，它占用的空间很小，可以在肋骨间隙之间进行检查。也可以使用凸阵腹部探头。线性高频探头缺乏足够的穿透力来显示更深的胸腔结构，如胸腔积液下面的肺不张。

（二）扫描技术

在胸部进行一系列扫描，以确定胸腔积液的特征，并确定安全的穿刺位置和方向，避免对邻近器官造成损伤。

1. 患者体位

危重患者一般处于仰卧位，除非胸腔积液量很大，否则很难确定安全的穿刺位置。因为除非胸腔积液为局限性，否则会在胸腔内呈重力依赖性位置。如果仰卧位患者有较少量的积液，积液将位于后方，通过将探头压入床垫并形成前角，很容易识别出积液。这种探头角度使扫描平面与床垫表面成近乎垂直的角度，使得针头－注射器组件很难复制扫描平面，这是安全插入针头路径的关键要求。在大量积液的情况下，超声检查可以在更靠前的位置看到积液，探头角度更平行于床垫表面。可以用针头－注射器组件复制该扫描平面。在少量积液的情况下，当患者仰卧位不能确定安全部位时，可将床头抬高至半卧位，并将同侧手臂外展，以显露后外侧胸腔。探头用来扫描下胸后外侧，以确定一个安全的置针位置。这种方法的局限性是，团队成员必须在整个操作过程中将患者保持在适当的位置。

另一种方法是将患者置于侧卧位，使胸腔积液对侧处于非卧床位置。胸腔积液是通过扫描不依赖于胸腔的后侧胸腔来识别的。这些方法需要患者体位变动大，可能需要在各种生命支持设备就位的情况下进行插管。注意避免意外脱管或移动其他生命支持设备。这需要几个团队成员参与该过程。对于能够坐起来同时向前靠在检查台上的患者，这是由重症监护室医生进行胸腔穿刺的标准位置，通过扫描后胸腔来识别积液。

2. 积液的识别

检查者寻找胸腔积液的三个典型特征。

(1) 被典型解剖边界包围的无回声或相对低回声的空间：这个空隙代表胸腔积液。

(2) 典型的解剖边界：这需要明确识别胸壁、肺表面和膈肌。心脏可能在左侧形成解剖边界。膈肌的识别是安全定位的关键因素，因为穿刺入膈下可能导致脾脏或肝脏损伤。膈肌的识别需要对膈下器官（脾脏、肝脏和肾脏）进行明确的识别。无经验的检查者可能会误把肝肾间隙或脾肾间隙作为膈肌，认为其上的肝或脾是回声密集的积液，因为间隙可能表现为曲线分布，而被误认为是膈肌。通过强调将肾脏识别为远低于膈肌的离散结构，可以避免这种危险的错误。

(3) 动态变化：这需要确定胸腔积液的典型动态变化，如膈肌运动、肺运动和胸腔积液内部回声成分的运动。

3. 定位

一旦确定了胸腔积液，将探头移动到目标区域，以便确定一个安全的插针位置，最大限度地增加胸壁和肺部之间的距离，同时避开相邻的解剖结构，如膈肌或心脏（在左侧）。检查者尽可能地将探针垂直于胸壁，因为这个角度最容易被针头－注射器组合复制。一旦确定了合适的位置，立即标记，测量针头进入积液的深度，并确定探针的角度。这个角度将由操作者在穿刺过程中复制。

胸腔穿刺术的一种罕见并发症是肋间血管撕裂并随后出现血胸。这种风险可以通过使用高频血管探头扫描建议的针轨迹来降低。使用彩色多普勒，识别血管可以允许操作者选择替代位置。

病例 3

患者在彩色多普勒检查后接受了胸膜活检。在进针的轨迹中，没有发现肋间血管[24]。患者活检后胸腔出血。

4. 进针要点

一旦确定了穿刺部位，患者就不能再移动了，因为这可能会改变胸腔积液在胸腔内相对于进针部位的位置。应尽量缩短超声检查与穿刺之间的时间。在无菌准备穿刺之前，操作者要重新检查进针部位、角度和深度。胸腔穿刺采用徒手技术，将针头 – 注射器组合插入部位标记处，复制探针所处的角度，确定安全的穿刺轨迹。安全的胸腔穿刺不需要实时的穿刺引导。如果通过 Seldinger 技术将金属导丝插入穿刺针，一些操作者会在使用扩张器之前确定金属丝的位置。同样，最终的置管位置可以通过超声来确定。

作为常规，患者应该在手术前通过检查肺滑动征、肺脉和（或）B 线来评估是否存在气胸。发现其中的任何一个或所有都可以准确地排除气胸（见第 11 章）。按照程序，重复检查。这三种征象的持续存在足以排除气胸，胸部 X 线检查不必一定进行，并可能产生误导[15, 16]。这几种征象消失可以证明存在气胸。

（三）胸腔积液的分析和定性

为了确定胸腔积液的病因，对胸腔积液进行一些检查是有帮助的。初步确定应使用下面讨论的标准将积液分为漏出液或渗出液，然后可以安

影像的局限性

- 皮肤压迫：当出现水肿或肥胖时，皮肤压迫伪影可能导致低估成功插入针头所需的深度。在这种情况下，操作者将探头推入皮肤表面以提高图像质量。这会导致目标位置的皮肤表面出现凹痕，在移除探针时会反弹。这在针插入时是有问题的，因为操作者的进针深度大于皮肤压痕测量的深度。
- 部位标记移动：如果在标记穿刺部位时对皮肤施加侧向力，皮肤标记点会大幅度移动，尤其对少量积液进行穿刺时。在进行针刺时，操作者在对皮肤表面施加压力时注意不要移动部位标记。
- 扫描条件困难：对于重度肥胖或水肿患者，可能很难获得满意的图像质量。胸腔积液可能回声太强，导致其大小或位置不确定。

排其他检查，以进一步确定胸腔积液病因，特别是在积液是渗出液的情况下。

七、漏出液与渗出液

漏出液符合以下经典标准[25]：胸腔积液 – 血清总蛋白比值<0.5，胸腔积液 – 血清乳酸脱氢酶（lactate dehydrogenase，LDH）比值<0.6，胸腔积液 LDH 低于正常血清水平的 2/3。漏出液通常由静水压或胶体压失衡，或液体从腹膜或腹膜后间隙向胸膜间隙迁移引起。如果不符合上述任何漏液标准，则存在渗出液。渗出物通过多种机制产生，这些机制主要来自肺或胸膜炎症、淋巴回流受阻或液体从腹膜腔迁移。

自从 Light 的原著发表以来，已经有各种各样的替代诊断标准研究，提出了具有相似诊断准确性的简化标准，不需要同时进行血清测量[26-28]。8 项研究（1448 名患者）的 Meta 分析表明，同时符合胸腔积液胆固醇<45mg/dl 和胸腔积液 LDH 低于血清 LDH 上限的 0.45 倍，同样可以准确识别漏出液[26]。检验结果的判断需要结合临床。

如果存在漏出液，通常不需要对胸腔积液做进一步的检查（表 7-1）[17]。如果存在渗出液，通常需要进一步的实验室评估（图 7-1）。如果随后的检查不能进一步缩小鉴别诊断的范围，应考虑到结核性胸膜炎的可能性，胸膜穿刺活检比单纯胸腔穿刺术的敏感性更高。如果考虑间皮瘤可能性大，应该考虑进行胸腔镜或开胸活检，以提供足够的组织样本以明确诊断。

八、有助于明确胸腔积液病因的检查

（一）pH

胸腔积液 pH 测定可能具有诊断和治疗意义[17]。例如，胸液 pH<7.2 与全身性酸中毒、细菌感染性胸腔积液（脓胸）、恶性胸腔积液、类风湿性胸膜炎、结核性胸腔积液、食管破裂、需要引流的非感染性肺炎旁积液、肺吸虫病和尿毒症相关。pH<7.2 的胸腔积液可能会引发硬化症，需要考虑导管引流[17]。

（二）葡萄糖

所有漏出液和大多数渗出液的胸腔积液葡萄糖水平与血糖浓度相似。一些渗出液的血糖值较低（定义为<60mg/dl），在这种情况下，鉴别诊断与前文列出的低 pH 积液的病因有重叠。可能需要注意的是，尽管等待样本分析的时间或同一取样注射器中空气或利多卡因的存在不会显著影响胸腔积液葡萄糖水平，但这些因素可能会显著增加（时间延迟、空气）或降低（利多卡因）胸腔积液 pH[29]。因此，如果担心测量的 pH 可能不准确，血糖水平可以作为胸液 pH 的参考。

（三）蛋白、乳酸脱氢酶和蛋白差

测定胸腔积液蛋白和乳酸脱氢酶水平的重要意义是可区分漏出液和渗出液。另外一个关键点是，胸腔积液 LDH 可以间接反映胸膜炎症的程度，任何仅根据 LDH 标准分类为渗出液（而不是蛋白水平）的积液都提示胸腔感染或恶性积液的存在。同样重要的是，血清蛋白与胸腔积液蛋白差可能有助于区分利尿后的患者因充血性心力衰竭（congestive heart failure，CHF）引起的是渗出液还是漏出液。如果利尿后充血性心力衰竭患者的蛋白差>3.1g/dl（或白蛋白差>1.2g/dl），则积液极有可能是由充血性心力衰竭引起的漏出液。

（四）淀粉酶

急性和慢性胰腺炎、胰腺假性囊肿已夹层或破入胸腔、恶性肿瘤和食管破裂患者可见胸腔积液淀粉酶水平高于正常血清水平。唾液同工酶提示恶性肿瘤和食管破裂，而内源性胰腺疾病则以胰腺同工酶的存在为特征。

（五）甘油三酯和胆固醇

乳糜性胸腔积液的生化特征是甘油三酯水平>110mg/dl，并且在胸腔积液脂蛋白电泳出现乳糜微粒[17]。乳糜性积液的通常外观是乳白色的，但是甘油三酯升高的积液也可能表现为浆液性的。因此，甘油三酯水平的测量很重要。当胸导管完整性被破坏时，就会出现乳糜胸。最常见的原因是外伤和恶性肿瘤（如非霍奇金淋巴瘤），以及 25% 的淋巴管平滑肌瘤病患者。由于胆固醇水平升高（>220mg/dl），假性乳糜积液呈乳白色，但甘油三酯水平通常正常，不存在乳糜微粒。慢性积液，尤其是与类风湿和结核性胸膜炎相关的渗液，是典型的假性乳糜积液。

表 7-1　胸腔积液的病因

漏出液病因	• 充血性心力衰竭 • 肾病综合征 • 低蛋白血症 • 尿毒症 • 陷闭肺 • 肝硬化 • 肺不张 • 腹膜透析 • 缩窄性心包炎 • 上腔静脉阻塞	• 恶性肿瘤[b] 　– 癌 　– 淋巴瘤 　– 间皮瘤 　– 白血病 　– 乳糜胸[c] • 慢性胸膜内负压 　– 肺不张 　– 陷闭肺[c] 　– 胆固醇积液
渗出液病因	• 感染 　– 类肺炎 　– 结核性胸膜炎 　– 寄生虫（阿米巴病、肺吸虫病和棘球蚴病） 　– 真菌病 　– 非典型肺炎（病毒、支原体、Q热和军团菌） 　– 诺卡菌 　– 放线菌 　– 膈下脓肿 　– 肝脓肿 　– 脾脓肿 　– 肝炎 　– 自发性食管破裂 • 非感染性炎症 　– 胰腺炎 　– 良性石棉胸腔积液 　– 肺栓塞[a] 　– 放射治疗 　– 尿毒症 　– 胸膜炎 　– 结节病[c] 　– 腹腔损伤综合征 　– 血胸 　– 急性呼吸窘迫综合征	• 医源性 　– 药源性（呋喃妥因和甲氨蝶呤） 　– 食管穿孔 　– 食管硬化治疗 　– 中心静脉导管错位 　– 肠内饲管移位 • 结缔组织病 　– 狼疮性胸膜炎 　– 类风湿性胸膜炎 　– 混合性结缔组织病 　– Churg–Strauss 综合征 　– 韦格纳肉芽肿病 　– 家族性地中海热 • 内分泌紊乱 　– 甲状腺功能减退症[c] 　– 卵巢过度刺激综合征 • 淋巴疾病 　– 恶性肿瘤 　– 黄指甲综合征 　– 淋巴管平滑肌瘤 • 液体从腹部到胸腔的游离 　– 胰腺炎 　– 胰腺假性囊肿 　– Meigs 综合征 　– 恶性腹水 　– 乳糜性腹水

a. 10%～20% 可能是漏出液

b. 3%～10% 是漏出液

c. 偶尔是漏出液

改编自 Sahn SA. State of the art. The pleura. Am Rev Respir Dis. 1988; 138: 184-234.

（六）腺苷脱氨酶

腺苷脱氨酶（adenosine deaminase，ADA）在淋巴细胞中含量丰富，有可能成为结核性胸腔积液的良好标志物，与胸腔积液干扰素γ水平测定或核酸聚合酶链反应评估相比，该检测方法更简单，成本更低[30]。Meta分析显示胸腔积液ADA诊断结核性胸膜炎（tuberculosis，TB）的敏感性和特异性分别为92%和90%[31]。胸腔积液ADA水平＜40U/L作为排除诊断，＞40U/L支持诊断，＞70U/L则高度提示结核性胸膜炎[32]。由于任何检测的预测价值取决于特定人群中的疾病患病率，所以在美国的大多数地点（通常是结核性胸膜炎的低发区）使用ADA等高灵敏度检测指标，意味着ADA的主要优势在于其阴性预测值。ADA检测出现假阳性的原因有多种，包括结核病以外的感染、恶性肿瘤（尤其是淋巴瘤）和结缔组织疾病[31]。

（七）细胞计数和分类

虽然胸腔积液白细胞计数和分类不能确定诊断任何疾病，但除了细菌性肺炎相关的胸腔积液外，胸腔积液白细胞计数超过50 000/μl是非常罕见的。在急性渗出性胸腔积液中，早期以中性粒细胞为主，而在慢性渗出性胸腔积液中则以单核细胞为主。虽然胸腔积液淋巴细胞增多是非特异性的，但严重的淋巴细胞增多（超过80%的细胞）提示结核或恶性肿瘤。胸腔积液嗜酸性粒细胞增多症（＞10%）是非特异性的，最常与胸腔内的血液或气体有关。

红细胞计数为5000～10 000/μl时，积液呈现粉红色。严重的血性积液，即红细胞计数超过100 000/μl的血性积液，与创伤、恶性肿瘤或肺梗死最相关。为了区分穿刺创伤引起的血胸和原有的血胸，可以观察以下几点。首先，因为原有的血胸已经被去纤维化，所以静止时不会形成血栓。其次，当胸腔积液的红细胞比容值为血清红细胞比容值的50%或更高时，提示为血胸。

（八）培养、聚合酶链式反应和染色

为了最大程度提高胸腔积液培养的产量，应进行厌氧和需氧培养。因为抗酸染色可能在20%的结核性积液中呈阳性，所以除了革兰染色涂片外，还应该进行抗酸染色。核酸诊断方法的改进使胸膜结核分枝杆菌感染的诊断具有中等的敏感性和高度的特异性[33, 34]，并可与胸腔镜活检相结合[35]。将胸膜活检组织切片进行病理和微生物学实验室检查，胸腔穿刺和胸膜活检相结合可使结核性胸腔积液诊断率高达95%[25]。

（九）细胞学评价

恶性肿瘤可通过定植于胸膜的恶性细胞或继发于肿瘤梗阻的淋巴回流障碍而产生胸腔积液。最常引起胸腔积液的肿瘤是肺癌、乳腺癌和淋巴瘤。对于原因不明的渗出性积液，应至少使用60ml液体进行胸液细胞学检查[36, 37]。如果初步细胞学结果为阴性，并且临床强烈怀疑，更多的积液样本可能会使阳性结果的概率增加到60%～70%。针对性的胸膜活检（如胸腔镜）可使成功率提高到90%以上。除恶性肿瘤外，细胞学检查可明确诊断类风湿性胸膜炎，其病理图像由细长的巨噬细胞和巨大、圆形、多核的巨细胞（"蝌蚪细胞"）组成，并伴有无定形的颗粒背景物质。

参考文献

[1] Zhou X, Jiang P, Huan X, et al. Ultrasound-guided versus thoracoscopic pleural biopsy for diagnosing tuberculous pleurisy following inconclusive thoracentesis: a randomized, controlled trial. *Med Sci Monit*. 2018;24:7238-7248.

[2] Hibbert RM, Atwell TD, Lekah A, et al. Safety of ultrasound-guided thoracentesis in patients with abnormal preprocedural coagulation parameters. *Chest*. 2013;144(2):456-463.

[3] Patel MD, Joshi SD. Abnormal preprocedural international normalized ratio and platelet counts are not associated with increased bleeding complications after ultrasound-guided thoracentesis. *AJR Am J Roentgenol*. 2011;197(1): W164-W168.

[4] Mayo PH, Goltz HR, Tafreshi M, Doelken P. Safety of ultrasound-guided thoracentesis in patients receiving mechanical ventilation. *Chest*. 2004;125(3):1059-1062.

[5] Ault MJ, Rosen BT, Scher J, Feinglass J, Barsuk JH. Thoracentesis outcomes: a 12-year experience. *Thorax*. 2015; 70(2):127-132.

[6] Mercaldi CJ, Lanes SF. Ultrasound guidance decreases complications and improves the cost of care among patients undergoing thoracentesis and paracentesis. *Chest*. 2013; 143(2):532-538.

[7] Perazzo A, Gatto P, Barlascini C, Ferrari-Bravo M, Nicolini A. Can ultrasound guidance reduce the risk of pneumothorax following thoracentesis? *J Bras Pneumol*. 2014;40(1):6-12.

[8] Gordon CE, Feller-Kopman D, Balk EM, Smetana GW. Pneumothorax following thoracentesis: a systematic review and meta-analysis. *Arch Intern Med*. 2010;170(4):332-339.

[9] Heidecker J, Huggins JT, Sahn SA, Doelken P. Pathophysiology of pneumothorax following ultrasound-guided thoracentesis. *Chest*. 2006;130(4):1173-1184.

[10] Daniels CE, Ryu JH. Improving the safety of thoracentesis. *Curr Opin Pulm Med*. 2011;17(4):232-236.

[11] Tombini V, Cazzola KB, Guarnieri L, Velati M, Bellone A. Lung ultrasound diagnosis and follow-up in a case of reexpansion pulmonary edema. *Chest*. 2019;155(2):e33-e36.

[12] Kanai M, Sekiguchi H. Avoiding vessel laceration in thoracentesis: a role of vascular ultrasound with color Doppler. *Chest*. 2015;147(1):e5-e7.

[13] Salamonsen M, Ellis S, Paul E, Steinke K, Fielding D. Thoracic ultrasound demonstrates variable location of the intercostal artery. *Respiration*. 2012;83(4):323-329.

[14] Helm EJ, Rahman NM, Talakoub O, Fox DL, Gleeson FV. Course and variation of the intercostal artery by CT scan. *Chest*. 2013;143(3):634-639.

[15] Lentz RJ, Lerner AD, Pannu JK, et al. Routine monitoring with pleural manometry during therapeutic large-volume thoracentesis to prevent pleural-pressure-related complications: a multicentre, singleblind randomised controlled trial.

Lancet Respir Medicine. 2019;7(5):447-455.

[16] Wiesen J, Raman D, Adams J, Choudhary C, Moghekar A. A patient with lung cancer presenting with respiratory failure and shock. *Chest*. 2013;144(1):e1-e4.

[17] Irwin RS, Lilly CM, Mayo PH, Rippe JM. *Irwin and Rippe's Intensive Care Medicine*. Philadelphia: Wolters Kluwer; 2018.

[18] Sartori S, Tombesi P, Trevisani L, Nielsen I, Tassinari D, Abbasciano V. Accuracy of transthoracic sonography in detection of pneumothorax after sonographically guided lung biopsy: prospective comparison with chest radiography. *AJR Am J Roentgenol*. 2007;188(1):37-41.

[19] Reissig A, Kroegel C. Accuracy of transthoracic sonography in excluding post-interventional pneumothorax and hydropneumothorax. Comparison to chest radiography. *Eur J Radiol*. 2005;53(3):463-470.

[20] Ayed AK, Chandrasekaran C, Sukumar M. Aspiration versus tube drainage in primary spontaneous pneumothorax: a randomised study. *Eur Respir J*. 2006;27(3):477-482.

[21] Millington SJ, Koenig S. Better with ultrasound: pleural procedures in critically ill patients. *Chest*. 2018;153(1):224-232.

[22] Xirouchaki N, Magkanas E, Vaporidi K, et al. Lung ultrasound in critically ill patients: comparison with bedside chest radiography. *Intensive Care Med*. 2011;37(9):1488-1493.

[23] Sethuraman KN, Duong D, Mehta S, et al. Complications of tube thoracostomy placement in the emergency department. *J Emerg Med*. 2011;40(1):14-20.

[24] Hassan M, Rana M, Rahman NM. A patient with effusion undergoing pleural biopsy. *Chest*. 2018;154(2):e37-e39.

[25] Light RW, Macgregor MI, Luchsinger PC, Ball WC Jr. Pleural effusions: the diagnostic separation of transudates and exudates. *Ann Intern Med*. 1972;77(4):507-513.

[26] Heffner JE, Brown LK, Barbieri CA. Diagnostic value of tests that discriminate between exudative and transudative pleural effusions. Primary Study Investigators. *Chest*. 1997;111(4):970-980.

[27] Gonlugur U, Gonlugur TE. The distinction between transudates and exudates. *J Biomed Sci*. 2005;12(6):985-990.

[28] Kummerfeldt CE, Chiuzan CC, Huggins JT, et al. Improving the predictive accuracy of identifying exudative effusions. *Chest*. 2014;145(3):586-592.

[29] Rahman NM, Mishra EK, Davies HE, Davies RJ, Lee YC. Clinically important factors influencing the diagnostic measurement of pleural fluid pH and glucose. *Am J Respir Crit Care Med*. 2008;178(5):483-490.

[30] Gopi A, Madhavan SM, Sharma SK, Sahn SA. Diagnosis and treatment of tuberculous pleural effusion in 2006. *Chest*.

2007;131(3):880-889.

[31] Light RW. Update on tuberculous pleural effusion. *Respirology.* 2010;15(3):451-458.

[32] Krenke R, Korczynski P. Use of pleural fluid levels of adenosine deaminase and interferon gamma in the diagnosis of tuberculous pleuritis. *Curr Opin Pulm Med.* 2010;16(4):367-375.

[33] Trajman A, da Silva Santos Kleiz de Oliveira EF, Bastos ML, et al. Accuracy of polymerase chain reaction for the diagnosis of pleural tuberculosis. *Respir Med.* 2014;108(6): 918-923.

[34] Wang G, Wang S, Jiang G, et al. Xpert MTB/RIF Ultra improved the diagnosis of paucibacillary tuberculosis: a prospective cohort study. *J Infect.* 2019;78(4):311-316.

[35] Christopher DJ, Dinakaran S, Gupta R, James P, Isaac B, Thangakunam B. Thoracoscopic pleural biopsy improves yield of Xpert MTB/RIF for diagnosis of pleural tuberculosis. *Respirology.* 2018;23(7):714-717.

[36] Abouzgheib W, Bartter T, Dagher H, Pratter M, Klump W. A prospective study of the volume of pleural fluid required for accurate diagnosis of malignant pleural effusion. *Chest.* 2009;135(4):999-1001.

[37] Heffner JE, Klein JS. Recent advances in the diagnosis and management of malignant pleural effusions. *Mayo Clin Proc.* 2008;83(2):235-250.

第8章 胸引管置入及护理
Chest Tube Insertion and Care

Ulises Torres　Joshua Scurlock　Seth J. Koenig　著

胸引管置入是指将无菌管置入胸膜腔，将空气或液体排出到封闭的收集系统中，以恢复胸膜腔负压，促进肺复张，并防止胸腔内出现致命的压力。大多数危及生命的胸部损伤可以通过气道管理或放置胸引管，或细针穿刺来治疗[1]。

一、胸膜解剖与生理

胸膜腔是一个潜在的空间，用一层薄薄的润滑液将脏层和壁层胸膜分隔开。尽管胸膜腔每天有高达 500ml 的液体，但任何时间，每侧肺周的胸膜腔中只有 0.1～0.2ml/kg 的液体。这两层胸膜布满了淋巴网络，最终通过纵隔和肋间淋巴结将胸膜腔液体引流至胸导管。这些淋巴管可以防止胸腔积液的积聚。据估计，这一机制可以让一位 70kg 的人每小时清除 20ml 的胸腔积液。胸壁和肺的回缩力在胸膜腔产生 $-5cmH_2O$ 和 $-10cmH_2O$ 的负压，将肺与胸壁连接在一起。

当正常生理过程因静水压变化（如充血性心力衰竭）或渗透压或壁胸膜自身变化（如减少液体吸收面积的炎症性疾病）而被破坏，导致进入胸膜腔的液体增多时，胸膜腔引流是必要的。淋巴管引流障碍，如淋巴管阻塞、胸膜解剖结构破坏和（或）恶性肿瘤引起的肺实质解剖结构紊乱，也可能导致过量液体积聚。

二、胸引管置入

适应证

闭合性肋间引流的适应证包括医院环境中的各种疾病过程（表 8-1）。该操作可用于缓解慢性疾病过程或缓解急性危及生命的情况。胸引管也可作为药物干预的载体，如与抗生素治疗、组织纤溶酶原激活物 / 纤溶物或硬化剂一起使用，以防止恶性胸腔积液复发。

1. 气胸

胸膜腔内空气积聚是放置胸引管最常见的适应证。症状包括呼吸急促、呼吸困难和胸膜疼痛，也有一些患者（特别小型自发性气胸的患者）可能无症状。身体检查结果包括呼吸功增加、呼吸音减弱、患侧叩诊过清音。

诊断通常需要胸部 DR 或超声检查（ultrasound, US）进行确认。气胸的大小是可以估计的，但这充其量只是用二维图像作一个粗略的三维空间估

表 8-1　留置胸引管的适应证

气胸
- 原发或自发
- 继发
  - 慢性阻塞性肺疾病
  - 肺炎
  - 脓肿 / 脓胸
  - 恶性肿瘤
- 创伤
- 医源性
  - 中心静脉置管
  - 正压通气
  - 胸腔穿刺术
  - 肺活检

血胸
- 创伤
  - 钝性伤
  - 贯穿伤（创伤或活检）
- 医源性
- 恶性肿瘤
- 肺动静脉畸形
- 血液病
- 胸主动脉瘤破裂

脓胸
- 肺旁
- 创伤后
- 手术后
- 感染性血栓
- 腹腔感染

乳糜胸
- 创伤
- 外科手术
- 先天性
- 恶性肿瘤

胸腔积液
- 漏出液
- 渗出液（恶性、炎症）

计。虽然识别气胸的金标准（与胸腔内的位置无关）是胸部计算机断层扫描，但超声诊断与 CT 扫描诊断具有相同的敏感性。此外超声对气胸范围的估计与 CT 扫描一致性良好[4]。超声检测气胸的敏感性为 86%～89%，而仰卧位胸部 X 线检测气胸的灵敏度仅为 28%～75%[4-6]。

有症状的患者、有大量或张力性气胸的患者或那些正在进行机械通气的患者应立即置管减压。机械通气患者尤其值得关注，因为气胸时胸膜压力升高导致血流动力学和氧合都会出现急剧恶化。然而，一个小的、稳定的、无症状的气胸可以通过连续的胸部 X 线片或超声检查来随访。每天肺容积的再膨胀率接近 2.2%[7]。

空气持续漏到胸膜腔，没有释放途径，最终会使受累的肺塌陷，横膈膜变平，并最终导致纵隔向对侧移位。这被称为张力性气胸。患侧肺塌陷和对侧肺压力增加共同导致了低氧血症。伴随的低血压是下腔静脉受压导致静脉回流受阻的结果。在留置胸引管的准备过程中，于第 2 肋间锁骨中线用 14G 或 16G 导管进行紧急细针穿刺减压可能会挽救生命。

尝试胸腔穿刺或置管可能导致肋间动脉、内部乳腺动脉或肺实质损伤。多达 1/3 的创伤性肋骨骨折患者可能伴有气胸或血胸[9]。由于肺血管系统的低压，胸部创伤引起的肺实质出血通常是自限性的。然而，全身性的血胸（肋间动脉、内部乳腺动脉或锁骨下动脉、主动脉或心脏）可能会持续存在并危及生命。

外伤性血胸开胸手术的适应证包括初始失血量 >1500ml 或失血速度 >200ml/h 并持续 2～4h。是否手术不仅基于持续失血量，还基于患者的生理状态。如果怀疑有血胸，放置大孔径（36～40F）引流管有助于血液排出，并有助于确定是否需要立即开胸手术[1]。

2. 脓胸

胸膜感染的治疗原则从使用抗生素和胸腔穿刺，到目前的半侵入性和侵入性手术，如视频辅助胸腔造口术和纤溶术，已经走过了漫长的道路。使用先进的影像技术，如超声和 CT 扫描，

病例 1

46 岁男性患者因急性胸痛和咳嗽入院。他的胸部 X 线片如图 8-1 所示[8]。在胸部 X 线片中，患者放置了右侧胸腔引流管，随后右肺扩张。在接下来的几小时内，患者出现持续恶化的低氧血症，并进行了肺部超声检查。

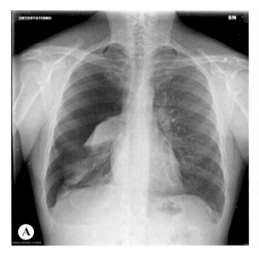 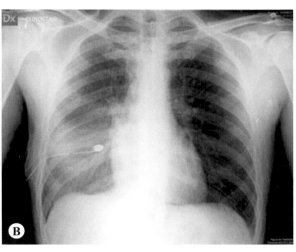

▲ 图 8-1　**A.** 引流前的胸部 X 线片显示右肺完全塌陷；**B.** 复张后右肺中间区域浸润影

病例 2

30 多岁男性患者因呼吸困难加剧入院，被诊断为双侧肺栓塞和急性髓性白血病。他开始接受抗凝治疗，同时开始诱导化疗。第 3 天，他出现右侧胸痛、呼吸困难加重和低氧血症。他的胸部 X 线片如图 8-2 所示，血红蛋白下降到 6.3g/dl。

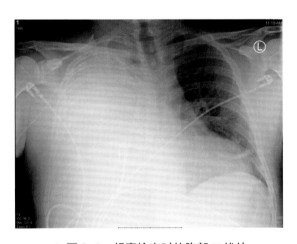

▲ 图 8-2　超声检查时的胸部 X 线片

引自 Flora B, Granati G,Patel J, Ahmad S. A previously healthy man in his 30s with worsening shortness of breath over 5 days. *Chest.* 2017;152(3):e65-e67.

扩大了常规正位胸部 X 线片上所见胸腔积液的诊断和治疗范围。对于小的（＜10mm）、未分隔的、自由流动的积液，是能够充分观察到的。任何胸腔积液都需要进行诊断性胸腔穿刺。如果抽出的液体符合感染标准（pH＜7.2，葡萄糖＜40mg/dl，培养阳性），建议立即进行引流。目前，大口径导管胸腔造口术是脓胸患者的治疗选择，但使用小口径肋间引流管治疗肺旁积液的数据正在积累。早期胸腔镜检查可替代溶栓治疗。在随机试验提供更好的证据之前，胸科专家会在治疗性胸腔穿刺术、胸腔内纤溶治疗和医用胸腔镜之间进行选择，以及在胸腔镜检查失败时转为开放式引流[11]。

3. 乳糜胸

乳糜胸是一种多种病因导致的罕见疾病。当临床怀疑乳糜胸时，胸腔积液分析可以确诊。对于大多数非医源性病例，通常推荐保守治疗，手术适用于有大量或持续性渗漏的患者、免疫功能

病例 3

一名 24 岁男性因胸痛 2 个月住院[12]。他坚信自己是醉酒摔倒后开始出现疼痛的。他自诉感到左胸"晃动"。他的胸部 X 线片如图 8-3 所示[12]。患者否认发热、盗汗或咳嗽。他入院时白细胞计数值为 17 100。

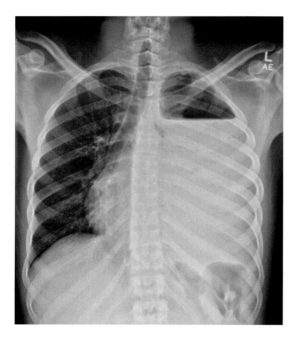

▲ 图 8-3　入院时的胸部 X 线片显示左侧有气液平面
引自 Ahsan S, Thompson D, Arntfield RA 21-year-old man with "sloshing" in the chest. *Chest*. 2016; 149(6):e169-e171.

受损或恶病质的患者。最初的保守治疗包括替代乳糜中丢失的营养素，对大量乳糜胸插入胸引管引流，以确保肺完全复张。口服或给予低脂、中链甘油三酯肠内营养制剂可以使大约 50% 的先天性或创伤性乳糜胸消退。其他侵入性治疗包括胸膜固定术，淋巴管造影和栓塞，通过胸腔镜或开胸手术结扎胸导管[13]。

4. 胸腔积液

在美国，每年大约有 150 万人出现胸腔积液。对未确诊的胸腔积液患者进行胸腔穿刺（见第 7 章）的主要原因之一是确定患者是漏出性还是渗出性胸腔积液。需要做出鉴别诊断的原因是：漏出性胸腔积液表明心力衰竭或肝硬化等系统性因素是导致胸腔积液的原因，而渗出性胸腔积液则表明局部因素是导致胸腔积液的原因。如果患者有漏出性胸腔积液，可以治疗系统性异常，无须将注意力转移到胸膜上。如果存在渗出性胸腔积液，则需要针对胸膜进行检查，以找出局部问题的原因。如果满足以下一个或多个条件，则存在渗出性积液：①胸腔积液蛋白 / 血清蛋白＞0.5；②胸腔积液 LDH/ 血清 LDH＞0.6；③胸腔积液 LDH 大于血清 LDH 正常上限的 2/3。渗出液的鉴别诊断范围很广，超出了本章的范围。胸腔造口置管术可用于治疗和（或）诊断胸腔积液的病因，但还有许多其他方式，如胸腔穿刺、胸膜活检、支气管镜检查、胸腔镜检查和（或）成像，都可用于胸腔积液的诊断或治疗[14]。

三、禁忌证

已发表的指南指出，经导管开胸引流没有绝对禁忌证，除非半个胸腔的肺完全黏附于胸壁，或者是患者拒绝。相对禁忌证包括凝血病或抗凝药物引起的出血风险，以及插管部位上方的感染风险。只要有可能，应在手术前纠正凝血障碍和血小板缺陷。穿刺部位应避免蜂窝织炎或带状疱疹感染，换成另一个穿刺部位。其他相关禁忌证包括多发性胸膜粘连、肺气肿的肺大疱和瘢痕[16]。

四、技巧

插入胸管不仅需要了解胸壁解剖、胸腔和腹腔结构，还需要了解无菌技术。该操作只能由经验丰富的医生执行或监督，因为放置不恰当的导管可能会立即导致危及生命的后果。放置导管

病例 4

24 岁男性患者因干咳和呼吸困难住院 2 周[15]。他无吸烟史，现在在一家生产煤油的工厂工作，以前在铸造厂工作。最初用阿奇霉素治疗无效。体检显示他没有呼吸窘迫，室内检测血氧饱和度为 87%。患者右肺大部分区域的呼吸音减弱。他的 X 线片如图 8-4[15] 所示。

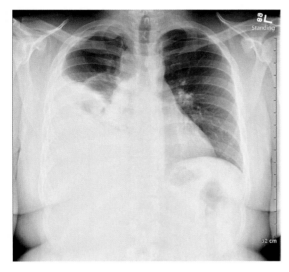

▲ 图 8-4　超声检查时的胸部 X 线片显示右侧胸腔积液

引自 Carrington JM, Kruse DA. Rapid diagnosis and treatment of a pleural effusion in a 24-year-old man. *Chest*. 2019; 155(4):e83-e85.

前，必须通过体格检查和胸部影像学检查对患者进行全面评估，以避免导管插入肺大疱或肺脓肿、腹部，甚至插入错误的一侧。在手术前和过程中必须特别小心，避免插入肺实质。

表 8-2 列出了必备的设备。无论是在手术室、重症监护室、急诊室还是病房进行，必须执行无菌操作。获得详细的知情同意，停下来检查，以确保所有设备准备就绪且为可用状态，在正确的一侧和正确的患者上进行操作。

小心地滴定静脉麻醉药或苯二氮䓬类药物，同时使用局部麻醉药，可提供相对无痛的操作。标准的大口径引流管由硅胶或橡胶制成。硅胶

管可以是直角的，也可以是直的，有多个引流孔，并且包含一条不透射线的条纹，以标记最近端的引流孔。它们的尺寸范围为 6～40F，尺寸选择取决于患者群体（婴儿和儿童为 6～24F）和要引流的液体（空气为 24～28F，胸腔积液为 32～36F，血液或脓汁为 36～40F）。小口径硅胶管已越来越多地用于胸腔引流，特别是在心脏开放术后，可以减少疼痛并允许早期离床活动[17]。

在操作之前，回顾操作步骤，并确保所有必要的设备可用是非常重要的。患者的舒适和安全至关重要。胸腔造口置管有三种方法。前两种直接技术需要手术切口，即钝性剥离和套管针穿刺。这里只讨论前一种技术，因为后者不常用。第三种技术是经皮穿刺法，可以在超声指导下于床边进行。

1. 患者仰卧，调整床头使其舒适，患侧略微抬高，同侧手臂举过头顶（图 8-5）。根据需要补充氧气。确定了安全三角形。该区域由背阔肌的前边缘、胸大肌的外侧边缘、高于乳头水平面的一条线和腋下的顶点构成[16]。

2. 导管通常插入腋前线的第 4 肋或第 5 肋间。另一个插入点（用于气胸减压）是锁骨中线的第 2 肋间，但出于美观原因和避免胸肌增厚，成人最好选择前者。

3. 在无菌条件下，以标准无菌方式进行术区准备；无菌敷布覆盖作为标志点的乳头和腋窝。用 1% 的利多卡因渗透 2～3cm 的区域，使皮丘在肋间下方两指宽（允许形成皮下通道，导管将通过该通道移动，并阻止空气在移除导管后进入胸部）。

4. 在皮丘处做一个 2cm 的横向切口，并注射额外的利多卡因浸润导管穿行的组织，包括肋间的一个宽大区域（尤其是目标肋间隙上下肋骨的

表 8-2　留置胸引管所需的药物和器材

- 氯己定或聚维酮碘溶液
- 覆盖全身的无菌敷布和洞巾
- 无菌海绵
- 不含肾上腺素的 1% 利多卡因（40ml）
- 10ml 注射器
- 18G、21G 和 25G 针头
- 2 个 Kelly 钳，1 个大号钳，1 个中号钳
- Mayo 剪刀
- 标准组织钳
- 巾钳
- 持针器
- 带切割针的 0 号缝合丝线
- 手术刀柄和 10 号刀片
- 胸引管（24F、28F、32F 和 36F）
- 胸引管引流系统（适当填充）
- 凡士林纱布，2 英寸（1 英寸 ≈2.54cm）非弹性胶带
- 无菌手术衣和手套、口罩、帽子

骨膜）。应注意充分麻醉壁层胸膜，因为它（与脏层胸膜不同）包括躯体疼痛纤维。每次注射利多卡因之前，应先抽吸注射器，以防止注射到肋间血管中。可能需要 1% 利多卡因 30~40ml 才能实现充分的局部麻醉。

5. 为了确认空气或液体的位置，然后在拟插入导管的位置进行胸腔穿刺。如果未抽出空气或液体，应重新评估解剖结构，并在操作之前重新进行胸部 X 线检查和 CT 扫描。

6. 使用 Kelly 钳在选定的肋间隙形成一个短通道，肋间肌肉被钝性分离（图 8-6）。

7. 用闭合的钳子小心地插入壁层胸膜，紧贴下肋骨的上缘，以防止损伤上面肋骨的肋间束。钳子放置深度＜1cm，防止损伤胸内结构，并张开约 2cm。

8. 将手指插入胸膜腔，探索解剖结构，确认位置正确和无胸膜粘连。只有容易分开的粘连可以分离。钝性剥离强粘连可能会撕裂肺部并引发出血。

9. 用钳子夹住胸引管末端，用手指引导其穿过组织进入胸膜腔。一旦导管尖端进入胸膜腔，就取下夹子，胸引管向前移动并固定，气胸在顶部，液体依赖于排出部位（图 8-7）。必须确认胸引管的所有孔位于胸膜腔内（图 8-8）。应避免使用过度的压力或力插入导管。

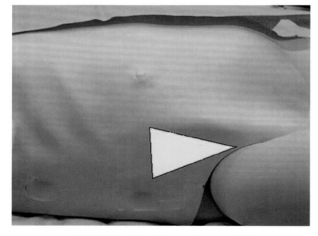

▲ 图 8-5　手臂弯曲过头顶的患者体位，识别安全三角形
引自 Torres U, Scurlock JR. Chest tube insertion and care. In: Irwin RS, Lilly CM, Mayo PH, Rippe JM, eds. *Irwin and Rippe's Intensive Care Medicine*. 8th ed. Philadelphia, PA: Wolters Kluwer; 2018: 109.

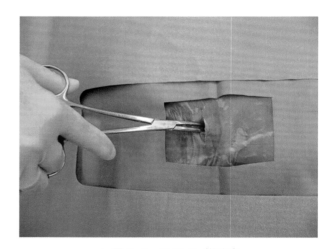

▲ 图 8-6　用 **Kelly** 钳分离
引自 Torres U, Scurlock JR. Chest tube insertion and care. In: Irwin RS, Lilly CM, Mayo PH, Rippe JM, eds. *Irwin and Rippe's Intensive Care Medicine*. 8th ed. Philadelphia, PA: Wolters Kluwer; 2018: 109.

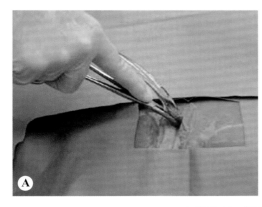 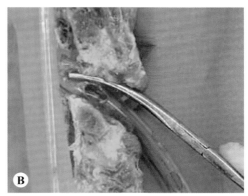

▲ 图 8-7　用钳子穿透肋间肌

用 Kelly 钳夹住胸引管末端，用手指引导其穿过胸部切口。钳子可以放置在管的上方或下方（引自 Torres U, Scurlock JR. Chest tube insertion and care. In: Irwin RS, Lilly CM, Mayo PH, Rippe JM, eds. *Irwin and Rippe's Intensive Care Medicine*. 8th ed. Philadelphia, PA: Wolters Kluwer; 2018: 110.

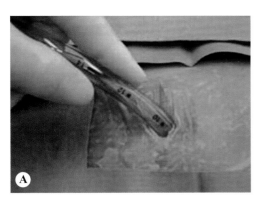 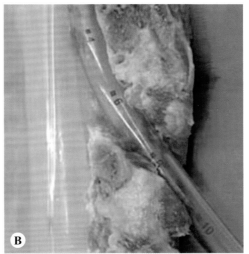

▲ 图 8-8　松开钳子后推进导管

引自 Torres U, Scurlock JR. Chest tube insertion and care. In: Irwin RS, Lilly CM, Mayo PH, Rippe JM, eds. *Irwin and Rippe's Intensive Care Medicine*. 8th ed. Philadelphia, PA: Wolters Kluwer; 2018: 110.

10. 通过观察气流（观察管内冷凝水）或管内流体来确认导管的位置。将其牢固地缝合到皮肤上，以防止滑脱（图 8-9）。可以使用简单的缝合固定导管，也可以使用水平褥式缝合，以便在移除导管时让侧孔贴紧。应用封闭性凡士林纱布覆盖，将导管连接至引流装置，并用胶带牢固地固定在敷料和患者上。患者和引流装置之间的所有连接也必须紧固并用胶带固定。

五、并发症

插入胸引管可能会伴随严重的并发症。在一个系列中，有 9% 钝性胸部创伤患者在插入和管理胸引管时产生并发症。仅 4 名（1.7%）患者出现了需要外科手术、输注血液制品或静脉注射抗生素的重要并发症（表 8-3）[18]。使用小口径、柔软的硅胶引流管与先前更为刚性的传统胸引管一样安全有效。

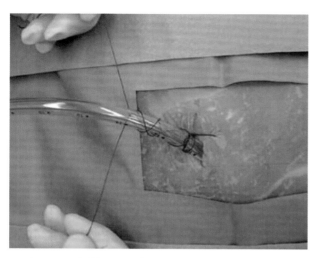

▲ 图 8-9　导管用 1-0 或 2-0 丝线牢固地缝合在皮肤上

这种缝合线留长，缠绕在管子上，并用胶带固定。为了密封隧道，在拔出导管后应缝合紧密（引自 Torres U, Scurlock JR. Chest tube insertion and care. In: Irwin RS, Lilly CM, Mayo PH, Rippe JM, eds. *Irwin and Rippe's Intensive Care Medicine*. 8th ed. Philadelphia, PA: Wolters Kluwer; 2018: 111. ）

表 8-3　胸引管留置并发症

非故意将导管置入重要结构（肺、肝、脾等）

肋间血管撕裂伤

腹膜后放置

错位

脓胸

管路扭曲

• 放置过深

• 未解决的气胸

• 深度不够

气胸再积聚

持续性胸腔积液

六、胸引管的管理和护理

当胸管就位时，必须至少每天检查 1 次胸引管和引流系统是否正常工作。大多数医疗机构使用一个三腔系统，其中包含一个校准过的液体收集器、一个水下密封装置，在保持胸膜腔负压的同时允许气体排出，以及一个吸引调节器。吸力通常在 $15 \sim 20 cmH_2O$，由吸力调节器装置中的水

柱高度控制，并在排气期间保持吸力。每天检查引流系统，以确保水下密封盒和吸引调节器内保持合适的水位。胸引管与排水系统之间应安装牢固紧密，并用胶带固定。对于连续引流，胸引管和引流系统导管应保持无扭曲，不应处于被动位置，并且不得夹紧。心脏外科术后患者主要不鼓励常规挤压和拔除胸引管。研究数据不支持常规挤压和拔除胸引管，除非管道中有血凝块[19]。不鼓励对管道进行冲洗。敷料应每 2～3 天更换 1 次，或根据需要进行，确保不使用石油基软膏含量高的敷料，因为这会浸透胸引管周围的皮肤。必须进行充分的镇痛，以鼓励咳嗽和离床活动，促进肺复张。

每日胸部 X 线检查几乎不会影响胸引管管理或患者护理决策，所以不再推荐。如果患者出现呼吸急促、血氧饱和度降低或皮下气肿等临床症状，则需要进行超声或放射学检查[20]。导管不应再次插入胸膜腔，如果要更换导管，应始终位于不同的位置。如果气胸持续存在，增加吸力可能是有益的，但如果没有改善效果，可能需要额外的导管；除此之外，还应考虑其他病因，并通过胸部 CT 扫描进一步评估。正确的定位也可以通过胸部 CT 扫描来确认[20, 21]。

七、拔除胸引管

拔除胸引管的指征包括气胸或胸腔积液的消退，或两者兼有。对于气胸，引流系统保持吸引状态，直到无气泡引出。如果气泡持续存在，可短暂夹紧胸引管，以确认气泡来自患者而非系统。如果几天后，气泡仍然存在，则可能需要另外放置一根管子。当无气泡引出 24～48h（或如果水下密封盒未见波动），断开墙壁吸引装置，将引流系统置于水封上，在数小时后进行胸部 X 线

或超声波检查。如果没有气胸、咳嗽、深呼吸时引流系统中没有气泡引出，重新连接吸引装置，可以拔除导管。对于液体引流，除非计划进行硬化治疗，否则当每 24h 的引流量＜200ml 时[22]，可以移除导管。

当胸引管被取出时，肺部应充分复张，这将使胸膜腔最小化。只有当患者在执行 Valsalva 动作（即试图屏气或向下用力）或在呼气末时，才能实现这一点。超声检查可以确认肺已复张，只有当患者出现临床症状表明原问题再次发生时，才需要进行胸部 X 线检查[23]。

八、相关系统

有报道使用经皮胸膜腔吸引以缓解非活动性气胸。成人非创伤性气胸的成功率为 64%～87%，儿童为 90%～95%。成功率的变化可能受到多种原因的影响，包括潜在疾病、机械通气的使用或其他因素。此外，也有报道称，使用小尺寸（8.5F）或猪尾导管，连接到便携式单向阀，成功治疗各种气胸。Massongo 等在一项前瞻性研究中治疗了 60 例患者，48 例大气胸患者使用小导管治疗，成功率为 83%。36 名患者（60%）在 4h 后出院，30 名患者（50%）作为门诊患者接受治疗。1 年复发率为 17%。未观察到严重并发症。平均住院时间为（2.3±3.1）天。这一治疗改变减少了 40% 的住院相关花费[25]。

（一）超声在胸引管置入和护理中的应用

超声检查在检测气胸和胸腔积液方面优于标准仰卧位胸部 X 线检查，与胸部 CT 相似。由于气胸引流和胸腔积液清除是胸引管置入的主要适应证，超声检查可应用于胸引管置入和护理。

1. 设备

超声检查是使用相控阵心脏探头（3.5～5.0MHz）进行的，该探头具有腹部模式预设，其较小的探头可以在肋骨间隙之间进行检查。也可使用凸阵腹部探头。线性高频探头缺乏足够的穿透力，无法显示较深的胸部结构，如胸腔积液下方的肺不张，但在确定气胸范围时，可用于识别肺点。

2. 胸腔积液扫描技术

在胸部划分一系列扫描线，以确定胸腔积液的特征，并确定一个安全的穿刺位置，避免损伤邻近器官。由于重力作用，自由流动的胸腔积液将在胸腔内处于一个重力依赖的位置，因此操作者应检查仰卧位患者侧胸的液体。胸腔内的任何一个位置都可能有局限性胸腔积液。操作者可以很容易地找到一个局限性渗出，并有针对性地插入一个胸引管用于胸腔积液的引流[28]。

3. 胸导管插入与护理

超声检查可以在胸腔积液时选择合适且安全的角度和深度的插入胸引管。胸引管插入的位置选择与胸腔穿刺相同（见第 7 章）。在紧急情况下（胸部创伤、机械通气下的张力性气胸），可快速选择位置。意外将胸管插入膈下位置，造成肝或脾损伤、心脏穿孔或插入肺组织，这些都是公认的胸管插入并发症，可通过使用超声检查来避免[29]。

一旦胸导管就位，超声检查有助于追踪液体引流的充分性。由于检查简单，超声检查可用于评估残余液体的量。有时，由于放置不当、导管堵塞或积液分隔，胸引管无法充分引流胸腔积液。超声检查可以检测引流是否充分，如果液体没有被排出，则可以指导有关胸引管更换或操作的决定。随访超声检查所需时间很短，由 POC 重症监护小组根据需要进行，以指导胸管的持续管理。拔除导管的决定也可通过超声检查确定。在适当的时候，夹住管子。超声检查用于确定是否存在明显的液体再积聚。如果没有，则可以取下胸引管。超声检查作为管理胸腔积液的主要影像学检查方法是可行的。

（二）气胸

1. 扫描技术

在胸部沿一系列扫描线进行检查，以确定气胸的位置，在一个安全的位置插入胸引管，避免对邻近器官造成伤害。仰卧位患者胸膜腔内的空气分布在前面；因此，气胸的检查集中在前胸和侧胸。并非所有气胸都呈典型分布。局灶性气胸也存在可能性。这可能发生在超声无法检测到的胸膜粘连中。除了考虑急性危及生命的张力性气胸的紧急情况外，超声检查与胸部 X 线和胸部 CT 检查相结合，可以在插管前排除局灶性气胸。

2. 胸引管置入和护理

肺滑动征、肺脉或 B 线的存在排除了检查部位的气胸（见第 6 章）。可以在短时间内检查多个肋间隙，以排除患者的气胸。无肺滑动征是气胸的特征，但不能用于诊断气胸。肺点的识别可验证气胸的存在[30]，并允许操作者绘制气胸的横向范围。这有助于确定胸引管置入的安全位置[4]。大多数气胸并不完全（它们导致部分肺不张）。

胸引管需要插入气胸部位。在肺仍靠胸壁膨胀的情况下插入胸引管，可能会插入肺内。操作者将设备插入无肺滑动且由肺点横向分布的区域。

一旦插入导管，肺复张的充分性由肺滑动、肺脉和（或）B 线的恢复决定。气胸患者插入胸引管后拔除胸引管的时机可由超声引导，如下所示[31,32]。

(1) 超声检查确定肺完全复张，胸引管无漏气。

(2) 小组研究确定没有需要继续使用胸引管的临床因素。

(3) 夹紧导管，立即用超声检查胸部，以确定气胸再次积聚的证据。

(4) 在几小时的过程中，用超声检查胸部是否有延迟性气胸积聚的证据。

(5) 如果根据超声检查标准，肺仍处于复张状态，则可以安全地拔除导管。

结论

因为超声检查优于标准仰卧位胸部 X 线检查，在检测气胸和胸腔积液方面与胸部 CT 成像类似，并且因为气胸引流和胸腔积液清除是插入胸引管的主要指征，在训练有素的医生手中进行超声检查不仅可以作为诊断气胸和胸腔积液的首选程序，而且还可以指导胸引管的置入、护理和拔除。

参考文献

[1] American College of Surgeons. Committee on Trauma. *Advanced Trauma Life Support for Doctors: ATLS, Student Course Manual*. Chicago, IL: American College of Surgeons; 2008.

[2] Brunelli A, Beretta E, Cassivi SD, et al. Consensus definitions to promote an evidence-based approach to management of the pleural space. A collaborative proposal by ESTS, AATS, STS, and GTSC. *Eur J Cardiothorac Surg*. 2011;40(2): 291-297.

[3] Finley DJ, Rusch VW. Anatomy of the pleura. *Thorac Surg Clin*. 2011;21(2):157-163, vii.

[4] Soldati G, Testa A, Sher S, Pignataro G, La Sala M, Silveri NG. Occult traumatic pneumothorax: diagnostic accuracy of lung ultrasonography in the emergency department. *Chest*. 2008;133(1):204-211.

[5] Wilkerson RG, Stone MB. Sensitivity of bedside ultrasound and supine anteroposterior chest radiographs for the identification of pneumothorax after blunt trauma. *Acad Emerg Med*. 2010;17(1):11-17.

[6] Blaivas M, Lyon M, Duggal S. A prospective comparison of supine chest radiography and bedside ultrasound for the diagnosis of traumatic pneumothorax. *Acad Emerg Med*. 2005;12(9):844-849.

[7] Kelly AM, Loy J, Tsang AY, Graham CA. Estimating the rate of re-expansion of spontaneous pneumothorax by a formula derived from computed tomography volumetry studies. *Emerg Med J*. 2006;23(10):780-782.

[8] Tombini V, Cazzola KB, Guarnieri L, Velati M, Bellone A. Lung ultrasound diagnosis and follow-up in a case of reexpansion pulmonary edema. *Chest*. 2019;155(2):e33-e36.

[9] Ziegler DW, Agarwal NN. The morbidity and mortality of rib fractures. *J Trauma*. 1994;37(6):975-979.

[10] Flora B, Granati G, Patel J, Ahmad S. A previously healthy man in his 30s with worsening shortness of breath over 5 days. *Chest*. 2017;152(3):e65-e67.

[11] Girdhar A, Shujaat A, Bajwa A. Management of infectious processes of the pleural space: a review. *Pulm Med*. 2012; 2012:816502.

[12] Ahsan S, Thompson D, Arntfield R. A 21-year-old man with "sloshing" in the chest. *Chest*. 2016;149(6):e169-171.

[13] McGrath EE, Blades Z, Anderson PB. Chylothorax: aetiology, diagnosis and therapeutic options. *Respir Med*. 2010;104(1):1-8.

[14] Light RW. Pleural effusions. *Med Clin North Am*. 2011;95(6): 1055-1070.

[15] Carrington JM, Kruse DA. Rapid diagnosis and treatment of a pleural effusion in a 24-year-old man. *Chest*. 2019;155(4): e83-e85.

[16] Kuhajda I, Zarogoulidis K, Kougioumtzi I, et al. Tube thoracostomy; chest tube implantation and follow up. *J Thorac Dis*. 2014;6(suppl 4):S470-S479.

[17] Ishikura H, Kimura S. The use of flexible silastic drains after chest surgery: novel thoracic drainage. *Ann Thorac Surg*. 2006;81(1):331-333.

[18] Sethuraman KN, Duong D, Mehta S, et al. Complications of tube thoracostomy placement in the emergency department. *J Emerg Med*. 2011;40(1):14-20.

[19] Irwin RS, Lilly CM, Mayo PH, Rippe JM. *Irwin and Rippe's Intensive Care Medicine*. Philadelphia, PA: Wolters Kluwer; 2018.

[20] Cerfolio RJ, Bryant AS. The management of chest tubes after pulmonary resection. *Thorac Surg Clin*. 2010;20(3): 399-405.

[21] Cameron EW, Mirvis SE, Shanmuganathan K, White CS, Miller BH. Computed tomography of malpositioned thoracostomy drains: a pictorial essay. *Clin Radiology*. 1997; 52(3):187-193.

[22] Younes RN, Gross JL, Aguiar S, Haddad FJ, Deheinzelin D. When to remove a chest tube? A randomized study with subsequent prospective consecutive validation. *J Am Coll Surg*. 2002;195(5):658-662.

[23] Durai R, Hoque H, Davies TW. Managing a chest tube and drainage system. *AORN J*. 2010;91(2):275-280; quiz 281-273.

[24] Kulvatunyou N, Vijayasekaran A, Hansen A, et al. Two-year experience of using pigtail catheters to treat traumatic pneumothorax: a changing trend. *J Trauma*. 2011;71(5): 1104-1107; discussion 1107.

[25] Massongo M, Leroy S, Scherpereel A, et al. Outpatient management of primary spontaneous pneumothorax: a prospective study. *Eur Respir J*. 2014;43(2):582-590.

[26] Lichtenstein D, Goldstein I, Mourgeon E, Cluzel P, Grenier P, Rouby JJ. Comparative diagnostic performances of auscultation, chest radiography, and lung ultrasonography in acute respiratory distress syndrome. *Anesthesiology*. 2004;100(1):9-15.

[27] Xirouchaki N, Magkanas E, Vaporidi K, et al. Lung ultrasound in critically ill patients: comparison with bedside chest radiography. *Intensive Care Med*. 2011;37(9):1488-1493.

[28] Moulton JS. Image-guided management of complicated pleural fluid collections. *Radiol Clin North Am*. 2000;38(2): 345-374.

[29] Havelock T, Teoh R, Laws D, Gleeson F; Group BTSPDG. Pleural procedures and thoracic ultrasound: British thoracic society pleural disease guideline 2010. *Thorax*. 2010;65(suppl 2):ii61-ii76.

[30] Lichtenstein D, Meziere G, Biderman P, Gepner A. The "lung point": an ultrasound sign specific to pneumothorax. *Intensive Care Med*. 2000;26(10):1434-1440.

[31] Galbois A, Ait-Oufella H, Baudel JL, et al. Pleural ultrasound compared with chest radiographic detection of pneumothorax resolution after drainage. *Chest*. 2010;138(3):648-655.

[32] Soult MC, Collins JN, Novosel TJ, Weireter LJ, Britt LD. Thoracic ultrasound can predict safe removal of thoracostomy tubes. *J Trauma Acute Care Surg*. 2014;77(2):256-261.

第9章 呼吸机撤机策略
Discontinuation of Mechanical Ventilation

Nicholas A. Smyrnios　Richard S. Irwin　Rolf D. Hubmayr　著

人们付出大量的努力以制订科学的成功撤离呼吸机（即"撤机"）的策略。本章重点介绍对撤机很重要的实际因素，包括了解问题、预测成功撤机和处理撤机失败。

一、了解问题

（一）患者是谁，他们的结局是什么

呼吸衰竭的患者是指需要机械辅助通气的个体。呼吸衰竭通常分为肺衰竭和泵衰竭，两者之间存在重叠。肺衰竭是单纯的气体交换衰竭，表现为低氧血症。它通常是由急性呼吸窘迫综合征或心源性肺水肿引起的。泵衰竭即通气功能衰竭，表现为高碳酸血症和低氧血症。它通常是由中枢神经系统抑制（如服药过量和麻醉）或呼吸系统肌肉疲劳或虚弱引起的。

早期的机械通气，往往是由于原发疾病发生发展导致呼吸衰竭而需要机械通气。对于从原发损伤中迅速恢复的患者来说，大多数（80%～90%）[1-4]易停机拔管。其中77%的患者可以在开始机械通气后72h内停机[4]，他们主要由术后患者、用药过量的患者和单纯肺功能衰竭

并迅速逆转的患者组成。机械通气后期，通气需求大部分是因为患者在住院期间出现了获得性撤机障碍，较少是由原发病所致。这些患者，可能占总数的10%～20%，这部分患者更难撤机，并且需要更多的关注。关于机械通气持续时间对远期生存率的影响存在数据冲突。例如，接受机械通气超过21天的患者的1年生存率可高达93%[5]。另外，Unroe等的一项研究报道表明1年生存率仅56%，并且只有9%的幸存者这1年在家无须有偿家庭护理[6]。因此，这部分患者的治疗可以有很大的改进。

（二）患者为什么需要长期接受呼吸机支持

获得性撤机障碍通常会影响通气供需平衡。通常通过以下四种方式[7]。

• 呼吸驱动不足，可能原因包括营养缺乏、镇静药、中枢神经系统异常或睡眠不足。

• 如果呼吸衰竭的原发病因没有得到充分改善或患有肺部基础疾病，肺部无法进行有效气体交换的问题可能会持续存在。其原因包括但不限于肺炎、气道疾病 [如哮喘和慢性阻塞性肺疾病

（chronic obstructive pulmonary disease，COPD）]
及肺水肿。

· 严重的吸气性呼吸肌无力和疲劳，原因包括肺部及肺外感染、镇静药使用、神经肌肉阻滞药和心血管损伤。

· 心理依赖[8]。

其中，文献表明，吸气性呼吸肌疲劳 / 无力引起的泵衰竭[9]是大多数患者停撤机失败的主要原因[3, 10, 11]。肌肉疲劳指当肌肉在负重工作时失去产生力量的能力。肌无力是指静息状态下的肌肉无法产生力量[12, 13]。尽管可以通过实验区分肌肉疲劳和肌无力，但这在临床环境中通常是不能实现的。因此，两者经常互换使用。

（三）哪些因素会导致呼吸肌疲劳和无力

多种因素可导致吸气性呼吸肌疲劳。主要的获得性撤机障碍原因见表 9-1。

表 9-1　主要的获得性撤机障碍

· 不恰当的机械通气
· 心脏病
　- 冠状动脉缺血
　- 左心室功能障碍
· 容量过负荷
· 感染
· 营养缺乏
· 神经功能障碍
　- 神经肌肉异常（包括危重神经肌病）
　- 精神状态改变（包括镇静作用）

1. 机械通气

尽管认为机械通气作用之一是使呼吸肌得到休息，但事实并非如此[14]。呼吸机对患者努力的快速变化的反应通常是不够的。对于老一代的呼吸机来说尤其明显，正压通气增加分钟通气量而不减少呼吸肌做功。部分原因是，不论是在辅助控制模式还是同步间歇指令通气（synchronized

intermittent mandatory ventilation，SIMV）模式中，呼吸机输出与患者自身的呼吸输出是不同步的。极端情况下，缺乏同步会导致患者的努力程度超过在无辅助呼吸时的程度。SIMV 和辅助通气模式都可能导致这方面的问题。此外，SIMV 模式中，患者在机控呼吸之间的自主呼吸会增加气道阻力。

连续气流和按需阀系统可能增加呼吸做功。例如，连续流量可能无法满足患者的吸气流量需求。SIMV 的按需阀系统可能会增加呼吸做功，因为它需要患者付出很大的努力来进行自主呼吸。在辅助控制模式下，如果潮气量和吸气流速不能满足患者的吸气需求，患者的吸气肌可能会在整个呼吸周期中持续做功。如果存在 PEEPi，患者可能无法触发呼吸机送气，或者只能通过增加呼吸做功以间歇触发呼吸机，因为他 / 她需要在触发前先降低气道压至 PEEPi 水平之下。如果这些事件发生，患者的膈肌可能会出现炎症性损伤，临床表现可能在数天后都不会出现[15-18]。矛盾的是，虽然在患者接受机械通气时尽量减少剧烈的肌肉活动很重要，但同时也要避免长时间的肌肉失负荷，因为神经肌肉不活动（"休息"）可导致呼吸机诱导的膈肌功能障碍[18]。

2. 心血管疾病

影响撤机的心功能障碍可分为缺血性疾病或泵衰竭，或两者都有。心血管系统功能衰竭导致机械通气时间延长的原因是多方面的。肺水肿可能会阻碍气体交换，导致自主呼吸时呼吸做功增加。心脏功能差可能导致呼吸肌供氧不足，而呼吸做功增加反而可能引起心肌缺血[19]。虽然机械通气可能通过增加胸腔内压力对心输出量产生不利影响，从而减少静脉回流和心输出量，但呼吸机也会对心脏功能产生有益的影响（在左心室衰竭时降低左心室负荷）[20]，过早地给这些患者撤机可能会导致心脏功能恶化。

3. 营养因素

营养缺乏可能会导致心肌和呼吸肌功能障碍[21]，从而延长撤机过程。较早的研究表明，适量的营养支持可能会提高撤机的成功率[22]，但这些都不是确定的。关于比较高脂肪营养与常规营养、生长激素与安慰剂的随机对照试验中，撤机成功率没有差异[23]。

4. 其他因素

导致呼吸肌疲劳和无力的其他重要因素主要是镇静和肺水过多。

二、预测成功撤机

（一）何时启动撤机流程

目前尚没有客观的、可依赖的关于启动撤机时机的数据。因此，笔者建议临床医生当患者满足国家临床实践指南规定的以下标准时，应考虑进行严密监护下的自主呼吸试验（spontaneous breathing trial，SBT）：①机械通气的病因已经稳定且患者病情改善；②患者在使用最小剂量或不使用升压药时血流动力学稳定；③氧合充足（例如，$PaO_2/FiO_2 > 200$，$PEEP \leq 7.5cmH_2O$，$FiO_2 < 0.5$）；④患者能够启动自主呼吸[24]。SBT 早期，突然进行呼吸做功会发生潜在的有害影响（尽管很少）[25]，在最初 5min 内，应密切监测。SBT 可采用 T 片法、低水平压力支持通气（pressure support ventilation，PSV）法，或使用配备有持续内部回路的呼吸机的持续气道正压（continuous positive airway pressure，CPAP）法。没有数据证明这些方法的优越性，也没有数据表明在这种情况下启动撤机会导致不良后果。相反，每天对有自主呼吸的患者进行评估，可减少机械通气的持续时间和重症监护的费用[26]。如果患者在观察期

间恶化或变得痛苦，应重新启动机械通气，并给予足够的时间让肌肉得到休息。这通常通过在第 2 天进行下一次试验来完成。

（二）完全停止机械通气的预测指数（撤机指数）

人们已投入大量精力试图寻找能够预测患者安全撤机的客观指标[27]。这些研究产生了相互矛盾的数据。一个由美国胸科医师学会、美国呼吸治疗学会和美国重症医学会共同推动的临床调查员集体工作组制订了撤机和停止辅助通气的循证指南[24]。他们研究评估了预测成功撤机的证据[27]，总结如下。

• 大量预测因子已经被证实对预测撤机没有用处。

• 一些预测因子已被证明对预测撤机和成功拔管有一定的用处，包括：①呼吸频率 < 38 次 / 分（敏感性为 88%，特异性为 47%）；②浅快呼吸指数（rapid shallow breathing index，RSBI）< 100 次 /（分·升）（敏感性为 65%～96%，特异性为 0%～73%），并且吸气压力 / 最大吸气压力比值 < 0.3。除此之外，呼吸频率 > 38 次 / 分和 RSBI > 100 次 /（分·升）似乎降低了拔管成功的概率。

• 在两项研究中，单向球囊闭塞阀吸气口闭塞后 0.1s 的气道压力（$P_{0.1}$）与最大吸气压力（PI_{max}）之比为 0.09～0.14，合并似然比（likelihood ratio，LR）为 16.3，是高度预测拔管成功的指标。

• 计算 RSBI 的 LR，当 LR 为 2.8 时，测试的汇总结果可预测成功撤机；预测撤机失败的测试结果显示 LR 为 0.22[28]。

虽然临床工作中，观察自主呼吸期间的呼吸肌情况可有效预测撤机失败情况，但呼吸诱导性体积描记学研究[29]对此提出了质疑。任何时

候呼吸肌的负荷显著增加，都可以观察到呼吸频率、深度和模式的变化。因为这些征象可能是疲劳的表现，所以值得关注。如果这些征象从未出现，则很有可能成功撤机。如果确实出现，则必须密切观察患者是否进一步恶化，如果呼吸肌疲劳引起上述改变，撤机必然会失败。

（三）什么时候拔管合适

如果患者能够完成充分吸入和呼出气体，并且能够保持气道的通畅，则能够成功拔管。因此，患者必须：①成功通过自主呼吸试验或其他的撤机模式；②预期不会出现上呼吸道阻塞；③预测有合适的分泌物清除能力。

1. 脱机模式

患者可以突然或逐渐接受 SBT。突然的方法通常被称为 SBT 方法。通过逐渐降低 RR 或降低压力支持来实现渐进式方法。临床上，通常被称为"间歇性强制通气"（intermittent mandatory ventilation，IMV）和"PSV"方法进行呼吸机撤离。此外，即使撤机后，也可以提供一定程度的通气支持。一般而言，这通常被称为"无创正压通气"（noninvasive positive pressure ventilation，NIPPV）方法。

比较机械通气撤机相关的随机对照试验结果表明，SBT 和 PSV 试验均优于 SIMV 试验 [30-32]。因此，我们强烈反对使用 SIMV 进行撤机。没有令人信服的数据支持 SBT 或 PSV 相对于彼此的优越性，也没有数据支持在未成功撤机的患者中改变模式的做法。NIPPV 的使用应仅限于 CO_2 潴留患者 [33]。在其他情况下，与标准模式相比，NIPPV 并未被证明可以避免再插管，并且可能因延迟再插管时机而存在潜在危险 [34]。因为我们不推荐 SIMV 试验，我们仅提供 SBT、PSV 和 NIPPV 的方案。

（1）自主呼吸试验：SBT 包括突然、完全撤机支持。当患者呼吸由连接到气管插管或气管切开插管的 T 形管输送的混合加湿气体时，他们会受到密切观察。或者，他们可以保持与呼吸机的连接，并允许在 CPAP 模式下自主呼吸。与逐渐撤离呼吸机支持的技术相比，在 SBT 期间，此方法可以在不受到机器设置的混杂影响的情况下评估患者的心肺反应模式。虽然没有普遍的标准来应用这种撤机方法，但大多数从业者从辅助而非控制的机械通气模式开始 SBT，并评估患者的耐受性。

尽管 CPAP 并未普遍使用，但笔者认为，无论潜在的疾病过程如何，将 SBT 与 CPAP 结合使用在生理上是合理的。添加 $5cmH_2O$ 的 CPAP 可减轻呼气末肺容积的下降，这是由于消除了气管插管对上呼吸道阻力和流量的声门调节 [35]。此外，对于气流阻塞的患者，CPAP 可以通过抵消呼气末系统弹性回缩压（即内源性 PEEP）来显著降低呼吸做功 [36-38]。$5cmH_2O$ 外部 PEEP 不太可能超过内源性 PEEP 引起过度扩张。

CPAP 可以减少气流阻塞中的吸气弹性功的另一种机制是在自主呼吸（spontaneous breathing，SB）期间使用呼气肌肉。CPAP 可能会通过呼气肌的主动收缩以达到低于呼气相的新的静态平衡容积。随后呼气肌放松使肺被动地膨胀回新的平衡体积。这可能具有降低吸气肌负荷的效果，因为呼气肌完成了部分吸气功。然而，这种机制在严重阻塞的患者中价值有限，因为低的最大呼气流量会阻止肺容量减少至低于静态平衡容量。

对于仅需要维持氧合而使用机械通气的患者，CPAP 使患者在不受机械通气危害情况下，获得维持 PEEP 改善氧合的益处，它还可以在撤机期间改善心脏功能。

（2）自主呼吸（SB）方案：一般准则如下 7 个方面。

• 当确定患者病情好转且稳定后，告知患者将尝试撤离机械通气，并告知其医生认为已准备好的原因及预期结果，重要的是要让患者尽可能表达担忧并尝试减轻这种担忧[39]。

• 获得基线值并开始监测临床参数，如脉率、呼吸频率、血压和主观不适（让患者将他们的呼吸困难评分为 0～10 分）、气体交换（脉搏血氧饱和度测定法）和心脏节律（心电图监测）。将这些值记录在可用且可保存的流程表上。在撤机试验期间通常不监测动脉血气。

• 护士、呼吸治疗师或医生留在床边提供鼓励和支持来确保平静的氛围。

• 避免使用镇静药物以确保最大限度的患者努力。在大多数情况下，会在 SBT 的同时中断持续镇静药物使用。

• 尽可能让患者在床上或椅子上坐直。

• 在患者的气管插管上安装 T 形管，该管连接到加热湿化器，吸入的氧气浓度比之前 MV 过程中的浓度高 10%。确保 T 形管流量超过患者的吸气峰值流量，并确保吸入的气体不断加湿。如果使用 CPAP，则不需要 T 形管，而使用呼吸机管道。

• 继续试验直至完成，除非出现以下情况。

– 新发大汗。

– 新发心律失常。

– 收缩压＞180mmHg，或变化（增加或减少）≥原始收缩压值的 20%，或对血管加压药的新要求。

– 心率＞120 次 / 分，或变化（增加或减少）＞30 次 / 分。

– SaO_2＜90%，FiO_2＞0.6。

– 获得血气，pH＜7.30，PaO_2＜60mmHg，SaO_2＜ 90%，$PaCO_2$ 上升超过 10mmHg。

– 不稳定的通气形式。

– RR＜8 次 / 分，＞35 次 / 分超过5min，变化＞原始 RR 的50%，或 RSBI（f/V_T）＞100。

– 新发的意识改变。

– 出现呼吸肌衰竭的征象，包括新呼吸辅助肌的使用或胸腹反常运动。

– 呼吸困难患者主观不适或新发疼痛评分＞5/10。

– 由护士、医生或呼吸治疗师的主观评估确定的失败。

如果试验终止，将继续使用原机械通气设置。除了少数例外，例如从全身麻醉中恢复或伴有或不伴有肌肉麻痹的镇静的患者，发起者通常不会让他们的患者在 24h 内接受 1 次以上（失败的）撤机试验。这种做法得到了 Esteban 等支持[40]，他们表明，与每天 1 次的试验相比，每天 2 次的 SBT 没有优势。此外，与失败的撤机试验相关的吸气努力可能足以引起肌肉疲劳[40]，并且可能无法恢复，除非随后进行长时间的休息。

如果患者没有潜在的肺部疾病，机械通气时间很短（如不到 1 周），似乎可以耐受 SB 且无呼吸困难 30～120min，并保持足够的氧合水平，评估患者是否有拔管后上气道阻塞或无法清除分泌物的风险后可考虑拔管。

（3）压力支持通气试验：使用压力支持通气模式撤机是逐渐降低机械通气支持力度，使患者负责通气量逐渐增加。尽管通常假设低水平 PSV（如 5～7cmH_2O）可以补偿气管插管和回路阻力，但没有简单的方法来预测补偿该阻力的 PSV 水平。

PSV 已成为一种常用的成人撤机模式。在 PSV 模式下，目标压力被施加到气管插管，以增加吸气肌对呼吸系统施加的充气压力[41]。随着肺部充气，吸气流量开始下降，气道压力和由呼吸系统施加的充气压力，使吸气肌受到不断上升的弹性阻力的对抗。当吸气流量达到阈值（因供应商而异）时，机器切换到呼气[42]。PSV 的流行是基于这样一个前提，即撤离机械通气应该是一个渐进的过程（符合"撤机"的定义）。此外，支持 PSV 而非 SBT 的人们认为，气管插管的自主呼吸做功过多，可能导致易感患者的吸气肌衰竭[43]。例如，人们普遍认为 PSV 是克服气管内管阻力的有效手段，然而这在概念上是不正确的，因为 PSV 期间的气道压力不随流量变化。此外，拔管后肺阻力并未降低[44]，而呼吸做功实际上可能会增加[45]。这表明，大多数患者在拔管后立即表现出上呼吸道阻力，实际上≥8mm 内径的气管插管产生的阻力。

对所有使用 PSV 的患者，应该通过了解患者与呼吸机相互作用的潜在不利影响来调节。例如，老年患者甚至健康人[46]都容易受到 PSV 引起的中枢性呼吸暂停的影响。该机制似乎是由于潮气量与吸气努力解耦联所致的间歇性低碳酸血症。当医生觉得有必要让易感 PSV 受试者被迫休息时，可能会出现问题。除非将足够高的 IMV 后备通气频率与 PSV 结合使用，否则吸气驱动的机械抑制可能会导致呼吸暂停，从而触发呼吸机报警并导致觉醒和睡眠碎片化，导致撤机过程延长。

(4) 压力支持方案：一般准则如下。

• 重复 SB 方案前 5 条准则。

• 将机械通气模式从容量切换模式转换为辅助模式，或 SIMV 模式切换到压力支持模式，或者患者已经使用压力支持作为通气模式，则减少压力支持力度。

• 对于长期接受呼吸机支持（如超过 21 天）的患者、神经系统疾病患者或近期拔管失败的患者，如果切换到另一种通气模式，或使用低于之前在 PS 通气期间的支持力度，则在 25cmH2O 的压力下开始 PS，并将吸入氧浓度增加 10%，缓慢降低气道吸气压力；如果患者无法承受在较低的压力下增加的呼吸做功，则将压力增加到先前可耐受的水平，然后在必要时再升高，直到患者再次稳定。然后等待 24h，重新开始这一过程。

• 对于没有肺部基础疾病且机械通气时间较短（如少于 1 周）的患者，PS 可设置为 7cmH2O。如果该压力在 2h 内耐受良好，则应评估患者是否拔管[47]。

(5) 无创正压通气可作为停止机械通气的一种方式：患者可以使用专用无创呼吸机或重症医学病房呼吸机接受 PS 模式加呼气末正压模式的通气治疗。可以使用鼻罩、鼻面罩进行通气。目前的文献表明，对于拔管后出现呼吸衰竭的患者，使用无创通气作为"抢救"疗法无法预防再插管。慢性 CO2 潴留患者拔管后早期常规使用无创通气，可能是减低再插管和病死率的有效策略[49]。

(6) 无创正压通气方案：一般准则如下[50]。

• 重复 SB 方案前 5 条准则。

• 给患者拔管，戴上专为 NIPPV 设计的鼻罩或面罩，并开始辅助呼吸。根据患者的舒适度、是否漏气和监测情况，不断调整呼吸机设置。

• SB 吸氧 1~2h，穿插间歇性通气 2~4h。然后，根据患者的耐受情况逐渐增加 SB 的持续时间（如监测 RR、气体交换、心肺参数和呼吸困难）。

• 当全天都是自主呼吸状态，并且患者在夜间行机械通气时，应考虑停用 NIPPV。

2. 停止机械通气的非常规模式

已经尝试了多种非常规技术来停止机械通气。这些包括吸气力量训练[51]、自适应辅助通气[52]、生物反馈[53, 54]、自动管道补偿[55, 56] 和比例辅助通气（proportional assist ventilation，PAV）。这些技术都不作为常规治疗。

非对照试验报道表明，吸气肌力量训练可能有助于为长期带机的患者做好撤机准备[57]。这种方法被认为是呼吸肌耐力训练的一种手段，可通过让患者进行低重复、高阻力的 SB 练习来实现。

在自适应辅助通气过程中[52]，自动微处理器控制的机械通气模式可确保提供预设的分钟通气量。它通过不断适应患者的呼吸活动来实现。自适应辅助通气模式的开发是为了通过一个或多个呼吸机参数的反馈自动停止机械通气。

生物反馈，即检测并向患者传递他/她无法检测到的某些生物功能，可能对选定的患者有所帮助[53, 54]。例如，通过在床旁显示器上显示呼吸量，并让患者自主努力推动屏幕上的容量描记超出屏幕上限，Corson 等[53]的研究中纳入 2 名脊髓损伤患者，其中 1 名感觉水平位于 C$_6$ 的患者，缺乏来自胸壁的本体感受传入以获得支配其呼吸的能力。这些作者假设，反复练习达到反馈标准会增加膈肌和吸气肌的力量，并且可能具有使延髓中枢恢复自主呼吸的净效应。

自动管道补偿（即在呼吸机辅助 SB 期间通过补偿气管插管两端的压力差来进行阻力卸载的一种方式）已经得到了最好的研究。在一组随机对照试验中，与 SBT 相比，临床结果无明显差异[57]。

PAV 是一种部分通气支持模式，在这种模式下，呼吸机按吸气努力的比例施加压力[58]。这对患者撤离呼吸机具有潜在价值。理论上的优势是所施加的支持似乎与患者自主呼吸努力协调良好，从而模拟 SB 且呼吸做功较少。没有研究证明这种方法比传统方法具有临床优势。

（四）撤机试验应该持续多久

关于撤机试验持续时长的问题尚无明确答案。持续时间取决于患者群体、脱机模式和具体实践。关于 SBT，许多研究设定了 2h 的最大限制[25, 30, 47, 59-62]，并对临床情况、呼吸和血流动力学参数稳定的患者进行拔管。关于 PSV 试验，一些人建议稳定的患者在拔管前只需要在 5～7cmH$_2$O 的设置下使用 PSV 模式 2h。指南指出，再插管率波动于 13%～23% 范围内[30]；关于 SBT，其他研究发现，30min 和 2h 的试验间隔的撤机成功率没有差异[61, 62]。然而，因为已证明再插管可显著增加以下风险：①住院病死率；② ICU 和住院时间；③转移到长期护理或康复机构的比例[60]。为尽量减少再插管，我们建议如下。

• 与其他模式相比，笔者更倾向于 SBT，因为它是在没有通气支持的情况下评估患者表现的最直接方式。

• 应考虑为 30～120min SBT 耐受良好的患者拔管，以下情况除外[63, 64]：①气管切开且符合长期机械通气（即每天带机至少 6h 且持续至少 21天）；②预计难以清除呼吸道分泌物的神经系统疾病患者；③近期撤机再插管的患者。我们的处理方案是在考虑拔管之前观察此类患者的自主呼吸 2～24h。与上呼吸道阻塞和分泌物清除相关的因素在决定 SBT 的时长方面起着重要作用。

• 应使用明确界定责任，并授权护士和呼吸治疗师在其实践范围内行事的临床实践指南指导撤机。

1. 上呼吸道梗阻

长期使用呼吸机的患者是拔管后上气道阻塞风险最高的人群，包括女性、反复或创伤性插管或气管插管尺寸过大的患者[65, 66]。评估机械通气过程中是否存在上气道阻塞的一种方法是气囊漏气试验，通过比较气管导管球囊放气前后的呼气量来实现。一项研究表明[67]，在拔管后 24h 内在辅助控制通气期间测量的气囊漏气＜110ml 可识别出拔管后喘鸣的高风险患者，但其他研究并未非如此 [68]。尽管测量气囊漏气的概念在主观上很有吸引力，但其带来的益处尚未明确，并且决策的过程甚至实际数值也没有得到广泛认同。110ml、130ml 和 140ml 都有在研究中提及，也有使用听诊方法来检测漏气的其他研究。此外，尚无针对异常测试结果采取的适当措施。一些作者建议用类固醇治疗，一些建议延迟拔管，还有一些建议让具有高级气道技能的人协助拔管。我们不提倡根据气囊漏气试验结果来做决定，因为我们无法科学地确定哪些患者应该进行测试，如何进行测试，什么会构成异常结果，如果有异常值应如何处理。供应商可能会考虑对特定患者使用气囊漏气试验 [69-71]，以获得对高危患者气道状态的普遍认识。我们也不常规使用全身类固醇来预防拔管后喘鸣，因为报道的益处不一致，并且临床实践中拔管时间不确定，这可能导致类固醇疗程的延长及其相关不良反应 [30]。

2. 气道分泌物清除

患者可能因无法清除气道分泌物而致拔管失败。一项前瞻性观察性研究 [72] 显示，通过 SBT 试验的患者拔管失败的最强预测因素：①咳嗽不佳：咳嗽峰值流量＜60L/min；②气道分泌量≥2.5ml/h；③精神状态不佳，无法完成四个指令（睁眼，用眼睛追随观察者，握手，伸舌）的任何一个。在这个系列中，当存在预测因素之一时，12% 的患者发生了再插管，而当所有预测因素都存在时，80% 的患者发生了再插管。

一旦拔管，需谨慎启动经口进食的肠内营养支持由于临床上没有可靠的方法进行床旁吞咽功能和"微误吸"的评估，因此在恢复经口喂养前，对于误吸风险增加的患者，应考虑进行规范的吞咽评估（如言语病理咨询和吞咽视频透视评估）。

人们普遍认为高龄、身体虚弱、镇静药物使用、口腔或鼻腔肠饲管、吞咽困难史、急性脑卒中、颈椎手术、肌无力和（或）气管切开术是误吸的危险因素，鲜为人知的是，气管插管也有同样的风险 [73, 74]。即使插管时间很短、意识清醒且病情不严重的患者，拔管后 1 周内，多达 50% 的患者存在吞咽困难。对清醒术后患者拔管后误吸情况进行评估，结果提示拔管后立即进食的误吸风险高达 50%，4h 和 8h 误吸风险分别为 25% 和 5%。

三、管理撤机失败

笔者对撤机失败患者的管理方法基于以下三个原则：①与非方案化撤机相比，方案化撤机结局更好；② SBT 或 PSV 试验应每天进行 1 次；③撤机障碍可促使肌肉疲劳和虚弱。解决和逆转这些障碍的干预措施是成功撤机的关键。

（一）方案化撤机

多项随机对照临床试验 [25, 75] 和非随机对照试验 [76] 表明，由非医护人员实施的方案化撤机，在临床显著结果（如 MV 持续时间缩短、再插管率、ICU 和医院住院时间）方面存在巨大优势。这些发现得到了 Meta 分析 [77] 的支持，它指出，使用标准化的撤机方案可以缩短 MV 持续时间、撤机持续时间和 ICU 住院时间。这些改进与其他有助于撤机的干预措施产生的改进一致，并且幅度更大。因此，笔者强烈建议各机构采用方案化方法来指导跨专业的撤机工作，而不是由医生个人决定。

（二）机械通气时每天尝试一次脱机

基于多项关于呼吸机撤机方法的随机对照试验 [32]，建议将每天进行 1 次 SBT 或 PSV 作为首选的撤机模式。机械通气的持续时间主要取决于入院诊断和生理紊乱程度[78]，当撤机过程延长时，从一种模式切换到另一种模式似乎没有任何好处。呼吸模式切换到另一种模式并等待观察患者反应，将注意力从导致吸气肌疲劳 / 无力的因素上转移开，我们认为这些是患者长期带机的最重要原因。

（三）解决呼吸肌疲劳的因素

多种因素共同导致呼吸肌疲劳（表 9-2）。因此，临床医生应系统地考虑增加肌肉力量和减少肌肉需求的方法。

表 9-2　基于随机对照临床试验的撤机管理进展

- 方案化撤机的呼吸机管理团队可获得更好的结局[25, 75, 76]
- SBT 或压力支持试验优于 SIMV 试验[32]
- 30min 和 120min 的试验同样成功[61, 73]
- 每天 2 次 SBT 与每天 1 次 SBT 相比没有任何优势[31, 32]
- 与持续输注相比，每天间断镇静结局更好[79]
- 每天间断镇静与每天 1 次 SBT 相结合可改善结局[80]
- 早期物理和专业治疗可减少呼吸机使用时间[81]
- 早期气管切开可减少呼吸机使用时间和 ICU 住院时间[82]

ICU. 重症监护病房；SBT. 自主呼吸试验；SIMV. 同步间歇指令通气

应考虑采取以下措施来增加呼吸肌力量。

1. 逆转营养不良[22] 并纠正电解质紊乱。

2. 改善心血管泵功能并尽量减少心肌缺血[20]。心脏功能不全可能导致呼吸肌供氧不足。

3. 尽可能尝试减少镇静药物的使用。与连续输注相比，每天间断镇静可显著减少带机时间和 ICU 住院时间[79]，更激进的方法是取消使用连续镇静和（或）所有镇静。一项不使用镇静药的研究表明，无呼吸机天数增加、ICU 住院时间和住院时间减少，死亡率没有任何变化[83]。需要更多的研究来证实上述结果。为协助镇静管理，我们鼓励临床医生使用有效且可靠的监测量表，如 Richmond Agitation-Sedation 评分量表[84]。与镇静匹配的呼吸机撤机方案可能会改善病死率[80]。

4. 减少镇静的努力与减少谵妄发生的努力相互重叠。其中一个重要组成部分是减少或消除带机患者苯二氮䓬类药物的使用。一些作者主张带机患者使用右美托咪定，以减少谵妄发生率，但其增加了镇静作用。一项随机试验表明，与咪达唑仑相比，右美托咪定可减少谵妄的发生率和带机时间[85]。预防谵妄还包括适当的镇痛、浅镇静、保持睡眠 – 觉醒周期、认知刺激和早期活动等。

5. 思考和评估肌病、多发性神经病[86] 和药物引起的神经肌肉功能障碍的可能性（如肌松药和抗生素，尤其是氨基糖苷类）[87, 88]。重症多发性神经病变和肌病是导致持续呼吸衰竭的主要原因[89]。

6. 动员患者最大限度地发挥其耐受性，并在病程早期开始物理和专业治疗。早期物理和专业治疗结合每天间断镇静的方案显示，出院时恢复基线功能状态和住院的前 28d 无呼吸机天数有显著改善[81]。

7. 让患者坐起来，利用重力，最大化锻炼膈肌功能。

8. 纠正甲状腺功能减退症。

9. 此前，一些作者建议通过各种干预措施来改善呼吸肌收缩力，包括通过增加补偿性碳酸氢根离子的排泄来改善高碳酸血症。然而，一项关于乙酰唑胺的随机、安慰剂对照试验未能显示死亡率、机械通气持续时间或其他临床相关终点有任何改善[90]。因此，我们不推荐这种方法。

10. 对于缺乏镇静药物时自主呼吸很少或没

有的患者，黄体酮可以作为一种呼吸中枢兴奋药[91]。醋酸甲羟孕酮20mg每天3次在2d内起效，在7d内达到效果最大化。这是一种有争议的疗法。许多人认为额外的呼吸中枢刺激可能是不恰当的，并且会加剧肌肉疲劳。

应考虑采取以下措施来减少呼吸肌需求。

1. 最大限度地治疗全身性疾病（如感染、急性和慢性尿毒症）以减少代谢需求并减少对肌肉产生不利影响的化学介质的产生。

2. 对与气道阻力增加相关的情况给予支气管扩张药，哮喘患者停用β受体拮抗药。

3. 使用利尿药来减少肺水肿患者的肺水。密切监测肾功能和血钠，避免诱发肾衰竭和高钠血症。

4. 评估心脏功能。心脏超声评估和心肌缺血评估，如12导联心电图或ST段监测可以诊断潜在的心脏疾病。撤机期间呼吸做功增加可能会从心脏和其他器官中窃取氧气，并在易感患者中引发缺血和心力衰竭[20, 92, 93]。

5. 对于一般成人，内径<8mm的气管插管会显著增加气道阻力，尽管管径大小不太可能对撤机过程产生不利影，除非管径太小（如<6mm）。如果怀疑对成功撤机有影响，应更换为较大内径的气管插管。

6. 对于心功能处于临界状态的患者，考虑使用CPAP。它可以通过降低左心室前负荷来支持衰竭的心脏[20, 94]。

7. 应考虑到呼吸机会增加呼吸做功并进行调整[14]。潜在因素包括：①呼吸机触发系统的灵敏度/反应性是否合适；②呼吸机流量模式是否与患者需求同步；③呼吸机设置适当，以避免过度通气；④可使用PEEP来克服内源PEEP增加的触发阈值负荷；⑤将热湿交换器改为加热加湿器以克服增加的交换器的无效腔和阻力[95]。

8. 评估是否过度喂养。过量的总热量摄入，非不成比例的碳水化合物摄入，对于代偿性CO_2生成增加不能充分增加肺泡通气量的患者，可能会导致CO_2生成增加和呼吸性酸中毒[96]。治疗方法是减少热量摄入。

9. 当预计患者需要长期机械通气时，可进行气管切开术。气管切开术可以提高患者的舒适度，减少镇静药使用，降低气道阻力，减少呼吸机相关性肺炎，并减少机械通气的持续时间。尽管进行气管切开术的最佳时间尚不清楚，但一项对早期与晚期气管切开术的Meta分析发现，早期气管切开术队列未使用呼吸机天数、ICU住院时间、镇静持续时间和长期病死率都有所改善。然而，在所分析的研究中，早期气管切开术的定义有所不同[97]。

10. 引流胸腔积液。大量胸腔积液可能会影响气体交换并降低肺顺应性，从而增加对呼吸肌的需求。

11. 虚弱患者拔管前，需评估是否会增加其拔管后哮喘发生风险，以及是否能够保护气道和清除呼吸道分泌物。

管理撤机失败时，不太可能是技术或撤机模式的原因，而是因为疾病和引起吸气肌疲劳的原因，以及这些问题的管理程度。表9-2总结了基于随机对照试验或这些试验的Meta分析管理机械通气撤机的进展。已发表的几项研究表明，最有利的撤机结果大部分是通过方案指导撤机实现的。此类方案可以改善机械通气患者的护理质量，并减少他们在ICU停留的时间和住院费用，尤其是方案中包括了纠正导致呼吸肌疲劳的医学障碍。在我们的方案中，我们每天专注于评估和管理精神心理状态和神经肌肉疾病评估和管理心脏泵衰竭或冠状动脉缺血，改善营养，治疗感染，并在不损害肾功能的情况下减少肺水。

（四）超声评估膈肌功能在撤离呼吸机中的应用

膈肌是主要的吸气肌，因此对其功能的评估是呼吸衰竭患者评估重要组成部分。膈肌功能障碍可能导致患者难以撤离机械通气支持，同时也是呼吸衰竭发展的一个因素。超声检查是一种方便的床旁检查技术，可用于评估膈肌功能[82, 98]。

1. 机器要求

可使用相控阵心脏探头（3.5～5.0MHz）测量膈肌活动度（diaphragmatic excursion，DE），也可以使用凸阵腹部探头。可使用高频线阵血管探头测量吸气期间膈肌增厚（diaphragmatic thickening，DT）率。

2. 患者体位和呼吸机设置

在重症医学科，患者仰卧或半卧位接受检查，腹部内容物会影响 DE 的测量，特别是当患者肥胖或腹内压力升高时。测量期间，呼吸机设置应提供最小支持或不提供支持，因为 PEEP 和正压通气都可能通过影响吸气努力而改变 DE 程度[99]。超声检查时，患者可以脱离压力支持或暂时断开呼吸机，并提供足够的氧气。

3. 扫描技术

测量右侧 DE，使用纵向扫描轴（冠状位）法，将相控阵探头放在下外胸壁腋中线附近，图像深度以充分显示整个膈肌为宜。通过调整扫描平面，以最大限度获取高回声的曲线型膈肌图像。如果肺气遮挡膈肌视野，可将探头向足侧移动并向上倾斜，以肝脏作为声窗，便于更好地观察膈肌。或者使用横向扫描平面，将探头放在右侧锁骨中线与下肋缘的交点，并向头侧倾斜，将肝脏作为声窗以观察膈肌。

测量左侧 DE，使用纵向扫描轴（冠状位）法，将相控阵探头放在下外侧胸壁腋中线附近。通过调整扫描平面，以最大限度获得高回声的曲线型膈肌图像。左侧膈肌比右侧更难成像，因此通常需要使用脾脏作为声窗。由于存在肠气和缺乏肝脏形成的声窗，左侧锁骨中横向扫查并不有效。

检测到膈肌后，检查者在安静呼吸期间、增强努力期间、在患者进行剧烈吸气（"吸气试验"）期间观察其运动。膈肌运动可以直接进行定性评估：它要么在吸气时沿正常的尾侧方向移动，要么在吸气时沿不适当的头侧方向移动。通过简单的视觉观察实现膈肌功能的定性评估。M 型超声检查可定量评估 DE，取样线尽可能垂直于膈肌顶的运动主轴。这可能很难从侧位实现，但从右侧锁骨中上象限切面容易获取。一些先进的超声心动图仪具有可转向的 M 模式，便于沿正确的轴进行测量[100]。大部分超声仪没有此功能。作为一种替代方式，可以将一种带有毫米标记的简单模拟测量应用于机器屏幕并调整到最佳测量轴，以便直接测量。

为了测量吸气膈肌增厚率，将线阵血管探头放在纵向平面的腋中线上，调整深度和增益以显示膈肌。图像在吸气和呼气时冻结，并使用卡尺功能在两个点测量厚度。增厚程度的计算公式如下。

$$膈肌增厚（\%）=（膈肌厚度_{吸气}-膈肌厚度_{呼气}）/膈肌厚度_{吸气}\times100\%$$

4. 测量问题

如果患者通过收缩腹肌进行自主呼气，会使呼气末肺容积低于功能残气量（functional residual capacity，FRC），那么接下来吸气时膈肌运动将在尾端方向，这不完全是由于膈肌收缩。相反，它是由胸壁弹性回缩引起的吸气运动引起的。检查者应注意这种呼吸模式，因为它可能掩盖了无功能的膈肌。

单人操作可能难以同时掌握患者的吸气力度和超声机上膈肌的运动。为了将膈肌运动与呼吸周期关联起来，在超声运行同时进行呼吸周期连续追踪是非常有用的。然而，大多数用于床旁超声检查的便携式机器不具备此功能。在这种情况下，指派一名检查者口头识别吸气用力，而超声检查者在屏幕上观察膈肌运动，以便将运动与吸气相关联。

除非测量轴与膈肌的最大运动轴相同，否则很难准确地测量位移。此外，由于弯曲结构的顶点比其侧面移动得更多，因此位移的程度会根据测量点的不同而变化。

膈肌增厚的测量以毫米为单位，因此精确校正卡尺的位置是很重要的。检查者取多次测量的平均值并通过内边到内边技术实现卡尺的位置标准化。

（五）超声检查评价膈肌功能的临床应用

接受机械通气的患者的膈肌功能障碍通常继发于神经肌肉疾病或非肌病性疾病 [如 COPD、ICU 获得性神经肌病和（或）呼吸机引起膈肌功能障碍]，往往是双侧对称的[101-103]。尽管一些研究取最低值或左右两侧的平均值，但大多数在非心脏手术患者中进行的研究只报道了单侧膈肌（通常在右侧）的 DE 或 DT，并将其作为膈肌功能的代表[104-107]。4 项研究描述了在非心脏手术患者脱机期间评估膈肌功能。Jiang 等测量了 SBT 期间肝脏和脾脏（作为 DE 的替代）吸气移位的平均值[108]，结果表明，72h 内需要再插管的患者肝脏、脾脏移位的平均值明显低于不需要再插管的患者。当临界值为 1.1cm 时，预测拔管成功的敏感性和特异性分别为 84% 和 83%。Kim

等报道，任一侧膈肌的 DE 值<10mm 与更长的撤机时间和更高的再插管频率相关[109]。这两项研究的拔管失败率都非常高，因此限制其普遍推广。关于 DT 的效用，Di Nino 等报道，DT>30% 拔管成功的阳性预测值为 91%，阴性预测值为 63%[107]。在 SBT 或 PSV 试验期间进行测量，DT 的性能是相似的。Ferrari 等在反复撤机失败的患者中观察到，予以气管切开患者行 SBT 期间测量 DT，其阈值>36%，对 48h 后停止机械通气的阳性预测值为 92%，阴性预测值为 75%[106]。超声检测预测拔管失败或成功的性能与 RSBI 等临床参数的结果相似。超声检查可能有助于监测膈肌功能随时间的恢复情况。Mariani 等研究了机械通气延长（>7 天）的患者的 DE，并对双侧 DE 降低（$E<11mm$）[110]的患者进行重复测量。随着时间的推移，一些患者的 DE 逐渐改善。Grosu 等观察到接受容量控制机械通气的患者膈肌进行性变薄[111]。

有时，重症医师会管理脱机困难的心脏术后患者。心脏术后单侧膈神经损伤可能导致不对称膈肌功能障碍。极少数情况下，会出现双侧膈肌麻痹，从而导致在膈肌功能恢复之前无法脱离呼吸机。在心脏手术患者中，评估双侧 DE，以确定最大最佳的 DE，是膈肌性能的一个有价值的参数。Lerolle 等报道，如果对侧膈肌的最大 DE>25mm，心脏术后出现单侧膈肌麻痹的患者可以毫无困难地撤离呼吸机[112]。

超声检查有助于识别膈肌功能障碍。然而，与其他用于预测拔管成功或失败的指标一样，它不是一个完美的工具，与其他预测指标（如肺通气评分或 RSBI）结合使用时，才会提高其效用。撤机失败的原因通常是多方面的，其中之一可能是膈肌功能障碍。

病例1

　　23 岁男性，既往重症肌无力及肌无力危象病史，因呼吸困难加重、吐字不清、全身乏力和复视入院 1 周[113]。未坚持服用麦考酚酯和泼尼松。他的生命体征提示心动过速、呼吸急促和低氧（未吸氧时为 86%）。体格检查显示双侧呼吸音清晰，但启动了辅助肌肉进行呼吸。初始肺活量为 730ml，吸气负压为 –60cmH$_2$O。动脉血气分析：pH 为 7.38，PCO$_2$ 为 64mmHg，PaO$_2$ 为 62mmHg。由于呼吸状态恶化转入 ICU，并接受了静脉注射丙种球蛋白、泼尼松和麦考酚酯治疗。在超声检查后，临床医生决定予以血浆置换。

参考文献

[1] Elpern EH, Larson R, Douglass P, Rosen RL, Bone RC. Long-term outcomes for elderly survivors of prolonged ventilator assistance. *Chest*. 1989;96:1120-1124.

[2] Frutos-Vivar F, Esteban A. Our paper 20 years later: how has withdrawal from mechanical ventilation changed? *Intensive Care Med*. 2010;40:1449-1459.

[3] Tobin MJ, Perez W, Guenther SM, et al. The pattern of breathing during successful and unsuccessful trials of weaning from mechanical ventilation. *Am Rev Respir Dis*. 1986;134:1111-1118.

[4] Morganroth ML, Grum CM. Weaning from mechanical ventilation. *J Intensive Care Med*. 1988;3:109-120.

[5] Kurek CK, Cohen IL, Lamrinos J, Minatoya K, Booth FV, Chalfin DB. Clinical and economic outcome of patients undergoing tracheostomy for prolonged mechanical ventilation in New York State during 1993; analysis of 6,353 cases under diagnostic related group 483. *Crit Care Med*. 1997;25:983-988.

[6] Unroe M, Kahn JM, Carson SS, et al. One-year trajectories of care and resource utilization for recipients of prolonged mechanical ventilation. A cohort study. *Ann Intern Med*. 2010;153:167-175.

[7] Laghi F, Tobin MJ. Disorders of the respiratory muscles. *Am J Respir Crit Care Med*. 2003;168:10-48.

[8] Arslanian-Engoren C, Scott LD. The lived experience of survivors of prolonged mechanical ventilation: a phenomenological study. *Heart Lung*. 2003;32:328-334.

[9] Laghi F, Cattapan SE, Jubran A, et al. Is weaning failure caused by low-frequency fatigue of the diaphragm? *Am J Respir Crit Care Med*. 2003;167:120-127.

[10] Polkey MI, Moxham J. Clinical aspects of respiratory muscle dysfunction in the critically ill. *Chest*. 2001;119:926-939.

[11] Manthous CA, Schmidt GA, Hall JB. Liberation from mechanical ventilation: a decade of progress. *Chest*. 1998;114:886-901.

[12] Respiratory Muscle Fatigue Workshop Group. NHLBI workshop summary: respiratory muscle fatigue. Report of the respiratory muscle fatigue workshop group. *Am Rev Respir Dis*. 1990;142:474-480.

[13] Mador MJ. Respiratory muscle fatigue and breathing pattern. *Chest*. 1991;100:1430-1435.

[14] Tobin MJ, Jubran A, Laghi F. Patient-ventilator interaction. *Am J Respir Crit Care Med*. 2001;163:1059-1063.

[15] Vassilakopoulos T, Katsaounou P, Karatza MH, Kollintza A, Zakynthinos S, Roussos C. Strenuous resistive breathing induces plasma cytokines: role of antioxidants and monocytes. *Am J Respir Crit Care Med*. 2002;166:1572-1578.

[16] Jiang TX, Reid WD, Belcastro A, Road JD. Load dependence of secondary diaphragm inflammation and injury after acute inspiratory loading. *Am J Respir Crit Care Med*. 1998;157:230-236.

[17] van Gammeren D, Falk DJ, DeRuisseau KC, Sellman JE, Decramer M, Powers SK. Reloading the diaphragm following mechanical ventilation does not promote injury. *Chest*. 2005;127:2204-2210.

[18] Vassilakopoulos T, Petrof BJ. Ventilator-induced diaphragmatic dysfunction. *Am J Respir Crit Care Med*. 2004;169:336-341.

[19] Lemaire F, Teboul JL, Cinotti L, et al. Acute left ventricular dysfunction during unsuccessful weaning from mechanical ventilation. *Anesthesiology*. 1988;69:171-179.

[20] Bradley TD, Holloway RM, McLaughlin PR, Ross BL, Walters J, Liu PP. Cardiac output response to continuous positive airway pressure in congestive heart failure. *Am Rev Respir Dis*. 1992;145:377-382.

[21] Ulicny KS, Hiratzka LR. Nutrition and the cardiac surgical patient. *Chest*. 1992;101:836-842.

[22] Larca L, Greenbaum DM. Effectiveness of intensive nutritional regimes in patients who fail to wean from mechanical ventilation. *Crit Care Med*. 1982;10:297-300.

[23] Cook D, Mende M, Guyatt G, Butler R, Aldawood A, Epstein S. Trials of miscellaneous interventions to wean from mechanical ventilation. *Chest*. 2001;120(6 suppl):438S-444S.

[24] MacIntyre NR, Cook DJ, Ely EW Jr, et al. Evidence-based guidelines for weaning and discontinuing ventilatory support. *Chest*. 2001;120(6 suppl):375S-395S.

[25] Ely EW, Baker AM, Dunagan DP, et al. Effect on the duration of mechanical ventilation of identifying patients capable of breathing spontaneously. *N Engl J Med*. 1996; 335:1864-1869.

[26] Jubran A, Grant BJ, Laghi F, Parthasarathy S, Tobin MJ. Weaning prediction: esophageal pressure monitoring complements readiness testing. *Am J Respir Crit Care Med*. 2005;171:1252-1259.

[27] Meade M, Guyatt G, Cook D, et al. Predicting success in weaning from mechanical ventilation. *Chest*. 2001;120(6 suppl):400S-424S.

[28] Yang KL, Tobin MJ. A prospective study of indexes predicting the outcome of trials of weaning from mechanical ventilation. *N Engl J Med*. 1991;324:1445-1450.

[29] Tobin MJ, Guenther SM, Perez W, et al. Konno-Mead analysis of ribcage-abdominal motion during successful and unsuccessful trials of weaning from mechanical ventilation. *Am Rev Respir Dis*. 1987;135:1320-1328.

[30] Khemani RG, Randolph A, Markovitz B. Corticosteroids for the prevention and treatment of post-extubation stridor in neonates, children and adults. *Cochrane Database Syst Rev*. 2009;2009(3):CD001000. doi:10.1002/14651858. CD001000.pub3.

[31] Girault C. Noninvasive ventilation for postextubation respiratory failure: perhaps not to treat but at least to prevent. *Crit Care Med*. 2005;33:2685-2686.

[32] Meade M, Guyatt G, Stinuff T, et al. Trials comparing alternative weaning modes and discontinuation assessments. *Chest*. 2001;120(6 suppl):425S-437S.

[33] Burns KE, Adhikari NK, Meade MO. Noninvasive positive pressure ventilation as a weaning strategy for intubated adults with respiratory failure. *Cochrane Database Syst Rev*. 2003;4:CD004127.

[34] Vallverdu I, Calaf N, Subirana M, Net A, Benito S, Mancebo J. Clinical characteristics, respiratory functional parameters, and outcome of a two-hour T-piece trial in patients weaning from mechanical ventilation. *Am J Respir Crit Care Med*. 1998;158:1855-1862.

[35] Quan SF, Falltrick RT, Schlobohm RM. Extubation from ambient or expiratory positive airway pressure in adults. *Anesthesiology*. 1981;55:53-56.

[36] Martin JG, Shore S, Engel LA. Effect of continuous positive airway pressure on respiratory mechanics and pattern of breathing in induced asthma. *Am Rev Respir Dis*. 1982;126:812-817.

[37] Reissmann HK, Ranieri VM, Goldberg P, Gottfried SB. Continuous positive airway pressure facilitates spontaneous breathing in weaning chronic obstructive pulmonary disease patients by improving breathing pattern and gas exchange.

Intensive Care Med. 2000;26:1764-1772.

[38] Petrof BJ, Legare M, Goldberg P, Milic-Emili J, Gottfried SB. Continuous positive airway pressure reduced work of breathing and dyspnea during weaning from mechanical ventilation in severe chronic obstructive pulmonary disease. *Am Rev Respir Dis*. 1990;141:281-289.

[39] Bergbom-Engberg I, Haljamae J. Assessment of patients' experience of discomforts during respiratory therapy. *Crit Care Med*. 1989;17:1068-1072.

[40] Esteban A, Frutos F, Tobin MJ, et al. A comparison of four methods of weaning patients from mechanical ventilation. Spanish Lung Failure Collaborative Group. *N Engl J Med*. 1995;332:345-350.

[41] MacIntyre NR. Respiratory function during pressure support ventilation. *Chest*. 1986;89:677-683.

[42] MacIntyre NR, Ho LI. Effects of initial flow rate and breath termination criteria on pressure support ventilation. *Chest*. 1991;99:134-138.

[43] Fiastro JF, Habib MP, Quan SF. Pressure support compensation for inspiratory work due to endotracheal tubes and demand continuous positive airway pressure. *Chest*. 1988;93:499-505.

[44] Brochard L, Rua F, Lorino H, Lemaire F, Harf A. Inspiratory pressure support compensates for the additional work of breathing caused by the endotracheal tube. *Anesthesiology*. 1991;75:739-745.

[45] Nathan SN, Ishaaya AM, Koerner SK, Belman MJ. Prediction of pressure support during weaning from mechanical ventilationPrediction of pressure support during weaning from mechanical ventilation. *Chest*. 1993;103:1215-1219.

[46] Morrell MJ, Shea SA, Adams L, Guz A. Effects of inspiratory support upon breathing in humans during wakefulness and sleep. *Respir Physiol*. 1993;93:57-70.

[47] Epstein SK, Ciubotaru RL, Wong JB. Effect of failed extubation on the outcome of mechanical ventilation. *Chest*. 1997;112:186-192.

[48] Esteban A, Frutos-Vivar F, Ferguson N, et al. Noninvasive positive-pressure ventilation for respiratory failure after extubation. *N Engl J Med*. 2004;350:2452-2460.

[49] Ferrer M, Sellares J, Valencia M, et al. Non-invasive ventilation after extubation in hypercapnic patients with chronic respiratory disorders: randomized controlled trial. *Lancet*. 2009;374:1082-1088.

[50] Girault C, Daudenthun I, Chevron V, Tamion F, Leroy J, Bonmarchand G. Noninvasive ventilation as a systematic extubation and weaning technique in acute-on-chronic respiratory failure: a prospective, randomized controlled study. *Am J Respir Crit Care Med*. 1999;160:86-92.

[51] Sprague SS, Hopkins PD. Use of inspiratory strength training to wean six patients who were ventilator-dependent. *Phys Ther*. 2003;83:171-181.

[52] Cassina T, Chiolero R, Mauri R, Revelly JP. Clinical

experience with adaptive supportive ventilation for fast-tracking cardiac surgery. *J Cardiovasc Vasc Anesth.* 2003;17:571-575.

[53] Corson JA, Grant JL, Moulton DP, Green RL, Nichols RL. Use of biofeedback in weaning paralyzed patients from respirators. *Chest.* 1979;76:543-545.

[54] Holliday JE, Hyers TM. The reduction of weaning time from mechanical ventilation using tidal volume and relaxation biofeedback. *Am Rev Respir Dis.* 1990;141:1214-1220.

[55] Haberthur C, Mols G, Elsasser S, Bingisser R, Stocker R, Guttmann J. Extubation after breathing trials with automatic tube compensation, T-tube, or pressure support ventilation. *Acta Anaesthesiol Scand.* 2002;46:973-979.

[56] Oczenski W, Kapka A, Krenn H, Fitzgerald RD, Schwarz S, Hörmann C. Automatic tube compensation in patients after cardiac surgery. *Crit Care Med.* 2002;30:1467-1471.

[57] Cohen JD, Shapiro M, Grozovski E, Lev S, Fisher H, Singer P. Extubation outcome following a spontaneous breathing trial with automatic tube compensation versus continuous positive airway pressure. *Crit Care Med.* 2006;34:682-686.

[58] Bosma K, Ferreyra G, Ambrogio G, et al. Patient-ventilator interaction and sleep in mechanically ventilated patients: pressure support versus proportional assist ventilation. *Crit Care Med.* 2007;35:1048-1054.

[59] Hubmayr RD, Loosbrock LM, Gillespie DJ, Rodarte JR. Oxygen uptake during weaning from mechanical ventilation. *Chest.* 1988;94:1148-1155.

[60] Brochard L, Rauss A, Benito S, et al. Comparison of three methods of gradual withdrawal from ventilatory support during weaning from mechanical ventilation. *Am J Respir Crit Care Med.* 1994;150:896-903.

[61] Esteban A, Alia I, Gordo F, et al. Extubation outcome after spontaneous breathing trials with T-tube or pressure support ventilation. The Spanish Lung Failure Collaborative Group. *Am J Respir Crit Care Med.* 1997;156:459-465.

[62] Esteban A, Alia I, Tobin MJ, et al. Effect of spontaneous breathing trial duration on outcome of attempts to discontinue mechanical ventilation. Spanish Lung Failure Collaborative Group. *Am J Respir Crit Care Med.* 1999;159:512-518.

[63] Perren A, Domenighetti G, Mauri S, Genini F, Vizzardi N. Protocol-directed weaning from mechanical ventilation: clini-cal outcome in patients randomized for a 30-min or 120-min trial with pressure support ventilation. *Intensive Care Med.* 2002;28:1058-1063.

[64] MacIntyre NR, Epstein SK, Carson S, et al. Management of patients requiring prolonged mechanical ventilation: report of a NAMDRC consensus conference. *Chest.* 2005;128:3937-3954.

[65] Epstein SK, Ciubotaru RL. Independent effects of etiology of failure and time to reintubation on outcome for patients failing extubation. *Am J Respir Crit Care Med.*

1998;158:489-493.

[66] Pluijms WA, van Mook WNKA, Wittekamp BHJ, Bergmans DC. Postextubation laryngeal edema and stridor resulting in respiratory failure in critically ill adult patients: updated review. *Crit Care.* 2015;19:295.

[67] Miller R, Cole R. Association between reduced cuff leak volume and postextubation stridor. *Chest.* 1996;110:1035-1040.

[68] Wang W, Zhou Y, Tong H, et al. Value of the cuff leak test is limited. *Crit Care.* 2015;19:446.

[69] Chung YH, Chao TY, Chiu CT, Lin MC. The cuff leak test is a simple tool to verify severe laryngeal edema in patients undergoing long-term mechanical ventilation. *Crit Care Med.* 2006;34:409-414.

[70] Jaber S, Chanques G, Matecki S, et al. Post extubation stridor in intensive care unit patients-risk factors evaluation and the importance of the cuff leak test. *Intensive Care Med.* 2003;29:69-74.

[71] Wang CL, Tsai YH, Huang CC, et al. The role of the cuff leak test in predicting the effects of corticosteroid treatment on postextubation stridor. *Chang Gung Med J.* 2007;30:53-61.

[72] Salam A, Tilluckdharry L, Amoateng-Adjepong Y, Manthous CA. Neurologic status, cough, secretions and extubation outcomes. *Intensive Care Med.* 2004;30:1334-1339.

[73] De Larminat V, Mongravers P, Dureuil B, Desmonts JM. Alteration in swallowing reflex after extubation in intensive care patients. *Crit Care Med.* 1995;23:486-490.

[74] Barquist E, Brown M, Cohn S, Lundy D, Jackowski J. Postextubation fiberoptic endoscopic evaluation of swallowing after prolonged endotracheal intubation: a randomized, prospective trial. *Crit Care Med.* 2001;29:1710-1713.

[75] Kollef MH, Shapiro SD, Silver P, et al. A randomized controlled trial of protocol-directed versus physician-directed weaning from mechanical ventilation. *Crit Care Med.* 1997;25:567-574.

[76] Smyrnios NA, Connolly A, Wilson MM, et al. Effects of a multifaceted, multidisciplinary, hospital-wide quality improvement program on weaning from mechanical ventilation. *Crit Care Med.* 2002;30:1224-1230.

[77] Blackwood B, Burns KEA, Cardwell CR, O'Halloran P. Protocolized versus non-protocolized weaning for reducing the duration of mechanical ventilation in critically ill adult patients. *Cochrane Database Syst Rev.* 2014;2014(11):CD006904. doi:10.1002/14651858.CD006904.pub3.

[78] Seneff MG, Zimmerman JE, Knaus WA, Wagner DP, Draper EA. Predicting the duration of mechanical ventilation: the importance of disease and patient characteristics. *Chest.* 1996;110:469-479.

[79] Kress JP, Pohlman AS, O'Connor MF, Hall JB. Daily

interruption of sedative infusions in critically ill patients undergoing mechanical ventilation. *N Engl J Med.* 2000; 342:1471-1477.

[80] Girard TD, Kress JP, Fuchs BD, et al. Efficacy and safety of a paired sedation and ventilator weaning protocol for mechanically ventilated patients in intensive care (awakening and breathing controlled trial): a randomised controlled trial. *Lancet.* 2008;371:126-134.

[81] Schweickert WD, Pohlman MC, Pohlman AS, et al. Early physical and occupational therapy in mechanically ventilated, critically ill patients: a randomized controlled trial. *Lancet.* 2009;373:1874-1882.

[82] Matamis D, Soilemezi E, Tsagourias M, et al. Sonographic evaluation of the diaphragm in critically ill patients. Technique and clinical applications. *Intensive Care Med.* 2013;39(5):801-810.

[83] Strom T, Martinussen T, Toft P. A protocol of no sedation for critically ill patients receiving mechanical ventilation: a randomized trial. *Lancet.* 2010;375:475-480.

[84] Ely EW, Truman B, Shintani A, et al. Monitoring sedation status over time in ICU patients: reliability and validity of the Richmond Agitation-Sedation Scale (RASS). *J Am Med Assoc.* 2003;289:2983-2991.

[85] Riker RR, Shehabi Y, Bokessch PM, et al. Dexmedetomidine vs. midazolam for sedation of critically ill patients – a randomized trial. *J Am Med Assoc.* 2009;301:489-499.

[86] Bolton CF. Neuromuscular manifestations of critical illness. *Muscle Nerve.* 2005;32:140-163.

[87] Arroliga A, Frutos-Vivar F, Hall J, et al. Use of sedatives and neuromuscular blockers in a cohort of patients receiving mechanical ventilation. *Chest.* 2005;128:496-506.

[88] Argov Z, Mastaglia FL. Disorders of neuromuscular transmission caused by drugs. *N Engl J Med.* 1979;301:409-413.

[89] Leitjen FSS, Harinck-de Ward JE, Poortvliet DCJ, de Weerd AW. The role of polyneuropathy in motor convalescence after prolonged mechanical ventilation. *J Am Med Assoc.* 1995;274:1221-1225.

[90] Faisy C, Meziani F, PLanquette B, et al. Effect of acetazolamide vs placebo on duration of invasive mechanical ventilation among patients with chronic obstructive pulmonary disease – a randomized trial. *J Am Med Assoc.* 2016;315:480-488.

[91] Skatrud JB, Dempsey JA, Kaiser DG. Ventilatory response to medroxyprogesterone acetate in normal subjects: time course and mechanism. *J Appl Physiol Respir Environ Exerc Physiol.* 1978;44:939-944.

[92] Rasanen J, Vaisanen IT, Heikkila J, Nikki P. Acute myocardial infarction complicated left ventricular dysfunction and respiratory failure: the effects of continuous positive airway pressure. *Chest.* 1985;87:158-162.

[93] Rasanen J, Nikki P, Heikkila J. Acute myocardial infarction complicated by respiratory failure: the effects of mechanical ventilation. *Chest.* 1984;85:21-28.

[94] Hess D, Branson RD. Ventilators and weaning modes. *Respir Care Clin North Am.* 2000;6:407.

[95] Le Bourdelles G, Mier L, Fiquet B, et al. Comparison of the effects of heat and moisture exchangers and heated humidifiers on ventilation and gas exchange during weaning trials from mechanical ventilation. *Chest.* 1996;110:1294-1298.

[96] Talpers SS, Romberger DJ, Bunce SB, Pingleton SK. Nutritionally associated increased carbon dioxide production: excess total calories vs. high proportion of carbohydrate calories. *Chest.* 1992;102:551-555.

[97] Hosokawa K, Nishimura M, Egi M, Vincent JL. Timing of tracheotomy in ICU patients: asystematic review of randomized controlled trials. *Crit Care.* 2015;19:424.

[98] Summerhill EM, El-Sameed YA, Glidden TJ, McCool FD. Monitoring recovery from diaphragm paralysis with ultrasound. *Chest.* 2008;133(3):737-743.

[99] Pasero D, Koeltz A, Placido R, et al. Improving ultrasonic measurement of diaphragmatic excursion after cardiac surgery using the anatomical M-mode: a randomized crossover study. *Intensive Care Med.* 2015;41(4):650-656.

[100] Beaumont M, Lejeune D, Marotte H, Harf A, Lofaso F. Effects of chest wall counterpressures on lung mechanics under high levels of CPAP in humans. *J Appl Physiol.* 1997;83(2):591-598.

[101] Powers SK, Kavazis AN, Levine S. Prolonged mechanical ventilation alters diaphragmatic structure and function. *Crit Care Med.* 2009;37:S347-S353.

[102] Doorduin J, van Hees HWH, van der Hoeven JG, Heunks LMA. Monitoring of the respiratory muscles in the critically ill. *Am J Respir Crit Care Med.* 2013;187(1): 20-27.

[103] Demoule A, Jung B, Prodanovic H, et al. Diaphragm dysfunction on admission to the intensive care unit. Prevalence, risk factors, and prognostic impact-a prospective study. *Am J Respir Crit Care Med.* 2013;188(2):213-219.

[104] Vivier E, Mekontso Dessap A, Dimassi S, et al. Diaphragm ultrasonography to estimate the work of breathing during non-invasive ventilation. *Intensive Care Med.* 2012; 38(5):796-803.

[105] Umbrello M, Formenti P, Longhi D, et al. Diaphragm ultrasound as indicator of respiratory effort in critically ill patients undergoing assisted mechanical ventilation: a pilot clinical study. *Crit Care.* 2015;19(1):161. Available at http://ccforum.com/content/19/1/161.

[106] Ferrari G, De Filippi G, Elia F, Panero F, Volpicelli G, Aprà F. Diaphragm ultrasound as a new index of discontinuation from mechanical ventilation. *Crit Ultrasound J.* 2014; 6(1):8.

[107] DiNino E, Gartman EJ, Sethi JM, McCool FD. Diaphragm ultrasound as a predictor of successful extubation from

mechanical ventilation. *Thorax*. 2014;69(5):431-435.

[108] Jiang JR, Tsai TH, Jerng JS, Yu CJ, Wu HD, Yang PC. Ultrasonographic evaluation of liver/spleen movements and extubation outcome. *Chest*. 2004;126(1):179-185.

[109] Kim WY, Suh HJ, Hong SB, Koh Y, Lim CM. Diaphragm dysfunction assessed by ultrasonography: influence on weaning from mechanical ventilation. *Crit Care Med*. 2011;39(12):2627-2630.

[110] Mariani LF, Bedel J, Gros A, et al. Ultrasonography for screening and follow-up of diaphragmatic dysfunction in the ICU: a pilot study. *J Intensive Care Med*. 2016;31(5): 338-343. Available at http://jic.sagepub.com/cgi/doi/10.1177/0885066615583639.

[111] Grosu HB. Diaphragm muscle thinning in patients who are mechanically ventilated. *Chest*. 2012;142(6):1455-1460.

[112] Lerolle N, Guérot E, Zegdi R, Faisy C, Fagon JY, Diehl JL. Ultrasonographic diagnostic criterion for severe diaphragmatic dysfunction after cardiac surgery. *Chest*. 2009;135(2):401-407.

[113] Weinberg M, Cavalcante JA, Choy T, Ahmad S. A 23-year-old man with dyspnea during myasthenia crisis. *Chest*. 2019;155(6):e155-e157.

第四篇　心脏操作

CARDIAC PROCEDURES

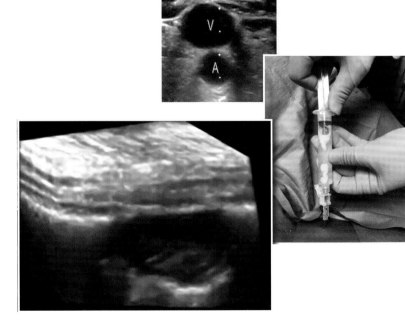

第 10 章　心脏超声评估休克及心脏停搏

Echocardiography for the Evaluation of Shock and Cardiac Arrest

Bruce Greenberg　Abduljabbar A. Dheyab　Paul H. Mayo　Seth J. Koenig　著

现代复苏可追溯到 1956 年 Zoll[1] 等描述的应用外部电极对心室颤动（ventricular fibrillation，VF）进行电逆转的报道。无须开胸即可逆转致命性心律失常对医学界提出了挑战：需发明一种可以维持通气和循环的方法，使电除颤可以帮助患者。1958 年，随着 Safar[2]、Elam[3] 等描述的口对口通气技术的发展，使抢救时通气充分成为可能。1960 年，Kouwenhoven 等[4] 描述了"胸外心脏按压"，标记着进入了现代心肺复苏术（cardiopulmonary resuscitation，CPR）时代。这种技术的简单性（"只需要两只手"）使其得到广泛传播。这种胸骨按压与口对口通气技术的结合发展为基本的心肺复苏术。第一届美国心肺复苏术会议于 1966 年由美国国家科学院主办[5]。1973 年，针对专业人士和公众的心肺复苏指导很快通过基本生命支持（basic life support，BLS）和高级心脏生命支持的社区项目进行[6]，并定期更新。

对于心肺和神经功能完好的个体，如果能够迅速进行 CPR 和确定性治疗，呼吸、心脏收缩停止可能会逆转。短时间内生命体征丧失，并且可以逆转，称为"临床死亡"。如果对重要组织造成不可逆损害之前通气和循环没有恢复，就会发生不可逆的死亡，称为"生物学死亡"。在困难的情况下，功能完整的人类个体最终死亡的最佳单一标准（医学和法律）是脑死亡[7, 8]。根据这一标准，我们可以决定连续"维持生命"技术的适宜性。

一、效果

高质量的 CPR 产生的心输出量为正常水平的 25%～33%[9, 10]。许多研究已经证实快速启动心肺复苏术的益处[11-14]。一项纳入 70 000 余名心脏停搏患者的研究结果表明：心搏骤停（sudden cardiac arrest，SCA）的生存率已缓慢提高，有 8.3% 的患者存活至出院[15]；具有良好神经预后（通常定义为不低于中度残疾）的生存率也有所改善。一项大型随机对照研究比较了存活到入院并维持脉搏 20min 的心搏骤停患者的不同目标温度，6 个月时的存活率约为 50%，大多数幸存者有良好的神经预后[16]。来自西雅图院前急救系统的数据显示：如果在 4min 内开始 CPR（即 BLS），并在 8min 内进行除颤（即 ACLS），则 43% 的心室颤动患者可以出院。如果 CPR 开始时间延迟，或者除颤时间超过 10min，则患者处于心脏停搏或者心室颤动转为心脏停搏的可能性更大。在没有自主循环恢复（return of spontaneous circulation，ROSC）的情况下，每过 1min，存活率都会下降。与更高或更低的按压频率相较，85～100 次 / 分的按压频率与更好的存活率相关[17]。使用自动体外除颤仪（automated external defibrillator，AED）进行早期除颤也可以提高存活率[18]。

尽管在院内发生心脏停搏的患者可以预期在4～8min 的时间框内接受 CPR 和关键治疗，但院内心脏停搏的结局很差。院内心脏停搏后报道的最大出院生存率为 15%[19]。随着自动体外除颤仪在社区的广泛使用，两项大型注册研究表明，神经功能完整者的存活率可能正在提高。日本的一项研究显明，2005—2012 年，神经功能良好者的存活率从 3.3% 增加到 8.2%[20]。在北卡罗来纳州的一项研究显示，2010—2013 年具有良好神经功能者的存活率从 7.1% 增加到 9.7%[21]。这两项研究表明，旁观者除颤与神经功能完整的幸存者的显著增加相关。

研究人员在继续评估新的方法和技术，并期待进一步完善心肺复苏术的实施。尽管应该鼓励改进心肺复苏技术和设备的研究，但这一领域的研究却十分困难。因为动物模型各不相同，动物数据可能对人类无效。在新的 CPR 技术被采用之前，他们必须被证实（最好是在人身上）可以提高患者的生存率或改善患者神经系统功能。

CPR 技术的任何重大改进似乎都需要了解心肺复苏过程中的血流动力学机制。虽然目前没有关于 CPR 时血流动力学机制的确凿证据，但目前有两种主要理论：心脏挤压（泵）理论和胸泵理论[22]。

1960 年，当 Kouwenhoven 等[4] 报道了胸外心脏按压的疗效后，大多数研究者接受了通过按压夹在胸骨和脊柱之间的心脏来推动血液流动的理论 – 心泵理论。根据这一理论，在胸骨受压过程中，心室内压力上升高于胸腔其他部位的压力。每次胸骨受压时，半月瓣打开、房室（atrioventricular，AV）瓣关闭。按压释放时，心室内的压力预计会下降，房室瓣会打开，肺和体循环的静脉血使心脏得到充盈。与心脏按压理论相反，胸泵理论提出按压时血液的流动是由胸腔内压力增加所致[23, 24]。根据这一理论，CPR 时心脏只起到"管道"作用，前向血流是由胸腔内、外血管结构的压力差产生的。与动脉相比，静脉由于在胸腔出口处的可压缩性更大，以及功能性静脉瓣的存在，使得血液更利于向动脉侧流动。压力测量的研究[13] 和血管造影[23] 的研究支持这一假设，大多数超声心动图相关的研究也支持这一假设[25]。需要注意的是哪种理论占主导地位可能因患者个体而异。一项大型综述表明，心脏泵理论在儿童中占主导地位，而成人患者中胸泵理论更为重要[22]。

二、心肺复苏的实验和替代技术

虽然已经提出了几种 CPR 的试验性和替代技术，但根据 2015 年 AHA 指南没有一项技术被推荐常规使用[10]。高频胸外按压（频率 >120 次 / 分）可能会改善血流动力学，但未能改善临床结果。开胸心肺复苏术（即左侧开胸，直接按压心脏），可能对某些穿透性损伤患者或心胸外科术后早期患者有效。除非有足够的设施和受过培训的人员，否则不应尝试这种技术。Ralston[26]、Babbs[27] 等提出间断腹部按压心肺复苏术，即在胸部按压的放松阶段，另一人在剑突和脐连线中点处用约 100mmHg 的压力按压腹部（该压力相当于正常受试者触诊主动脉脉搏所需的压力）。两项随机临床试验表明，院内心脏停搏的结局指标有统计学意义的改善[28, 29]，但院外心脏停搏的结局没有改善[30]。基于这些发现，当有足够的受过专业培训的人员时，推荐将其作为抢救院内心脏停搏的一种选择[10]。然而需要强调的是，对于近期腹部手术、妊娠或主动脉瘤患者，进行间断腹部按压心肺复苏的安全性和有效性尚未得到研究证实。

有几种设计好的机械辅助装置用于提供或增强按压（CPR 背心、动力活塞装置和使用吸盘对前胸进行主动减压的装置），但这些装置都没有被明确证明可以改善结局，也没有被 2015 年 AHA 指南推荐[10]。根据 AHA 指南，可选择使用阻抗阈值装置。该装置在减压期间限制空气进入肺部，使产生的负压更利于静脉回流。通常与高级气道（声门上或气管内）一起使用[10]。一项综述表明，使用阻抗阈值装置治疗院外心脏停搏可改善入院生存率，但出院生存率、神经系统预后没有改善[31]。

三、传染病和心肺复苏

人类免疫缺陷病毒（human immunodeficiency virus，HIV）传播引起的恐惧可能导致和陌生人打交道时过于谨慎。可以通过宣教来消除心肺复苏（尤其是口对口通气）时对感染的恐惧。

即使在叮咬、经皮接种或用 HIV 感染者的唾液污染开放性伤口后，唾液也与 HIV 的传播无关[32-34]。实际上除了针刺伤、破损皮肤长期暴露于血液（而不是唾液）外，还没有通过心肺复苏感染乙型肝炎病毒、丙型肝炎病毒或 HIV 的报道。可通过心肺复苏传播的感染有结核分枝杆菌、脑膜炎奈瑟菌、单纯疱疹病毒、志贺菌、化脓性链球菌、沙门菌和淋病奈瑟菌[34]。对于冠状病毒感染的担忧可以仅使用胸外按压，随后救援人员使用适当的个人防护装备和方法，如行气管插管机械通气、夹管限制气溶胶的产生来消除。

已知或潜在感染对救援者的影响

如果有其他感染风险较小的救援人员，或情况允许使用其他直接有效的通气方法（如使用机械通气设备），那么已知或高度怀疑自己感染了严重致病微生物的救援人员不应进行口对口通气。仅按压 CPR 是一种合理且安全的替代方案。

已知或潜在感染的医疗专业人员应随时使用机械通气设备。使用带阀气囊面罩作为初始通气设备，情况允许时鼓励早期气管插管。带单向阀的口罩和带过滤器的塑料口鼻罩对于防止口腔液体和气溶胶传播有一定的保护作用。S 形口罩、无单向阀的口罩、手帕几乎不提供任何屏障保护，不考虑日常使用。考虑到这些指导方针，专业医护人员被提醒有特殊的道德和伦理义务。在某些情况下尤其是在职业职责中有法律义务提供心肺复苏。

四、标准程序和团队合作

重症监护病房的独特功能是作为医护治疗、维持生命的技术和治疗复杂的多器官系统紊乱的专业知识的集中地。从历史上看，正是对急性心肌梗死期间快速致命性心律失常的有效治疗方法的发展，推动了医学界建立 ICU[35]。医务人员的快速反应得益于持续的专业护理和广泛接受的复苏指南的制订。专业团队的每个成员都应根据这些准则作出回应。

通过早期干预避免 CPR 和 ACL 是快速反应小组（rapid response team，RRT）的目标。

快速反应小组也称为医疗评估小组（medical evaluation team，MET）一直被证实可以降低院内心跳呼吸骤停率[36]。一些研究发现，快速反应小组可以降低住院死亡率，但并非所有研究都支持这个观点。如何最好地组织和实施 RRT，以及哪些医院受益最大，还有待确定[37]。

仅通过阅读文本、手册无法掌握在心脏或呼吸骤停期间充分执行、与 ACL 技术顺利对接所需的技能。AHA 指南教授的 CPR 课程提供了接近真实情况的实践经验，并测试了紧急情况下所需的心理技能。所有从事患者护理的人员都应接受 BLS 技术培训，那些有更高职责水平要求的人员也应接受 ACLS 培训。当这些技能随着废用而退化时，它们需要得到维护。值得注意的是，在 BLS 或 ACLS 培训中没有"认证"，颁发"证书"不是执行这些技能的许可证，也不是技能保证，而只是表明个人参加了特定课程并通过了相关测试。如果雇主或政府机构要求其医疗人员持有这种证书，这是他们自己的要求。

BLS 和 ACLS 技术的后续讨论遵循美国心脏协会制订的建议和指南[38]。

五、气道通畅成人的基本生命支持

BLS 旨在支持心脏或呼吸骤停患者的循环和呼吸。在识别并确定其需要 BLS 后，应立即寻求明确的帮助，并启动心肺复苏术。2010 年指南的一个主要焦点是持续有效按压的重要性，还强调了早期除颤的重要性。

（一）呼吸停止

呼吸停止可能由气道阻塞、溺水、脑卒中、烟雾吸入、药物过量、触电或物理创伤引起。在 ICU 中，感染、肺淤血、急性呼吸窘迫综合征和

痰液堵塞是原发呼吸停止的常见原因。

心脏通常可以使血液继续循环几分钟，肺和血液中的残余的氧气可能可以保持大脑的活性。通过早期开放气道和通气可以防止心跳停止，这可能是恢复有效呼吸所必须的。对于插管患者，需要仔细清理气道并注意呼吸机设置。当明确呼吸停止时，非专业救援人员不需要检查脉搏。如果医疗专业人员确定患者确实有脉搏，那么每 5～6s 应进行 1 次人工通气，同时安排更确切的气道管理。

（二）心脏停搏

心脏停搏导致重要器官的氧气迅速耗尽。心脏停搏 6min 后预计会发生脑损伤，但体温过低的情况除外（如在冷水中溺水）。因此，目击者早期 CPR（4min 内）和快速 ACLS 并尝试除颤（8min 内）对于提高生存率和神经系统恢复至关重要[39]。

CPR 的步骤可以总结为 CAB：循环（circulation）、气道（airway）和呼吸（breathing）。这个记忆法对于教导公众是有用的，但应该记住，每一步干预之前都需要评估干预的必要性：开始按压之前，确定无反应；通气前，确定呼吸困难（表 10-1）。

（三）评估、确定无反应和发出紧急医疗服务警报

经历过心脏停搏的人可能会被发现处于明显的无意识状态（即无人目击的心脏停搏），或者可能会被观察到突然陷入明显的无意识状态（即有人目击的心脏停搏）。在任何一种情况下，救援者都必须迅速做出反应。通过拍打、轻轻摇晃、呼唤来试图唤醒和与人交流，以评估患者的反应能力。救援人员应召集周围人员以寻求

表 10-1　心肺复苏的试验和替代技术

研　究	技　术	要　点
Taylor 等[40]	延长按压时间	建议压缩–放松周期的时间延长 40%～50%
Chandra 等[14]	同时进行胸外按压和肺部充气	需要插管和呼吸机，使用 60～110mmHg 的高气道压力来增加颈动脉流量，但并不是都能成功
Harris 等[41]	腹部捆绑	腹部捆绑会使 CPR 期间血液再分布到胸腔增加胸膜腔内压，已有研究说明其对冠状动脉灌注、脑部氧合，以及犬类复苏的不利影响
Redding[42]		
Koehler 等[43]		
Chandra 等[44]		
Ralston 等[26]	腹内按压	当胸骨被压缩时，腹部的压力被释放。据报道，氧气输送和脑与心肌的血流量更高。一项研究表明，存活率和神经系统的结果有所改善
Barranco 等[45]	同步按压胸部	同时进行的胸部和腹部按压为人类提供了更高的胸腔内压力
Maier 等[46]	高冲力 CPR	在按压速度为 150 次 / 分时（力度适中，持续时间短），犬的心输出量增加，因为冠状动脉流量保持在停搏前的 75%。高冲力和高按压率会导致救援人员的疲劳和增加伤害
Cohen 等[47]	主动压缩	使用一个类似柱塞的装置进行强制回弹，可以改善血流动力学。临床结果不确定
Halperin 等[48]	充气背心	用充气背心进行挤压胸廓改善犬类的血流动力学和生存情况

改编自 Irwin RS，Lilly CM，Mayo PH，Rippe JM. *Irwin and Rippe's Intensive Care Medicine*. 2018.

帮助。如果没有他人，救援人员应启动 EMS 或拨打急救热线，让复苏团队做出响应（"蓝色警报"）。

在重症监护室，几乎所有的骤停都应该有目击者。电子和视频监控有助于心脏和呼吸骤停的早期识别。不幸的是，患者很有可能迷失在大量的电信号背后，而这些信号的可靠性差异很大。无脉冲电活动（pulseless electric activity，PEA）的心脏在最初几分钟可能会提供可观的电信号，而大脑正在经受缺氧损伤。高频率的误报和大量的警报可能会提高医务人员的危险意识阈值，并延长 ICU 团队的反应时间[49]。监测设备的整体功效很大程度上取决于皮肤、电极、传感器和导线的管理，以及护理人员对警报的反应。

突发明显的意识丧失，偶尔伴有癫痫发作，可能是呼吸、心搏骤停的第一个信号，需要迅速做出反应。确定无反应后，由医务人员评估脉搏（不超过 10s）。如果 5～10s 内不能明确触诊到颈动脉搏动，并且不能立即使用除颤仪，则应开始 CPR。按压频率为 100 次 / 分，每次按压使成人胸部凹陷 2 英寸（约 5cm），放松时胸部完全回弹。只有必要的干预（如插管或除颤）才允许中断按压。请注意，2015 年的指南指出应在评估呼吸之前开始按压。

（四）开放气道、确定呼吸困难

确定无反应、启动 EMS，让患者仰卧并进行 30 次按压后，下一步是开放气道并检查是否有自主呼吸。在观察到是由心室颤动或室性心动过速引起心脏停搏时，应首先尝试进行除颤，然后再进行上述步骤。建立气道和足够的通气对于任何进一步的复苏都至关重要。复苏团队领导必须仔细监测通气的充分性，并指导复苏工作。

仰头抬颏法常常可以成功开放气道。即将一只手放在患者额头上，下压使头部后仰，另一只手将颏部向前抬起，使头后仰，嘴巴微微张开。颈椎损伤或疑似颈椎损伤的患者应避免使用此法（会产生明显的颈椎过伸）。推下颌法即将双手抓紧下颌角并托起，使头部轻轻后仰。通常可以更好地开放气道和达到最小的颈椎伸展，为颈椎损伤患者开放气道提供了最安全的初始方法。

（五）人工呼吸

如果没有自主呼吸，立即使用气囊面罩进行人工通气。如果救援人员经过培训且设备齐全，优先考虑使用插管和通气辅助设备。每次呼吸控制在 1s 内，呼吸频率 10～12 次 / 分，潮气量约为 600ml。与更快的呼吸频率相比，1s 内辅助呼吸有助于防止胃胀气。Melker 等[50] 报道，当进行快速通气时，气道压力远远超过打开食管下括约肌所需的压力。如果患者佩戴假牙，通常最好将假牙留在原位以保证足够的密闭性。

如果空气不能进入肺部，则应再次尝试开放气道，可能需要使用推下颌法。如果随后的通气尝试仍然不成功，则应考虑存在气道阻塞，并尝试清除可能的阻塞异物。

（六）胸外按压

人工有效循环依赖于充分按压胸部产生凹陷。最近的 CPR 建议：按压频率 100 次 / 分，让胸部完全回弹，并尽量减少按压中断[51]。胸外按压最安全的方式是将手掌根部放在乳头连线中点，手指远离胸壁。通常最有效的方法是用一只手的掌根盖住另一只手的掌根，掌根与胸骨的长

轴平行。如果按压位置太高或太低，或者手指贴在胸壁上，可能会导致肋骨断裂和器官撕裂。虽然每次按压后让胸廓完全回弹很重要，但不建议将手从胸壁抬起或改变按压位置。

施救者双臂伸直，肘部保持固定，肩部位于患者胸骨上方，凭自身重力，提供垂直与胸骨的压力。按压速度 100 次 / 分，按压深度使胸廓凹陷 2.0 英寸（约 5cm）。体型较大者，需要更大的胸骨凹陷才能产生可触及的颈动脉或股动脉搏动。每次按压结束，释放压力，使胸廓回弹至正常位置。按压和放松的时间相等，动作平稳，应避免猛压或跳跃式按压。除特殊情况外，不应中断通气和按压。进行 ACLS 程序（如气管插管和放置中心静脉导管）或必须移动患者时允许中断，但也应尽量减少中断。一项对心室颤动的回顾性研究发现，中断 CPR 与心室颤动转为另一种心律的可能性降低相关[52]。

最新研究表明，院外心脏停搏行单纯胸外按压的 CPR 与标准 CPR（胸外按压加人工通气）同样有效[53, 54]。其中一项研究的亚组分析表明，如果心脏停搏的原因是心源性或心律是可电击的，则仅胸外按压的 CPR 的存活率有增加的趋势[53]。对于非专业人士，2015 年 AHA 指南支持仅胸外按压进行复苏。

（七）双人心肺复苏

双人复苏可以更好地将人工呼吸和循环结合，同时减少疲劳。一名救援者位于患者一侧，进行胸外按压，另一名位于患者头部，保持气道开放并进行通气。双人复苏时，按压频率、按压通气比例同一人心肺复苏，即按压频率为 100 次 / 分，按压通气比例为 30：2。当双人为儿童或婴儿（新生儿除外）提供 CPR 时，按压通气比例为 15：2[51]。当进行按压的施救者疲劳时，2 名

救援人员应在尽可能短的时间内交换职责。

（八）基本生命支持的并发症

正确应用 CPR 可最大限度地减少严重并发症，但 BLS 本身存在严重并发症风险，在心搏骤停的情况下应予以接受。了解可能存在的并发症对于骤停患者复苏后管理很重要。

胃胀气和反流是未插管人工通气的常见并发症。当通气压力超过食管下括约肌开放所需压力时，更容易发生胃胀气和反流。面罩通气时，应留出 1s 的送气时间。使用食管充填器导管的过程中可以减少胃胀气和反流，但在去除导管时相应风险会增加。为避免这种风险，在食管套囊放气和导管取出前，应行气管插管并用充气套囊保护气道。

胸外按压的并发症有肋骨和胸骨骨折、肋软骨分离、连枷胸、气胸、血胸、心包积血、皮下气肿、纵隔气肿、肺挫伤、骨髓和脂肪栓塞，以及胃、食管、下腔静脉、肝脏或脾脏撕裂伤[55]。虽然 CPR 时肋骨骨折很常见，尤其是在老年人中，但除非发生张力性气胸未被发现，否则一般不会出现严重的后果。如果保持正确的手部位置并避免按压深度过度，则不太可能发生更严重的并发症。为缓解气道阻塞而进行的过度、反复腹部或胸外按压更容易导致骨折或撕裂伤。因此，对于 1 岁以下的婴儿，不建议进行腹部按压。

（九）监测基本生命支持的有效性

救援工作的有效性由通气救援人员通过记录胸部运动和漏气情况进行定期评估。在心肺复苏过程中，无意的过度通气较常见。临床研究显示，患者的呼吸频率通常为 18～30 次 / 分，远远快于推荐的速度[56]。循环的充分性是通过记录在按压过程中可触及充分的颈动脉脉搏来评估的。

瞳孔对光反应存在是判断脑循环的良好指标，但是瞳孔散大固定不应被视为不可逆或生物学死亡的证据。白内障等眼部疾病和多种药物（如阿托品和神经节阻滞药）会干扰瞳孔对光反射。停止 BLS 只能由负责复苏工作的医生提出，即在经过充分 ACLS（包括电和药物干预）仍没有恢复自主呼吸循环时提出停止 BLS，否则不应做出这一决定。气道阻塞、严重血容量不足和心脏压塞等可逆性问题也应该通过严格的 ACLS 方案进行合理地排除。已发布的指南建议，如果出现以下所有情况，可以停止 BLS：骤停没有被 EMS 人员目击，没有使用 AED，并且在院前环境中[57]没有恢复自主呼吸循环（表 10-2）。

六、儿童复苏

2015 年 AHA 儿童 CPR 指南与成人指南相似。不同之处在于，进行双人 CPR 时，按压通气比例为 15：2；按压频率保持每分钟 100 次；按压深度：①婴儿 1.5 英寸（约 3.8cm），儿童 2 英寸（约 5cm）；②另一种测量按压深度的方法是患者胸廓前后径（anteroposterior，AP）的 1/3[58]。

七、气道阻塞

意识丧失的患者当出现舌根后坠时可能会出现气道阻塞。或者当咽部肌肉松弛时，会厌也可能阻塞气道。镇静或危重患者中，胃内容物反流到咽部是呼吸停止的常见原因。来自头部和面部损伤的血块是咽部和上呼吸道阻塞的另一个来源。即使在其他方面健康的人也可能因咀嚼不充分的食物、大块口香糖等而出现异物阻塞。在大笑时饮酒或吞咽咀嚼不充分的食物特别容易出现咽部阻塞。小坚果或糖果可能会阻塞儿童呼吸

表 10–2　婴儿、儿童和青少年基础生命支持 ABCD（不包括新生儿）

策　略	青少年	儿　童	婴　儿
	非医务人员：8 岁	非医务人员：1—8 岁	年龄<1 岁[a]
	HCP[a]：青春期及更年长	HCP：1 岁至青春期	
开放气道	仰头举颏法（HCP：怀疑外伤，使用托颌法）		
初始人工呼吸	2 次吹气，每次持续 1s 以上	2 次有效吹气，每次持续 1s 以上	
HCP：无按压的人工呼吸频率	10～12 次 / 分	12～20 次 / 分	
HCP：高级人工气道存在时	8～10 次 / 分		
气道异物	有意识：腹部冲击		婴儿有意识：拍背
	无意识：CPR		婴儿无意识：CPR
循环 HCP：脉搏检查（≤10s）	颈动脉		肱动脉或股动脉
按压部位	胸骨下半段与两乳连线交点		紧贴乳头连线下方（胸骨下半部分）
按压方法：快速有力	单手掌根置于按压部位，另一手重叠于上方	单手掌根或与成人相同	2～3 根手指
允许完全后坐力			HCP（2 名医务人员）：双手环绕，两个拇指按压
按压深度	1.5～2 英寸（3.8～5cm）	胸廓深度的 1/3～1/2	
按压频率	约 100 次 / 分		
按压 / 通气比	30：2（单人或双人）	30：2（单人）	
		HCP：15：2（双人）	
除颤：AED	使用成人电极	5 个 CPR 循环后使用 AED	<1 岁的婴儿不推荐
	不使用儿童电极	CPR（院外）	
		如果有的话，1—8 岁儿童应使用儿童专用系统	
		HCP：院外突发心搏骤停或院内骤停，需尽快启动 AED	

a. 仅由卫生保健提供者使用的操作用"HCP"表示。AED. 自动体外除颤器；CPR. 心肺复苏术

经许可转载，引自 ECC Committee, Subcommittees and Task Forces of the American Heart Association: 2005 American Heart Association Guidelines for Cardiopulmonary Resuscitation and Emergency Cardiovascular Care. Circulation. 2005;112 (suppl 24):IV1-203.

道。儿童也容易将玩具或物品（如弹珠或珠子）放入口中导致呼吸道阻塞。

应鼓励有可接受的气体交换的部分气道阻塞的患者继续努力呼吸并尝试咳嗽。如果阻塞严重，气体交换明显受损（发绀伴意识丧失），应视为完全气道阻塞。

气道完全阻塞的患者可能仍有意识，但无法咳嗽或发声。剑突下按压腹部可使肺部排出足量的空气，促使异物从气道排出[59]。

如果患者可站立，救援者站在患者身后，用双手环抱患者的腰部。一只手握拳，拇指侧放在患者的腹部正中线（略高于脐，远低于剑突）。另一只手抓住拳头，快速地向内向上冲击腹部，可能需要重复冲击 6～10 次来清除气道异物。每个冲击都应该是一个单独的运动。

如果患者有反应并躺下，则患者应取仰卧位，救援者跪在患者旁边或骑跨在其髋部，双手重叠，将手掌根部放在患者腹部（略高于脐，远低于剑突），快速用力向内向上推。如果患者无反应，应开始进行心肺复苏。

如果对呼吸骤停患者进行人工呼吸，发现不能将空气送至肺部，则需假定患者存在气道阻塞。这可能仅仅是由于舌根或会厌而不是异物导致的阻塞。如果重新定位头部后仍然无法开放气道，必须使用其他方法开放气道，包括抬颈法和抬颌法。对于孕晚期、严重腹水或明显肥胖的患者，可以用胸部冲击代替腹部冲击。意识清醒且处于站立位的患者，将拳头放在胸骨中部。对于仰卧位的患者，手放在胸骨下部，冲击部位与胸外按压部位相同。每一次冲击都是缓慢而清晰的。

如果去除异物或解除气道阻塞的尝试失败，则需要特殊的高级设备来提供氧合，直到进行可视化插管或环甲膜切开术。

八、成人高级心脏生命支持

使用辅助设备、更专业的技术以及药物、电击来治疗心脏或呼吸骤停患者，通常被称为 ACLS。与任何技能一样，要做到优秀需要训练和实践。对医务人员进行 ACLS 培训后，院内心脏停博后的生存率有所改善[60]。AHA 发表的 ACLS 文章中有深入的讨论[10]。

以下部分的重点是在初始复苏中使用的技术和药物，与 ICU 常用的治疗方案往往是融合的。事实上，预计这些治疗方案会随着团队经验、医生监督的程度而变化。一般而言，大多数 ACLS 措施应由在社区、转运或院内的 EMS 系统受过培训的人员实施。

（一）气道和通气支持

充足的氧合和通气是复苏成功的先决条件。条件允许时应立即给氧，并且从纯氧开始；复苏后阶段，可以根据氧饱和度逐渐下调给氧浓度。

紧急通气通常从口鼻气道开始。AHA 指南继续推荐由 ACLS 提供者在 CPR 期间进行通气，但通气既不能中断早期按压也不应该延迟除颤。只要面罩和面部之间足够密封，那么面罩通气是非常有效的，该方法推荐用于单人 ACLS。大多数面罩的最佳佩戴方式是将其顶部展开并在鼻梁上塑型。当面罩回弹时，膨胀的边缘缓慢在脸颊上塑型。带有单向阀的面罩可以隔离患者唾液和气溶胶。带阀门的气囊面罩在通气时需要有力的双手和自动充气球囊，球囊应连接到储氧罐上，以便可以输送接近 100% 的氧气。这种方法的成功取决于气道通畅、面罩与面部之间的密闭性，充分挤压球囊以提供大约 600ml 的潮气量也很重要。许多人发现自己手不够大或没有足够的力量挤压输送 600ml 的气体，因此一些人不得不在肘部和胸壁之间挤压气囊以提供足够的通气。如果可以两个人进行通气，那么其中一人固定好面罩，另一人则可以用双手来挤压球囊。

球囊面罩通气时不建议压迫环状软骨。在使用高级气道前，使用鼻咽和口咽气道都是改善气道通畅性的合理选择。鼻咽气道可能导致出血，颅底骨折患者应避免使用。

面罩应具有以下特征。

• 使用透明材料，使救援人员能够评估唇色并观察患者气道内的呕吐物、黏液或其他阻塞物质。

• 面罩周边有缓冲边缘，以便能紧密贴合患者的面部。

• 有标准的 15～22mm 的连接器，以便允许使用其他的气道设备。

• 与救援人员的手舒适贴合。

• 有一个氧气接入口，允许在面罩通气期间补充氧气。

• 有单向阀，可在面罩通气时提供一些保护。

• 有适用于各种大小面部的合适尺寸和形状。大多数成年人佩戴标准的中号（4 号）椭圆形面罩。

• 通气袋的设计必须包括以下特点。

• 一个自充式袋子，允许独立于新鲜气源运行。

• 新鲜气体入口阀：允许环境空气或氧气通过阀门入口流入储气袋。

• 用于氧气连接的接头，位于气体入口阀附近。

• 一个储氧袋。

• 提供儿童和成人尺寸。

• 单向呼吸阀：吸气时气体流至患者，呼气时气体流至大气。阀壳应该是透明的，以便肉眼观察其功能。存在弹出功能以防止气道高压；然而，有时需要较高的气道压力来为异常高阻力的肺进行通气，尤其是在儿童中，因此此类呼吸阀应提供超控弹出功能。

• 可以连接到新鲜气体入口阀的储气罐管道，呼气时氧气填充储气袋。这样的储氧袋输送的氧气浓度接近 100%；没有它，自充式气袋只能输送 40%～50% 的氧气。

长时间停搏接受通气的患者，或面罩通气失败的患者，应放置高级气道。复苏时何时放置高级气道尚不明确。目前认为主要由心脏（而非呼吸）引起的停搏时，至少应推迟到第一轮 CPR 和除颤后。考虑到尽量减少按压中断，可以在不停止按压的情况下放置声门上气道。

选择使用哪种先进的气道设备取决于实际情况，特别是操作者的技能。高级气道包括声门上装置和气管内装置，声门上装置不需要充分暴露声门，而且技术要求不高。食管气管插管（组合管）允许盲插，其通气效率与经验不足者使用气管插管通气的有效率相似[61]。也可以选择放置在食管中并通过单个端口通气的喉管。

自 1988 年以来，喉罩通气道在麻醉时能有效维持气道通畅，是 ACLS 时可接受的面罩通气替代方案。LMA 提供了比气囊面罩通气更稳定、更一致的通气方式。目前的研究表明，LMA 的反流发生率比气囊面罩少见，虽然它不能完全防止吸入，但当 LMA 作为一线气道装置时，反流的发生率较低[62, 63]。多项研究证实了 LMA 的优点，因为它相对容易置入，易于被各类人员使用，包括护士、医学生、呼吸治疗师和 EMS，其中许多人之前几乎没有使用该设备的经验。研究表明，没有经验的人员首次放置的成功率为 80%～94%，随后的尝试在成人和儿科病例中成功率分别达到 98% 和 94%[63]。与气管内插管相比，LMA 可提供充分有效的通气[64]。此外，成功置入所需的设备和培训更少。当患者气道梗阻、不稳定的颈部损伤或没有合适的体位进行气管插管时，它可能优于气管插管。当专业人员尝试气管内插管不成功时，LMA 可以成功置入[64]。气管内导管可通过已建立的 LMA 进行纤支镜引导置入。

使用 LMA 的相对禁忌人群系吸入性肺炎高风险者（病态肥胖、妊娠、近期食物摄入、胃肠道阻塞和食管裂孔疝）。尽管有这些考虑，但心脏停搏期间氧合和通气仍是重中之重，如果 LMA 是提供气道通畅最快、最有效的方法，则应使用 LMA。

在 ACL 期间选择气管插管时，尽可能将按压中断时间限制在 10s 以内。插管后，必须检查气管插管位置是否正确，因为气管插管移位或错位未被识别很常见。一项针对 108 名患者的研究发现，在到达急诊室时，有 25% 患者的气管插管错位[65]。操作者应通过胸部检查、CO_2 监测和超声检查来确认气管插管的位置。推荐连续监测 CO_2，因为可以在转运过程中快速识别气管插管移位。或应用呼气末 CO_2 监测器、食管监测设备。CO_2 监测的替代方案有呼气末 CO_2 监测设备和食管监测装置。当呼气末 CO_2 检测呈阳性（检测到 CO_2）时，可以确认导管在气道中。出现假阴性（即没有颜色变化但导管在气管内）的最常见原因是：CPR 时血流量过低。如果呼气末 CO_2 检测呈阴性，则应使用喉镜或食管检测装置（esophageal detection device，EDD）来确认导管位置，尽管支持使用 EDD 的证据有限。

AHA 指南中没有讨论如果解除气道阻塞的尝试失败，几种先进的技术可能可以用于保护气道，直到成功气管插管或气管切开。经气管导管通气是通过带导管的穿刺针插入环甲膜进行的。拔出穿刺针就可以开始间歇性通气。环甲膜切开术是用手术刀在环甲膜上开一个口。如果仍有必要进行气管切开，最好在使用上述技术之一保证气道通畅后，由熟练的外科医生在手术室进行。

放置高级气道后，不应中断按压，应以 100 次 / 分的速率持续按压，同时给予每分钟 8～10 次的通气。应注意避免过度通气，因为复苏期间过度通气很常见，并且可能有害[56]。

（二）循环支持

进行辅助手术时不应过度中断胸外按压。协调复苏的救援人员必须确保按压产生足够的脉冲。虽然没有得到很好的研究，但是在 CPR 过程中每隔几分钟评估 1 次颈动脉或股动脉搏动通常用于评估按压的有效性。如果有可能，定量呼气末 CO_2 监测是检测 CPR 充分性的合理辅助手段（目标为＞10mmHg）。在没有应用碳酸氢盐的情况下，观察到呼气末 CO_2 突然升高提示自主循环恢复。

（三）高级心脏生命支持：除颤和基于节律的治疗

复苏时需要监测心电图，以指导适当的电击和药物治疗。在心电监护能够诊断心律之前，应假定患者处于心室颤动。

目前市场上的大多数除颤仪都在电极板或平板中内置了监测电路（快速浏览）。应用除颤仪电极板时，患者的心电图可以显示在监护仪屏幕上，有助于适当的初始治疗。对于超出最初几分钟的连续监测，应使用标准 ECG 监测设备。

如果没有参考患者的脉搏和临床表现，则不得信赖 ECG 监测。除非发现患者没有脉搏，否则不得将 ECG 显示屏上出现的心室颤动或心脏停搏视为心室颤动或心脏停搏。监护仪上显示的令人满意的节律必须伴有合适的脉搏和血压。

（四）除颤

电除颤是大多数心脏停搏的最终治疗方法。应尽早实施并可重复使用，直至无脉性室性心动过速或心室颤动终止。

电除颤可使电流通过心脏并使肌纤维同步去极化，随着肌纤维复极，有组织的起搏活动就出现了。正确使用除颤仪需要特别注意以下几点。

· 选择合适的能量。减少了不必要的高能量引起的心肌损伤和心律失常。对于双相除颤仪，能量选择 120～200J；对于单相除颤仪，能量应为 360J[66]。

· 正确的非同步模式。如果为心室颤动心律，则必须选择合适的模式。必须关闭同步开关，否则除颤仪将持续等待永远不会到来的 R 波。对于快速无脉性室性心动过速（每分钟 150～200 次），最好不要尝试与 R 波同步，因为这可能会增加电击落在 T 波上的可能性；如果电击落在 T 波上并诱发心室颤动，则必须在确认无脉后立即给予另一个不同步的电击。

· 电极的正确位置。使电击的主要能量穿透心肌。一个电极放置在上胸骨右侧，锁骨正下方。另一个电极置于左侧腋中线内侧，乳头左侧。在前后正位上，一个电极位于左肩胛骨下方，患者躺在上面，另一个电极刚好位于胸骨下缘左侧。

· 电极与皮肤充分接触。为确保这一点，应使用刚好足够的导电膏覆盖电板但不会溢出周围皮肤。操作者应用力握住电极 [约 25 磅（11kg）]。应使用前臂施加压力；避免倚靠电极，以免操作者滑倒。如果使用除颤仪电极板，必须按照制造商的说明仔细备皮。

· 不与患者以外的任何人接触。操作者必须双脚保持平衡，不要站在潮湿的地板上。停止 CPR，无人与患者接触。除颤人员有责任检查患者周围环境，确保所有参与者的安全，大声宣布电击意图，放电电击。

· 如果没有出现骨骼肌抽搐或痉挛，则应重新检查用于选择性心脏复律的设备、触体和同步器开关。

对于植入式除颤仪，双相波明显优于单相波。但缺乏证据表明在 ROSC 或出院存活率方面一种波形优于另一种波形。体外除颤仪现在可使用双相波。

除了有症状的心动过缓，ACLS 时不再推荐起搏治疗。

（五）心室颤动和无脉性室性心动过速

心室颤动和无脉性室性心动过速的主要治疗方法是除颤。如果最初的电击和随后 2min 的 CPR 失败，则应使用肾上腺素、血管加压素和胺碘酮。虽然最新的 2019 年 ACLS 指南中没有包括，但在一项大型多中心试验中显示，在第一个 CPR 周期，使用前 5 剂肾上腺素的过程中，与单独使用肾上腺素相比，20U 的血管加压素联合 1mg 肾上腺素及 40mg 甲泼尼龙的治疗可以改善结局[67]。2019 年 ACLS 指南不建议血管加压素＋肾上腺素＋甲泼尼龙作替代单独使用肾上腺素。如果已给类固醇，则应每天给予氢化可的松 300mg，最多 7 天，并在达到 ROSC 的患者中逐渐减量。急性心肌梗死者只能接受 3 天氢化可的松治疗。

特别是没有目击到的心脏停搏，并且未立即除颤，则应在放置除颤仪电极片并打开机器电源的同时开始 CPR。如果无法获得胺碘酮，可以给予利多卡因，尽管利多卡因的益处尚未得到证实。镁仅用于治疗尖端扭转型室性心动过速。

（六）无脉电活动和心搏停止

无脉性电活动和心搏停止的治疗很简单：应

每 3～5 分钟给予 1 次肾上腺素，直到出现可电击心律或 ROSC 或停止治疗。处理潜在原因时，应该解决 "H 和 T"。H 包括：低血糖（hypoglycemia）、高血钾和低血钾（hyperhypokalemia）、H⁺（酸中毒）[hydrogen ion（acidosis）]、低体温（hypothermia）、低血容量(hypovolemia)和缺氧(hypoxia)。T 包括：毒素（toxins）、压塞（tamponade）、张力性气胸（tension pneumothorax）、血栓形成（冠状动脉或肺动脉）[thrombosis（coronary or pulmonary）] 和创伤（血容量不足、颅内压升高）[trauma（hypovolemia, increased intracranial pressure）]。阿托品不再推荐作为心脏停搏或 PEA 的治疗药物。

（七）纠正缺氧

CPR 期间应尽早纠正缺氧，并给予尽可能高的吸氧浓度。灌注不足、肺血流减少、肺水肿、肺不张和通气 - 血流不匹配都导致难以维持足够的组织氧合。组织氧合不足导致无氧代谢、乳酸的产生和代谢性酸中毒的发展。

（八）纠正酸中毒

当停搏持续数分钟以上时，必须考虑纠正酸中毒（H⁺ 浓度升高）。代谢性酸中毒的发生是由组织缺氧并转为无氧代谢而发生的。呼吸性酸中毒的发生是由于中枢神经系统引起的呼吸暂停或通气不足和（或）肺内通气 - 血流异常，即使心肺复苏良好，肺血流也会显著减少。

碳酸氢钠与氢离子反应，生成碳酸，然后分解形成二氧化碳和水来缓冲代谢性酸中毒。每 50mEq 碳酸氢钠会产生 260～280mmHg 的二氧化碳，只能通过呼气排出。CPR 时呼出二氧化碳减少，碳酸氢钠产生的碳酸不能有效消除。很可能出现反常的细胞内酸中毒，动脉血气可能不能准确反映组织酸中毒的状态。碳酸氢盐的钠和渗透压高，过量给药会导致高渗透压、高钠血症和加重细胞酸中毒。碳酸氢钠在治疗心脏停搏的代谢性酸中毒方面的价值有待商榷，尚未证实它有助于改善心脏停搏或心室颤动患者的生存率 [68-70]。在任何情况下，除非患者心脏停搏超过 10min，患者已经插管并且对初始除颤和药物干预无反应，否则心脏停搏时不应使用碳酸氢盐。已知存在高钾血症的患者，推荐使用碳酸氢盐。已知存在碳酸氢盐反应性酸中毒或三环类抗抑郁药过量的患者，或在药物过量时碱化尿液，使用碳酸氢盐也可能有价值。当使用碳酸氢盐时，给予 1mEq/kg 作为初始剂量。应根据计算出的基础碱缺失指导进一步治疗。为避免医源性碱中毒，应避免完全纠正计算出的碱缺失。

（九）低血容量

CPR 时通常需要增加血容量，尤其在最初的除颤尝试失败的情况下。PEA 可能由急性严重血容量不足（如失血）或为了挽救生命而出现心血管快速扩张（心脏压塞、肺栓塞和感染性休克）引起的。在心脏停搏时无法获得低血容量的常见表现（如颈静脉和外周静脉塌陷及外周血管收缩）。此外，黏膜干燥和正常分泌物缺乏（眼泪和唾液）在急性血容量不足时也是不可靠的。在心脏停搏期间，心脏压塞、肺栓塞或感染性休克的大部分体格检查发现都是缺乏的。因此，在 CPR 期间必须以适当的临床病史为指导，并且有血容量管理的低阈值。

简单的晶体，如 5% 葡萄糖水溶液（D₅W），不适用于循环血容量的快速扩容。等渗晶体液（0.9% 盐水和乳酸林格液）、胶体或血液是令人满意的扩容液体。与胶体相比，晶体更容易获得、更容易给药且更便宜，也没有引起过敏反应或感染的可能性。如果脉搏微弱，简单的抬腿或被动抬腿可能有助于促进静脉回流。应根据需要进行容量挑战，直到脉搏和血压恢复或直到有容量过负荷的证据。

（十）静脉通路

虽然必须在复苏过程中尽早建立可靠的静脉通路，以便给予必要的药物和液体，但不应该因为留置静脉通道而延迟最初的除颤和有效的CPR。如果技术允许，中心静脉通路可能是最可靠的，也可选择骨髓通路和外周静脉通路。通过外周静脉途径给药时，应推注20ml载液冲洗药物。

尽管中心静脉导管可能与接受纤溶治疗的患者的并发症发生率增加有关，但它们并不是其使用的绝对禁忌证。

如果静脉通路建立延迟，可以通过气管导管给予肾上腺素、阿托品和利多卡因等药物。然而，该途径需要更高的药物剂量才能达到等效的血药浓度，如果自主循环恢复，则可以预计持续作用时间（"蓄积效应"）[70]。建议气管内途径给药时，给予3～10倍静脉注射剂量的肾上腺素。将药物稀释于10ml无菌水中，并通过位于气管导管尖端外的导管进行递送，可促进药物进入循环。停止胸外按压，将溶液快速喷入气管导管，并在重新开始胸外按压前快速通气几次。应避免心内注射肾上腺素。

九、药物治疗

（一）拟交感神经药物和血管加压药

拟交感神经药物直接作用于肾上腺素能受体，或通过神经末梢释放儿茶酚胺起作用。心脏急症时最有用的是肾上腺素能药物，包括天然药物（肾上腺素、去甲肾上腺素和多巴胺），以及合成药物异丙肾上腺素及其衍生物多巴酚丁胺。值得注意的是，没有一种拟交感神经药可以与碱性液体在同一通路给药。任何具有α肾上腺素能活性的药物外渗都会导致组织坏死，因此应尽可能通过中心静脉导管输注。如果确实发生外渗，应尽快将5～10mg酚妥拉明加入10～15ml生理盐水中封闭到外渗区域。

1. 肾上腺素

肾上腺素是一种天然存在的儿茶酚胺，具有α和β活性。肾上腺素是CPR时最常用的升压药，但它改善结局的证据很少。

肾上腺素的适应证包括所有形式的心脏停搏，因为其α血管收缩活性对于提高心肌和脑的灌注压很重要。几项研究[71]已经注意到α肾上腺素能活性在复苏过程中的重要性，而给予纯β受体激动药（如异丙肾上腺素或多巴酚丁胺）已被证明是无效的[72]。肾上腺素的β效应在理论上可通过增加心率治疗心搏停止和心动过缓。β效应也被吹捧为可将心脏停搏转换为VF或将"细"VF转换为"粗"VF。粗VF比细VF更容易转换为窦性节律。然而，这可能主要是由于在仍表现为宽幅而非小幅心室颤动的患者中，停搏的时间过程较短。

肾上腺素最好静脉注射。在除颤失败后（或如果不能选择除颤），应尽快给予心脏停搏成人1mg肾上腺素，稀释至1/10 000（10ml）。通过上肢或中心静脉给药，可以每5分钟重复1次。如果使用外周通路，给药后应迅速静脉推注20ml液体并抬高肢端。如果未建立静脉通路，可采用气管内给药，但应避免心内途径，因为它容易发生严重并发症（如心内感染、冠状动脉撕裂、气胸）。静脉注射1～10μg/min可用于增加心肌收缩力和升压。评估大剂量肾上腺素治疗心脏停搏有效性的两项多中心研究未能证明生存率或神经系统结局有改善[73, 74]。不推荐常规使用超过 1mg 的剂量（气管内给药除外）。

使用肾上腺素及其他 α 受体激动药的风险包括因外渗引起的组织坏死和因与碳酸氢盐混合而失活。

2. 去甲肾上腺素

去甲肾上腺素是一种具有 β 活性的强效 α 受体激动药。其在 CPR 时 α 效应与肾上腺素相似[75]。然而，没有数据支持它优于肾上腺素。

去甲肾上腺素的主要作用部位是血管。应用之初冠状血管舒张先于冠状血管收缩，这可能是心肌代谢活动增加的结果。对于冠状动脉储备受损的心脏，这可能会导致进一步的缺血。心脏停搏时，它的作用就像肾上腺素一样，这可能是由于外周血管收缩导致灌注压升高的结果。对于有自主循环的心源性休克患者（此时外周血管收缩往往已非常严重），其效果更难以预测。

心脏停搏期间使用去甲肾上腺素的指征与肾上腺素相似，但似乎没有任何理由让它比肾上腺素更受欢迎。去甲肾上腺素似乎更适用于治疗由外周血管阻力下降引起的休克（如感染性休克和神经源性休克）。通过静脉输注给药并滴定至足够的灌注压。重酒石酸去甲肾上腺素 4～8mg（2～4mg 碱），稀释到 5% 葡萄糖或 5% 葡萄糖氯化钠 500ml。一般起始输注速率为 0.5μg/min，大多数成人 2～12μg/min 即有反应，但有些需要高达 30μg/min。突然终止输注（如可能在转运过程中发生）可能导致突然的严重低血压。

使用去甲肾上腺素的注意事项为在低血容量休克和已经有严重血管收缩的患者中使用不合适。使用去甲肾上腺素时建议进行动脉内压直接监测，因为对于严重血管收缩的患者，间接血压测量通常是不准确的。在心肌缺血或梗死患者中，所有儿茶酚胺类药物都会增加心肌对氧的需

求，但指导该人群选择升压药的证据有限。心肌缺血或梗死患者使用本品时，应密切监测心率、节律、缺血的心电图证据、直接动脉血压和肺动脉压、尿量和心输出量。

3. 异丙肾上腺素

这种合成的儿茶酚胺具有几乎纯 β 肾上腺素能活性。它的对心脏作用包括强大的变力和变时效应，这两种作用都会增加心肌的氧需求。除了支气管扩张外，骨骼肌、肾脏和肠道的动脉也会扩张，导致全身血管阻力显著下降。除非心肌需氧量增加导致心肌大量缺血，否则心输出量有望明显增加。由于心输出量增加，收缩压通常得以维持，但舒张压和平均压通常会降低。因此，在心肌需氧量增加的同时，冠状动脉灌注压也下降了。这种组合效应会对缺血性心脏病患者产生有害影响，尤其是在发生心脏停搏时。异丙肾上腺素的主要临床用途在于它能够刺激心脏内的起搏点。

异丙肾上腺素主要用于治疗阿托品耐药、血流动力学显著异常的缓慢性心律失常，包括严重的窦性心动过缓和交界性心动过缓，以及各种程度的高度房室传导阻滞。它只应作为在有效的经皮或静脉起搏之前的临时措施。如果主动脉舒张压已经很低，肾上腺素作为心脏起搏点的刺激物可能会更容易耐受。在任何情况下都不应在心脏停搏时使用异丙肾上腺素。

异丙肾上腺素通过静脉来给药。1mg 异丙肾上腺素（Isuprel）用 5% 葡萄糖（4mg/ml）250ml 或 5% 葡萄糖氯化钠（2mg/ml）500ml 稀释。输注速度应提供足够的灌注心率 [2～20μg/min，或 0.05～0.5μg/(kg·min)]。根据心脏储备情况，目标心率低至 50～55 次 / 分可能就能达到满意效果，有时候也可能需要更快的心率。

使用异丙肾上腺素时，需要关注的是由于心

肌需氧量增加，有可能引起缺血；这种效应，加上可能降低冠脉灌注压，使异丙肾上腺素成为心肌缺血患者的危险选择。显著的变时作用可能导致心动过速并引发严重的室性心律失常，包括心室颤动。如果已经存在心动过速，通常禁用异丙肾上腺素，尤其继发于洋地黄毒性的心律失常。如果使用时出现明显的低血压，可与另一种具有 α 活性的 β 受体激动药联合使用。然而，改用多巴胺或肾上腺素通常更可取，更好的是使用起搏器控制心率。

4. 多巴胺

这种天然存在的去甲肾上腺素前体，具有 α、β 和多巴胺受体激动活性。理论上，多巴胺受体活性在低剂量 [1～2μg/(kg·min)] 时会扩张肾和肠系膜动脉，但其临床相关性尚不清楚[76]。β 肾上腺素能活性在 2～10μg/(kg·min) 剂量下更为显著，而 α 肾上腺素能活性在剂量＞10μg/(kg·min) 时占主导地位。目前还没有证据表明这些剂量范围在临床上有意义。多巴胺的适应证主要是显著的低血压和心源性休克。

多巴胺通过静脉滴定给药，范围为 2～20μg/(kg·min)。极少数情况下，患者可能需要超过 20μg/(kg·min)。200mg 用 5% 葡萄糖或 5% 葡萄糖氯化钠中稀释至 250ml 或 500ml，浓度为 800mg/ml 或 400mg/ml。与所有儿茶酚胺输注一样，治疗的目标是达到满意灌注的最低输注速率。

预防并发症措施与其他儿茶酚胺类药物相似。心动过速或室性心律失常时可能需要减少剂量或停药。如果由于多巴胺能或 β 活性剂量的扩张活性而发生显著的低血压，可以加入少量的 α 活性药物。多巴胺可能增加心肌缺血。

5. 多巴酚丁胺

多巴酚丁胺是一种合成的 β 肾上腺素能药物，与异丙肾上腺素不同，心动过速问题较少。除非发生缺血，否则会增加心输出量，肾和肠系膜血流量也会增加。

多巴酚丁胺主要用于短期增强心力衰竭患者的心室收缩力。可用于稳定复苏后患者或其他药物无效的心力衰竭患者。也可以与硝普钠联合使用，降低外周血管阻力，从而降低左心室后负荷。虽然硝普钠降低外周阻力，但多巴酚丁胺可通过增加心输出量来维持灌注压。

多巴酚丁胺通过缓慢静脉输注给药。低至 0.5μg/(kg·min) 的剂量即可有效，但通常的剂量范围是 2.5～10.0μg/(kg·min)。将 250mg 溶解在 10ml 无菌水中，然后溶解到 250ml 或 500ml 5% 葡萄糖溶液中，浓度为 1.0～0.5μg/ml。

多巴酚丁胺的注意事项与其他 β 受体激动药类似。多巴酚丁胺可引起心动过速、室性心律失常、心肌缺血和梗死范围扩大。

6. 血管加压素

加压素不是儿茶酚胺，而是一种天然存在的抗利尿激素。大剂量时，它是一种强平滑肌收缩剂，已被研究作为心脏停搏的辅助疗法，以改善灌注压和器官血流。血管加压素在长时间心脏停搏中可能特别有用，即使严重的酸中毒时，它作为血管升压药仍然有效[77]。2019 年 ACLS 指南不再建议将其作为心脏停搏时替代肾上腺素的第一剂药物，或者如果第一剂量肾上腺素未能引起脉搏恢复，则不再建议将其作为第二剂药物。静脉或骨内（intraosseus，IO）给予抗利尿激素的剂量为 40U。每个周期的 ACLS 20U 血管加压素与肾上腺素 1mg 和甲泼尼龙 40mg（1 次）联合使用，也已从 2019 年 ACLS 指南中删除。

（二）抗心律失常药

抗心律失常药被认为在稳定心律方面发挥重

要作用，然而，支持这方面价值的数据很少。尽管利多卡因、溴苄胺和普鲁卡因胺被认为可用于对抗室性心律失常。但没有令人信服的证据表明它们对无脉性 VT 和 VF 有益。根据现有数据，胺碘酮是难治性 VT 和 VF 紧急治疗的首选药物[78]。

1. 胺碘酮

胺碘酮是一种苯并呋喃衍生物，结构与甲状腺素相似，并含有大量碘。胃肠道吸收缓慢；因此，口服给药时，药物在脂肪组织中缓慢蓄积，起效慢。平均半衰期为 64 天（范围 24～160 天）。静脉给药可快速起效，24h 内给予 600mg 即达到治疗血药浓度。

胺碘酮会降低心肌收缩力，也会引起血管舒张，从而抵消收缩力的降低。总的来说，即使是那些有心功能障碍的人，它也能很好地耐受。

静脉注射胺碘酮已成功终止各种折返性和其他类型的室上性和室性心律失常。在一项关于难治性室性心律失常导致院外心脏停搏的研究中，患者接受胺碘酮（246 名患者）或安慰剂（258 名患者）治疗。给予胺碘酮的患者不仅心动过缓（41% vs. 25%）和低血压（59% vs. 48%）的发生率更高，而且入院时的存活率也更高（44% vs. 34%）[78]，同时未显示出院存活率或神经系统预后的改善。基于这项研究，胺碘酮可作为心脏停搏时难治性室性心律失常经过除颤和肾上腺素治疗后的选择。左心室功能受损患者快速房性心律失常时也可选择胺碘酮控制心室率。血流动力学稳定的室性心动过速、多形性室性心动过速、预激性房性心律失常和来源不明的宽复合波心动过速也可选用胺碘酮。它还可用于心房颤动的药物复律，或作为难治性阵发性室上性心动过速（paroxysmal supraventricular tachycardia，PSVT）和心房颤动或扑动的电复律的辅助治疗。

心脏停搏（无脉 VT 或 VF）时可将 300mg 稀释于 20～30ml 盐水或 5% 葡萄糖，快速静脉注射。复发性或难治性室性心动过速或心室颤动，可补充输注 150mg。

对于有脉搏的心律，10min 内注射 150mg；然后 1mg/min，持续 6h；接着 0.5mg/min。对于复发性或难治性心律失常，可补充注射 150mg，24h 内最大总剂量为 2g。

2. 利多卡因

这种抗心律失常药用于治疗室性心律失常，如室性期前收缩和室性心动过速。室性期前收缩在健康人中并不罕见，而且大多数情况下是良性的。即使在患有慢性心脏病的患者中，室性期前收缩和非持续性室性心动过速通常也没有症状，在这些情况下是否需要治疗存在争议。

利多卡因静脉注射，起效快，作用持续时间短，可通过连续输注而延长作用时间。静脉给药通常为 20mg/ml（2%）的利多卡因溶液。如果患者有急性心肌梗死并出现室性心律失常，输注时间可持续数小时至数天并逐渐减量。如果心律失常的病因得到纠正，可更快地减量。

可采取预防措施防止利多卡因过量积聚。心输出量低、充血性心力衰竭、肝功能衰竭及年龄 >70 岁的患者，因本品肝代谢下降，应减量。神经系统的毒性常见，可以表现为口齿不清、耳鸣、嗜睡和烦躁不安至局部神经系统症状。Frank 癫痫发作可能伴或不伴先兆神经系统症状，可用短效巴比妥类药物或苯二氮䓬类药物控制。应提醒清醒患者注意可能出现的神经系统中毒症状，并要求他们在出现这些症状时立即报告。血液浓度过高会显著抑制心肌收缩力。

3. 腺苷

腺苷是一种内源性嘌呤核苷，可抑制房室结传导和窦房结活动。由于房室结传导延迟，腺苷可有效终止在房室结折返回路引起的心律失常

（如 PSVT）[79]。对于室上性心房扑动或心房颤动等心动过速，或在折返回路中不经过房室结的房性心动过速，阻断房室结传导可能有助于明确诊断 [80, 81]。2015 年 ACLS 指南中，推荐在来源不明的宽波群心动过速中应用腺苷以区分室性心动过速和异常室上性心动过速。腺苷还可用于诊断和治疗稳定、不稳定的窄复合波心动过速。腺苷代谢迅速，半衰期 <5s。

给药方式是在 1～3s 内静脉注射 6mg，然后用 20ml 的生理盐水冲洗。如果在 1～2min 内未见效果，可再给予 12mg 的剂量。服用茶碱的患者可能需要更大的剂量。

腺苷引起的不良反应是短暂的，可能出现潮红、呼吸困难和心绞痛样胸痛（即使没有冠心病）。用腺苷终止 PSVT 后，窦性心动过缓和异位心律很常见，但心律失常通常是短暂的，因此在临床上并不担心。折返性心动过速可能在腺苷作用消失后复发，可能需要额外剂量的腺苷或更长效的药物，如维拉帕米或地尔硫草。由于腺苷是一种有效的支气管收缩药，因此应考虑使用另一类药物（如钙通道阻滞药）来降低哮喘患者的心率。

茶碱和其他甲基黄嘌呤，如可可碱和咖啡因，会阻断腺苷电生理效应的受体；因此，在它们存在的情况下可能需要更高的剂量。另一方面，双嘧达莫和卡马西平可增强并可能延长腺苷的作用，因此可考虑其他形式的治疗。

4. 维拉帕米和地尔硫草

与其他钙通道阻滞药不同，维拉帕米和地尔硫草会增加房室结的不应期并显著减慢传导速度。可以终止折返回路中房室结的折返性心动过速（如 PSVT）。这些药物也可能减慢心房扑动或心房颤动患者的心室反应，甚至对多灶性房性心动过速患者也有影响。仅用于已知起源于室上性

的心动过速患者。

维拉帕米给药为 2min 内静脉注射 2.5～5.0mg。如没有反应，每 15～30 分钟给予 5～10mg，最大总剂量为 20mg。最大累积剂量为 20mg。地尔硫草的初始剂量为 0.25mg/kg，维持剂量为 0.35mg/kg。持续输注 5～15mg/h 可用于控制心房颤动患者心室率。

维拉帕米和地尔硫草应用于已知的室上性和无预激的心律失常。维拉帕米和地尔硫草都可降低左心室功能衰竭患者的心肌收缩力，加重充血性心力衰竭，甚至出现心源性休克。因此，已知心力衰竭或怀疑心脏储备减少的患者和老年人，应谨慎使用。如果使用这些药物后出现恶化的衰竭或低血压，应补充钙剂。

5. 镁

心律失常甚至心源性猝死与镁缺乏有关[81]。低镁血症会降低细胞内钾的摄取，并可能诱发室性心动过速或心室颤动。不建议在心脏停搏或心肌梗死后常规使用镁。即使没有低镁血症，镁对尖端扭转型室性心动过速患者也可能有价值。

快速静脉注射给药，予 1～2g 稀释在 5% 葡萄糖溶液 100ml 中，并在 1～2min 内给药。存在低镁血症的梗死患者可 24h 输注镁，1～2g 的负荷剂量稀释在 5% 葡萄糖溶液 100ml 中，并在 5min 至 1h 内缓慢给药，随后 24h 内以 0.5～1g/h 的速度持续输注。临床情况和血清镁水平决定了输注的速度和持续时间。快速给药可能发生低血压或停搏。

（三）其他药物

复苏时或复苏后有用或必要的其他药物包括阿托品、钙、硝普钠和硝酸甘油。特殊情况下可能需要许多其他药物，这些药物包括但不限于 β 受体拮抗药、伊布利特、普罗帕酮、氟卡尼、索

他洛尔、地高辛、抗生素、硫胺素、甲状腺素、吗啡、纳洛酮、肾上腺皮质激素、纤溶药物、抗凝血药、抗血小板药物和葡萄糖。

1. 阿托品

阿托品是一种抗胆碱能药物，通过刺激起搏点增加心率和促进被迷走神经过度抑制的房室传导。

阿托品主要用于引起血流动力学障碍或与室性心律失常相关的心动过缓。阿托品可用于房室结水平的房室传导阻滞。不再用于停搏和心动过缓停搏者。

阿托品采用静脉推注给药。如果 3～5min 内无反应，追加 1mg，最大剂量为 3mg（0.04mg/kg）。对于有脉搏的心动过缓，初始剂量为 0.5mg，每 5 分钟重复 1 次，直到达到预期效果，最大剂量为 3mg（0.04mg/kg）。阿托品可以通过气管内途径给药，剂量为静脉给药剂量的 2.5 倍。

阿托品过量的预防要求不产生过快的心率。如果心率太快，缺血性心脏病患者可能会出现更严重的缺血或室性心律失常。应用阿托品后出现心率减慢不常见，更可能发生在较小的首剂时，由中枢迷走神经效应引起。这种作用会被额外的阿托品迅速抵消，此时应立即给予下一剂阿托品。如果额外的阿托品不能纠正，患者可能需要使用异丙肾上腺素或起搏器治疗。

2. 钙

钙的正性肌力作用被用于治疗心脏停搏。心肌的收缩状态部分取决于细胞内的钙离子浓度。跨膜钙通量在主动收缩和主动松弛中都有重要的调节功能。钙在心脏停搏中的应用基于 Kay 和 Blalock 的早期报道[82]，其中几个小儿心脏外科患者借助于钙剂被成功抢救。然而，几项临床研究未能证明使用钙剂可提高生存率或神经系统结局[83]。另外，心脏停搏时在给予标准剂量钙剂后，发现许多患者的血钙水平非常高[84]，显然是由于在机体中钙离子分布容积减小。此外，钙在理论上具有促进缺氧后组织损伤的缺点，特别是在大脑和心脏。钙可能会加剧洋地黄的毒性。

钙仅适用于特定情况：钙通道阻滞药毒性、严重高钾血症、严重低钙血症、多次输血后停跳、氟化物毒性，以及心脏停搏后进行心肺转流时。

钙剂有氯化钙、葡糖酸钙和葡萄糖酸钙。葡糖酸盐不稳定且不易获得。氯化物盐提供最直接的钙离子来源，效果最快。葡庚糖酸盐和葡萄糖酸盐需要肝脏降解以释放游离钙。因此，氯化钙是最佳选择。它对组织有很强的刺激性，必须注入大静脉以避免外渗。用 10% 氯化钙溶液，初始剂量为 250～500mg，几分钟内缓慢给药。如果有强烈的指征，可以根据需要每 10 分钟重复 1 次。

使用钙剂的注意事项包括需要缓慢注射不能外渗。如果碳酸氢盐通过同一通路给药，给钙之前必须预冲管路。如果患者节律正常，快速注射可能导致心动过缓。接受洋地黄治疗的患者必须谨慎使用钙盐。

十、临床设置

心肺功能衰竭患者的复苏是一个连续的过程，包括从最初识别骤停和 CPR 实施到使用除颤仪、药物、起搏器、转运和复苏后的评估、护理。以下内容重点介绍适用于不同临床场景的心脏停搏常用的药物和电学干预措施。

（一）特殊场景

长时间浸泡在冷水中致几乎溺死的患者可能会康复。显然，潜水反射所致的低体温和心动过缓有助于防止器官损伤[85]。有长时间的浸泡且成功复苏的案例[85]。旁观者和救援人员通常难以预估溺水时间，在大多数情况下必须在现场启动CPR，除非存在不可逆转的死亡证据，如腐烂和肿胀。

除了冷水溺水之外，其他环境暴露也可能导致低体温。身体维持体温的能力会因酒精、镇静药、抗抑郁药、神经系统疾病和逐渐升高的年龄而减弱。心动过缓和低氧耗相关的效应，可以耐受长时间的低体温和心搏骤停，并完全恢复。由于存在严重心动过缓和呼吸频率减慢，需要更长时间来确定呼吸和脉搏是否消失。在恢复接近正常的温度之前，不应放弃复苏。

电击和雷击可能引起呼吸肌强直痉挛或抽搐，从而呼吸停止。电击或长时间呼吸停止后可能会出现心室颤动或停搏。开始评估和CPR之前，救援人员必须确定被电击的人远离电源、周围环境安全。如果患者位于电线杆的顶部，最好在患者落地后进行心肺复苏[86]。

（二）ACLS 的终止和 ACLS 后护理

治疗性低温（32～34℃）持续12～24h可改善院外心室颤动骤停后幸存昏迷患者的生存率和神经系统结局[87, 88]。近期的研究表明，以36℃而不是33℃为目标体温，可能提供同样的效果，并且具有降低感染风险和更容易使用现有文献帮助确定预后的优势[16]。尽管缺乏证据，低温也可能对院内停搏有益。低体温患者中，常常出现较低的心脏指数和高血糖，感染也是如此[89]。须防止寒战以降低代谢率增加的风险。

何时停止CPR或CLS并没有明确的定义。对PEA或心脏停搏的急诊患者，心脏超声证实心脏停止的情况没有ROSC[90]。使用超声心动图辅助决定终止复苏的参与者需考虑他们自己的

超声技能，以及整体的临床情况。ACLS指南的伦理部分提出在以下几种情况下限制复苏的标准[57]。不应该在以下任何情况下开始CPR：①存在有效的不复苏（do-not-resuscitate，DNR）命令；②对患者或施救者不安全；③存在明显的死亡迹象，如尸体僵硬、无头或腐烂。启动CPR后，在达到ROSC标准、救援人员精疲力竭无法继续施救或转交给另一个团队时可停止。同时满足以下三个标准时，也可以终止院外复苏（BLS和ALCS）：①没有急救人员目击的骤停；②转运前未进行除颤；③转运前自主循环未恢复[57, 91]。大多数复苏但未达到ROSC的患者，终止复苏通常取决于以下临床因素：CPR过程中是否出现脉搏、发病前状态、初始心律、复苏前停搏时间和复苏持续时间。骤停前的基础状态和复苏持续时间会影响生存率[92, 93]。CPR持续时间通常是最简单的决策标准，虽然没有明确定义的阈值，但CPR10～30min后存活的可能性不大[93-95]。

通常情况下，ICU发生心搏骤停预后很差。然而，一项为期5年关于ICU心搏骤停患者复苏的研究显示，1年和5年生存率分别为24%和16%[95]。许多ICU的骤停是可预见的，与患者和家属，强调高级护理决策，是ICU复苏管理最重要的方面。

十一、超声检查在心肺复苏中的应用

超声检查在心肺复苏术实施过程中具有实用价值。聚焦超声检查和其他的床旁超声检查可帮助确定停搏的潜在病因、评估容量复苏是否充分，帮助确认ETT放置或错置，并提供终止复

苏的额外信息。聚焦心脏超声可以在暂停 CPR 评估自主循环是否恢复期间进行[93]，并且无血流时间不长，不会影响 CPR 质量[94, 95]。检查者可在脉搏检查期间获取剑突下四腔心切面。应将便携式超声机放置在近患者大腿处，尽可能靠近床，并调整屏幕以获得最佳的图像清晰度。操作员面对屏幕，同时将探头放在剑突下区域，轻轻加压以确认搏动。机器设置和检查者定位不允许中断按压。当复苏组长警示需停止胸外按压以进行 5s 的脉搏检查时，一名组员在超声检查仪对面就位，以检查股骨区域的脉搏，而超检查者调整探头以便在脉搏检查时获得心脏的剑突下长轴切面。当复苏组长发出停止按压检查脉搏的指令时，技术熟练的超声检查可以获得高质量的心脏图像。胸外按压时，由于心脏有明显的平移运动，因此不能获得任何有用的图像。对于有气管插管的患者，如果心肺复苏团队设备充分，在 CPR 时可以很容易地插入经食管超声心动图（transesophageal echocardiography，TEE）探头。探头以 0° 旋转插入，获得左心室经胃短轴视图。通过这种方式，在胸外按压和脉搏检查期间均可监测 CPR 效果。需要注意，自主心跳恢复时，尚不清楚是否可提供足够的心输，以获得可触及的股动脉搏动，因此，在脉搏检查期间需复苏团队检查确认。若超声发现心跳，但未触及脉搏，应该恢复 CPR。有限视野的经胸超声在心肺复苏术过程中能发挥重要作用，原因有三。

1. 识别潜在的可逆的心脏停搏原因，如大量心包积液伴压塞、右心室严重扩张伴与肺栓塞相关的急性肺心病或心脏严重低血容量。这些在心肺复苏术中并不常见；然而，一旦被超声检查仪所发现，可引导抢救生命的干预措施。

2. 识别不能触及脉搏的心脏收缩活动（假无

脉电活动）。心肺复苏术时，根据超声表现可以对一些临床中被归类的 PEA 进行重新分类，因为即便是非常弱的内源性心脏收缩力也可以被超声观察到。心律协调伴有微弱的心肌收缩可能有预后价值。超声发现内源性心肌收缩力，则 ROSC 的预后得到改善[99]。这一发现并不少见，所以当临床情况需要时，应积极复苏。

3. 识别是否有心脏收缩活动。对于急诊科接受心肺复苏术的患者，完全没有心脏收缩活动是心肺复苏术不成功的一个强有力的指标[100]。在 ICU 患者中，与超声发现存在心脏收缩活动的患者相比，缺乏内源性心肌收缩活动的患者，ROSC 的可能性显著降低，生存到出院的可能性非常低[101, 102]。如果长期缺乏协调的心肌收缩，心腔会出现回声不均匀。缺乏心脏收缩活动并不是心肺复苏将失败的绝对指标，可与其他临床指标相结合，决定终止心肺复苏。

超声检查有助于检测心肺复苏期间正确的气管插管放置。心肺复苏术时，错位的食管插管可能难以发现，因为心脏完全停跳时，可能无法检测到呼气末二氧化碳，并且胸部听诊可能不准确。接受 CPR 的患者进行气管插管时，喉部超声检查可以检测气管导管是否进入气管内[103]，球囊通气时，肺部超声发现双侧的肺滑动征（见第 6 章），可确认气管导管的正确位置[104]。

髓内输液针的插入为心肺复苏期间的药物输送提供了快速通道。超声检查可用于确认髓内穿刺针的位置[105, 106]。在胫骨部位插入，操作者将线阵血管探头放置在穿刺定位点位置，同时将扫描平面向针尖倾斜。胫骨前部的骨膜呈明显的高回声影。彩色多普勒图像位于骨膜下方，向针头注射 5ml 无菌生理盐水，如果针的位置良好，在注射过程中会有彩色多普勒信号深入骨膜。

病例 1

一名患有多种并发症（包括需要进行华法林治疗的肺栓塞）的 70 多岁老年女性，因进行性呼吸困难到急诊科就诊[96]。在去医院的路上，她在急救车内已没有反应。立即进行心肺复苏，自主循环恢复，在对她进行初步评估时，进行了心脏聚焦超声检查。

病例 2

一名 52 岁的女性因新发现的血小板增多症住院时发生了心脏停搏[97]。经过 25min 的 ACLS 和 5 次肾上腺素的注射，她恢复了自主循环。在最初的心脏停搏期间，没有进行超声检查。她被转到 MICU，在那里她又发生了心脏停搏。再次进行 ACLS，并在第 1 次脉搏检查时进行了聚焦超声检查。

病例 3

一名患有镰状细胞疾病，既往发作过急性胸部综合征的年轻女性，因在妊娠 18 周时计划终止妊娠来诊[98]。重症团队的初步评估提示患者出现了严重的呼吸窘迫，伴氧饱和度明显降低（吸空气），以及心动过速。患者白细胞增多，血红蛋白从 9g/dl 下降到 6g/dl。胸部 X 线检查显示心后阴影。转入 MICU 后，立即进行液体复苏和红细胞输注。她很快出现了多器官功能衰竭，心肺状况恶化，行气管插管并开始使用血管加压治疗。她的病情继续恶化，重症团队对她进行了床旁超声检查。

结论

心肺复苏时心肺超声有提高诊断和护理的潜能。必须确保超声的使用不会影响心肺复苏术的质量（特别是减少按压的时间）。在此范围内使用时，心肺超声可以帮助确定骤停的病因，并指导复苏（如补液、放置 ETT，以及是否考虑终止复苏）。

参考文献

[1] Zoll PM, Linenthal AJ, Gibson W, Paul MH, Norman L. Termination of ventricular fibrillation in man by externally applied electrical countershock. *N Engl J Med*. 1956;254:727-732.

[2] Safar P, Escarraga L, Elam JO. A comparison of the mouth to mouth and mouth to airway methods of artificial respiration with the chest pressure arm-lift method. *N Engl J Med*. 1958;258:671-677.

[3] Elam JO, Green DG, Brown ES, Clements JA. Oxygen and carbon dioxide exchange and energy cost of expired air resuscitation. *J Am Med Assoc*. 1958;167:328-334.

[4] Kouwenhoven WB, Jude JR, Knickerbocker GG. Closed-chest cardiac massage. *J Am Med Assoc*. 1960;173:1064-1067.

[5] Cardiopulmonary resuscitation: statement by the Ad Hoc Committee on cardiopulmonary resuscitation of the division of medical Sciences, national Academy of sciences–national research Council. *J Am Med Assoc*. 1966;198:372-379.

[6] Standards for cardiopulmonary resuscitation (CPR) and emergency cardiac care (ECC). *J Am Med Assoc*. 1974;227(7):833-868.

[7] Guidelines for the determination of death: report of the medical consultants on the diagnosis of death to the President's Commission for the study of ethical problems in medicine and Biomedical and Behavioral research. *J Am Med Assoc*. 1981;246:2184-2186.

[8] Wijdicks EFM. The diagnosis of brain death. *N Engl J Med*. 2001;344:1215-1221.

[9] Del Guercio LR, Feins NR, Cohn JD, Coomaraswamy RP, Wollman SB, State D: Comparison of blood flow during external and internal cardiac massage in man. *Circulation*. 1965;31(suppl 1):171-180.

[10] American Heart A. 2015 American Heart Association guidelines: update for CPR and ECC. 2015.

[11] Copley DP, Mantle JA, Roger WJ, et al. Improved outcome for prehospital cardiopulmonary collapse with resuscitation by bystanders. *Circulation*. 1977;56:901-905.

[12] Holmberg M, Holmberg S, Herlitz J. Effect of bystander cardiopulmonary resuscitation in out-of-hospital cardiac arrest patients in Sweden. *Resuscitation*. 2000;47:59-70.

[13] Rudikoff MT, Maughan WL, Effron M, Freund P, Weisfeldt ML. Mechanisms of blood flow during cardiopulmonary

resuscitation. *Circulation*. 1980;61:345-352.

[14] Chandra N, Weisfeldt ML, Tsitlik J, et al. Augmentation of carotid flow during cardiopulmonary resuscitation by ventilation at high airway pressure simultaneous with chest compression. *Am J Cardiol*. 1981;48:1053-1063.

[15] Chan PS, McNally B, Tang F, Kellermann A; CARES Surveillance Group. Recent trends in survival from out-of-hospital cardiac arrest in the United States. *Circulation*. 2014;130:1876-1882.

[16] Nielsen N, Wetterslev J, Cronberg T et al. Targeted temperature management at 33°C versus 36°C after cardiac arrest, *N Engl J Med*. 2013;369:2197-2206.

[17] Wallace SK, Abella BS, Becker LB. Quantifying the effect of cardiopulmonary resuscitation quality on cardiac arrest outcome: a systematic review and meta-analysis. *Circ Cardiovasc Qual Outcomes*. 2013;6:148-156.

[18] Valenzuela TD, Roe DJ, Nichol G, Clark LL, Spaite DW, Hardman RG. Outcomes of rapid defibrillation by security officers after cardiac arrest in casinos. *N Engl J Med*. 2000; 343:1206-1209.

[19] Goldberger ZD, Chan PS, Berg RA, et al. Duration of resuscitation efforts and survival after in-hospital cardiac arrest: an observational study. *Lancet*. 2012;380(9852):1473-1481.

[20] Nakahara S, Tomio J, Ichikawa M, et al. Association of bystander interventions with neurologically intact survival among patients with bystander-witnessed out-of-hospital cardiac arrest in Japan. *J Am Med Assoc*. 2015;314:247-254.

[21] Hansen M, Kragholm K, Pearson DA, et al. Association of bystander and first-responder intervention with survival after out-of-hospital cardiac arrest in North Carolina, 2010-2013. *J Am Med Assoc*. 2015;314(3):255-264.

[22] Georgiou M, Papathanassoglou E, Xanthos T. Systematic review of the mechanisms driving effective blood flow during adult CPR. *Resuscitation*. 2014;85(11):1586-1593.

[23] Niemann JT, Rosborough JP, Brown D, Criley JM. Cough-CPR: documentation of systemic perfusion in man and in an experimental model – a "window" to the mechanism of blood flow in external CPR. *Crit Care Med*. 1980;8:141-146.

[24] Niemann JT, Rosborough JP, Hausknecht M, Garner D, Criley JM. Pressure-synchronized cineangiography during experimental cardiopulmonary resuscitation. *Circulation*. 1981;64:985-991.

[25] Werner JA, Greene HL, Janko CL, Cobb LA. Visualization of cardiac valve motion in man during external chest compression using two-dimensional echocardiography: implications regarding the mechanism of blood flow. *Circulation*. 1981;63:1417-1421.

[26] Ralston SH, Babbs CF, Niebauer MJ. Cardiopulmonary resuscitation with interposed abdominal compression in dogs. *Anesth Analg*. 1982;61:645-651.

[27] Babbs CF, Ralston SH, Geddes LA. Theoretical advantages of abdominal counterpulsation in CPR as demonstrated in a simple electrical model of the circulation. *Ann Emerg Med*. 1984;13:660-671.

[28] Sack JB, Kesselbrenner MB, Bregman D. Survival from in-hospital cardiac arrest with interposed abdominal counterpulsation during cardiopulmonary resuscitation. *J Am Med Assoc*. 1992;267:379-385.

[29] Ward KR, Sullivan RJ, Zelenak RR, Summer WR. A comparison of interposed abdominal compression CPR and standard CPR by monitoring end-tidal PCO_2. *Ann Emerg Med*. 1989;18:831-837.

[30] Mateer JR, Steuven HA, Thompson BM, Aprahamian C, Darin JC. Pre-hospital IAC-CPR versus standard CPR: paramedic resuscitation of cardiac arrests. *Am J Emerg Med*. 1985;3:143-146.

[31] Cabrini L, Beccaria P, Landoni G, et al. Impact of impedance threshold devices on cardiopulmonary resuscitation: a systematic review and meta-analysis of randomized controlled studies. *Crit Care Med*. 2008;36:1625-1632.

[32] Fox PC, Wolff A, Yeh CK, Atkinson JC, Baum BJ. Saliva inhibits HIV-1 infectivity. *J Am Dent Assoc*. 1988;116:635-637.

[33] Sande MH. Transmission of AIDS: the case against casual contagion. *N Engl J Med*. 1986;314:380-382.

[34] Mejicano GC, Maki DG. Infections acquired during cardiopulmonary resuscitation: estimating the risk and defining strategies for prevention. *Ann Intern Med*. 1998;129(10):813-828.

[35] Adgey AA, Allen JD, Geddes JS, et al. Acute phase of myocardial infarction. *Lancet*. 1971:501-504.

[36] Konrad D, Jaderling G, Bell M, et al. Reducing in-hospital cardiac arrests and hospital mortality by introducing a medical emergency team. *Intensive Care Med*. 2010;36:100-106.

[37] Winters BD, Pham JC, Hunt EA, et al. Rapid responses systems: a systematic review. *Crit Care Med*. 2007;35:1238-1243.

[38] Field JM, Hazinski MF, Sayre MR, et al. 2010 American Heart Association guidelines for Cardiopulmonary Resuscitation & Emergency Cardiovascular Care. *Circulation*. 2010;122(18 suppl 3):S640-S656.

[39] Thompson RG, Hallstrom AP, Cobb LA: Bystander-initiated cardiopulmonary resuscitation in the management of ventricular fibrillation. *Ann Intern Med*. 1979;90:737-740.

[40] Taylor GJ, Tucker WM, Greene HL, et al. Importance of prolonged compression during cardiopulmonary resuscitation in man. *N Engl J Med*. 1977;296:1515.

[41] Harris LC Jr, Kirimli B, Safar P. Augmentation of artificial circulation during cardiopulmonary resuscitation. *Anesthesiology*. 1967;28:730.

[42] Redding JS. Abdominal compression in cardiopulmonary resuscitation. *Anesth Analg*. 1971;50:668.

[43] Koehler RC, Chandra N, Guerci AD, et al. Augmentation of cerebral perfusion by simultaneous chest compression and lung inflation with abdominal binding after cardiac arrest in dogs. *Circulation*. 1983;67:266.

[44] Chandra N, Snyder LD, Weisfeldt ML. Abdominal binding

during cardiopulmonary resuscitation in man. *JAMA*. 1981;246:351.

[45] Barranco F, Lesmes A, Irles JA, et al. Cardiopulmonary resuscitation with simultaneous chest and abdominal compression: comparative study in humans. *Resuscitation*. 1990;20:67.

[46] Maier GW, Tyson GS Jr, Olsen CO, et al. The physiology of external cardiac massage: high-impulse cardiopulmonary resuscitation. *Circulation*. 1984;70:86.

[47] Cohen TJ, Goldner BG, Maccaro PC, et al. A comparison of active compression-decompression cardiopulmonary resuscitation with standard cardiopulmonary resuscitation for cardiac arrests occurring in the hospital. *N Engl J Med*. 1993;329:1918.

[48] Halperin HR, Guerci AD, Chandra N, et al. Vest inflation without simultaneous ventilation during cardiac arrest in dogs: improved survival from prolonged cardiopulmonary resuscitation. *Circulation*. 1986;74:1407.

[49] Drew BJ, Harris P, Zègre-Hemsey JK: Insights into the problem of alarm fatigue with physiologic monitor devices: a compre-hensive observational study of consecutive intensive care unit patients *PLoS One*. 2014;9:e110274.

[50] Melker R, Cavallaro D, Krischer J. One-rescuer CPR – a reappraisal of present recommendations for ventilation. *Crit Care Med*. 1981;9:423.

[51] Travers AH, Rea TD, Bentley J, et al. CPR overview: 2010 American heart association guidelines for cardiopulmonary resus-citation and emergency cardiovascular care. *Circulation*. 2010;122:S676-S684.

[52] Eftestol T, Sunde K, Steen PA. Effects of interrupting precordial compressions on the calculated probability of defibrillation success during out-of-hospital cardiac arrest. *Circulation*. 2002;105:2270.

[53] Rea TD, Fahrenbruch C, Culley L, et al. CPR with chest compression alone or with rescue breathing. *N Engl J Med*. 2010;363:423-433.

[54] Svensson L, Bohm K, Castren M, et al. Compression-only CPR or standard CPR in out-of-hospital arrest. *N Engl J Med*. 2010;363:434-442.

[55] Powner DJ, Holcombe PA, Mello LA. Cardiopulmonary resuscitation-related injuries. *Crit Care Med*. 1984;12:54-55.

[56] Aufderheide TP, Lurie KG: Death by hyperventilation: a common and lifethreatening problem during cardiopulmonary resus-citation. *Crit Care Med*. 2004;32(suppl 9):S345-S351.

[57] Morrison LJ, Kierzek G, Diekema DS et al. Part 3: ethics 2010 American heart association guidelines for cardiopulmonary resuscitation and emergency cardiovascular care *Circulation*. 2010;122(suppl 3):S665-S675.

[58] Berg MD, Schexnayder SM, Chameides L, et al. Pediatric basic life support: 2010 American heart association guidelines for cardiopulmonary resuscitation and emergency cardiovascular care. *Circulation*. 2010;122:S862-S875.

[59] Heimlich HJ, Uhtley MH. The Heimlich maneuver. *Clin Symp*. 1979;31:22-30.

[60] Lowenstein SR, Sabyan EM, Lassen CF, et al. Benefits of training physicians in advanced cardiac life support. *Chest*. 1986;89:512-516.

[61] Rumball C, Macdonald D, Barber P, et al. Endotracheal intubation and esophageal tracheal Combitube insertion by regular ambulance attendants: a comparative trial. *Prehosp Emerg Care*. 2004;8:15-22.

[62] Stone BJ, Chantler PJ, Baskett PJ. The Incidence of regurgitation during: cardiopulmonary resuscitation. A comparison between the bag valve mask and laryngeal mask airway. *Resuscitation*. 1998;38:3-6.

[63] Kokkinis K. The use of the laryngeal mask airway in CPR. *Resuscitation*. 1994;27:9-12.

[64] Samarkandi AH, Seraj MA, Dawlatly A, et al. The role of laryngeal mask airway in cardiopulmonary resuscitation. *Resuscitation*. 1994;28:103-106.

[65] Katz SH, Falk JL. Misplaced endotracheal tubes by paramedics in an urban emergency medical services system. *Ann Emerg Med*. 2001;37:32-37.

[66] Link MA, Atkins DL, Passman RS, et al. Part 6. Electrical therapies: automated external defibrillators, defibrillation, cardioversion, and Pacing 2010 American heart association guidelines for cardiopulmonary resuscitation and emergency cardiovascular care. *Circulation*. 2010;122:S706-S719.

[67] Mentzelopoulos SD, Malachias S, Chamos C, et al. Vasopressin, steroids, and epinephrine and neurologically favorable survival after in-hospital cardiac arrest. *J Am Med Assoc*. 2013;310:270-279.

[68] Guerci AD, Chandra N, Johnson E, et al. Failure of sodium bicarbonate to improve resuscitation from ventricular fibrillation in dogs. *Circulation*. 1986;74:IV75-IV79.

[69] Dybrik T, Strand T, Steen PA. Buffer therapy during out-of-hospital cardiopulmonary resuscitation. *Resuscitation*. 1995;29:89-95.

[70] Hahnel J, Lindner KH, Ahnefeld FW. Endobronchial administration of emergency drugs. *Resuscitation*. 1989;17: 261-272.

[71] Otto CW, Yakaitis RW, Redding JS, et al. Comparison of dopamine, dobutamine, and epinephrine in CPR. *Crit Care Med*. 1981;9:640-643.

[72] Niemann JT, Haynes KS, Garner D, et al. Postcountershock pulseless rhythms: response to CPR, artificial cardiac pacing, and adrenergic agonists. *Ann Emerg Med*. 1986;15:112-120.

[73] Stiell IG, Hebert PC, Weitzman BN, et al. High-dose epinephrine in adult cardiac arrest. *N Engl J Med*. 1992;327: 1045-1050.

[74] Brown CG, Martin DR, Pepe PE, et al. A comparison of standard-dose and high-dose epinephrine in cardiac arrest outside the hospital. *N Engl J Med*. 1992;327:1051.

[75] Robinson LA, Brown CG, Jenkins J, et al. The effect of norepinephrine versus epinephrine on myocardial hemodynamics during CPR. *Ann Emerg Med*. 1989;18:336.

[76] De Backer D, Biston P, Devriendt J, et al. Comparison of dopamine and norepinephrine in the treatment of shock. *N Engl J Med*. 2010;362:779-789.

[77] Lindner KH, Prengel AW, Brinkmann A, et al. Vasopressin administration in refractory cardiac arrest. *Ann Intern Med*. 1996;124:1061-1064.

[78] Dorian P, Cass D, Schwartz B, et al. Amiodarone as compared with lidocaine for shock-resistant ventricular fibrillation. *N Engl J Med*. 2002;346:884-890.

[79] MacMahon S, Collins R, Peto R, et al. Effects of prophylactic lidocaine in suspected acute myocardial infarction: an overview of results from the randomized controlled trials. *J Am Med Assoc*. 1988;260:1910-1916.

[80] DiMarco JP, Sellers TD, Berne RM, et al. Adenosine: electrophysiologic effects and therapeutic use for terminating paroxysmal supraventricular tachycardia. *Circulation*. 1983;68:1254-1263.

[81] Teo KK, Yusuf S, Collins R, et al. Effects of intravenous magnesium in suspected acute myocardial infarction: overview of randomised trials. *BMJ*. 1991;303:1499-1503.

[82] Kay JH, Blalock A. The use of calcium chloride in the treatment of cardiac arrest in patients. *Surg Gynecol Obstet*. 1951;93:97.

[83] Stueven HA, Thompson BM, Aprahamian C, et al. Use of calcium in prehospital cardiac arrest. *Ann Emerg Med*. 1983;12:136-139.

[84] Dembo DH. Calcium in advanced life support. *Crit Care Med*. 1981;9:358-359.

[85] Southwick FS, Dalgish PH. Recovery after prolonged asystolic cardiac arrest in profound hypothermia. A case report and literature review. *J Am Med Assoc*. 1980;243:1250-1253.

[86] Gordon AS, Ridolpho PF, Cole JE. *Definitive Studies on Pole-Top Resuscitation*. Camarillo, CA: Research Resuscitation Laboratories: Electric Power Research Institute; 1983.

[87] The Hypothermia After Cardiac Arrest Study Group. Mild therapeutic hypothermia to improve the neurologic outcome after cardiac arrest. *N Engl J Med*. 2002;346:549-556.

[88] Benard SA, Gray TW, Buist MD, et al. Treatment of comatose survivors of out-of-hospital cardiac arrest with induced hypothermia. *N Engl J Med*. 2002;346:557-563.

[89] Geurts M, Macleod MR, Kollmar R, et al. Therapeutic hypothermia and the risk of infection: a systematic review and metaanalysis. *Crit Care Med*. 2014;42:231-242.

[90] Salen P, Melniker L, Chooljian C, et al. Does the presence or absence of sonographically identified cardiac activity predict resuscitation outcomes of cardiac arrest patients? *Am J Emerg Med*. 2005;23:459-462.

[91] Ruygrok ML, Byyny RL, Haukoos JS. Validation of 3 termination of resuscitation criteria for good neurologic survival after out-of-hospital cardiac arrest. *Ann Emerg Med*. 2009;54:239-247.

[92] Abbo ED, Yuen TC, Buhrmester L, et al. Cardiopulmonary resuscitation outcomes in hospitalized community-dwelling individuals and nursing home residents based on activities of daily living. *J Am Geriatr Soc*. 2013;61:34-39.

[93] Kantamineni P1, Emani V, Saini A, et al. Cardiopulmonary resuscitation in the hospitalized patient: impact of system-based variables on outcomes in cardiac arrest. *Am J Med Sci*. 2014;348:377-381.

[94] Donaghue AJ, Abella BS, Merchant R, et al. Cardiopulmonary resuscitation for in-hospital events in the emergency department: a comparison of adult and pediatric outcomes and care processes. *Resuscitation*. 2015;92:94-100.

[95] Kutsogiannis DJ, Bagshaw SM, Laing B, et al. Predictors of survival after cardiac or respiratory arrest in critical care units. *CMAJ*. 2011;183:1589-1595.

[96] Huang JV, Sanghvi A, Tsung JW, et al. A woman in her 70s presented to the ED complaining of worsening shortness of breath. *Chest*. 2014;146(6):e195-e197.

[97] Mongodi S, Luperto M, Roldi EM, et al. Ultrasound diagnosis of cardiac arrest in a patient with Hematologic disease. *Chest*. 2019;155(1):e9-e12.

[98] Lishmanov A, Bellamkonda TT, Shiloh AL. A woman in her 20s with cardiopulmonary failure. *Chest*. 2017;151(6):e123-e125.

[99] Flato UA, Paiva EF, Carballo MT, et al. Echocardiography for prognostication during the resuscitation of intensive care unit patients with non-shockable rhythm cardiac arrest. *Resuscitation*. 2015;92:1-6.

[100] Blaivas M, Fox JC. Outcome in cardiac arrest patients found to have cardiac standstill on the bedside emergency department echocardiogram. *Acad Emerg Med*. 2001;8:616-621.

[101] Blyth L, Atkinson P, Gadd K, et al. Bedside focused echocardiography as predictor of survival in cardiac arrest patients: a systematic review. *Acad Emerg Med*. 2012;19:1119-1126.

[102] Tomruk O, Erdur B, Cetin G, et al. Assessment of cardiac ultrasonography in predicting outcome in adult cardiac arrest. *J Int Med Res*. 2012;40:804-809.

[103] Chou HC, Chong KM, Sim SS, et al. Real-time tracheal ultrasonography for confirmation of endotracheal tube placement during cardiopulmonary resuscitation. *Resuscitation*. 2013;84:1708-1712.

[104] Sim SS, Lien WC, Chou HC, et al. Ultrasonographic lung sliding sign in confirming proper endotracheal intubation during emergency intubation. *Resuscitation*. 2012;83:307-312.

[105] Stone MB, Teismann NA, Wang R. Ultrasonographic confirmation of intraosseous needle placement in an adult unembalmed cadaver model. *Ann Emerg Med*. 2007;49:515-519.

[106] Tsung JW, Blaivas M, Stone MB. Feasibility of point-of-care colour Doppler ultrasound confirmation of intraosseous needle placement during resuscitation. *Resuscitation*. 2009;80:665-668.

第 11 章　重症心脏超声
Critical Care Echocardiography

Brian Buchanan　Robert Arntfield　Paul H. Mayo　著

重症心脏超声（critical care echocardiography，CCE）能够让重症医生迅速鉴别血流动力学衰竭的不同原因，并启动针对性治疗，是一线重症医生应掌握的基本技能，也是重症医学培训的重要部分。没有其他床旁心脏显像方法能如此即时、有效地评估心肺衰竭。CCE 是与其他部位重症超声检查相结合的危重症患者全身超声检查的关键部分，因为与病史和查体结合时，它能让重症医生及时诊断和处理血流动力学衰竭。鉴于 CCE 的重要性，重症监护协会的国际合作中，已经发表了关于能力要求、培训标准和 CCE 实践范围的共识声明[1-3]。本章将回顾基础和高级 CCE 的关键知识点。

与心脏医生操作或指导的传统心脏超声诊断的标准工作流程不同，CCE 检查聚焦和目标导向，或者依赖于临床场景和操作者水平，就像心脏科会诊查体一样全面且有重点。采用 CCE 的重症医生或在其指导下的个人进行患者的所有图像采集和解读，用采集的图像信息来解释临床问题并指导治疗。因此，重症医生需要具备图像采集、图像解读、立即通过结果分析临床情况的能力。相比传统的心脏超声检查模式，重症医生对

病例有充分的了解，能更有效地将 CCE 检查结果整合到治疗方案中。传统心脏超声检查模式存在超声检查延迟、结果解读延迟、结果传递给临床团队延迟的局限性，此外，心脏超声报告人员可能也不完全了解该病例的临床信息。与心脏超声的另一个不同之处是，CCE 检查可以根据需要重复进行，以评估治疗效果，跟踪临床病情的变化，并修正诊断。

采用 ACCP/SRLF 危重症超声检查能力声明作为危重症超声检查培训国际声明的基础文件由 22 个国际协会颁布并认可[1, 2]。该声明将 CCE 分为两部分：基础 CCE 和高级 CCE。这两个部分需要分别讨论。

一、基础重症心脏超声

（一）设备要求

基础 CCE 需要一台能够进行二维成像的便携式机器，该机器配备了频率为 2～5MHz 的相控阵探头。这种设计的探头对心脏成像有足够的穿透力，而且它们的接触面积小，可以在相邻肋骨之间进行扫描。现代便携式超声仪具有优良的

图像质量，并且许多具有全多普勒功能，因此它们能完成基础和高级 CCE。对于基础 CCE，彩色多普勒是需要的；但频谱多普勒（脉冲波和连续波）如非用于高级 CCE 不是必须要求。当前阶段设备的设计为适用于重症医生的便携式设备，具有高质量图像，但通常缺乏频谱多普勒功能。该设备刚发布时仅适用于基础 CCE，不适用于进阶 CCE。

（二）技术挑战

采集连续、高质量的图像需掌握超声机器的操作、图像优化、标准切面。患者的体位是图像采集的重要因素，但有时（如当危重患者处于不稳定或被动体位时）体位摆放困难。虽然左臂外展和左侧卧位可以提高胸骨旁和心尖心脏切面的质量，但对于所有正在接受多种生命支持设备治疗、需要骨科固定或肥胖的危重患者来说，可能难以实现最佳的患者体位。机械通气和慢性阻塞性肺疾病由于肺过度充气会干扰图像采集，而胸壁绷带和引流管会限制经胸声窗。由于危重患者不能屏气，心脏随呼吸运动会产生伪影。因此，对于呼吸频率快的呼吸困难患者，可能很难获得稳定的经胸切面。

（三）基础重症心脏超声培训

基础 CCE 要求掌握三个方面内容。

1. 认知基础：重症医生需对基础 CCE 的知识有全面的认识，包括机器操作、超声原理、心脏解剖、临床应用、适应证和重症超声其他方面结果的整合。资料来源包含原始文献、综述、教科书、正规课程和互联网的教育材料。

2. 图像采集：重症医生需要具备心脏超声的五个标准基本切面的图像采集能力。由于可能没有专业心脏超声技术人员进行图像采集，图像的质量完全依赖于进行检查的重症医生的能力。图像采集的能力的获得需在合格的指导老师的直接监督下，通过在正常模特上进行针对性练习，再过渡到对危重患者进行超声扫查。随着学习者变得更熟练，与指导老师一起操作时一边自学，学习效率更高。共识认为，掌握基础 CCE 需完成至少 30 个样本的图像采集并通过质控[2]。

3. 图像解读：通过解读大量的异常案例完整的视频图像，可培养学习者图像解读的能力。图像解读课程将基于案例的学习与超声图像的解读有效地结合在一起。让学习者在训练期间通过各自采集图像收集足够的相关心功能障碍的病例是不合理的，这可以通过回顾设计好的图像库来实现。

许多非心脏病专家已经掌握了基础 CCE。这种基本心脏超声检查能力的扩展得到了美国超声心动图学院[4]的支持，并已被充分证实[5-14]。

（四）基础重症心脏超声检查

如 ACCP/SRLF 共识所述，基础 CCE 检查包括胸骨旁长轴（parasternal long-axis，PSL）切面、胸骨旁短轴（parasternal short-axis，PSS）切面、心尖四腔心（apical four-chamber，AP4）切面、剑突下（subcostal long-axis，SCL）四腔心切面和下腔静脉（inferior vena cava，IVC）长轴切面。彩色多普勒可用于二尖瓣（mitral valve，MV）和主动脉瓣（aortic valve，AV）的检测。

1. 胸骨旁长轴切面

探头放置在胸骨左缘第三肋间隙的附近，垂直于皮肤表面，标记点指向患者的右肩。向足侧移动探头使胸骨旁长轴切面进入视野，并在第三肋、第四肋或第五肋间隙获得最佳图像。小幅度地调整探头，直到切面将 MV 和 AV 平分，并显示左心室腔最长的轴。最佳的胸骨旁长轴切面可见心脏横卧在屏幕上。患者的体位、腹部肥胖 /

腹胀、检查人员缺乏经验可能导致心脏更竖直。

胸骨旁长轴切面的应用：胸骨旁长轴切面用于定性评估射血分数（ejection fraction，EF）、右心室流出道（right ventricular outflow tract，RVOT）和左心室室壁厚度和功能，评估 AV/MV 结构，通过彩色多普勒分析评估 AV/MV 功能、室间隔运动、左心房（left atrial，LA）腔的大小、降主动脉、心包腔。

病例 1

一名 60 岁男性患者因进行性呼吸困难 6 个月到医院就诊。他出现快速心房颤动，并发展为心脏停搏，予除颤和多剂肾上腺素治疗。患者接受了气管插管和大剂量血管加压药后出现双肺实变，氧合指数（PaO$_2$/吸气氧浓度，P/F）为 125。重症医生对其进行聚焦重症心脏超声检查。

陷阱

胸骨旁长轴切面

- 无法评估右心室的大小。胸骨旁长轴切面可评估 RVOT，因此它不能用于确定 RV 的大小。心尖四腔心和剑突下切面可用于评估右心室的大小。
- 左心室大小和功能不准确。左心室旋转或成角引起的离轴切面可能导致对左心室大小和功能的错误评估。特别是，如果探头不是定位于左心室最大的切面并通过 AV 和 MV 中点，左心室可能表现为高动力。
- MV 和 AV 功能评估不准确。MV 和 AV 在二维视图上可能表现为解剖正常，但可能有大量的反流，只有彩色或频谱多普勒分析才能识别。熟练掌握基础 CCE 并不能使操作人员可靠地排除严重瓣膜反流。对于没有经验的操作者彩色多普勒存在不够直观明显的局限性，包括增益设置（调节射流）、射流附壁效应（附壁效应）、角度效应（探头和多普勒角与射流相关），以及周围结构的遮蔽（如假瓣膜装置或钙化环）。
- 不能准确评估心包积液和胸腔积液。鉴别胸腔积液需要增加超声仪上的深度设置，以便能看到心脏后方的结构。胸腔积液表现为左心室后方和降主动脉后方的一个相对低回声区。心包积液位于降主动脉前方。

2. 胸骨旁短轴切面

从胸骨旁长轴切面探头顺时针旋转 90°，没有角度调整或倾斜，就得到了心脏的横断面。探头的旋转可以使用双手法来实现，即在用一只手旋转探头的同时，另一只手保持探头的稳定。将探头旋转至心脏短轴，探头标记指向左肩。通过将探头沿右肩至左髋轴倾斜，可以获得心脏的多个层面。对于基础的 CCE 检查，唯一需要的切面是心室中段平面（乳头肌水平）。

胸骨旁短轴切面的应用：胸骨旁平面用于定性评估 EF、右心室 / 左心室室壁厚度、左心室壁节段运动功能、左心室 / 右心室腔大小和功能、室间隔运动和心包腔。

病例 2

一名 44 岁女性因激动、呼吸窘迫和心动过速被送到急诊室，随后出现低血压，予静脉输液。动脉血气提示低氧血症和乳酸升高引起的酸中毒。既往史提示慢性贫血和痔疮，直肠指诊提示积液。CT 扫描显示肛周脓肿。患者进展为伴有急性重度乳酸性酸中毒的低血压，后因呼吸衰竭插管。

陷阱

胸骨旁短轴平面

- 左心室结构评估不准确。正常左心室短轴呈圆形。探头未垂直或旋转不到位 / 过度导致短轴呈椭圆形。离轴视图可能导致节段收缩障碍或室间隔抖动诊断不准确。仰卧位、呼吸支持时缺乏膈肌运动、肥胖、腹内压升高都可能导致心脏旋转，使危重患者的长轴视图倾向于呈现为更垂直的位置。这在横向扫查时形成左心室的离轴视图，并且不能通过调整探头来纠正。另一种获得左心室短轴平面的方法可以从剑突下入路获得。
- 无法看到右心室游离壁。估算右心室大小需要显示右心室壁，这在左心室胸骨旁短轴切面难以实现。心尖四腔心和剑突下切面是评估右心室大小和功能的首选。

3. 心尖四腔心切面

探头放置在左心室的解剖顶点，探头标记指向 3 点钟至 4 点钟的位置。理想情况下，应将患者置于左侧卧位，尽管危重患者通常难以实现。心尖四腔心切面的窗口通常很小，不易定位。室间隔应竖直于屏幕中央，调整超声平面，使其平分心尖、心室和心房。

心尖四腔心切面的应用：心尖四腔心切面用于 EF 的定性，右心室 / 左心室壁厚、大小和功能，左心室壁节段运动功能，室间隔运动，右心房（right atrium，RA）和左心房大小；频谱彩色多普勒分析评价价三尖瓣（tricuspid valve，TV）和 MV 结构，以及进行心包腔的评估。

病例 3

一名 71 岁女性因突然腹痛及呕吐就诊。腹部 CT 显示局部缺血性肠穿孔[17]。计划进行急诊手术，但她突然出现呼吸困难和低血压，并出现双侧肺底湿啰音。胸部 X 线片显示肺水肿，心电图显示 ST 段抬高型心肌梗死伴轻度心肌标志物升高。手术被推迟，重症医生进行了经胸心脏超声检查。

陷阱
心尖四腔心切面

离轴视图。心尖四腔心切面是最难获取的基础心脏超声切面。对于符合标准的图像质量有三个要求。首先，室间隔的位置应该在屏幕的中央。其次，平面应平分心尖与 MV 和 TV。最后，旋转探头使右心室最大。左心室与右心室面积比是基础 CCE 测量的重要指标，因此标准切面很重要。离轴视图可能导致无法看到右心室游离壁，而逆时针旋转探头可能会导致低估右心室的大小。在心尖四腔心平面位置图像质量不佳的情况下，剑突下视图是最佳的替代方法。

4. 剑突下四腔心切面

患者平卧时最易获取。探头放置在剑突下方，指向左肩。探头标记指向 3 点钟至 4 点钟位置。该切面需要执探头上表面，下表面的一部分或大部分将与患者接触。这是一个四腔心切面，超声平面将心脏从右到左切开。通常，剑突下是基础 CCE 检查图像质量最佳的切面。对于需要通气支持的过度充气患者，这可能是唯一能得到的图像。在心肺复苏过程中，它是检查脉搏时快速评估心功能的首选切面。

剑突下四腔心切面的应用：剑突下四腔心平面用于 EF 的定性评估，右心室 / 左心室壁厚、大小和功能，左心室壁节段运动功能，室间隔运动；通过彩色多普勒评估 TV/MV 结构、心包腔。

病例 4

一名 69 岁男性因腹痛、解柏油样便于急诊科就诊。他的既往病史包括丙型肝炎，门静脉血栓形成行抗凝治疗，终末期肾病行血液透析治疗。初始生命体征显示：血压 73/56mmHg，心动过速，呼吸频率 16 次 / 分，氧饱和度 96%（经鼻导管吸氧 2L/min）。其他查体无明显异常，初始化验血红蛋白水平 7.0g/dl，INR13.7，患者被诊断为失血性休克并被送入重症监护病房。完善床旁重症超声（point-of-care ultrasonography，POCUS）检查。

陷阱
剑突下四腔心切面

离轴视图：该切面的定位应显示最大右心室和左心室，并且两个心房均可见。在呼吸周期中，剑突下四腔心切面特别容易受到伪影干扰。在呼吸窘迫或使用机械通气支持的患者中，心脏可能被推挤移位。

5. 下腔静脉长轴切面

有几种方法可以获得下腔静脉长轴切面。在剑突下四腔心切面基础上逆时针旋转探头，使标记朝向 12 点钟位置，调整探头使超声切面朝向右心房。或者，探头可以直接放置在右旁正中线轴上，置于剑突下或肋下位置，以定位目标结构。如果肠气或外科敷料阻挡了这些切面，探头应移动到右侧腋中线，显示冠状切面。

下腔静脉长轴切面的应用：下腔静脉长轴平面用于评价容量反应性。

下腔静脉切面

- 将主动脉误认为下腔静脉。主动脉在中线的左边，在心脏的后面。下腔静脉位于中线右侧，与肝脏紧密相连，并通过膈肌进入心脏。
- 离轴视图：前负荷的评估需要准确测量下腔静脉直径。扫查切面须沿着下腔静脉的纵向中线定位，以确保准确测量直径。
- 平移运动伪影：容量反应性通过在患者使用通气支持和无自主呼吸时测量下腔静脉直径变化。在呼吸周期中，肝脏因膈肌运动而移位。这可能会使下腔静脉移出最初的扫描平面，造成直径变化，这是平移运动伪影。容量反应性由下腔直径变化判定，因此这是一个需考虑的重要因素，平移运动伪影可能导致直径变化测量不准确。

（五）目标导向心脏超声检查的临床应用

基础 CCE 是患者心肺衰竭评估的标准内容之一。因为图像采集和解读是由重症医生或在重症医生的指导下进行的，这使得结果可以立即与病史、体格检查和实验室检查一起整合到治疗计划中。通过即时评估心脏解剖和功能对患者的管理产生即时影响。

病例 5

一名 47 岁男性因急性谵妄和严重呼吸困难入院。他几天前出现身体不适，表现为发热、乏力、干咳和劳力性呼吸困难。既往病史包括高血压、糖尿病和终末期肾病，需要通过左臂瘘管进行血液透析治疗。体格检查提示低血压并伴有严重的低氧血症，下肢散在紫癜，左第四趾尖坏疽。患者入重症监护病房时，初步诊断为肺炎和脓毒性休克，并进行了机械通气，完善了床旁超声检查。

明确危及生命的血流动力学衰竭的即时原因。基础心脏超声检查的应用可以早期识别危及生命的情况，如心脏压塞、严重的瓣膜障碍、严重左心室功能降低或大面积肺栓塞，早期干预可能挽救生命。虽然这种情况并不常见，但由于可以立即诊断出危及生命的情况，因此有必要对所有休克患者尽早进行基础 CCE 评估。

病例 6

一名 43 岁的男性因胸痛 2h 被送至急诊[20]。他嗜烟且有严重的高血压。他的父亲在 40 岁时去世，患者生命体征显示：血压 220/120mmHg，呼吸频率 24 次 / 分，氧饱和度 95%（未吸氧）。患者神志清醒，不适，其余的体格检查没有显著的异常。心电图显示左心室肥厚。

休克状态的分类与初始管理策略。基础 CCE 的 5 个标准切面使重症医生快速地将休克分类为心源性、梗阻性、低血容量性或分布性，从而进行针对性的管理策略，并指导寻找引起血流动力学衰竭的具体原因。

病例 7

一名既往有糖尿病、高血压和肝硬化病史的 87 岁老年女性因呼吸窘迫被送至急诊室[21]。送往医院途中，缺氧进行性加重，患者出现昏睡，当她到达急诊室时，呈低血压和严重低氧（面罩吸氧，氧浓度 100%）状态。体格检查提示巩膜无黄染，双肺呼吸音低，腹胀，肠鸣音弱。气管插管后立即行 POCUS[21]。实验室检查提示血红蛋白 6.6g/dl，乳酸 22.4mmol/L。胸部 X 线片示双侧肺野清晰，胃肠减压和直肠检查无出血。

疾病的发展和对治疗的反应。由于危重疾病及其治疗通常是一个动态过程，基础 CCE 的一个优势在于，以越来越被接受的方式重复监测以跟踪血流动力学衰竭的演变和对治疗的反应。一线重症医生根据临床情况进行常规的动态的基础 CCE 检查。

病例 8

一名 40 多岁男性因寒战于急诊就诊[22]，他在就诊当日进行了前列腺活检。就诊时，他面色潮红，发热，大汗。体格检查无特殊，结合前列腺活检的病史考虑诊断为菌血症，予广谱抗生素和 2L 晶体输注治疗。但患者病情逐渐加重，并出现低血压、低氧血症和心动过速。由于患者的生命体征持续恶化，在入重症监护病房前，进行了一次 POCUS，入病房后又进行了一次。

并发症的识别。危重患者可能有一种以上的诊断，这些诊断可能已经存在或改变了急性血流动力学表型。这些复杂的因素可能一开始就发生了，或在血流动力学障碍时共存。基础心脏超声检查有助于识别主要的血流动力学障碍和重要的并发症，并阐明最佳的综合治疗方案。

病例 9

一名既往有类风湿关节炎及间质性肺病病史，在外院以呼吸困难及左侧胸痛为主诉的 87 岁男性到急诊科就诊[23]。胸部 CT 提示心包积液及左主干肺栓塞。他最初的生命体征显示：血压 114/91mmHg，心率 133 次 / 分，氧饱和度 98%（经鼻导管吸氧 2L/min）。心电图显示快速心房颤动、低电压、电交替。急诊科的经胸心脏超声结果提示右心室舒张期塌陷，考虑心脏压塞。他被送进重症监护病房，急诊心包穿刺抽出 800ml 血性液体。然而，手术后不久，患者出现难治性休克，需大剂量血管活性药维持。再次进行 POCUS。

（六）基础重症心脏超声的局限性

认识到 GDE 的一些局限性是很重要的。认识到这些局限性，ICU 团队才可以相应地调整他们的培训和检查方案。

1. 图像切面有限

基础 CCE 检查不能取代高级 CCE，因为它仅限于 5 个切面，而且不包括频谱多普勒测量。没有多普勒测量，无法进行血流动力学测量，如每搏量、肺动脉压，或定量测量瓣膜功能。基础 CCE 的关键作用是知道什么时候需要全面的心脏超声检查。

2. 图像采集失败

基础 CCE 和高级 CCE 的一个主要限制是患者因素所致图像质量不佳，如体型、体位限制和呼吸所致伪影。在这种情况下，可能需要经食管超声心动图。

3. 培训不足

无法获取高质量图像、图像解读错误或缺乏基础 CCE 临床应用的知识可能源于培训不足。在学员或技术人员被认为具备基本 CCE 能力之前，教员有责任在基础心脏超声的各个方面提供严格的培训，并开发有效的质控手段。

4. 文档的挑战

重症团队使用基础 CCE 作为血流动力学衰竭的初始和连续评估的主要工具，但是在日常繁忙的重症监护病房记录大量结果是很困难的。面对这一现实，基础的 CCE 就像查体，并不是每一次检查都被实时记录下来。但当需要动态比较结果时，就有问题了。解决文档的挑战需要发展可以即时图像存储和图像解读的方法。随着无线网络的应用变得越来越广泛，文档问题将越来越少。将这些数据收集系统整合到 ICU 监测中需要重症医生培训与购买。

二、高级重症心脏超声

高级 CCE 使用与心脏病科医生相同的机器、探头、图像解读方法、大部分相同的知识库和标准平面，但它在某些方面与专业心脏超声不同。

1. 检查完整性与范围局限性可能与会诊性心

脏检查相似。由于是在重症监护室内，由临床医生根据临床情况决定检查哪些部分。

2. 重症医生以不同于专业心脏超声的方式将这些发现整合到临床管理计划中，特别是当重症医生使用高级 CCE 监测血流动力学时。高级 CCE 用于对患者进行序贯检查，以评估治疗是否有效。重症医生除了在心功能障碍的诊断方面具有与心脏专科医生相似的技能外，还具有使用超声心动图对血流动力学、疾病进展和治疗反应进行及时评估的技能。

3. 重症医生应具备高级 CCE 图像采集各方面的技能，包括典型的心脏科心脏超声的完整图像采集、多普勒测量。与基础 CCE 一样，重症医生可以在监护室亲自进行图像采集。这与北美标准的心脏超声模式不同，后者由心脏超声技术人员进行检查，以便心脏病专家进行后续解读。但在欧洲，心脏超声技术人员并不常见。这是一个不断发展的领域，越来越多地由床边护理人员或技术人员现场实时获得并解读图像。

4. 与心脏专科医生不同的是，执行高级 CCE 的重症医生擅长于综合重症超声检查（胸部包括肺和胸膜、腹部筛查、深静脉血栓的血管筛查），所以高级 CCE 的结果可以有效地整合到全身超声中来评估危重疾病。

不要求大部分重症医生进行高级 CCE 培训。高级 CCE 能力要求额外培训，这取决于重症医生的实践需求。对于大的有完整团队的 ICU，所有成员都会 GDE，但只需要一小部分人掌握高级 CCE，10%～20% 的成员有高级 CCE 的培训经历，其他人掌握基础 CCE 即可。

（一）培训要求

在最近的一份共识声明中总结了高级 CCE 的培训要求，明确定义了胜任图像采集、图像解读和该领域的认知所需的过程[3]。该文件构成了由欧洲重症医学协会（European Society of Critical Care Medicine）颁布的高级 CCE 认证要求的基础。最近，美国国家超声心动图委员会（National Board of Echocardiography）已经开始为合格的重症心脏超声医生提供类似的认证程序。对高级 CCE 的重要内容在相关文章[24-26]和标准超声心动图教科书中进行了回顾。

（二）经食管超声心动图

经食管超声心动图（TEE）是高级 CCE 的一部分。对于插管患者在机械通气支持下进行该操作具有较高的安全性，尤其对心脏术后 ICU 患者具有较强的临床应用价值。其主要指征是经胸心脏超声成像质量不佳，无法解释临床问题。这通常是由于患者情况特殊（如肥胖、厚重肌肉组织、心脏手术）或经胸心脏超声不适用（如心内血栓、心内膜炎评估）。高级 CCE 的欧洲认证内容中 TEE 被作为培训的必须组成部分。这反映了 TEE 在欧洲被重症医生广泛使用的事实。这种情况与北美的情况不同，在北美，重症医生执行 TEE 仍然不常见。目前，北美重症医生 TEE 培训是否合格遵循的是欧洲使用的培训要求[3]。TEE 模型是提高图像采集技术的有效手段[27]。

（三）高级重症心脏超声的局限性

高级 CCE 的某些方面仍然在心脏学超声心动图的范围内。这些评估包括人工心脏瓣膜的全面评估、负荷超声心动图试验、复杂的先天性心脏病、与瓣膜置换时机相关的决策、术中瓣膜修复 / 置换评估、某些心脏程序的指导。重症医生不太可能有足够的时间或兴趣来学习和保持这些方面应用的能力。

参考文献

[1] Mayo PH, Beaulieu Y, Doelken P, et al. American College of Chest Physicians/La Societe de Reanimation de Langue Francaise statement on competence in critical care ultrasonography. *Chest*. 2009;135(4):1050-1060.

[2] Expert Round Table on Ultrasound in ICU. International expert statement on training standards for critical care ultrasonography. *Intensive Care Med*. 2011;37(7):1077-1083.

[3] Expert Round Table on Echocardiography in ICU. International consensus statement on training standards for advanced critical care echocardiography. *Intensive Care Med*. 2014;40(5):654-666.

[4] Labovitz AJ, Noble VE, Bierig M, et al. Focused cardiac ultrasound in the emergent setting: a consensus statement of the American Society of Echocardiography and American College of Emergency Physicians. *J Am Soc Echocardiogr*. 2010;23(12):1225-1230.

[5] Mandavia DP, Hoffner RJ, Mahaney K, et al. Bedside echocardiography by emergency physicians. *Ann Emerg Med*. 2001;38(4):377-382.

[6] Moore CL, Rose GA, Tayal VS, et al. Determination of left ventricular function by emergency physician echocardiography of hypotensive patients. *Acad Emerg Med*. 2002;9(3):186-193.

[7] Vignon P, Chastagner C, Francois B, et al. Diagnostic ability of hand-held echocardiography in ventilated critically ill patients. *Crit Care*. 2003;7(5):R84-R91.

[8] Randazzo MR, Snoey ER, Levitt MA, et al. Accuracy of emergency physician assessment of left ventricular ejection fraction and central venous pressure using echocardiography. *Acad Emerg Med*. 2003;10(9):973-977.

[9] Lemola K, Yamada E, Jagasia D, et al. A hand-carried personal ultrasound device for rapid evaluation of left ventricular function: use after limited echo training. *Echocardiography*. 2003;20(4):309-312.

[10] DeCara JM, Lang RM, Koch R, et al. The use of small personal ultrasound devices by internists without formal training in echocardiography. *Eur J Echocardiogr*. 2003;4(2):141-147.

[11] Pershad J, Myers S, Plouman C, et al. Bedside limited echocardiography by the emergency physician is accurate during evaluation of the critically ill patient. *Pediatrics*. 2004;114(6):e667-671.

[12] Jones AE, Tayal VS, Sullivan DM, et al. Randomized, controlled trial of immediate versus delayed goal-directed ultrasound to identify the cause of nontraumatic hypotension in emergency department patients. *Crit Care Med*. 2004; 32(8):1703-1708.

[13] Royse CF, Seah JL, Donelan L, et al. Point of care ultrasound for basic haemodynamic assessment: novice compared with an expert operator. *Anaesthesia*. 2006;61(9):849-855.

[14] Melamed R, Sprenkle MD, Ulstad VK, et al. Assessment of left ventricular function by intensivists using hand-held echocardiography. *Chest*. 2009;135(6):1416-1420.

[15] Salinas PD, Gifford A. A man in his 60s with shortness of breath, shock, and cardiac arrest. *Chest*. 2017;151(5): e103-e105.

[16] Mojoli F, Orlando A, Mongodi S, et al. A 44-year-old woman presents to the ED with agitation, dyspnea, and hypotension. *Chest*. 2016;149(5):e137-e139.

[17] Liu K, Chaudhuri D, Kahlon A. A 71-year-old woman presenting with abdominal pain and dyspnea. *Chest*. 2017;152(4):e81-e84.

[18] Korotun M, Singh K, Bhat P, et al. A 69-year-old man presented with abdominal pain and dark, tarry stools. *Chest*. 2019;155(5):e127-e129.

[19] Sarkar PK, Koenig SJ, Mayo PH. A 47-year-old man with dyspnea and hypotension. *Chest*. 2013;143(4):e1-e3.

[20] Blanco P. A 43-year old man presenting with severe chest pain. *Chest*. 2015;148(3):e76-e79.

[21] Patel P, Narasimhan M, Koenig S. An 87-year-old woman with diabetes, hypertension, and liver cirrhosis in respiratory distress. *Chest*. 2013;143(6):e1-e3.

[22] Raza S, Arntfield R. A man in his 40s with fever and hypotension. *Chest*. 2014;145(6):e17-e19.

[23] Cagnina RE, Gay EB. An elderly man with dyspnea and chest pain. *Chest*. 2016;149(1):e7-e9.

[24] Narasimhan M, Koenig SJ, Mayo PH. Advanced echocardiography for the critical care physician: part 1. *Chest*. 2014;145(1): 129-134.

[25] Narasimhan M, Koenig SJ, Mayo PH. Advanced echocardiography for the critical care physician: part 2. *Chest*. 2014;145(1): 135-142.

[26] Mayo PH, Narasimhan M, Koenig S. Critical care transesophageal echocardiography. *Chest*. 2015;148(5):1323-1332.

[27] Prat G, Charron C, Repesse X, et al. The use of computerized echocardiographic simulation improves the learning curve for transesophageal hemodynamic assessment in critically ill patients. *Ann Intensive Care*. 2016;6(1):27.

第 12 章　失血性休克的复苏
Resuscitation From Shock Following Hemorrhage

Jacob A. Quick　Donald H. Jenkins　John B. Holcomb　Stephen L. Barnes　Seth J. Koenig　著

早期识别出血对严重出血患者的存活至关重要。住院期间经典的评估方法，如血压和血红蛋白水平的评估，往往具有一定的误导性，依赖这些指标评估常会导致失血性休克发现过晚，进而导致较高的死亡率。高级创伤生命支持计划能指导医护人员结合基本的查体技能（生命体征、脉压、肤色、毛细血管再充盈时间和心理状态），对伤害的严重程度进行分层，识别和处理对生命有直接威胁的情况，并量化失血量[1]。快速、有针对性的评估对于快速识别出失血性休克或有发生失血性休克风险的患者是必要的。

死于休克的外科患者，可能是由于氧输送不足而突发死亡，也可能是由于识别过晚或复苏不充分而引起多器官功能障碍而致亚急性死亡，与典型的非手术危重患者不同，器官功能障碍通常是由失血的急性效应所引起的。出血占创伤患者死亡原因的 40%，仅次于对中枢神经系统的损伤[2-4]。因此，控制出血是目前救治创伤患者首要手段，因而必须尽快查明出血源头。

在手术干预前、中和后期，必须持续、适当地进行复苏，以避免出现灌注不足的并发症。晶体液的输注可暂时补充容量，并且通常用于非出血患者。但晶体液可增加酸中毒风险，导致凝血功能障碍、免疫功能障碍，并对肺和肾造成损伤。因此，在救治出血患者中，使用晶体液的作用是有限的[5]。丢失的细胞成分、凝血因子和携氧能力需要直接血液成分替代治疗以实现正常的灌注。

创伤引起的消耗性凝血功能障碍是其他休克状态所没有的特别挑战。除了重要的凝血成分的定量损失外，出血还会导致止血功能衰竭。纤溶亢进、进行性血小板减少、酸中毒和低体温均可导致凝血功能恶化，需要采取积极、早期和有针对性的措施进行治疗。

我们使用各种方法来确定大出血后的复苏终点。如果不能进行目标导向性复苏，可能会导致复苏过度或不足，并产生多种有害影响。没有一个单一的终点指标是足够的，这进一步说明了深入了解出血的生理病理结局的重要性。

初始复苏后，患者仍存在对血液制品和止血药物的持续需求，提示患者存在未被控制的损伤或持续的手术相关的出血。虽然不总是那么明显，但如果未意识到需内镜或介入或手术治疗，会使疾病进一步恶化，往往造成不可逆转的地步。

失血性休克引起的各种问题需要积极地、考虑长远地策划一个成功的复苏策略，同时尽量减少与疾病相关的并发症、复苏相关并发症的发生。

一、出血的生理反应

（一）凝血功能障碍

由出血引起的急性凝血功能障碍并不是一个新观念，但最近的研究进一步阐明了急性大量失血引起凝血功能障碍的原因和可能的治疗方法。当出现凝血功能障碍时，凝血功能障碍与较高的死亡率相关，最高可达凝血功能正常患者死亡率的 4 倍[6]。

长期以来，稀释性凝血功能障碍一直是反对院前或院内使用大剂量晶体液复苏的最主要论据。随着持续的出血，止血所需的血浆成分没有得到充分的补充和稀释。仅用晶体液替代失去的容量不仅不能补充血浆成分，还会稀释剩余的凝血成分，从而加剧出血。此外，晶体稀释复苏也与纤溶亢进相关，这是一种致命的组合。然而，多项研究表明，这只是凝血功能被破坏的一个组成部分，因为在没有晶体液复苏的情况下，凝血功能障碍仍然是一个重要的问题，特别是在受伤后[7]。

消耗性凝血病最初被认为是持续大出血患者凝血功能障碍的主要原因，其根源在于凝血因子、血小板、凝血酶和其他止血激活剂的局限性消耗。在严重的多系统组织损伤中，如大面积挤压伤，这可能在出血性凝血功能障碍的基本观点中起着关键作用。凝血功能障碍常与严重的单部位出血有关，其中直接的组织损伤有限，如术中血管损伤或一次枪伤引起的孤立性器官损伤，这

表明系统效应正在起作用[8]。

大约 25% 的创伤患者会出现凝血障碍，与上述传统的病因机制不同[9]。虽然稀释性和消耗性原因肯定会在出血的急性凝血病障碍中发挥作用，但全身关键止血介质的激活和失活失调、灌注不足是导致全身止血功能衰竭的重要原因。灌注正常的患者可以证明这一点；而且，一些患者尽管有大面积的组织损伤，也并没有表现出凝血障碍[10]。直接组织损伤使受损血管内皮下的组织因子和 III 型胶原蛋白暴露出来。血管性血友病（von Willebrand factor，VWF）因子、血小板和 VIIa 因子的结合导致凝血酶和纤维蛋白的形成。这一过程随后被 IX 因子放大，传播对出血的最初的止血反应。由于止血是凝血连续反应的一部分，而血凝块的形成和裂解是凝血连续反应的主要组成部分，因此止血因子的释放伴随着裂解因子的增加。损伤引起的内皮暴露和凝血酶的形成也会导致组织型纤溶酶原激活物（tissue plasminogen activator，tPA）的释放。此外，纤溶酶原激活物抑制物 –1（plasminogen activator inhibitor 1，PAI-1）被抑制，导致形成凝块的可塑性增加[8, 11]。

然而，这些对组织损伤的局部反应并不能完全解释大出血中常见的凝血功能障碍。低灌注和休克引起的全身凝血反应激活被认为是急性出血凝血病的基本必要组成部分，可见到凝血酶 – 血栓调节蛋白 – 蛋白 C 复合物。失血性休克导致循环中的血栓调节蛋白增加，导致蛋白 C 的全身激活。激活的蛋白 C 通过降解凝血因子，特别是 V 因子和 VIII 因子，表现出抗凝血作用。研究表明，休克患者，无论组织损伤程度如何，证明普遍缺乏 V 因子[7]。PAI-1 被消耗，随后由于蛋白 C 和糖复合物脱落的增加，使得在系统层面上，凝血酶的产生降低。内皮糖萼是血管通透性、细胞黏

附和炎症的关键调节因子。在失血性休克期间，四个关键成分中至少有一个，即 syndecan-1，会脱落，使膜暴露于炎症分子的黏附，增加通透性，纤溶亢进。至少在动物模型中，在基于血浆的液体复苏中糖萼层被补充，而不是用晶体液来补充[12, 13]。

休克的存在与纤维蛋白溶解过度和恶化的结果有关。根据血栓弹力图（thromboelastography，TEG）的定义，当30min溶解百分比（LY30）超过3%时，相关死亡风险增加10倍[6]。虽然纤溶是一个正常的生理过程，但低灌注相关的调节因子的失调会导致纤溶过程的过度激活。纤溶酶原激活物可将纤溶酶原分解为纤溶酶，并在失血性休克时进行全身性分泌上调。此外，PAI-1的下调活性通过耗竭被抑制[11]。这为无法控制的溶栓、弥漫性出血和不受控制的凝血病奠定了基础。

血小板通常被临床医生推崇为一个患者止血能力的关键标志，血小板减少症与预后不良相关。然而，正常的血小板计数并不能改善与功能性血小板异常相关的死亡风险，尤其是考虑到入院时血小板减少是一个罕见的事件。在一项对101名血小板计数正常的严重创伤患者进行的研究中，超过40%的患者在入院时发现血小板功能有缺陷[14]。此外，再一次受到休克的打击，出血低灌注导致器官功能障碍，特别是肝脏功能障碍紊，导致引起钙通道阻断和抑制血小板的物质释放。纤维蛋白原-血小板相互作用受损，血小板对花生四烯酸、二磷酸腺苷和凝血酶受体激活肽的反应降低，典型的止血抑制药、酸中毒和低灌注导致的低体温也会降低血小板功能[16]。

（二）血流动力学

血流动力学的生理变化是为了保证对重要脏器进行充分的灌注。这是在严重出血开始时通过多个心血管调节机制完成的，主要是交感神经兴奋性上调。由心房和颈动脉体压力感受器和迷走神经张力抑制丧失引起的交感神经兴奋，引起心脏的变时和变力反应。肾上腺素增加心率，从而在心搏量下降的情况下保证心输出量。临床上发现机体通过增高舒张压增高而减少脉压差。随着低血容量进一步恶化，使得脉压变化随呼吸变化进一步明显，进而使平均灌注压显著恶化。交感神经的激活也会通过刺激心脏β受体而增加心肌收缩力。

肾上腺素释放后通过降低动脉和静脉顺应性改善低血容量情况下的静脉回流。临床上周围血管收缩可出现四肢发凉。血液重分布到重要器官，如心脏和大脑。由于内源性加压素和其他交感物质，如内皮素和血管紧张素，刺激血管收缩受体系统，造成内脏灌注受损。因此，肾血流量明显减少，导致急性肾损伤和少尿。腹腔血管收缩减少肝脏和门静脉流量，导致促炎介质释放，如白细胞介素（interleukin，IL）-6[15, 17]。

在微血管层面上，细胞黏附分子的增加导致中性粒细胞黏附在微循环的内皮细胞上，限制了红细胞通过毛细血管床中的能力。炎症介质诱导内皮细胞肿胀，进一步限制了血液成分的通过。毛细血管流量的减少引起了组织细胞缺血和无氧代谢，随之而来的是酸中毒[18]。

随着低血容量的进展，血流动力学代偿失败。尽管心肌收缩力和心率增加，但心输出量下降。通过指数级的内源性儿茶酚胺使血管收缩达到最大限度；然而，如果没有容量，则无济于事。酸中毒迅速发生，心率变异性下降，出现心动过缓，标志着不可逆转的休克。

（三）代谢

1872年，Gros称休克是"生命的粗暴解体"。

在失血性休克的情况下，细胞代谢的机制发生了根本性的变化。低血容量引起的心输出量减少导致终末器官的灌注减少。血管内容积耗光了剩下的血红蛋白，使得在最初阶段血红蛋白的测量浓度可能保持相对稳定。但有限的血红蛋白量导致组织可用氧水平的下降，为了抵抗低氧，血氧的提取利用增加，患者开始依赖氧气的输送来维持有氧代谢，并避免即将发生的酸中毒。而以上可通过混合静脉氧饱和度的下降来监测。随着出血的继续和前面描述的血流动力学变化的发生，无氧代谢开始出现。由此产生的酸中毒使氧解离曲线右移，有利于细胞水平的氧释放。因此，轻度酸中毒会产生有益的效果，暂时抑制渐进性的无氧代谢。如果出血得不到控制，细胞内的可利用氧气减少，线粒体能量生产随着丙酮酸的积累而停止。电子传输链效率的降低导致 NADH 的转移，NADH 向丙酮酸提供一个质子，形成乳酸。乳酸中毒随之发生，直到氧气输送恢复电子传输链，此时丙酮酸可能重新进入柠檬酸循环，乳酸的产生减少。

基于这些基本的生理机制，乳酸清除率作为复苏效果的标志已被广泛运用。为了使乳酸形成率恢复正常，必须恢复有序的有氧细胞代谢。这可以通过对乳酸循环的解释而得到证明。乳酸循环始于糖酵解，糖酵解过程产生 2 个三磷酸腺苷（adenosine triphosphates，ATP），同时产生 2 个乳酸，然后这些乳酸被运送到肝脏。乳酸通过肝脏糖异生转化为葡萄糖，消耗 6 个 ATP，从而产生净负能量平衡。之后葡萄糖在细胞水平上再次参与糖酵解，这个过程会自我重复进行。如果不能恢复正常的生理代谢，就不能补充这一巨大的能量缺口，这需要通过控制出血和复苏来恢复氧的输送。因此，从复苏的观点来看，乳酸水平的正常化意味着复苏成功。

血糖和葡萄糖的利用与乳酸和能量的产生密切相关。在低血容量和酸中毒时，肾上腺髓质和皮质激素被释放。皮质醇不仅有助于血管收缩，而且还促进葡萄糖大量释放，以对抗由于灌注不足导致的细胞能量障碍。胰岛素抑制有利于葡萄糖的利用而不是储存。胰岛素独立的 GLUT 膜蛋白允许葡萄糖转运到重要器官，如心脏、肾脏、大脑等，从而提供更多的能量来源。但是在缺乏足够的氧气输送时，乳酸酸中毒将持续存在。高血糖有害影响深远，包括感染风险增加和颅内压升高。此外，就失血性休克的直接关系而言，尽管肾素 - 血管紧张素和醛固酮系统激活使肾血流减少，肾小球滤过率增加，但高血糖可能导致渗透性利尿，从而使本已减少的血管内容量进一步恶化。生长激素和胰高血糖素通过促进脂肪分解和糖原分解参与了这个过程。

（四）免疫

失血性休克可引起多种与保护细胞信号通路上调相关的免疫反应，但这些反应往往会造成损害。过去 10 年的大量研究证明，失血性休克会激活炎症级联反应，导致严重的失代偿。免疫失调的影响通常表现为一系列的临床问题，包括急性呼吸窘迫综合征、全身炎症反应综合征、凝血异常和多器官功能障碍综合征（multiple organ dysfunction syndrome，MODS）。细胞因子如 IL-1、IL-6、TNF-α、涉及 toll 样受体的细胞信号通路和 microRNA 都涉及其中[19]。然而，目前还没有明确的数据表明，在许多相关物质中，哪一种在过度活跃的炎症反应的发展和传播中发挥关键作用。其中一个主要的研究领域涉及激活的免疫反应，其结果是增强白细胞的活化和黏附作用。在这一激活过程中，中性粒细胞可以释放有害的活性氧，活性氧是造成毛细血管完整性丧失的元凶，导致组织水肿和组织间隙积液。此外，对治疗的免疫反应，特别是大量晶体输注后，可能触发对出血的免疫反应改变，这个观点已经逐渐成为一个研究热点[20]。

二、休克的识别

早期识别失血性休克对预防死亡至关重要。除了外在的明显失血，失血性休克在其早期阶段很难被发现。要迅速、准确地诊断，当高度怀疑存在失血性休克时，必须迅速清楚地查明其病因并启动治疗。

每个有出血风险的患者都应该通过高级创伤生命支持计划中描述的方法进行评估。通过快速的初步调查（评估），可以识别并处理直接的生命威胁，从而得到治疗[1]。这与传统的对患者进行初步评估的方法有所不同，传统的方法是从患者那里获取长期、全面的病史，讨论各种选择方案，并计划后进行检查。一个大出血的患者没有足够的时间完成这些过程，而延迟识别休克往往会导致死亡。必须及早发现对生命的直接威胁，轻伤或无关的发现不能影响解决致命问题的主要目标。

没有一种单一的特征可以直接诊断出失血性休克。在这样的提前前下，基础的查体往往会产生影响诊断的临床印象。心率值和血压值在一些被误诊的休克中可能是正常的。β受体拮抗药的使用、未经治疗的高血压和基础身体状况可能会影响对血流动力学状态的理解。脉压变窄是一种典型的休克表现，但由于收缩压正常而常常被忽略。烦躁可能是休克的迹象，但很容易被误认为是中毒或单纯的脑损伤引起的。意识障碍应该被认为是即将失代偿的预兆。四肢湿冷是患者休克时周围血管收缩代偿的临床表现。当正常患者出现皮肤苍白的时候也应该警惕。低温是死亡三联征（低温、凝血障碍、酸中毒）的关键组成部分，是出血患者死亡率的独立危险因素。

过于细致的实验室检查往往是获益较少，特别是在休克的早期阶段。例如，血红蛋白和血细胞比容水平经常是正常的，因为实验室结果是对浓度的测量，而在代偿机制和间质到血管内液体转移发生之前，血液内的浓度会保持不变。然而，当血红蛋白水平<11g/dl时，死亡率接近40%[21]。大多数失血性休克患者在早期表现都可以正常。而动脉血气意义很大，因为任何酸碱异常都是由疾病引起的。碱剩余（base deficit，BD）>6的患者死亡率更高，需要大量输血。受伤和死亡的严重程度与初始凝血障碍的程度呈线性相关，INR>1.5可靠地预测了需要大量输血[10, 22]。组织氧供情况作为存在失血性休克的简单、可靠和早期标志物，目前正在持续火热研究中[23]。

对临床辅助检查包括的影像学检查的研究很少。对于受伤的患者，胸部X线和骨盆X线可能非常有意义，因为它们可以帮助识别可能发生致命出血的五个关键部位中的两个部位的大出血。创伤超声重点评估（focused assessment with sonography for trauma，FAST）可用于鉴别心脏压塞、血胸、气胸和腹腔内出血。长骨骨折通常很容易识别。在非创伤病例中，可能会放置鼻胃管排除胃肠道出血。紧急情况下可内镜和介入下检查或治疗。

那些对容量复苏有短暂反应的患者，应迅速进行重新评估以确定出血的原因。短暂反应可能提示持续的出血，要求医生迅速控制出血。

休克评分系统可帮助那些充满不确定的患者明确失血性休克的临床诊断。许多关于失血性休克识别评分系统的研究中都将输血的必要性作为关注的结果。紧急输血评分包括使用9个标准，每个标准都有一个加权系数。例如，收缩压<90mmHg 的权重最大，是损伤机制的 2.5 倍。创伤相关的严重出血评估系统（trauma-associated severe hemorrhage，TASH）是在德国开发的，除了碱剩余和血红蛋白之外，结合了许多先前描述的临床特征。TASH 是从战争经验中发展出的一种简化方法，用于确定危及生命的出血的可能，已经被证实能够可靠地预测大量输血的指征[24]。心动过速、低血压、酸中毒和急性贫血都是需要大量输血的独立危险因素。当这 4 种情况都出现时，大约 80% 的患者需要大量输血。但该模型的有效性依赖于加权评价，pH 值最大，难以快速计算[25]。制订 ABC 评分是为了消除对实验室结果的需要，以快速确定失血性休克的存在，并预测大量输血的需要。四个组成部分（渗透机制、收缩压<90mmHg、心率>120 次 / 分和 FAST 阳性），每个组成部分的权重相等。这四个变量同时存在的患者几乎 100% 需要大量输血[26]。

（一）超声在失血性休克诊断中的应用

如前所述，早期控制出血部位是失血性休克治疗的重要部分。源头控制需要识别出血的源头。超声检查在这方面具有实用价值，因为它可以在监护室对危重患者进行紧急评估。超声检查的优点是可以被一线医生立即应用，他们可以将检查结果与急诊评估的其他关键要素（病史、体格检查和初步实验室结果）相结合。这并不是要贬低其他先进成像技术的重要性，如计算机断层扫描或血管造影，然而，这些技术的缺点是，它们的结果不可避免地会出现一些延迟，并且需要将患者转移到复苏支持有限的地区，进一步增加了患者的风险。

超声检查由创伤小组的一名成员进行，同时进行初始复苏的其他关键步骤。现代床旁超声机足够小，可以把它们带到床边，而不妨碍创伤小组的其他成员接触患者。除了检查危及生命的出血外，该机器还有多种用途，如建立血管通路、气道管理和评估休克的其他原因。

1. 腹腔内出血检查

FAST 检查利用超声快速识别腹腔内出血源。它已经取代诊断性腹腔灌洗作为处理腹部创伤的首选技术，并且是评估创伤腹腔内出血的标准做法[27]。

扫描技术：可使用有腹部预置的相控阵心脏探头获取可用图像。如果可行，可使用凸阵腹部探头。纵轴显示肝肾和脾肾间隙，以寻找腹腔内脏器之间沿腹膜后表面聚集的液体。在右侧，探头放置于下胸壁的腋中线，以便在冠状面上获得肝的跨肋视图。一旦找到合适的肋间隙，将探头倾斜角度以获得清晰的肝肾间隙图像。有液体被认为是腹腔内出血的指征。检查人员还检查肝前积液，并利用肝脏作为声窗检查膈下腔积液。在左侧重复扫描，检查脾肾间隙、脾前间隙和膈下间隙。然后，操作员检查盆腔积液。通过横向扫描平面将探头置于正中髂嵴上方，并向下倾斜穿过膀胱寻找骨盆内的液体。盆腔积液提示失血性休克患者的腹腔内出血来源。一些检查包括检查右和左下腹外侧象限的快速检查。FAST 检查包括心脏剑突下切面（长轴平面），以排除心包积液和心脏压塞。血管内容量状态也可以通过检查下腔静脉呼吸期变化和心脏充盈来评估。左心室表现为高动力时提示低血容量。此外，左心室充盈压降低可能导致相对较小的心房和射血分数的增加。下腔静脉剑突下平面检查下腔静脉大小和随呼吸的变化。下腔静脉直径较小或下腔静脉随呼吸的变异度较大提示低血容量。

FAST 检查可以快速进行。如果最初呈阴性，可根据临床提示重复进行。在出现失血性休克

病例 1

一名老年女性因急性严重呼吸窘迫，送到急诊科[28]。既往有糖尿病、高血压和肝硬化的病史，但直至今日前未觉明显不适。查体示腹胀，经气管插管后出现休克。由于血压低，临床医生认为她的病情太不稳定，暂不能进行胸部和腹部 CT。进行 POCUS 以确定其突然呼吸循环衰竭的病因。

时，阳性检查提示腹腔内出血，需要紧急控制出血源。

2. 血胸的检查

扩展的 FAST 检查采用胸腔超声检查来评估血胸性失血性休克患者。此外，该检查对于急诊检查气胸、心包积液和心脏压塞也有实用价值。

扫描技术：患者平卧位时，由于重力作用，液体会分布在胸腔靠背侧。在左右两侧，探头置于冠状面，胸部腋窝中线至腋窝后线，并移动相邻间隙检查液体。胸腔积液的检查可以通过将腹腔积液扫描扩展到膈肌上方的区域来进行。在失血性休克患者中发现大量胸腔积液表明存在血胸，需要考虑紧急控制出血源头。

病例 2

一名年轻男性被诊断为双侧肺栓塞，右下叶肺梗死，可能继发于急性髓母细胞白血病[29]。他开始接受化疗。化疗第 3 天，他出现急性发作的右侧胸痛、低氧血症和血红蛋白水平下降。完善 POCUS。

3. 腹膜后出血的检查

腹膜后出血是失血性休克的一个潜在原因，可能很难通过物理检查确定。超声对腹膜后的检查也是有限的，假阴性率高。因此，在没有明确病因的失血性休克患者中，应考虑腹膜后来源，在存在高度怀疑的情况下，应进行适当的 CT 或血管造影评估或手术干预。

扫描技术：探头用于检查两侧的侧翼区域。使用冠状扫描平面，探头从侧面移动。腹膜后积液的识别表明腹膜后出血和迫切需要考虑出血源控制。

病例 3

一名老年男性，因进行性左下肢无力及失语而入院。既往主动脉纤维弹性瘤继发左大脑中动脉出血病史，脑再灌注成像显示多个新发梗死灶[30]，被认为是由纤维弹性瘤引起的心脏栓塞。他开始接受抗凝治疗。随后出现休克、呼吸衰竭，血红蛋白水平从 13.2g/dl 下降到 6.0g/dl。食管胃十二指肠镜检查正常。

（二）超声的局限性

超声检查很容易发现积液。在失血性休克中，创伤小组可以合理地假设液体代表出血，并根据这一假设进行处置。如果患者不稳定，则可能早期手术干预。如果时间和病情允许，介入方法更适用时，可进一步行 CT 扫描或血管造影。

患者特殊体征（如肥胖和水肿）可能会降低超声图像质量。这最可能发生在腹膜后紧急扫描成像紧急评估失血性休克时，需要进行有效的能力培训[31]，因为不准确的结果可能会耽误不稳定患者的病情。

也许超声检查识别失血性休克来源的最大局限性是对阴性结果的误解。出现出血相关血流动力学障碍的患者，超声检查可能完全正常[32]。当这种情况发生时，医生应避免因影像学检查呈阴性而放松警惕，应密切关注病情以确保迅速控制出血。

尽管有这些局限性，超声检查对于失血性休克患者的初始和持续评估是一个有效的工具。它可以完全于床旁操作，并提供即时和有价值的临床信息。因此，它是评价和管理失血性休克的影像学策略的重要组成部分。

病例 4

一名中年男性肝硬化患者因肝性脑病入院，用乳果糖治疗谵妄[33]。他的病程因复发性脑病而变得复杂。他出现了休克和腹胀。无明显的胃肠道出血表现。他的红细胞比容从 37.2% 下降到 26.3%，乳酸水平明显升高。进行 POCUS，筛查急性贫血的病因。在气管内插管的支持下，进行了左上腹超声检查。

三、止血

明显的外出血首先用手压迫止血。压强是每单位面积所施加的力。为了有效地用直压控制出血，必须限制直压所覆盖的区域。例如，在一个大的表面上放一个手指通常比放两只手更有效。

近年来，止血带在平民和军人中的使用越来越多。市售止血带使用简单，只需简单的训练，重量轻，并能有效控制肢体出血。止血带应该按照设计的方式来使用，以阻断动脉出血。单独的静脉闭塞而没有阻断动脉出血，会加重失血[34]。例如，发生在腹股沟高位的连续性出血，通常很难单独使用压迫或止血带止血，通常需要紧急手术干预。然而，一些辅助设备（如连接紧急止血带系统）可能对某些患者有用[35]。

局部止血药广泛使用，使在手术室中有希望控制体表出血和器官出血。局部止血药通常由添加凝血酶和（或）纤维蛋白的生物可吸收材料构成，这些材料也可用于各种应用结构。聚合喷雾、可注射泡沫和生物薄片是许多可用的方法之一。成本和当地的适用性往往决定了使用哪种产品。需要注意的是，要避免往血管内注射或植入这些产品，这会有栓塞风险。

不能按压的身体部位出血在军事和平民中都被确定为主要的死亡原因。除手术外[36]，很少有其他技术可用于处理不可压迫性出血，如腹部、腹膜后和胸部出血。重要的是要认识到这些技术是延缓措施，并不能最终控制出血。复苏性开胸术虽然有效地制止了身体出血，但死亡率高，并且普通医生难以做到。在 50 多年前，复苏性血管内球囊阻塞首次被提到，这种技术最近使用得越来越多。它包括通过经皮股动脉通道将血管内球囊推进至主动脉并充气。这项技术在急诊科可以用最小的设备完成，并已被证明可以有效地控制身体出血[37]。经皮腹腔注射自膨胀聚氨酯泡沫技术已经显示了前景和有效性。液体聚合物迅速膨胀和腹腔解剖吻合可以同时止血，最后通过手术去除泡沫。目前正在进一步研究这种技术[38]。

虽然手术控制出血超出了本章的范围，但是它是有明确作用的。一旦发现失血性休克，必须立即控制出血。尽力完善影像学或实验室检查而延迟治疗是不明智的。在没有外科手术能力的医疗单位，当怀疑患者存在出血风险时，快速转移到三级医院比确定出血的来源要更安全。手术室或血管造影团队的干预是避免死亡的关键，初始的评估和管理应有效地朝着这一目标迈进。

在出现凝血障碍的情况下，控制出血的全身治疗可以帮助凝血障碍恢复正常，进而避免持续出血。虽然这些辅助药物中有很多是超说明书使用的，但是有重要的数据支持它们在某些情况下使用。凝血酶原复合物最初用于治疗单纯先天性因素缺陷，提供快速、有效的纠正基于凝血因子问题的凝血障碍。三因子（Ⅱ、Ⅸ和Ⅹ因子）和四因子（Ⅱ、Ⅸ、Ⅹ和Ⅶ因子）品种与最小的不良事件相关[39]。重组因子Ⅶa 与常规凝血功能正常化和输血需求的减少有关[40]。抗抑制药结合物可用于出现新型抗凝血药的凝血障碍时，最近，一种达比加群特异性抗体片段被投入到市场中。在使用这种药物之前，没有任何方法可以逆转使用达比加群抗凝的患者的治疗[41]。目前，一些针对 Xa 因子抑制药、直接凝血酶抑制药和其他新型机械药物引起凝血障碍的药物正在开发中。

在 CRASH-2 试验结束后，氨甲环酸作为一种抗纤溶药物，在药物止血的研究中处于领先地位[42]。这项研究表明死亡率显著降低。随后的研究证实了它的有效性，现在它经常被用作失血性休克复苏的辅助药物[43-45]。氨甲环酸的有效性、低成本和广泛可获得性使其成为一种有吸引力的止血辅助药物。

四、失血性休克复苏史

现代的创伤系统对战斗伤员护理存在缺陷。从系统开发到手术室程序的技术都源于战场医学。复苏是在战争时期逐渐进步的。了解现代战斗复苏策略的进步和差异，对了解战斗复苏的历史具有重要意义。

经验晶体液复苏发展源于越南战争时期。基于 Shires[46, 47]、Dillon[48] 等的研究，容量复苏的必要性被提到了首位，以取代失血性休克中继发于血管内运动的间质容量负债。高容量晶体液复苏策略被用来替代士兵出血造成的容量损失，其比例为 3∶1，甚至高达 8∶1。从生理机制来说是好的，但结果却令人失望，因为生存率并没有提高。事实上，采用的大量静脉输液的策略产生了一系列并发症，最明显的是 Da Nang 肺的出现，也就是现在所说的 ARDS。早在 1967 年就有报道称，ARDS 与晶体液复苏和随后的免疫效应有关[49]。

尽管如此，大容量液体复苏策略仍然盛行了30 多年。20 世纪 90 年代初，Rotondo 及其同事发表了关于损害控制手术的第一个重要数据，采用早期、快速的出血控制，以及临时措施，以避免持续的大剂量复苏所带来的影响[50]。随后出现

了一系列的手稿，驳斥了大容量复苏有关好处的观点。

1999 年美国医学研究所的一份报告，以及2001 年和 2002 年举行的 2 次共识会议，都讨论了复苏技术，进一步描述了大容量复苏的不良影响，并提出替代策略的建议。第一指出的是支持当时护理标准的 Ⅰ 级和 Ⅱ 级数据的匮乏。第二，普通静脉注射液的免疫活性和高容量复苏的有害影响最好由与使用它们有关的并发症来界定。第三，这些报告支持最初在战场上使用低容量的高渗盐水（hypertonic saline，HTS）进行复苏[51]。根据研究显示，250ml 的高渗盐水可以减少中性粒细胞的激活，并增加嗜酸性粒细胞特性。第四，液体复苏的触发因素被定义为收缩压＜80mmHg 或桡动脉不可触及搏动，血压下降，或没有混杂脑损伤的精神状态改变[52]。该方案允许在复苏过程中出现"允许性低血压"，直到明确的出血控制。其目的不是让血压恢复正常，而是以意识和可触及的脉搏为临床目标。这些方案是在考虑到几项非创伤研究的情况下制订的，这些研究显示有限的初始复苏有利于生存[53]。大量研究的结合最终使战争时期的高容量晶体液复苏发生了 180° 的转变。目前，对于有可触及的脉搏、清醒和警觉的受伤人员，将进行静脉注射，但不输液，同时鼓励口服补液，并进行快速排泄。如果给予液体，则予低容量的高渗液。

这个观念很简单，没有有效的止血，再多的复苏也不会减少死亡率。因此，复苏的目标从早期容量复苏转变为早期出血控制。为了突出这一目的，再次引入止血带，并在设备中加入重组因子Ⅶa 和氨甲环酸等辅助性药物以帮助止血[44]。

农村、海洋或山区通常需要更长的运输时间，并代表了一些普通人生存的严峻环境。在这些情况下，应该利用从战斗研究中获得的同样的

智慧，在到达最终治疗点之前进行最低程度的院前复苏。然而，一旦到达三级医疗机构，以同样的方式开始晶体复苏可能是过去的事情。现在予早期血液成分治疗，而不是在几升乳酸林格液或生理盐水之后使用。近年来，提高血浆与红细胞（red blood cell，RBC）的比例一直是研究的重点，当比例在1:1时显示出了更好的结果[54]。支持在失血性休克复苏中早期补充特定的血液成分的证据是令人信服的。

五、早期复苏目标

以前，失血性休克的初始复苏包括大容量液体复苏和维持正常体温。这些方法旨在解决死亡三联征中的两个，但是在很大程度上忽略了凝血障碍。目前的复苏技术通过损伤控制复苏的概念专门针对性处理出血引起的凝血障碍。

损伤控制复苏侧重于几个关键目标，在一到急诊室时就要立即开始。第一种方法是保持略低于正常的收缩压（约90mmHg），这样做的目的是通过允许某种程度的血液淤滞来限制血凝块的破坏，增加血凝块发展和固化的机会。维持周围血管收缩，使得重要器官的灌注增加，这时可存在允许性低血压。相反，大量静脉输液会逆转周围血管收缩，如果不控制出血，最终会加重失血。过度或错误的液体复苏以达到正常的血流动力学，将导致凝血因子稀释，加重凝血障碍和出血。100多年前，W.B. Cannon首次发现并描述了允许性低血压的好处。他对出血控制前大量复苏的有害影响的观察至今仍在继续。目前文献研究继续显示，在创伤性和非创伤性出血事件中的低血压复苏对死亡率和发病率都有所改善[55]。

损伤控制复苏直接解决了出血引起的凝血障碍。液体复苏从血液成分输注开始。如前所述，晶体缺乏对抗出血引起的凝血障碍所必须的基本元素，并被证明会加剧炎症调节失调。通过早期给予血浆和血小板，可以抑制凝血障碍和炎症。这些组成部分还提供容量复苏，从而实现初始复苏的第一和第二目标。对于失血性休克患者，用氨甲环酸直接解决高纤溶问题，在损伤后3h内最有效。它的作用是与纤溶酶竞争，阻止纤溶。还有其他抗纤溶药物，如 ε-氨基己酸。浓缩凝血因子（如凝血酶原复合物和重组因子Ⅶa）具有快速补充必须凝血元素的优点，在输注后几分钟内就能发挥作用，在严重受伤或出血患者中应考虑使用。

血液成分治疗不仅可以维持上述允许性低血压状态，同时还可以补充循环促凝剂的储备，而且可以在手术、内镜或介入治疗控制出血之前和期间优化氧输送。通过增加红细胞的携氧能力来增加氧气输送，这比晶体液更能减少循环受损环境下组织的氧负债。通过增加氧的输送来减轻氧债，酸中毒被纠正，因为有氧代谢得到支持，乳酸生产受到限制。减少酸中毒对正常的细胞和酶功能至关重要。

虽然血液成分复苏有明显的好处，但血液成分治疗的最佳比例仍在继续研究中。有多种比例[新鲜冷冻血浆（fresh frozen plasma，FFP）:PLT:RBC]以密切模仿全血输注的成分，在民用中心，很少有全血输注。早期血小板和血浆的使用与降低死亡率有关。在PROMMTT研究中，研究人员注意到在最初6h内接受1:2（FFP:RBC）输血比例的患者与接受1:1输血比例的患者相比，死亡率增加了3~4倍。这项大型的多中心研究显示，在失血性休克的情况下，早期使用血浆有明显好处。最近，Holcomb及其同事测试了1:1:1和1:1:2（FFP:PLT:RBC）比例之间的差异，发现这两种比例在24h和30天内的死亡率相同。然而，在 1:1:1 组中，因失血过多而死亡的人数较少[54]。早期高比例输注血浆和血小板不仅有助于纠正凝血功能障碍，还能在失血性休克期间用必要的凝血成分恢复血容量。

大规模输血方案已在主要中心和小型医院被广泛采用。这些方案的制订与较低的死亡率有关。虽然"大量"一词意味着更大的产品数量，但多项研究表明，当这些方案在复苏早期有效使用时，整体治疗药物使用量会减少。有几个原因可以解释这个有点矛盾的发现。首先，通过限制晶体液的复苏，失血量减少，稀释性凝血病得到遏制，最终减少输血量。其次，早期激活可以有效优化损伤控制复苏的原则，减少酸中毒，改善器官功能，并在控制出血的同时减少失血量。最后，对于出现失血性休克的患者来说，预先确定的大量输血方案提供了一种精简的方法，将产品送到患者手中，同时确保保持适当的成分比例。一些已公布的大量输血指标[57]包括：① INR＞1.5；② BD＞6；③ 收缩压＜90mmHg；④ 血红蛋白＜11g/dl；⑤ 心率＞120 次/分；⑥ FAST 扫描阳性。这些因素出现得越多，患者就越应该进行大量输血，并在固定比例的模式下早期给予血浆。

损伤控制复苏努力在达到最佳生理功能的同时与限制复苏本身的不良影响之间达到平衡，并且从出现时起，一直到最终的手术、内镜或介入出血控制时期，损伤控制复苏都是最有用的。它必须在到达急诊科后迅速启动，通常情况下，信息有限。不应该为了达到遥远的血流动力学或生理学目标而延长抢救时间，推迟最终的出血控制。在急诊科花费的时间等于在手术室、内镜或介入设备中损失的时间，在这些地方损害控制抢救可以继续进行，并获得决定性的出血控制。初始阶段通过手术干预继续进行，并通过针对上述

生理目标维持损伤控制原则。为此，经常进行损伤控制手术，包括手术控制出血、限制污染和临时封闭，推迟对不危及生命的损伤进行最终修复，直到在重症监护室的第二抢救阶段实现生理指标的纠正。

六、持续复苏

失血性休克的初始复苏是作为手术、介入或内镜出血控制的桥梁，而出血后持续复苏的目的是在出血停止后恢复正常的生理参数，确保有足够的氧输送以恢复正常的身体功能。尽管采取了有效的损伤控制复苏措施，但患者在 ICU 里经常表现出不同程度的生理不稳定性。类似的原则存在于持续复苏阶段，这通常是在 ICU 进行。从手术室送来的患者可能仍有低血容量、凝血功能障碍、低体温和酸中毒，需要进一步加强管理以实现成功的复苏。在这一阶段应积极定位复苏的终点，以确保迅速解决在前面干预中可能发生的代谢紊乱。

（一）复苏终点

传统的复苏终点，如心率、血压和尿量，作为生理正常化的唯一标记是不够充分的。虽然这些常见的方法提供了全面的临床情况，但它们不能准确地证明复苏的成功。这些指标容易得到，但过于简单，混杂因素太多。例如，心率可被各种机制改变，而这些机制可能与复苏的充分性无关。疼痛和焦虑通常会导致心动过速，而 β 受体拮抗药和其他心脏药物的广泛使用可能会使心率降低。尿量长期以来被用来作为一个终点，标志着灌注到末端器官的充分恢复。然而，尽管复苏完成，仍可能出现少尿。CT 检查无所不在，经常使用静脉造影，这通常导致急性肾小管坏死，

尽管有积极的复苏。药物，特别是抗生素，已知会引起急性间质性肾炎。此外，尽管有充分的复苏，初始低灌注事件可能直接引起小管损伤，从而导致少尿。用大量复苏液处理少尿将不可避免地引起过度复苏的不良后果。相反，若存在尿崩症和脑耗盐引起多尿，可能会错误地使临床医生放松警惕。

失血性休克的发生是低灌注的结果，因此应寻求低灌注的标志物作为有效的终点。动脉血气通常被视为失血性休克复苏的患者最有益的检查，能获得快速、全面的信息，包括 BD 的实验室检查。BD 假设 PCO_2 正常，这是一个需要考虑的关键点，因为它可以阐明真正的代谢紊乱。临床医生通常检查 pH 值，特别是当患者呼吸急促进行代偿时可能会遗漏明显的酸中毒。因此，BD 是一种几乎不需要分析的测试，它提供了一个简单的数字，在失血性休克中，这是灌注的准确标记。通过本章前文描述的机制，酸中毒是细胞水平低灌注和无氧代谢的结果。随着酸中毒的加重，BD 变得更加负。初始 BD<6 提示需要大量输血和损伤控制复苏。同样，出血控制后持续的 BD 增加提示需要进一步复苏。多项研究表明，将 BD 作为复苏的终点是有益的 [58, 59]。死亡率的降低与住院后前 24h 内 BD 的正常化有关。然而，有些关于 BD 的问题值得一提。如果在最初的复苏阶段使用碳酸氢钠，那么由于外源性碱的加入，BD 变得毫无用处。只有在最严重的酸中毒情况下，才应该考虑使用碳酸氢钠。只有在最严重的酸中毒病例中才应该考虑使用碳酸氢盐。碳酸氢盐给药可以增加复苏辅助药物的有效性，如凝血酶原复合物或重组因子 VIIa，当 pH<7.2，这些药物的疗效将降低。BD 可能被其他酸性状态所混淆，如高氯血症，通常是医源性的。此外，BD 往往滞后于复苏，若按照 BD 结果持续复苏可能导致

过度复苏。当 BD 持续存在时，应检查是否有漏诊的损伤或持续的低灌注原因。

为了解决 BD 相关的问题，血清乳酸盐被提出并使用。在急性失血性休克的情况下，乳酸增加是组织和细胞线粒体功能障碍的结果，因此乳酸可以帮助对组织灌注的了解。同样的低灌注导致无氧代谢，进而乳酸水平升高。与 BD 类似，许多研究表明，24h 内乳酸清除率与较低的死亡率有关 [60, 61]。一些协会已经将乳酸纳入了复苏指南，包括美国重症医学会和东部创伤外科协会；一个关于血流动力学监测的内部共识会议建议将乳酸清除作为复苏的终点。乳酸清除率受肝功能的影响，对于那些有潜在或急性肝功能不全的患者，乳酸浓度升高可能继发于肝脏清除率降低，在这些情况下可能会引起误导。一些人进一步批评乳酸水平决定灌注充分性的能力，他们引用了多个有氧过程，包括高血糖环境下的葡萄糖利用，作为潜在的与灌注无关的高乳酸血症原因。然而，许多人认为乳酸是失血性休克复苏中最有用的终点之一。

充分的组织灌注取决于氧的输送和组织对氧的需求。这种供需关系可以通过检测中心静脉导管的中心静脉氧饱和度（$ScvO_2$）来确定。在正常生理条件下，在组织水平的氧提取约 25%，导致 $ScvO_2$ 为 75%，动脉氧饱和度为 100%。当组织需求增加或氧输送减少（如失血性休克），更多的氧被提取，降低 $ScvO_2$。$ScvO_2$ 已被证明是液体反应性和正常灌注恢复的标志 [62]。通过补充容量、优化前负荷和后负荷、增强心肌收缩力恢复正常心输出量，纠正了 $ScvO_2$ 的传递成分。然而，在处理 $ScvO_2$ 的需求组件时，会出现复杂性。如前所述，外周血管收缩是面对低血容量时的一种代偿机制。这种血管收缩最终导致组织氧摄取减少和 $ScvO_2$ 升高。相反，在失血性休克中，

由于急性低血容量和低灌注导致的组织水平缺氧后，组织需氧量和相应的提取通常增加。出血时氧摄取的增加导致供血依赖状态和$ScvO_2$下降。这两种相互竞争的力量导致了反对$ScvO_2$作为一种复苏标记的有效性的争论，并混淆了对$ScvO_2$的解释。尽管存在这些复杂性，但$ScvO_2$仍是一个值得关注的终末点，$ScvO_2$异常升高或降低应促使临床医生根据结果调整复苏。

在失血性休克中，恢复正常氧输送（DO_2）是最终目标，因此这个计算值对确定复苏的充分性极为有用。该方程定义为动脉血氧含量与血流量的乘积，包括三个主要成分：心输出量、血红蛋白和氧饱和度（SaO_2）。氧分压的贡献可以忽略不计，在床旁计算DO_2时常常忽略不计。有了这个方程，我们简化了灌注的概念，将它分为两个主要决定因素：流量和灌注量。为了解决动脉氧含量，首先通过给氧、增加FiO_2或通过呼吸机方法增加氧合来优化SaO_2。然后优化血红蛋白，牢记限制性输血策略在几乎所有患者群体中显示出明显好处。接下来，通过优化心输出量来实现血流的最大化，这通常相当于通过持续的复苏或增加心脏肌力来实现每搏量的目标。通过这些方法，使氧输送正常化是失血性休克复苏的一个有效和完整的终点。与前面描述的终点一样，DO_2也不是没有限制。在组织氧提取减少的状态下，DO_2可能与细胞灌注不一致。此外，需要先进的监测来获得每搏输出量的测量，而且根据所使用的设备，可能会在方程式中引入重大误差。

（二）凝血的终点

许多损伤控制复苏措施都是针对早期出凝血的控制。持续复苏阶段需要继续关注这一重点。常规的凝血检查是有用的，并可动态观察对正在进行的凝血病变。考虑到上述终点，临床医生应考虑用血浆、血小板、冷沉淀或药物使凝血功能恢复正常。了解每一种血液成分，以及何时使用它们对于失血性休克的复苏至关重要。TEG 和旋转血栓弹力测量（rotational thromboelastometry，ROTEM）在过去 10 年中获得了广泛的接受，因为它们能够帮助指导复苏，并作为一组与出血相关的凝血障碍相关的终点。这项技术于 1948 年开发出来，用于检测先天性因素缺陷，现已将其应用范围扩大到所有类型的出血。TEG 是一种动态测试，测量血栓的形成和溶解。通过阐明凝血级联中特定部位的异常并提供关于凝血功能的详细信息，结果以图形和数字形式呈现，可对凝血功能进行全面评估。

TEG 和 ROTEM 有许多相似之处；然而，两者的命名不同。凝血启动的异常是由 R 值（凝血启动时间）（TEG）或凝血时间（clotting time，CT）（ROTEM）测量的。凝血的启动取决于凝血因子。因此，R 值或 CT 值的延长相当于凝血因子的缺乏。延长通常见于使用抗凝血药和存在因子抑制药的情况下。治疗方法包括输血浆、凝血酶原复合物浓缩物和重组Ⅶ因子。随着血凝块的发展，描记出现发散，变成抛物线形状。这种发散的初始角度被称为 α。α 对应于血凝块发展的速度，主要取决于纤维蛋白原，血小板发挥的作用很小。陡峭的角度表明血块发展过快，而渐进的角度表明血块发展缓慢。低纤维蛋白原血症和高纤维蛋白溶解常常导致低 α 值。治疗方法包括血浆，它的纤维蛋白原含量最大，而冷冻血浆的纤维蛋白原浓度最高。随着血凝块的增强，抛物线曲线达到峰值，产生血凝块的最大振幅（maximal amplitude，MA）（TEG）或最大血凝块牢固度（maximum clot firmness，MCF）（ROTEM）。这主要取决于血小板，纤维蛋白原和血小板 – 纤维蛋白原相互作用的贡献较小。低 MA/MCF 值见于血小板减少症和使用抗血小板药物时，如阿司匹林或氯吡格雷。治疗低 MA/MCF 值只限于输血小板。下斜的 TEG 描记代表了血块溶解的时间。正常情况下，30min 时的溶解度，即 LY30（TEG）或 CL30（ROTEM），为 0%。裂解的轻微增加（3%～8%）与死亡率的增加有关，应迅速处理。治疗包括抗纤维蛋白溶解药物，如氨甲环酸和 ε-氨基己酸。也可采用血浆和冷冻血浆来补充损失的纤维蛋白原，但治疗的主要方法是用药物手段停止纤溶亢进[63]。

采用基于 TEG 测量的靶向药物和输血策略可以使凝血功能正常化，同时限制过度复苏或复苏不足的不良影响。此外，它可能减少输血量，并减少与输血相关的并发症。

（三）监测方法

当今 ICU 利用先进的技术来评估容量状态和复苏参数。Swan-Ganz 肺动脉导管（pulmonary artery catheter，PAC）自 1970 年问世以来，已经为大量的患者群体提供了丰富的血流动力学信息。然而，多个大型随机试验未能显示出使用 PAC 参数指导复苏时在改善死亡率方面的优势[64, 65]。而且，甚至在一些试验中，使用 PAC 时，死亡率更高，发病率增加，液体复苏量也更大。而随着无创监测仪越来越多，PAC 已经不再受到青睐。然而，在某些情况下，不应低估 PAC 的好处。有严重心律失常的患者或有肺动脉高压的患者可能会从 PAC 导管监测中获益，因为无创方法经常不能准确地显示血流动力学结果。此外，多项研究表明，围术期使用 PAC 指导复苏有利于改善死亡率和发病率[66]。对于失血性休克，PAC 可能提供非侵入性方法无法提供的信息，因此，在特定患者人群中应考虑安置 PAC。

除了 PAC，各种微创和无创技术可用于快速确定复苏终点。近年来，动脉波形分析方法得到了广泛的应用。连续脉冲脉搏指示心输出量监测器（PiCCO；Phillips）；使用特有的热稀释动脉导管，通常插入股动脉，通过脉搏波形分析来确定心输出量。频繁校准是必要的，从医生和护理的角度都存在一个学习曲线[67]。锂稀释心输出量（LiDCO；LiDCO Limited）通过中心静脉通路注射锂来测量，然后用连接在现有动脉管上的锂敏感传感器测量锂的浓度变化。同样，每天进行多次校准是必要的；然而，各种衍生变量（包括心输出量）都很容易计算出来，并且已经被证明与热稀释技术相当[68]。动脉波形监测器（Vigileo；Edwards Lifesciences）通过现有的动脉管线提供心输出量测量，不需要基于注射的校准。通过测量脉搏压力的变化，计算出每搏输出量，并得出心输出量。尽管通常不如上述稀释方法精确，但动脉波形监测器使用现有的导管提供信息，只需最少的培训[69]。

无创测定心输出量的方法正在不断发展。超声心输出量监测（USCOM；Uscom Ltd）利用一个放置在胸骨切迹处的超声探头来测量搏动变异性、心输出量和系统血管阻力。它只需要最少的训练，并已通过热稀释验证。肥胖可能阻碍使用这种方法，并可能增加测量的错误率[70]。另一种非侵入性设备（NICOM；Cheetah Medical）使用生物反应技术，通过放置在胸部的电极之间的电流，测量相移和振幅。相位变化与每搏量和主动脉血容量的变化密切相关。该无创监护仪与多普勒超声和热稀释法均显示出良好的相关性和可靠性[71]。值得注意的是，可靠的监测对确定复苏是否充分至关重要。盲目复苏总是不能达到目的，导致复苏过度或复苏不足和预后不良。

（四）液体和成分疗法

过去，晶体液几乎只用于大出血后的复苏。传统的治疗方案要求在等待血库血液产品的同时输注晶体，必要时重复输注。在输完至少 2L 晶体液后，再考虑使用浓缩红细胞。不幸的是，这种方法导致了凝血功能的恶化，器官功能衰竭的恶化，以及总体预后的恶化。最近的证据显示，早期使用血液制品（包括输血浆）可以改善患者死亡率和发病率。如前所述，早期损伤控制复苏和在重症医学科持续复苏的一个关键因素是，晶体液对失血性休克没有什么好处。与脓毒症休克的患者不同，低血压和血流动力学不稳定继发于失血。补充失血的简单想法是出血性休克管理的基础。晶体液不可避免地在某种程度上被使用，要么作为药物载体，要么作为输血冲管液。然而，应尽可能限制它们的使用，特别是在复苏的早期阶段，在出血得到控制之前。一旦进入重症医学科，可以有针对性地、深思熟虑地使用晶体液，但还是要坚持损伤控制的原则。出血导致的液体转移往往是严重的，并因大量的静脉输液而恶化。控制性凝血功能障碍和酸中毒也是使用等渗和低渗晶体液所致。

HTS 是一种被证明是有益的晶体液。3%、5% 和 7.5% 的溶液在市场上有售。输送到血管系统的高浓度氯化钠有利于水从间质空间和细胞中流动，以增加血容量。这导致了血管内容量的迅速恢复。输注少量的这些溶液会引起血流动力学效应，相当于高于输注量的晶体溶液的量。这是有利的，因为响应的快速性和实现相同目标所需的数量有限。最近的研究表明，这些液体减少了中性粒细胞的激活，调节了细胞因子和黏附分子的表达，并抑制了活性氧的产生。这些免疫调节作用已被证明可以降低 MODS 的风险[72]。支

持者认为，较小的容量会导致较少的组织水肿和相关的潜在并发症。一旦液体进入血管，氯化钠就会被稀释并在体内的液体空间中平衡。当这种情况发生时，HTS 的影响逐渐消失。平均动脉压的升高是短暂的，血流动力学的影响仅持续 15～75min[73]。高渗溶液的最大潜在危险是高钠血症。如果先前脱水的患者没有额外的血管外液体转移到血管系统，这可能会加重病情。虽然一些快速和短暂的高钠血症似乎是可以耐受的，但谨慎用药和仔细监测钠水平对于这些溶液的安全使用也很重要。

全血包含出血患者失去的所有因子，包括血浆蛋白、凝血因子、血小板、白细胞和红细胞。虽然新鲜的全血是一种极好的复苏液，但它的储存寿命短，因此在典型的民用环境中使用有限。此外，传染病检测和血库库存管理问题使得全血使用基本不可实现。然而，许多中心都在使用全血，对民用创伤患者的全血临床研究也在进行中。在这些研究中收集到的前瞻性数据可能会推动血库的改革，并提供这种有用和有效的复苏液体。

在失血复苏中输红细胞很常用的，并且应尽早使用。最初的复苏通常使用 O 型阴性的未交叉的血液制品；然而，浓缩红细胞（packed red blood cell，PRBC）应尽早进行分类和交叉匹配，以避免输血反应。根据目前美国食品药品管理局的标准，PRBC 可以储存 42 天。然而，储存的 PRBC 的不利影响可能与它们的储存时间长短有关。高钾血症是红细胞储存时一个常见问题，因为随着时间的推移，钾会流失到 PRBC 上清液中。心脏事件、感染、多器官功能衰竭和死亡率的风险增加也与红细胞老化相关[74, 75]。尽管有保障措施，文书错误导致配型错误的输血，致命的主要 ABO 血型反应率为 1/200 万～1/50 万。目前，成

分输血感染丙型肝炎的风险为 1/15 万～1/3 万，感染人体免疫缺陷病毒的风险为 1/200 万～1/20 万[76]。

通过多次随机试验证实，早期输注血浆是有益的。血浆应与 PRBC 一起被认为是失血性休克的初始复苏液。解冻的血浆是指在 1～6℃下储存 5 天的血浆，这个储存时限是基于类似的 RBC 储存指南和保存 V 因子和 Ⅷ 因子；但是，缺乏临床数据[77, 78]。因为更多的中心正在使用更早和更多的血浆，解冻血浆现在在许多创伤中心是常规储存，并越来越多地储存在急诊科。AB 型血浆是血浆的通用供体，在有交叉配血产品之前，最初会选择 AB 型血浆。A 型血浆已被证明是 AB 型血浆的安全替代品，经验性地使用 A 型血浆可以扩大大量输血方案的使用范围，并有助于在 AB 型血浆供应有限的情况下鼓励早期使用血浆输注。若在急诊科有解冻的血浆可用，可以启动流程驱动的高比例 FFP 和 PRBC。每输一个单位，输血相关的中毒性肺损伤（TRALI）、感染和多器官功能衰竭的血浆输注风险就会增加约 2%[80]。然而，这些观察是在接受高比例 FFP 的患者生存率较高的情况下进行的，这表明尽管有败血症和多器官功能衰竭发展的潜在代价，这些患者还是活了下来。

血小板以两种不同的形式进行输注。汇集的全血血小板一般以 6U 的量从 5～6 个不同的献血者那里获得。无偿献血的血小板单位来自于单个献血者，其输血量相当于 5～6U 的集合全血血小板。由于证据不断出现，在传统的复苏实践中一度被忽视的血小板，应该以更高的比例输血，这一点越来越清楚。许多大量的输血方案将血小板列入输血指南的第一层或第二层。当固定比例的输血策略将血小板包括在方案的早期时，已经看到了改善预后的作用。在任何出血患者中，无论

是否发现危及生命的损伤，血小板计数＜20 000/μl 都应予以纠正。如果患者在过去 7 天内有已知的抗血小板使用史，尽管血小板计数超过 50 000/μl，但仍有必要输注血小板，尤其是那些头部受伤的患者或那些因重大实体器官损伤而接受非手术治疗的患者。对于有证据表明头部受伤颅内出血的患者，无论是单系统损伤还是多系统损伤，血小板计数＜100 000/μl 是输注血小板的一个相对指征。我们有可能对血小板输注的使用限制过严，因为最近的数据表明，增加和早期使用血小板可以提高生存率[56]。混合血小板和单采血小板均可在室温下保存 5d。细菌污染仍然是输血小板的最大风险；然而，无偿献血血小板单位已被证明具有较低的感染风险，因为它们来自于单一的捐赠者。

冷沉淀是 FFP 的产物，包含 Ⅷ 因子、血管性血友病因子、纤维蛋白原、纤维连接蛋白、ⅩⅢ 因子和血小板微粒。在大量输血方案中加入冷沉淀的好处还有待证实[81]。冷沉淀是血浆的产物，含有血浆的许多成分，只是体积较小，浓度较高。因此，除非针对特定的凝血缺陷，冷沉淀在失血性休克的早期复苏中的作用不如 FFP。冷沉淀是将解冻的血浆离心，除去上清后制成的。在 −20℃ 冷冻时，它的保质期为 1 年。冷沉淀通常是以 10U 的袋子进行输注，尽管这个剂量高度可变的。由于这种做法，患者每次输血一般会接受 2.5g 的冷沉淀。

（五）血管活性药和正性肌力药

尽管进行了充分的容量复苏，一些患者仍需要额外的药物来达到血流动力学稳定的目标。在这些患者中，可能需要有选择地使用缩血管药物。要想在抢救失血性休克中有效地使用血管活性药物，就必须对每种药剂的受体及其产生的作

用有深入的了解。去甲肾上腺素被广泛地使用，在许多危重病的治疗中处于优选地位。去甲肾上腺素对 β_1 受体作用较弱，可轻度增加心肌收缩性，同时可强烈激活 α_1 受体，提供强效的血管收缩作用。易发生心动过缓，因此不建议有心动过缓的人使用。多巴胺作用于多个受体，与心动过速和心律失常的发生密切相关。在较低的剂量下，它作为多巴胺（D_1）受体激动药，并可能通过对 β_2 受体的作用产生血管扩张。所谓的"肾脏剂量"多巴胺，在低剂量时，虽然其存在理论上的优势，但在临床上没有任何好处，也没有被证实可以改善肾脏灌注或治疗肾功能不全。在稍高的剂量下，多巴胺会激动 β_1 受体并增加心肌收缩力和心率。随着剂量的增加，α_1 受体被激活并引起血管收缩。在失血性休克中，多巴胺通常是大多数情况下的二线药物，因为对于已经有心动过速的患者来说，使用多巴胺后发生心动过速的风险会增加。

肾上腺素是一种对 α 受体和 β 受体都有强烈作用的强效血管活性药。在心脏骤停的情况下，1mg 剂量的肾上腺素仍然是主要的治疗方法。当使用更高剂量时，组织缺血的风险加大。大剂量肾上腺素输注会加重酸中毒，最终导致心脏缺血，因此不推荐使用。然而，低剂量可能是有益的，无论是间断静注或静滴。特别是在麻醉诱导前，对手术相关出血的控制可能会有好处。

去氧肾上腺素是纯粹的针对 α 受体的药物，对血管有强烈的收缩作用。失血性休克患者在开始输注去氧肾上腺素时应注意。这些患者通常通过内源性儿茶酚胺释放达到最大的血管收缩，心动过速维持心输出量。在没有刺激 β 受体的情况下，进一步的血管收缩将通过引起反射性心动过缓和降低心输出量而使心输出量下降。此外，在老年患者中输注去氧肾上腺素可能会增加心脏后负荷，超过老化的心脏所能承受的负荷，导致急性心力衰竭和心输出量急剧下降。

血管加压素已被越来越多地用于大出血后患者的复苏。有证据表明，内源性血管加压素储存在出血时被迅速耗尽，当血流动力学状况没有得到优化时，有必要用小剂量输液替代。最大的好处是加压素与其他血管活性药物（如去甲肾上腺素）联合使用。当去甲肾上腺素的剂量 $>12\mu g/min$ 时，同时输注血管加压素可使去甲肾上腺素减量，同时保持理想的血流动力学状态。高剂量输注（$>0.04U/min$）与冠状动脉缺血密切相关，不推荐使用。

多巴酚丁胺和米力农是两种正性肌力药物，通常在失血性休克中作用有限。多巴酚丁胺是一种纯 β 受体激动药，对心肌收缩力和心率有很强的影响。它还与血管扩张有关，可能导致全身血管阻力下降达 10%。米力农是一种磷酸二酯酶抑制药，通过增加环磷酸腺苷增加收缩性。它也可以作为血管扩张剂，优先扩张肺血管。由于它们的血管扩张特性，这两种药物在出血后的休克复苏中发挥的作用有限。在特定的情况下，若已经存在的心力衰竭，可以使用它们，但需要有创监测充分了解病情变化。

（六）其他治疗

尽管初期积极治疗，凝血功能障碍仍可能持续存在。因此，在入 ICU 的前 48h 内重新评估凝血是很重要的。先前存在的疾病，如肝硬化，可能会妨碍充分的凝血异常的纠正，但无须重复给药，如维生素 K、凝血酶原复合物或血浆（如果需补充容量）。同样，纤溶亢进可能仍然存在，需要使用氨甲环酸。如果存在肾衰竭，应考虑可能存在尿毒症血小板功能障碍，并使用大剂量 DDAVP 治疗。

激素在许多休克状态下都被研究过；然而，它们在失血性休克中并没有显示出什么益处。在急性获得性肾上腺功能不足情况下，激素的使用可能有好处。对于持续性低血压患者，尽管进行了充分的容量复苏，仍应考虑检测随机皮质醇水平和经验性使用适当剂量的氢化可的松或地塞米松。许多临床医生在面对相对低的血清随机皮质醇浓度时，使用临床判断来指导激素的使用。皮质醇刺激试验虽然存在争议，但在使用辅助促肾上腺激素时，患者的皮质醇水平至少要比基线水平高 9μg/dl。

进入 ICU 后就应开始控制血糖。高血糖会加重炎症反应，导致预后不良。血糖目标应合理，因为医源性低血糖也可使预后恶化。根据患者的生理状态，应尽早进行营养支持。腹腔内出血和出血后的手术往往会妨碍早期肠内喂养，血管活性药物也需要必要的支持。大多数血管活性药物会减少内脏循环，从而增加消化道黏膜坏死和其他营养相关肠道疾病的发生风险。

关于在出血情况下使用血栓栓塞预防措施的证据不断涌现。凝血病的定向治疗与改善预后有关，血栓栓塞的预防也是如此。出血的患者往往处于促血栓形成和矛盾的凝血状态。凝血级联反应的过度激活与低血压造成的淤血和诱发事件造成的血管损伤相结合，形成了 Virchow 的三联征，导致患者发生血栓事件的风险增加。一旦出血得到控制，就应该开始血栓栓塞的预防。在大多数情况下，等待超过 24h 是不必要的，会导致血栓栓塞事件的发生。

应询问家庭用药情况，并在必要时开始使用。伤前使用他汀类药物但入院时未重新开始使用会增加心肌缺血概率。停用 β 受体拮抗药可能导致反弹性心动过速和心律失常，并增加心脏缺血的风险。一般来说，在证明患者病情稳定之前，应暂停使用利尿药，直到患者度过抢救阶段。然而，在那些定期服用利尿药的患者中，需要特别注意容量过负荷和肺水肿的发生。重新使用抗凝血药时应谨慎。某些情况下，如存在机械心脏瓣膜或近期进行了经皮冠状动脉支架安置的患者，可能需要尽快重启抗凝或抗血小板药物。最后获得准确和全面的病史也是至关重要的，特别是在高龄患者中。

结论

失血性休克是一个重要的、多层面的过程，影响着大量的患者。早期识别对于改善结局至关重要。一旦发现，必须迅速控制出血，以防止进一步的生理紊乱，因为如果没有控制，任何复苏策略都是徒劳的，可以利用局部和静脉注射的止血辅助药物来达到这一目标。对于有出血风险的患者，应采用损伤控制原则，凝血障碍的针对性治疗，尽早使用血浆，并限制晶体输液量。在出血停止之前、期间和之后，复苏必须以血流动力学、凝血和灌注参数正常化为目标。复苏终点应有针对性，应结合先进的监测技术、实验室结果和临床进行综合判断。

参考文献

[1] American College of Surgeons Committee on Trauma. *Advanced Trauma Life Support*. Chicago, IL: American College of Surgeons; 2018.

[2] Sauaia A, Moore FA, Moore EE, et al. Epidemiology of trauma deaths: a reassessment. *J Trauma*. 1995;38(2):185-193.

[3] Kauvar DS, Lefering R, Wade CE. Impact of hemorrhage on trauma outcome: an overview of epidemiology, clinical

presentations, and therapeutic considerations. *J Trauma*. 2006;60(suppl 6):S3-S11.

[4] Gunning AC, Lansink KW, van Wessem KJ, et al. Demographic patterns and outcomes of patients in level I trauma centers in three international trauma systems. *World J Surg*. 2015; 39(11):2677-2684.

[5] Holcomb JB, Jenkins D, Rhee P, et al. Damage control resuscitation: directly addressing the early coagulopathy of trauma. *J Trauma*. 2007;62(2):307-310.

[6] Cotton BA, Harvin JA, Kostousouv V, et al. Hyperfibrinolysis at admission is an uncommon but highly lethal event associated with shock and prehospital fluid administration. *J Trauma Acute Care Surg*. 2012;73(2):365-370; discussion 370.

[7] Rizoli SB, Scarpelini S, Callum J, et al. Clotting factor deficiency in early trauma-associated coagulopathy. *J Trauma*. 2011; 71(5 suppl 1):S427-S434.

[8] Hess JR, Brohi K, Dutton RP, et al. The coagulopathy of trauma: a review of mechanisms. *J Trauma*. 2008;65(4):748-754.

[9] Cohen MJ, Call M, Nelson M, et al. Critical role of activated protein C in early coagulopathy and later organ failure, infection and death in trauma patients. *Ann Surg*. 2012;255(2): 379-385.

[10] Floccard B, Rugeri L, Faure A, et al. Early coagulopathy in trauma patients: an on-scene and hospital admission study. *Injury*. 2012;43(1):26-32.

[11] Cardenas JC, Matijevic N, Baer LA, Holcomb JB, Cotton BA, Wade CE. Elevated tissue plasminogen activator and reduced plasminogen activator inhibitor promote hyperfibrinolysis in trauma patients. *Shock*. 2014;41(6):514-521.

[12] Rahbar E, Cardenas JC, Baimukanova G, et al. Endothelial glycocalyx shedding and vascular permeability in severely injured trauma patients. *J Transl Med*. 2015;13:117.

[13] Kozar RA, Peng Z, Zhang R, et al. Plasma restoration of endothelial glycocalyx in a rodent model of hemorrhagic shock. *Anesth Analg*. 2011;112(6):1289-1295.

[14] Kutcher ME, Redick BJ, McCreery RC, et al. Characterization of platelet dysfunction after trauma. *J Trauma Acute Care Surg*. 2012;73(1):13-19.

[15] Wiener G, Moore HB, Moore EE, et al. Shock releases bile acid inducing platelet inhibition and fibrinolysis. *J Surg Res*. 2015;195(2):390-395.

[16] Cardenas JC, Wade CE, Holcomb JB. Mechanisms of trauma-induced coagulopathy. *Curr Opin Hematol*. 2014; 21(5):404-409.

[17] Toung T, Reilly PM, Fuh KC, Ferris R, Bulkley GB. Mesenteric vasoconstriction in response to hemorrhagic shock. *Shock*. 2000;13(4):267-273.

[18] Quick JA, Jenkins DH, Holcomb JB, Barnes SL. Resuscitation from shock following hemorrhage. In: Irwin RS, Lilly CM, Mayo PH, Rippe JM, eds. *Irwin and Rippe's Intensive Care Medicine*. Philadelpia: Wolters Kluwer; 2018:chap 37.

[19] Uhlich RM, Konie JA, Davis JW, et al. Novel microRNA correlations in the severely injured. *Surgery*. 2014;156(4): 834-840.

[20] Alam HB, Sun L, Ruff P, Austin B, Burris D, Rhee P. E-and P-selectin expression depends on the resuscitation fluid used in hemorrhaged rats. *J Surg Res*. 2000;94(2):145-152.

[21] Schreiber MA, Perkins J, Kiraly L, Underwood S, Wade C, Holcomb JB. Early predictors of massive transfusion in combat casualties. *J Am Coll Surg*. 2007;205(4):541-545.

[22] MacLeod J, Lynn M, McKenney MG, Jeroukhimov I, Cohn SM. Predictors of mortality in trauma patients. *Am Surg*. 2004;70(9):805-810.

[23] Khasawneh MA, Zielinski MD, Jenkins DH, Zietlow SP, Schiller HJ, Rivera M. Low tissue oxygen saturation is associated with requirements for transfusion in the rural trauma population. *World J Surg*. 2014;38(8):1892-1897.

[24] Yucel N, Lefering R, Maegele M, et al. Trauma associated severe hemorrhage (TASH)-score: probability of mass transfusion as surrogate for life threatening hemorrhage after multiple trauma. *J Trauma*. 2006;60(6):1228-1236; discussion 1236-1237.

[25] McLaughlin DF, Niles SE, Salinas J, et al. A predictive model for massive transfusion in combat casualty patients. *J Trauma*. 2008;64(suppl 2):S57-S63; discussion S63.

[26] Nunez TC, Voskresensky IV, Dossett LA, Shinall R, Dutton WD, Cotton BA. Early prediction of massive transfusion in trauma: simple as ABC (assessment of blood consumption)? *J Trauma*. 2009;66(2):346-352.

[27] Kirkpatrick AW. Clinician-performed focused sonography for the resuscitation of trauma. *Crit Care Med*. 2007;35 (suppl 5):S162-S172.

[28] Patel P, Narasimhan M, Koenig S. An 87-year-old woman with diabetes, hypertension, and liver cirrhosis in respiratory distress. *Chest*. 2013;143(6):e1-e3.

[29] Flora B, Granati G, Patel J, Ahmad S. A previously healthy man in his 30s with worsening shortness of breath over 5 days. *Chest*. 2017;152(3):e65-e67.

[30] Zeb H, Jalil BA, Cavallazzi R. A 77-year-old man with acute blood loss and No apparent hemorrhage. *Chest*. 2019;156(3):e73-e76.

[31] Jang T, Kryder G, Sineff S, Naunheim R, Aubin C, Kaji AH. The technical errors of physicians learning to perform focused assessment with sonography in trauma. *Acad Emerg Med*. 2012;19(1):98-101.

[32] Gaarder C, Kroepelien CF, Loekke R, Hestnes M, Dormage JB, Naess PA. Ultrasound performed by radiologists-confirming the truth about FAST in trauma. *J Trauma*. 2009;67(2):323-327; discussion 328-329.

[33] Shiloh AL, Adrish M. A man in his 60s with cirrhosis, encephalopathy, and shock. *Chest*. 2015;148(1):e5-e7.

[34] MacIntyre AD, Quick JA, Barnes SL. Hemostatic dressings reduce tourniquet time while maintaining hemorrhage control. *Am Surg*. 2011;77(2):162-165.

[35] Gates KS, Baer L, Holcomb JB. Prehospital emergency care:

evaluation of the junctional emergency tourniquet tool with a perfused cadaver model. *J Spec Oper Med.* 2014;14(1):40-44.

[36] Kisat M, Morrison JJ, Hashmi ZG, Efron DT, Rasmussen TE, Haider AH. Epidemiology and outcomes of non-compressible torso hemorrhage. *J Surg Res.* 2013;184(1): 414-421.

[37] Qasim Z, Brenner M, Menaker J, Scalea T. Resuscitative endovascular balloon occlusion of the aorta. *Resuscitation.* 2015;96:275-279.

[38] Chang JC, Holloway BC, Zamisch M, Hepburn MJ, Ling GS. ResQFoam for the treatment of non-compressible hemorrhage on the front line. *Mil Med.* 2015;180(9):932-933.

[39] Quick JA, Barnes SL. Correct coagulopathy: quickly and effectively. *Lancet.* 2015;385(9982):2024-2026.

[40] Duchesne JC, McSwain NE Jr, Cotton BA, et al. Damage control resuscitation: the new face of damage control. *J Trauma.* 2010;69(4):976-990.

[41] Pollack CV Jr, Reilly PA, Eikelboom J, et al. Idarucizumab for dabigatran reversal. *N Engl J Med.* 2015;373(6):511-520.

[42] collaborators C-t, Shakur H, Roberts I, et al. Effects of tranexamic acid on death, vascular occlusive events, and blood transfusion in trauma patients with significant haemorrhage (CRASH-2): a randomised, placebo-controlled trial. *Lancet.* 2010;376(9734):23-32.

[43] Harvin JA, Peirce CA, Mims MM, et al. The impact of tranexamic acid on mortality in injured patients with hyperfibrinolysis. *J Trauma Acute Care Surg.* 2015;78(5): 905-909; discussion 909-911.

[44] Morrison JJ, Dubose JJ, Rasmussen TE, Midwinter MJ. Military application of tranexamic acid in trauma emergency resuscitation (MATTERs) study. *Arch Surg.* 2012;147(2): 113-119.

[45] Camazine MN, Hemmila MR, Leonard JC, et al. Massive transfusion policies at trauma centers participating in the American College of surgeons trauma quality improvement program. *J Trauma Acute Care Surg.* 2015;78(6 suppl 1):S48-S53.

[46] Shires GT, Carrico CJ, Baxter CR, Giesecke AH Jr, Jenkins MT. Principles in treatment of severely injured patients. *Adv Surg.* 1970;4:255-324.

[47] Shires T, Coln D, Carrico J, Lightfoot S. Fluid therapy in hemorrhagic shock. *Arch Surg.* 1964;88:688-693.

[48] Dillon J, Lynch LJ Jr, Myers R, Butcher HR Jr. The treatment of hemorrhagic shock. *Surg Gynecol Obstet.* 1966;122(5):967-978.

[49] Ashbaugh DG, Bigelow DB, Petty TL, Levine BE. Acute respiratory distress in adults. *Lancet.* 1967;2(7511):319-323.

[50] Rotondo MF, Schwab CW, McGonigal MD, et al. 'Damage control': an approach for improved survival in exsanguinating penetrating abdominal injury. *J Trauma.* 1993;35(3):375-382; discussion 382-373.

[51] Institute of Medicine Committee on Fluid Resuscitatio for Combat Casualties, Longnecker DE, Pope AM, French

G. *Fluid Resuscitation: State of the Science for Treating Combat Casualties and Civilian Injuries.*Washington, DC: National Academies Press; 2000.

[52] Fluid resuscitation in pre-hospital trauma care: a consensus view. *J R Army Med Corps.* 2001;147(2):147-152.

[53] Bickell WH, Wall MJ Jr, Pepe PE, et al. Immediate versus delayed fluid resuscitation for hypotensive patients with penetrating torso injuries. *N Engl J Med.* 1994;331(17): 1105-1109.

[54] Holcomb JB, Tilley BC, Baraniuk S, et al. Transfusion of plasma, platelets, and red blood cells in a 1:1:1 vs a 1:1:2 ratio and mortality in patients with severe trauma: the PROPPR randomized clinical trial. *J Am Med Assoc.* 2015;313(5):471-482.

[55] Smith JB, Pittet JF, Pierce A. Hypotensive resuscitation. *Curr Anesthesiol Rep.* 2014;4(3):209-215.

[56] Holcomb JB, del Junco DJ, Fox EE, et al. The prospective, observational, multicenter, major trauma transfusion (PROMMTT) study: comparative effectiveness of a time-varying treatment with competing risks. *JAMA Surg.* 2013;148(2):127-136.

[57] American College of Surgeons Committee on Trauma. *Advanced Trauma Life Support for Doctors: ATLS, Student Course Manual.* Chicago, IL: American College of Surgeons; 2008.

[58] Mutschler M, Nienaber U, Brockamp T, et al. Renaissance of base deficit for the initial assessment of trauma patients: a base deficit-based classification for hypovolemic shock developed on data from 16,305 patients derived from the TraumaRegister DGU(R). *Crit Care.* 2013;17(2):R42.

[59] Hodgman EI, Morse BC, Dente CJ, et al. Base deficit as a marker of survival after traumatic injury: consistent across changing patient populations and resuscitation paradigms. *J Trauma Acute Care Surg.* 2012;72(4):844-851.

[60] Jones AE, Shapiro NI, Trzeciak S, et al. Lactate clearance vs central venous oxygen saturation as goals of early sepsis therapy: a randomized clinical trial. *J Am Med Assoc.* 2010;303(8):739-746.

[61] Regnier MA, Raux M, Le Manach Y, et al. Prognostic significance of blood lactate and lactate clearance in trauma patients. *Anesthesiology.* 2012;117(6):1276-1288.

[62] Giraud R, Siegenthaler N, Gayet-Ageron A, Combescure C, Romand JA, Bendjelid K. ScvO(2) as a marker to define fluid responsiveness. *J Trauma.* 2011;70(4):802-807.

[63] Sankarankutty A, Nascimento B, Teodoro da Luz L, Rizoli S. TEG(R) and ROTEM(R) in trauma: similar test but different results? *World J Emerg Surg.* 2012;7(suppl 1):S3.

[64] Sandham JD, Hull RD, Brant RF, et al. A randomized, controlled trial of the use of pulmonary-artery catheters in high-risk surgical patients. *N Engl J Med.* 2003;348(1):5-14.

[65] Binanay C, Califf RM, Hasselblad V, et al. Evaluation study of congestive heart failure and pulmonary artery catheterization effectiveness: the ESCAPE trial. *J Am Med Assoc.* 2005;294(13):1625-1633.

[66] Hamilton MA, Cecconi M, Rhodes A. A systematic review and meta-analysis on the use of preemptive hemodynamic intervention to improve postoperative outcomes in moderate and high-risk surgical patients. *Anesth Analg*. 2011; 112(6): 1392-1402.

[67] Litton E, Morgan M. The PiCCO monitor: a review. *Anaesth Intensive Care*. 2012;40(3):393-409.

[68] Mora B, Ince I, Birkenberg B, et al. Validation of cardiac output measurement with the LiDCO pulse contour system in patients with impaired left ventricular function after cardiac surgery. *Anaesthesia*. 2011;66(8):675-681.

[69] Biancofiore G, Critchley LA, Lee A, et al. Evaluation of a new software version of the FloTrac/Vigileo (version 3.02) and a comparison with previous data in cirrhotic patients undergoing liver transplant surgery. *Anesth Analg*. 2011;113(3):515-522.

[70] Beltramo F, Menteer J, Razavi A, et al. Validation of an ultrasound cardiac output monitor as a bedside tool for pediatric patients. *Pediatr Cardiol*. 2016;37(1):177-183.

[71] Cheung H, Dong Q, Dong R, Yu B. Correlation of cardiac output measured by non-invasive continuous cardiac output monitoring (NICOM) and thermodilution in patients undergoing off-pump coronary artery bypass surgery. *J Anesth*. 2015;29(3):416-420.

[72] Motaharinia J, Etezadi F, Moghaddas A, Mojtahedzadeh M. Immunomodulatory effect of hypertonic saline in hemorrhagic shock. *Daru*. 2015;23:47.

[73] Tyagi R, Donaldson K, Loftus CM, Jallo J. Hypertonic saline: a clinical review. *Neurosurg Rev*. 2007;30(4):277-289; discussion 289-290.

[74] Sadjadi J, Cureton EL, Twomey P, Victorino GP. Transfusion, not just injury severity, leads to posttrauma infection: a matched cohort study. *Am Surg*. 2009;75(4):307-312.

[75] Murrell Z, Haukoos JS, Putnam B, Klein SR. The effect of older blood on mortality, need for ICU care, and the length of ICU stay after major trauma. *Am Surg*. 2005;71(9):781-785.

[76] Goodnough LT, Brecher ME, Kanter MH, AuBuchon JP. Transfusion medicine. First of two parts – blood transfusion. *N Engl J Med*. 1999;340(6):438-447.

[77] Spinella PC, Holcomb JB. Resuscitation and transfusion principles for traumatic hemorrhagic shock. *Blood Rev*. 2009;23(6):231-240.

[78] Lamboo M, Poland DC, Eikenboom JC, et al. Coagulation parameters of thawed fresh-frozen plasma during storage at different temperatures. *Transfus Med*. 2007;17(3):182-186.

[79] Zielinski MD, Johnson PM, Jenkins D, Goussous N, Stubbs JR. Emergency use of prethawed Group A plasma in trauma patients. *J Trauma Acute Care Surg*. 2013;74(1):69-74; discussion 74-75.

[80] Watson GA, Sperry JL, Rosengart MR, et al. Fresh frozen plasma is independently associated with a higher risk of multiple organ failure and acute respiratory distress syndrome. *J Trauma*. 2009;67(2):221-227; discussion 228-230.

[81] Holcomb JB, Fox EE, Zhang X, et al. Cryoprecipitate use in the PROMMTT study. *J Trauma Acute Care Surg*. 2013;75(1 suppl 1):S31-S39.

第 13 章　心肌梗死的机械并发症
Mechanical Complications of Myocardial Infarction

Christos Galatas　Annabel A. Chen-Tournoux　Seth J. Koenig　著

一、缺血的后果

在冠状动脉闭塞后的 8～10s 内，心肌供氧耗尽，导致细胞代谢从有氧代谢转变为无氧代谢[1]。随着持续性缺血，高能磷酸盐耗竭，同时氢离子、乳酸和其他代谢副产物积聚。细胞膜的破坏导致蛋白质渗漏细胞至细胞外，产生心肌细胞损伤的血清学证据。心肌不可逆组织损伤的发生及程度取决于多种因素，如心肌耗氧量、缺血预处理和侧支循环血流量。缺少侧支血管支持时，冠状动脉闭塞 20min 后会发生不可逆的损伤。而再灌注的益处随着时间的推移而减少，在缺血 180min 时，仅能挽救 10% 的可存活心肌[2]。

心外膜血管通畅不一定代表微血管水平有足够的灌注。"无复流"现象提示微血管阻塞，其在 ST 段抬高型心肌梗死（ST-segment elevation myocardial infarction，STEMI）的初次经皮冠状动脉介入治疗（percutaneous coronary intervention，PCI）后发生率为 5%～50%，这取决于现有的成像技术。导致微血管阻塞的几种可能的机制，包括远端栓塞、内皮功能障碍、间质和心肌细胞水

肿对血管的外部压迫[3, 4]。迄今为止，广泛的机械和药物策略已被研究以减少微血管阻塞，但结果各异。尽管早期恢复血流对心肌存活是必要的，但再灌注可通过氧化应激和受钙离子稳态破坏导致损伤[5]。此外，强烈的炎症反应被激活以清除梗死区域的碎片，并为后期愈合做准备[6]。

缺血和再灌注之后可能会出现长时间的收缩功能障碍，称为心肌顿抑。重要的是，与心肌顿抑相关的功能障碍是完全可逆的。根据定义，心肌灌注必须恢复到正常或接近正常，以区分顿抑和持续缺血引起的心肌功能障碍。通常，心肌顿抑的时间比缺血导致损伤的时间长，通常需要数小时到数天才能恢复功能[5]。在缺血再灌注的临床场景中，无论是整体的（如心脏手术或移植期间的心脏停搏），还是局部的（如急性冠状动脉综合征），都发现了心肌顿抑。反复发作的缺血导致的心肌顿抑，可能引起慢性左心室功能障碍。识别心肌顿抑在临床上尤为重要，因为其功能障碍是完全可逆的；直到心室功能恢复前，可能需要持续的血流动力学和（或）机械支持。此外，心肌顿抑对评价左心室功能的时机存在影

响，从而指导心肌梗死（myocardial infarction，MI）后的治疗决策。例如，植入式心脏除颤器的左心室射血分数评估通常在心肌梗死后至少推迟1个月。

二、左心室泵衰竭所致休克的诊断、治疗和转归

5%～8% 的 STEMI 患者和 2.5% 的非 ST 段抬高型心肌梗死（non-ST-segment elevation myocardial infarction，NSTEMI）患者会发生心源性休克（cardiogenic shock，CS），其是心肌梗死住院患者的主要死因。CS 是因心功能障碍导致终末器官灌注不足的一种临床综合征。CS 的血流动力学特点包括持续性低血压（收缩压 80～90mmHg 或平均动脉压低于基线值 30mmHg）、心脏指数（cardiac index，CI）严重降低 [无支持时 1.8L/(min·m²)，或有支持时 2.0～2.2L/(min·m²)]，以及充盈压正常或升高（左心室舒张末压＞18mmHg 或右心室舒张末压＞10～15mmHg）。全身低灌注的临床表现包括神志改变、皮肤湿冷和少尿。

因大面积梗死或缺血所致的 LV 功能障碍是MI 后 CS 最常见的原因。尽管发生率低，但心肌梗死的机械并发症如室间隔破裂（ventricular septal rupture，VSR）、乳头肌破裂（papillary muscle rupture，PMR）和游离壁破裂（free wall rupture，FWR）也可导致 CS，在目前研究中，VSR、PMR 和 FWR 的同时发生率＜1%。

在许多 CS 患者中观察到全身血管阻力正常或者较低，提示不适当的血管扩张在 CS 中起着重要作用。实际上，已经观察到与全身炎症反应综合征（systemic inflammatory response syndrome，SIRS）相一致的神经内分泌和细胞因子异常反应[8]。尽管与 CS 相关的 SIRS 的认识越来越多，

但目前针对它的疗法仍未得到证实。

CS 治疗的基础是"罪犯"血管的经皮或手术进行血管重建。在一项前瞻性多中心 SHOCK 试验中，300 多名患者被随机分为早期（6h 内）经皮或外科进行血管重建，或首先使用药物稳定后再血管重建（随机化后 54h）[9, 10]。尽管早期血管重建组的死亡率过高，这可能与手术并发症有关，但早期血管重建改善了试验的次要结局，即 6 个月和 1 年的存活率（46.7% vs. 33.6%，P＜0.03）。这一益处在 3 年和 6 年后仍然存在[11]。血管重建在不同的亚组（糖尿病患者、女性、既往 MI 患者、早期和晚期休克患者），以及是否通过 PCI 或冠状动脉旁路移植术（coronary artery bypass graft，CABG）实现血管重建中的益处是相似的。因此，根据美国和欧洲的指南，早期 PCI 或 CABG 血管重建是 STEMI 或 NSTEMI 并发 CS 治疗的 I 类推荐[12-15]。对于不适合接受 PCI 或 CABG 的 STEMI 并发 CS 患者，应在没有禁忌证的情况下进行溶栓治疗[12]。

CS 患者的支持措施包括正性肌力药物、血管活性药物和机械循环支持（mechanical circulatory support，MCS）。根据血管内容量状况，可能需要利尿药或扩容。CS 中常用的正性肌力药物及血管活性药物包括多巴酚丁胺、多巴胺和去甲肾上腺素。在一项比较多巴胺和去甲肾上腺素对多种原因导致休克的随机试验中，CS 患者亚组中，多巴胺与增加心律失常事件（24.1% vs. 12.4%，P＜0.05）和升高 28 天病死率有关[16]。目前尚无规模较大的关于心肌梗死后常规使用肺动脉导管（pulmonary artery catheter，PAC）指导 CS 的血流动力学管理的随机对照试验，并且在其相关的随机试验中均未显示其可降低病死率[17]。

几十年来，CS 的主要机械辅助治疗方法是

主动脉内球囊反搏（intra-aortic balloon pump，IABP），现在其仍是 CS 中最常用的 MCS 方式。最近，IABP 在 CS 中的常规应用受到了质疑。IABP-SHOCK Ⅱ试验是一项前瞻性多中心开放试验，将 600 名心肌梗死并发 CS 的患者随机分为 IABP 组和非 IABP 组[18]，所有患者均通过 PCI 或 CABG 进行早期血管重建，并接受指南建议下的药物治疗。其主要结局指标 30 天病死率（HR=0.96，95%CI 0.79～1.17，P=0.69）或安全终点指标（大出血、脑卒中或外周缺血性并发症）没有差异。CS 的其他指标，如血清肌酐或乳酸，组间没有显著差异。一项 Cochrane 协作组织的 Meta 分析了包括 IABP-SHOCK Ⅱ在内的 7 项研究，发现 IABP 可能对某些血流动力学参数有益，但不能改善结局[19]。作者指出，没有令人信服的随机试验数据支持 IABP 在心肌梗死相关 CS 中应用。2013 年美国心脏病学会基金会和美国心脏协会关于 STEMI 管理的指南中提出，对于不能通过药物治疗迅速稳定的 MI 后发生 CS 的患者，IABP 属于 Ⅱ a 级推荐（以前为 Ⅰ 级推荐）[12]。

成人 CS 患者新型 MCS 包括左心室辅助装置（left ventricular assist device，LVAD），如 Impella（腔内轴向支持心室辅助装置）和 TandemHeart（左心房至股动脉旁路辅助装置）。到目前为止，比较 LVAD 与 IABP 的数据很少，而前者在治疗难治性 CS 时属于 Ⅱ b 级推荐[12]。对 3 项随机试验（2 项比较 TandemHeart 与 IABP，1 项比较 Impella 2.5 与 IABP）100 例患者的 Meta 分析显示，LVAD 可致较高的心脏指数 [平均差 0.35L/（min·m²），95%CI 0.09～0.61L/（min·m²）]，较高的 MAP（平均差 12.8mmHg，95%CI 3.6～22.0mmHg）和较低的 PCWP（平均差 25.3mmHg，95%CI 29.4～21.2mmHg），30 天病死率没有改善（RR=1.06，95%CI 0.68～1.66）[20]。此外，没有随机数据表

明与标准治疗相比，CS 患者使用 LVAD 可降低病死率。来自 Impella-EUROSHOCK 注册的数据显示，Impella 植入是可行的，并且可以降低血清乳酸水平[21]，然而 30 天的病死率仍然很高。在一项纳入 40 名患者的回顾性单中心研究也报道了乳酸水平降低和正性肌力药的更快撤离的情况[22]。来自美国 USPella 注册的数据表明，接受 PCI 的 CS 患者，在 PCI 之前植入 Impella 可能获益（PCI 前和 PCI 后 Impella 组的出院存活率分别为 65.1% 和 40.7%；住院死亡率 OR=0.37，95%CI 0.19～0.72）[23]。理想的患者选择、MCS 设备类型和使用时机待定[24]。

体外膜肺氧合（extracorporeal membrane oxygenation，ECMO）是另外一种 CS 机械支持选择，但其研究数据仅限于回顾性，并且非随机研究并未证实其可降低病死率[25, 26]。在这种情况下该技术的使用需要进一步研究。

尽管在血管重建、药物治疗和机械支持方面取得了进展，CS 的病死率仍然居高不下。来自美国和欧洲的注册数据显示，CS 患者的住院病死率接近 50%[27, 28]。CS 患者死亡的独立预测因素包括高龄，高血压、MI 或心力衰竭病史，就诊时低血压且肾功能较差，再灌注失败，低左心室射血分数[11, 27, 29, 30]。

三、右心室梗死

右心室梗死（right ventricular infarction，RVI）因其独特的临床和血流动力学特征早已被认识。大多数 RVI 是由优势右冠状动脉（right coronary artery，RCA）近端闭塞引起的，RVI 可能合并 50% 的下壁心肌梗死（inferior MI，IMI）。极少数情况下，左前降支（left anterior descending，LAD）动脉可能是"罪犯"血管。

RVI 引起右心室低动力，使左心室前负荷减少，导致心输出量（cardiac output，CO）减少。此外，由于心包的限制作用，急性右心室扩张会导致心包腔压力升高，室间隔左移，进而影响左心室充盈和 CO[31]。

右心室的解剖学和生理学与左心室不同，并提供更有利的供氧需求的条件。在许多情况下，右心室心肌实际表现为顿抑或休眠，而不是梗死。在一项心脏磁共振（cardiac magnetic resonance，CMR）研究中，心肌梗死后早期相对常见的是右心室水肿和晚期钆强化（late gadolinium enhancement，LGE）（分别为 51% 和 31%）[32]。在 4 个月的随访中，LGE 的频率和范围明显减少，提示并未出现永久性心肌损伤。事实上，一些作者甚至会认为使用 RVI 这个术语是不恰当的，并且继发于 MI 的慢性右心衰竭是罕见的[31]。

由于 RVI 对治疗和预后的影响，早期识别 RVI 至关重要。RVI 的临床表现包括无肺部原发病时的低血压和颈静脉压升高，尽管后者在患者血容量相对较低时可能不明显。相反，容量不足的患者可能表现出对前负荷减少的敏感性，如使用硝酸盐类或利尿药。也可能存在心室相互作用的依据，如 Kussmaul 征（吸气时颈静脉扩张）。然而，体格检查对诊断 RVI 不敏感。

RVI 的心电图指标包括 III 导联 ST 段抬高大于 II 导联，V_1 导联 ST 段抬高，右侧胸前 V_{4R} 导联 ST 段抬高＞1mm，后者最具预测性。这些 ECG 异常可能会迅速消失（50% 在 10h 内），强调了对所有 IMI 患者就诊时获得右侧 ECG 的重要性。RVI 还与缓慢型心律失常（窦房或房室传导阻滞）和快速性心律失常（心房颤动和室性快速性心律失常）有关。超声心动图可显示 RV 扩张、右心室和左心室下壁运动减弱，以及室间隔矛盾运动。其还能显示 RVI 的并发症，如右心室壁血栓和肺动脉栓塞，经卵圆孔的右向左分流，急性右心室和三尖瓣环状扩张或原发性乳头肌缺血或破裂可导致严重的三尖瓣反流。两项小型研究表明，与体格检查、心电图和超声心动图相比，CMR 对检测 RVI 具有更高的敏感性[33, 34]。最后，右心导管检查显示右心房压力＞10mmHg 或＞80% 的 PCWP 支持 RVI 的诊断。

RVI 的治疗应强调紧急再灌注。成功的再灌注与右心室功能和临床结局显著改善相关[35]。应合理使用静脉输液以维持最佳的右心室前负荷；1～2L 等渗液是一个合理的开始，应避免使用降低前负荷的药物。中心静脉压（central venous pressure，CVP）监测有助于避免右心室容量过负荷（CVP＞10～14mmHg），其可通过心室相互作用影响左心室前负荷。由于右心房收缩是右心输出的重要因素，因此，完全性心脏传导阻滞应考虑房室序贯起搏，心房颤动应考虑直流电复律。如需正性肌力药支持，应避免使用单一 α 肾上腺素能激动药，因为它可能增加肺血管阻力，从而抑制右心室功能。

在 RV 功能恢复之前，可能需要机械支持。IABP 可以在不受左心室收缩功能的影响下，使 MAP、SBP 和舒张压升高[36]。也可以考虑经皮右心室辅助装置（right ventricular assist devices，RVAD）。一项回顾性队列研究证实 TandemHeart RVAD 治疗可改善 MAP、CO 和右心房压力[37]。同样，前瞻性、非盲、非随机 RECOVER RIGHT 研究利用 Impella RP 证实使用该 RVAD 可改善血流动力学[38]。值得注意的是，这两项研究都包括多种病因导致的 RV 功能障碍。最后，ECMO 也已用于少数 RVI 患者[39]。

与 RVI 相关的血流动力学不稳定只占 MI 并发 CS 的 5%，但预示着更高的住院病死率（23%～53%）[40, 41]。Meta 分析显示，RVI 的存在使急性

MI 患者的死亡相对风险增加了 1 倍以上（RR=2.59，95%CI 2.02～3.31）[42]。尽管病死率很高，随着 RV 功能的恢复，存活患者通常预后良好。

四、心肌破裂

心肌破裂是一种罕见但危及生命的 MI 并发症，发生在心肌梗死后 1～7 天，占死亡人数的 10%～15%。破裂的发病机制取决于时间和是否发生再灌注，壁内出血导致的心肌破裂往往发生在纤溶后的第一个 48h，在没有再灌注的情况下，凝固性坏死、炎症和心肌解体发生在 3～5 天以内。在美国国家心肌梗死注册研究中，高龄、女性和纤溶是心肌破裂的独立预测因素[44]。

尽管梗死面积有限且收缩功能相对保留，但由于坏死区及其边界的剪切应力增加，仍可能发生心肌破裂。破裂可能发生在三个部位：PMR、VSR 或心室 FWR。具体的表现和并发症取决于缺损的位置（表 13-1），但在所有病例中，及时的诊断和治疗，重症医学、影像学、介入科和外科的多学科参与，对于防止不可逆转的终末器官灌注不良至关重要。

（一）乳头肌断裂

PMR 使 0.25% 的接受 PCI 治疗的急性心肌梗死（acute myocardial infarction，AMI）患者病情复

表 13-1　心肌破裂的特点

特　征	室间隔破裂	游离壁破裂	乳头肌破裂
发生率	1%～3% 发生于心肌梗死，0.2%～0.34% 发生于溶栓治疗，3.9% 发生于心源性休克	0.8%～6.2%；初次血管成形术，而不是纤溶，似乎可以降低风险	1%；后内侧乳头肌多于前外侧乳头肌
发生时间	高峰期：<24h 和 3～5 天范围：1～14 天	高峰期：<24h 和 3～5 天范围：1～14 天	高峰期：<24h 和 3～5 天范围：1～14 天
临床表现	胸痛、呼吸困难、低血压	心绞痛、胸膜炎或心包炎、晕厥、低血压、心律失常、恶心、躁动、猝死	因肺水肿而突发的呼吸困难、低血压
查体发现	全收缩期杂音，以 S_2、S_3 为主，肺水肿，RV 和 LV 衰竭，心源性休克	颈静脉充盈、奇脉、机电分离和心源性休克	在某些情况下出现柔软杂音，无震颤，RV 高压的阳性体征，严重肺水肿（可能不对称），心源性休克
超声心动图所见	VSR，彩色多普勒左向右分流，RV 扩张和低动力	心肌撕裂 >5mm 不总能发现心包积液，心包间隙内血凝块，压塞	LV 过度收缩，乳头肌或腱索撕裂，彩色多普勒可发现重度 MR
心导管检查	血氧饱和度从 RA 到 RV 阶梯式上升，大 V 波	心室造影不敏感，舒张压均衡化	无血氧饱和度从 RA 到 RV 阶梯式上升（可能发生在 RV 到 PA），大 V 波，高 PCWP

LV. 左心室；MR. 二尖瓣反流；PA. 肺动脉；PCWP. 肺毛细血管楔压；RA. 右心房；RV. 右心室；VSR. 室间隔破裂
经许可改编自 Antman EM, Anbe DT, Armstrong PW, et al. ACC/AHA guidelines for the management of patients with ST-elevation myocardial infarction: a report of the American College of Cardiology/American Heart Association Task Force on Practice Guidelines (Committee to Revise the 1999 Guidelines for the Management of Patients With Acute Myocardial Infarction). Circulation. 2004;110:e282-e292.

杂化，并且成为 7% 患者发生 CS 的病因 [7]。后内侧乳头肌受累的频率是前外侧乳头肌的 3 倍，因为前者具有单一血管供应（RCA 或左回旋支），而后者具有双血管供应（LAD 和 LCx）。乳头肌完全或部分断裂可导致不同程度的二尖瓣反流（mitral regurgitation，MR）。即使梗死区域有限，也可导致 PMR，并且保留左心室功能的 PMR 并不少见。

PMR 患者会出现继发于肺淤血的急性呼吸困难。体格检查可能会发现心尖部的收缩期杂音、呼吸音增粗和湿啰音。当 LA 和左心室压力接近时，杂音可能消失。PCWP 波形中出现大 V 波可提示诊断 PMR。然而，严重的左心室功能障碍、VSR 或其他原因导致的心肌破裂也可出现。MI 后 MR 的更常见的机制是乳头肌和（或）下方左心室节段的缺血和功能障碍导致二尖瓣瓣叶活动受限。超声心动图显示二尖瓣瓣叶的连枷部或断裂的乳头肌向左心房内脱出，并伴有与缺血性 MR 外观不同的彩色多普勒征象，可诊断 PMR。如果经胸超声心动图显示不清，则应进行经食管超声心动图检查。

正性肌力药、可耐受的后负荷降低和放置 IABP 可维持早期的稳定。然而，单纯药物治疗的住院病死率高达 80%，适合手术的患者需要手术干预。手术前使用 ECMO 或 LVAD 的情况仅在少数患者中有所描述 [45, 46]。手术修复包括保留腱索的二尖瓣置换术，或者坏死范围有限时行乳头肌再植入术，包括或不包括瓣环成形术。冠状动脉造影应该在手术前进行，以便必要时可以同时进行 CABG。手术患者 30 天的病死率为 22.5%~39.3%。CABG 可降低病死率，而低 CO、肾衰竭、完全性 PMR 和需要 ECMO 或术中 IABP 提示预后较差 [47, 49]。在这种背景下使用 MitraClip 装置进行经皮修复已获得成功，但数据仅限于病例报道 [50, 51]。手术后长期生存率为

60%~80%，与有 MI 但不伴 PMR 的患者相似 [49]。

（二）室间隔破裂

VSR 是一种罕见但具有破坏性的跨壁 MI 的并发症，通常与动脉完全闭塞和侧支循环建立不良有关。LAD、优势 RCA 或优势 LCx 的梗死均可累及至间隔的分支动脉。前壁梗死容易导致心尖部缺损，而下壁或侧壁梗死容易导致基底部缺损。IMI 患者可发生复杂的 VSR，多表现为出口部位远离入口的锯齿状病变。5%~10% 的患者有多种缺损。

在纤溶和经皮再灌注治疗之前，1%~2% 急性心肌梗死患者会发生 VSR，发生在心肌梗死后 3~5 天。近期的系列研究报道发病率为 0.17%~0.31% [52]。尽管发病率有所下降，但病死率仍然很高（41%~80%），并且基本没有变化。发生 VSR 的危险因素包括高龄、女性、慢性肾脏疾病和脑血管疾病 [53]。生物标志物阳性、CS、较高的 Killip 等级和较长的再灌注时间是额外的风险因素 [7]。

VSR 导致突发的从左心室到低压的右心室的血流分流。导致右心出现严重的容量超负荷和前向 CO 受损。分流和血流动力学损害的程度可能从完全稳定到急性休克，取决于破裂的大小、肺循环和体循环的相对阻力、心室的相对功能。症状包括胸痛、呼吸困难和意识改变。体格检查提示低血压伴胸骨旁左缘刺耳的全收缩杂音，而不是在心尖部，后者更能提示 PMR。有一半的患者存在胸骨旁震颤。右心室衰竭的征象包括颈静脉扩张，肺动脉瓣区第二心音增强，以及下肢水肿；第三心音可能是由于左心室或右心室容量超负荷引起的。心电图表现包括持续性 ST 段抬高和房室结或房室结下传导异常。随着左心室衰竭和收缩压降低，左向右分流减少。如果右心室压

力大于左心室，则发生从右向左的分流，从而导致低氧血症。

超声心动图是最常用的诊断 VSR 的手段，二维成像显示室间隔的缺损，多普勒成像可显示室间隔的血流。此外，超声心动图还可提供有关左心室和右心室功能的信息。右心导管术可获取显示右心室血氧饱和度升高（>8%），肺/体血流比率增加（Q_P/Q_S>1.4），右侧压力增加，但如果超声心动图容易获得图像，一般不需要行右心导管术。左心室造影也可以识别室间隔缺损。

非手术治疗（如后负荷减少、利尿药、肌松药和 IABP 的使用）是暂时性的手段，单独使用时，病死率超过 90%。1957 年首次进行的 VSR 手术修复是最终的治疗方法。手术治疗还应考虑合并冠心病和潜在血管重建靶点的存在、MR 的程度、左心室和右心室功能障碍的严重程度。尽管进行了手术修复，病死率仍然很高。来自美国胸外科医师学会数据库的队列数据显示，如果在 MI 后 7 天内进行修复，病死率为 54.1%[54]。如果患者的临床状况允许手术推迟到心肌瘢痕组织形成，病死率可能会显著降低[55]。

有少量关于将 LVAD（如 Impella 或 Tandem-Heart）和 ECMO 用于稳定患者，直到出现手术依据[56-58]，但它们在 VSR 管理中的作用有待进一步证实。有报道称，经皮关闭 VSR 的成功率为 73.6%～91%[59-61]。经验表明，在心肌梗死急性期，CS 和 VSR 闭合是死亡的危险因素。无论采取何种治疗方法，VSR 合并急性 CS 都与极高的死亡率相关。最佳患者选择和各种策略（如机械支持、手术或经皮修复）启动的时机仍有待确定。

（三）游离壁破裂

左心室 FWR 是最常见的心脏破裂类型，在接受直接 PCI 治疗的患者中发生率为 0.52%[7]。

破裂的时间有两个高峰：第一个高峰在急性心肌梗死后 24h 内，第二个高峰在急性心肌梗死后 3～5 天[62]。与 VSR 一样，FWR 可分为单纯型和复杂型。此外，FWR 的危险因素与 VSR 相似，成功的早期再灌注和侧支循环的存在有保护作用。在 >80% 患者中，"罪犯"血管是左主干或左前降支。破裂最常发生在乳头肌附着点附近的后外侧游离壁。

FWR 导致血液迅速进入心包间隙，通常表现为心脏压塞、机电分离或心源性猝死。体格检查与压塞一致，可表现为低血压、奇脉（吸气时 SBP 下降 >10mmHg）和 JVP 升高。当 FWR 被粘连的心包包围时，会发生左心室假性动脉瘤，从而避免立即的心脏压塞和死亡。破裂的症状包括反复的胸痛或胸膜炎、呕吐而不伴有恶心、原因不明的躁动和晕厥。低血压可能伴有"不适当"的心动过缓。新的 ST 段抬高或 T 波异常可能很明显。假性动脉瘤可以通过超声心动图、对比剂或放射性核素心室造影或 CMR 来诊断。诊断性心包穿刺术可能导致出血，治疗性心包穿刺术可能会破坏所含积液的稳定性，并导致死亡。尽管已有报道称某些患者可以通过心包穿刺术和支持性药物治疗存活下来，但手术修复仍是必要的[63]。

五、左心室重构

急性心肌梗死触发一系列分子和细胞事件，从而导致左心室形状、大小和功能的改变。这种重塑过程最初是代偿性的，但随着心室壁应力的增加，出现心肌进行性肥大、扩张、球形变形和收缩功能的损害，不利于左心室重塑。如果存在 MR[64] 和机械不同步[65, 66]，则会进一步加剧室壁应力和不利的重塑。由于左心室重塑与心力衰竭的与临床结果一致，因此预防左心室重塑被认为是一个合理的治疗目标。

在心肌梗死患者中，梗死面积是抑制左心室重塑的主要决定因素。因此，及时有效地对闭塞动脉进行再灌注是缩小梗死面积、保持心室功能和改善长期预后的关键。急性期使用的各种辅助心脏保护策略正在研究中，但它们的临床影响尚不确定[67]。

肾素 – 血管紧张素 – 醛固酮系统（renin-angiotensin-aldosterone system，RAAS）和交感神经系统是重塑的中枢介质。肌壁应力增加引起的肌细胞拉伸刺激局部产生血管紧张素Ⅱ，这反过来又促进肌细胞肥大、成纤维细胞增殖和胶原蛋白的产生。肾上腺素能刺激响应心肌损伤和（或）血流动力学受损，导致心肌细胞因子的产生，如TNF-α、IL-1β 和 IL-6，这些细胞因子介导心肌细胞肥大、凋亡和细胞外基质的变化。此外，肾上腺素能刺激增强 RAAS 的活性。

阻断 RAAS 和交感神经系统是药物治疗的基础，旨在阻断重塑和改善长期预后。血管紧张素转化酶（angiotensin-converting enzyme，ACE）抑制药不仅对心肌梗死患者的血流动力学和负荷状况有益，而且还直接影响心肌梗死患者的重塑和延长生存期[68-71]。因此，对于前壁心肌梗死、心力衰竭或左心室射血分数＜40% 的 STEMI 患者，ACE 抑制药被列为Ⅰ类推荐药物，对于所有没有禁忌证的 STEMI 患者，ACE 抑制药被列为Ⅱa 类推荐药物[12]。对 ACE 抑制药不耐受的患者从血管紧张素受体拮抗药（angiotensin-receptor blocker，ARB）中获得了相似的益处[72]。对于无禁忌证的 STEMI 患者，醛固酮阻断也被证明可以提高 MI 后左心室功能障碍患者的生存率[73]。

β 受体拮抗药可减少心肌细胞凋亡、胶原沉积和肥大，通过降低心率和血压来减少心肌耗氧量；它们直接对抗儿茶酚胺对心肌细胞的刺激。

β 受体拮抗药不仅在 MI 后早期使用时可减少梗死面积[74]，而且还减少了未来的心肌重塑[75, 76]，并且在无禁忌证时是 STEMI 患者的Ⅰ类推荐[12]。

最后，预防心肌梗死后左心室重构的新策略正在研究中，包括利用干细胞和旁分泌因子的再生治疗，针对氧化应激的药物干预，以及炎症和基质金属蛋白酶途径的药物干预。

基于随机对照试验的 MI 机械性并发症的管理建议见表 13-2。

表 13-2　基于随机对照临床试验的建议

- 心源性休克：合适的患者早期行 PCI 或 CABG 达到血管重建可降低病死率[10, 11]
- 心肌重塑：心肌梗死后左心室功能障碍患者使用血管紧张素转化酶抑制药、血管紧张素受体拮抗药和醛固酮拮抗药可减轻左心室重塑并提高生存率[68-73]
- 心肌重塑：心肌梗死后的患者使用 β 受体拮抗药可减轻左心室重塑并提高生存率[74-76]

CABG. 冠状动脉搭桥术；PCI. 经皮冠状动脉介入治疗

六、超声在心肌梗死机械性并发症诊断中的应用

心肌梗死后机械性并发症的表现敏锐，并且会带来灾难性的影响。经胸超声心动图（TTE）是用于评估心肌梗死后急性心肺衰竭患者的一线影像检查方法。PMR、VSR 和 FWR 很容易通过超声心动图识别。由于延误诊断可能导致患者死亡，对心肌衰竭后急性心肺衰竭的患者应进行紧急 TTE 检查。快速识别这些并发症之一，可引导挽救生命的关键干预措施。具有基本超声心动图技能的重症医师通常能够在二维模式下诊断出上述病变，而进阶重症超声（advanced critical care echocardiography，ACCE）技能使重症医师能够通过多普勒测量进一步确定病变的特征。二维成像通常足以启动介入或手术解决方案的咨询。

急诊超声心动图检测心肌梗死机械性并发症有其局限性。无法立即获得功能强大的超声仪，以及缺乏具备超声（基础或高级）技能的专科医师，这些都是进行有效补救措施的主要潜在障碍。患者特有的因素，如身体习惯、定位困难和（或）胸壁敷料可能会降低图像质量。如果怀疑有灾难性并发症，应立即升级至 TEE。

（一）乳头肌断裂

目标导向的超声心动图检查可以在胸骨旁长轴和心尖四腔心切面上立即识别乳头肌破裂。具有 ACCE 级别能力的重症医师可以获取补充切面，包括心尖二腔心和三腔心切面。PMR 表现为低血压和肺水肿，肺部超声检查发现双侧对称的 B 线模式证实了急性心源性肺水肿的诊断。极少数情况下，左心房内的二尖瓣反流是偏心的，并选择性地使单侧肺静脉充血从而表现为单侧 B 线模式。尽管在每次收缩时进入左心房的高活动性乳头肌的存在足以立即诊断乳头肌断裂，但具有 ACCE 级别能力的重症医师应进行彩色多普勒测量，可显示严重的二尖瓣反流和大静脉收缩。在某些情况下，由于 Coanda 效应，彩色多普勒壁面射流模式会低估 MR 的严重程度。在急性情况下不需要计算有效反流面积、反流分数和反流体积。

病例 1

一名 46 岁男性因 2h 前出现严重的急性呼吸困难和全身灌注不足的表现被送往急诊室[77]。他既有腹痛，也有胸痛，而且经常吸烟。生命体征显示血压 80/40mmHg，心率 150 次 / 分，呼吸 46 次 / 分，不吸氧的情况下氧饱和度 70%。他极度痛苦，有脸色苍白、大汗、全身花斑的表现。胸痛在过去 3 天里逐渐加重。心电图显示下壁导联 Q 波和 ST 段抬高，并且标志物升高。重症医师予以 POCUS 检查。

（二）心室壁破裂

对于具有目标导向超声心动图技能水平的重症医师来说，使用目标导向的五个切面可能难以发现心室壁破裂，除非病变足够大。如果临床怀疑室间隔缺损，可能需要呼叫具有 ACCE 级别能力的重症医师或心脏病学顾问。超声心动图检查包括从多个视图检查室间隔，重点是室间隔的肌肉部分。缺陷可能很小，因此彩色多普勒是检查的重要组成部分。甚至可能需要升级到 TEE。

病例 2

一名 77 岁女性因进行性胸骨后和右侧腋窝疼痛持续 2 天而到急诊室就诊[78]。她的心电图显示下壁相关导联出现病理性 Q 波。行冠状动脉造影，发现远端 RCA 100% 闭塞，放置药物洗脱支架，术后转入重症医学科，超声心动图显示左心室功能正常。入科 6h 后，患者出现氧合下降和进行性低血压，四肢发凉。值班重症医师予以复查超声心动图。

（三）游离壁破裂

超声通常不会监测到 FWR，因为 FWR 经常是迅速致死的。超声心动图及时显示 FWR 有时可通过心包减压和室壁修复挽救生命。超声心动图是在紧急情况下检测心包积液的有效手段（有关心包积液的处理建议见第 14 章）。可获取胸骨旁长轴、心尖四腔心、剑突下长轴切面，如果操作者有较高的技能水平，可根据需要附加切面。在心肌梗死后患者中检测到新发心包积液并伴有突然的血流动力学衰竭是 FWR 的有力证据。由于心包顺应性较差，心包腔内相对少量的血液快速积聚可能会导致危及生命的心脏压塞。这种心包的压迫会导致心包内压迅速升高，并伴有心腔压缩和休克快速进展。心肌梗死后心包积液还有其他原因，但快速发作的休克和哪怕是少量的心包积液都应立即怀疑 FWR。FWR 所致心脏出血使心包内出现新鲜血液，其图像特点可能呈匀质的旋涡状。

具有基本超声技能的重症医师很容易检测到心脏压塞的特征性二维超声心动图（心室受压）。

虽然重症医师可测量心脏压塞的频谱多普勒特征，但对于 FWR 濒临死亡的患者，其临床意义有限。

有时，FWR 可能被先前存在的心包瘢痕和局部的心腔压迫所控制，这在经胸超声中可能不能被发现。对于心脏手术后的局部压塞，可能需要 TEE 来确定问题。

参考文献

[1] Kloner RA, Jennings RB. Consequences of brief ischemia: stunning, preconditioning, and their clinical implications. Part 1. *Circulation.* 2001;104:2981-2989.

[2] Westaby S, Kharbanda R, Banning AP. Cardiogenic shock in ACS. Part 1: prediction, presentation and medical therapy. *Nat Rev Cardiol.* 2011;9(3):158-171.

[3] Durante A, Camici PG. Novel insights into an "old" phenomenon: the no reflow. *Int J Cardiol.* 2015;187:273-280.

[4] Bekkers SC, Yazdani SK, Virmani R, et al. Microvascular obstruction: underlying pathophysiology and clinical diagnosis. *J Am Collcardiol.* 2010;55(16):1649-1660.

[5] Kloner RA, Jennings RB. Consequences of brief ischemia: stunning, preconditioning, and their clinical implications. Part 2. *Circulation.* 2001;104:3158-3167.

[6] Frangogiannis NG. The inflammatory response in myocardial injury, repair, and remodeling. *Nat Rev Cardiol.* 2014;11(5):255-265.

[7] French JK, Hellkamp AS, Armstrong PW, et al. Mechanical complications after percutaneous coronary intervention in ST-elevation myocardial infarction (from APEX-AMI). *Am J Cardiol.* 2010;105(1):59-63.

[8] Reynolds HR, Hochman JS. Cardiogenic shock: current concepts and improving outcomes. *Circulation.* 2008;117(5):686-697.

[9] Hochman JS, Sleeper LA, Webb JG, et al. Early revascularization in acute myocardial infarction complicated by cardiogenic shock. SHOCK Investigators. Should we emergently revascularize occluded coronaries for cardiogenic shock. *N Engl J Med.* 1999;341:625-634.

[10] Hochman JS, Sleeper LA, White HD, et al. One-year survival following early revascularization for cardiogenic shock. *J Am Med Assoc.* 2001;285:190-192.

[11] Hochman JS, Sleeper LA, Webb JG, et al. Early revascularization and long-term survival in cardiogenic shock complicating acute myocardial infarction. *J Am Med Assoc.* 2006;295(21):2511-2515.

[12] O'Gara PT, Kushner FG, Ascheim DD, et al. 2013 ACCF/AHA guideline for the management of ST-elevation myocardial infarction: a report of the American College of Cardiology Foundation/American Heart Association Task Force on Practice Guidelines. *Circulation.* 2013;127:529-555.

[13] Amsterdam EA, Wenger NK, Brindis RG, et al. 2014 AHA/ACC Guideline for the management of patients with non-ST-elevation acute coronary syndromes: a report of the American College of Cardiology/American Heart Association Task Force on Practice Guidelines. *J Am Coll Cardiol.* 2014;64(24):e139-e228.

[14] Steg G, James SK, Atar Dan, et al. ESC Guidelines for the management of acute myocardial infarction in patients presenting with ST-segment elevation. *Eur Heart J.* 2012;33:2569-2619.

[15] Roffi M, Patrono C, Collet JP, et al. 2015 ESC Guidelines for the management of acute coronary syndromes in patients presenting without persistent ST-segment elevation. *Eur Heart J.* 2016;37:267-315.

[16] De Backer D, Biston P, Devriendt J, et al. Comparison of dopamine and norepinephrine in the treatment of shock. *N Engl J Med.* 2010;362:779-789.

[17] Gidwani UK, Goel S. The pulmonary artery catheter in 2015: the swan and the phoenix. *Cardiol Rev.* 2016;24(1):1-13.

[18] Thiele H, Zeymer U, Neumann FJ, et al. Intraaortic balloon support for myocardial infarction with cardiogenic shock. *N Engl J Med.* 2012;367:1287-1296.

[19] Unverzagt S, Buerke M, de Waha A, et al. Intra-aortic balloon pump counterpulsation (IABP) for myocardial infarction complicated by cardiogenic shock. *Cochrane Database Syst Rev.* 2015;3:CD007398.

[20] Cheng JM, Uil CA, Hoeks SE, et al. Percutaneous left ventricular assist devices vs. intra-aortic balloon pump counterpulsation for treatment of cardiogenic shock: a meta-analysis of controlled trials. *Eur Heart J.* 2009;30:2102-2108.

[21] Lauten A, Engström AE, Jung C, et al. Percutaneous left-ventricular support with the Impella-2.5 – assist device

in acute cardiogenic shock: results of the Impella – EUROSHOCK-Registry. *Circ Heart Fail.* 2013;6:23-30.

[22] Gaudard P, Mourad M, Eliet J, et al. Management and outcome of patients supported with Impella 5.0 for refractory cardiogenic shock. *Crit Care.* 2015;19:363.

[23] O'Neill WW, Schreiber T, Wohns W, et al. The current use of Impella 2.5 in acute myocardial infarction complicated by cardiogenic shock: results from the USpella Registry. *J Interv Cardiol.* 2014;27(1):1-11.

[24] Rihal CS, Naidu SS, Givertz MM, et al. 2015 SCAI/ACC/HFSA/STS clinical expert consensus statement on the use of percutaneous mechanical circulatory support devices in cardiovascular care. *J Am Coll Cardiol.* 2015;65(19):e7-e26.

[25] Kim H, Lim SH, Hong J, et al. Efficacy of veno-arterial extracorporeal membrane oxygenation in acute myocardial infarction with cardiogenic shock. *Resuscitation.* 2012;83(8):971-975.

[26] Tang GHL, Malekan R, Kai M, et al. Peripheral venoarterial extracorporeal membrane oxygenation improves survival in myocardial infarction with cardiogenic shock. *J Thorac Cardiovasc Surg.* 2013;145(3):e32-e33.

[27] Goldberg RJ, Spencer FA, Gore JM, et al. Thirty-year trends (1975–2005) in the magnitude of, management of, and hospital death rates associated with cardiogenic shock in patients with acute myocardial infarction: a population-based perspective. *Circulation.* 2009;119(9):1211-1219.

[28] Jeger RV, Radovanovic D, Hunziker PR, et al. Ten-year trends in the incidence and treatment of cardiogenic shock. *Ann Intern Med.* 2008;149(9):618-626.

[29] Sutton AG, Finn P, Hall JA, et al. Predictors of outcome after percutaneous treatment for cardiogenic shock. *Heart.* 2005;91:339-344.

[30] Picard MH, Davidoff R, Sleeper LA, et al. Echocardiographic predictors of survival and response to early revascularization in cardiogenic shock. *Circulation.* 2003;107:279-284.

[31] Goldstein JA. Acute right ventricular infarction: insights for the interventional era. *Curr Probl Cardiol.* 2012;37(12):533-557.

[32] Masci PG, Francone M, Desmet W, et al. Right ventricular ischemic injury in patients with acute ST-segment elevation myocardial infarction: characterization with cardiovascular magnetic resonance. *Circulation.* 2010;22(14):1405-1412.

[33] Galea N, Francone M, Carbone I, et al. Utility of cardiac magnetic resonance (CMR) in the evaluation of right ventricular (RV) involvement in patients with myocardial infarction (MI). *Radiol Med.* 2014;119:309-317.

[34] Kumar A, Abdel-Aty H, Kriedemann I, et al. Contrast-enhanced cardiovascular magnetic resonance imaging of right ventricular infarction. *J Am Coll Cardiol.* 2006;48(10):1969-1976.

[35] Bowers TR, O'Neill WW, Grines C, et al. Effect of reperfusion on biventricular function and survival after right ventricular infarction. *N Engl J Med.* 1998;338:933-940.

[36] McNamara MW, Dixon SR, Goldstein JA. Impact of intra-aortic balloon pumping on hypotension and outcomes in acute right ventricular infarction. *Coron Artery Dis.* 2014;25:602-607.

[37] Kapur NK, Paruchuri V, Korabathina R, et al. Effects of a percutaneous mechanical circulatory support device for medically refractory right ventricular failure. *J Heart Lung Transpl.* 2011;30:1360-1367.

[38] Anderson MB, Goldstein J, Milano C, et al. Benefits of a novel percutaneous ventricular assist device for right heart failure: the prospective RECOVER RIGHT study of the Impella RP device. *J Heart Lung Transpl.* 2015;34(12):1549-1560.

[39] Hisata Y, Hashizume K, Tanigawa K, et al. Right infarction response to coronary artery bypass and the Abiomed BVS 5000. *Asian Cardiovasc Thorac Ann.* 2014;22(3):329-331.

[40] Brodie BR, Stuckey TD, Hansen C, et al. Comparison of late survival in patients with cardiogenic shock due to right ventricular infarction versus left ventricular pump failure following primary percutaneous coronary intervention for ST-elevation acute myocardial infarction. *Am J Cardiol.* 2007;99(4):431-435.

[41] Jacobs AK, Leopold JA, Bates E, et al. Cardiogenic shock caused by right ventricular infarction: a report from the SHOCK Registry. *J Am Coll Cardiol.* 2003;41:1273-1279.

[42] Hamon M, Agostini D, Le Page O, et al. Prognostic impact of right ventricular involvement in patients with acute myocardial infarction: meta-analysis. *Crit Care Med.* 2008;36(7):2023-2033.

[43] Gumina RJ, Murphy JG, Rihal CS, et al. Long-term survival after right ventricular infarction. *Am J Cardiol.* 2006;98(12):1571-1573.

[44] Becker RC, Gore JM, Lambrew C, et al. A composite view of cardiac rupture in the United States National Registry of Myocardial Infarction. *J Am Coll Cardiol.* 1996;27:1321-1326.

[45] Harmon L, Boccalandro F. Cardiogenic shock secondary to severe acute ischemic mitral regurgitation managed with an Impella 2.5 percutaneous left ventricular assist device. *Catheter Cardiovasc Interv.* 2012;79:1129-1134.

[46] Obadia B, Theron A, Gariboldi V. Extracorporeal membrane oxygenation as a bridge to surgery for ischemic papillary muscle rupture. *J Thorac Cardiovasc Surg.* 2014;147:e82-e84.

[47] Schroeter T, Lehmann S, Misfeld M, et al. Clinical outcome after mitral valve surgery due to ischemic papillary muscle rupture. *Ann Thorac Surg.* 2013;95:820-824.

[48] Bouma W, Wijdh-den Hamer IJ, Koene BM, et al. Predictors of in-hospital mortality after mitral valve surgery for post-myocardial infarction papillary muscle rupture. *J Cardiothorac Surg.* 2014;18(9):171.

[49] Russo A, Suri RM, Grigioni F, et al. Clinical outcome after surgical correction of mitral regurgitation due to papillary muscle rupture. *Circulation.* 2008;118(15):1528-1534.

[50] Wolff R, Cohen G, Peterson C, et al. MitraClip for papillary muscle rupture in patient with cardiogenic shock. *Can J Cardiol.* 2014;30(11):1461.e13-1461.e14.

[51] Bahlmann E, Frerker C, Kreidel F, et al. MitraClip implantation after acute ischemic papillary muscle rupture in a patient with prolonged cardiogenic shock. *Ann Thorac Surg.* 2015;99:e41-e42.

[52] Jones BM, Kapadia SR, Smedira NG, et al. Ventricular septal rupture complicating acute myocardial infarction: a contemporary review. *Eur Heart J.* 2014;35:2060-2068.

[53] Crenshaw BS, Granger CB, Birnbaum Y, et al. Risk factors angiographic patterns, and outcomes in patients with ventricular septal defect complicating acute myocardial infarction. *Circulation.* 2000;100(1):27-32.

[54] Arnaoutakis GJ, Zhao Y, George TJ, et al. Surgical repair of ventricular septal defect after myocardial infarction: outcomes from the Society of Thoracic Surgeons National Database. *Ann Thorac Surg.* 2012;94:436-444.

[55] Papalexopoulou N, Young CP, Attia RQ. What is the best timing of surgery in patients with post-infarct ventricular septal rupture? *Interact Cardiovasc Thorac Surg.* 2013;16(2): 193-196.

[56] Gregoric ID, Bieniarz MC, Arora H, et al. Percutaneous ventricular assist device support in a patient with a postinfarction ventricular septal defect. *Tex Heart Inst J.* 2008;35(1):46-48.

[57] La Torre MW, Centofanti P, Attisani M, et al. Posterior ventricular septal defect in presence of cardiogenic shock: early implantation of the Impella recover LP 5.0 as a bridge to surgery. *Tex Heart Inst J.* 2011;38(1):42-49.

[58] Rohn V, Spacek M, Belohlavek J, et al. Cardiogenic shock in patient with posterior postinfarctionseptal rupture – successful treatment with extracorporeal membrane oxygenation (ECMO) as a ventricular assist device. *J Card Surg.* 2009; 24(4):435-436.

[59] Attia R, Blauth C. Which patients might be suitable for a septal occlude device closure of postinfarction ventricular septal rupture rather than immediate surgery? *Interact Cardiovasc Thorac Surg.* 2010;11(5):626-629.

[60] Assenza GE, McElhinney DB, Valente AM, et al. Transcatheter closure of post-myocardial infarction ventricular septal rupture. *Circ Cardiovasc Interv.* 2013;6(1):59-67.

[61] Risseeuw F, Diebels I, Vandendriessche T, et al. Percutaneous occlusion of post-myocardial infarction ventricular septum rupture. *Neth Heart J.* 2014;22(2):47-51.

[62] Oliva PB, Hammill SC, Edwards WD. Cardiac rupture, a clinically predictable complication of acute myocardial infarction: report of 70 cases with clinicopathologic correlations. *J Am Coll Cardiol.* 1993;22:720-726.

[63] Figueras J, Cortadellas J, Evangelista A, et al. Medical management of selected patients with left ventricular free wall rupture during acute myocardial infarction. *J Am Coll Cardiol.* 1997;29:512-518.

[64] Amigoni M, Meris A, Thune JJ, et al. Mitral regurgitation in myocardial infarction complicated by heart failure, left ventricular dysfunction, or both: prognostic significance and relation to ventricular size and function. *Eur Heart J.* 2007;28(3):326-333.

[65] Mollema SA, Liem SS, Suffoletto MS, et al. Left ventricular dyssynchrony acutely after myocardial infarction predicts left ventricular remodeling. *J Am Coll Cardiol.* 2007;50(16):1532-1540.

[66] Shin SH, Hung CL, Uno H, et al. Mechanical dyssynchrony after myocardial infarction in patients with left ventricular dysfunction, heart failure, or both. *Circulation.* 2010;121(9): 1096-1103.

[67] Lønborg JT. Targeting reperfusion injury in the era of primary percutaneous coronary intervention: hope or hype? *Heart.* 2015;101(20):1612-1618.

[68] Pfeffer MA, Lamas GA, Vaughan DE, et al. Effect of captopril on progressive ventricular dilatation after anterior myocardial infarction. *N Engl J Med.* 1988;319:80-86.

[69] Pfeffer MA, Braunwald E, Moye LA, et al. Effect of captopril on mortality and morbidity in patients with left ventricular dysfunction after myocardial infarction. Results of the survival and ventricular enlargement trial. The SAVE Investigators. *N Engl J Med.* 1992;327:669-677.

[70] Effect of ramipril on mortality and morbidity of survivors of acute myocardial infarction with clinical evidence of heart failure. The Acute Infarction Ramipril Efficacy (AIRE) Study Investigators. *Lancet.* 1993;342:821-828.

[71] Køber L, Torp-Pedersen C, Carlsen JE, et al. A clinical trial of the angiotensin-converting enzyme inhibitor trandolapril in patients with left ventricular dysfunction after myocardial infarction. Trandolapril Cardiac Evaluation (TRACE) Study Group. *N Engl J Med.* 1995;333(25):1670-1676.

[72] Pfeffer MA, McMurray JJ, Velazquez EJ, et al. Valsartan, captopril, or both in myocardial infarction complicated by heart failure, left ventricular dysfunction, or both. *N Engl J Med.* 2003;349:1893-1906.

[73] Pitt B, Remme W, Zannad F, et al. Eplerenone, a selective aldosterone blocker, in patients with left ventricular dysfunction after myocardial infarction. *N Engl J Med.* 2003;348:1309-1321. Erratum in *N Engl J Med.* 2003;348:2271.

[74] Ibanez B, Macaya C, Sánchez-Brunete V, et al. Effect of early metoprolol on infarct size in ST-segment elevation myocardial infarction patients undergoing primary percutaneous coronary intervention. *Circulation.* 2013;128(14):1495-1503.

[75] Dargie HJ. Effect of carvedilol on outcome after myocardial infarction in patients with left-ventricular dysfunction: the CAPRICORN randomised trial. *Lancet.* 2001;357:1385-1390.

[76] Doughty RN, Whalley GA, Walsh HA, et al. Effects of carvedilol on left ventricular remodeling after acute myocardial infarction: the CAPRICORN echo substudy. *Circulation.* 2004;109:201-206.

[77] Blanco P, Carapelli L. A 46-year-old man presenting with orthopnea, hypotension, and abdominal pain. *Chest.* 2017;151(3):e53-e56.

[78] Williams DM, Shroff GR, Leclaire MM, et al. Shock After myocardial infarction. *Chest.* 2018;153(2):e29-e31.

第 14 章　心包穿刺术
Pericardiocentesis

Peeyush Grover　Craig S. Smith　Paul H. Mayo　Seth J. Koenig　著

心包疾病在重症监护病房中常见，由于缺乏相应的临床数据，其诊断和治疗对重症医生来说颇具挑战。心包穿刺术是诊断和治疗潜在的威胁生命的心包疾病的重要手段。本章回顾了急诊和紧急心包穿刺术的适应证，总结了心包积液的病理生理学、床旁超声指导心包穿刺术的步骤，以及进行了患者术后管理的讨论。

一、心包穿刺的指征

病例 1

一名患有多种并发症的老年男性患者因干咳、虚弱、呼吸困难和体重减轻 20 磅（9kg）入院[1]。体格检查提示颈部和腹股沟淋巴结肿大。生命体征：心率为 99 次/分，血压为 138/89mmHg，氧饱和度为 92%（鼻导管吸氧 2L/min）。胸部 X 线片提示左侧胸腔积液。

已知或疑似心包积液患者的初始治疗在很大程度上取决于临床症状。在没有血流动力学不稳定或疑似化脓性细菌性心包炎的情况下，不需要进行急诊或紧急心包穿刺术。诊断性心包穿刺术可以用来确定积液的病因，但只有在非侵入性检查完成后才会考虑诊断性心包穿刺术[2]。

尽管对新发的心包积液有许多的鉴别诊断，但基于最初病史和体格检查的初始诊断往往具有很高的预测价值[4, 5]。诊断性心包穿刺术的临床背景信息影响其预测价值，对大量积液的诊断效率高于急性心包炎[6, 7]。由于常规使用超声引导，心包穿刺术的主要并发症（1.2%）和次要并发症（3.5%）在过去几十年中显著减少，单针成功率接近 90%，超过 97% 的心脏压塞得到缓解[8]。因此，目前的指南建议将心包穿刺术作为引流/送检心包积液的首选方法[9]。对于反复出现的大量积液，反复进行心包穿刺术效果不佳，影响血流动力学的局部或后心包积液、化脓性心包炎、创伤性血性心包炎、缩窄性心包炎、主动脉夹层引起的积液，建议采取手术治疗[9]。

与诊断性心包穿刺不同，血流动力学不稳定患者需紧急清除心包积液，以恢复足够的心室充盈（前负荷），促进血流动力学稳定。液体复苏和正性肌力药虽然基本无效，但仍是临床治疗的主要手段，但只能用作心包穿刺引流的过渡。手术的方法和时机取决于患者的生命体征平稳程

病例 2

一名既往有肝硬化和糖尿病病史的男性患者因呼吸困难和胸骨后痛 2 天就诊[3]，入院时有低血压，输注 3L 晶体液后血压改善。体格检查无异常发现，入院胸部 X 线片如图 14-1[3] 所示，心电图如图 14-2[3] 所示。患者病情继续恶化，随后行气管插管并需要升压药维持血压。完善床旁超声检查。

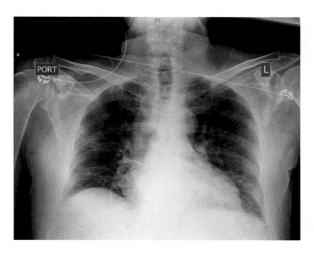

▲ 图 14-1　入院胸部 X 胸片

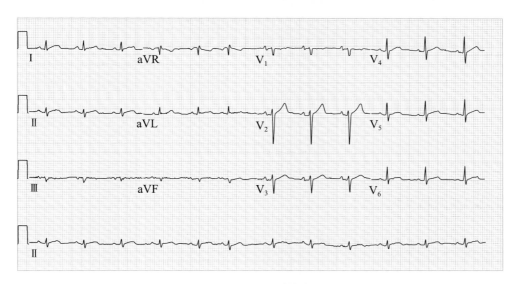

▲ 图 14-2　入院心电图

病例 3

一名老年女性患者因进行性呼吸困难 3 天到急诊科就诊，初步考虑为心力衰竭，予利尿药治疗[10]。在入院第 5 天，患者诉突发不适，收缩压降至 70mmHg。心电图提示弥漫 ST 段抬高。完善床旁超声检查。

度[11]。虽然超声和透视引导是首选，但对于对暂时性措施无效的严重低血压患者，可能需要无引导（或盲视）心包穿刺术。在这种情况下，该手术没有绝对的禁忌证，应该在患者的床边立即进行。

病例 4

一名 70 岁女性患者因癫痫持续状态住进 ICU。行气管插管以保护气道[12]。最近的病史包括乳腺癌，正在接受放射治疗。癫痫发作控制后，她仍处于昏迷状态，并接受了气管切开术。她随后出现休克并伴有低氧血症，被认为是发生了鼻腔败血症，可能与呼吸机相关肺炎有关。完善床旁超声检查。

如果患者最初血压较低，但对血流动力学支持治疗有反应，则应进行紧急心包穿刺术。与急性压塞不同，亚急性压塞更容易出现呼吸困难和疲劳等各种症状。由于持续的交感神经反应，先前患有高血压的患者可能不会表现出严重的低血压。通过超声心动图评估积液量、血流动力学影响和最佳经皮穿刺路径至关重要[13]。手术应在积液出现后数小时内进行，同时继续进行严密监测和支持治疗。如同择期手术一样，这些患者的心包穿刺术应该在合适的可视引导下进行，其方法取决于医生的经验和资源。

关于接受急诊心包穿刺术的患者，必须强调另外三点。首先，凝血参数 – 凝血酶原时间、部分凝血活酶时间和血小板计数应该在手术前完善并在可能的情况下迅速纠正。如果可行，应满足国际标准化比值（international normalized ratio，INR）＜1.4，血小板计数＞50 000/μl，抗Ⅹa因子水平达到并足以接受低分子肝素治疗再进行操作。对于在抗凝血药治疗下进行的紧急心包穿刺术，建议延长并持续引流。其次，许多重症专家提倡在导管室进行所有心包穿刺术并同时监测右心压，以记录手术效果并排除缩窄心包疾病，但必须避免过度延误。最后，在手术过程中确保患者合作和安静极大地保证了心包穿刺术的安全性和成功概率。

二、解剖

心包积液的临床表现受心包解剖和生理的影响很大。心包是一个膜状结构，有两层：脏层心包和壁层心包。脏层心包为单层间皮细胞，通过小血管、淋巴管和结缔组织的松散聚集附着在心外膜表面。壁层心包是一层相对无弹性的 2mm 厚的胶原和弹性蛋白网，内表面为间皮细胞。它移行于大血管周围并构成心包的形状，附着于胸骨、膈肌和前纵隔，同时将心脏固定在胸腔中[14]。向后，脏层心包消失，壁层心包直接附着在下腔静脉水平的心脏上[15]。脏层和壁层间皮细胞之间的潜在腔隙通常在房室沟和室间沟中含有 15～50ml 的浆液，其化学性质类似于血浆超滤液[16]。心包相对缺乏血管，但神经支配良好，在操作或炎症过程中可能会产生明显的疼痛，并伴有迷走神经反应[17]。

由于壁层心包无弹性的物理特性，心包积液何时出现及引起临床症状的主要决定因素与积液的速度直接相关。250ml 或更少容积的积液迅速聚集（几分钟到几小时）可能会导致血流动力学障碍。这些积液通常位于后方，如果没有超声或其他成像手段（如多层计算机断层扫描或心脏磁共振成像），通常很难发现这些积液。相反，积液发展缓慢（持续数天至数周）可导致纤维心包扩张；可积聚 2000ml 或更多的积液，而不会对血流动力学造成明显影响。因此，慢性积液可能会出现邻近胸腔结构受压的症状，如咳嗽、呼吸困难、吞咽困难，或者早期饱胀感。相反，血管内血容量减少、心室收缩功能受损、心肌弹性降低的心室肥厚（舒张功能障碍）可能会加重血流动力学障碍，而影像学上没有明显的积液表现。

渗出性缩窄性心包炎（高达 7% 的患者合并

心脏压塞）是由脏层和壁层心包之间液体积聚引起的，可能是一过性的（如在化疗期间），也可能是持续性的。该诊断很重要，因为它有可能演变成持续性缩窄[18]。它的定义是心包穿刺术后右心房压力未能下降超过 50% 或降至 <10mmHg，并且右心导管和查体存在持续缩窄的迹象。与大多数积液一样，临床病程取决于潜在的病因，但如果右心衰竭症状持续存在，则必须进行脏层心包切除术。

三、步骤

自从 1840 年进行了第 1 次盲视心包穿刺术以来[19]，已发现多种进入心包腔的方法。1911 年，Marfan[20] 实施了剑突下入路，后来成为无引导心包穿刺术的标准入路，因为它位于胸膜外，并且避开了冠状动脉和胸廓内动脉。

适用于临床的超声检查的出现揭开了心包疾病诊断和治疗方法的新篇章，使临床医生能够快速、无创地定量和定位心包积液[21-25]。梅奥诊所的 Callahan[26] 等证实了二维超声心动图指导心包穿刺的有效性和安全性。虽然用回声直接量化积液总量很困难，但游离性积液 >20mm 被认为是大量积液（500ml），指南建议无论是否存在血流动力学影响对 >20mm 的积液应进行心包穿刺术[9]。通常情况下，至少需有 250ml 的液体才能安全地进行心包穿刺术。超声检查的常规使用在临床实践中导致了两大趋势：首先，二维超声心动图通常用于指导心包穿刺，成功率与传统的透视引导相当[23, 25-29]。其次，由于能够清楚地确定每个患者的积液的情况（位置和体积），拓展了传统剑突下入路以外的方法[26]。在一系列手术后患者中，仅 12% 的积液剑突下入路是最直接的途径[30]。随着超声心动图的应用，心尖和胸骨旁心包穿刺越来越多，其成功率与剑突下穿刺相当。在心尖入路时，穿刺针平行于心脏长轴指向主动脉瓣。胸骨旁心包穿刺术是在胸骨边缘外侧 1cm 处插入穿刺针，以避免乳腺内部撕裂。所有的方法都采用了通过导丝插入导管的 Seldinger 技术。因为剑突下入路仍然是穿刺的标准入路，并且是无引导的急诊心包穿刺的首选入路。

无论采用哪种方法，确认恰当的位置是必须的，最好是在沿导丝插入扩张导管之前进行。应通过超声心动图或透视直接显示穿刺针，并注射混合生理盐水（超声引导）或对比剂（透视引导）以确认正确的位置[25]。

除了两条用于积极复苏的大外周静脉通道外，标准的心电图监测也是需要的。历史上，直接连接到穿刺针的心电图导联被用来通过监测出现大的"损伤电流"（ST 段抬高）来检测与心肌的接触。由于不理想的接触可能使心脏颤动，以及超声心动图的广泛应用，因此它被认为是一种不充分的保障。

表 14-1 列出了床旁心包穿刺术所需的材料。表 14-2 列出了同时放置心包内引流管所需的材料。这些材料有预包装套件或单件提供（图 14-3 和图 14-4）。剑突下心包穿刺术的步骤如下。

1. 患者准备：协助患者采取舒适的仰卧姿势，床头抬高约 45°。极度呼吸困难的患者可能需要完全直立。游离的积液聚集于下方和前方，这样剑突下入路是最安全和最容易穿刺的部位。

2. 进针部位选择：通过检查和仔细触诊定位患者的剑突和左侧肋缘的边缘。进针部位应在（患者）剑突左侧 0.5cm，肋缘下方 0.5~1.0cm（图 14-5）。通过触诊估计皮肤表面与骨性胸廓之间的距离有助于引导后续的穿刺针插入。通常的穿刺深度是 1.0~2.5cm，随着患者的肥胖或腹部隆起程度而增加。

表 14-1 经皮心包穿刺材料准备

现场准备

- 消毒液
- 纱布
- 无菌铺巾
- 无菌手套、口罩、工作服、帽子
- 5ml 或 10ml 注射器，25 号针头
- 1% 利多卡因（不含肾上腺素）
- 治疗车
- 阿托品（1mg 剂量的小瓶装）

操作中

- 11 号刀片
- 20ml 注射器，装有 10ml 1% 利多卡因（不含肾上腺素）
- 18 号 8cm 薄壁钝头针头
- 多个 20ml 和 40ml 的注射器
- 止血药
- 心电图机
- 3 个红头管
- 2 个紫头（肝素化）管
- 培养瓶

操作后

- 缝合材料
- 剪刀
- 无菌纱布和绷带

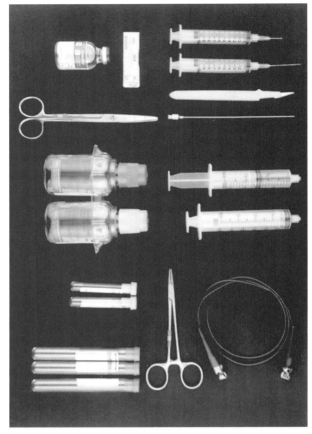

▲ 图 14-3 心包穿刺术所需材料

从左上角顺时针方向：1% 利多卡因溶液，缝合材料，10ml 注射器配 25 号针头，10ml 注射器配 22 号针头，11 号刀片，18 号 8cm 薄壁针头，20ml 注射器，30ml 注射器，鳄鱼夹，止血钳，3 个红头管，2 个紫头管，培养瓶，剪刀（引自 Grover P, Smith CS. Pericardiocentesis. In：Irwin RS, Lilly CM, Mayo PH, Rippe JM, eds. *Irwin and Rippe's Intensive Care Medicine*. 8th ed. Philadelphia, PA：Wolters Kluwer；2017: 140.）

表 14-2 心包引流材料准备

导管放置

- 特氟隆涂层的柔性 J 形弯曲导丝
- 6F 扩张器
- 8F 扩张器
- 8F、35cm 有多个孔隙（端部和侧部孔）的柔性猪尾导管

引流系统

- 三通塞
- 无菌静脉输液管
- 500ml 无菌收集袋（或瓶）
- 无菌纱布和胶袋（或瓶）
- 缝合材料

3. 穿刺部位准备：在准备进针部位时，必须始终保持严格的无菌技术。用聚维酮碘或氯己定乙醇溶液在剑突下区域和下胸部消毒，并用无菌巾覆盖，使剑突下区域显露。等待一会儿，用 1% 利多卡因麻醉进针部位，形成 1～2cm 的皮丘。为便于穿刺，在获得充分的局部麻醉后，在选定的部位用刀片切开皮肤。

4. 穿刺针的插入：在剑突下区域与皮肤约呈 45° 角进针。将针尖向上，朝向患者的左肩。在抽吸和注射利多卡因（用一个装满一半的 1% 利多卡因的 20ml 注射器）交替进行的同时，继续向后推进针头，直到针尖刚越过骨性胸廓的后缘（图 14-6）。后缘通常位于皮肤表面 2.5cm 以内。

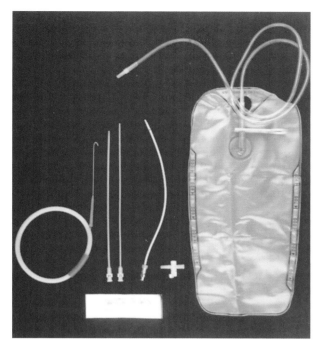

▲ 图 14-4 心包内导管放置和引流所需材料

从左下角顺时针方向：特氟隆涂层的 0.035 英寸柔性 J 形弯曲导丝，8F 扩张器，6.3F 扩张器，带端部和侧部孔的 8F 导管（35cm 柔性猪尾导管未显示），三通塞，500ml 无菌收集袋和管道，缝线材料（引自 Grover P, Smith CS.Pericardiocentesis. In：Irwin RS, Lilly CM, Mayo PH, Rippe JM, eds. *Irwin and Rippe's Intensive Care Medicine*. 8th ed. Philadelphia, PA：Wolters Kluwer：2017: 140. ）

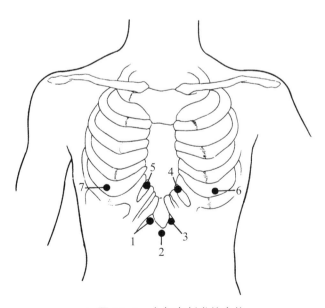

▲ 图 14-5 心包穿刺术的定位

在大多数情况下，首选剑突下方法（1～3）（经许可转载，引自 Spodick DH. *Acute Pericarditis*. New York, NY：Grune & Stratton；1959. © 1959 Elsevier 版权所有）

如针尖接触到骨性胸廓，回抽清理针尖后注射利多卡因，麻醉骨膜。然后，沿（肋骨）后缘进针。

5. 进针方向：一旦到达肋缘下方，将针头与皮肤的夹角减少到 15°。这将是接近心包的角度，但针尖仍应指向患者的左肩。无论患者胸腔的高度如何（无论是 45° 还是坐着），都要呈 15° 角穿刺进针（图 14-7）。

6. 进针：缓慢进针，同时交替回抽注射器和注射 1% 利多卡因溶液。获得基线 V 导联，并监测随着穿刺针的进入，是否存在 ST 段抬高或室性期前收缩（心外膜接触的证据）的持续 ECG 标记。沿着胸膜外路径进针，直到出现以下任何一种情况。

• 感觉到"落空感"，从心包腔（通常距皮肤 6.0～7.5cm）抽出液体（图 14-8）。有些患者此时可能会出现血管迷走神经反射，需要静脉注射阿托品来提高血压和心率。

• 当针尖接触心外膜时，心电图 V 导联可观察到 ST 段抬高或室性期前收缩。如果出现 ST 段抬高或室性期前收缩，立即（且小心地）向皮肤表面抽出针头，同时进行抽吸，避免任何可能损害心外膜血管的侧向运动。如果在初始重新定位过程中没有抽吸到液体，则完全拔除针头。

如果抽吸出血性液体，必须立即区分是血液还是积液。除了通过生理盐水、对比剂或压力传导来确认导管位置外，还可以保留几毫升的液体并观察其凝固情况。心包内固有的纤溶活性可防止亚急性 / 慢性积液凝结，而直接出血或心室内血液将会抗纤溶并出现血凝块。

随着足量积液的排出，患者的血流动力学状态应迅速改善。成功缓解心脏压塞有以下表现：①心包内压降至 –3～+3mmHg；②右心房压力下降，以及左右心室舒张期压力分离；③心输出量增加；④系统血压升高；⑤奇脉减少到生理水平

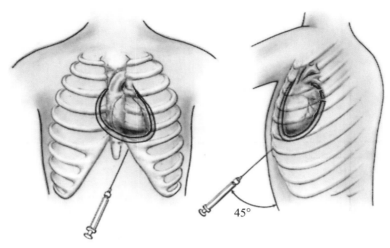

▲ 图 14-6 进针

剑突下区和下胸部准备好后，给予充分的局部麻醉，将心包穿刺针插入剑突下的切口中。进针角度（与皮肤）应约为 45°。针尖应朝上，指向患者的左肩（引自 Grover P, Smith CS. Pericardiocentesis. In: Irwin RS, Lilly CM, Mayo PH, Rippe JM, eds. *Irwin and Rippe's Intensive Care Medicine*. 8th ed. Philadelphia，PA: Wolters Kluwer；2017: 141.）

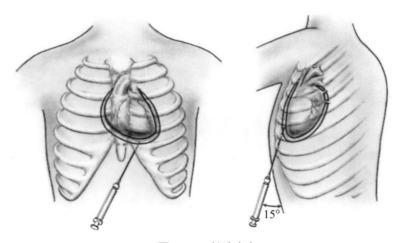

▲ 图 14-7 针头方向

一旦通过骨性胸廓的后缘，针尖应减至 15°。进针：针头向左肩缓慢推进，同时交替进行抽吸和注射。当进入心包腔时，会感觉到"落空感"，并吸出液体（引自 Grover P, Smith CS. Pericardiocentesis. In：Irwin RS, Lilly CM, Mayo PH, Rippe JM, eds. *Irwin and Rippe's Intensive Care Medicine*. 8th ed. Philadelphia, PA: Wolters Kluwer; 2017: 141.）

（10mmHg 或以下）。引流 50～100ml 液体后通常可以看到改善。如果去除液体后右心房压力仍然升高，则应考虑渗出性缩窄过程。

表 14-3 概述了心包积液诊断的情况。有几种方法可以持续引流心包腔。最简单的方法是使用大容积的注射器吸出液体。这种方法并不总是实用的（如对于大量的积液），而且操作过程中可能会造成心肌损伤。另外，大多数心包穿刺包中都包括通过 Seldinger 技术插入心包引流管套针技术的材料和说明。

• 心包引流管的放置：沿导丝置入 6F 的扩张器为导管建立一个通道。移除扩张器后，用同样的方法置入一个 8F 的扩张器。沿导丝上置入一个 8F 的柔性猪尾（或侧孔）导管进入心包腔。

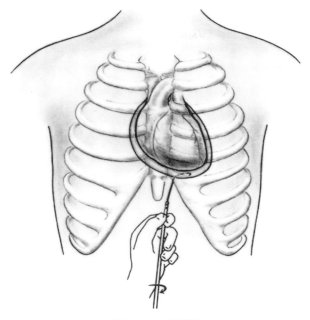

▲ 图 14-8 放置技术

固定穿刺针，将一根涂有特氟隆的 0.035 英寸导丝置入心包腔。退穿刺针。在进行一系列扩皮后，将一根 8F 35cm 的柔性猪尾导管沿导丝置入心包腔。通过顺时针 / 逆时针的轻柔运动来促进扩张器和猪尾导管的置入（引自 Grover P, Smith CS. Pericardiocentesis. In: Irwin RS, Lilly CM, Mayo PH, Rippe JM, eds. *Irwin and Rippe's Intensive Care Medicine*. 8th ed. Philadelphia, PA: Wolters Kluwer; 2017:141.）

移除导丝。通过顺时针 / 逆时针旋转促进扩张器的通过。使用放射线检查、透视或床旁超声心动图明确导管位置，促进液体排出。

- 引流系统[31, 32]：将一个三通塞连接到心包内导管上，并通过连接管将三通塞连接到无菌收集袋上来封闭该系统。导管也可与传感器连接，以便进行心包内压力监测。该系统可按以下方式固定。

  - 将猪尾导管缝合在皮肤上，确保管腔不被压迫。用无菌纱布和敷料覆盖进针部位。

  - 用胶带将引流袋（或瓶子）固定在心脏水平以下 35～50cm 的位置。可使用超声心动图或透视引导来重新定位猪尾导管，以利于现有心包液的完全引流。

  建议缓慢引流，每次引流量＜1000ml，以避

表 14-3 心包积液的诊断

- 血细胞比容
- 白细胞计数与分类
- 葡萄糖
- 蛋白质
- 革兰染色
- 常规的需氧和厌氧培养
- 抗酸杆菌的涂片和培养
- 细胞学检查
- 胆固醇、甘油三酯
- 淀粉酶
- 乳酸脱氢酶
- 特殊培养（病毒、寄生虫和真菌）
- 抗核抗体
- 类风湿因子
- 总补体、C3

免急性右心室扩张——这是一种罕见但严重的并发症[9, 33]。建议保持引流直到吸气时心包压低于大气压。每隔 4～6h，应使用 10～15ml 的正常生理盐水手动冲洗导管，直到每天的引流量降至＜25ml[34]。

四、短期管理和长期管理

心包穿刺术后，需要密切监测以发现是否有再次心脏压塞和操作相关并发症的表现。表 14-4 列出了与心包穿刺有关的最常见的严重并发症[1-3, 9]。与并发症风险增加有关的因素包括：①少量积液（＜250ml）；②后心包积液；③局限性积液；④最大安全间隙(通过超声心动图显示)＜10mm；⑤无引导穿刺。所有接受心包穿刺术的患者都应该在术后拍一张胸部 X 线片，以排除气胸的存在。应在数小时内进行经胸部二维超声心动图检查，以评估心包引流的充分性，并确认导管的放置位置。由于心包穿刺通常不能引流所有积液（可能存在活动性出血或渗出），心包穿刺导管通常会放置 24～72h 或直到引流完全。延长导管引

表 14-4 心包穿刺的并发症
• 心脏刺伤伴有心包积血
• 冠状动脉裂伤（心包积血或心肌梗死）
• 气胸
• 血胸
• 心律失常
– 心动过缓
– 室性心动过速 / 心室颤动
• 腹部器官（肝脏、胃肠道）创伤
• 出血性腹膜炎
• 心搏骤停（主要是心肌穿孔引起的无脉电活动，但偶尔也有快速性心律失常或缓慢性心律失常）
• 一过性双心室功能障碍
• 感染
• 瘘管形成
• 肺水肿

表 14-5 心包积液常见原因
• 特发性
• 恶性肿瘤（原发性、转移性；实体瘤、血液病）
• 尿毒症
• 移植物抗宿主疾病
• 髓外造血症
• 心包切除术后综合征
• 结缔组织病
• 创伤
– 钝器
– 穿透性
• 感染
– 病毒性（包括 HIV）
– 细菌性
– 真菌性
– 结核病
• 主动脉夹层
• 心导管检查、经皮冠状动脉介入或起搏器植入的并发症
• 心肌水肿
• 放射后

HIV. 人类免疫缺陷病毒

流时间是安全的，并且在 4 年的随访中，复发率有降低的趋势[34]。3 天后每天引流＞100ml 应考虑手术干预、硬化剂或经皮球囊心包剥离术。

对于心包积液严重的患者的长期治疗，不在本章的讨论范围之内；但是，前文简要回顾了手术治疗的适应证。心包积液的病因（表 14-5）和患者的功能状况是决定首选治疗方案的关键。对于慢性虚弱或转移性疾病累及心包的患者进行非手术治疗的积极尝试可能是合适的[10, 12]。经皮球囊心包剥离术或用四环素、顺铂和其他药物进行心包硬化，可使特定的恶性心包疾病患者受益[35-37]。预后良好但积极药物治疗失败的患者应接受侵入性最小的手术。

超声在心包积液治疗中的应用

超声检查在心包积液的处理中有几方面的应用。

1. 心包液的鉴别

心包积液很容易通过超声检查确定。心包腔在健康状态下是一个不含液体的潜在空间。心包腔内积液呈低回声，以心包的解剖边界为界。使

用标准的五切面基础心脏超声检查方法（见第 11 章），心包积液可以很容易地被识别。少量的心包积液可在胸骨旁的长轴和短轴、剑突下的心脏的长轴上显示在心脏后方。当积液为中量或大量时，积液环绕心脏，在心尖四腔心切面可见。心包积液通常为低回声，但感染或恶性肿瘤可能导致心包积液回声增强、不均匀、分隔或可见肿块。

经食管超声心动图很容易识别心包积液。TEE 中心包间隙延伸到心底，在充盈时可以看到一系列复杂的反射。TEE 的一个特殊应用是识别心脏手术后局限性的心包积液导致局部心脏压塞引起心腔压迫。这些在经胸超声心动图上可能是看不到的。心脏手术后患者不明原因的低血压需要 TEE 排除这种潜在的致命性并发症。

心包前脂肪可能被误认为心包积液。心包脂

肪内有高回声成分，随心脏收缩而移动。没有并存的后心包积液有利于心包前脂肪的诊断。在胸骨旁长轴切面，胸腔积液可能与心包积液相混淆。胸骨旁长轴切面心包积液分布在降主动脉前方，胸腔积液分布在降主动脉后方。

2. 心脏压塞的评价

二维超声心动图有助于识别心脏压塞相应的表现。

心腔塌陷有提示性，但不是诊断性的压塞生理现象。在超声检查屏幕上通过 ECG 确定腔室塌陷的时相是很有用的。从心尖四腔心和剑突下长轴切面最易观察到右心房塌陷。正常情况下，右心房应在收缩期充盈，因此发现收缩期右心房塌陷是不正常的。右心房的舒张早期塌陷对诊断压塞很敏感。高右心房压力和严重的三尖瓣关闭不全可能掩盖右心房塌陷。

从胸骨旁短轴和剑突下长轴切面最易观察到右心室塌陷，右心室在舒张期充盈，因此在舒张期右心室塌陷是不正常的。由于 RVOT 壁薄，因此右心室流出道的塌陷发生在右心室游离壁发生之前。RVOT 最好从胸骨旁长轴切面观察，而右心室游离壁最好从心尖四腔心和剑突下长轴切面观察。高右心室压力和右心室壁肥厚可能掩盖右心室塌陷。腔内压迫的存在本身并不表明存在压塞的生理现象，没有这种现象也不排除压塞的可能性。大量心包积液时存在心脏摆动提示心脏压塞，胸骨旁长轴切面上取样线穿过右心室和左心室获得的 M 型模式中，心腔大小的呼吸变化也是如此。心脏压塞可预见会导致下腔静脉扩张。纤细下腔静脉的存在提示心脏压塞的可能性很小。多普勒超声心动图对心脏压塞的评估有一定价值，压塞生理学的一个特征是由于心室交互作用的加重所致每搏量（stroke volume，SV）随呼吸的变化。这表现为二尖瓣和三尖瓣舒张期血流

速度随呼吸的变化。从心尖四腔心切面测量，二尖瓣 E 峰速度的呼吸变异 >30% 是心脏压塞的特征表现。从心尖五腔心切面测量左心室流出道的 SV 随呼吸的变化，相当于超声心动图中的奇脉。

病例 5

一名有类风湿关节炎和间质性肺病病史的老年男性患者因左侧胸痛和进行性呼吸困难入院[35]。胸部 CT 显示周围性心包积液和左侧肺栓塞。超声心动图显示心包积液和心脏压塞的表现。行急诊心包穿刺引流血性液体 800ml。手术结束后，患者立即出现顽固性休克，再次进行目标导向心脏超声检查。

多普勒分析的局限性。它需要高水平的训练，而且对于一线医生的培训来说是很耗时的。胸膜腔内压的明显变化，如哮喘引起的气道阻塞或上呼吸道阻塞，会导致 SV 的呼吸相位变化。由于心脏的呼吸相位运动导致的平移伪影可能会引起与 SV 变化无关的多普勒信号的变化。

二维超声心动图和多普勒超声心动图均有助于心脏压塞患者的鉴别。因为有较多的混杂因素干扰，超声心动图的发现虽然有帮助，但永远不应被认为是诊断依据。心脏压塞仍是一种临床诊断，超声心动图可能支持也可能不支持诊断。

病例 6

一名 50 岁女性患者在最近接受了乳腺癌的手术和化疗后入院，随后又被同一乳房的肉瘤所困扰[36]。主诉呼吸急促，她因为肺炎而接受抗生素治疗。后来开始低血压，胸部 CT 血管成像提示有少量心包积液和胸膜下磨玻璃样影。血压最初对输液有反应。后来，临床情况恶化，出现低血压、心动过速和呼吸窘迫。心电图提示窦性心动过速伴低电压。没有发现脓毒症的证据。

3. 心包穿刺引导

与透视引导相比，超声引导是心包穿刺安全

的首选方法。Seward 等分析了 1127 例在超声引导下进行的心包穿刺术，并发症发生率非常低[29]。剑突下入路时采用透视引导。因为透视是一种二维成像技术，所以肝脏的位置、针尖与心肌的关系、肺与针尖轨迹的关系没有超声成像显示清楚。

在超声引导下进行的心包穿刺术与胸腔穿刺术和腹腔穿刺术是相同的原理。识别出积液，操作人员确定穿刺针的安全位置、角度和深度，同时避免对邻近解剖结构的损伤。操作人员需要熟练地获取和解读图像，因为心肌或冠状动脉损伤是心包穿刺术的灾难性并发症。

4. 定位和准备工作

使用超声定位最佳位置取决于发现最多液体的地方。这可能发生在前胸或侧胸的任何位置。最佳位置通常在心尖四腔心切面的侧胸。如果积液量很大，胸骨旁切面可能是一个很好的入路。当积液主要位于后方时，改变患者的体位可能会使液体汇聚到更容易穿刺的位置。左侧卧位可使液体转移改善心尖切面，而半卧位可改善剑突下切面。

穿刺针进入心包的部位与心脏之间的距离是决定安全性的重要因素。在整个收缩周期中，心脏的大小都会发生变化，心脏"摆动"是严重心脏压塞的常见现象，在呼吸周期中，心脏的呼吸平移运动加剧。因此，心包积液的深度可能会在心脏运动过程中发生很大程度的变化。合理的建议是在心脏和计划穿刺心包积液的穿刺点之间需要至少 1cm 的液体深度。

安全穿刺位置选择的另一个重要因素是避免对邻近器官造成伤害，尤其是肺。幸运的是，充气或实变的肺很容易辨认，因此很容易避免（见第 6 章）。肝脏很容易辨认，因此在考虑剑突下入路时可以避免穿刺到肝脏。经胸骨旁入路时，

必须对计划好的针头轨迹进行彩色多普勒检查，以避开乳腺内血管。胸腔积液可能与心包积液同时发生，并可能影响心包积液的穿刺路径。在这种情况下，最好是先引流胸腔积液，然后确定引流心包积液的最佳途径。在剑突下长轴切面，有时腹水可能被误认为心包积液。

确定了最佳的穿刺位置和角度，并对该位置进行标记，使用测量功能，可以冻结超声屏幕上的图像测量穿刺针的穿刺深度。在获得最后的确认扫描之前应该完成设备设置，这样可以缩短最后扫描和进针之间的时间，从而使操作者在进针时保持对进针角度的最新记忆。在消毒皮肤以后，用全身铺巾覆盖患者，带无菌保护套的超声探头是必不可少的一部分，因为操作者可以选择在消毒皮肤后在穿刺过程中再次确认穿刺针的部位、深度和角度。穿刺针进针的角度应与超声探头确认的安全路径进针角度保持一致。

操作者先插入导丝，然后再进行导管的插入。可通过二维超声检查直接观察确认导丝或导管的插入。如果对正确的位置有疑问，可以通过导管注射几毫升混合生理盐水来确认导管的位置。

与胸腔穿刺术和腹腔穿刺术相似，心包穿刺术不需要超声实时引导。已发表的最大的研究报道[29]也没有使用实时引导。但是，在整个过程中使用无菌保护套覆盖超声探头是至关重要的，以便操作过程中需要重新检查和确认导管成功置入。

结论

超声让心包穿刺术更安全。超声检查可以让重症医生选择安全的部位、角度和深度来进行穿刺针和器械的置入。仔细注意图像采集和解读可

陷阱

- 皮肤压缩伪影是一个常见的问题，因为它可能会导致对进针深度的低估。当操作者在肥胖或水肿的患者身上寻找安全的进针点时，用探头推挤皮肤会发生这种情况。在压迫皮肤和皮下软组织的同时，测量针的进针深度。移除探头压力时，皮肤会回弹，这样就会低估进针深度。在实际进针过程中，如果在超声机屏幕上测得的深度没有液体，操作者会有担心。解决这个问题的方法是重新扫描患者，确认进针的角度，并更准确地评估压缩伪影。定位穿刺部位的标记点的移动是定位困难的另一原因。皮肤是可移动的，所以操作者的手不慎施力可能会使皮肤上的标记移动。针头应该在标记处穿刺，不应该在该区域施加任何可能移动标记位置的压力。同样，"干抽"可能是由于探头角度不准确，或不准确的皮肤标记。解决办法是对患者进行重新扫描，重新确认角度和穿刺部位。一般来说，重复垂直的角度比重复锐角来得容易。如果可以探及积液，采用前胸或侧胸壁方法更佳，因为在这些区域扫描时，探头通常与胸壁是垂直的。剑突下入路则不是这样。
- "干抽"的一个少见原因是针头插入过深造成针头被堵住。凝结的血液或皮肤堵塞可能是罪魁祸首。如果采用胸骨旁入路过度探查前肋软骨也可能使软骨阻塞针头，导致操作者将针头插入过深，给患者带来潜在的并发症。
- 经验不足的超声技师可能会将巨大的前心包脂肪垫误认为是心包积液。心包脂肪具有一定的回声成分，并与心脏收缩同步运动。然而，心包积液仅发生在心脏前方而没有明显的后方心包积液存在的情况是非常少见的。
- 当麻醉针穿过胸腔积液后穿透心包时，心包穿刺术会出现一个不常见的陷阱，心包积液可能会通过麻醉针造成的心包缺损流入胸腔。如果在确定的心包穿刺引流装置插入之前存在延迟，则可能会发生这种情况。这时就会出现操作者对没有心包积液和出现新的胸腔积液感到非常疑惑。为避免这种情况，应在局部麻醉浸润后立即插入穿刺引流装置。

病例 7

一名 50 多岁男性患者因快速进行性呼吸困难 2 天来院 [37]。他处于中度窘迫状态，血压 94/58mmHg，心率 33 次 / 分，呼吸频率 22 次 / 分，2L/min 鼻导管吸氧时血氧饱和度 92%。他出现了脸色苍白，大汗淋漓，心音遥远，呼吸做功明显增加。心电图提示完全性心脏传导阻滞，没有 ST 段改变或电交替。入院胸部 X 线片提示心脏轮廓增大，肺部清晰。肺部充气正常，深静脉血栓筛查阴性。

使操作者避免出现心肌或冠状动脉撕裂的严重并发症。强烈建议重症监护超声医生熟练掌握超声引导的心包穿刺术，因为它比剑突下透视引导更有优势。

参考文献

[1] D'Annunzio S, Sauthoff H. A 78-year-old man with diffuse lymphadenopathy, a pleural effusion, and shortness of breath. *Chest*. 2016;150(6):e151-e153.

[2] Permayer-Miulda G, Sagrista-Sauleda J, Soler-Soler J. Primary acute pericardial disease: a prospective study of 231 consecutive patients. *Am J Cardiol*. 1985;56:623.

[3] Greenstein YY, Khanijo S, Narasimhan M, et al. A man in his 60s with circulatory collapse. *Chest*. 2016;149(1):e11-e16.

[4] Levy PY, Corey R, Berger P, et al. Etiologic diagnosis of 204 pericardial effusions. *Medicine (Baltimore)*. 2003;82:385.

[5] Sagrista-Sauleda J, Merce J, Permanyer-Miralda G, et al. Clinical clues to the causes of large pericardial effusions. *Am J Med*. 2000;109:95.

[6] Corey GR, Campbell PT, van Trigt P, et al. Etiology of large pericardial effusions. *Am J Med*. 1993;95:209.

[7] Zayas R, Anguita M, Torres F, et al. Incidence of specific etiology and role of methods for specific etiologic diagnosis of primary acute pericarditis. *Am J Cardiol*. 1995;75:378.

[8] Quinones M, Douglas P, Foster E, et al. ACC/AHA clinical competence statement on echocardiography. *J Am Coll Cardiol*. 2003;41(4):687-708.

[9] Maisch B, Seferovic P, Ristic AD, et al. Guidelines on the

diagnosis and management of pericardial diseases. The task force on the diagnosis and management of pericardial diseases of the European Society of Cardiology. *Eur Heart J.* 2004;25(7):587-610.

[10] Millington SJ, Arntfield RT. Sudden hypotension in a medical patient. *Chest.* 2014;146(3):e78-e80.

[11] Spodick DH. Medical treatment of cardiac tamponade. In: Caturelli G, ed. *Cura Intensive Cardiologica.* Rome: TIPAR Poligrafica; 1991:265-268.

[12] Mongodi S, Roldi EM, Orlando A, et al. A 70-year-old develops refractory hypotension in the ICU. *Chest.* 2017;152(3):e61-e63.

[13] Cheitlin MD, Armstrong WF, Aurigemma GP, et al. ACC/AHA/ASE 2003 guideline for the clinical application of echocardiography. *J Am Coll Cardiol.* 2003;42(5):954-970.

[14] Spodick DH. Macrophysiology, microphysiology, and anatomy of the pericardium: a synopsis. *Am Heart J.* 1992;124:1046-1051.

[15] Loukas M, Walter A, Boon JM, et al. Pericardiocentesis: a clinical anatomy review. *Clin Anat.* 2012;25:872.

[16] Ellis H. The clinical anatomy of pericardiocentesis. *Br J Hosp Med.* 2010;71:M100.

[17] Little W, Freeman G. Pericardial disease. *Circulation.* 2006;113:1622-1632.

[18] Sagrista-Sauleda J, Angel J, Sanchez A, et al. Effusive-constrictive pericarditis. *N Engl J Med.* 2004;350:469.

[19] Schuh R. Erfahrungen uber de Paracentese der Brust und des Herz Beutels. *Med Jahrbosterrstaates Wien.* 1841;33:388.

[20] Marfan AB. Poncitian du pericarde par 1 espigahe. *Ann Med Chir Infarct.* 1911;15:529.

[21] Tibbles CD, Porcaro W. Procedural applications of ultrasound. *Emerg Med Clin North Am.* 2004;22:797.

[22] Rifkin RD, Mernoff DB. Noninvasive evaluation of pericardial effusion composition by computed tomography. *Am Heart J.* 2005;149:1120.

[23] Degirmencioglu A, Karakus G, Guvenc TS, et al. Echocardiography-guided or "sided" pericardiocentesis. *Echocardiography.* 2014;30:997.

[24] Nagdev A, Mantuani D. A novel in-plane technique for ultrasound-guided pericardiocentesis. *Am J Emerg Med.* 2014;31:1424.e5-1424.e9.

[25] Ainsworth CD, Salehian O. Echo-guided pericardiocentesis: let the bubbles show the way. *Circulation.* 2011;123:e210.

[26] Callahan JA, Seward JB, Nishimura RA. 2-dimensional echocardiography-guided pericardiocentesis: experience in 117 consecutive patients. *Am J Cardiol.* 1985;55:476.

[27] Tsang TSM, Freeman WK, Sinak LJ, et al. Echocardiographically guided pericardiocentesis: evolution and state-of-the-art technique. *Mayo Clin Proc.* 1998;73:647.

[28] Callahan JA, Seward JB, Tajik AJ. Cardiac tamponade: pericardiocentesis directed by two-dimensional echocardiography. *Mayo Clin Proc.* 1985;60:344.

[29] Tsang TS, Enriquez-Sarano M, Freeman WK, et al. Consecutive 1127 therapeutic echocardiographically guided pericardiocentesis: clinical profile, practice patterns, and outcomes spanning 21 years. *Mayo Clin Proc.* 2002;77:429.

[30] Fagan S, Chan KL. Pericardiocentesis. *Chest.* 1999;116:275-276.

[31] Kapoor AS. Technique of pericardiocentesis and intrapericardial drainage. In: Kapoor AS, ed. *International Cardiology.* New York, NY: Springer-Verlag; 1989:146.

[32] Patel AK, Kogolcharoen PK, Nallasivan M, et al. Catheter drainage of the pericardium: practical method to maintain long-term patency. *Chest.* 1987;92:1018.

[33] Armstrong WF, Feigenbaum H, Dillon JC. Acute right ventricular dilation and echocardiographic volume overload following pericardiocentesis for relief of cardiac tamponade. *Am Heart J.* 1984;107:1266-1270.

[34] Tsang TS, Barnes ME, Gersh BJ, et al. Outcomes of clinically significant idiopathic pericardial effusion requiring intervention. *Am J Cardiol.* 2002;91(6):704-707.

[35] Cagnina RE, Gay EB. An elderly man with dyspnea and chest pain. *Chest.* 2016;149(1):e7-e9.

[36] Shah TE, Borodyanskiy A, Ahmad S. A 50-year-old woman who presents with hypotension. *Chest.* 2018;154(1):e9-e12.

[37] Morgan R, Murdock R, Leng P. A man in his 50s presenting with rapid-onset dyspnea and obstructive shock. *Chest.* 2018;154(6):e153-e156.

第 15 章　临时心脏起搏
Temporary Cardiac Pacing

Brendan Merchant　Seth T. Dahlberg　Seth J. Koenig　著

重症监护病房中患者出现心脏传导障碍和心律失常时可能需要临时心脏起搏。因此，ICU 人员应熟悉临时心脏起搏的适应证、启动和维护技术，以及可能出现的并发症。美国医师学会（American College of Physicians，ACC）特别工作组、美国心脏协会（American Heart Association，AHA）和美国心脏病学会（American College of Cardiology，ACC）共同发布了经静脉起搏的培训建议[1]。经静脉起搏还要求操作者接受中心静脉通路（见第 19 章）放置的培训[2]。

一、临时心脏起搏的适应证

如表 15-1 所示，在诊断和处理以下几种严重的节律和传导障碍时，需要临时起搏。

（一）缓慢性心律失常

ICU 中临时起搏最常见的指征是血流动力学显著异常或有症状的缓慢性心律失常，如窦性心动过缓或重度房室传导阻滞。

窦性心动过缓和房室传导阻滞常见于急性冠脉综合征、高钾血症、黏液水肿或颅内压升高的患者。心内膜炎或莱姆病可能损害房室传导。缓慢性心律失常也可能由洋地黄、抗心律失常药、β 受体拮抗药或钙通道阻滞药治疗或中毒引起，也可能源于 ICU 治疗过程中的高度的血管迷走神经反应，如对插管患者进行支气管内的负压吸引。心动过缓依赖性室性心动过速可能与缺血性心脏病有关。

（二）快速性心律失常

在预防和终止室上性和室性快速性心律失常方面，临时心脏起搏的应用较少。

在 ICU 中，心房起搏通常是在心脏手术中放置临时心外膜电极时安置。伴有心外膜导联的心脏手术患者起搏终止心房扑动可能比同步复律更好，因为同步复律有镇静相关的风险。临界起搏频率（通常为心房扑动率的 125%～135%）和起搏持续时间（通常约 10s）是心房扑动成功转复为窦性心律的重要因素[3]。

对于 QT 间期延长（尖端扭转型室性心动过速）的患者，尤其是继发于药物的患者，可能需要临时起搏来预防阵发性多形性室性心动过速[4, 5]。临时心脏起搏是因 I 型抗心律失常药物

表 15-1 急性（临时）心脏起搏适应证

传导阻滞

- 持续性三度房室传导阻滞伴下壁心肌梗死
- 三度房室传导阻滞、新发双束支传导阻滞（如右束支传导阻滞、左前半分支传导阻滞、左束支传导阻滞、一度房室传导阻滞）或交替性左右束支传导阻滞并发急性前壁心肌梗死
- 有症状的特发性三度房室传导阻滞，或高度房室传导阻滞

心律失常

- 血流动力学显著异常或有症状的窦性心动过缓
- 心动过缓依赖性室性心动过速
- 房室分离伴心输出量不足
- 具有长 QT 间期的多形性室性心动过速（尖端扭转）
- 对药物治疗无反应的复发性室性心动过速

代谢引起轻度心动过速的稳定患者的治疗选择。心脏起搏的有效性可能与降低心室肌有效不应期（缩短 QT 间期）有关。

临时心室起搏可成功终止室性心动过速。如果必须紧急终止室性心动过速，则强制进行心脏复律。然而，在不太紧急的情况下，通过快速心室起搏转复室性心动过速可能是有用的。"超速"心室起搏通常对终止远端性心肌梗死或无心脏病患者的单形性室性心动过速有效。当室性心动过速并发急性心肌梗死或心肌病时，该措施的效果较差。当心室可以被"捕获"时，快速的心室起搏可以成功地终止室性心动过速（非同步起搏 5～10 次，以每分钟大于此刻心动过速 50 次的频率）。对于可能是由起搏而导致室性心动过速加速或心室颤动变异的患者，应立即使用心脏除颤。

二、快速性心律失常的诊断

当不能通过体表心电图确定 P 波的形态及其与 QRS 复合体的关系时，临时心房起搏电极可能有助于诊断快速性心律失常[6]。心房心电图记录有助于鉴别诊断规则、窄 QRS 复合波的心动过速，其中包括心房扑动、房室折返或其他室上性心律。该技术还可有助于鉴别诊断宽 QRS 的心动过速，其中包括伴有传导异常的室上性心动过速、伴有束支传导阻滞的窦性心动过速和室性心动过速。

为了记录心房心电图，心电图肢体导联以标准方式连接，心前区导联（通常为 V_1）连接到心房起搏导管的近端电极或心外膜心房电极。多通道心电节律带以快速的纸速运行，同时显示体表心电图肢体导联，以及通过 V_1 导联获得的心房心电图。该节律带应显示心房和心室之间的传导模式，如顺行、同时、逆行或分离。

三、急性心肌梗死

窦房结功能障碍、房室传导障碍和心室传导障碍可发生在梗死的急性期[7]。ACC 和 AHA 工作组提出了临时心脏起搏的建议（表 15-2）[8]。对药物治疗无反应的慢性心律失常导致血流动力学障碍或症状时需要紧急治疗。前壁梗死和双束传导阻滞或 Mobitz 二度 II 型房室传导阻滞的患者，虽然血流动力学稳定，但有发展为不稳定性逸搏节律的完全性心脏阻滞的风险，应考虑使用临时起搏器[9]。

预防性临时心脏起搏在复杂的前壁心肌梗死中的作用存在争议。左前降支是 His 束和束支的主要血供，而伴有新的束支传导阻滞的前壁梗死代表了广泛的心肌损伤，并增加了心力衰竭和死亡的风险。溶栓治疗或经皮冠状动脉介入治疗优先于预防性心脏起搏，因为预防性起搏尚未被证实可以改善死亡率。经胸（经皮）心脏起搏是安

表15-2 ACC/AHA 关于治疗 STEMI 期间房室和室内传导障碍的建议

心室内传导	正常 ACTION	正常 CLASS	一度房室阻滞 AMI ACTION	AMI CLASS	一度房室阻滞 NON-AMI ACTION	NON-AMI CLASS	Mobitz 二度 I 型 AMI ACTION	AMI CLASS	Mobitz 二度 I 型 NON-AMI ACTION	NON-AMI CLASS	Mobitz 二度 II 型 AMI ACTION	AMI CLASS	Mobitz 二度 II 型 NON-AMI ACTION	NON-AMI CLASS
正常	OB	1	OB	1	OB	1	OB	2B	OB	2A	OB	3	OB	3
	A	3	A	3	A	3	A*	3	A	3	A	3	A	3
	TC	3	TC	3	TC	2B	TC	1	TC	1	TC	1	TC	1
	TV	3	TV	3	TV	3	TV	3	TV	3	TV	2A	TV	2A
陈旧或新发的分支阻滞（LAFB 或 LPFB）	OB	1	OB	2B	OB	2B	OB	3	OB	3	OB	3	OB	3
	A	3	A	3	A	3	A*	3	A	3	A	3	A	3
	TC	2B	TC	1	TC	2A	TC	1	TC	1	TC	1	TC	1
	TV	3	TV	3	TV	3	TV	3	TV	3	TV	2A	TV	2A
陈旧性束支阻滞	OB	1	OB	2B	OB	3	OB	3	OB	3	OB	3	OB	3
	A	3	A	3	A	3	A*	3	A	3	A	3	A	3
	TC	1	TC	1	TC	1	TC	1	TC	1	TC	1	TC	1
	TV	2B	TV	2A	TV	2A	TV	2B	TV	2B	TV	2A	TV	2A
新发束支阻滞	OB	3	OB	3	OB	3	OB	3	OB	3	OB	3	OB	3
	A	3	A	3	A	3	A*	3	A	3	A	3	A	3
	TC	1	TC	1	TC	1	TC	1	TC	1	TC	2B	TC	2B
	TV	2B	TV	2A	TV	2A	TV	2A	TV	2A	TV	1	TV	1
分支阻滞 + 右束支阻滞	OB	3	OB	3	OB	3	OB	3	OB	3	OB	3	OB	3
	A	3	A	3	A	3	A*	3	A	3	A	3	A	3
	TC	1	TC	1	TC	1	TC	1	TC	1	TC	2B	TC	2B
	TV	2B	TV	2A	TV	2A	TV	2A	TV	2A	TV	1	TV	1

（续表）

心室内传导	正常 ACTION	正常 CLASS	一度房室阻滞 AMI ACTION	AMI CLASS	NON-AMI ACTION	NON-AMI CLASS	Mobitz 二度 I 型房室传导阻滞 AMI ACTION	AMI CLASS	NON-AMI ACTION	NON-AMI CLASS	Mobitz 二度 II 型房室传导阻滞 AMI ACTION	AMI CLASS	NON-AMI ACTION	NON-AMI CLASS
交替性左右束支阻滞	OB	3	OB	3	OB	3	OB	3	OB	3	OB	3	OB	3
	A	3	A	3	A	3	A*	3	A	3	A	3	A	3
	TC	2B	TC	2B	TC	2B	TC	2B	TC	2B	TC	2B	TC	2B
	TV	1	TV	1	TV	1	TV	1	TV	1	TV	1	TV	1

1. 本表旨在总结急性前壁 STEMI 或非前壁 STEMI 期间可能发生的房室（列标题）和心室内（行标题）传导障碍可能发生的适应证

2. ACTION: 对于每个慢性心律失常或非前壁 STEMI 进行心电图监测，未计划采取进一步行动
- OB: 继续进行心电图监测，未计划采取进一步行动
- A 和 A*: 阿托品每 5min 静脉注射 0.6～1.0mg，至 0.04mg/kg。一般来说，由于阿托品对窦房率的增加是不可预测的，要避免使用，除非有症状的心动过缓可能对迷走神经松弛有反应，如窦性心动过缓或 Mobitz 一度，如星号所标识
- TC: 应用经皮电垫和备用经皮起搏。表中有提及但未作具体决定，临床医生酌情决定，在患者转移到透视下进行临时经静脉起搏前，使用经皮起搏备用
- TV: 临时经静脉起搏。表中有提及使用经皮起搏

3. CLASS: 根据 ACC/AHA 标准，每种可能的治疗方案做进一步分类为：1级.推荐；2A级.可能推荐；2B级.可能不推荐；3级.不推荐

4. 证据水平：本表是根据已发表的观察性病例报道和病例系列，已发表的这些数据的摘要，而不是 Meta 分析，以及许多再灌注前的专家意见。目前还没有发表比较 STEMI 后传导障碍管理策略的随机试验。因此，本表中建议的证据水平为 C

5. 如何使用该表：例如，一名 54 岁男性在入院时出现前壁 STEMI 和 QRS 狭窄。第 1 天，他出现右束支传导阻滞，PR 间隔为 0.28s
- RBBB 是一种心室内传导障碍，所以查找"新发束支阻滞"
- 查找一度房室阻滞
- 在表格中找到"ACTION"和"CLASS"单元格
- 请注意，"OB"和"A"为 3级，不推荐；经皮起搏（TC）为 1级；临时经静脉起搏（TV）为 2B级

A. 阿托品；ACC/AHA. 美国心脏病学会／美国心脏协会；AMI. 前壁心肌梗死；AV. 房室；BBB. 束支阻滞；LAFB. 左前束支阻滞；LPFB. 左后束支阻滞；MI. 心肌梗死；NON-AMI. 非前壁心肌梗死；RBBB. 右束支阻滞；STEMI. ST 段抬高型心肌梗死；TC. 经皮起搏；TV. 临时经静脉起搏

转载自 Antman EM, Anbe DT, Armstrong PW, et al. ACC/AHA guidelines for the management of patients with ST-elevation myocardial infarction-executive summary. A report of the American College of Cardiology/American Heart Association Task Force on Practice Guidelines (Writing Committee to revise the 1999 guidelines for the management of patients with acute myocardial infarction). J Am Coll Cardiol. 2004;44:671-719. © 2004 American College of Cardiology Foundation and the American Heart Association, Inc. 版权所有

全的，并且通常是有效的[10]，它将是预防性经静脉心脏起搏的有效替代方案，特别是在给予溶栓治疗后不久。

当右心室受累并发下壁心肌梗死时，心输出量可能对心室前负荷和房室同步性非常敏感。因此，房室序贯起搏通常是右心室梗死患者的首选起搏方式[11]。

四、可用于临时起搏的设备

在 ICU 内目前可用临时起搏方法有以下几种：采用起搏导管或改良肺动脉导管经静脉进行右心室或右心房起搏是应用最广泛的技术，食管内、经皮和心外膜起搏技术也可用。

（一）静脉起搏导管

图 15-1 显示了许多可用于重症监护病房的经静脉起搏导管。起搏导管的尺寸范围为 4～7 英寸（1.2～2.1mm）。在紧急情况下，或无法进行透视时，可使用心电图引导，在右心室放置一根血流导向的柔性球囊尖端导管（图 15-1，上）。进入中心静脉循环（见第 19 章）后，导管进入静脉，球囊充气。导管进入右心室后，球囊放气，导管尖端进入右心室心尖。心脏超声可以确认导管放置在右心室的位置[12]。虽然球囊尖端导管可以避免透视检查，但在心脏骤停期间的低血流量状态或出现严重的三尖瓣反流时，放置可能失败。硬质导管（图 15-1，中）更容易操作，但需要在透视或超声引导下插入[13]。

还有一种设计用于临时心房起搏的柔性 J 形导管（图 15-1，下）[14]。在透视引导下，将其"钩"于右心耳，与心房心内膜稳定接触。

多腔肺动脉导管可配有右心室端口，通过右心室腔端放置小的（2.4 英寸）双极起搏导线，

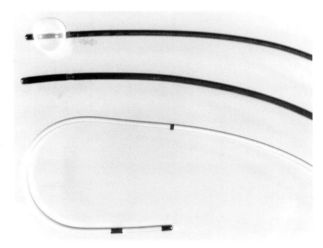

▲ 图 15-1　心脏起搏导管

几种可用于重症监护病房的临时起搏导管。上：带气囊，血流导向的起搏导线；中：标准的 5F 起搏导线；下：心房 J 形导线（引自 Merchant B, Dahlberg ST. Temporary Cardiac Pacing. In: Irwin RS, Lilly CM, Mayo PH, Rippe JM, eds. Irwin and Rippe's *Intensive Care Medicine. 8th ed*. Philadelphia, PA: Wolters Kluwer；2017:148.）

可通过单根导管监测心内压力和起搏[15]。关于其使用和置入的细节见第 16 章。

（二）超声检查在经静脉心脏起搏器植入术中的应用

超声检查对经静脉起搏器植入具有重要的应用价值。

超声实时引导起搏器插入是一种安全、有效、快速的手术方法。与透视引导相比，它具有不需要转运患者或复杂的设备，而且可以在危重患者的床边进行的优势。与透视引导相比，超声引导下的置入速度更快，并发症更少[13, 16]。

右心房、三尖瓣和右心室根据操作者的偏好可从剑突下切面或右心室流入道切面显像。如果从股静脉入路，通过下腔静脉长轴切面，可以显示起搏器导丝。导管尖端在进入右心房时清晰可见。操作者直接可视化地操作导管穿过三尖瓣。一旦进入右心室腔，球囊放气，导管进入右心室

顶端。需要从心尖四腔心切面观察导管进入右心室顶端的情况。由于在导线最后进入右心室心尖时可能难以显像，因此需要从导管尖端进行心电图监测，通过检测到损伤电流来确定最终位置。对于经胸图像质量差的插管患者，经食管心脏超声是可靠的选择。在这种情况下，双房上下腔切面可以初步显示导管，而食管中段四腔心切面可以评估导管进入右心室的情况。

病例 1

一位老妇人因原因不明的心搏骤停而就诊于急诊科[17]。她存在持续数天的不适、腹泻和食欲减退。既往有高血压、肥胖、甲状腺功能减退、血脂异常、心房颤动等病史。目前服用的药物包括呋塞米、螺内酯、左甲状腺素、华法林和辛伐他汀。到达急诊科后，患者处于无脉冲电活动状态，医疗团队开始根据 PEA ACLS 指南进行抢救，并进行了气管插管。在脉搏检查期间，患者仍为 PEA，尝试在剑突下进行床旁超声检查，由于声窗差，遂插入经食管探头。由于持续的心动过缓 PEA 节律，需要使用经静脉起搏器，并在经食管超声心动图引导下放置。

（三）食管电极

食管"药丸"电极可以进行心房起搏和记录心房去极化，而不需要中心静脉插管。由于食管电极可能会很不舒服，而且不能提供连续、稳定的捕获，因此食管电极通常局限于短期用于诊断儿童患者的心律失常。

（四）经皮体外心脏起搏器

经皮体外心脏起搏器的外贴片电极比经静脉起搏器提供更高的电流（高达 200mA）和更长的脉冲持续时间（20～40ms），可立即实施体外起搏，并避免了中心静脉通路的风险。有些患者可能需要镇静减轻骨骼肌刺激引起的不适。经皮体外起搏器已用于治疗缓慢性收缩性心搏骤停、症状性缓慢性心律失常、快速性心律失常和预防心肌梗死期间的传导异常。当经静脉起搏不可用时，经皮体外心脏起搏尤其重要，如院前急救处置或静脉起搏相对禁忌（如在急性心肌梗死溶栓治疗期间）[18]。但需要持续起搏时，最好是经静脉起搏。

（五）心外膜起搏

心外膜电极的放置需要进行开胸手术。心脏手术时常规酌情放置电极以便于术后使用。通常，心房和心室电极均用于术后房性心律失常的诊断和房室起搏。由于心室捕获并不总是可靠的，对于有潜在的停搏或逸搏节律的不稳定患者，应考虑额外的预防性经静脉起搏。

（六）临时起搏用脉冲发生器

临时脉冲发生器能够进行心室、心房和双室顺序起搏，具有可调的心室和心房参数，包括起搏模式（同步或非同步）、速率、电流输出（mA）、传感阈值（mV）和房室起搏间隔/延迟（ms）。由于这些发生器具有心房感应/抑制功能，它们还设置了频率上限（在"跟踪"心房心动过速时避免快速心室起搏）；此外，可以设定心房起搏不应期（以避免起搏器介导的/无休止的快速性心律失常）。

五、起搏模式的选择

当启动临时心脏起搏时，必须选择一种起搏模式。心脏起搏的常见模式见表 15-3，应该选择最有可能提供最有益于血流动力学的模式。对于血流动力学不稳定的患者，在尝试房室序贯起搏之前，建立心室起搏至关重要。

心室起搏可有效抵消心动过缓，是 ICU 中最

表 15-3　临时心脏起搏的常用起搏器模式

AOO	心房起搏：非同步起搏
AAI	心房起搏，心房感应：起搏按需进行，保证最低的设置的心房率
VOO	心室起搏：非同步起搏
VVI	心室起搏，心室感应：起搏按需进行，保证最低的设置的心室率
DVI	双腔起搏，心室感应：心房起搏非同步，根据设置的房室延迟需求进行心室起搏
DDD	双腔起搏和感应：心房和心室根据需要予最低频率起搏，心室起搏遵循设定的房室延迟，需设定起搏上限频率

常用心脏起搏方式，但由于其打乱房室同步，难以恢复正常心脏血流动力学状态[19, 20]。对于心室顺应性差（如缺血性心脏病、左心室肥厚、主动脉狭窄和右心室梗死）的患者，心室起搏时心房对心室每搏量的贡献（心房"收缩"）丢失，可能导致心房压力升高，间歇性二尖瓣和三尖瓣反流，心输出量和血压降低。

除了心房或房室序贯起搏的血流动力学益处外，冠状动脉旁路移植术后的临时心房起搏已被证实可降低术后心房颤动的发生率[21]。

六、建立临时起搏器的步骤

通常经颈内或锁骨下入路（见第 19 章）进入静脉后，将起搏导线推进至中心静脉循环，通过透视或心电图引导将其置于右心[22]。为了使用心电图引导电极定位，患者连接心电图机的肢体导联，球囊起搏导管的远端（负）电极通过鳄鱼夹或导联提供的特殊适配器连接到 V_1 导联。用 V_1 导联来连续监测单极心内心电图。记录的心电图形态反映了导管尖端的位置（图 15-2）。球囊

在上腔静脉充气，导管向前推进，同时观察记录的心内心电图。当导管尖端到达右心室时，球囊放气，导管进入右心室心尖。心内心电图 ST 段升高是由于导管尖端与心室心内膜接触而引起的损伤电流。

在起搏导管尖端满意地插入右心室心尖后，导线连接到脉冲发生器的心室输出连接器，起搏器盒处于关闭状态。将起搏器设置为非同步模式（VOO），并将心室率设置为高于患者每分钟自主心室率 10~20 次，心室起搏的阈值电流设置为 5~10mA，然后打开心脏起搏器。满意的心室起搏表现为宽 QRS 波，同时 ST 段压低和 T 波反转，其后为起搏器去极化表现（起搏钉）。由于右心室尖起搏，心电图上起搏节律通常表现为左束支传导阻滞[23]。

心室起搏的输出电流逐渐减小并维持心室起搏。起搏阈值定义为维持持续心室捕获的最低电流。如果心室电极位于右心室顶端或附近适当位置，应达到 <0.5~1.0mA 的起搏阈值。如果连续心室起搏的输出电流始终 >1~1.5mA，则起搏阈值过高。高起搏阈值的可能原因包括难以改变的心肌内膜组织问题（纤维化）或最常见的起搏电极的位置不满意。起搏电极的尖端应重新定位在心室心尖区域，直到在 <1.0mA 的电流下始终保持满意的心室捕获。心室输出至少设置为超过阈值电流的 3 倍，以保证即使起搏阈值略有增加也能维持不间断的心室捕获。

心脏起搏器现在处于 VOO 模式。然而，起搏器通常应设置为 VVI（"按需"）模式，因为这可以防止心脏处于诱发持续室性心律失常的电脆弱期时起搏器在心室内任何自发活动后的放电。为了将起搏器设置为 VVI 模式，起搏速率设置为每分钟小于自主频率 10 次，灵敏度控制从非同步改为到最小灵敏度水平。逐渐增加灵敏度，直

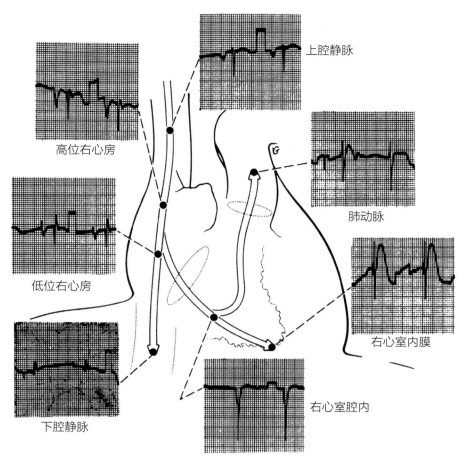

上腔静脉

高位右心房

肺动脉

低位右心房

右心室内膜

右心室腔内

下腔静脉

▲ 图 15-2　静脉循环不同部位记录的心电图

引自 Harthorne JW, McDermott J, Poulin FK. Cardiac pacing. In: Johnson RA, Haber E, Austen WG, eds. The Practice of Cardiology: *The Medical and Surgical Cardiac Units at the Massachusetts General Hospital.* Boston, MA: Little, Brown; 1980.

到起搏钉出现，这个值就是感应阈值。将灵敏度设置为略低于阈值的水平，起搏频率重置到最小预设心室率。

如需要房室顺序起搏，可将心房 J 形起搏导管置入右心房，向前内侧旋转以稳定固定在右心耳，但放置心房导管通常需要透视确定位置[24]，然后将导线连接到脉冲发生器的心房输出端。心房输出电流设置为 20mA，心房起搏频率调整为每分钟至少比自主心房率高 10 次。房室起搏间隔调整为 100～200ms（间隔越短通常血流动力学状态越佳），通过体表心电图检查明确是否有心房起搏（跟起搏频率一致的电极去极化和心房捕获）。

心电图上心房捕获表现为起搏钉后心房去极化（P 波）。对于房室传导完整的患者，可以通过关闭起搏器的心室部分并在心房起搏时显示房室同步的传导来验证满意的心房捕获。只要心房起搏频率持续超过自主的窦房结频率，心房 P 波的活动就应与心房起搏钉相一致。

DDD 模式是心房及心室联合起搏患者最常见的设置。虽然在 DDD 模式下存在起搏器介导的房性心动过速性心律失常的风险，但这种风险可以通过对起搏器设置最大起搏频率或速率上限来减轻[25]。

七、临时起搏的并发症

ICU 中经静脉起搏通常通过颈内或锁骨下入路进行。选择最佳路线需要了解每种技术的效果和并发症。

任何静脉通路的临时起搏并发症都包括心包擦伤、心律失常、右心室穿孔、心脏压塞、感染、意外的动脉损伤、膈肌刺激、静脉炎和气胸。梅奥诊所的经验显示，经右颈内静脉插管是到右侧心腔的最简单、最直接的途径[26]。

颈内静脉插管的并发症可能包括气胸、颈动脉损伤、静脉血栓形成和肺栓塞（见第 19 章）[27]。通过使用超声、了解解剖标志、应用已证实技术可减少这些风险（见第 19 章）。全剂量全身抗凝、溶栓治疗和既往颈部手术是常规颈内静脉插管的相对禁忌证。

经锁骨下静脉穿刺也经常用于临时起搏器安置[28]。对于患有严重阻塞性肺疾病或出血性疾病（包括溶栓治疗）的患者，气胸或出血风险增加，应避免采用这种方法。

股静脉入路用于电生理检查或仅需放置几小时的心导管检查。当需要长期心脏起搏时，这种方法不太可取，因为有深静脉血栓形成或感染的风险。通过锁骨下或颈内入路进入中心静脉通路的起搏导线能够更稳定地长期固定在位。

参考文献

[1] Francis GS, Williams SV, Achord JL, et al. Clinical competence in insertion of a temporary transvenous ventricular pace-maker: a statement for physicians from the ACP/ACC/AHA Task Force on Clinical Privileges in Cardiology. *Circulation*. 1994;89:1913-1916.

[2] Birkhahn RH, Gaeta TJ, Tloczkowski J, et al. Emergency medicine-trained physicians are proficient in the insertion of transvenous pacemakers. *Ann Emerg Med*. 2004;43:469-474.

[3] Deo R, Berger R. The clinical utility of entrainment pacing. *J Cardiovasc Electrophysiol*. 2009;20:466-470.

[4] Khan IA. Long QT syndrome: diagnosis and management. *Am Heart J*. 2002;143:7-14.

[5] Kossaify A. Temporary endocavitary pacemakers and their use and misuse: the least is better. *Clin Med Insights Cardiol*. 2014;8:9-11.

[6] Reade MC. Temporary epicardial pacing after cardiac surgery: a practical review. Part 2: selection of epicardial pacing modes and troubleshooting. *Anaesthesia*. 2007;62:364-373.

[7] Brady WJ Jr, Harrigan RA. Diagnosis and management of bradycardia and atrioventricular block associated with acute coronary ischemia. *Emerg Med Clin North Am*. 2001;19:371-384.

[8] O'Gara PT, Kushner FG, Ascheim DD, et al. 2013 ACCF/AHA guideline for the management of ST-elevation myocardial infarction: a report of the American College of Cardiology Foundation/American Heart Association Task Force on practice guidelines. *Circulation*. 2013;127(4):e362-e425.

[9] Singh SM, FitzGerald G, Yan AT, et al. High-grade atrioventricular block in acute coronary syndromes: insights from the Global Registry of Acute Coronary Events. *Eur Heart J*. 2015;36(16):976-983.

[10] Falk RH, Ngai STA. External cardiac pacing: influence of electrode placement on pacing threshold. *Crit Care Med*. 1986;14:931-932.

[11] Topol EJ, Goldschlager N, Ports TA, et al. Hemodynamic benefit of atrial pacing in right ventricular myocardial infarction. *Ann Intern Med*. 1982;96:594-597.

[12] Labovitz AJ, Noble VE, Bierig M, et al. Focused cardiac ultrasound in the emergent setting: a consensus statement of the American Society of Echocardiography and American College of Emergency Physicians. *J Am Soc Echocardiogr*. 2010;23(12):1225-1230.

[13] Pinneri F, Frea S, Najd K, et al. Echocardiography-guided versus fluoroscopy-guided temporary pacing in the emergency setting: an observational study. *J Cardiovasc Med (Hagerstown)*. 2013;14:242-246.

[14] Littleford PO, Curry RC Jr, Schwartz KM, Pepine CJ. Clinical evaluation of a new temporary atrial pacing catheter: results in 100 patients. *Am Heart J*. 1984;107:237-240.

[15] Simoons ML, Demey HE, Bossaert LL, Colardijn F, Essed CE. The Paceport catheter: a new pacemaker system introduced through a Swan-Ganz catheter. *Cathet Cardiovasc Diagn*. 1988;15:66-70.

[16] Ferri LA, Farina A, Lenatti L, et al. Emergent transvenous

cardiac pacing using ultrasound guidance: a prospective study versus the standard fluoroscopy-guided procedure. *Eur Heart J Acute Cardiovasc Care*. 2016;5:125-129.

[17] Arntfield RT, Millington SJ, Wu E. An elderly woman that presents with absent vital signs. *Chest*. 2014;146(5): e156-e159.

[18] Hedges JR, Syverud SA, Dalsey WC, Feero S, Easter R, Shultz B. Prehospital trial of emergency transcutaneous cardiac pacing. *Circulation*. 1987;76:1337-1343.

[19] Romero LR, Haffajee CI, Doherty P, et al. Comparison of ventricular function and volume with A-V sequential and ventricular pacing. *Chest*. 1981;80:346.

[20] Murphy P, Morton P, Murtaugh G, et al. Hemodynamic effects of different temporary pacing modes for the management of bradycardias complicating acute myocardial infarction. *Pacing Clin Electrophysiol*. 1992;15:391-396.

[21] Neto VA, Costa R, Da Silva KR, et al. Temporary atrial pacing in the prevention of postoperative atrial fibrillation. *Pacing Clin Electrophysiol*. 2007;30(suppl 1):S79-S83.

[22] Harthorne JW, McDermott J, Poulin FK. Cardiac pacing. In: Johnson RA, Haber E, Austen WG, eds. *The Practice of Cardiology: The Medical and Surgical Cardiac Units at the Massachusetts General Hospital*. Boston, MA: Little, Brown; 1980.

[23] Morelli RL, Goldschlager N. Temporary transvenous pacing: resolving postinsertion problems. *J Crit Illness*. 1987;2:73.

[24] Fitzpatrick A, Sutton R. A guide to temporary pacing. *BMJ*. 1992;304(6823):365-369.

[25] Reade MC. Temporary epicardial pacing after cardiac surgery: a practical review. Part 1: general considerations in the management of epicardial pacing. *Anaesthesia*. 2007;62(3):264-271.

[26] Hynes JK, Holmes DR, Harrison CE. Five year experience with temporary pacemaker therapy in the coronary care unit. *Mayo Clin Proc*. 1983;58:122-126.

[27] Gammage MD. Temporary cardiac pacing. *Heart*. 2000; 83(6):715-720.

[28] Donovan KD. Cardiac pacing in intensive care. *Anaesth Intensive Care*. 1985;13:41-62.

[29] Antman EM, Anbe DT, Armstrong PW, et al. ACC/ AHA guidelines for the management of patients with ST-elevation myocardial infarction – executive summary. A report of the American College of Cardiology/American Heart Association Task Force on Practice Guidelines (Writing Committee to revise the 1999 guidelines for the management of patients with acute myocardial infarction). *J Am Coll Cardiol*. 2004;44:671-719.

第 16 章　肺动脉导管
Pulmonary Artery Catheters

Harvey S. Reich　著

自从 1970 年 Swan 等将其引入临床以来[1]，能通过球囊漂浮、血流定向的肺动脉（pulmonary artery，PA）导管（pulmonary artery catheter，PAC）已在危重患者的临床管理中广泛应用。然而，近年来这些导管的安全性和有效性都受到了质疑。本章将讨论漂浮导管应用的生理基础，关于其发展和使用的一些历史，对其使用的关注，以及其适当使用的建议和可以从中获得的信息。

一、使用肺动脉导管的生理学依据

病情不稳定时，血流动力学变化往往非常迅速，临床评估可能产生误导。PAC 可以直接和间接地测量心功能的几个主要决定因素和这些心脏表现的后果（前负荷、后负荷、心输出量），从而提供额外数据来帮助临床决策[2]。

心功能取决于肌肉长度（前负荷）之间的关系，肌肉负荷（后负荷）和收缩内在特性。在开发出血流定向的肺动脉漂浮导管之前，还没有办法通过在床边使用一种临床有用的仪器来评估所有这些指标。漂浮导管可反应右心室前负荷（右心房压力）、右心室后负荷（PA 压力）、左心

室前负荷 [肺动脉楔压（PA occlusion pressure，PAOP）或肺毛细血管楔压（pulmonary capillary wedge pressure，PCWP）] 和收缩力（每搏量或 CO）。左心室后负荷由全身动脉压反映。这些参数可以计算出许多衍生参数，包括血管阻力。然而，经胸或经食管超声心动图、食管多普勒、生物阻抗、脉搏波形分析变得越来越流行，从而减少了 PAC 的使用。

二、关于肺动脉导管的使用存在争议

尽管肺动脉导管有这些优点，在过去的 20 年里，已经发表的一些临床研究表明，使用它虽然没有增加发病率或死亡率风险，但也没有明显的获益（表 16-1）。因此，许多临床医生选择尽量减少这种监测设备的使用。

此外，Kumar 等[43]在正常志愿者中研究了中心静脉（central venous，CV）压力和肺动脉楔压 PAOP 的关系来预测心室的充盈，他们发现初始中心静脉压力和肺动脉楔压的相关性较差，并

表 16-1 肺动脉导管的证据基础

作 者	年 份	样本量	研究方法	结 果
降低发病率 / 死亡率				
Rao 等 [3]	1983	733/364	历史性队列研究	降低死亡率
Hesdorffer 等 [4]	1987	61/87	历史性队列研究	降低死亡率
Shoemaker 等 [5]	1988	146	RCT	降低发病率
Berlauk 等 [6]	1991	89	RCT	降低发病率
Fleming 等 [7]	1992	33/34	RCT	降低发病率
Tuchschmidt 等 [8]	1992	26/25	RCT	降低发病率
Boyd 等 [9]	1993	53/54	RCT	降低 LOS，死亡率下降趋势
Bishop 等 [10]	1995	50/65	RCT	降低死亡率
Schiller 等 [11]	1997	53/33/30	回顾性队列研究	降低死亡率
Wilson 等 [12]	1999	92/46	RCT	降低死亡率
Chang 等 [13]	2000	20/39	前瞻性回顾性队列研究	降低发病率
Polonen 等 [14]	2000	196/197	RCT	降低发病率
Friese 等 [15]	2006	51 379（无 PAC）/ 1933（PAC）	国家创伤数据库回顾性分析	改善 60 岁以上或 ISS 25～75 分和重度休克患者的生存率
无差异				
Pearson 等 [16]	1989	226	RCT	无差异
Isaacson 等 [17]	1990	102	RCT	无差异
Joyce 等 [18]	1990	40	RCT	无差异
Yu 等 [19]	1993	35/32	RCT	无差异
Gattinoni 等 [20]	1995	252/253/257	RCT	无差异
Yu 等 [21]	1995	89	RCT	无差异
Durham 等 [22]	1996	27/31	前瞻性队列	无差异
Afessa 等 [23]	2001	751	前瞻性观察	无差异
Rhodes 等 [24]	2002	201	RCT	无差异
Richard 等 [25]	2003	676	RCT	无差异
Yu 等 [26]	2003	1010	前瞻性队列	无差异
Sandham 等 [27]	2003	997/997	RCT	死亡率无差异，PA 组肺栓塞风险增加

（续表）

作　者	年　份	样本量	研究方法	结　果
Sakr 等[28]	2005	3147	观察性队列	无差异
Harvey 等[29]	2005	519/522	RCT	死亡率无差异
Binanay 等[30]	2005	433	RCT	死亡率无差异
美国国家心肺和血液研究所 ARDS 临床试验网络[31]	2006	513/487	RCT	死亡率或器官功能无差异
发病率 / 死亡率更高或更差				
Tuman 等[32]	1989	1094	对照前瞻性队列	增加 ICU 住院率和 PAC
Guyatt 等[33]	1991	33/148	RCT	发病率更高
Hayes 等[34]	1994	50	RCT	死亡率更高
Connors 等[35]	1996	5735	前瞻性队列	死亡率更高
Valentine 等[36]	1998	60	RCT	发病率增加
Stewart 等[37]	1998	133/61	回顾性队列	发病率增加
Ramsey 等[38]	2000	8064/5843	回顾性队列	死亡率更高
Polanczyk 等[39]	2001	215/215	前瞻性队列	发病率增加
Chittock 等[40]	2004	7310	观察性队列	低严重程度的死亡率增加；高严重程度的死亡率降低
Peters 等[41]	2003	360/690	回顾性案例控制	死亡风险增加
Cohen 等[42]	2005	26 437/735	回顾性队列	死亡率增加

ARDS. 急性呼吸窘迫综合征；ICU. 重症医学科；ISS. 创伤严重程度评分；LOS. 停留时间；PA. 肺动脉；PAC. 肺动脉导管；RCT. 随机对照临床试验

且与舒张末期心室容积和每搏输出量指数的相关性都较差。这些数据对肺动脉漂浮导管能在理论上获益的基本信条提出了质疑。

三、使用肺动脉导管的适应证

使用 PAC 进行监测的临床医生应了解置管技术的基本原理、所使用的设备，以及可以得到的数据。

使用肺动脉导管进行监测有四个中心目标：①评估左心室或右心室功能，或两者兼而有之；②监测血流动力学状态的变化；③指导药物治疗和非药物治疗；④提供预后信息。肺动脉导管临床可能获益的情况包括临床上不清楚或快速改变的血流动力学状态。表 16-2 是适应证的部分清单。肺动脉导管在特定疾病中的应用将在其他章中讨论。

表 16-2　肺动脉导管插入术的一般适应证

- 复杂性心肌梗死的治疗
  - 低血容量与心源性休克
  - 室间隔破裂与急性二尖瓣反流
  - 严重左心衰竭
  - 右心梗死
  - 不稳定型心绞痛
  - 难治性室性心动过速
- 呼吸窘迫评估
  - 心源性与非心源性（如急性呼吸窘迫综合征）肺水肿
  - 原发性与继发性肺动脉高压
- 休克评估
  - 心源性
  - 低血容量性
  - 脓毒性
  - 肺栓塞
- 个体化治疗评估
  - 严重左心室功能障碍患者减轻后负荷
  - 正性肌力药物
  - 升压药
  - β 受体拮抗药
  - 临时起搏（心室与房室）
  - 主动脉球囊反搏
  - 机械通气（如呼气末正压）
- 心脏内直视手术患者的术后管理
- 心脏压塞 / 缩窄的评估
- 瓣膜性心脏病的评估
- 非心脏手术的心脏状态不稳定患者围术期监测
- 重症患者液体需求评估
  - 胃肠道出血
  - 脓毒症
  - 急性肾衰竭
  - 烧伤
  - 失代偿性肝硬化
  - 晚期腹膜炎
- 重度先兆子痫的管理

四、导管的特点及结构

导管由聚氯乙烯构成，并有一个柔韧的轴，在体温下会进一步软化。由于聚氯乙烯具有高血栓形成性，导管通常涂有肝素。1981 年引入的

导管肝素黏合已被证明可有效降低导管相关性血栓形成[44]，但可导致肝素诱导的血小板减少症（heparin-induced thrombocytopenia，HIT）。标准导管长度为 110cm，最常用的外径为 5F 或 7F（1F=0.0335mm）。球囊固定在距离尖端 1~2mm 处（图 16-1）；当它充气时，可引导导管（通过流体动态阻力）从较大的胸腔内静脉通过右心室进入肺动脉。当在足够大直径的血管中充分充气时，球囊突出在导管尖端上方，从而通过大的面积来分散导管尖端的力量，并最大限度减少导管插入过程中心内膜损伤或诱发心律失常的机会（图 16-2）。当导管撞击到直径略小于完全充气球囊的肺动脉时，导管的前进就会停止。在这里可以获得 PAOP。球囊容量因导管尺寸而异。操作者必须了解由制造商建议的单个球囊的最大充气体积。球囊通常用空气充气，因为任何球囊破裂都可能导致充气介质进入动脉系统，在某些情况下（如怀疑心内从右至左分流或肺动静脉瘘），应使用过滤后的二氧化碳。

有多种导管结构可供选择，每种导管均针对特定的临床应用而设计。双腔导管允许球囊通过一个管腔充气，导管尖端的远端开口用于测量血管内压力和采集样本血液。三腔导管有一个近端开口，距离导管尖端 30cm，它允许同时测量右心房和肺动脉压或 PAOP。在 ICU 中最常用的 PAC 是四腔导管，其管腔内含有电导管，用于位于在导管尖端 4cm 处的热敏电阻（图 16-1）[45]。热敏电阻测量 PA 的血液温度，并允许热稀释方法测量心输出量。还可使用五腔导管，第五管腔开口距离导管尖端 40cm。当外周通路受到限制或使用需要使用大静脉通路的药物（如多巴胺和肾上腺素）时，第五管腔可提供额外的液体或药物通路。图 16-2 显示了尖端充气的气囊。

有几种特殊用途的肺动脉漂浮导管设计可

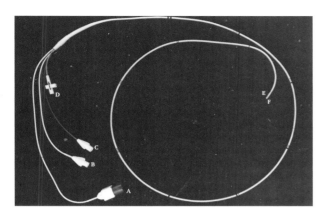

▲ 图 16-1　四腔肺动脉导管

A. 连接到热稀释心输出量计算机；B. 远端管腔连接；C. 近端管腔连接；D. 将旋塞连接到导管尖端的气囊上，以供气囊充气；E. 热敏电阻；F. 气囊。请注意，导管以 10cm 为增量进行标记（引自 Reich HS. Pulmonary artery catheters. In: Irwin RS, Lilly CM, Mayo PH, Rippe JM, eds. Irwin and Rippe's Intensive Care Medicine. Philadelphia, PA: Wolters Kluwer; 2017:155.）

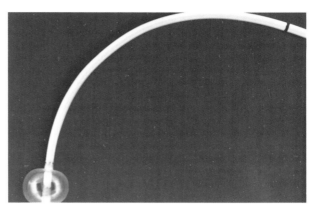

▲ 图 16-2　在肺动脉导管顶端适当充气的气囊

请注意，气囊保护导管尖端，防止其在进入肺动脉时刺激心腔（引自 Reich HS. Pulmonary artery catheters. In: Irwin RS, Lilly CM, Mayo PH, Rippe JM, eds. Irwin and Rippe's Intensive Care Medicine. Philadelphia, PA: Wolters Kluwer; 2017:155.）

供选择。起搏肺动脉漂浮导管在导管表面包含两组电极，可实现心内心电图记录或临时心脏起搏[46]。这些导管用于紧急心脏起搏，尽管通常很难安置导管达到能同时进行可靠的心脏起搏和肺动脉压力测量的状态。五腔导管允许专门设计的 2.4F 双极起搏电极（探头）通过额外的管腔（距离导管尖端 19cm），并允许紧急临时心内起搏，而不需要单独进行中心静脉穿刺。起搏探头采用 Teflon 涂层，便于通过起搏器端口管腔引入；探针腔内部分浸渍肝素，以减少血栓形成的风险。一份报道显示，在 23 例使用该导管设计的患者中，有 19 例心室起搏达到满意状态（成功率为 83%）[47]。当未使用起搏探针时，第五管腔可用于额外的中心静脉通路或持续的右心室压力监测。

临床上可使用光纤五腔肺动脉漂浮导管进行连续混合静脉血氧饱和度测量[48]。此外提供了配备快速反应（95ms）热敏电阻和心内心电图监测电极的导管。这些导管可以测定危重症患者的右心室射血分数和右心室收缩时间间隔[49]。除了通过冷注射间歇测定 CO 外，PAC 还适用于通过导

管上加热丝产生的热脉冲，从而监测温度变化来连续监测 CO[50]。通过这个冷热循环来测定 CO 的准确性和可靠性已经得到了证实[51]。

压力传感器

血流动力学监测需要一个能够将血管内压力的变化转换为可供解读的电信号的系统。最常用的血流动力学监测系统是导管-管道-传感器系统。充满液体的血管内导管通过充满液体的管道系统连接到传感器上（见第 18 章和第 19 章）。

五、置管方法

（一）总则

应认真遵循制造商的建议。所有的导管制造商都有详细的置管和培训材料。

PA 导管可在任何可以进行连续心电图和血流动力学监测，并且随时可获得心肺复苏所需的设备和用品的医院进行。透视并非必须，但对困难置管有好处。为安全使用透视设备，必须选用合适的床和防护围裙。严格注意无菌技术非常重

要；所有相关人员必须佩戴无菌帽、手术衣、口罩和手套，患者必须用无菌单完全覆盖。

应使用第 19 章所述的技术将导管经皮（而不是通过切开）插入贵要静脉、肱静脉、股静脉、锁骨下静脉或颈内静脉。从贵要静脉、肱静脉或股静脉将导管导入 PA 比较困难。

（二）经典的导管插入程序

典型的导管插入程序如下。

1. 准备并连接压力管、侧管、旋塞和传感器。将无菌气囊内置导管从容器中取出。气囊的完整性可以通过将其浸入少量液体中，并在气囊充气时（使用制造商推荐的空气量）来测试有无空气泄漏。气囊放气。

2. 静置一段时间后，如第 19 章所述，将中心静脉套管或针头置入静脉。使用 Seldinger 技术，将导管套件中包含的导线穿入静脉，并取出导管或针头（图 16-3 和图 16-4）。

3. 用手术刀做一个小切口，扩大穿刺部位（图 16-5）。将导丝固定时，将血管扩张器及鞘装置（如果使用 7F 导管，尺寸应为 8F）固定在导丝上，并将其推进血管，通过旋转穿过穿刺部位（图 16-6）。血管扩张器和鞘只能向前推进，直到鞘的尖端进入血管内，即通过置入静脉的导管或针的原始深度来估计。此时，扩张器和导丝是固定的，鞘从扩张器上推进到血管中。进一步推进扩张器可能会造成大血管或心脏损伤。

4. 拆下导丝和血管扩张器，将导管鞘留在血管内（图 16-7）。将鞘缝合固定。

5. 将导管的近端部分传递给助手，并让助手将旋塞阀压力管 - 换能器系统连接到 PA 导管的右心房和 PA 端口。用生理盐水冲洗近端和远端导管腔。

6. 如果要使用无菌套筒适配器，请将导管插入其中，然后将适配器靠近导管拉动以使其远

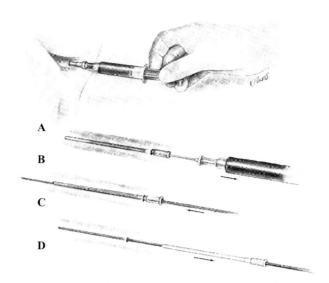

▲ 图 16-3　**A.** 使用导丝导引针可以方便地进行抽血；**B.** 取出内针；**C.** 将弹簧导丝向前推进，软端先行，通过插管进入容器；**D.** 将导丝固定到位后，通过将插管拉到导丝的长度上并将其拉出，将插管从血管中拉出

引自 Reich HS. Pulmonary artery catheters. In: Irwin RS, Lilly CM, Mayo PH, Rippe JM, eds. *Irwin and Rippe's Intensive Care Medicine*. Philadelphia, PA: Wolters Kluwer; 2017:156.

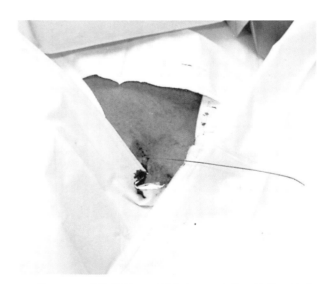

▲ 图 16-4　弹簧导丝，硬端突出，现在位于锁骨下静脉

引自 Reich HS. Pulmonary artery catheters. In: Irwin RS, Lilly CM, Mayo PH, Rippe JM, eds. *Irwin and Rippe's Intensive Care Medicine*. Philadelphia, PA: Wolters Kluwer; 2017:156.

离。一旦导管被推进到其所需的血管内位置，将套筒适配器的远端连接到引导器的鞘的中心。

7. 将导管通过导管鞘进入静脉（图 16-8）。

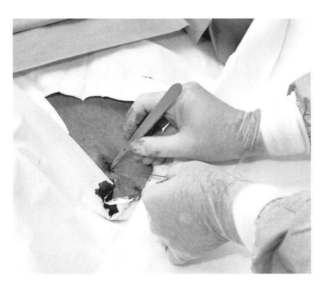

▲ 图 16-5　用手术刀做一个小切口，扩大穿刺点

引自 Reich HS. Pulmonary artery catheters. In: Irwin RS, Lilly CM, Mayo PH, Rippe JM, eds. *Irwin and Rippe's Intensive Care Medicine*. Philadelphia, PA: Wolters Kluwer; 2017:156.

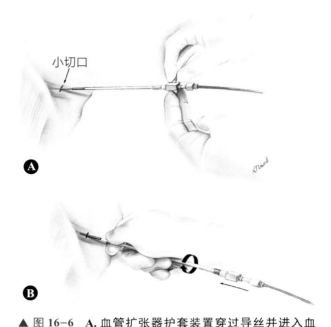

▲ 图 16-6　**A.** 血管扩张器护套装置穿过导丝并进入血管；**B.** 使用扭转动作将仪器拧入容器中

引自 Reich HS. Pulmonary artery catheters. In: Irwin RS, Lilly CM, Mayo PH, Rippe JM, eds. *Irwin and Rippe's Intensive Care Medicine*. Philadelphia, PA: Wolters Kluwer; 2017:157.

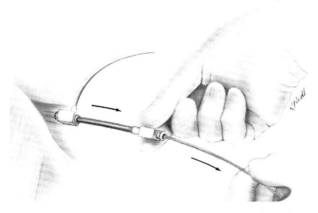

▲ 图 16-7　拔除导丝和血管扩张器，将引导器鞘留在血管内

引自 Reich HS. Pulmonary artery catheters. In: Irwin RS, Lilly CM, Mayo PH, Rippe JM, eds. *Irwin and Rippe's Intensive Care Medicine*. Philadelphia, PA: Wolters Kluwer; 2017:157.

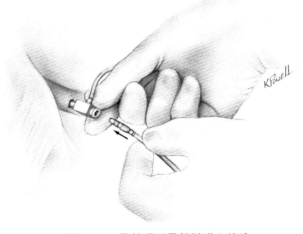

▲ 图 16-8　导管通过导管鞘进入静脉

引自 Reich HS. Pulmonary artery catheters. In: Irwin RS, Lilly CM, Mayo PH, Rippe JM, eds. *Irwin and Rippe's Intensive Care Medicine*. Philadelphia, PA: Wolters Kluwer; 2017:158.

根据导管轴上的标记将其推进直到尖端在右心房中，标尺提示距离尖端10cm的距离。如果从左侧肘前窝推进35～40cm，从颈内静脉推进10～15cm，从锁骨下静脉推进10cm，从股静脉

推进35～40cm。监护仪上出现右心房波形，伴有呼吸改变或咳嗽的适当波动，确认正确的胸腔内位置（图16-9C）。如果需要，从远端端口可以获取右心房血以监测血氧饱和度。用生理盐水

241

冲洗远端腔，并记录右心房压力（有时在采集血过程中要进行球囊充气，以防止尖端靠在心房壁上）。

8. 当导管尖端位于右心房时，用推荐量的空气或二氧化碳给气囊充气（图 16-9A）。球囊的充气应伴有轻微的阻力感，如果没有，则怀疑球囊破裂，在正确重新评估球囊的完整性之前，不要尝试进一步充气或推进导管。如果对球囊膨胀有明显阻力，则怀疑导管在小血管中的放置不当；拔出导管并将其重新固定到新位置。不要使用液体给球囊充气，因为它们可能是不可回收的，并且可能妨碍球囊放气。

9. 当球囊充气后，推进导管，直到在监测器上看到右心室压力波形（图 16-9C），获取并记录右心室的压力。导管进入和通过右心室时是发生心律失常的高危时刻。维持球囊在右心室内的充气状态可使心室刺激最小化（图 16-9B），但在整个插入过程中监测生命体征和心电图是很重要的。将床头抬高至 5°，并向右倾斜，将有助于导管通过右心室，并尽量减少发生心律失常的可能。

10. 继续推进导管，直到舒张压波形升高超过其在右心室时的舒张压波形（图 16-9C），提示已到达肺动脉（图 16-9D）。如果导管在距离到达右心房后再往前推进 15cm 仍出现右心室的波形，则怀疑导管在心室内卷曲；此时放松球囊，将其退至右心房，然后再充气再试。导管通过肺动脉位置后会看到收缩压水平较其在右心室和肺动脉中的水平明显下降。当注意到这一点时，记录 PAOP（图 16-9E）并放松气囊。当气囊放气时，肺动脉压力波形应再次出现在压力追踪显示中。如果没有，请将放气的球囊拉回导管，直到肺动脉压力波形出现。当气囊放气后，可以抽血以测量氧饱和度。观察到间歇出现右心

室波形则提示导管向后滑入了心室。

11. 仔细记录将肺动脉压力波形变为 PAOP 压力波形所需的球囊充气量。如果记录 PAOP 的充气量明显低于制造商推荐的体积，或者如果后续的 PAOP 测定要求的充气量与初始量相比减少，提示导管尖端向外周漂浮得太远，应立即将其退回。

12. 通过将导管缝合或贴在皮肤上，将导管固定在正确的肺动脉位置上，以防止无意中前进。如果需要，在导入器插入部可使用浸渍氯己定的透明敷料。

13. 用胸部透视确认导管位置，导管尖端距离中线不超过 3～5cm。为了评估是否发生了导管向外周移位，建议每天在球囊压力监测的基础上使用胸部 X 线检查来补充检查球囊的位置。

（三）特殊注意事项

在某些疾病状态下（右心房或右心室扩张、严重肺动脉高压、严重三尖瓣功能不全、低 CO 综合征），由血流引导可能很难正确定位导管位置。这就需要透视引导来帮助导管定位。通过远端管腔注入 5～10ml 的冷生理盐水可使导管变硬并帮助定位。或者，当通过 7F PA 导管的远端管腔放置时，可以使用直径 0.025cm、长 145cm 的导丝使导管硬化。这种操作只能由经验丰富的人员在透视指导下进行。偶尔可能需要非流动导向的 PAC（如 Cournand 导管，腔内导管）。由于其具有刚性，这些导管有可能穿透右心，必须由具有心导管技术经验的医生在透视下放置。

（四）超声检查在肺动脉导管置管中的应用

超声检查在 PAC 置入方面具有重要的应用价值。使用标准的血液流动引导通常可以顺利置

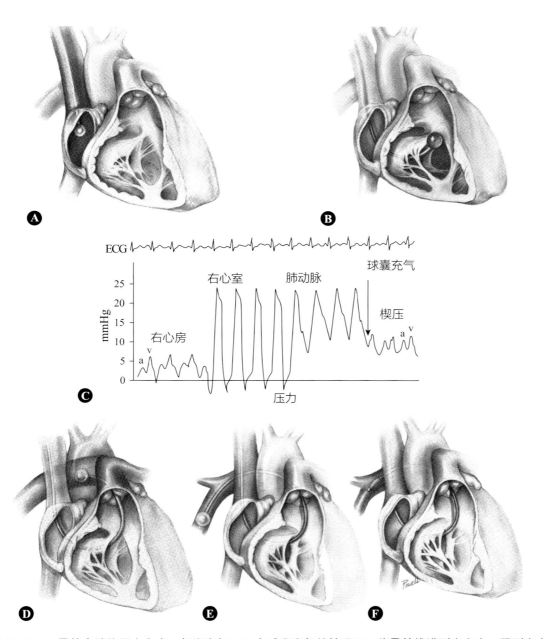

▲ 图 16-9 **A.** 导管尖端位于右心房，气囊充气。**B.** 在球囊充气的情况下，将导管推进到右心室，得到右心室压力轨迹。**C.** 球囊顶端导管穿过右心腔进入肺动脉时产生的波形轨迹。**D.** 导管通过肺动脉瓣进入肺动脉，应注意到舒张压的上升。**E.** 将导管推进至肺动脉阻断压位置。典型的肺动脉阻断压力图应注意 **A** 波和 **V** 波。**F.** 气囊漏气，监护仪上应再次显示时相性肺动脉压

A 和 B. 经许可转载，改编自 Wiedmann HP, Matthay MA, Matthey RA. Cardiovascular pulmonary monitoring in the intensive care unit (Part 1). Chest. 1984;85(4):537. Copyright © 1984 The American College of Chest Physicians；C 至 E. 引自 Reich HS. Pulmonary artery catheters. In: Irwin RS, Lilly CM, Mayo PH, Rippe JM, eds. *Irwin and Rippe's Intensive Care Medicine*. Philadelphia, PA: Wolters Kluwer; 2017:159.

入 PAC，并实时观察到典型波形。导管置入偶尔可能会很困难，特别是在右心高压、右心室扩张和（或）严重的三尖瓣反流的患者中。超声实时引导 PAC 置入是一种安全、有效、快速的方法，比在透视引导下更具优势，可在危重患者的床边进行，不需要患者转运或复杂的设备[52, 53]。

根据操作者的喜好，右心房、三尖瓣（tricuspid valve，TV）和右心室（right ventricle，RV）可以从肋下视野或右心室流入道方向进行成像。导管尖端在进入 RA 时清晰可见，操作员通过右心室视野在直接可视化下操作导管，当导管从心脏基底部短轴切面进入主 PA 时可见。或者在成像条件允许的情况下，从肋下肺动脉切面可见，可以看到它进入左右肺动脉。对于经胸图像质量较差的患者，经食管超声心动图是一种有效的选择[54]。在这种情况下，双房切面可显示导管最初位置，食管中段四腔心切面可以评估导管进入右心室，从食管上段肺动脉切面可以显示导管最终的位置。

六、生理数据

使用 PAC 可以测量各种血流动力学参数和氧饱和度。表 16-3 和表 16-4 列出了这些参数的正常值。

（一）压力

1. 右心房

随着 PAC 尖端到达右心房（图 16-9A），球囊放气，记录右心房波形（图 16-10）。正常静息时右心房压为 0～6mmHg。通常可以记录两种主要的心房正压波，即 A 波和 V 波。有时，还可以看到第三个正极波，即 C 波。A 波是由心房收缩引起的，并跟随同时记录的心电图 P 波[55]。A 波的峰值通常跟随心电 P 波的峰值约 80ms。V 波表示三尖瓣关闭时右心房静脉填充所产生的压力。V 波峰值出现在心室收缩期末，心房最大充盈期，对应于心电图上 T 波末尾附近的点。C 波是由房室收缩期开始时房室瓣环向 RA 突然运动引起的。C 波与 A 波的时间间隔等于心电图 P-R

表 16-3　右心导管置入术中正常静息压的测定

心　腔	压力（mmHg）
右心房	
范围	0～6
平均	3
右心室	
收缩	17～30
舒张	0～6
肺动脉	
收缩	15～30
舒张	5～13
平均	10～18
肺动脉闭塞（平均）	2～12

改编自 Gore JM, Alpert JS, Benotti JR, et al. *Handbook of Hemo-dynamic Monitoring*. Boston, MA: Little, Brown; 1984.

表 16-4　正常血氧饱和度和含量的近似值

采样部位	氧含量（体积百分比）	血氧饱和度（%）
上腔静脉	14	70
下腔静脉	16	80
右心房	15	75
右心室	15	75
肺动脉	15	75
肺静脉	20	98
股动脉	19	96
房室氧含量差异	3.5～5.5	–

间隔。C 波在 P-R 间期延长的情况下更容易可见。C 波 x 降支反映心房舒张，y 降支是由三尖瓣打开后心房快速排空引起的。在自主呼吸吸气期间，平均右心房压力降低（继发于胸内压力降低），而 A 波和 V 波、x 降支和 y 降支变得更加

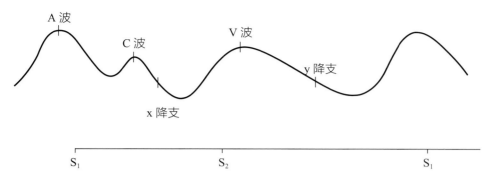

▲ 图 16-10 右心房波形与心音示意图

S₁. 第一心音；S₂. 第二心音（引自 Reich HS. Pulmonary artery catheters. In: Irwin RS, Lilly CM, Mayo PH, Rippe JM, eds. *Irwin and Rippe's Intensive Care Medicine*. Philadelphia, PA: Wolters Kluwer; 2017:160.）

突出。一旦多腔 PAC 到位，就可以采集右心房血液，并使用近端管腔监测压力。需要注意的是，由于管腔位于心房壁或引入鞘内，通过近端腔获得的压力可能不能准确反映右心房压力。

2. 右心室

当 PAC 穿过三尖瓣时，正常静息右心室压力为（17～30）/（0～6）mmHg（图 16-9B）。右心室收缩压应等于 PA 收缩压（肺动脉狭窄或右心室流出道梗阻除外）。右心室舒张压应等于舒张期三尖瓣打开时的平均右心房压。引入起搏腔导管可以持续监测右心室血流动力学。使用特殊导管，可准确测量右心室舒张末期容积指数和右心室射血分数[56]。

3. 肺动脉

当导管位置合适，球囊放气后，远端管腔传递肺动脉压力（图 16-9F）。正常的静息肺动脉压力为（15～30）/（5～13）mmHg，平均压力为 10～18mmHg。肺动脉波形的特点是由于肺动脉瓣关闭，有一个收缩期峰值和舒张期低值，并有一个双相波形。肺动脉收缩压峰值出现在同时记录的心电图的 t 波中。

因为肺血管通常是一个低阻力循环系统，肺动脉舒张压（PA diastolic pressure，PADP）近似接近于平均 PAOP（PADP 通常比平均 PAOP 高

1～3mmHg），因此可以作为无法获得 PAOP 或 PADP 和 PAOP 已被证明密切相关的患者的左心室充盈压力的指标。但是，如果肺血管阻力增加，如肺栓塞性疾病、肺纤维化或反应性肺动脉高压，PADP 可能显著超过平均 PAOP，此时用其反映左心功能不可靠。当使用肺动脉平均压力作为左心室功能的指标时也具有类似的附带条件。

4. 肺动脉楔压

球囊漂浮导管的一个重要应用是记录 PAOP 值。当充气的气囊嵌顿 PA 的较小分支时，得到该测量值（图 16-9E）。在这个位置，球囊阻断了血流，导管尖端感受从远端流动的血循环床（肺静脉）通过静态血流柱向后传递的压力。肺静脉压是肺充血的主要决定因素，反映液体从肺毛细血管向间质组织和肺泡渗漏。此外，肺静脉压和 PAOP 密切反映左心房压（极少数情况除外，如肺静脉闭塞性疾病，其中小肺静脉阻塞），并作为左心室充盈压力的指标[57]。因为多项研究表明右心房（如中心静脉）压力与 PAOP 的相关性较差[58]，所以需要通过 PAOP 来评估左心室充盈压力。

PAOP 相较左心房压时相延迟、振幅减弱。正常静息 PAOP 为 2～12mmHg，平均比平均肺

动脉压力低 2～7mmHg。PAOP 波形与右心房波形相似，有 A 波、C 波、V 波和 x 降支、y 降支（图 16-10）。然而，与右心房波形相比，PAOP 波形显示的 V 波稍大于 A 波[13]。由于左心房力学改变传递到肺血管需要时间，当同步记录心电图时，PAOP 波形进一步延迟。A 波峰值跟随在心电图 P 波峰值后约 240ms，V 波峰值出现在心电图 t 波之后。通过从远端腔内抽取血液标本并测量氧饱和度来确定嵌顿位置。测量到的氧饱和度为 95% 或以上是令人满意的[57]。如果患者呼吸缓慢而深，说明获得样本的肺段通气良好。

一个有效的 PAOP 测量需要左心房和导管尖端之间的存在明确的血管通道。因此，只有当导管尖端位于肺的第 3 区时，PAOP 才接近于肺静脉压（因此才是左心房压）[55]（根据肺动脉、肺静脉压和肺泡压的关系，肺分为三个生理区。在第 3 区，PA 和肺静脉压超过肺泡压，能保证导管尖端和肺静脉之间的血液柱不间断）。如果在床旁胸部 X 线片上，导管尖端低于左心房水平（仰卧位患者的后位），可假设为位于第 3 区。如果设定的呼气末正压＜15cmH₂O，并且患者血容量没有明显不足，则该假设成立。导管是否位于第 3 区也可能取决于某些生理特征（表 16-5）。第 3 区外的导管嵌顿会显示出明显的呼吸变异、

不自然平滑的血管波形和误导性的高压。

除了少数例外[59]，PAOP 对毛细管静水滤过压的估计值是可以接受的。需要注意的是，PAOP 的测量没有考虑毛细血管通透性、血清胶体渗透压、间质压或实际的肺毛细血管阻力。这些因素都在肺水肿的形成中起作用，PAOP 应在特定的临床情况下进行解读。

如果患者二尖瓣舒张末期压正常，左心室功能正常，平均 PAOP 与左心室舒张末期压（left ventricular end-diastolic pressure，LVEDP）相关性良好。在心肌梗死中，左心室顺应性降低的疾病（如缺血和左心室肥厚），以及左心室充盈压力明显增加的情况（如扩张型心肌病），心房收缩对左心室充盈的贡献增加。因此，LVEDP 可能明显高于平均左心房压或 PAOP[55]。

在存在巨大 V 波的患者中，导管的位置可能会被误判。引起这些 V 型波最常见的原因是二尖瓣反流。这种情况下，左心室收缩时血液反流回正常大小、不顺应的左心房，在嵌压测量时引起巨大的 V 波（图 16-11）。二尖瓣反流的巨大 V 波可以传输到肺动脉波形中，产生肺动脉收缩波形和 V 波组成的双相波形。由于导管被阻塞，PA 收缩波丢失，但 V 波仍然存在。值得注意的是，PA 收缩波与同时记录的心电图（QRS 和 t 波之间）比 V 波（t 波之后）更早。

表 16-5　检查肺动脉导管位置的清单

	第 3 区	第 1 区或第 2 区
PAOP 轮廓	心脏波形（A 波 +V 波）	不自然的光滑
PAD 与 PAOP	PAD＞PAOP	PAD＜PAOP
PEEP 试验	$\Delta PAOP < 1/2 \Delta PEEP$	$\Delta PAOP > 1/2 \Delta PEEP$
PAOP 的呼吸变异	$< 1/2 P_{ALV}$	$\geq 1/2 \Delta P_{ALV}$
导管尖端位置	LA 水平或以下	LA 水平以上

LA. 左心房；PAD. 肺动脉压；PAOP. 肺动脉闭塞压；PEEP. 呼气末正压

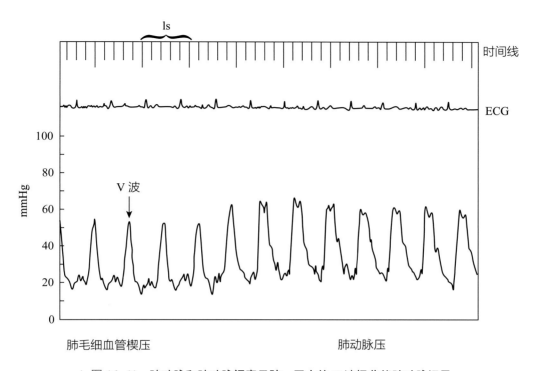

▲ 图 16-11　肺动脉和肺动脉闭塞示踪，巨大的 V 波扭曲伴肺动脉记录

ECG. 心电图（引自 Reich HS. Pulmonary artery catheters. In: Irwin RS, Lilly CM, Mayo PH, Rippe JM, eds. Irwin and Rippe's Intensive Care Medicine. Philadelphia, PA: Wolters Kluwer; 2017:161.）

虽然大的 V 波不能诊断二尖瓣反流，也不总是出现在这种情况下，但急性二尖瓣反流仍然是 PAOP 追踪中导致巨大 V 波的最常见原因。当任何原因（如缺血性心脏病和扩张性心肌病）[60] 引起的左心室衰竭导致 LA 扩张和不顺应性时，或急性室间隔缺损继发于室血流增加时，可能会发生明显的 V 波。急性二尖瓣反流是 PA 舒张末期压可能低于计算机测量的平均嵌顿压的罕见情况。

呼气末为 PAOP 解释提供了一个很容易识别的参考点，因为胸膜压力在被动收缩结束时恢复到基线（大致等于大气压力）。胸膜压力可超过正常静息值，伴有主动呼气肌肉收缩或使用 PEEP。呼气末正压传递到胸膜腔的数量不容易估计，因为它取决于肺顺应性和其他因素。当正常肺被动放气时，呼气末胸膜压约增加所施加的 PEEP 的一半。在肺依从性降低的患者（如急性呼吸窘迫综合征患者）中，可能是 PEEP 值的 1/4 或更低。在过去，呼气末正压水平＞10mmHg 被认为会中断 LA 和 PAC 尖端之间的血液柱，导致 PAOP 比左心房压更准确地反映肺泡压。然而，有两项研究表明，这可能并不适用于所有的情况。Teboul 等 [61] 发现 ARDS 患者在 PEEP 为 0cmH$_2$O、10cmH$_2$O、16～20cmH$_2$O 水平时，PAOP 与同时测量的 LVEDP 之间没有显著差异。他假设：①大的肺内从右到左分流可能提供许多屏蔽肺泡压力的微血管，允许从肺动脉到肺静脉之间的自由交通；②在 ARDS 中，血管和肺顺应性可能减小，减少了肺泡对肺小血管的压力，并保持了导管尖端到 LA 的不间断血流。

虽然很难准确估计呼气末正压患者的真实跨壁血管压力，但不建议暂时停止 PEEP 来测量 PAOP。由于血流动力学已经不稳定，这些测量值的价值值得怀疑。停用 PEEP 后静脉回流急剧增加[61]，以及突然去除 PEEP 会导致患者缺氧，而这种情况在恢复 PEEP 时可能不会迅速逆转[62]。

（二）心输出量

1. 热稀释技术

距离尖端 4cm 的热敏电阻导管允许使用热稀释原理计算 CO[45, 63]。热稀释原理认为，如果将已知量的冷溶液注入循环并充分混合（通过两个瓣膜和一个心室就足够了），那么在下游部位记录的最终冷却曲线就可以计算净血流量。CO 与时间与温度曲线的积分成反比。

在实践中，已知量的低温或室温溶液（成人通常为 0.9% 生理盐水 10ml，儿童通常为 0.9% 生理盐水 5ml）通过导管的近端端口注射到 RA 中，热敏电阻可以记录 PA 基线血液温度和随后的温度变化。得到的曲线通常用采用计算机分析，但可以用简单的平面方法进行手工分析。导管制造商添加了修正因子，以考虑冷指示器与导管注射腔内的热残留液的混合物，以及从导管壁到冷指示器的热传递。

使用 10ml 冷注射液和床边计算机进行 3 次重复测定，报道的变异系数约为 4% 或更少。注入速率的变化也会导致 CO 测定的误差，因此尽快注入溶液是很重要的。必须仔细注意这一程序的细节；即使如此，高于或低于初始值的 10%～15% 的变化可能也不能真正确定数据有效性。热稀释 CO 在低输出状态、三尖瓣反流和心室间隔缺损的情况下是不准确的[64]。

2. 混合静脉血的分析

CO 值可以通过检查混合静脉血（肺动脉）氧饱和度来近似计算。理论上，如果 CO 升高，那么混合静脉氧分压就会升高，因为外周组织每单位血液需要提供更少的氧气。相反，如果 CO 下降，外周组织对血液提供的氧气需求将会增加，以满足代谢组织的需要。混合静脉血氧饱和度的连续测定可能显示 CO 的趋势。正常混合静脉血氧饱和度为 70%～75%，<60% 与心力衰竭相关，<40% 与休克相关[65]。该测定中潜在的误差来源包括可能发生混合不良的极端低流量状态，当样品通过非嵌顿状态的导管吸出太快或在某些疾病状态（如脓毒症）可能发生微循环分流时，饱和的肺毛细血管血污染了去饱和的混合静脉血。光纤反射率血氧饱和度仪 PAC 可以在适当的临床情况下连续测量和记录混合静脉血氧饱和度[48]。

（三）衍生参数

使用 PAC 的数据可以得出的有用的血流动力学参数和公式如下。

心脏指数 =CO（L/min）/BSA（m²）

每搏输出量 =CO（L/min）/ 心率（次 / 分）

每搏指数 =CO（L/min）/ [心率（次 / 分）× BSA（m²）]

平均动脉压（mmHg）=[（2× 舒张压）+ 收缩压]/3

全身血管阻力 [dyne/(s·cm⁵)]= {[平均动脉压 – 平均右心房压（mmHg）] × 80}/CO（L/min）

肺动脉阻力 [dyne/(s·cm⁵)]= {[平均 PA 压力 –PAOP（mmHg）] × 80}/CO（L/min）

总肺阻力 [dyne/(s·cm⁵)]= {[平均 PA 压力（mmHg）] × 80}/CO（L/min）

左心室每搏做功指数 =1.36（平均动脉压 –PAOP）× 每搏指数 /100

氧供（DO₂）[ml/(min·m²)]= 心脏指数 × 动脉 O₂ 含量 ×10。

正常值如表 16-6 所示。

表 16-6 右心导管术中血流动力学变量的选择

血流动力学变量	正常范围
动脉-静脉含量差异	3.5～5.5/100ml
心脏指数	2.5～4.5L/（min·m²）
心输出量	3.0～7.0L/min
左心室每搏做功指数	每搏 45～60g/m²
混合静脉血氧含量	18.0/100ml
混合静脉血氧饱和度	约 75%
氧耗	200～250ml/min
肺血管阻力	120～250dynes/（s·cm⁵）
每搏输出量	每搏 70～130ml
每搏指数	每搏 40～50ml/m²
全身血管阻力	1100～1500dynes/（s·cm²）

改编自 Gore JM，Alpert JS，Benotti JR，et al. Handbook of Hemo-dynamic Monitoring. *Boston*，*MA*: *Little*，*Brown*; 1984.

七、肺动脉导管的临床应用

正常静息的血流动力学概况

发现正常的 CO 伴随正常的左右心充盈压力有助于建立非心血管疾病的患者衡量患者疾病进展或治疗反应的基线，以解释异常症状或体征。休息时正常心血管状态下右心房压力为 0～6mmHg，PA 收缩压为 15～30mmHg，PADP 为 5～12mmHg，PA 平均压力为 9～18mmHg，PAOP 为 5～12mmHg，心脏指数＞2.5/(min·m²)。

表 16-7 总结了有 PAC 的各种疾病的特定血流动力学模式，并提供了可能影响患者护理的临床信息。

八、并发症

床旁球囊漂浮 PA 导管的轻微和主要并发症

已被报道（表 16-8）。在 20 世纪 70 年代，在临床使用导管的前 10 年，一些研究报道了某些并发症的发生率相对较高。在 20 世纪 80 年代，随着对 PAC 使用指南的修订和改进的置入和维护技术降低了这些并发症的发生率[66]。通过谨慎注意导管安置和维护的细节，可以避免大多数并发症。

（一）与中央静脉通路相关的并发症

第 19 章讨论了中心静脉导管的置入技术和并发症。报道的局部血管并发症包括局部动脉或静脉血肿、导管无意进入颈动脉系统、房室瘘和假性动脉瘤的形成。邻近的结构，如胸导管，可受损从而形成乳糜胸。气胸可能是 CVC 的严重并发症，尽管发生率相对较低（1%～2%）[67]。在一些报道中，锁骨下入路的气胸的发生率高于颈内入路[68]，但其他研究表明这两个部位之间没有差异。导管置入并发症的发生率与操作者的经验成反比。

（二）气囊破裂

在 20 世纪 70 年代初，气囊破裂发生的频率比现在更频繁，而且通常与超过推荐的气囊填充量有关。球囊破裂带来的主要问题是空气栓塞进入动脉循环系统和球囊碎片栓塞到远端肺循环。如果在导管置入过程中发生破裂，球囊保护性缓冲功能的丧失可能会导致心内膜损伤、伴随的血栓形成和心律失常并发症。

（三）导管打结

当导管在心腔内形成环路，并且伴随反复拔出并推进时，导管周围容易打结[70]。注意不要使导管明显超过心室或肺动脉入口通常预期的距离，则可避免打结。打了结的导管通常可以经静

表 16-7　常见临床情况下的血流动力学参数（理想值）

	RA	RV	PA	PAOP	AO	CI	SVR	PVR
正常	0～6	25/0～6	25/6～12	6～12	130/80	≥2.5	1500	≤250
低血容量性休克	0～2	15～20/0～2	15～20/2～6	2～6	≤90/60	<2.0	>1500	≤250
心源性休克	8	50/8	50/35	35	≤90/60	<2.0	>1500	≤250
脓毒性休克								
早期	0～2	20～25/0～2	20～25/0～6	0～6	≤90/60	≥2.5	<1500	<250
晚期	0～4	25/4～10	25/4～10	4～10	≤90/60	<2.0	>1500	>250
急性大面积肺栓塞	8～12	50/12	50/12～15	≤12	≤90/60	<2.0	>1500	>450
心脏压塞	12～18	25/12～18	25/12～18	12～18	≤90/60	<2.0	>1500	≤250
无 LVF 的 AMI	0～6	25/0～6	25/12～18	≤18	140/90	≥2.5	>1500	≤250
有 LVF 的 AMI	0～6	30～40/0～6	30～40/18～25	>18	140/90	>2.0	>1500	>250
继发于 LVF 的全心衰竭	>6	50～60/>6	50～60/25	18～25	120/80	~2.0	>1500	>250
继发于 RVI 的 RVF	12～20	30/12～20	30/12	<12	≤90/60	<2.0	>1500	>250
肺心病	>6	80/>6	80/35	<12	120/80	~2.0	>1500	>400
特发性肺动脉高压	0～6	80～100/0～6	80～100/40	<12	100/60	<2.0	>1500	>500
急性室间隔破裂	6	60/6～8	60/35	30	≤90/60	<2.0	>1500	>250

AMI. 急性心肌梗死；LVF. 左心室衰竭；RVF. 右心室衰竭；RVI. 右心室梗死

表 16-8　肺动脉导管置入术的并发症

- 与中心静脉通路相关
- 球囊破裂
- 打结
- 肺梗死
- 肺动脉穿孔
- 血栓形成、栓塞
- 心律失常
- 心脏内损伤
- 感染
- 其他并发症

脉拔出，偶尔也需要放置导丝、静脉切开术或更大的外科手术程序。

　　已有报道称 PAC 在心内结构或其他血管内导管周围打结 [71]。在极少数情况下，有报道称心脏直视手术后心脏缝合线中卡住 PAC，需要不同的移除方法。

（四）肺梗死

　　导管尖端的外周迁移（由导管软化和环路随时间推紧引起），PA 小分支持续、未被发现的楔入是 PAC 引起的肺梗死最常见的机制 [73]。这些病变通常较小且无症状，通常仅根据胸部 X 线片的变化进行诊断，显示为梗死部分的胸膜密度改变，具有凸起的近端轮廓。

　　如果球囊在嵌顿位置长期充气，从而阻塞 PA 的中央分支，或者通过导管腔以相对较高的压力注射溶液以试图降低明显阻碍压力，通常会产生严重的梗死。导管周围血栓或内皮损伤区域形成引起的肺栓塞现象也可导致肺梗死。

1974年报道的PAC继发肺梗死的发生率为7.2%[73]，但随后的研究报道的肺梗死的发生率要低得多。Boyd等[74]在一项对528例PA导管进行的前瞻性研究中发现，肺梗死的发生率为1.3%。Sise等[75]在一项对319例PAC置入的前瞻性研究中没有报道肺梗死。连续使用生理盐水冲洗和仔细监测PA波形是降低这种并发症发生率的重要原因。

（五）肺动脉穿孔

PA置管的一个严重和可怕的并发症是PA破裂导致出血，而出血可能是巨大的，有时是致命的[76, 77]。破裂可能会发生在置入过程中，也可能会延迟数天[77]。0.1%～0.2%的患者报告有PA破裂或穿孔[68, 78]。病理资料显示PA穿孔的真实发生率较高[79]。PA破裂发生的机制包括：①由球囊膨胀引起的PAOP和PA压力之间的压力梯度增加，有利于导管远端迁移，其中更容易发生穿孔；②导管尖端闭塞位置有利于偏心或膨胀的球囊充气，尖端横向和穿过血管；③由于导管尖端反复接触血管壁，心脏搏动引起剪切力和损伤；④在远端动脉分叉附近存在导管尖端，其中球囊充气的血管壁的完整性可能会受到影响；⑤由气球膨胀引起的对血管壁的简单侧向压力（如果开始充气前导管尖端堵塞，这往往更大）。患者PA穿孔的危险因素包括肺动脉高压、二尖瓣疾病、高龄、低温和抗凝治疗。对于有这些危险因素且PADP能很好反映PAOP的患者，需要非常谨慎地去预防，完全避免随后的球囊膨胀。

另一个不常见但危及生命的并发症是伴随肺动脉破裂或夹层的假性动脉瘤形成。与PA出血相关的技术因素包括导管的向远端漂移或移位[80]，

插入过程中去除心室大导管环失败，导管的过度操作，采用更硬质的导管设计，以及多次或长时间的球囊充气。坚持严格的技术要求可以降低这种并发症的发生率。在1986年报道的一项前瞻性研究中，1400例进行心脏手术的患者中接受PA导管未发生PA破裂的病例[69]。

PA穿孔的典型表现为大咯血。急诊处理包括立即闭塞性动脉造影和支气管镜检查，对未受影响的肺行插管术，并考虑紧急肺叶切除术或全肺切除术。对插管患者应用PEEP也可用于PAC引起的压塞出血[81]。

（六）血栓栓塞并发症

由于PAC是心血管系统中的异物，并有可能损害心内膜，因此它们与血栓形成发生率的增加有关。血栓包裹导管尖端和在与导管接触的心内膜部位形成的无菌性血栓性赘生物已被报道[74]。导管尖端周围的广泛凝血可阻塞导管远端的肺血管，静脉系统或右心的任何地方的血栓均可作为肺栓塞的来源。锁骨下静脉血栓形成，表现为单侧颈部静脉扩张和上肢水肿，可发生在高达2%的锁骨下置管[82]。经颈内静脉置管合并静脉血栓形成是相当常见的报道，尽管其临床重要性仍不确定。没有周围导管迁移或肺血管闭塞证据的持续抑制的压力痕迹应怀疑是否引起导管尖端血栓。随着时间的推移，PADP与PAOP关系的变化应该会引起人们对可能发生的肺栓塞的关注。

如果已知存在潜在的高凝状态，如果导管插入过程损伤或需要长期监测，应谨慎考虑对患者进行抗凝。

肝素涂层导管可降低血栓形成[44]，因此常用。然而，肝素导管的一个重要并发症是HIT[83]。建议对使用肝素导管的患者常规监测血小板计数。由于有HIT的风险，一些医院已经放弃使用

肝素结合导管。

（七）心律失常

房性和室性心律失常常发生在置管期间[84]。Swan 等最初报道的导管置入术中有 11% 发生了过早的心室收缩[1]。

研究报道，在接受 30%～60% 的右心导管检查的患者中，会出现晚期室性心律失常（3 次或 3 次以上连续室性期前收缩）[68, 85, 86]。大多数心律失常是自限性的，不需要治疗，但 0%～3% 的患者发生持续的持续性室性心律失常[74, 85, 86]，与晚期室性心律失常发生率增加相关的危险因素为急性心肌缺血或梗死、缺氧、酸中毒、低钙血症和低钾血症[85]。在 PAC 插入时，右侧倾斜位（5°）时恶性室性心律失常的发生率更低。

虽然大多数心律失常发生在导管置入期间，但在导管正确放置后的任何时候都可能发生心律失常。这些心律失常是由心电传导系统的机械刺激引起的，并可能是持续的。如果导管尖端倒回右心室流出道，也可能发生心室异位。对导管诱导的异位的评估应包括床旁胸部 X 线检查，以评估导管的位置和评估远端管腔压力追踪，确保导管没有滑入右心室。利多卡因可以使用，但不太可能消除异位性，因为刺激物没有被去除。如果利多卡因治疗后心律失常持续存在或与血流动力学损害有关，应拔出导管。导管的拔除应由医生在持续的心电监护下进行，因为在拔除导管时异位发生的频率几乎与插入时相同[87]。

右束支阻滞（通常是短暂的）也会使导管置入复杂化[88]。接受麻醉诱导的患者、急性房间隔心肌梗死和急性心包炎的早期阶段，似乎特别容易发生这种并发症。既往存在左束支传导阻滞的患者在导管插入过程中存在发生完全性心脏传导阻滞的风险，一些人主张插入临时经静脉起搏、带起搏腔的 PAC 或带导管外表面起搏导线的起搏 PAC。然而，使用经胸起搏装置应该足以治疗这一并发症。

（八）心内损伤

有报道称，PA 置管对右心室、三尖瓣、肺动脉瓣及其支撑结构产生损伤[89-91]。病理检查发现的导管相关的心内膜破裂的发生率为 3.4%～75%[92]，但大多数研究提示 20%～30%[90, 91]。这些病变包括出血、无菌血栓形成、内膜纤维蛋白沉积和非细菌性血栓性心内膜炎。它们的临床意义尚不清楚，但有人担心它们可能作为感染性心内膜炎的病灶。

心脏瓣膜和牵拉腱索的直接损伤主要发生在导管球囊充气时[1]。然而，尽管球囊未充盈，但腱索损伤仍有报道。在尸检中发现的心内膜和瓣膜损伤的发生率明显高于临床上明显的瓣膜功能障碍。

（九）感染

20 世纪 70 年代，接受床边导管检查的患者高达 2% 出现导管相关败血症（从血液和导管尖端生长的相同病原体）[93]。然而，近年来与导管相关的败血症发生率似乎有所下降，通过一些研究提示败血症发生率为 0%～1%[68, 94]。留置时间超过 72～96h 可显著增加导管相关脓毒症的风险。脓毒性右心内膜炎已有报道[95]，但该并发症的实际发生率尚不清楚。Becker 等发现了 2 例 PAC 和金黄色葡萄球菌败血症患者形成左心室脓肿[89]。根据导管放置的时间和定义定植的标准不同，导管定植或被污染的发生率为 5%～20%[95, 96]。原位导管相关的血流感染可通过定量血培养进行诊断。

压力传感器也被认为是一种偶然的感染

源[97]。在注射测定 CO 和抽血期间，感染进入先前无菌系统的机会增加。降低导管相关感染风险的方法包括使用无菌保护套和使用抗生素连接导管[68, 98]。定期更换导管并不能降低感染率[99]。

（十）其他并发症

罕见的其他并发症报道包括：①肺切除术后肺动脉高压的患者由于肺主动脉中球囊膨胀而引起的血流动力学肺血流的显著降低；②加压注射对比剂导致导管腔内间隔破裂[100]；③在右心室扩张和房室间隔矛盾运动的患者中，导管拍打室间隔引起的收缩中期喀喇音[101]；④血小板减少继发于肝素导管引起的 HIT[83]；⑤起搏电极的脱落[102]。也有多次异常放置的报道，包括在左心包静脉，通过左肋间上静脉进入腹部血管，开胸直视心脏手术后从上腔静脉通过左心房和左心室进入主动脉[72]。

九、肺动脉导管的安全使用指南

我们对最初推荐的技术和指导意见进行了多次修订和更改[66, 103]。这些预防措施总结如下。

1. 避免与导管置入相关的并发症

• 不熟练的操作人员必须在监督下进行操作。许多医院要求由训练有素的 ICU 医生、心脏病专家或麻醉师置入。建议使用超声引导。

• 尽量保持患者安静状态。可能需要约束或镇静，并使用心电监护和脉搏血氧仪严密监护患者。

• 必须采用严格的无菌技术。建议使用氯己定准备皮肤，并且执行最大限度的无菌操作保护措施。

• 术后检查胸部 X 线（或超声），明确有无气胸（尤其是锁骨下或颈内静脉穿刺后）和导管尖端位置。

2. 避免球囊破裂

• 始终逐渐给球囊充气。如果感受不到任何阻力，就停止充气。

• 不要超过建议的充气量。在推荐的体积下，多余的空气将自动从球囊上附着孔的注射器中排出。保持推荐的体积也有助于防止意外注入液体。

• 将充气 – 放气周期保持在最低限度。

• 不要重复使用为一次性使用而设计的导管，也不要长期留置导管。

• 如果怀疑血液循环系统的左右心脏之间有分流，则使用二氧化碳作为球囊充盈介质。

3. 避免打结

如果按照预期设定进入 RA、RV 或 PA 的距离实际没有达到解剖学上位置，则停止送入导管。如果已经明显超过这些距离，或者导管不容易拔出，在尝试拔出导管前需要使用床旁 X 线透视。切勿用力拔出不易退出的导管。

4. 避免损害肺血管和肺实质

• 将 PAOP 的记录时间降到最低，特别是对于患有肺动脉高压和其他导致 PA 破裂的危险因素的患者。每次 PAOP 记录后，确保球囊松弛。从来没有持续监测的 PAOP。

• 每次球囊充气时，都需要进行恒压监测。球囊应缓慢膨胀，当压力追踪显示变为 PAOP 或开始减弱时必须停止。

• 如果发现到充盈球囊体积明显小于导管上推荐的充气体积，则需要将导管退出，直到达到（或几乎达到）能产生推荐的充气体积所需的位置。

• 预测导管尖端的移位。随着时间的推移，导管材料的软化、重复操作和心脏运动使远端导管移位几乎是不可避免的。

– 连续的 PA 压力监测是必需的，并且必须密切关注从特征性的 PA 压力到显示 PAOP 或压力减小的位置变化。

- 随着时间的推移，如果达到血流阻塞所需的球囊膨胀体积减少，应怀疑导管位置移位。

- 送入导管后立即并至少每天用胸部 X 线检查确认满意的末端位置。

• 不要使用液体充盈球囊。它们可以阻止球囊缩复，而它们的相对不可压缩性可能会增加肺血管壁的侧向剪切力和应力。

• 咯血是一个不良的迹象，应立即进行评估诊断，并快速给予适当的治疗。

• 如果凝血是压力减小的原因，避免通过导管腔内高压注射。首先，抽吸导管。然后考虑与导管位置、通路旋转位置、传感器顶端、传感器、压力袋、冲洗系统或滞留气泡相关的问题。切勿在闭塞的位置冲洗导管。

5. 避免血栓栓塞性并发症

• 尽量减少送入导管期间引起的创伤。

• 在有高凝状态或其他危险因素的患者中考虑使用抗凝血药是明智的。

• 避免在高压情况下冲洗导管。

• 观察不断变化的 PADP-PAOP 关系，以及肺栓塞的其他临床指标。

6. 避免心律失常

• 必须在置入和维护期间持续心电监护，并且随时可得到能进行心肺复苏、除颤和临时起搏的用品。

• 急性心肌梗死或已存在左束支传导阻滞的患者谨慎使用 PAC。

• 当球囊未充气时，不要将导管超过右心房。

• 避免过度操作导管。

• 将导管固定器固定在适当部位。

• 当认为导管处于肺动脉位置时，观察间歇性右心室压力轨迹。有 PAC 的患者出现不明原因的室性心律失常，可能是导管异位引起的。

7. 避免瓣膜损伤

• 避免长时间置管和过度操作。

• 当球囊充气时，不要拔出导管。

8. 避免感染

• 置管时采用严格的无菌技术。

• 避免过多的 CO 测定和抽血。

• 避免进行长时间的置管。

• 如果出现静脉炎的征象，请拔除导管，将尖端送培养，并按推荐使用抗生素。

结论

血流动力学监测提高了对危重患者心肺病理生理学的认识。尽管如此，在各种临床情况下，PA 置管的风险 – 效益仍不确定[104]。大型试验得出结论，作为临床决策的一部分，应用 PAC 患者可能没有预后益处[105]。有人担心在肺动脉漂浮导管监测期间获得的数据可能没有得到最佳的使用，或者在特定组中可能会增加发病率和死亡率。一项对 13 项随机临床试验的 Meta 分析得出结论，PAC 的使用既没有增加总死亡率或住院天数，也没有带来任何好处。作者的结论是，尽管对肺动脉漂浮导管进行了近 20 年的随机临床试验，但目前还没有明确的使用策略来提高生存率[106]。

在得到进一步的研究结果之前，使用血流动力学监测的临床医生应该仔细评估基于患者自身情况的风险效益比。操作人员应了解应用 PAC 的适应证、置管技术、设备和可获取的数据。PA 置管不能延迟或替代床边的临床评估和治疗。

参考文献

[1] Swan HJC, Ganz W, Forrester J, Marcus H, Diamond G, Chonette D. Catheterization of the heart in man with use of a flow-directed balloon-tipped catheter. *N Engl J Med*. 1970;283: 447-451.

[2] Gorlin R. Practical cardiac hemodynamics. *N Engl J Med*. 1977;296:203-205.

[3] Rao TK, Jacobs KH, El-Etr AA. Reinfarction following anesthesia in patients with myocardial infarction. *Anesthesiology*. 1983;59:499-505.

[4] Hesdorffer CS, Milne JF, Meyers AM, Clinton C, Botha R. The value of Swan-Ganz catheterization and volume loading in preventing renal failure in patients undergoing abdominal aneurysmectomy. *Clin Nephrol*. 1987;28:272-276.

[5] Shoemaker WC, Appel PL, Kram HB, Waxman K, Lee TS. Prospective trial of supranormal values of survivors as therapeutic goals in high-risk surgical patients. *Chest*. 1988;94:1176-1186.

[6] Berlauk JF, Abrams JH, Gilmour IL, O'Connor SR, Knighton DR, Cerra FB. Preoperative optimization of cardiovascular hemodynamics improves outcome in peripheral vascular surgery: a prospective, randomized clinical trial. *Ann Surg*. 1991;214:289-297.

[7] Fleming A, Bishop M, Shoemaker W, et al. Prospective trial of supernormal values as goals of resuscitation in severe trauma. *Arch Surg*. 1992;127:1175-1179.

[8] Tuchschmidt J, Fried J, Astiz M, Rackow E. Elevation of cardiac output and oxygen delivery improves outcome in septic shock. *Chest*. 1992;102:216-220.

[9] Boyd O, Grounds RM, Bennett ED. A randomized clinical trial or the effect of deliberate perioperative increase of oxygen delivery on mortality in high-risk surgical patients. *J Am Med Assoc*. 1993;270:2699-2707.

[10] Bishop MH, Shoemaker WC, Appel PL, et al. Prospective randomized trial of survivor values of cardiac index, oxygen delivery, and oxygen consumption as resuscitation endpoints in severe trauma. *J Trauma*. 1995;38:780-787.

[11] Schiller WR, Bay RC, Garren RL, Parker I, Sagraves SG. Hyperdynamic resuscitation improves in patients with life-threatening burns. *J Burn Care Rehabil*. 1997;18:10-16.

[12] Wilson J, Woods I, Fawcett J, et al. Reducing the risk of major elective surgery: randomized controlled trial of preoperative optimization of oxygen delivery. *BMJ*. 1999;318:1099-1103.

[13] Chang MC, Meredith JW, Kincaid EH, Miller PR. Maintaining survivors' of left ventricular power output during shock resuscitation: a prospective pilot study. *J Trauma*. 2000; 49:26-33.

[14] Polonen P, Ruokonen E, Hippelainen M, Pöyhönen M, Takala J. A prospective, randomized study of goal-oriented hemodynamic therapy in cardiac surgical patients. *Anesth Analg*. 2000;90:1052-1059.

[15] Friese RS, Shafi S, Gentilello LM. Pulmonary artery catheter use is associated with reduced mortality in severely injured patients: a National Trauma Data Bank analysis of 53,312 patients. *Crit Care Med*. 2006;34:1597-1601.

[16] Pearson KS, Gomez MN, Moyers JR, Carter JG, Tinker JH. A cost/benefit analysis of randomized invasive monitoring for patients undergoing cardiac surgery. *Anesth Analg*. 1989;69:336-341.

[17] Isaacson IJ, Lowdon JD, Berry AJ, et al. The value of pulmonary artery and central venous monitoring in patients undergoing abdominal aortic reconstructive surgery: a comparative study of two selected, randomized groups. *J Vasc Surg*. 1990;12:754-760.

[18] Joyce WP, Provan JL, Ameli FM, McEwan MM, Jelenich S, Jones DP. The role of central hemodynamic monitoring in abdominal aortic surgery: a prospective randomized study. *Eur J Vasc Surg*. 1990;4:633-636.

[19] Yu M, Levy M, Smith P, Takiguchi SA, Miyasaki A, Myers SA. Effect of maximizing oxygen delivery on morbidity and mortality rates in critically ill patients. *Crit Care Med*. 1993;21:830-838.

[20] Gattinoni L, Brazzi L, Pelosi P, et al. A trial of goal-oriented hemodynamic therapy in critically ill patients. *N Engl J Med*. 1995;333:1025-1032.

[21] Yu M, Takanishi D, Myers SA, et al. Frequency of mortality and myocardial infarction during maximizing oxygen delivery: a prospective, randomized trial. *Crit Care Med*. 1995;23:1025-1032.

[22] Durham RM, Neunaber K, Mazuski JE, Shapiro MJ, Baue AE. The use of oxygen consumption and delivery as endpoints for resuscitation in critically ill patients. *J Trauma*. 1996;41:32-39.

[23] Afessa B, Spenser S, Khan W, LaGatta M, Bridges L, Freire AX. Association of pulmonary artery catheter use with in-hospital mortality. *Crit Care Med*. 2001;29:1145-1148.

[24] Rhodes A, Cusack RJ, Newman PJ, et al. A randomized, controlled trial of the pulmonary artery catheter in critically ill patients. *Intensive Care Med*. 2002;28:256-264.

[25] Richard C, Warszawski J, Anguel N, et al. Early use of the pulmonary artery catheter and outcomes in patients with shock and acute respiratory distress syndrome: a randomized controlled trial. *J Am Med Assoc*. 2003;290:2713-2720.

[26] Yu DT, Platt R, Lanken PN, et al. Relationship of pulmonary artery catheter use to mortality and resource utilization in patients with severe sepsis. *Crit Care Med*. 2003;31:2734-2741.

[27] Sandham JD, Hull RD, Brant RF, et al. A randomized, controlled trial of the use of pulmonary-artery catheters in high-risk surgical patients. *N Engl J Med*. 2003;348:5-14.

[28] Sakr Y, Vincent JL, Reinhart K, et al. Use of the pulmonary artery catheter is not associated with worse outcome in the ICU. *Chest*. 2005;128:2722-2731.

[29] Harvey S, Harrison DA, Singer M, et al. Assessment of the clinical effectiveness of pulmonary-artery catheters in management of patients in intensive care (PAC-Man): a randomized controlled trial. *Lancet.* 2005;366:472-477.

[30] Binanay C, Califf RM, Hasselblad V, et al. Evaluation study of congestive heart failure and pulmonary artery catheterization effectiveness: the ESCAPE trial. *J Am Med Assoc.* 2005;294:1625-1633.

[31] Wheeler AP, Bernard GR, Thompson BT, et al; The National Heart, Lung and Blood Institute ARDS Clinical Trials Network. Pulmonary artery versus central venous catheter to guide treatment of acute lung injury. *N Engl J Med.* 2006; 354:2213-2224.

[32] Tuman KJ, McCarthy RJ, Spiess BD, et al. Effect of pulmonary artery catheterization on outcome in patients undergoing coronary artery surgery. *Anesthesiology.* 1989;70: 199-206.

[33] Guyatt G. A randomized control trial of right heart catheterization in critically ill patients. Ontario Intensive Care Study Group. *J Intensive Care Med.* 1991;6:91-95.

[34] Hayes MA, Timmins AC, Yau H, Palazzo M, Hinds CJ, Watson D. Elevation of systemic oxygen delivery in the treatment of critically ill patients. *N Eng J Med.* 1994;330:1717-1722.

[35] Connors AF, Speroff T, Dawson NV, et al. The effectiveness of right heart catheterization in the initial care of critically ill patients. *J Am Med Assoc.* 1996;276:889-897.

[36] Valentine RJ, Duke ML, Inman MH, et al. Effectiveness of pulmonary artery catheters in aortic surgery: a randomized trial. *J Vasc Surg.* 1998;27:203-211.

[37] Stewart RD, Psyhojos T, Lahey SJ, Levitsky S, Campos CT. Central venous catheter use in low risk coronary artery bypass grafting. *Ann Thorac Surg.* 1998;66:1306-1311.

[38] Ramsey SD, Saint S, Sullivan SD, Dey L, Kelley K, Bowdle A. Clinical and economic effects of pulmonary artery catheterization in nonemergent coronary artery bypass graft surgery. *J Cardiothorac Vasc Anesth.* 2000;14:113-118.

[39] Polanczyk CA, Rohde LE, Goldman L, et al. Right heart catheterization and cardiac complications in patients undergoing noncardiac surgery: an observational study. *J Am Med Assoc.* 2001;286:309-314.

[40] Chittock DR, Dhingra VK, Ronco JJ, et al. Severity of illness and risk of death associated with pulmonary artery catheter use. *Crit Care Med.* 2004;32:911-915.

[41] Peters SG, Afessa B, Decker PA, et al. Increased risk associated with pulmonary artery catheterization in the medical intensive care unit. *J Crit Care.* 2003;18:166-171.

[42] Cohen MG, Kelley RV, Kong DF, et al. Pulmonary artery catheterization in acute coronary syndromes: insights from the GUSTO Ⅱ b and GUSTO Ⅲ trials. *Am J Med.* 2005;118:482-488.

[43] Kumar A, Anel R, Bunnell E. Pulmonary artery occlusion pressure and central venous pressure fail to predict ventricular filling volume, cardiac performance, or the response to volume infusion in normal subjects. *Crit Care*

Med. 2004;32:691-699.

[44] Hoar PF, Wilson RM, Mangano DT, Avery GJ Ⅱ, Szarnicki RJ, Hill JD. Heparin bonding reduces thrombogenicity of pulmonary-artery catheters. *N Engl J Med.* 1981;305:993-995.

[45] Forrester JS, Ganz W, Diamond G, McHugh T, Chonette DW, Swan HJ. Thermodilution cardiac output determination with a single flow-directed catheter. *Am Heart J.* 1972;83: 306-311.

[46] Chatterjee K, Swan JHC, Ganz W, et al. Use of a balloon-tipped flotation electrode catheter for cardiac monitoring. *Am J Cardiol.* 1975;36:56-61.

[47] Simoons ML, Demey HE, Bossaert LL, Colardijn F, Essed CE. The Paceport catheter: a new pacemaker system introduced through a Swan–Ganz catheter. *Cathet Cardiovasc Diagn.* 1988;15:66-70.

[48] Baele PL, McMechan JC, Marsh HM, Sill JC, Southorn PA. Continuous monitoring of mixed venous oxygen saturation in critically ill patients. *Anesth Analg.* 1982;61:513-517.

[49] Vincent JL, Thirion M, Bumioulle S, Lejuene P, Kahn RJ. Thermodilution measurement of right ventricular ejection fraction with a modified pulmonary artery catheter. *Intensive Care Med.* 1986;12:33-38.

[50] Nelson LD. The new pulmonary arterial catheters: right ventricular ejection fraction and continuous cardiac output. *Crit Care Clin.* 1996;12:795-818.

[51] Haller M, Zollner C, Briegel J, Forst H. Evaluation of a new continuous thermodilution cardiac output monitor in critically ill patients: a prospective criterion standard study. *Crit Care Med.* 1995;23:860-866.

[52] Tuggle DW, Pryor R, Ward K, Tunell WP. Real-time echocardiography: a new technique to facilitate Swan-Ganz catheter insertion. *J Pediatr Surg.* 1987;22:1169-1170.

[53] Alraies MC, Alraiyes AH, Salerno D. Pulmonary artery catheter placement guided by echocardiography. *QJM.* 2013;106:1149-1150.

[54] Rimensberger PC, Beghetti M. Pulmonary artery catheter placement under transoesophageal echocardiography guidance. *Paediatr Anaesth.* 1999;9:167-170.

[55] Marini JJ. Hemodynamic monitoring with the pulmonary artery catheter. *Crit Care Clin.* 1986;2:551-572.

[56] Huford WE, Zapol WM. The right ventricle and critical illness: a review of anatomy, physiology, and clinical evaluation of its function. *Intensive Care Med.* 1988;14:448-457.

[57] Alpert JS. The lessons of history as reflected in the pulmonary capillary occlusion pressure. *J Am Coll Cardiol.* 1989;13: 830-831.

[58] Forrester JS, Diamond G, McHugh TJ, Swan HJ. Filling pressures in the right and left sides of the heart in acute myocardial infarction. *N Engl J Med.* 1971;285:190-193.

[59] Timmis AD, Fowler MB, Burwood RJ, et al. Pulmonary edema without critical increase in left atrial pressure in acute myocardial infarction. *Br Med J (Clin Res Ed).* 1981;283:636-638.

[60] Pichard AD, Kay R, Smith H, et al. Large V waves in the pulmonary occlusion pressure tracing in the absence of mitral regurgitation. *Am J Cardiol*. 1982;50:1044-1050.

[61] Teboul JL, Zapol WM, Brun-Buisson C, et al. A comparison of pulmonary artery occlusion pressure and left ventricular end diastolic pressure during mechanical ventilation with PEEP in patients with severe ARDS. *Anesthesiology*. 1989;70:261-266.

[62] DeCampo T, Civetta JM. The effect of short-term discontinuation of high-level PEEP in patients with acute respiratory failure. *Crit Care Med*. 1979;7:47-49.

[63] Ganz W, Swan HJC. Measurement of blood flow by thermodilution. *Am J Cardiol*. 1972;29:241-246.

[64] Grossman W: Blood flow measurement: the cardiac output. In: Grossman W, ed. *Cardiac Catheterization and Angiography*. Philadelphia, PA: Lea & Febiger, 1985:p 116.

[65] Goldman RH, Klughaupt M, Metcalf T, Spivack AP, Harrison DC. Measurement of central venous oxygen saturation in patients with myocardial infarction. *Circulation*. 1968;38:941-946.

[66] Matthay MA, Chatterjee K. Bedside catheterization of the pulmonary artery: risks compared with benefits. *Ann Intern Med*. 1988;109:826-834.

[67] McNabb TG, Green CH, Parker FL. A potentially serious complication with Swan-Ganz catheter placement by the percutaneous internal jugular route. *Br J Anaesth*. 1975;47:895-897.

[68] Damen J, Bolton D. A prospective analysis of 1,400 pulmonary artery catheterizations in patients undergoing cardiac surgery. *Acta Anaesthesiol Scand*. 1957;14:386-392.

[69] Senagere A, Waller JD, Bonnell BW, Bursch LR, Scholten DJ. Pulmonary artery catheterization: a prospective study of internal jugular and subclavian approaches. *Crit Care Med*. 1987;15:35-37.

[70] Lipp H, O'Donoghue K, Resnekov L. Intracardiac knotting of a flow-directed balloon catheter. *N Engl J Med*. 1971;284:220.

[71] Meister SG, Furr CM, Engel TR, Sones M, Frankl WS. Knotting of a flow-directed catheter about a cardiac structure. *Cathet Cardiovasc Diagn*. 1977;3:171-175.

[72] Loggam C, Sanborn TA, Christian F Jr. Ventricular entrapment of a Swan-Ganz catheter: a technique for nonsurgical removal. *J Am Coll Cardiol*. 1989;13:1422-1424.

[73] Foote GA, Schabel SI, Hodges M. Pulmonary complications of the flow-directed balloon-tipped catheter. *N Engl J Med*. 1974;290:927-931.

[74] Boyd KD, Thomas SJ, Gold J, Boyd AD. A prospective study of complications of pulmonary artery catheterizations in 500 consecutive patients. *Chest*. 1983;84:245-249.

[75] Sise MJ, Hollingsworth P, Brimm JE, Peters RM, Virgilio RW, Shackford SR. Complications of the flow directed pulmonary artery catheter: a prospective analysis of 219 patients. *Crit Care Med*. 1981;9:315-318.

[76] Barash PG, Nardi D, Hammond G, et al. Catheter-induced pulmonary artery perforation: mechanisms, management and modifications. *J Thorac Cardiovasc Surg*. 1981;82:5-12.

[77] Lapin ES, Murray JA. Hemoptysis with flow-directed cardiac catheterization. *J Am Med Assoc*. 1972;220:1246.

[78] Shah KB, Rao TL, Laughlin S, El-Etr AA. A review of pulmonary artery catheterization in 6245 patients. *Anesthesiology*. 1984;61:271-275.

[79] Fraser RS. Catheter-induced pulmonary artery perforation: pathologic and pathogenic features. *Hum Pathol*. 1987;18:1246-1251.

[80] Declen JD, Friloux LA III, Renner JW. Pulmonary artery false-aneurysms secondary to Swan-Ganz pulmonary artery catheters. *AJR Am J Roentgenol*. 1987;149:901-906.

[81] Scuderi PE, Prough DS, Price JD, Comer PB. Cessation of pulmonary artery catheter-induced endobronchial hemorrhage associated with the use of PEEP. *Anesth Analg*. 1983;62:236-238.

[82] Dye LE, Segall PH, Russell RO, et al. Deep venous thrombosis of the upper extremity associated with use of the Swan-Ganz catheter. *Chest*. 1978;73:673-675.

[83] Laster JL, Nichols WK, Silver D. Thrombocytopenia associated with heparin-coated catheters in patients with heparin-associated antiplatelet antibodies. *Arch Intern Med*. 1989;149:2285-2287.

[84] Geha DG, Davis NJ, Lappas DG. Persistent atrial arrhythmias associated with placement of a Swan-Ganz catheter. *Anesthesiology*. 1973;39:651-653.

[85] Sprung CL, Pozen PG, Rozanski JJ, et al. Advanced ventricular arrhythmias during bedsiSde pulmonary artery catheterization. *Am J Med*. 1982;72:203-208.

[86] Iberti TJ, Benjamin E, Grupzi L, Raskin JM. Ventricular arrhythmias during pulmonary artery catheterization in the intensive care unit. *Am J Med*. 1985;78:451-454.

[87] Damen J. Ventricular arrhythmia during insertion and removal of pulmonary artery catheters. *Chest*. 1985;88:190-193.

[88] Morris D, Mulvihill D, Lew WY. Risk of developing complete heart block during bedside pulmonary artery catheterization in patients with left bundle branch block. *Arch Intern Med*. 1987;147:2005-2010.

[89] Becker RC, Martin RG, Underwood DA. Right-sided endocardial lesions and flow-directed pulmonary artery catheters. *Cleve Clin J Med*. 1987;54:384-388.

[90] Lange HW, Galliani CA, Edwards JE. Local complications associated with indwelling Swan-Ganz catheters. *Am J Cardiol*. 1983;52:1108-1111.

[91] Sage MD, Koelmeyer TD, Smeeton WMI, Galler LL. Evolution of Swan-Ganz catheter related pulmonary valve nonbacterial endocarditis. *Am J Forensic Med Pathol*. 1988;9:112-118.

[92] Ford SE, Manley PN. Indwelling cardiac catheters: an autopsy study of associated endocardial lesions. *Arch Pathol Lab Med*. 1982;106:314-317.

[93] Prochan H, Dittel M, Jobst C, et al. Bacterial contamination

of pulmonary artery catheters. *Intensive Care Med.* 1978;4:79-82.

[94] Pinella JC, Ross DF, Martin T, Crump H. Study of the incidence of intravascular catheter infection and associated septicemia in critically ill patients. *Crit Care Med.* 1983;11: 21-25.

[95] Greene JF, Fitzwater JE, Clemmer TP. Septic endocarditis and indwelling pulmonary artery catheters. *J Am Med Assoc.* 1975;233:891-892.

[96] Myers ML, Austin TW, Sibbald WJ. Pulmonary artery catheter infections: a prospective study. *Ann Surg.* 1985;201: 237-241.

[97] Weinstein RA, Stamm WE, Kramer L, Corey L. Pressure monitoring devices: overlooked source of nosocomial infection. *J Am Med Assoc.* 1976;236:936-938.

[98] Heard SO, Davis RF, Sherertz RJ, et al. Influence of sterile protective sleeves on the sterility of pulmonary artery catheters. *Crit Care Med.* 1987;15:499-502.

[99] Cobb DK, High KP, Sawyer RG, et al. A controlled trial of scheduled replacement of central venous and pulmonary artery catheters. *N Engl J Med.* 1992;327:1062-1068.

[100] Schluger J, Green J, Giustra FX, et al. Complication with

use of flow-directed catheter. *Am J Cardiol.* 1973;32:125.

[101] Isner JM, Horton J, Ronan JAS Jr. Systolic click from a Swan-Ganz catheter: phonoechocardiographic depiction of the underlying mechanism. *Am J Cardiol.* 1979;42:1046-1048.

[102] Lawson D, Kushins LG. A complication of multipurpose pacing pulmonary artery catheterization via the external jugular vein approach. *Anesthesiology.* 1985;62:377-378.

[103] Ginosar Y, Sprung CL. The Swan–Ganz catheter: twenty-five years of monitoring. *Crit Care Clin.* 1996;12:771-776.

[104] Fleisher LA, Fleischmann KE, Aurbach AD, et al. 2014 ACC/AHA guideline on perioperative cardiovascular evaluation and management of patients undergoing noncardiac surgery. Executive summary: a report of the American College of cardiology/American Heart Association Task Force on Practice Guidelines. *Circulation.* 2014;130(24):2215-2245.

[105] Rajram SS, Desani NK, Kaira A, et al. Pulmonary artery catheters for adult patients in critical care. *Cochrane Database Syst Rev.* 2013;2:CD003408.

[106] Shah MR, Hasselblad V, Stevenson LW, et al. Impact of the pulmonary artery catheter in critically ill patients. *J Am Med Assoc.* 2005;294:1664-1670.

第 17 章 ICU 中心脏设备的应用

Management of Implantable Pacemakers, Defibrillators, and Cardiac Resynchronization Devices and Cardiac Devices in the ICU

Melanie Maytin 著

自 1958 年第一个起搏器问世以来，心脏设备技术取得了巨大进步。自此以后，心脏植入设备的使用数量逐年增加。其原因包括老年心功能下降、设备治疗适应证的扩大，以及心脏起搏和除颤技术的持续创新。因此，许多因非心脏疾病进入重症监护室的患者可能已经植入了起搏器。本章旨在简要回顾心脏设备的基本功能和程序，重点关注设备故障和故障排除。永久性起搏、除颤器或再同步治疗的适应证不是本章讨论的内容，更多细节可参考美国心脏病协会 2012 年心律失常指南中设备治疗指南的内容[1]。

一、设备管理

（一）正常设备功能和特殊注意事项

设备类型对于其功能而言是至关重要的。患者通常无法随时提供已植入设备的类型 [起搏器、植入式心律转复除颤器（implantable cardioverter defibrillator, ICD）、心脏再同步设备等] 或随身携带设备识别卡。但从胸部 X 线片上可以收集到一些信息，包括导线配置、设备类型、导线位置或完整性，甚至设备制造商（图 17-1）。每个设备公司使用的软件和程序不同，故当重新编程时，设备制造商这一信息是非常重要的（图 17-2）。绝大多数设备由三家主要公司制造，可提供 24h 技术支持（表 17-1）。

传统的设备系统由脉冲发生器或电池、电路、起搏导线和（或）除颤器导线组成。心脏植入式电子设备（cardiac implantable electronic device，CIED）疗法迅速发展，旨在减少或避开血管操作。美国食品药品管理局（Food and Drug Administration，FDA）已于 2012 年批准皮下 ICD（S-ICD）的使用。然而迄今为止，美国 FDA 尚未批准无线起搏器投入使用，该项目仅进行至受试者招募阶段。目前，所有植入式心脏装置都具有起搏器功能。S-ICD 也不例外，但尚未作为长期起搏首选。除 S-ICD 外，CIED 既能感知心肌细胞去极化，又能以多种方式传递电刺激从而起搏心肌细胞。近年，起搏术语已经标准化，可以方便地传达关于设备和起搏模式的信

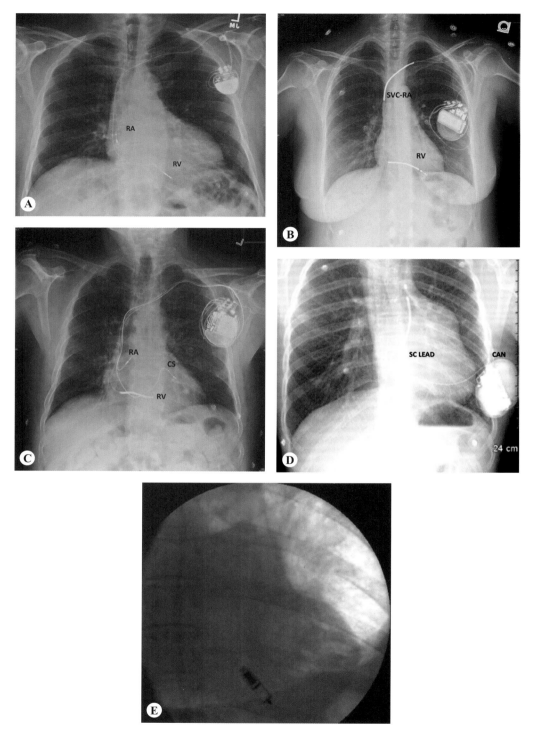

▲ 图 17-1　从胸部 X 线片中获得有关植入式心脏装置的信息

A. 双腔起搏器，带右心房和右心室导线；B. 在 RV 和 SVC-RA 连接处带有导线的单室双线圈除颤器；C. 在 RA、RV 和冠状窦（CS）中有导线的心脏再同步装置，这些设备可能有也可能没有除颤器功能；D. 皮下植入式心律转复除颤器（S-ICD），发电机位于左腋中线前方，除颤器导线在左胸骨旁皮下穿入，线圈位于剑突和胸骨上切迹之间；E. 植入 RV 的无线起搏器。CAN. 发电机；CS. 冠状窦；RA. 右心房；RV. 右心室；SC LEAD. 皮下导联；SVC. 上腔静脉（引自 Maytin M. Management of Cardiac Devices in the ICU. In: Irwin RS, Lilly CM, Mayo PH, Rippe JM, eds. *Irwin and Rippe's Intensive Care Medicine*. Philadelphia, PA：Wolters Kluwer；2017: 1894. ）

Management of Implantable Pacemakers, Defibrillators, and Cardiac Resynchronization Devices and Cardiac Devices in the ICU

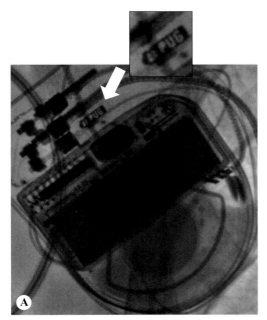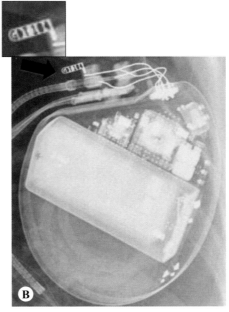

▲ 图 17-2 任何心脏设备都标有不透射线代码，该代码专门标识设备的制造商和型号

A. 植入 CRT-D 患者的胸部 X 线片，箭指向不透射线的标记，插图显示代码的放大图像，代码开头的符号表示美敦力公司；B. 植入 CRT-D 患者的胸部 X 线片，箭指向不透射线的标记，插图显示代码的放大图像，代码开头的符号表示吉丹公司（现在的波士顿科学公司）（引自 Maytin M. Management of Cardiac Devices in the ICU. In: Irwin RS, Lilly CM, Mayo PH, Rippe JM, eds. *Irwin and Rippe's Intensive Care Medicine*. Philadelphia, PA: Wolters Kluwer; 2017: 1894. ）

表 17-1　器件制造商联络资料

美敦力公司	1.800.MEDTRONIC
波士顿科学公司	1.800.CARDIAC
圣犹达公司	1.800.PACEICD
百多力公司	1.800.547.0394
索林集团公司	1.800.352.6466

息（表 17-2）。起搏器像定时器一样工作，可以设定时间间隔以协调所有感知和起搏事件。非追踪起搏模式（AAI、VVI 和 DDI）以固定的时间间隔（低频率限制）发送电脉冲，除非在程序设定的时间间隔结束之前感知到心脏自主起搏信号（这种情况下计时器重置）（图 17-3）。双腔起搏器可以追踪房室传导的速率（PR 间期的长度）。非同步起搏模式（AOO、VOO 和 DOO）中没有起搏器感知，电刺激按照程控间隔规律

发生。

1. 磁铁

在设备上放置磁铁会对起搏器和除颤仪产生不同的影响。在起搏器上应用磁铁将导致簧片开关关闭，起搏模式会转变成非同步起搏。电池电量耗尽后，起搏的频率因设备公司而异。因此，磁铁可以帮助确定电池状态和设备标识。如果预计患者将会暴露在电磁干扰（electromagnetic interference，EMI）中，磁铁可以防止起搏抑制。移除磁铁后，起搏节律将恢复。相反，将磁铁应用于除颤器将影响抗心律失常治疗，但不会影响起搏。因此，磁体可用于预防室上性心动过速（supraventricular tachycardia，SVT）、导联断裂或电磁干扰等引起的异常放电。移除磁铁后，除颤仪功能将恢复。

2. 电磁干扰

CIED 易受强电磁场的影响[2]。医院中存在

表 17-2　通用起搏器 NBG 代码

位　置	Ⅰ	Ⅱ	Ⅲ	Ⅳ	Ⅴ
种类	起搏心腔	感知心腔	对起搏的反应	频率调节	起搏部位
	O：无	O：无	O：无	O：无	O：无
	A：心房	A：心房	T：触发	P：简单程控	P：频率应答
使用字母	V：心室	V：心室	I：抑制	M：多项参数程控	抗快速心律失常
	D：双腔（A+V）	D：双腔（A+V）	D：双重（T+I）	C：遥测 R：频率调节	S：电击 D：双重（P+S）
厂家用代码	S：单腔（A 或 V）	S：单腔（A 或 V）			

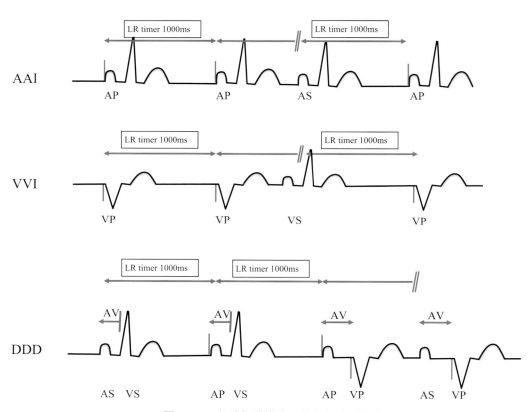

▲ 图 17-3　各种起搏模式下的事件计时方式

AAI 是一种心房非追踪起搏模式，可在程控较低频率限制下提供备用心房起搏。VVI 是一种心室非追踪起搏模式，可在程控较低频率限制下提供备用心室起搏。DDD 是一种双腔起搏模式，可抑制和触发心房和心室的事件。AP. 心房起搏事件；AS. 心房感知事件；LR timer. 低频率限制下限计时器时间；VP. 心室起搏事件；VS. 心室感知事件（引自 Maytin M. Management of Cardiac Devices in the ICU. In：Irwin RS, Lilly CM, Mayo PH, Rippe JM, eds. *Irwin and Rippe's Intensive Care Medicine.* Philadelphia，PA：Wolters Kluwer；2017：1895.）

许多潜在的电磁源干扰，包括磁共振成像、电烧灼、除颤、放射治疗、神经刺激器、经皮电刺激装置、双频消融术、电休克治疗、视频胶囊内镜检查、体外冲击波碎石术和治疗性透热术等[3, 4]。EMI 暴露最常见的结果是起搏功能异常，ICD 异常放电，以及转变为非同步起搏模式。

心室起搏功能的异常抑制对依赖起搏器的患者而言，后果是灾难性的。同样，不适当的心室起搏则可能诱发心力衰竭、低血压或心绞痛。电磁干扰导致的 ICD 功能异常，可能是导致心律失常的潜在原因。噪声还原模式是一种在快速频率信号的影响下，起搏模式转变为非同步起搏的模式。该模式的设计是为了防止高频信号的不恰当感知。除 ICD 外，这种模式存在于所有起搏器中。电磁干扰可能会导致设备参数异常或电路 / 引线的永久损坏。当 EMI 暴露不可避免时，可以采取一定措施将潜在风险降到最低。例如，需要进行电灼手术的心脏起搏器或除颤器患者在手术过程中应该在设备上放置一块磁铁。若电磁干扰（如 MRI、放射治疗等）具有重大风险，术前或者检查前需将整个心脏装置移除。应注意如果不能避免 EMI 暴露，至少应采取暴露后程控措施，最大程度减少对患者的伤害。

3. 模式切换

模式切换是一个可编程的起搏算法，自动切换起搏模式为非同步模式，以适应房性心律失常。该算法的目的是防止在快速房性心动过速中，起搏器敏感性过高而导致不恰当起搏。房性心动过速发生后，它将保持在非同步模式，直到心房率降回至特定的时间间隔。该算法对阵发性房性心律失常（如室上性心动过速、心房颤动或心房扑动）患者非常有用。在大多数设备中，模式切换发生的心房率是可编程的，该功能甚至可以关闭。

4. 线路管理

有心脏装置的患者在置入中心静脉导管时需加倍谨慎。设备的位置、患者年龄、中心静脉通路的位置，可能会导致一些潜在并发症的出现。有心脏装置的患者，其中心静脉导管相关的并发症包括针头穿刺导致的导线损伤[5]、导线移位和 ICD 功能异常[6]。此外，由于先前的心脏装置植入会导致的中心静脉狭窄，这一改变可能对在装置同侧的中心静脉导管放置提出挑战[7]。心脏装置导致的感染和装置相关心内膜炎是留置中心静脉导管的一个特别严重的并发症，需要移除中心静脉导管整个装置系统[8]。中心静脉通路应尽可能在装置的对侧放置。

5. 磁共振成像

使用心脏设备的患者需要进行 MRI 检查的可能性很高，但该检查对这类患者有一定风险。为了将这些风险降到最低，MRI 兼容的起搏器、ICD 和 CRT-D 已经成功问世。MRI 带来的潜在危险包括装置的运动、程序改变、非同步起搏、起搏功能异常、发热、起搏器电流异常等[9]带来起搏和除颤阈值（defibrillation thresholds，DFT）的改变、设备损坏、心跳停止、心律失常甚至死亡等严重后果[10]。尽管植入式心脏装置仍然是 MRI 的禁忌证，但部分地区已形成对心脏装置患者进行 MRI 检查的方案[11]。如果 MRI 检查是这类患者的必要检查，应选择 1.5T MRI[11-14]。

6. 外部除颤

如果使用植入式心脏装置的患者出现心脏停搏或血流动力学不稳定的心律失常，应按照指南进行复苏。但除颤或转复可能对心脏装置造成永久性损害。为了减少这些风险，除颤电极应放置在距离脉冲发生器至少 10cm 的位置[15]。体外除颤的其他潜在风险包括设备重置[16]和与导线接触的心肌损伤导致阈值急性升高[17]。除颤或转复后，应对心脏装置进行程控，以确保其正常工作。同样，设备损坏的低风险不应妨碍患者的复苏。

7. 感染

心脏装置相关的感染包括装置相关心内膜炎在内的一系列疾病。心脏装置相关感染的临床表现是千变万化的，有些仅出现植入部位疼痛，有的出现皮肤红斑或植入处肿胀（图 17-4），有的出现局部明显的破溃（图 17-4B），较严重的可能出现装置相关心内膜炎（图 17-4C）[18, 19]。若没有菌血症，全身症状和白细胞增多并不常见。装置相关心内膜炎的诊断依赖培养结果，葡萄球菌是最常见的病原体[20]。对于植入心脏起搏器或 ICD 的患者，一旦出现感染症状、体征或菌血症，应高度警惕感染性心内膜炎。一旦确诊，需要及时移除整个装置并进行抗菌治疗[8, 18]。>3cm 的赘生物推荐手术治疗[8]。器械相关的心内膜炎患者抗感染疗程为 6 周，但由于感染状态下起搏器植入通常较为紧急，故一旦发生感染，对于起搏器依赖的患者而言是一个巨大挑战。

（二）起搏器故障

1. 过度感知

感知问题是起搏器故障最常见的原因之一（表 17-3）。过度感知的定义为起搏器感知了不应被感知的生理或非生理事件。因此，过度感知可导致起搏器输出不适当的抑制（图 17-5）。可导致过度感知的生理事件包括远场 P 波、宽 QRS 波群、T 波和胸肌或膈肌电位。通常，由于生理事件引起的过度感知可以通过降低编程灵敏度来克服。非生理性过度感知可能是电磁干扰或硬件问题的结果，如固定螺钉松动或导线移位或断裂，可能需要对设备进行维修以纠正。对于依赖

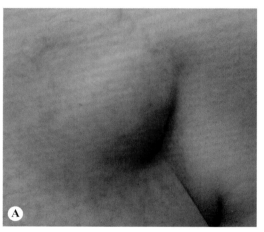
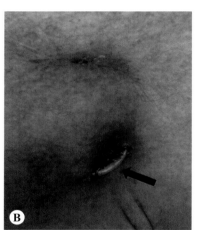
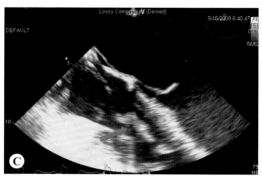

▲ 图 17-4　器械相关感染的不同表现

A. 肿胀和红斑提示囊袋感染，尽管可能没有局部炎症。B. 根据定义，导线或装置的腐蚀是感染的表现，本例患者囊袋出现红斑区域肿胀，起搏电极（箭）穿过囊袋下缘的皮肤。C. 设备相关感染可导致菌血症、赘生物和败血症。经食管超声心动图显示心房起搏导线上有一大片赘生物（箭），并穿过三尖瓣（引自 Maytin M. Management of Cardiac Devices in the ICU. In: Irwin RS, Lilly CM, Mayo PH, Rippe JM, eds. *Irwin and Rippe's Intensive Care Medicine*.Philadelphia, PA: Wolters Kluwer；2017: 1896. ）

第17章 ICU中心脏设备的应用

Management of Implantable Pacemakers, Defibrillators, and Cardiac Resynchronization Devices and Cardiac Devices in the ICU

表 17–3 起搏器故障排除

故 障	问 题	原 因	处 理
起搏失败，无 PPM 刺激	过感知	• 生理事件 　– P 波、R 波或 T 波 　– 肌电位 • 非生理事件 　– 电磁干扰 　– 导线断裂 　– 螺钉松动	• 重启设备 • 避免电磁干扰 • 设备检修
起搏失败，有 PPM 刺激	无捕获	• 阈值升高 • 传出阻滞：心肌梗死，纤维化 　– 药物 　– 电解质 • 硬件故障 　– 导线移位 　– 导线断裂 　– 导线穿孔 　– 电池耗尽	• 重新程控 　– 纠正可逆原因 　– 可能需要设备维修 • 设备维修
起搏异常	感知不足	• 低 EGM 振幅 　– 植入时低振幅 　– 心肌梗死，纤维化 　– 药物 　– 电解质 • 导联移位 • 导联断裂 • ERI • 噪声逆转	• 重新程控 　– 纠正可逆原因 　– 可能需要设备维修 • 导线维修 • 更换起搏器 • 重新程控

EGM. 心内心电图；ERI. 选择性替换的时间间隔；PPM. 永久起搏器

起搏器的患者来说，过度感知和配速失败可能是灾难性的。在设备上应用磁铁将使设备变为非同步起搏模式，并确保在进行正式评估之前更可靠地进行起搏。

2. 感知不足

相反，当设备无法感知内在事件时，就会发生感知不足。这导致产生不必要的起搏器脉冲。感知不足可能是心电图振幅改变的结果，也可能代表硬件故障。抗心律失常药物治疗、心肌梗死和代谢紊乱可暂时或永久改变心电图振幅。可通过改变编程设定值来纠正。其他感知不足的病因与未捕获的病因相似（导线移位、穿孔或骨折）。由于电磁干扰或电池耗尽，非同步起搏模式可以模拟体表心电图上的感知不足。

3. 捕获失败

当设备发出的电脉冲无法捕获心肌时，则称为捕获失败。体表心电图将仅显示起搏刺激（图17-6）。捕获失败可能是间歇性的，也可能是永久性的。原因可分为捕获阈值的变化和硬件故障。由于铅可引起心肌边界的炎症反应，铅植入

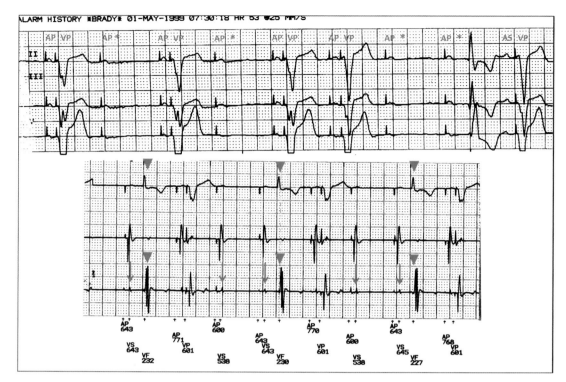

▲ 图 17-5　有心室过度敏感证据的双腔除颤器

上图显示了心房（AP）和心室（VP）顺序起搏，在数字（单位：ms）指示的时间内，由于心室感知事件（VS），心房起搏事件后间歇性地没有心室起搏刺激（星号）。下图显示了来自同一设备的心内电描记图，其中心室对心房事件进行了过度感知（箭）。当内在心室传导确实发生时（箭头），设备会错误地将事件标记为"心室颤动"（箭头），或由于时间原因而落入程序性心室颤动检测区的心室事件（引自 Maytin M. Management of Cardiac Devices in the ICU. In: Irwin RS, Lilly CM, Mayo PH, Rippe JM, eds. *Irwin and Rippe's Intensive Care Medicine*.Philadelphia, PA：Wolters Kluwer；2017: 1898.）

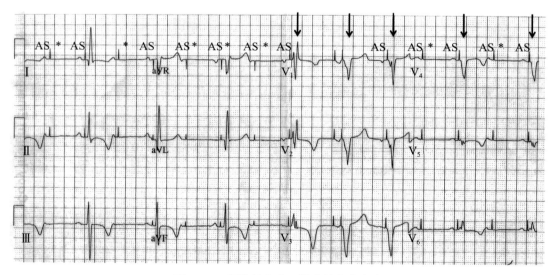

▲ 图 17-6　间歇性心室无捕获的体表心电图

有适当的心房感知（AS）和跟踪作为证据，通过在 P 波之后的固定时间间隔起搏，但是通过心室输出的间歇失败来捕获心肌（星号）。还观察到内在传导和心室起搏之间不同程度融合的证据（箭）（引自 Maytin M. Management of Cardiac Devices in the ICU. In: Irwin RS, Lilly CM, Mayo PH, Rippe JM, eds. *Irwin and Rippe's Intensive Care Medicine*.Philadelphia, PA: Wolters Kluwer；2017: 1898.）

第17章 ICU中心脏设备的应用

Management of Implantable Pacemakers, Defibrillators, and Cardiac Resynchronization Devices and Cardiac Devices in the ICU

后的前 4~6 周内，捕获阈值可能会升高。类固醇洗脱电极的出现和广泛使用可极大缓解炎症反应持续的时间。起搏刺激出口附近的心肌纤维化或梗死、代谢紊乱（特别是高钾血症、酸血症或高血糖）和某些药物导致实现捕获所需的能量（捕获阈值）增加。Ⅰa、Ⅰc 和Ⅲ类抗心律失常药物[21-24]、盐皮质激素和高渗盐水[25]，均可增加阈值。当捕获阈值超过最大可编程输出时，称为传出阻滞。导线移位、穿孔或断裂、电池耗尽等均可能导致传出阻滞。胸部 X 线检查、经胸超声心动图或其他成像方式均可以帮助诊断特定的导联问题（图 17-7），通过程控可以识别电池耗尽。

4. 无输出

使用了电磁协助后仍没有起搏器刺激，这表明电池完全耗尽或发电机损坏。由于直接创伤或外部除颤，很少会对发生器造成损坏[15, 26]。

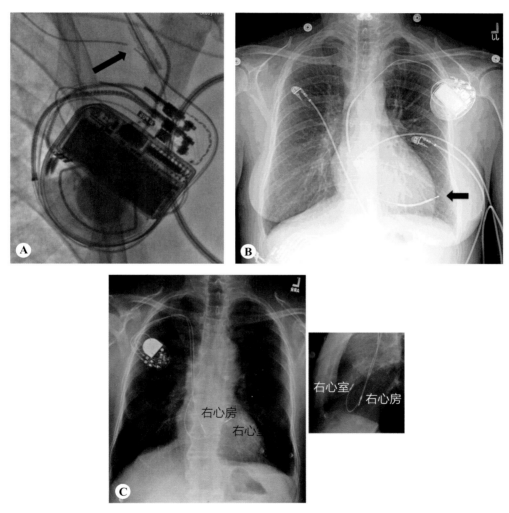

▲ 图 17-7 胸部 X 线检查可以识别设备硬件问题

A. 导线断裂（箭）有时可以在 X 线片上看到，当怀疑有硬件问题时，应注意导线的整个长度；B. 明显的导线穿孔可以通过 X 线来诊断，在这个例子中，除颤器导线的整个远端电极延伸到心脏轮廓之外（箭）；C. 胸部 X 线片也可以确认导线移位，右心室流出道心室导线双腔起搏系统的正侧位片显示心房导线移位。正位视图中有心房导线移位的证据，远端电极指向下方，导线无明显松弛，没有典型的 J 形外观。侧视图证实心房导线移位，显示导线远端电极位于三尖瓣环下方（引自 Maytin M. Management of Cardiac Devices in the ICU. In: Irwin RS, Lilly CM, Mayo PH, Rippe JM, eds. *Irwin and Rippe's Intensive Care Medicine*.Philadelphia, PA: Wolters Kluwer; 2017: 1899.）

5. 起搏器介导的心动过速

起搏器介导的心动过速（pacemaker-mediated tachycardia，PMT）指依赖于起搏器的任何持续性心律失常。传统上，术语 PMT 用于描述由心室起搏、逆行心房激活、适当感知和触发心室起搏组成的双腔装置的无休止循环心动过速，使心动过速永久存在（图 17-8）。当心室起搏发生在设备编程的最大追踪率时，应怀疑 PMT。使用磁铁可中断 PMT 电路，并终止心律失常。

二、设备特有的故障

（一）内置式心脏除颤仪

1. 电风暴

电风暴定义为 24h 内发生 3 次或 3 次以上的 VT 或心室颤动。当患者出现电风暴时，抗心律失常治疗至关重要。虽不一定能确定病因[27]，但应尝试识别并纠正潜在的可逆原因（表 17-4）。反复的除颤既增加了患者痛苦，又使交感神经张力增强，还可导致早期电池耗尽、心肌缺血/顿抑和复杂性室性心律失常[28]。因此，初始治疗应主要包括交感神经阻滞，主要包括两类药物：β 受体拮抗药和苯二氮䓬类抗焦虑药。胺碘酮通常

表 17-4　电风暴原因

- 获得性长 QT 综合征
- 失代偿性心力衰竭
- 电解质紊乱
- 发热/脓毒症
- 甲状腺功能亢进
- 导线移位/体位
- 不遵嘱用药
- 心肌缺血
- 心肌炎
- 心理应激
- 药物滥用
- 拟交感神经药

是首选的抗心律失常药物[29]。难治性病例可能需要插管和深度麻醉[30]，星状神经节阻滞可用于极端情况[31]。对于抗心律失常治疗无效的电风暴应考虑导管消融[32]。

2. 无效除颤

成功除颤取决于除颤向量、导线位置和电环境（图 17-9）。ICD 的最佳除颤向量冲击向量的方向应在整个左心室均匀地传递能量。该向量取决于右心室和上腔静脉 - 右心房交界处的环路及其与左心室的解剖关系。通常，RV 环路是阴极，SVC-RA 环路和 ICD 可以形成阳极，电流从阴极流向阳极。

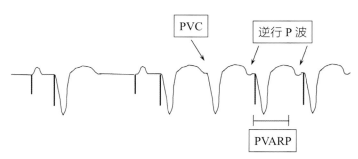

▲ 图 17-8　起搏器介导的心动过速

双腔起搏器患者出现室性期前收缩（PVC）。PVC 导致逆行传导回心房，随后被心室导线追踪，并随之出现持续的心动过速。由于逆行性心房激活位于心室后心房不应期（PVARP）之外，因此起搏器会感知到它。消除 PMT 的一种方法是延长 PVARP（引自 Maytin M. Management of Cardiac Devices in the ICU. In：Irwin RS, Lilly CM, Mayo PH, Rippe JM, eds. *Irwin and Rippe's Intensive Care Medicine*.Philadelphia, PA: Wolters Kluwer; 2017: 1899.）

第17章　ICU中心脏设备的应用

Management of Implantable Pacemakers, Defibrillators, and Cardiac Resynchronization Devices and Cardiac Devices in the ICU

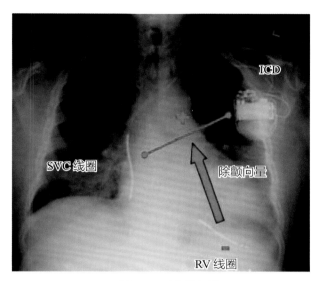

▲ 图 17-9　除颤向量

在 RV 心尖植入 ICD 导线，ICD 容纳单极起搏器的阳极，除颤向量为从 RV 线圈到 SVC 线圈和 ICD 发生器的总和。SVC 线圈将部分电流导向心脏的后底部。ICD. 植入式心律转复除颤器；RV. 右心室；SVC. 上腔静脉（引自 Maytin M. Management of Cardiac Devices in the ICU. In: Irwin RS, Lilly CM, Mayo PH, Rippe JM, eds. *Irwin and Rippe's Intensive Care Medicine*.Philadelphia, PA: Wolters Kluwer；2017: 1990.）

在某些情况下，植入式除颤器可能无法提供有效的除颤治疗。代谢紊乱、心肌缺血、气胸、缺氧、多次除颤、药物治疗、心律失常检测延迟和设备硬件故障可导致 DFT 升高（表 17-5）。即刻治疗应包括体外除颤和潜在可逆原因的治疗。长期管理可能需要修改设备或停止 / 添加特定的抗心律失常药物。

3. 误触发

误触发在植入除颤器的患者中很常见[33]，与发病率和死亡率相关[34, 35]。误触发的常见原因包括 SVT、心室感应问题、导线故障和 EMI。ICD 的检测主要基于心率，任何超过编程设定的异常心室电活动都将导致 ICD 激活。与心律失常发作、心动周期稳定性和心电图形态学相关的室上性心律失常鉴别器也可编程，但仅使误触发的频率轻微下降[36, 37]。对于血流动力学稳定的患者，

表 17-5　常见药物对除颤阈值（DFT）的影响

药　物	对 DFT 的影响
抗心律失常药	
胺碘酮	↑
丙吡胺	↔
多非利特	↓
伊布利特	↓
氟卡尼	↑ ↔
利多卡因	↑
美西律	↑
奎尼丁	↑ ↔
普鲁卡因胺	↑ ↔
丙胺苯丙酮	↔
索他洛尔	↓
β 受体拮抗药	
阿替洛尔	↔ ↓
卡维地洛	↑
普萘洛尔	↑
钙离子阻滞药	
地尔硫䓬	↑
维拉帕米	↑
其他	
地高辛	↔
芬太尼	↑
雷诺嗪	↔
西地那非	↑

上箭表示药物的作用是增加阈值，下箭表示药物的作用是降低阈值，双端箭表示药物对阈值的影响很小

误触发反复出现则提示电磁干扰或设备故障，并提供备用外部除颤器和针对潜在心律或问题的明确治疗。

多种原因均可导致误触发，但最常见的原因

是心房颤动。当无法立即进行程控时，体表心电图和临床表现可能有助于诊断。同时应关闭装置，并治疗潜在的心律失常。P 波、T 波和 QRS 形态改变时，也会导致误触发。代谢紊乱（如 T 波峰值伴有高钾血症）可能造成心室过度感知，需程控解决过感知的问题。由于存在感知异常，S-ICD 易受到治疗的影响，这是由于感知基于表面 QRS 向量，该向量可以随位置和活动而变化。硬件问题，如导线断裂、绝缘胶皮断裂、导线移位或固定螺钉松动可能会导致监测错误。体表心电图在除颤时会显示窦性心律或心动过速，设备硬件问题无法通过重新编程解决，应及时停用 ICD 直到问题解决。同样，EMI 会产生噪声并导致误触发。

4. 临终时的设备管理

有 ICD 终末期心力衰竭或其他致命疾病的患者需要考虑临终时的设备管理。成功的除颤可以延长寿命，但不能预防死亡。此外，对终末期疾病患者，反复 ICD 放电可能会导致不必要的疼痛和焦虑。可以在不停用起搏功能的情况下停用 ICD 的除颤功能。即使是放弃抢救的患者都很少关闭 ICD 除颤功能 [38]。但是，患者及其家属必须了解，关闭 ICD 的除颤功能不失为一种选择 [39]。

（二）心脏再同步化治疗（双心室）

心脏再同步化治疗（cardiac resynchronization therapy，CRT）可改善症状，减少住院时间，协助逆转左心室重塑，降低症状性心力衰竭、严重左心室功能障碍或机械性不同步（QRS＞120ms）患者的死亡率 [1, 40-43]。心室再同步旨在提前刺激较晚激动的心肌，实现心肌收缩协调。这可以通过血管内途径经过冠状窦插管放置左心室导联或

心外膜直接手术途径（通常通过左侧开胸）实现。大约 70% 的 CRT 患者表现出症状减轻 [44, 45]，少数患者左心室功能改善 [46]。

再同步失败

实现再同步似乎不仅取决于提前刺激较晚激动部位的心肌，还取决于提供可靠的双心室起搏。CRT 的阈值效应似乎与双心室起搏频率有关。最近的一项回顾性分析显示，双心室起搏患者的住院率和死亡率显著降低 92% 以上 [47]。患者的回访结果显示，再同步失败可导致症状复发、心脏功能减退、再次住院率增加和显著的血流动力学改变。虽然评估双心室起搏功能需要程控，但监护仪通常可以提供重要的信息。同样，12 导联心电图可识别起搏部位，并可明确双心室起搏失败的原因（图 17-10）。心室传导完整的房性心律失常超过 CRT 装置的程序性低频率是无法实现充分再同步的最常见原因。双心室起搏不理想的其他潜在原因包括起搏阈值升高、导线断裂或导线移位。对 CRT 无反应的常见原因是导联位置欠佳、参数设定不理想和窄 QRS [48]。若左心室起搏导联未刺激左心室基底后外侧的晚期激活部位，则再同步化治疗可能不理想。心电图和胸部 X 线检查有助于识别左心室导联位置。

结论

现阶段，重症监护室里有越来越多的植入起搏器、ICD 和 CRT 的患者。我们应注意并理解植入设备重症患者治疗的重要组成部分。对于心脏器械治疗的患者的重症治疗中，尤其是设备故障或感染的患者，早期电生理医生尽早参与可能带来更大获益。

Management of Implantable Pacemakers, Defibrillators, and Cardiac Resynchronization Devices and Cardiac Devices in the ICU

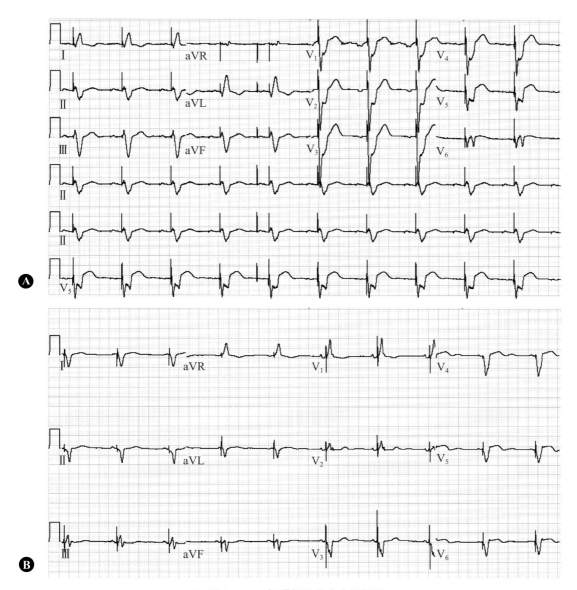

▲ 图 17-10　起搏部位的心电图评估

A. 右心室心尖部起搏伴有左束支形态和上额平面轴；B. 相反，双心室刺激在 V_1 是 QS 形态，在 I 和 aVL 是右束支形态（引自 Maytin M. Management of Cardiac Devices in the ICU. In: Irwin RS, Lilly CM, Mayo PH, Rippe JM, eds. *Irwin and Rippe's Intensive Care Medicine*. Philadelphia, PA: Wolters Kluwer；2017: 1992.）

参考文献

[1] Tracy CM, Epstein AE, Darbar D, et al. 2012 ACCF/AHA/HRS Focused Update of the 2008 Guidelines for Device-Based Therapy of Cardiac Rhythm Abnormalities: a report of the American College of Cardiology Foundation/American Heart Association Task Force on Practice Guidelines. *Heart Rhythm*. 2012;9:1737-1753.

[2] Napp A, Stunder D, Maytin M, et al. Are patients with cardiac implants protected against electromagnetic interference in daily life and occupational environment? *Eur Heart J*. 2015;36:1798-1804.

[3] Dyrda K, Khairy P. Implantable rhythm devices and electromagnetic interference: myth or reality? *Expert Rev Cardiovasc Ther*. 2008;6:823-832.

[4] Ellenbogen K, Kay GN, Lau C-P, et al, eds. *Clinical Cardiac Pacing, Defibrillation, and Resynchronization Therapy*. 3rd ed. Philadelphia, PA: Saunders Elsevier; 2007.

[5] Stokes K, Staffeson D, Lessar J, et al. A possible new complication of subclavian stick: conductor fracture. *Pacing Clin Electrophysiol*. 1987;10:748.

[6] Varma N, Cunningham D, Falk R. Central venous access resulting in selective failure of ICD defibrillation capacity. *Pacing Clin Electrophysiol*. 2001;24:394-395.

[7] Gurjar M, Baronia AK, Azim A, et al. Should blind internal jugular venous catheterization be avoided in a patient with ipsilateral permanent pacemaker implant? *Am J Emerg Med*. 2006;24:501-502.

[8] Wilkoff BL, Love CJ, Byrd CL, et al. Transvenous lead extraction. Heart Rhythm Society Expert consensus on facilities, training, indications, and patient management: this document was endorsed by the American Heart Association (AHA). *Heart Rhythm*. 2009;6:1085-1104.

[9] Levine GN, Gomes AS, Arai AE, et al. Safety of magnetic resonance imaging in patients with cardiovascular devices: an American Heart Association scientific statement from the Committee on Diagnostic and Interventional Cardiac Catheterization, Council on Clinical Cardiology, and the Council on Cardiovascular Radiology and Intervention. Endorsed by the American College of Cardiology Foundation, the North American Society for Cardiac Imaging, and the Society for Cardiovascular Magnetic Resonance. *Circulation*. 2007;116:2878-2891.

[10] Gimbel JR. Unexpected asystole during 3T magnetic resonance imaging of a pacemaker-dependent patient with a 'modern' pacemaker. *Europace*. 2009;11:1241-1242.

[11] Nazarian S, Halperin HR. How to perform magnetic resonance imaging on patients with implantable cardiac arrhythmia devices. *Heart Rhythm*. 2009;6:138-143.

[12] Naehle CP, Zeijlemaker V, Thomas D, et al. Evaluation of cumulative effects of MR imaging on pacemaker systems at 1.5 tesla. *Pacing Clin Electrophysiol*. 2009;32:1526-1535.

[13] Naehle CP, Strach K, Thomas D, et al. Magnetic resonance imaging at 1.5-T in patients with implantable cardioverter-defibrillators. *J Am Coll Cardiol*. 2009;54:549-555.

[14] Faris OP, Shein M. Food and Drug Administration perspective: magnetic resonance imaging of pacemaker and implantable cardioverter-defibrillator patients. *Circulation*. 2006;114:1232-1233.

[15] Gould L, Patel S, Gomes GI, et al. Pacemaker failure following external defibrillation. *Pacing Clin Electrophysiol*. 1981;4:575-577.

[16] Barold SS, Ong LS, Scovil J, et al. Reprogramming of implanted pacemaker following external defibrillation. *Pacing Clin Electrophysiol*. 1978;1:514-520.

[17] Aylward P, Blood R, Tonkin A. Complications of defibrillation with permanent pacemaker in situ. *Pacing Clin Electrophysiol*. 1979;2:462-464.

[18] Klug D, Wallet F, Lacroix D, et al. Local symptoms at the site of pacemaker implantation indicate latent systemic infection. *Heart*. 2004;90:882-886.

[19] Wilkoff BL. How to treat and identify device infections.

[20] Anselmino M, Vinci M, Comoglio C, et al. Bacteriology of infected extracted pacemaker and ICD leads. *J Cardiovasc Med (Hagerstown)*. 2009;10:693-698.

[21] Hellestrand KJ, Burnett PJ, Milne JR, et al. Effect of the antiarrhythmic agent flecainide acetate on acute and chronic pacing thresholds. *Pacing Clin Electrophysiol*. 1983;6:892-899.

[22] Soriano J, Almendral J, Arenal A, et al. Rate-dependent failure of ventricular capture in patients treated with oral propafenone. *Eur Heart J*. 1992;13:269-274.

[23] Reiffel JA, Coromilas J, Zimmerman JM, et al. Drug-device interactions: clinical considerations. *Pacing Clin Electrophysiol*. 1985;8:369-373.

[24] Jung W, Manz M, Luderitz B. Effects of antiarrhythmic drugs on defibrillation threshold in patients with the implantable cardioverter defibrillator. *Pacing Clin Electrophysiol*. 1992;15:645-648.

[25] Preston TA, Judge RD. Alteration of pacemaker threshold by drug and physiological factors. *Ann NY Acad Sci*. 1969;167:686-692.

[26] Hai AA, Kalinchak DM, Schoenfeld MH. Increased defibrillator charge time following direct trauma to an ICD generator: blunt consequences. *Pacing Clin Electrophysiol*. 2009;32:1587-1590.

[27] Brigadeau F, Kouakam C, Klug D, et al. Clinical predictors and prognostic significance of electrical storm in patients with implantable cardioverter defibrillators. *Eur Heart J*. 2006;27:700-707.

[28] Huang DT, Traub D. Recurrent ventricular arrhythmia storms in the age of implantable cardioverter defibrillator therapy: a comprehensive review. *Prog Cardiovasc Dis*. 2008;51:229-236.

[29] Kowey PR. An overview of antiarrhythmic drug management of electrical storm. *Can J Cardiol*. 1996;12(suppl B):3B-8B; discussion 27B-28B.

[30] Burjorjee JE, Milne B. Propofol for electrical storm; a case report of cardioversion and suppression of ventricular tachycardia by propofol. *Can J Anaesth*. 2002;49:973-977.

[31] Nademanee K, Taylor R, Bailey WE, et al. Treating electrical storm: sympathetic blockade versus advanced cardiac life support-guided therapy. *Circulation*. 2000;102:742-747.

[32] Carbucicchio C, Santamaria M, Trevisi N, et al. Catheter ablation for the treatment of electrical storm in patients with implantable cardioverter-defibrillators: short-and long-term outcomes in a prospective single-center study. *Circulation*. 2008;117:462-469.

[33] Wilkoff BL, Hess M, Young J, et al. Differences in tachyarrhythmia detection and implantable cardioverter defibrillator therapy by primary or secondary prevention indication in cardiac resynchronization therapy patients. *J Cardiovasc Electrophysiol*. 2004;15:1002-1009.

[34] Gehi AK, Mehta D, Gomes JA. Evaluation and management of patients after implantable cardioverter-defibrillator shock.

Heart Rhythm. 2007;4:1467-1470.

第17章 ICU中心脏设备的应用

Management of Implantable Pacemakers, Defibrillators, and Cardiac Resynchronization Devices and Cardiac Devices in the ICU

J Am Med Assoc. 2006;296:2839-2847.

[35] Messali A, Thomas O, Chauvin M, et al. Death due to an implantable cardioverter defibrillator. *J Cardiovasc Electrophysiol.* 2004;15:953-956.

[36] Boriani G, Occhetta E, Pistis G, et al. Combined use of morphology discrimination, sudden onset, and stability as discriminating algorithms in single chamber cardioverter defibrillators. *Pacing Clin Electrophysiol.* 2002;25:1357-1366.

[37] Srivatsa UN, Hoppe BL, Narayan S, et al. Ventricular arrhythmia discriminator programming and the impact on the incidence of inappropriate therapy in patients with implantable cardiac defibrillators. *Indian Pacing Electrophysiol J.* 2007;7:77-84.

[38] Goldstein NE, Lampert R, Bradley E, et al. Management of implantable cardioverter defibrillators in end-of-life care. *Ann Intern Med.* 2004;141:835-838.

[39] Sears SF, Matchett M, Conti JB. Effective management of ICD patient psychosocial issues and patient critical events. *J Cardiovasc Electrophysiol.* 2009;20:1297-1304.

[40] Bristow MR, Saxon LA, Boehmer J, et al. Cardiac-resynchronization therapy with or without an implantable defibrillator in advanced chronic heart failure. *N Engl J Med.* 2004;350:2140-2150.

[41] Abraham WT, Fisher WG, Smith AL, et al. Cardiac resynchronization in chronic heart failure. *N Engl J Med.* 2002;346:1845-1853.

[42] St John Sutton MG, Plappert T, Abraham WT, et al. Effect of cardiac resynchronization therapy on left ventricular size and function in chronic heart failure. *Circulation.* 2003;107:1985-1990.

[43] Cleland JG, Daubert JC, Erdmann E, et al. Longer-term effects of cardiac resynchronization therapy on mortality in heart failure [the CArdiac REsynchronization-Heart Failure (CARE-HF) trial extension phase]. *Eur Heart J.* 2006;27:1928-1932.

[44] Lecoq G, Leclercq C, Leray E, et al. Clinical and electrocardiographic predictors of a positive response to cardiac resynchroni-zation therapy in advanced heart failure. *Eur Heart J.* 2005;26:1094-1100.

[45] Molhoek SG, VAN Erven L, Bootsma M, et al. QRS duration and shortening to predict clinical response to cardiac resynchro-nization therapy in patients with end-stage heart failure. *Pacing Clin Electrophysiol.* 2004;27:308-313.

[46] Nelson GS, Curry CW, Wyman BT, et al. Predictors of systolic augmentation from left ventricular preexcitation in patients with dilated cardiomyopathy and intraventricular conduction delay. *Circulation.* 2000;101:2703-2709.

[47] Koplan BA, Kaplan AJ, Weiner S, et al. Heart failure decompensation and all-cause mortality in relation to percent biventricular pacing in patients with heart failure: is a goal of 100% biventricular pacing necessary? *J Am Coll Cardiol.* 2009;53:355-360.

[48] Mullens W, Grimm RA, Verga T, et al. Insights from a cardiac resynchronization optimization clinic as part of a heart failure disease management program. *J Am Coll Cardiol.* 2009;53:765-773.

第五篇　血管和血液学操作

VASCULAR AND HEMATOLOGICAL PROCEDURES

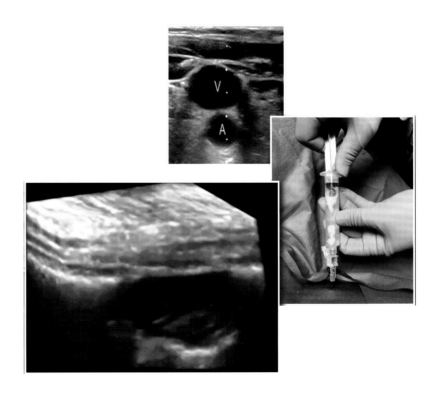

第18章 动脉导管的置入及护理
Arterial Line Placement and Care

Michael Hill Carlos Martinez-Balzano Scott E. Kopec 著

动脉置管对重症医生而言是极其重要的一项操作技能。血流动力学不稳定的患者经常需要置入动脉导管以进行密切的血压监测，呼吸衰竭或酸碱平衡紊乱的患者也经常需要反复经动脉导管采血进行血气分析。动脉通路的新技术越来越成熟，从这个层面上说，恰当地使用动脉脉搏轮廓分析预测液体反应性和计算心输出量，结果可靠且损伤更小[1]。尽管无创技术在不断进步，如经皮二氧化碳分压监测和脉搏血氧饱和度监测，可能会减少动脉导管放置的需求，但重症医务人员仍然需要精通动脉导管的置入并解释相关监测指标。在本章中，我们回顾了血流动力学监测原则，并讨论了动脉置管的适应证、导管置入技术、如何管理和并发症。

一、动脉导管置入的适应证

动脉导管应该在必要时才置入，不再需要时应尽早撤除。为了方便采集血液标本，动脉导管经常被留置过久，从而导致实验室检测增加和诊断性失血（diagnostic blood loss，DBL）[2, 3]过多、感染风险增加等。值得注意的是，目前还没有针对动脉置管是否影响重症监护病房患者死亡率这一重大问题进行大型前瞻性临床试验。

动脉置管的适应证可以分为三大类（表18-1）：①血流动力学监测[血压和（或）心输出量/脉搏轮廓分析]；②频繁的动脉血气采样；③诊断或治疗干预，包括主动脉内球囊反搏的使用和动脉给药，以及血管支架或动脉栓塞治疗。

尽管与同期有创动脉血压测量值相比，袖带测量收缩压略偏低，但通过听诊闭塞袖带远端的Korotkoff音确定的无创间接血压测量（Riva-Rocci法）通常是准确的。但是，尽管无创血压测量对于大多数ICU患者来说是令人满意的，但在危重患者中，间接技术可能会提供非常不准确的血压读数。自动无创示波血压测量设备也可能不准确，与危重患者的直接动脉血压测量相比，读数差异可≥10mmHg[4, 5]。这些设备的专有算法是造成差异的部分原因，尽管它们经过矫正可以提高的精度，但它们对大量危重患者的测量结果仍然不精确[6]。基于这些发现，以及每个自动化设备不同的专有算法不可能适用于所有ICU患者的客观事实，我们不能推荐对所有危重患者和（或）严重血流动力学不稳定的患者常规使用无创示波

表 18-1　动脉导管置入适应证

血流动力学监测
- 突发高血压或低血压状态
- 血管活性药物（血管扩张药或血管收缩药）的疗效评估
- 连续心输出量监测

重复采血
- 急性呼吸衰竭和（或）机械通气患者的频繁血气采样
- 酸碱失衡的评估和处理
- 有限的血管通路

诊断或治疗干预
- 动脉给药
- 血管支架置入术
- 主动脉内球囊反搏的应用
- 动脉栓塞

测量设备。

　　动脉置管可以监测每次心搏产生的动脉波形变化，并根据波形采取适当的治疗方式；同时压力波形的变化也可以用于诊断。波形检查可以快速诊断心电图导联断开，提示主动脉瓣病变，帮助确定心律失常对血流灌注的影响，揭示呼吸周期对血压的影响（奇脉）。此外，对于机械通气患者，可以通过根据动脉波形计算收缩压变异率（systolic pressure variation，SPV）或脉压变异率（pulse pressure variation，PPV），以及从脉搏轮廓分析计算每搏输出量变化来预测液体反应性。对于接受机械通气的患者，以上技术都已被证明可以高度准确地预测液体反应性[1]。应该注意的是，这些危重患者都需要充分镇静，采用不同于压力支持的机械通气模式，并接受 8～10ml/kg 理想体重的潮气量[1]。更低的潮气量、患者肢体活动和心律失常都可能会影响这种诊断干预的准确性。

　　使用校准的动脉脉搏轮廓分析可以连续监测 CO。该方法基于动脉压力波形轮廓与每搏输出量成正比的假设[7, 8]。然而，这种方法没有考虑

到不同疾病状态下个体动脉之间的不同阻抗，因此需要用另一种 CO 测定方法进行校准[8]，通常通过指示剂稀释或经肺热稀释技术完成[8]。

　　未校准的脉搏轮廓分析设备也可使用，这些设备不使用额外的方法来确定 CO。它们基于使用波形和统计数据的专有公式来估计阻抗[8, 9]。这种方法有很大的局限性（如心房颤动），并且可能为许多危重患者提供不准确的 CO 估计[8, 9]。

　　重症监护病房中复杂患者的管理通常需要多个实验室检查和多次动脉血气测定。在这些情况下，动脉插管有助于获得实验室检查采血标本，而不会重复针刺和血管损伤。我们认为，当患者每天需要 2 次或 2 次以上的血液检测时，动脉导管置入是合理的。

二、设备、监测、技术和误差来源

　　显示和测量动脉波形所需的设备包括：①合适的动脉内导管；②带有旋塞阀的充液管；③换能器；④带有加压可达到 300mmHg 液袋的恒定冲洗装置；⑤电子监测设备（信号处理器、放大器和显示器）。使用该设备，动脉内的压力变化通过液压（充液）元件传输到换能器，换能器将机械位移转换成成比例的电信号。这种信号经过放大处理，并以波形在显示器上呈现。动脉波形的无失真呈现取决于每个组件的性能，以及对可能干扰系统整体保真度的潜在问题的掌握。

　　导管系统压力监测一直以来的主要问题是动态响应不充分、调零和调平不正确、零点漂移和传感器 / 监视器校准不正确。大多数医生都知道调零和调平技术，但没有意识到动态响应对于确保系统保真度的重要性。用于压力监测的导管 - 导线 - 换能器系统可以很好地描述为具有弹性、质量和摩擦等力学参数的二阶欠阻力动力系统[10]。

总体而言，这种系统的动力响应由其固有频率和阻尼系数决定。

每个系统都有一个自由振荡的频率：固有频率。当一个系统受到与固有频率相似的外力时，它将开始以其最大振幅振荡，这一现象称为共振。如果动脉压波形接近血压测量系统的固有频率，它将产生共振，导致输出信号逐渐放大，出现血压读数错误，特别是收缩压读数的错误升高[11]。为了确保稳定的频率响应（跨频谱的准确记录），监测系统的固有频率应至少比输入信号中的最高频率高 5 倍[10]。系统的固有频率可以通过减小其长度、降低其柔顺性、减小其密度和增大其直径来提高[10]。

生理外周动脉波形的基频为 3～5Hz，因此，用于监测动脉压的系统的固有频率理想情况下应＞20Hz，以避免共振和收缩超调。最有可能导致压力波形放大的系统部件是液压元件。一个好的液压系统的固有频率应该在 10～20Hz，但是这一频率也可能与动脉压频率重叠。因此，也可能会出现放大，这时候可能需要阻尼才能准确地再现波形[12]。

阻尼系数是衡量振荡系统消散能量并进入静止状态的速度。具有高阻尼系数的系统能够很好地耗散机械能，从而导致传输波形的减小。相反，具有低阻尼系数的系统会导致阻尼不足和对收缩压的高估。通过增加系统的黏度、增加系统的密度、减小系统的直径、增加系统的长度或降低系统的弹性来增加系统的阻尼系数。阻尼系数和固有频率共同决定了记录系统的动态响应。当系统的固有频率＜7.5Hz 时，无论阻尼系数是多少，压力波形都会发生畸变。另一方面，24Hz的固有频率允许阻尼系数的范围为 0.15～1.1，而不会导致压力波形的失真[10]。

尽管还有其他技术[13]，测试监测系统阻尼系数和固有频率最简单的方法是快速冲洗试验（也称为方波试验）。这是通过在床边短暂地打开和关闭连续冲洗装置来实现的，该装置在 300mmHg 的压力下使系统暴露在液体的冲洗下，在监视器上产生方波位移，然后是几个较小的振荡并返回到基线（图 18-1）。最佳的快速冲洗测试会产生一个下冲，然后是一个小的过冲，最后稳定到患者的波形。固有频率是通过将纸张或显示速度除以 2 次连续振荡之间的间隔来确定的。通过测量两个连续的峰值振幅并确定它们的比值，可以计算出阻尼系数。然后，通过公式或将其与已发布的图形和图表进行匹配，将该比率转换为阻尼系数[10]。

对于外围动脉压力监测，充分的快速冲洗试

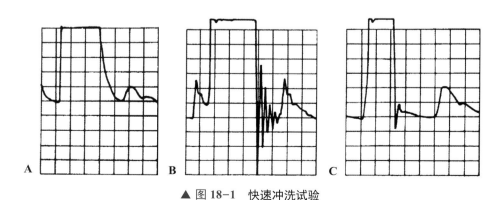

▲ 图 18-1　快速冲洗试验

A. 过阻尼系统；B. 欠阻尼系统；C. 最佳阻尼（引自 Martinez- Balanzo C, Kopec SE. Arterial line placement and care. In: Irwin RS, Lilly CM, Mayo PH, Rippe JM, eds. *Irwin and Rippe's Intensive Care Medicine*. Philadelphia, PA: Wolters Kluwer; 2017: 52. ）

验通常对应于 10～20Hz 的自然频率加上 0.5～0.7 的阻尼系数。为确保监测系统的持续保真度，应频繁执行快速冲洗测试的动态响应验证：至少每 8 小时进行 1 次，每次患者血流动力学状态发生重大变化时，每次系统打开后（调零、采血、换管），以及波形出现抑制时 [10]。

基于上述概念，读者会注意到，许多增加阻尼系数的因素会降低固有频率，反之亦然，从而可能认为结果是自相矛盾的。阻尼系数和固有频率之间的相互作用确实是复杂的，对它们的物理特性的详尽阐述并不是本章讨论的范围。关于血流动力学波形的更详细的讨论可以在其他地方找到 [14]。然而，我们应该强调，监测系统的大多数组件都是为优化整个系统的频率而设计的，并且可以通过下面的例子来解释临床相关的阻尼对压力波形的影响。

过阻尼示踪轨迹（图 18-1A）通常是由可纠正的问题引起，例如管路中气泡、导管扭结、血凝块形成、连接松动、压力袋漏气或影响导管的解剖因素（血管收缩）。导管扭结可以通过拉直导管迅速修复，血凝块堵塞通常可以通过冲洗来纠正。可以通过冲洗旋塞来清除管路中的气泡。松动的接头和漏气的压力袋可以选择重新连接或直接更换。

欠阻尼示踪轨迹很常见，在 ICU 收治的患者中约有 30% 患者出现过 [15]。欠阻尼示踪会导致共振和收缩期超调（图 18-1B），这是管路长度过长原因之外的次要原因。最佳阻尼轨迹如图 18-1C 所示。标准的管路大多数配有一次性传感器套件，这些套件应尽可能短，以将信号放大降至最低 [11]。过去，18 号和 20 号动脉导管并不被认为是监测误差的主要来源，但最近的一项研究表明，阻尼不足与长度（10cm）和直径较大（0.8mm）的桡动脉导管有关，放置 20 号导管（长度 8cm，直径 0.6mm）可以减少这一现象 [15]。与阻尼不足有关的其他因素还有多发性动脉病、慢性阻塞性肺疾病和动脉高血压 [15]。此外，镇静程度加深可减少阻尼不足现象 [15]。

目前可用的一次性换能器采用微芯片技术，非常可靠，并且具有相对较高的振荡频率 [16]。换能器通过电缆连接到电子设备上。显示器具有内部校准、过滤伪像的作用，并能根据要求打印出所显示的内容。数字读数显示通常是一段时间内数值的平均值，因此不能准确地表示脉搏的变异度大小。显示器可通过屏幕校准和冻结画面，以精确测量搏动之间的变异度大小。这可以测量异位搏动对血压、PPV、SPV 的影响，或评估反常脉搏的存在和严重程度。

为使换能器准确工作，应通过调零和校准系统来校正大气压力和静水压力（由血柱施加的压力）。由于患者体位改变或零点漂移而导致不正确的调零和校准是主要的误差来源。通过将传感器旋塞打开与大气相通可以进行调零。通过将换能器与患者的心脏处于同一水平（腋中线的第四肋或第五肋间），从而减少静水压对系统的影响来实现调平。调零和调平情况下，显示器会将压力读数校准为零。当血压发生显著变化时，应随着患者体位的每次改变重复调零和校准（低于零参考线的传感器将导致错误的高读数，反之亦然）。由于可能存在零点漂移，通常需要每 6～8 小时进行 1 次调零和校准。一次性压力传感器采用半导体技术，体积非常小，并且坚固可靠，设置标准化，无须对系统进行校准 [16]。然而，传感器有时会出现故障，可以通过将水银压力计通过旋塞连接，并施加 100mmHg、150mmHg 和（或）200mmHg 压力来检查校准。±5mmHg 的变化是可以接受的。如果校准有疑问，数值波动范围大，或没有压力计可供测试，则应更换传感器。

当零点基线和校准正确时，可考虑采用快速冲洗试验评估系统的动态反应。

许多显示器都可以进行调整，以过滤超过限定的频率，这可以消除输入信号中引起共振的频率。然而，如果排除临床上重要的频率，这也可能导致不准确的读数。理想情况下，在决定对这些频率进行滤波之前，应积极尝试寻找潜在的共振原因及其解决方法。

三、动脉置管技术

（一）位置的选择

在选择动脉置管的位置时，有几个因素很重要。理想的动脉应有丰富的侧支循环，如果发生血栓形成，可通过侧支循环维持远端组织的血供。所选的穿刺部位应使患者感到舒适，更便于管路置入和护理，并尽量选择靠近监测设备的一侧。应避开感染、表皮屏障破坏、血栓形成或缺血的部位。某些手术，如冠状动脉旁路移植术，可能会根据需求，决定优先选择某一部位而不是其他部位。医生还应注意到，不同部位记录的脉搏轮廓存在差异。因为压力脉搏波从主动脉向外传播，然后传播到比主动脉直径小、弹性低的动脉，并且这些动脉具有分支，从而出现压力波的反射。这会导致外围脉冲轮廓的斜率和幅度增大，从而导致虚假压力读数升高。因此，四肢远端动脉记录比主动脉或股动脉记录的收缩压值更高。舒张压受影响较小，在不同部位测得的平均动脉压相似[17]。因此，与收缩压或舒张压相比，MAP 已被认为是休克时静脉输液滴定和血管收缩药治疗的更精确的指标。

成人动脉置管最常用的部位是桡动脉、股动脉、腋动脉、足背动脉和肱动脉。其他部位包括尺动脉和颞浅动脉。外周动脉可使用 5cm 20F 非

锥形聚四氟乙烯（PTFE、Teflon）导管通过针头经皮置入，而较大的动脉可采用 Seldinger 技术和预包装的成套工具（通常包括 15cm 18F 的聚四氟乙烯导管、适当的引导针和导丝）进行置管。

许多来自不同专业的医生均掌握动脉置管技术，通常来说，所要进行的操作目的决定了所置管的部位选择。例如，置入 IABP 几乎总是通过股动脉进行，而不考虑执行医生的专业。重症监护医生需要掌握在所有部位都能便捷地进行动脉置管，但数据表明，大多数危重成人患者的动脉置管都使用了桡动脉。每个部位都有不同的并发症，操作人员应将其考虑在内。除非患者严重休克、使用大剂量血管活性药物和（或）使用便携式超声无法触及或充分显示脉搏，否则通常最初尝试桡动脉置管。传统的做法建议，在桡动脉置管失败时进行股动脉置管，但现在已经发现，股动脉置管可能与更高的血流感染风险有关[21]。因此，应该首先考虑足背动脉、肱动脉和腋动脉作为置管的备选替代部位；然而，目前缺乏关于这些部位发生感染的相对风险的数据[21]。选择哪一部位置管取决于确切的临床情况和操作者所掌握的专业知识。

（二）桡动脉置管

对正常动脉解剖和常见解剖变异的透彻掌握极大地促进了导管的置入和意外情况的处理。桡动脉是肱动脉的最终分支之一。它走行于指下屈肌、拇长屈肌和旋前方肌，正好位于前臂桡侧腕屈肌的外侧。当动脉进入手掌底时，止于掌骨水平的掌侧深动脉弓，并与尺动脉相通。桡动脉的第二个侧支流经手背的背弓（图 18-2）。

尺动脉在前臂尺侧腕屈肌和指升屈肌之间，在尺神经上方有一小段走行。在手部，该动脉穿过腕横韧带，成为掌侧浅动脉弓，与桡动脉的一

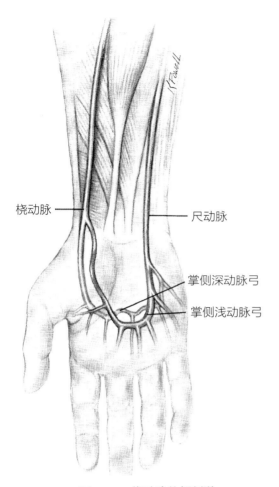

▲ 图 18-2　桡动脉的解剖学

注意通过掌侧深动脉弓和背弓进入尺动脉的侧支循环（引自 Martinez- Balanzo C, Kopec SE. Arterial line placement and care. In: Irwin RS, Lilly CM, Mayo PH, Rippe JM, eds. *Irwin and Rippe's Intensive Care Medicine.* Philadelphia, PA: Wolters Kluwer; 2017: 55.）

图中标注：桡动脉、尺动脉、掌侧深动脉弓、掌侧浅动脉弓

小支形成动脉吻合。这三个吻合为手部提供了很好的血流侧支循环[22]。必须有一个功能良好的掌浅弓或掌深弓，以确保有足够的侧支血流循环。然而，在高达 20% 的个体中，至少有一种吻合口可能缺失。

（三）手部侧支循环的评价

手部缺血是桡动脉置管术一种罕见但可能发生的破坏性并发症，严重时可能需要截肢[23]。手部缺血很少出现，丰富的侧支循环确保了即使其中一条主要动脉栓塞，也能通过侧支循环得到灌

注。既往，改良的 Allen 试验[24] 在桡动脉置管前使用，用于检测侧支循环不完整或手部缺血风险较高的患者。然而，作为一种筛查工具，Allen 试验并没有很好的预测价值[25]，我们及其他许多机构已经放弃了它的常规使用。在择期冠状动脉旁路移植术病例中，多普勒超声已被用于检测桡动脉置管，结果未见缺血性并发症[26]。目前尚不清楚被排除在这些研究之外的患者是否面临手部缺血的风险增加，伦理问题可能会阻碍进一步临床试验来回答这个问题。在这项研究的基础上，我们使用多普勒超声来评估手部侧支循环，但需要注意的是，这一方法尚未在危重成人中得到验证。

预防手部缺血最好的方法是避免对高危患者（如大剂量血管活性药治疗、硬皮病、血管病变）进行放射导管置入，并定期进行手部灌注的临床评估和记录。桡动脉导管远端的任何手部改变，如提示灌注减少（颜色或皮温改变、感觉异常或毛细血管充盈丧失），应立即撤除导管。如果发生不可逆改变，应立即进行进一步检查。

（四）经皮穿刺置入术

手背屈 30°～60° 避免拇指过度外展，使用超声确定动脉的位置、深度和大小。手腕的掌侧使用无菌技术消毒（氯己定）并覆盖，采用 25 号或更小的针头注射约 0.5ml 利多卡因，局部麻醉渗透到动脉的两侧。利多卡因可减少患者的不适，并可能降低动脉血管痉挛[27]。针上置管的方法需要戴上帽子、口罩和无菌手套，铺无菌洞巾。而 Seldinger 方法则需要最大限度的无菌化屏障。在操作开始前，必须严格核对，确认正确的患者、正确的位置、正确的设备和知情同意。

穿刺采用 20 号非锥形聚四氟乙烯（PTFE）5cm 导管穿刺器。进针时与皮肤成 30°～60°，距

离手腕远端皮肤皱褶向内 3～5cm 处。此位置的桡动脉超声图像如图 18-3A 所示。针和套管向前推进，直至出现明显的血液回流，这时意味着针尖进入动脉内。尖端需要额外推进一小段才能完全进入动脉管腔。完成后，针和套管放平角度到皮肤上，以坚固、稳定的旋转动作前进到其轮毂。拔出针头后动脉血液回流可确认正确的位置。如果第 1 次尝试不成功，随后的尝试应该选择更近心端，而不是更靠近手腕皱褶部位，因为近心端的动脉直径更大[22]。尽管这可能会增加导管扭结或闭塞的发生率[28]。

如果在尝试置入导管时遇到困难，更换针头并略微推进整个穿刺装置可能会解决这个问题。或者，可以尝试固定技术。将针和套管穿过血管的外壁，从而可以达到动脉固定作用将套管向后拉，将针部分缩回导管内，直到看到强劲的动脉血液回流。然后，使用置入针作为"支架"，导管就可以沿着动脉管腔向上推进。

可以使用带单独导丝的导管，以方便导管进入动脉（图 18-4）。经皮穿刺也是以同样的方式进行的，但当穿刺针发现血液回流时，将导丝通过针头进入动脉，作为后续导管置入的支架。取出导丝和针，并通过动脉血液回流确认放置位置。将动脉导管牢牢固定，连接传感器，并用敷料覆盖。

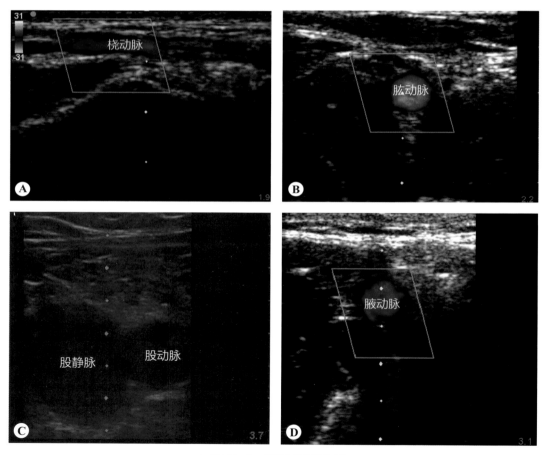

▲ 图 18-3 便携式超声图像

A. 桡动脉纵切面；B. 肱动脉轴位像；C. 股动脉轴位像；D. 腋动脉轴位像。有关详细信息，请参阅正文（引自 Martinez-Balanzo C, Kopec SE. Arterial line placement and care. In: Irwin RS, Lilly CM, Mayo PH, Rippe JM, eds. *Irwin and Rippe's Intensive Care Medicine.* Philadelphia, PA: Wolters Kluwer; 2017: 54. ）

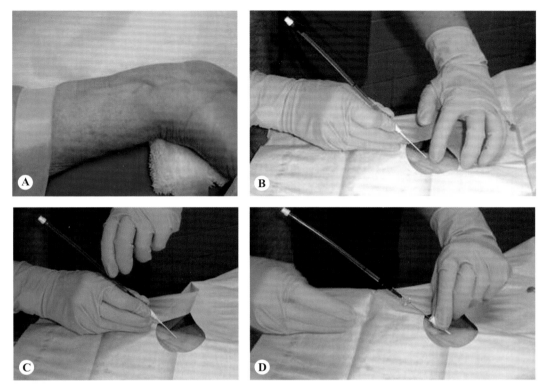

▲ 图 18-4　桡动脉插管

A. 毛巾放在手腕下方，手用胶带固定；B. 将导管 – 针 – 导丝装置以 30°～60° 的角度插入皮肤；C. 获得动脉血流后，将导丝送入动脉；D. 导管穿过导丝进入动脉（经许可转载，引自 Irwin RS, Rippe JM. *Manual of Intensive Care Medicine.* 4th ed. Philadelphia, PA: Lippincott Williams & Wilkins; 2006: 17.）

（五）足背动脉置管

足背动脉置管在大多数重症监护病房中并不常见；与桡动脉相比，其解剖更难预测，成功率较低[30]。足背动脉是足背的主要供血动脉。动脉从脚踝到大脚趾。它非常浅，正好在踇长伸肌腱的外侧。足背与胫后动脉（足底外侧动脉）的分支吻合，在较小程度上与腓动脉吻合，形成与手部类似的动脉弓网。

足背动脉置管术推荐使用带独立导丝的导管。将脚以足底屈曲的方式放置，并以常规方式进行准备。进针大约在足背的中段，也就是可触摸到的脉搏最强的地方；前进与桡动脉插管是相同的。使用超声引导可以提高置管的成功率。患者通常会发现足背动脉置管相比其他位置会更痛苦，但较身体上的其他活动限制较少。足背动脉导管的收缩压读数通常比桡动脉高 5～20mmHg，但 MAP 值大致相似。

（六）肱动脉置管

肱动脉置管部位在肘窝近端二头肌沟内，这个部位没有侧支循环（图 18-3B）。从理论上讲，临床缺血发生的风险更大。但在大多数数据中，肱动脉导管并发症发生率与其他血管相当[20, 22, 31, 32]。即使由于近端梗阻或远端栓塞，导致远端脉搏减少的情况下，临床缺血发生的可能性也不大。需要关注的一个重要解剖学部位是，正中神经位于肱动脉附近，在 1%～2% 的病例中可能被刺穿[32]。这通常只会导致一过性感觉异常，但正中神经麻痹的案例也有报道。正中神经麻痹对于有凝血障碍的患者来说，是一个特别危险的因素，因为即使是轻微的出血进入筋膜平面也会导致正中神经受压[33]。凝血障碍可能被认为是肱动脉插置管的相对禁忌证。考虑到这些因素，当桡动脉和足背动脉不可用或不合适时，应该考虑肱动脉置管。强烈建议对所有肱动脉置管采用超声引导技术。

肱动脉置管最好使用较大动脉设计的预包装成套工具。伸展手臂，通过触诊和超声定位血管来刺穿肱动脉。穿刺点通常位于肘窝近端几厘米处，二头肌肌腱的内侧。一旦置管成功，肘部必须保持完全伸展，以免扭结或折断导管。在肱动脉导管置入后，应该经常进行手部的临床检查和多普勒检查，并记录下来。如果出现脉搏减少或栓塞迹象，应立即拔除导管。因为放置 15cm 长的导管，导管尖端会延伸到腋动脉，空气栓塞是另一个令人担忧的问题。

（七）股动脉置管

留置股动脉导管可能与更高的感染风险相关，因此，仅在其他部位不适宜置管情况下才考虑股动脉穿刺。股动脉很大，通常可以触摸到，很容易用超声技术探查到，股动脉置管技术也很容易学会。置管失败最常见的原因是严重的动脉粥样硬化或患者既往行股动脉血管手术造成的动脉狭窄。该部位特有的并发症很少见，并发症包括腹膜后出血和腹腔内脏器穿孔。这些并发症的发生通常是由于技术不佳（在腹股沟韧带上方穿刺）或存在解剖变异（即腹股沟疝）。股动脉导管的缺血性并发症非常罕见。

髂外动脉在腹股沟韧带处移行为股总动脉（图 18-5）。腹股沟韧带下方的动脉走行于耻骨和髂前上棘连线内侧 1/3 交界处附近（图 18-3C）。动脉置管可使用 Seldinger 方法和几种预包装套

件中的任何一种。套件中包含一根 19 号薄壁针、导丝和一根 15cm、18 号聚四氟乙烯导管。患者仰卧，腿部伸直，稍外展。皮肤穿刺点应该在腹股沟韧带尾端 3～5cm 处，以最大限度地减少腹膜后血肿或肠穿孔的风险，当血管穿刺点位于腹股沟韧带的头端时，就会容易发生这种情况。薄壁针头以 45° 斜向进针。当确认动脉血液回流时，针头和注射器可能需要向下贴紧皮肤，以便于导丝通过。导丝应平稳推进，但当导丝在针尖处遇到阻力或进入血管后，有时需要较小的旋转或操作。若导丝无法通过，可能是因为针头斜面触碰到内膜瓣或血管中的动脉粥样硬化斑块。其中，

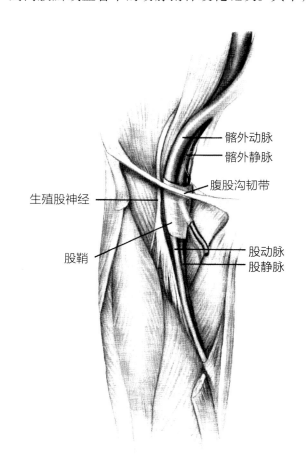

▲ 图 18-5 股动脉和邻近结构的解剖

动脉在腹股沟韧带下方插管（引自 Martinez-Balanzo C, Kopec SE. Arterial line placement and care. In: Irwin RS, Lilly CM, Mayo PH, Rippe JM, eds. *Irwin and Rippe's Intensive Care Medicine*. Philadelphia, PA: Wolters Kluwer; 2017:57.）

在血管存在动脉粥样硬化斑块情况下，股动脉插管被证实很难成功。当导丝置入距离无法超过针尖时，应将其取出，并通过推进针头或重复血管穿刺来重新获得血液回流。再次置入导丝，拔出穿刺针，将动脉导管穿过导丝置入。拔出导丝，将导管牢固缝合，并连接到传感器上。

（八）腋动脉置管

成人重症患者腋动脉置管很少见，但数据表明，腋动脉置管并发症发生率相对较低[18, 20, 34]。腋动脉很大，侧支循环丰富，在其他动脉不可触及时，它仍可在体表触及搏动。通过腋窝入路，置入的15cm导管的尖端将到达锁骨下动脉，因此可以有效地测量中心动脉压。针尖的中心位置更易导致脑空气栓塞的风险；初次尝试时首选左腋动脉置管，因为右锁骨下动脉的气泡更有可能进入主动脉弓。腋动脉导管冲管应格外小心，最好手动、低压和小容量冲洗。

腋动脉起于第一肋骨外侧缘，是锁骨下动脉的延续，止于大圆肌下缘，在此延续为肱动脉。置管的最佳部位是腋动脉中、下1/3处，通常对应于腋窝可触及的最高点。这个部位的动脉位置表浅，位于胸大肌的下缘（图18-3D）。该动脉被包裹在神经血管束，即腋鞘内与臂丛的内侧、后侧和外侧索相连，臂丛内侧索的内侧是腋静脉。因此，腋动脉置管导致臂丛神经病变的报道也不足为奇[35]。凝血障碍是一个相对的禁忌证，因为难以控制的动脉出血会使腋鞘迅速充血，导致神经压迫性病变。

腋动脉置管采用Seldinger技术和预包装的工具包。手臂处于外展外旋位，嘱咐患者将手放于头下并使肘部弯曲。在胸大肌的下缘触诊动脉。在定位准备和利多卡因局部麻醉后，薄壁针头成30°～45°进针，直到出现动脉血液回流。置管步骤按照股动脉置管的说明进行即可。

目前还报道了另一种动脉置管技术，即超声引导下动脉置入技术[36]。手臂外展90°，通过超声下腋动脉纵向切面图像识别，实时超声引导下，通过胸肌和锁骨胸筋膜进针，直到看到动脉血液回流。随后使用Seldinger方法行动脉置管。超声技术的潜在好处可能包括可视化、避免损伤腋动脉周围的结构（如臂丛），以及可选择更靠前的腋动脉置管部位，更利于导管的护理。

（九）超声在动脉插管中的应用

超声引导在动脉置管方面有很好的应用价值。尽管超声引导以降低中心静脉导管置入并发症的发生率已相对常见，但目前熟悉使用超声引导行动脉置管的临床医生仍不多见[37]。传统的动脉触诊下行动脉置管技术，对于肥胖、水肿、血管较细和搏动较弱的休克状态的患者尤其具有挑战性。此外，初次进针失败后的多次重复尝试通常会导致动脉痉挛，从而再次置管失败，增加了并发症的风险。多项研究和Meta分析已经证明了实时超声引导下动脉置管的获益，实时超声总体提高了成功率，并减少了并发症的发生[38, 39]。国际循证依据推荐，鉴于其更高的安全性和有效性，超声引导是任何类型血管置管的首选方法[40]。

超声引导下血管导管置入可采用二维超声和高频线阵换能器（5～10MHz）。在无菌消毒前，应采用超声探查可能的入路部位，检查血管深度、直径、通畅度、曲折程度、动脉粥样硬化斑块、邻近静脉和神经的位置。动脉可通过以下特征来识别和区别于静脉和神经：椭圆的形状、相对较厚的壁、动脉搏动性。超声探头加压血管可进一步凸显这些特点。彩色和脉冲波多普勒技术也可以用于血管识别，但不是必须的。

应使用最大无菌化屏障和无菌超声保护套。操作者的优势手控制针头，而非优势手握持超声探头。动脉显示在屏幕居中位置。横向切面试图和纵向切面视图均可选择，只要在整个过程中保持针尖可视化即可。虽然横向入路可以更容易地显示较小或曲折的动脉，但纵向入路可以直接显示整个针头来减少后动脉壁的穿孔[41]。在超声引导下通过显示皮下组织中扩大的低回声区域注射局部麻醉药。

当使用横向视图时，穿刺针以 45° 置入皮肤，较浅动脉入路时角度可能会更小些。超声视图下，针尖在通过皮肤到达软组织内，会显示为一个高回声点，确定针尖位置后，再进行下一步操作。探头缓慢来回倾斜，辨别针尖和针轴的位置。只有当针尖被识别后，操作员才应该继续缓慢地将针头朝目标动脉推进。这可以通过同时推进针和探头，或者在推进针的同时调整探头角度来实现。这两种技术都要求针尖始终保持在视野中。一旦动脉被穿透并获得血流，超声探头就被放置在无菌区域，使用改进的 Seldinger 技术完成置管。在导管置入之前，应再次超声观察并确认导丝位于动脉内。当使用纵向视图方法时，进针必须始终与探头一起在平面内推进，因为任何视野外的进针都可能损伤不可见的邻近结构[41]。

除了引导，超声波还可以用来识别潜在的并发症。在桡动脉穿刺前，可在多普勒超声引导下进行 Allen 试验，以检测手部动脉血流[42]。股动脉穿刺的部位与术后并发症有直接关系。股总动脉分叉处下方的"低位"穿刺与血肿、假性动脉瘤、动静脉瘘和肢体缺血性并发症有关。识别和避开髂外动脉、股浅动脉和股深动脉可显著减少血管并发症。腹膜后出血可以通过避开腹壁下动脉和腹壁下动脉上方的"高位"穿刺来减少。为减少栓塞并发症，动脉穿刺应注意避开动脉粥样

硬化部位。术后并发症，如血肿、动静脉瘘和假性动脉瘤，可以很容易地通过超声波识别[43]。

四、动脉置管的并发症

动脉置管是一种相对安全的侵入性操作。虽然动脉置管并发症的总体发生率为 15%～40%，但临床相关的并发症仅发生在 ≤5% 的病例中（表18-2）。感染性和非感染性并发症的危险因素已确定，并列于表 18-3 中[20, 44, 45]。

（一）血栓形成

血栓形成是动脉导管最常见的单一并发症。血栓形成的发生率随部位、检测方法、管路的大小和置管时长的不同而不同。血栓形成在桡动脉

表 18-2 动脉置管并发症

部　位	并发症
所有部位	• 疼痛和红肿 • 血栓形成 • 栓塞 • 局部血肿 • 出血 • 肢体缺血 • 导管相关感染，包括菌血症 • 诊断性失血 • 假性动脉瘤 • 肝素相关性血小板减少症
桡动脉	• 脑栓塞 • 周围神经病
股动脉	• 腹膜后出血 • 肠穿孔 • 动静脉瘘 • 感染风险更高（相比桡动脉置管）
腋动脉	• 脑栓塞 • 臂丛损伤
肱动脉	• 正中神经损伤 • 脑栓塞

表 18-3　动脉置管并发症的易感因素

- 大锥形套管（>20F，大动脉部位除外）
- 低血压
- 凝血功能障碍
- 低心输出量
- 多次穿刺尝试
- 缩血管药物的使用
- 动脉粥样硬化
- 高凝状态
- 手术切开置入
- 穿刺部位感染
- 间断冲洗系统
- 菌血症

和足背动脉置管中很常见，但由于侧支循环的存在，临床后遗症很少见[44, 45]。当使用 20 号非锥形聚四氟乙烯导管，持续 3ml/h 肝素盐水冲洗，行桡动脉置管 3~4 天，5%~25% 的病例经多普勒超声可检测到血栓形成[45]。由于担心肝素诱导的血小板减少症，使用肝素盐水冲洗在我们机构不再是强制标准。使用生理盐水冲洗，血栓的发生率似乎没有明显增加[46, 47]。桡动脉置管血栓形成的风险似乎与所用导管的直径有关[20]，直径更小的导管可能具有保护作用。

血栓形成通常发生在导管拔除后。女性在桡动脉插管后更易出现血流异常，这可能是由更细的动脉和更大的血管痉挛倾向所致[28]。一般来说，血栓形成的动脉在拔除导管后 3 周再通。尽管多普勒检测到血栓的发生率很高，但手部的临床缺血症状却十分罕见，并且通常在拔除导管后就会消失。需要手术治疗的动脉闭塞并发症发生在不到 1% 的病例中，但往往比较严重，可能需要组织清创或手部截肢[23]。大多数出现临床缺血的患者都有相关的致病原因，如长时间循环衰竭、需要大剂量缩血管药物治疗的患者[44]。

定期检查肢体是否有不明原因的疼痛或缺血迹象。如果有适应证，立即拔除导管，可最大限

度地减少严重缺血性并发症的发生。当拔除导管后仍然存在缺血的证据时，抗凝、溶栓、取栓、手术搭桥和颈部交感神经阻滞均可作为治疗选择，并且应积极进行[23, 44]。建议尽早咨询血管外科医生协助诊治。

（二）脑栓塞

与动脉导管一起使用的连续冲洗装置，用于从加压至 300mmHg 的输液袋中输送 3ml/h 的液体。向小型灵长类动物的桡动脉注入超过 2ml 的空气会导致空气逆行进入脊椎循环[35]。增加空气逆行风险的因素有患者的体积大小和位置（坐着的患者体内空气向上流动）、注射部位和冲洗速率。空气栓塞主要被认为是桡动脉置管的一种风险，但从理论上讲，所有动脉导管，特别是腋动脉和肱动脉导管，都可能发生空气栓塞。通过在冲洗前清除管路中所有空气，每次打开冲洗阀不超过 3s，以及避免过度人工冲洗管道，可以将风险降至最低。

（三）诊断性失血

DBL 是指患者因频繁采集血液样本进行实验室检测而发生的血液丢失。DBL 的重要性被低估了。对于使用标准动脉导管作为采样部位的患者来说，这尤其是一个值得关注的问题，因为每次采集样本都会浪费 3~5ml 的血液（以避免肝素盐水/普通盐水污染）。对于动脉血气测定频繁的患者，DBL 可以是大量的，并且需要输注红细胞补充[49]。有几种方法可以最大限度地减少 DBL，包括使用储血罐进行血液采样的管道系统、持续的动脉血气监测、微量化学分析、儿科采集管的使用。鉴于输血的费用和风险，每个 ICU 都应该制订相关规则，其中包括最大限度地减少 DBL。旨在优化实验室血样样本检测的相关方案，使我

们及其他很多机构显著节省了成本并减少了输血需求[50]。

（四）其他并发症

动脉导管置管的其他非感染性并发症包括假性动脉瘤形成、血肿、局部压痛、出血、神经病变和导管栓塞等[20]。使用肝素盐水冲管可能小概率导致 HIT 发生[51]，并且肝素的使用使患者费用成本增加。支持使用肝素维持动脉导管通畅的数据很少，不能为继续肝素冲管提供统计学依据[52]。因此，我们认为导管的标准冲洗应该使用生理盐水。

（五）感染

感染相关后遗症是动脉置管最重要的临床并发症。导管相关性感染通常在皮肤菌群侵入皮内通道时开始，最终导致导管定植。如果没有局部控制，则可能会引起菌血症。另一个感染源来自压力监测系统受污染的输液，它比中心静脉导管有更大的感染风险。因为：①由于流动停滞，换能器可能会被定植；②冲洗液以缓慢的速度（3ml/h）输注，可能会悬挂几天；③当不同人员接触旋塞以获取血液样本时，旋塞可以作为细菌的入口点。

了解动脉 CRI 机制对于理解如何将感染降至最低非常重要。彻底的操作者准备和穿刺部位准备是至关重要的。应该指出的是，只有一项研究评估了最大化无菌屏障预防措施对放置桡动脉和足背动脉导管[53-58]的影响，并且没有研究探讨更大动脉置管的这一问题。考虑到这些因素，我们的经验是对所有大动脉置管均使用最大化无菌屏障预防措施。氯己定可用于皮肤准备[54]，在置管部位使用氯己定浸渍的敷料是一种很好的做法。置入过程中无菌被破坏，应强制终止置管流程并

更换无菌设备。护理人员在抽取血样标本或进行连接操作时也应严格遵循无菌原则。除非使用了专门设计的系统，否则在取样前为清理管道而回抽出来的血液不应重新注入[55]。每次护理轮班开始时都必须检查现场，并在需要时立即评估或拔除导管。压力监测系统的常规更换并不能减少感染并发症，而且可能是导致定植的另一个机会。

动脉导管仍然是一个未得到充分认识的血液感染源。在过去，人们认为动脉导管比中心静脉导管感染的风险更低，但研究证明这一点已经不再正确。由于当下更好的技术、对患者安全的程度的重视，总体 CRI 已经出现了明显的下降[21, 56, 57]。使用现代技术，动脉导管相关定植可能发生在高达 5%～10% 的导管中，但导管相关菌血症的发病率为（0.5～2.0）/1000 导管日[18, 19, 21, 56-58]。

置管部位作为影响感染发生率的重要因素，一直是一个有争议的问题。以前的研究对股动脉导管感染风险的结论存在矛盾，医生一致认为它通常是安全的[18-21, 30]。最近的一项 Meta 分析研究了这一问题，发现股动脉置管 CRI 发生率为 5%，而桡动脉置管的 CRI 发生率为 0.3%。计算出股动脉部位感染的相对风险是桡动脉部位的 1.94 倍[21]。没有关于其他部位导管置入感染风险的严格数据。基于这些研究结果，在可行的情况下，应该选择另一个动脉部位来避免在股动脉放置导管。在这方面，我们机构的做法有所改变，现在进行了更多的臂部和腋窝插管。在这方面，我们机构已经有所改变，更多的选择肱动脉和腋动脉进行动脉置管。

导管留置时间很重要，可能与感染风险增加密切相关。我们认为 5～7 天是合适的时间，应重新评估动脉导管留置的必要性和更换导管部位必要时[21, 57]。但每个机构都应该明确自己的导管相关感染率，以便根据现有的局部感染率制订合

理的政策。

当动脉导管感染发生时，通常会分离出葡萄球菌。革兰阴性菌较少出现，主要是受污染的输液或设备相关的感染。念珠菌感染在葡萄糖不耐受或免疫功能低下患者长时间留置导管时发生风险极高，但已有研究报道，念珠菌感染适用于所有类型的患者。PTFE 导管对大肠埃希菌和铜绿假单胞菌的抵抗力更强[20]。导管相关性菌血症应使用适当抗生素治疗 7～14 天。对于复杂的病例，有时需要较长的疗程。

对于发热患者的导管最佳评估可能是一个具有挑战性的问题。如果置管部位出现异常或患者有其他原因不明的脓毒症，应拔除导管。很难给出更具体的指南策略，而且应该始终考虑个体差异因素。一般来说，动脉导管放置＜5 天不太可能是发热的来源，除非导管已经受到污染。考虑到动脉置管的安全性和感染的可能性，放置 5 天或更长时间的导管应该更换到不同的位置。

五、建议

桡动脉是经皮动脉置管初次选择的合适部位。当桡动脉不适合置管时，可以选择其他部位的置管，如肱动脉、腋动脉、足背动脉或股动脉。虽然大多数 ICU 都有较多的股动脉置管经验，但这个部位的感染风险更高，应该尽量避免。凝血功能障碍可被认为是肱动脉和腋动脉插管的相对禁忌证。超声引导应用于所有预计困难的置管，减少并发症的发生。常规超声使用也被大力提倡，因为它与较高的首次置管成功率和更短的置入时间有关。动脉导管应在出现相关临床指征时立即拔除，以降低医源性感染的风险。最后，动脉导管与过度使用血液样本检测和医源性贫血有关，应当减少这些现象的发生。

参考文献

[1] Marik PE, Cavallazzi R, Vasu T, et al. Dynamic changes in arterial waveform derived variables and fluid responsiveness in mechanically ventilated patients: a systematic review of the literature. *Crit Care Med*. 2009;37:2642-2647.

[2] Low LL, Harrington GR, Stoltzfus DP. The effect of arterial lines on blood-drawing practices and costs in intensive care units. *Chest*. 1995;108:216-219.

[3] Zimmerman JE, Seneff MG, Sun X, et al. Evaluating laboratory usage in the intensive care unit: patient and institutional char-acteristics that influence frequency of blood sampling. *Crit Care Med*. 1997;25:737-748.

[4] Bur A, Hirschl MM, Herkner H, et al. Accuracy of oscillometric blood pressure measurement according to the relation between cuff size and upper-arm circumference in critically ill patients. *Crit Care Med*. 2000;28:371-376.

[5] Ribezzo S, Spina E, Di Bartolomeo S, et al. Noninvasive techniques for blood pressure measurement are not a reliable alternative to direct measurement: a randomized crossover trial in ICU. *ScientificWorldJournal*. 2014;2014:353628.

[6] Bur A, Herkner H, Vlcek M, et al. Factors influencing the accuracy of oscillometric blood pressure measurement in critically ill patients. *Crit Care Med*. 2003;31:793-799.

[7] Hirschl MM, Kittler H, Woisetschlager C, et al. Simultaneous comparison of thoracic bioimpedance and arterial pulse waveform-derived cardiac output with thermodilution measurement. *Crit Care Med*. 2000;28:1798-1802.

[8] Thiele RH, Bartels K, Gan TJ. Cardiac output monitoring: a contemporary assessment and review. *Crit Care Med*. 2015;43: 177-185.

[9] Mayer J, Boldt J, Poland R, et al. Continuous arterial pressure waveform-based cardiac output using the FloTrac/Vigileo: a review and meta-analysis. *J Cardiothorac Vasc Anesth*. 2009;23: 401-406.

[10] Gardner RM. Direct arterial pressure monitoring. *Curr Anaesth Crit Care*. 1990;1:239-246.

[11] Boutros A, Albert S. Effect of the dynamic response of transducer-tubing system on accuracy of direct blood pressure measurement in patients. *Crit Care Med*. 1983;11:124-127.

[12] Rothe CF, Kim KC. Measuring systolic arterial blood pressure. Possible errors from extension tubes or disposable transducer domes. *Crit Care Med*. 1980;8:683-689.

[13] Billiet E, Colardyn F. Pressure measurement evaluation and

accuracy validation: the Gabarith test. *Intensive Care Med.* 1998;24:1323-1326.

[14] Kleinman B. Understanding natural frequency and damping and how they relate to the measurement of blood pressure. *J Clin Monit.* 1989;5:137-147.

[15] Romagnoli S, Ricci Z, Quattrone D, et al. Accuracy of invasive arterial pressure monitoring in cardiovascular patients: an observational study. *Crit Care.* 2014;18:644.

[16] Gardner RM. Accuracy and reliability of disposable pressure transducers coupled with modern pressure monitors. *Crit Care Med.* 1996;24:879-882.

[17] Pauca AL, Wallenhaupt SL, Kon ND, et al. Does radial artery pressure accurately reflect aortic pressure? *Chest.* 1992;102:1193-1198.

[18] Gurman GM, Kriemerman S. Cannulation of big arteries in critically ill patients. *Crit Care Med.* 1985;13:217-220.

[19] Russell JA, Joel M, Hudson RJ, et al. Prospective evaluation of radial and femoral artery catheterization sites in critically ill adults. *Crit Care Med.* 1983;11:936-939.

[20] Scheer BV, Perel A, Pfeiffer UJ. Clinical review: complications and risk factors of peripheral arterial catheters used for haemodynamic monitoring in anaesthesia and intensive care medicine. *Crit Care.* 2002;6:199-204.

[21] O'Horo JC, Maki DG, Krupp AE, et al. Arterial catheters as a source of bloodstream infection: a systematic review and meta-analysis. *Crit Care Med.* 2014;426:1334-1339.

[22] Mathers LH. Anatomical considerations in obtaining arterial access. *J Intensive Care Med.* 1990;5:110-119.

[23] Valentine RJ, Modrall JG, Clagett GP. Hand ischemia after radial artery cannulation. *J Am Coll Surg.* 2005;201:18-22.

[24] Allen EV. Thromboangiitis obliterans: method of diagnosis of chronic occlusive arterial lesions distal to the wrist with illustrative cases. *Am J Med Sci.* 1929;178:237.

[25] Glavin RJ, Jones HM. Assessing collateral circulation in the hand – four methods compared. *Anaesthesia.* 1989;44:594-595.

[26] Agrifoglio M, Dainese L, Pasotti S, et al. Preoperative assessment of the radial artery for coronary artery bypass grafting: is the clinical Allen test adequate? *Ann Thorac Surg.* 2005;79:570-572.

[27] Giner J, Casan P, Belda J, et al. Pain during arterial puncture. *Chest.* 1996;110:1443-1445.

[28] Kaye J, Heald GR, Morton J, et al. Patency of radial arterial catheters. *Am J Crit Care.* 2001;10:104-111.

[29] Tegtmeyer K, Brady G, Lai S, et al. Videos in clinical medicine. Placement of an arterial line. *N Engl J Med.* 2006; 354:e13.

[30] Martin C, Saux P, Papazian L, et al. Long-term arterial cannulation in ICU patients using the radial artery or dorsalis pedis artery. *Chest.* 2001;119:901-906.

[31] Handlogten KS, Wilson GA, Clifford L, et al. Brachial artery catheterization: an assessment of use patterns and associated complications. *Anesth Analg.* 2014;118:288-295.

[32] Mann S, Jones RI, Millar-Craig MW, et al. The safety of

ambulatory intra-arterial pressure monitoring: a clinical audit of 1000 studies. *Int J Cardiol.* 1984;5:585-597.

[33] Macon WL IV, Futrell JW. Median-nerve neuropathy after percutaneous puncture of the brachial artery in patients receiving anticoagulants. *N Engl J Med.* 1973;288:1396.

[34] Brown M, Gordon LH, Brown OW, et al. Intravascular monitoring via the axillary artery. *Anesth Intensive Care.* 1984;13:38-40.

[35] Sabik JF, Lytle BW, McCarthy PM, et al. Axillary artery: an alternative site of arterial cannulation for patients with extensive aortic and peripheral vascular disease. *J Thorac Cardiovasc Surg.* 1995;109:885-891.

[36] Sandhu NS. The use of ultrasound for axillary artery catheterization through pectoral muscles: a new anterior approach. *Anesth Analg.* 2004;99:562-565.

[37] Shiloh AL, Eisen LA. Ultrasound-guided arterial catheterization: a narrative review. *Intensive Care Med.* 2010;36:214-221.

[38] Shiloh AL, Savel RH, Paulin LM, et al. Ultrasound-guided catheterization of the radial artery: a systematic review and meta-analysis of randomized controlled trials. *Chest.* 2011;139:524-529.

[39] Sobolev M, Slovut DP, Lee Chang A, et al. Ultrasound-guided catheterization of the femoral artery: a systematic review and meta-analysis of randomized controlled trials. *J Invasive Cardiol.* 2015;27:318-323.

[40] Lamperti M, Bodenham AR, Pittiruti M, et al. International evidence-based recommendations on ultrasound-guided vascular access. *Intensive Care Med.* 2012;38:1105-1117.

[41] Sandhu NS, Patel B. Use of ultrasonography as a rescue technique for failed radial artery cannulation. *J Clin Anesth.* 2006;18:138-141.

[42] Jarvis MA, Jarvis CL, Jones PR, et al. Reliability of Allen's test in selection of patients for radial artery harvest. *Ann Thorac Surg.* 2000;70:1362-1365.

[43] Davison BD, Polak JF. Arterial injuries: a sonographic approach. *Radiol Clin North Am.* 2004;42:383-396.

[44] Wilkins RG. Radial artery cannulation and ischaemic damage: a review. *Anaesthesia.* 1985;40:896-899.

[45] Weiss BM, Gattiker RI. Complications during and following radial artery cannulation: a prospective study. *Intensive Care Med.* 1986;12:424-428.

[46] Clifton GD, Branson P, Kelly HJ, et al. Comparison of normal saline and heparin solutions for maintenance of arterial catheter patency. *Heart Lung.* 1990;20:115-118.

[47] Hook ML, Reuling J, Luettgen ML, et al. Comparison of the patency of arterial lines maintained with heparinized and nonheparinized infusions. The cardiovascular intensive care unit nursing research committee of St. Luke's hospital. *Heart Lung.* 1987;16:693-699.

[48] Lowenstein E, Little JW III, Lo HH. Prevention of cerebral embolization from flushing radial-artery cannulas. *N Engl J Med.* 1971;285:1414-1415.

[49] Smoller BR, Kruskall MS. Phlebotomy for diagnostic laboratory tests in adults. Pattern of use and effect on transfusion require-

ments. *N Engl J Med*. 1986;314:1233-1235.

[50] Roberts DE, Bell DD, Ostryzniuk T, et al. Eliminating needless testing in intensive care – an information-based team manage-ment approach. *Crit Care Med*. 1993;21:1452-1458.

[51] Warkentin TE, Greinacher A, Koster A, et al; American College of Chest Physicians. Treatment and prevention of heparin-induced thrombocytopenia: American College of Chest Physicians Evidence-Based Clinical Practice Guidelines (8th Edition). *Chest*. 2008;133:340S-380S. Erratum in: *Chest*. 2011; 139:1261.

[52] Robertson-Malt S, Malt GN, Farquhar V, et al. Heparin versus normal saline for patency of arterial lines. *Cochrane Database Syst Rev*. 2014;5:CD007364.

[53] Rijnders BJ, Van Wijngaerden E, Wilmer A, et al. Use of full sterile barrier precautions during insertion of arterial catheters: a randomized trial. *Clin Infect Dis*. 2003;36:743-748.

[54] Mimoz O, Pieroni L, Lawrence C, et al. Prospective, randomized trial of two antiseptic solutions for prevention of central venous or arterial catheter colonization and infection in intensive care unit patients. *Crit Care Med*. 1996;24:1818.

[55] Peruzzi WT, Noskin GA, Moen SG, et al. Microbial contamination of blood conservation devices during routine use in the critical care setting: results of a prospective, randomized trial. *Crit Care Med*. 1996;24:1157.

[56] Maki DG, Kluger DM, Crnich CJ. The risk of bloodstream infection in adults with different intravascular devices: a systematic review of 200 published prospective studies. *Mayo Clin Proc*. 2006;81:1159-1171.

[57] Lucet JC, Bouadma L, Zahar JR, et al. Infectious risk associated with arterial catheters compared with central venous catheters. *Crit Care Med*. 2010;38:1030-1035.

[58] Traore O, Liotier J, Souweine B. Prospective study of arterial and central venous catheter colonization and of arterial- and central venous catheter-related bacteremia in intensive care units. *Crit Care Med*. 2005;33:1276.

第 19 章　中心静脉导管
Central Venous Catheters

Andrew H. Moraco　Scott E. Kopec　Craig M. Lilly　著

一、背景

中心静脉导管（central venous catheter，CVC）的置入、维护和管理的技术在不断地更新发展，人们越来越重视 CVC 相关的患者安全性和并发症等问题。导管相关感染（catheter-related infection，CRI）常见耐甲氧西林金黄色葡萄球菌或耐万古霉素肠球菌等耐药病原菌的感染，仍然是患者发病率和死亡率增加的重要原因。因此，鼓励所有机构采用基于循证医学证据的操作流程以减少 CRI 和其他导管相关并发症的发生[1]。可以在模拟培训中心进行床旁超声引导置管的培训，以更好地保障患者安全[2, 3]。通过系统培训（包括视频演示、针尖可视化引导的操作培训、经验丰富的操作者的监督），高保真超声引导 CVC 置管是一项需要掌握的技能[4]。

由于便携式超声设备的推广和成本降低，有许多非放射科医生在进行床旁超声引导的中心静脉置管。超声能够将血管可视化，从而实时、精准显示其定位和置管通畅性。尤其适用于身体情况不佳、容量不足、休克、解剖变异、既

往插管史、潜在凝血障碍或先前滥用静脉注射（intravenous，IV）药物的患者。超声引导的应用显著降低了置管的失败率、并发症发生率和操作次数。专家一致认为，超声引导应该纳入所有 CVC 置管的标准流程[4]。第三次超声检查结果评估计划试验是一项盲法、随机、对照的多中心研究，表明超声引导的成功率比常规技术高 53.5 倍，而且显著降低了平均操作次数和时程[5, 6]。

在本章中，我们回顾了各种途径 CVC 置管术的技术要点和并发症，并提出了一个包含所有最新进展的导管管理策略。

二、适应证和部位选择

与所有有创操作一样，CVC 置管有特定的适应证，必须用于可能从中获益的患者。在明确 CVC 的适应证后，操作者应该选择最合适的置管部位和方法。表 19-1 列举了不同情况下 CVC 置管部位选择的优先顺序；但是，最终的选择应基于操作者的经验。我们建议所有颈内静脉（internal jugular vein，IJV）和股静脉（femoral vein，FV）置管都应在超声引导下进行，而锁骨

表 19-1 中心静脉置管的适应证

指 征	部位选择		
	第一选择	第二选择	第三选择
• 肺动脉置管	RIJV	LSCV	LIJV
－ 伴凝血障碍	IJV	FV	
－ 伴肺部疾病或高水平 PEEP	RIJV	LIJV	FV
• 全肠外营养	SCV	IJV（隧道式）	
－ 长期（手术植入）	SCV	PICC	
• 急性血液透析 / 血浆置换	IJV	FV	SCV
• 心搏呼吸骤停	IO	FV	SCV
• 紧急经静脉植入起搏器	RIJV	SCV	
• 低血容量，无法外周置管	IJV	SCV	FV
• 术前准备	IJV	SCV	AV/PICC
• 通用目的静脉通路、血管活性药、腐蚀性药物、放射操作	IJV	SCV	FV
－ 伴凝血障碍	IJV	EJV	FV
• 紧急气道管理	FV	SCV	IJV
• 无法仰卧	FV	EJV	AV/PICC
• 中心静脉氧饱和度监测	IJV	SCV	SCV
• ARDS 的液体管理（CVP 监测）	IJV	EJV	SCV

IJV 和 FV 采用超声引导

ARDS. 急性呼吸窘迫综合征；AV. 肘静脉；CVP. 中心静脉压；EJV. 颈外静脉；FV. 股静脉；IJV. 颈内静脉；PICC. 经外周置入中心静脉；SCV. 锁骨下静脉；PEEP. 呼气末正压

下静脉（subclavian vein，SCV）置管是否采用超声引导取决于操作者的经验。

如果仅仅是为了容量复苏，则不是 CVC 置管的指征。外周静脉置管所用的 2.5 英寸、16 号导管的输液量是 8 英寸、16 号 CVC 导管的 2 倍[7]。然而，当存在休克时，外周静脉置管可能非常困难，故此时放置 CVC 是十分必要的。长期肠外营养的最佳置管途径是外周中心静脉导管（peripherally inserted central catheter，PICC），优点是严重并发症少且可以节约成本[8]。颈内静脉是急性血液透析的首选部位，应避免使用锁骨下静脉，因为锁骨下静脉放置临时透析导管后发生狭窄的概率相对较高。而且，如果需要长期透析，还会妨碍动静脉瘘手术的选择[9]。股静脉置管亦可用于非卧床患者的急性短期血液透析或血浆置换。然而，股静脉置管的感染发生率较高，除非绝对必要，否则不建议使用[10-12]，而且如若无须求时应尽早拔除。

紧急经静脉植入起搏器和肺动脉漂浮导管的最佳置管部位是右侧颈内静脉，因为它通向右心室的路径是直线，导管尖端异位发生率最低。锁骨下静脉是肺动脉漂浮导管置管的第二选择，其至包括有凝血障碍的患者[13]。左侧锁骨下静脉优于右侧锁骨下静脉，因为它通向心脏的路径折角更小。有关肺动脉漂浮导管置入和护理的更多信息可参考第 16 章。

术前 CVC 置管有广泛的适应证。术前右心室置管的一个特异性指征是坐位行开颅或颈椎椎板切除术。理论上可以使用该导管从右心室抽吸空气，以降低该类患者空气栓塞的风险，尽管相关的证据很少[14]。神经外科手术建议经肘前或锁骨下静脉置管，而不是颈内静脉。理论上，后者可能会阻碍颅内血液回流，导致颅内压增加，虽然一项小型研究表明静脉回流并未显著减少。

需要特别说明的是心肺复苏期间的静脉通路。循环停止期间，外周静脉置管很可能不成功，并且与中心静脉给药相比，药物的循环时间会延长。股静脉置管也有较长的循环时间，尽管其临床意义尚不清楚[16]。有效的药物输注是心肺复苏成功的非常重要的因素，所有医生都应了解合适的静脉通路建立技术。如果难以建立静脉通路，可以选择骨髓腔内注药，后者在大多数药代动力学研究中被证明是同等有效的，可以作为静脉通路的标准替代方法。

CVC 置管在严重脓毒症、脓毒性休克或急性呼吸窘迫综合征的患者比较常见。然而，近年来，CVC 放置的必要性已经被最小化，可能部分原因是 ARISE、PROMISE 和 ProCess 试验表明早期目标导向治疗和标准治疗之间没有区别。因此，监测中心静脉氧饱和度和中心静脉压的指征减少。

三、一般注意事项

与 CVC 置管部位无关的一般注意事项包括签署知情同意书、确保患者舒适和安全、超声设备的准备。明确是否存在凝血疾病和预防并发症（如血管穿孔、导管相关血栓形成和空气栓塞）也很重要。

（一）知情同意

在非紧急的 CVC 置管之前，必须签署知情同意书，但是在临床实践中，常常需要紧急置管。ICU 内的 CVC 置管很常见，几乎时刻都在发生，对于早期、适当的复苏和监测至关重要。对于无法及时获得近亲家属签字的重症患者，签署同意书可能会妨碍或延误抢救生命治疗措施的进行。出于这些考虑，暂时没有统一的临床共识或法律条款规定必须在 CVC 置管或其他 ICU 操作签署知情同意[20]。一些医疗机构通过在患者入ICU 时签署通用的"重症监护室知情同意书"来解决这个问题，同意书上涵盖所有常用的 ICU 操作。一项调查研究表明，多达 14% 的 ICU 使用这种通用的同意书，但总体来说，签署知情同意的实际情况差异很大。一般来说，内科 ICU 签署 CVC 置管同意书比外科 ICU 更多[20]。鉴于在这个问题上缺乏一致的意见，慎重建议如下。第一，在所有选择性 CVC 置管或其他措施之前，应获得书面知情同意。第二，只要有可能，在实施 CVC 置管前，应彻底告知有能力的患者或无能力 / 无行为能力患者的合法近亲紧急 CVC 置管的适应证、风险和益处。如果无法在置管之前获得知情同意，则应在完成后尽快签署知情同意书。如果无法获得书面签字，应将口头同意的意见记录在病程中。第三，不应为了获得口头或书面同意而推迟紧急的 CVC 置管。置管后应尽快告知患者和家属为什么需要 CVC。第四，在入 ICU 时签署通用的知情同意书并告知手术的益处、风险是合理的，不会导致不必要的延误或时间消耗。这种形式也可作为在 ICU 执行的其他常见操作时的参考。第五，记录各医疗机构的"政策、指南、流程"和原则也是一种比较好的做法。

（二）患者舒适和安全

许多需要 CVC 的患者有气道风险、呼吸困难或血流动力学不稳定。这些患者可能无法耐受平卧位。对于气道不稳定或呼吸窘迫的患者，在 CVC 置管之前，需要关注呼吸状况对穿刺部位选择和对穿刺准备的影响。此外，幽闭恐惧症患者可能无法忍受被无菌单遮盖脸部。在 CVC 置管之前，应该专门评估患者的体位、气道和血流动力学稳定性。一旦患者稳定下来，就可以在较稳定 / 严格的条件下选择合适的部位置入合适的导管。

（三）移动导管推车

将所有操作所需用品以标准格式放置在可移动的导管推车上以便随时在床旁使用是一种很好的做法，并且可能通过减少无菌技术的中断来降低总体的导管感染率[23]。移动推车还有助于置管标准化、操作过程中的沟通便利性（如使用超时）和及时的记录。

（四）导管尖端位置

导管尖端位置是放置 CVC 时需要考虑的非常重要的因素。导管尖端的理想位置是无名静脉远端或上腔静脉近端，距离房腔交界的 3～5cm 处。应避免将导管尖端置入右心房或右心室内。因导管尖端穿透心脏壁导致的心脏压塞并不常见，但出现该并发症的患者死亡率高达 2/3[24]。穿孔的原因可能是输液造成的血管壁损伤、心脏跳动、患者手臂和颈部运动导致的尖端移位。经肘前静脉置入的导管尖端可移动 5～10cm，而颈

内和锁骨下静脉导管可移动 1～5cm，这些情况容易被忽视[25]。导管尖端进入心腔内的其他并发症还包括机械刺激诱发的心律失常[26]。

只要熟记解剖学，正确放置导管尖端则相对简单。房腔交界处距离右侧颈部皮肤穿刺点 16～18cm，距离左侧穿刺点 19～21cm，与患者的性别和体型无关[27]。初次置入 CVC 后，应常规进行胸部 X 线检查以确定导管尖端位置并排除并发症。胸部 X 线片上的右侧主支气管角分叉处是上腔静脉上缘最可靠的解剖标记，距离房腔交界处之上至少 2.9cm 处。导管尖端应位于该标志下方约 1cm 处、右心轮廓的上方，以确保放置在心包外。

（五）血管穿孔

继发于 CVC 导管的大血管穿孔非常罕见，发生率约为 0.28/1000 导管日，常发生在置管后的 5～8 天。症状包括呼吸困难、胸痛和心悸。X 线片上可以看到胸腔或心包积液。这种并发症在老年患者和左侧置管中更常见，可能与导管尖端与上腔静脉之间的角度有关[29]。治疗包括拔除导管和处理并发症，后者包括胸腔穿刺术、心包穿刺术或胸腔置管。此外，考虑到该并发症的发生率和死亡率均高，建议请血管外科和介入科会诊协助处理[30]。

（六）并发症

1. 空气栓塞

静脉空气栓塞（venous air embolism，VAE）是一种罕见且可预防的致死性 CVC 置管并发症。理论上，至少栓塞 200ml 的空气才会致命[31]。但 VAE 时常被漏诊，导致患者死亡。可能的发生机制包括置管过程中空气从针头进入，接头断开导致导管与大气相通，更常见的是，拔除导管后空

气通过潜在的隧道进入血管。在置入和拔除导管的过程中，将患者置于 Trendelenburg 体位（增加静脉压力）能降低这种并发症的发生率。对于任何留置 CVC 或近期才停用 CVC 的患者，如果突然出现不明原因的低氧血症或循环衰竭，应怀疑 VAE。VAE 通常发生在患者移动或下床时。可在心前区听到典型的齿轮样杂音，借助床旁心脏超声能够快速确诊。当疑诊 VAE 时，应将患者置于 Trendelenburg、左侧卧位，并进行心脏超声检查。这样可以使空气停留在右心室心尖部，防止肺动脉栓塞。理论上可以用 CVC 从右心室吸出空气，但操作起来往往不太理想 [14]。最好的方法是预防，加强医护的培训教育和对缺乏经验的操作者的监督规范。

2. 凝血障碍

凝血障碍患者进行中心静脉置管存在出血风险，锁骨下静脉和颈内静脉途径的出血风险更高，但真正的出血风险经常被高估，并且不知道异常到什么程度才算作不可接受。凝血障碍通常被定义为国际标准化比值>1.5 或血小板计数<50 000/μl。最近研究表明，即使采用锁骨下静脉途径，我们可能也高估了出血风险；即使存在严重的凝血障碍，超声引导下的颈内静脉置管也是安全的。然而，尝试纠正凝血障碍是严谨的，并且应该选择一个更易压迫的部位，如颈内静脉或股静脉，而不是锁骨下静脉 [34]。

3. 血栓

导管相关性血栓是常见的并发症，但通常没有什么临床意义。血栓的形式有多种，包括：①包绕导管的纤维蛋白鞘，可起自导管尖端直至血管内的远端；②附壁血栓，继发于机械或化学刺激在静脉壁上形成的凝块；③阻塞性血栓，阻断血流并可能导致侧支循环形成。这些病变通常不会引起临床表现；因此，由于不会常规用静

病例 1

老年男性，有慢性阻塞性肺疾病、家庭氧疗史，因持续的呼吸急促 2 天入急诊科 [33]。体格检查发现颈静脉怒张和呼吸音遥远，但双侧无啰音。实验室检查示白细胞计数明显增高（白细胞为 29 000/μl，中性粒细胞百分比为 94%）、急性肾衰竭（BUN 为 87mg/dl，肌酐为 2.36mg/dl）和肌钙蛋白 T 为 0.44 ng/ml。心电图显示右束支不完全传导阻滞，无明显的 ST 段或 T 波改变。胸部 X 线片显示肺过度膨胀，双侧基底肺不张，无局灶性阴影。

动脉血气分析示低氧和高碳酸血症，予以气管插管和机械通气，置入股静脉 CVC 泵入甲肾上腺素。转入 ICU 后，机械通气波形显示 PEEPi 升高；调整呼吸机模式后 PEEPi 消失，升压药剂量下降但不能停用。为进一步评估休克原因，重症监护室医生进行了床旁超声心动图检查。

从心尖四腔心切面可以看出，右心室明显扩张，右心室游离壁基底部中度至重度收缩功能减弱。相较于左心室，肉眼评估右心室的收缩功能更困难，有时需要辅助定量测量。剑突下切面可见三尖瓣瓣尖水平右心室游离壁明显增厚，表明存在慢性加急性的右心室衰竭。同时，可以看到自由流动的高回声气泡显影。

仔细检查患者所有的静脉注射部位，包括股静脉 CVC 和两条外周静脉置管，以排除管道缺损。只有停止股静脉输液时，气泡才会消失。因此，股静脉 CVC 被认为是气泡的来源。封闭 CVC 后，患者的血流动力学改善，停用升压药。20min 后，心脏超声未见到气泡显影 [33]。

脉造影或彩色血流来诊断导管相关性血栓，导致其发生率被低估。实际上，在 CVC 置管和恶性肿瘤患者中的导管相关性血栓的发病率可能高达 2/3。相比之下，出现临床症状的患者仅占 5%～25%。上肢的 CVC 相关血栓导致肺栓塞的风险增加，为 2%～9%[35, 36]。另外，导管相关性血栓与更高的感染率相关 [37]。如果发现 CVC 相关血栓，应拔除导管，并考虑全身抗凝治疗。

4. 感染性并发症

据估计，美国每年有 18 000 例 ICU 导管相

关性血源性感染[38]。感染相关的危险因素包括置管技术、部位、日常护理和导管类型。表 19-2 总结了可以降低 CRI 风险的建议或干预措施。

四、中心静脉置管途径

在本部分中，首先介绍了 CVC 置管各种途径的解剖基础，然后介绍了如何实施超声引导下置管。

（一）肘前路径

肘前静脉在 ICU 中用于置入 CVC、PICC 和中间导管。重症医护人员能够通过在无菌条件下在床旁实施超声引导下 PICC 置管，从而提高安全性并降低感染可能性。PICC 适用于神经外科

表 19-2　最小化 CRI 的措施

- 进行规范化培训教育，评估所有参与 CVC 置管和维护的医疗人员的能力
- 使用经批准的氯己定制剂消毒置管部位
- 置管时最大化无菌铺单
- 使用移动导管推车，安全核查表，对医疗人员进行授权
- 严格的导管维护方案（包括绷带和管道更换），最好由专业的静脉导管团队实施
- 选择合适的穿刺部位，避免有大量微生物定植或解剖异常的部位；预期置管时间＞4 天时，优先选择锁骨下静脉进行置管
- 对于预期置管时间＞96h 的患者，使用有银浸渍胶原袖套的导管、缓释氯己定葡萄糖酸盐和（或）抗生素 / 消毒剂涂层导管
- 尽早拔除不再需要的任何导管
- 肺动脉导管和鞘管应在 5 天内拔除
- 在 48h 内更换非无菌条件下置入的导管（即紧急置管）
- 仅在需要时使用多腔导管，不再需要时尽早拔除
- 避免"常规"在原位插入导丝更换导管
- 需长期置管（如＞3 周）的患者，使用外科植入导管或 PICC，或永久性 CVC

术后、患有凝血功能障碍或处于康复阶段的 ICU 患者的胃肠外营养或长期药物治疗[39]（表 19-1）。虽然许多医院都有指定的 PICC 小组，但他们工作时间有很大的限制，如果重症医护团队没有掌握 PICC 置管技能，会导致置管的延误。

1. 解剖

贵要静脉是 PICC 置管的首选，因为它直径较大且解剖位置固定。此静脉接受尺侧手背静脉的血流，逐渐从手背转至前臂的屈侧，在肘窝处接受肘正中静脉，沿肱二头肌内侧向上，约在上臂中点处穿过固有筋膜注入肱静脉或伴肱静脉上行注入腋静脉。

2. 置管技术

有几种肘前入路的套件。PICC 和中间导管由硅树脂或聚氨酯制成，两种材料的硬度和尺寸不同，通常带有导入装置。下面描述的方法适用于导入器为可撕式的 PICC。

尽管从左侧贵要静脉置管比右侧需要插入更深的距离，但双侧的成功率没有显著差别。首先将患者置管侧手臂外展，用氯己定消毒肘前窝，遵循无菌原则铺单（面罩、帽子和无菌手术衣、手套和大单）。助手在近端放置止血带，使用便携式超声识别贵要静脉或其主要分支。可以通过局部压迫、彩色多普勒和脉冲多普勒来区分动静脉（图 19-1）。局部麻醉后，使用薄壁穿刺针在肘前折痕几厘米处进行静脉穿刺，以避免导管破裂和栓塞。确认静脉血回流后，松开止血带，将导丝小心地送入 15～20cm 深。将导丝留在原位，退出薄壁针，用手术刀片扩大穿刺部位。将导管保护套通过扭转运动沿导丝送入，再退出导丝。将保护套留在原位，移除扩张器，准备置入 PICC 导管。插入深度为经静脉穿刺点到胸骨柄的距离（用套件中的卷尺测量）。PICC 内部通常配有填塞器，以在置管过程中提供硬度。将导管

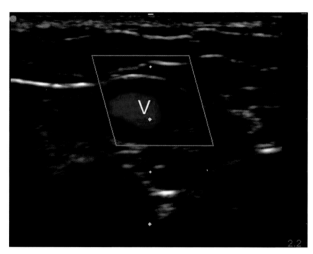

▲ 图 19-1　肘前窝下肋静脉（V）的超声检查

经许可转载，引自 Moraco AH, Kopec SE. Central venous catheters. In: Irwin RS, Lilly CM, Mayo PH, et al, eds. *Irwin and Rippe's Intensive Care Medicine.* 8th ed. Philadelphia, PA: Wolters Kluwer; 2017: 42. (Figure 6-1).

调至所需长度，用生理盐水冲洗，并将 PICC/填塞器一起通过保护套送至合适的位置。拔除保护套，再撤出填塞器。妥善固定 PICC，拍胸部 X 线片确定尖端位置。

如果送入 PICC 时遇到阻力，解决的方法不多。例如外展手臂，作用有限。如果使用了导管穿刺针或套针装置，则不能在没有收回针头的情况下退出导管，以避免导管切断和栓塞。必要时，更换置管位置。

3. 成功率和并发症

使用上述技术，PICC 置管成功率为 75%~95%。总的来说，PICC 至少和 CVC 一样安全，但重要的并发症包括无菌性静脉炎、血栓形成（尤其是在锁骨下静脉和颈内静脉）、感染、肢体肿胀和心脏压塞。静脉炎在肘前置入的 CVC 中更常见，可能是因为静脉血流量较少，以及穿刺部位更靠近皮肤[40]。如果导管尖端插入太深，手臂运动导致的尖端移位更大，心脏压塞的风险也可能增加[25]。通过严格遵守导管放置和护理的规范，可以减少并发症的发生率。

（二）颈内静脉入路

多年来，颈内静脉一直广泛用于儿童和成人患者的静脉通路，而超声引导大大提高了颈内静脉置管的效率。通过可视化颈内静脉，最大限度地减少了低血容量或解剖变异对成功率的影响，并使得 ICU 中很少需要颈外静脉（external jugular vein, EJV）置管。此外，应用超声引导时，几乎总是用颈中路入路。前后入路主要的区别在于皮肤穿刺点不同（图 19-2）。

1. 解剖

颈内静脉起始于颅底的颈静脉孔，并与颈内动脉一起从背侧进入颈动脉鞘。颈内静脉全程均被胸锁乳突肌（sternocleidomastoid, SCM）覆盖，上部位于 SCM 内侧，走行于动脉的后外侧；中部位于 SCM 两个肌头与锁骨组成的三角内；下部在前斜方肌的内侧缘，SCM 锁骨头后方汇入上腔静脉系。右侧颈内静脉（平均直径为 2~3cm）与锁骨下静脉汇合形成无名静脉，沿直线通向上腔静脉。因此，通过右侧颈内静脉置管很少发生导管错位和折返。相比之下，置入左侧颈内静脉导管时，在左颈内与锁骨下汇合处会遇到大的转折，极容易发生导管错位[41]。这种大转折还可能在导管尖端产生张力和扭转，增加了血管穿孔的风险。

了解颈内静脉的毗邻结构是必不可少的，因为它们可能会误导针头的方向。颈内动脉位于颈内静脉的内侧，但很少直接位于后方或者前方。在颈内动脉的后面，就是在鞘外，有星状神经节和颈交感神经干。颈内静脉和锁骨下静脉汇合处的脚侧有胸膜顶，而左侧胸膜顶位置更高。颈根部，颈内静脉的后方有膈神经和迷走神经。胸导管位于左颈内静脉的后方，在锁骨下静脉的上缘汇入（靠近颈内静脉汇入处的外缘）。右侧淋巴

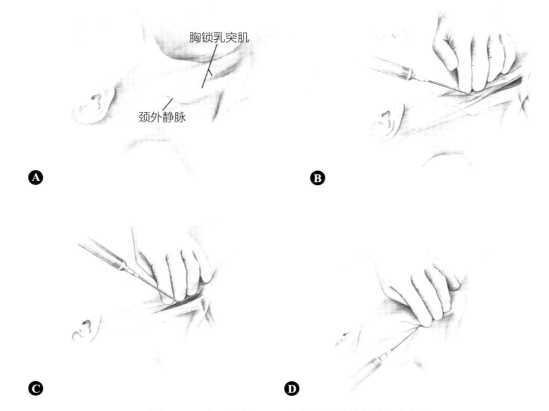

胸锁乳突肌

颈外静脉

A

B

C

D

▲ 图 19-2　表面解剖学和颈内静脉插管的各种入路方法

A. 表面解剖学；B. 前路入路；C. 中心入路；D. 后路入路。还显示了颈外静脉 [经许可转载，引自 Moraco AH, Kopec SE. Central venous catheters. In: Irwin RS, Lilly CM, Mayo PH, et al, eds. *Irwin and Rippe's Intensive Care Medicine*. 8th ed. Philadelphia, PA: Wolters Kluwer; 2017:40. (Figure 6-2).]

管的解剖毗邻相同，但要小得多，通常乳糜泻只在左侧颈内静脉置管时发生。

2. 置管技术

如前所述，准备好所有用物并注意患者的舒适性和安全性，将患者置于 15° Trendelenburg 体位以扩张静脉并最小化空气栓塞的风险（图 19-2）。操作者用 7.5～10MHz 的高频探头检查颈部的两侧，以确定合适的置管位置，并排查可能的禁忌证。沿其长轴通过横向扫描检查颈内静脉，用压迫法复查，以排除等回声的血栓可能。建议由操作者拿探头，标记点始终朝向操作者的左侧。当操作者站在患者头侧并朝向足侧时，如果标记点显示在屏幕的左侧，则患者的左侧将投影到屏幕的左侧。这样，针尖向左或向右的移动将与屏

幕上的移动方向一致。

虽然颈内静脉血栓是同侧静脉置管的绝对禁忌证，但考虑到可能双侧均存在颈内静脉血栓，对侧血栓也是颈内静脉置管的相对禁忌证。呼吸困难患者可能会出现明显的颈内静脉呼吸变异度，这可能也是置管的禁忌证。通过置管前的超声检查还可以发现解剖变异，如血管内径或位置的异常。

置管前，操作者应检查患者的前胸以排除气胸。用血管探头检查双侧前胸，若存在肺滑动征（见第 6 章），表明没有气胸。

一旦确定置管位置，放置好超声机以便操作者能以最小的头部移动来观察屏幕；沿着穿刺针穿刺路径的视线尽可能接近能看到屏幕的视线。

可能需要移动床旁的其他设备，以便将超声机放在合适的位置。对于颈内静脉置管，最好将机器放在置管的对侧，屏幕角度调整至清晰度最好。用氯己定消毒置管部位，使用最大化无菌铺单策略，包括在操作开始前准备无菌的探头保护套和耦合剂。在操作开始前，应该暂停以休整。操作者用非惯用手握住探头，同时用横向扫描方法检查颈部。识别颈内静脉和邻近的颈总动脉，调整探头的位置和角度，假设解剖正常，应使颈内静脉位于颈总动脉的外侧（图 19-3）。若颈总动脉位于颈内静脉的后方，误穿刺损伤颈总动脉的风险较高。颈总动脉通常位于颈内静脉的内侧，但可能出现解剖变异，位于内侧和后方，这只能通过超声检查识别。若头颈转向对侧超过 40°，会增加颈内静脉和颈总动脉重叠的风险[43]。在超声引导下，最常见的进针位置是由 SCM 的胸骨和锁骨头形成的三角形顶点（图 19-2）。

将探头放置皮肤表面，使目标血管位于探头中点的下方。超声显示穿入的麻醉穿刺针，用利多卡因局部麻醉。惯用手握住穿刺针，在探头的中点以 45° 角刺入皮肤。穿刺点距离探头约几毫米。一旦针尖穿透皮肤，倾斜探头显示高回声的针尖，并移动探头以实时追踪针尖的移动。操作者将针向前推送至颈内静脉，同时调整超声扫描平面的角度，以便观察针尖进入血管的全过程。当注射器内有血液回流，证实针尖已到位。

有些操作者更喜欢使用纵切面引导置管，可以同时显示针尖接近和穿透颈内静脉的全过程。这对控制穿刺针的能力要求更高，因为必须可视化穿刺针刺入的全过程中。没有证据表明横切面或纵切面引导孰优孰劣。纵切面引导的问题在于颈总动脉和颈内静脉是平行的，没有经验的操作者可能会将混淆血管，从而导致刺破颈总动脉的风险。我们的经验表明，大多数操作者更青睐横

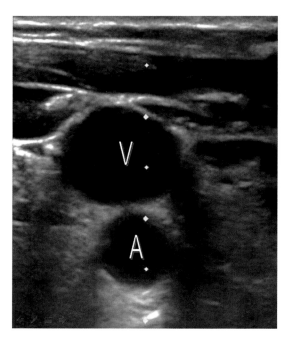

▲ 图 19-3　右颈内静脉（V）的超声外观，以及与颈内动脉（A）的正常关系

经许可转载，引自 Moraco AH, Kopec SE. Central venous catheters. In: Irwin RS, Lilly CM, Mayo PH, et al, eds. *Irwin and Rippe's Intensive Care Medicine*. 8th ed. Philadelphia, PA: Wolters Kluwer; 2017:42. (Figure 6-3).

切面引导穿刺。

使用普通的注射器进行试穿，在确保血液回流且无搏动性后，退出注射器，然后用手指压迫穿刺点防止空气栓塞或出血过多。将导丝穿过注射器中心带活塞的导丝孔。压低穿刺针的角度，以确保导丝顺利通过。插入尖端为 J 形的导丝，并送入 20cm，再退出薄壁针或导管。导丝插入的深度为 15～20cm，因为这是置管过程中诱发室性心律失常的最常见原因，也有心脏穿孔的风险。此外，遇到有下腔静脉滤网的患者，导丝可能会缠绕在滤网中。有时，导丝不容易越过薄壁针的尖端。退出导丝后再连接注射器，再次同时压低注射器和针头，使之与静脉平面更平行，回抽确认血液回流通畅后，导丝就会很容易通过。如果仍然遇到阻力，在送入过程中旋转导丝通常会有助于通过。如果仍未通过，操作者应考虑重

新定位穿刺部位。如果担心远端存在解剖或机械阻塞因素（如血栓），应考虑更换置管部位。过度用力或错误操作只会导致并发症。

扩皮之前，要用超声确认导丝位置。在颈内静脉的长轴切面中寻找导丝。因为即使在超声引导下，导丝也有可能意外进入颈总动脉。在扩皮前确认导丝的位置可以提高操作的安全性。

用手术刀在皮肤进针部位扩大针口，以方便扩皮器通过。扩皮器通过导丝从皮下组织进入静脉，注意保护导丝及其无菌性。退出扩皮器，压迫穿刺部位，以控制出血并防止空气栓塞。在扩皮过程中，用一只手掌握导丝，同时用另一只手推进导丝，将有助于最大限度地减少导丝的打折扭转。将导管插入导丝，同时在导管的近端和远端都要控制好导丝，避免导丝完全进入血管内。将导管送入 15～17cm（左颈内静脉为 17～19cm），退出导丝，再封闭导管远端。用生理盐水冲洗三腔导管的近端和中间腔并封闭。妥善固定导管以限制尖端移位，并用有氯己定涂层的敷料覆盖。

置管完成后，操作者检查肺滑动征以排除气胸。如果置管前有肺滑动征，而置管后消失了是操作相关性气胸的有力证据。应拍胸 X 线以确认尖端位置。

超声检查可作为胸部 X 线的替代方法确定 CVC 尖端的位置。在 CVC 置管后，操作者获取心脏超声的右心室流入道切面、剑突下长轴切面或改良的 IVC 长轴切面以观察右心房。使用三通和两个 10ml 注射器，通过反复注射回抽可自制盐水对比剂，在观察右心房时，将 10ml 自制盐水对比剂经 CVC 导管注入。注射后，可能产生以下四种情况。

对比剂未进入右心房，说明导管异位，包括可能置入了动脉。

对比剂进入右心房时间延迟（＞2s），表明导管高于上腔静脉水平。

对比剂立即（＜2s）进入右心房，并呈层流模式，表明导管位置合适。

对比剂立即进入右心房，但没有层流模式，表明导管在右心房内。如果右心房内见到导管尖端显影即可证实。

如果对比剂进入右心房的时间延迟，操作者应该检查颈内静脉和锁骨下静脉，寻找是否可见导管尖端显影。

Vezzani 等的研究表明，注射自制盐水对比剂以确定导管尖端位置的方法与胸部 X 线片的一致性高 [45]。他们观察到，导管尖端位置合适与注射盐水对比剂后 2s 内出现的从上腔静脉进入右心房的层流模式有关。若右心房内可见导管尖端的直接显影或注射对比剂后立即显影但不是层流模式，表明导管尖端位于右心房内。若没有对比剂进入右心房，或对比剂延迟显影，表明导管位置不当。Weekes 等在另外 2 项研究中证实了这些结果 [46, 47]。这两位研究者都在置管后用超声检查了是否存在气胸。

使用超声检查的主要局限性在于，并非所有的患者都能获得清晰的右心房切面。在这种情况下，需要进行胸部 X 线检查。如果出现典型图像（如右心房中可见导管尖端、右心房立即出现对比剂的非层流或者层流显影），超声检查是很有用的。对于任何其他的超声图像，都需要进行胸部 X 线确诊。用超声确认中心静脉导管尖端位置的局限性包括操作者必须具备心脏超声技能，若不够熟练，操作时间会存在一定程度延长。优点是熟练的操作者可以在置管后迅速确定导管尖端位置。胸部 X 线片具有简单的优点，但有滞后性。

3. 成功率和并发症
与传统的解剖定位相比，超声引导 CVC 置

病例 2

男，64 岁，有冠状动脉疾病、慢性收缩性心力衰竭和二尖瓣生物瓣置换术病史，因躯体广泛性疼痛和虚弱入急诊[44]。体格检查：血压 77/42mmHg，脉率 87 次 / 分，呼吸频率 14 次 / 分，吸空气下的氧饱和度 99%，体温 36.5℃。双肺呼吸音清晰。心脏听诊可闻及 2 级全收缩期杂音。腹部检查无明显异常，有轻度凹陷性水肿。实验室检查示急性肾衰竭（尿素氮 106mg/dl，肌酐 7.6mg/dl），伴有严重高钾血症（钾 9.3mEq/L）和代谢性酸中毒（碳酸氢盐 11mEq/L）。心电图未见缺血性病变。超声心动图见左心室中度收缩功能减弱，大致同前，伴轻度右心室功能减退。胸部放射科医生未发现肺实变病灶，见左颈内静脉导管延伸至胸骨左侧，导管尖端位于左侧上腔静脉或左乳内静脉（图 19-4）[44]。患者因高钾血症需要紧急血液透析。血液透析期间启用去甲肾上腺素支持血流动力学。为了维持 65mmHg 的平均动脉压，去甲肾上腺素的泵入剂量逐渐增加，最高达 40μg/min。经中心静脉输入 2L 生理盐水。ICU 护士转换三腔导管的远端接口（图 19-5）[44] 时抽出琥珀色液体。重症监护室医生进行了床旁超声检查以确定呼吸功能不全和心动过速的原因[44]。

进一步的气泡实验证实，导管尖端位于胸膜腔内。通过导管滴注搅动后的盐水会在胸腔积液中产生小的气泡回声。通过超声引导放置 14F 经皮胸腔管，引流出 2L 血液，患者的呼吸衰竭立即缓解。重新自右侧颈内静脉置入 CVC，心胸外科会诊后取出左侧置管。最终患者病情好转出院，无须透析。

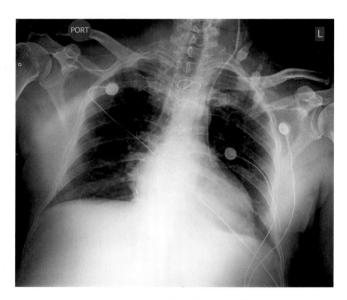

▲ 图 19-4　患者胸部 X 线片

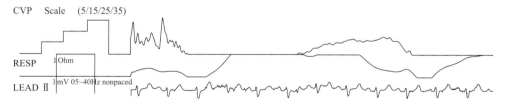

▲ 图 19-5　导管压力转导跟踪

CVP. 中心静脉压

管显著提高了操作成功率，减少了操作次数和并发症，通过识别异常的解剖位置避免了不必要的操作，并且缩短了置管时间。

总体来说，超声引导下颈内静脉置管术的并发症比较罕见；重要的并发症包括误入颈内动脉、气胸、血管穿破、血栓形成和感染。在 2006

年，Karakitsos 等将 900 例患者随机分配到超声引导下颈内静脉置管组与体表标记定位置管组[48]。在超声引导下，置管的并发症发生率明显减少，误入颈内动脉发生率为 1.1%，血肿发生率为 0.4%，无血胸和气胸发生。此外，尝试置管的时间和次数显著减少。经适当培训后，这项技术很容易掌握[48]。如果没有出血倾向，穿刺误入动脉通常是良性的，局部压迫 10min 后即可缓解。若穿刺误入动脉未被及时发现，可能将较粗的导管或导引器置入颈内动脉，即使没有凝血障碍，也可能形成相当大的血肿，这会妨碍进一步的置管[49]。此时应该拔除导管，局部压迫施加压力，必要时采取经皮缝合、植入支架或手术修复等方法[50, 51]。尽管拔除导管和局部加压是首选的处理方法，此时应请血管外科会诊评估手术修复指征。

气胸是颈内静脉置管的一种不良并发症，若并发血胸、静脉输液或张力性气胸，情况会变得复杂，但气胸在超声引导下置管时非常罕见[48]。尽管有较多关于颈内静脉导致并发症的个案报道，但该方法还是比较可靠的，重要的是并发症的发生率较低。操作者的经验并不像锁骨下静脉置管时那么重要；导管尖端异位的发生率低，患者接受度高。颈内静脉置管最适合急性短期血液透析、择期或紧急置管，尤其是置入肺动脉漂浮导管和临时经静脉植入起搏器。但在气道紧急情况、胃肠外营养或长期导管置入时，颈内静脉不是首选部位。

（三）颈外静脉入路

随着超声实时引导的出现，颈外静脉 CVC 置管已经很少应用，但颈外静脉仍然是一种选择。具体的解剖、技术和并发症详见其他参考文献[52]。

（四）股静脉入路

股总静脉（common femoral vein，CFV）置管有很多优势：可以直接压迫，距离气道和胸膜较远，技术相对简单，并且置管期间不需要 Trendelenburg 体位。但是，与其他部位相比，导管相关性感染的风险增加，因此应尽可能避免选择该部位。

1. 解剖

股静脉（图 19-6A）起自腘静脉，在腹股沟韧带处延伸为髂外静脉。在腹股沟韧带处，CFV 位于距皮肤表面几厘米的股血管鞘内。CFV 位于股动脉的内侧，股动脉的外侧有生殖股神经股支。CFV 的内侧有淋巴通道和 Cloquet 结节。髂外静脉自腹股沟韧带沿髂腰肌前表面向头侧走行，与另侧的对应静脉汇合，在第 5 腰椎的前方和右侧汇合为下腔静脉。将超声探头放在腹股沟韧带脚侧的几厘米处，很容易识别出 FV 就在动脉搏动的内侧（图 19-6B）。

2. 技术

FV 插管是所有中心静脉置管中最容易学习和操作的。选择哪一侧置管视操作者的方便而定。超声确认解剖位置，判断穿刺深度，排除血栓后可直接引导穿刺置管。患者处于仰卧位（在可以忍受的情况下），腿伸直，臀部略微外展。局部备皮，剪去过多的毛发，用氯己定消毒皮肤。CFV 位于动脉搏动内侧 1～1.5cm 处，用 1% 利多卡因局部浸润麻醉。

超声机位于操作者的床对面，将屏幕放置在合适的角度。惯用右手操作者最好位于患者的右侧，以便用左手拿探头的同时能够用右手穿刺。

在准备无菌区域之前，通过横断面扫描检查 CFV，以排查任何禁忌证，如血栓。目标血管 CFV 位于股总动脉的内侧；与颈内静脉不同，股

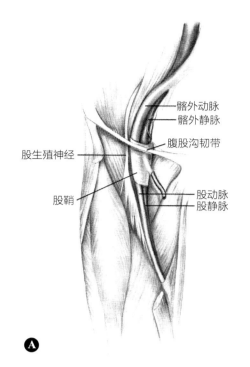
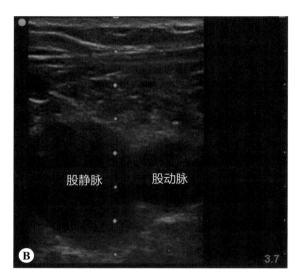

▲ 图 19-6　A. 股静脉解剖学；B. 股静脉和股动脉的超声表观

V. 静脉；A'. 动脉 [经许可转载，引自 Moraco AH, Kopec SE. Central venous catheters. In: Irwin RS, Lilly CM, Mayo PH, et al, eds. *Irwin and Rippe's Intensive Care Medicine*. 8th ed. Philadelphia, PA: Wolters Kluwer; 2017:44. (Figure 6-4).]

静脉的解剖变异是非常罕见的。

最大化无菌铺单后，横切面显示 CFV，以 45° 角插入针头，使用与颈内静脉置管相同的技术进行超声检查。针尖应在腹股沟褶皱水平进入 CFV。低于此水平的 CFV 移行为浅表 FV，通常位于股浅动脉后方。鉴于置管可能损伤到位于上方的股浅动脉，该位置禁止置入任何静脉导管。

当发现静脉血液回流至注射器，稍放低角度，再次确认回抽血液通畅。退出注射器，确保回流血液无搏动。尽管有时需要旋转和微小调整，但导丝应该很容易通过，并且不需要强行用力。退出穿刺针，超声确认导丝位于 CFV 内，再置入扩皮器和导管。除直视静脉中的导管外，心脏超声见自制盐水对比剂在右心房快速显影，可以确认导管在位。用刀适当扩皮后，再插入扩皮器，然后退出，置入符合临床要求的导管，注意不要让导丝全部进入血管。拔出导丝，用缝线

固定导管，并使用氯己定敷料覆盖。

3. 成功率和并发症

股静脉置管的成功率超过 90%（包括休克或心肺骤停患者），而且超声引导使其成功率更高 [53]。置管失败通常是由于静脉穿刺失败、血肿形成或无法置入导丝。操作者经验不足可能会增加操作的次数和并发症发生率，但似乎不会影响整体成功率。

FV 置管常见三种并发症：误入动脉（伴或不伴局部出血）、感染和血栓形成。其他报道的罕见并发症包括阴囊出血、右下腹肠道穿孔、腹膜后出血、肾脏破裂和下腔静脉分支破裂。这些并发症常在皮肤穿刺点位于腹股沟韧带头侧或置入长导管时发生。

股动脉破裂在成人的发生率为 5%～10%。大多数情况下并不严重，但 1% 的患者可能会形成大血肿，尤其是患者使用了抗凝药、纤溶剂或

抗聚药物的情况下。与其他入路一样，超声引导显著降低了这些并发症的发生率[54]。即使存在凝血障碍的情况下，用 18 号薄壁针进行动脉穿刺的后果通常不严重，但也有可能导致危及生命的大腿或腹膜后出血[55]。动静脉瘘和假性动脉瘤是动脉破裂的罕见慢性并发症；当同时在一侧的股动脉、股静脉置管时，更容易发生动静脉瘘[56]。

FV 置管比其他入路更常见感染和血栓并发症。具体来说，细菌定植发生率增加了 4 倍，导管相关性感染风险增加了 3 倍[10, 12]。因此，美国国家疾病预防和控制中心的指南建议，除非绝对必要，否则应尽量避免使用 FV 置管[11]。

尽管导管相关性血栓是所有 CVC 置管的并发症，但股静脉置管的血栓风险更高。股静脉 CVC 置管发生血栓的 OR 值为锁骨下静脉置管的 14 倍[18]。此外，下肢深静脉的症状性血栓发生率高于上肢[36]。尽管如此，在存在置管困难时，可能仍然需要选择该部位。总之，现有的证据表明，可以在危重成人中选用 FV。FV 置管可在气道紧急情况、心肺复苏、凝血障碍、无法平躺的患者中实施，亦可作为肾脏替代治疗的通路。尽管可以通过超声引导被最小化，FV 置管最常见的并发症仍然是动脉破裂。如前所述，与颈内静脉和锁骨下静脉相比，股静脉相关性感染更为常见，因此，应尽可能避免行 FV 置管。

（五）锁骨下静脉入路

该入路被用作中心静脉通路已有多年，并且争议最大，主要是因为气胸发生率和意外死亡率相对较高。随着超声引导下颈内静脉置管安全性的提高，对于摒弃基于体表标志定位的锁骨下静脉置管存在一些争议。超声引导 SCV 置管是可能的，但技术要求更高，可能需要不同的静脉穿刺部位[11]。考虑到这些因素，我们仍然相信在某

些情况下，对于有经验的操作者而言，SCV 置管的气胸发生率<1%，仍然值得选择的。而经验不足的操作者气胸发生率高；因此，对于大部分经验不足的操作者而言，应在严密监督下谨慎选择锁骨下静脉。该入路的优点是体表标志固定、导管的长期维护较容易、感染率相对较低和患者舒适度相对较高。如果是经验丰富的操作者，SCV 是需长期全胃肠外营养和颅高压患者需血流动力学监测的首选 CVC 置管部位。但存在血小板减少症（血小板<50 000/μl）、急性血液透析或高 PEEP（>12cmH_2O）患者中，不应将其视为首选。

1. 解剖

SCV 是腋静脉的直接延续，从第 1 肋外侧缘开始，沿锁骨下方延伸 3～4cm，在胸锁关节后与同侧颈内静脉汇合为头臂静脉（图 19-7）。该静脉直径为 1～2cm，在与颈外静脉连接处的远端有一组静脉瓣，其通过纤维组织直接固定在锁骨下方。这些组织能够防止静脉塌陷，即使是严重容量不足的情况下也不会塌陷。静脉的前方分别有锁骨下肌、锁骨、胸锁韧带、胸大肌和表皮；在后方，前斜角肌将 SCV 与锁骨下动脉和臂丛神经分开，成人斜角肌的厚度为 10～15mm；内后方有膈神经和乳内动脉经过进入胸腔，上方的毗邻结构有皮肤、颈阔肌和浅表腱膜；下方有第 1 肋、Sibson 筋膜、胸膜顶（静脉后 0.5cm）和肺尖[52]。左胸导管和右淋巴导管穿过前斜角肌，在与 IJV 连接处附近自上方汇入 SV。

锁骨是 SCV 超声显像的一个重要障碍，可能需要使用不同的方法[11]。我们通常将探头放在锁骨下方三角肌胸大肌间沟来探查腋静脉 -SCV 连接处。通常首先将探头以头 - 尾方向放置来观察静脉的横切面。将探头旋转 90°，显示静脉的纵切面，在静脉穿刺和置入导丝过程中保持该切

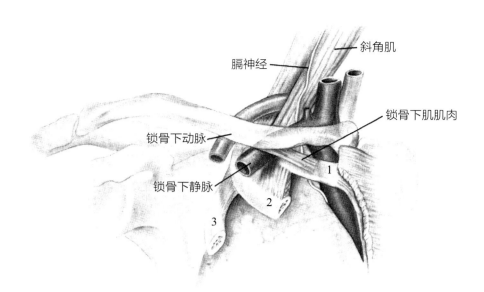

▲ 图 19-7 锁骨下静脉和邻近结构的解剖

经许可转载，引自 Moraco AH, Kopec SE. Central venous catheters. In: Irwin RS, Lilly CM, Mayo PH, et al, eds. *Irwin and Rippe's Intensive Care Medicine*. 8th ed. Philadelphia, PA: Wolters Kluwer; 2017:46. (Figure 6-5).

面（图 19-8）。虽然这种方法一般容易成功，但对于肥胖患者来说可能非常困难，并且往往更耗时。

2. 体表标志定位技术

虽然变异较大，可以通过两种基本的体表标志定位技术指导置管：锁骨下入路[57]和锁骨上入路（图 19-9）。两种方法在成功率、尖端异位和并发症发生率方面的差异可以忽略不计，尽管锁骨上入路插管更不可能导致尖端异位和气胸[58]。一般来说，在讨论 SV 置管的成功率和并发症发生率时，没有必要区分这两种入路。

SCV 置管首选 18 号薄壁针。将患者置于 15°～30° 的 Trendelenburg 体位。超声显示肩胛骨之间放置一个卷枕可以减少 SCV 超声显像的横截面积。头稍转向对侧，手臂保持在一侧。相关的标志是锁骨、SCM 的两个肌腹、胸骨上切迹、三角肌胸大肌间沟和胸骨柄。如果选择锁骨下入路（图 19-7），操作者位于置管侧的肩旁。鉴于前文所述原因，应选择左侧 SCV 进行肺动脉导管置管；然而，不管选择哪一侧，成功率似乎相同。在锁骨尾部 2～3cm 处，三角肌胸大肌间沟内穿刺皮肤，相当于锁骨从肩部转到胸骨柄的区域。皮肤穿刺点应远离锁骨，以避免针在锁骨下方时向下倾斜，同时避免针的弯曲。针尖朝向胸骨上切迹。使用最大化无菌铺单，用氯己定消毒皮肤。用 1% 利多卡因浸润麻醉至锁骨骨膜，将 18 号薄壁针安装在 10ml 注射器上。穿刺时针尖斜面朝上，针在平面内前进，直到尖端抵靠锁骨。针沿着锁骨下方"行走"，直到下缘消失。为了避免气胸，针必须与水平面平行，不要向下朝向脊柱。每次进针时，将操作者的左手拇指在垂直平面上向下移动来实现的，直到针头进入锁骨下方。

针头逐步推进时，针应该紧贴锁骨下方，以确保针尖尽可能高于胸膜。在屏气或呼气期间，针头向胸骨上切迹推进，当针尖位于锁骨内侧端下方时进行静脉穿刺。带负压缓慢回抽注射器，否则不会有血液回流。如果第 1 次尝试没有成功，下一次应该稍微偏向头侧。如果第 3 次或第 4 次静脉穿刺未成功，应选择另一个部位或另一名操

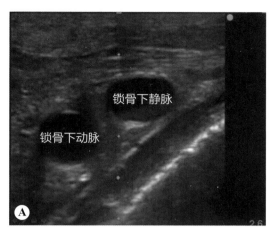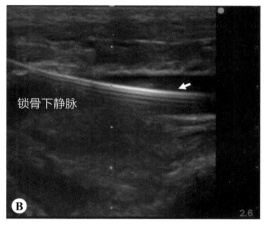

▲ 图 19-8　锁骨下静脉的超声检查

A. 轴向视图；B. 纵向视图。有关详细信息，请参阅正本。箭表示导丝的位置。A'. 动脉；V. 静脉 [经许可转载，引自 Moraco AH, Kopec SE. Central venous catheters. In: Irwin RS, Lilly CM, Mayo PH, et al, eds. *Irwin and Rippe's Intensive Care Medicine*. 8th ed. Philadelphia, PA: Wolters Kluwer; 2017:47. (Figure 6-6).]

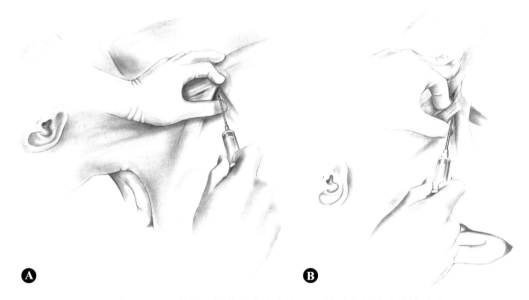

▲ 图 19-9　**A. 锁骨下插管的患者定位；B. 锁骨上入路的插管技术**

经许可转载，引自 Moraco AH, Kopec SE. Central venous catheters. In: Irwin RS, Lilly CM, Mayo PH, et al, eds. *Irwin and Rippe's Intensive Care Medicine*. 8th ed. Philadelphia, PA: Wolters Kluwer; 2017:47.

作者进行尝试，因为反复尝试不太可能成功，反而会导致并发症。

当有血液回流时，针的斜面向心脏旋转 90°。用左手牢牢固定穿刺针，而右手固定注射器。血液回流不应该有搏动感，在任何时候都是必须注意 VAE 的预防。将导丝穿过针芯前进 15cm，再退穿刺针。为了提高置管的成功率，J 形尖端应指向下方 [59]。操作的其余部分如前所述。三腔导管应妥善缝合固定，右侧和左侧胸壁分别固定于 15～16cm 和 17～18cm 处，以避免尖端进入心腔 [27, 60]。

对于锁骨上入路（图 19-7），重要的标志是

SCM 和胸锁关节。操作者在位于患者头部的置管侧。穿刺进针的位置是胸锁乳突肌锁骨角，即锁骨上方，SCM 锁骨头的外侧。针尖朝向锁骨下方的对侧乳头。这相当于与人体矢状面成 45°角，平分胸锁关节和 SCM 锁骨头所形成的夹角。插入深度是在 SCM 锁骨头下方与冠状面成 10°～15° 角处。针头应该进入颈内 – 锁骨下静脉球，然后再置入导管。

3. 超声技术

如前所述做好患者的准备。超声机放置在操作者可以用最小的头部运动来观察屏幕的位置，并且沿着进针轨迹的视线尽可能保持在观察屏幕的视线。对于 SCV 入路，机器最好位于置管的对侧，调整适当屏幕角度。操作者检查肺滑动征以排除气胸。

在消毒铺单之前，超声扫查血管以排除置管的禁忌证，如血栓、血管内径过小或呼吸变异过大。如果使用锁骨下入路，探头保持纵向，放置在锁骨内 1/3 的矢状面上。在锁骨上沿外侧移动，直到在锁骨下看到 SCV。随着探头的进一步移动，目标血管及与其伴行动脉在远离锁骨的胸下区。将探头旋转 90°，以获得血管的长轴视图。如果使用锁骨上入路，探头用于检查锁骨上区域，同时向中间倾斜。一旦识别到 SCV，旋转探头以获得血管的纵切面。

因为 SCV 不像 IJV 或 FV 那样容易被压迫，所以在超声下很难区分锁骨下静脉和动脉。呼吸变异度或静脉瓣膜的存在有助于识别 SCV。除非操作者具有扎实的多普勒超声知识，否则不建议使用频谱多普勒血流测量。如果操作者用手压迫同侧上臂，就会出现 SCV 彩色多普勒信号的增强，提示彩色多普勒存在一定价值。区分动脉和静脉是安全置入 SCV 导管的关键因素，因为此时两者在超声上的解剖非常接近。

在准备好无菌区域、无菌探头和超声凝胶后，显示血管的纵切面，并且直接可见针进入的轨迹。当血液回流到注射器中时，退出注射器，插入导丝或将导丝穿过 CVC 插入式注射器的孔。操作者用非惯用手拿探头，用惯用手拿针头和注射器。一些操作者更喜欢用横断面引导置管。在这种情况下，能够实时跟踪针尖直至进入血管。

在扩皮之前，确认导丝在 SCV 中。超声直接显示 SCV 中的导丝可能比颈内静脉更困难。锁骨上扫描可能有助于确定导丝位置。置管的其余过程同前述颈内静脉置管。操作者检查肺滑动征以排除操作相关气胸。

虽然有文献支持超声引导 SCV 置管的应用，但普遍认为这项技术很难掌握。与颈内静脉和股静脉路径更倾向于短轴引导不同，超声引导 SCV 置管要求操作者熟悉长轴切面。这需要将针精确刺入探头短轴切面的中点。当探头套遮挡了中点时，将带来巨大的挑战。在肥胖或水肿患者中，探头需要紧压胸部组织，进一步增加了选择初始进针位置的难度。即使与探头平面有最小的偏差，也可能导致操作者无法看到针尖，并将针体误认为针尖，导致邻近胸膜或动脉的损伤。另一个挑战是在纵切面上恒定地显示目标血管，同时在进针时，保持整个针在视野中。对于没有经验的操作者，我们建议在血管通路的模型上反复练习后再在密切监督下进行第 1 次的床旁置管。指南建议采用锁骨标志定位技术指导锁骨下静脉置管，而不是超声引导。这要求操作者完全依靠超声图像引导，并将锁骨视为相关标志。当使用超声引导 SCV 穿刺时，针的进入部位通常比标志定位技术时更靠外侧且角度更陡。

4. 成功率和并发症发生率

SCV 置管成功率为 90%～95%，并且通常是首次操作的成功率[61]。置管失败是由于静脉穿刺失败或无法送入导丝或导管。导管尖端异位发生率为5%～20%，在锁骨下入路中更为常见。异位最常见于同侧颈内静脉和对侧SCV，通常无须反复静脉穿刺即可纠正。

非感染性并发症的总体发生率因操作者的经验和置管的环境而异。涉及数千例SCV置管的大型系列报道主要并发症的发生率为1%～3%[62]。出现并发症的危险因素包括操作者经验不足、多次静脉试穿、紧急情况、技术未达到标准化、体重指数。主要的非感染性并发症包括气胸、动脉穿刺和血栓栓塞。有许多病例报道涉及颈部结构或臂丛神经损伤的并发症，读者可参考其他参考文献获得完整的并发症列表[62]。

报道中，气胸占并发症的1/4～1/2，发生率约为1.5%。发生率与操作者的经验成反比[62]。操作员从无经验到有经验的阈值为50次置管操作，但有的操作者可能从较少的置管次数中获得令人满意的经验。对于有经验的操作者，气胸发生率预计<1%[63]。大多数气胸是操作时刺破肺的结果，但也有报道会出现晚期气胸。

气胸的处理方法取决于破口的大小。许多患者需要胸腔穿刺置管引流，但有些患者可以通过吸纯氧（100%）和反复胸X线复查或仅用穿刺抽吸等保守治疗治愈[64]。很少出现张力性气胸、血胸、静脉输液（置管后立即或数天至数周）、乳糜胸或大面积皮下气肿等复杂情况。单侧穿刺置管可能导致双侧气胸。气胸可能导致死亡，尤其是在未被发现时[65]。

锁骨下动脉破裂的发生率为0.5%～1.0%，占所有并发症的1/4～1/3。动脉穿刺损伤通常可以通过锁骨上、下加压缓解。凝血障碍患者的出血可能是灾难性的，尤其是在血小板减少症患者中。与其他入路一样，动脉破裂可能导致动静脉瘘或假性动脉瘤[12, 62]。

病例 3

男，73岁，因昏迷入急诊。有心房颤动、缺血性脑卒中、深静脉血栓（已放置滤网）病史[66]。由于患者反复跌倒，已停用抗凝血药。入院胸部X线片提示左下叶实变阴影，考虑社区获得性肺炎，予以抗感染治疗。入院第2天，患者呼吸困难加重，考虑存在呼吸衰竭而被转入内科重症监护室。住院医生尝试在超声引导下行左侧颈内静脉CVC置管，但因出现异位被拔除。为明确进行性呼吸衰竭的病因，完善胸部CTA检查，证实左上叶前段肺动脉栓塞。予以普通肝素抗凝。入院第4天，患者的血红蛋白水平从13.6g/dl降至7.9g/dl，胸部X线片提示左侧几乎完全实变（图19-10）[66]。为了明确实变性质，进行了左肺的超声检查[66]。

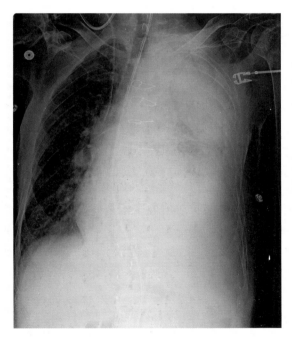

▲ 图 19-10　患者胸部 X 线片显示左胸几乎完全实变

中心静脉血栓的临床表现，包括SVC综合征、肩关节周围侧支循环形成和肺栓塞，在CVC置管患者中非常罕见，为0%～3%；但拔除导管时，常规静脉造影证实的血栓形成发生率要高得多。尚不清楚临床表现和放射学检查诊断率差异的意义，即使没有症状，上肢血栓也不完全是良性的[63]。导管的留置时间、材料和患者情况可能会影响血栓形成的概率，但程度不确定。

总之，SCV 是一种非常可靠和有用的 CVC 置管路径，但由于气胸发生率相对较高，并且由于超声引导颈内静脉置管的成功率增加，SCV 应仅限于技术熟练的操作者。除非有严密监督，没

有经验的操作者应该选择其他静脉。有经验的操作者应在适宜的患者中继续选择该入路（表 19-1），但对于不能耐受气胸（如严重肺部疾病、单肺）或严重凝血障碍（尤其是血小板＜50 000/μl）的患者，应尽量避免。

参考文献

[1] Pronovost P, Needham D, Berenholtz S, et al. An intervention to decrease catheter-related bloodstream infections in the ICU. *N Engl J Med.* 2006;355(26):2725-2732. doi:10.1056/NEJMoa061115.

[2] Barsuk JH, McGaghie WC, Cohen ER, et al. Simulation-based mastery learning reduces complications during central venous catheter insertion in a medical intensive care unit. *Crit Care Med.* 2009;37(10):2697-2701.

[3] Weiner MM, Geldard P, Mittnacht AJC. Ultrasound-guided vascular access: a comprehensive review. *J Cardiothorac Vasc Anesth.* 2013;27(2):345-360. doi:10.1053/j.jvca.2012.07.007.

[4] Airapetian N, Maizel J, Langelle F, et al. Ultrasound-guided central venous cannulation is superior to quick-look ultrasound and landmark methods among inexperienced operators: a prospective randomized study. *Intensive Care Med.* 2013;39(11):1938-1944. doi:10.1007/s00134-013-3072-z.

[5] Milling TJ, Rose J, Briggs WM, et al. Randomized, controlled clinical trial of point-of-care limited ultrasonography assistance of central venous cannulation: the Third Sonography Outcomes Assessment Program (SOAP-3) Trial. *Crit Care Med.* 2005;33(8):1764-1769.

[6] Sandhu NS. Transpectoral ultrasound-guided catheterization of the axillary vein: an alternative to standard catheterization of the subclavian vein. *Anesth Analg.* 2004;99(1):183-187.

[7] Graber D, Dailey RH. Catheter flow rates updated. *J Am Coll Emerg Phys.* 1977;6:518.

[8] Horattas MC, Trupiano J, Hopkins S, et al. Changing concepts in long-term central venous access: catheter selection and cost savings. *Am J Infect Control.* 2001;29(1):32-40. doi:10.1067/mic.2001.111536.

[9] Schwab SJ, Quarles LD, Middleton JP, et al. Hemodialysis-associated subclavian vein stenosis. *Kidney Int.* 1988;33(6):1156-1159.

[10] Parienti J-J, Thirion M, Mégarbane B, et al. Femoral vs jugular venous catheterization and risk of nosocomial events in adults requiring acute renal replacement therapy: a randomized controlled trial. *J Am Med Assoc.* 2008;299(20):2413-2422. doi:10.1001/jama.299.20.2413.

[11] O'Grady NP, Alexander M, Burns LA, et al. Summary of recommendations: guidelines for the prevention of intravascular catheter-related infections. *Clin Infect Dis.* 2011;52(9):1087-1099. doi:10.1093/cid/cir138.

[12] Merrer J, De Jonghe B, Golliot F, et al. Complications of femoral and subclavian venous catheterization in critically ill patients: a randomized controlled trial. *J Am Med Assoc.* 2001;286(6):700-707.

[13] Doerfler ME, Kaufman B, Goldenberg AS. Central venous catheter placement in patients with disorders of hemostasis. *Chest.* 1996;110(1):185-188.

[14] Muth CM, Shank ES. Gas embolism. *N Engl J Med.* 2000;342(7):476-482. doi:10.1056/NEJM200002173420706.

[15] Vailati D, Lamperti M, Subert M, et al. An ultrasound study of cerebral venous drainage after internal jugular vein catheter-ization. *Crit Care Res Pract.* 2012;2012:685481. doi:10.1155/2012/685481.

[16] Emerman CL, Pinchak AC, Hancock D, et al. Effect of injection site on circulation times during cardiac arrest. *Crit Care Med.* 1988;16(11):1138-1141.

[17] Reades R, Studnek JR, Vandeventer S, et al. Intraosseous versus intravenous vascular access during out-of-hospital cardiac arrest: a randomized controlled trial. *Ann Emerg Med.* 2011;58(6):509-516. doi:10.1016/j.annemergmed.2011.07.020.

[18] ARISE Investigators, ANZICS Clinical Trials Group; Peake SL, Delaney A, Bailey M, et al. Goal-directed resuscitation for patients with early septic shock. *N Engl J Med.* 2014;371(16):1496-1506. doi:10.1056/NEJMoa1404380.

[19] ProCESS Investigators; Yealy DM, Kellum JA, Huang DT, et al. A randomized trial of protocol-based care for early septic shock. *N Engl J Med.* 2014;370(18):1683-1693. doi:10.1056/NEJMoa1401602.

[20] Stuke L, Jennings A, Gunst M, et al. Universal consent practice in academic intensive care units (ICUs). *J Intensive Care Med.* 2010;25(1):46-52. doi:10.1177/0885066609350982.

[21] Schenker Y, Meisel A. Informed consent in clinical care: practical considerations in the effort to achieve ethical goals. *J Am Med Assoc.* 2011;305(11):1130-1131. doi:10.1001/jama.2011.333.

[22] Stone MB, Nagdev A, Murphy MC, et al. Ultrasound

detection of guidewire position during central venous catheterization. *Am J Emerg Med*. 2010;28(1):82-84. doi: 10.1016/j.ajem.2008.09.019.

[23] Harting BP, Talbot TR, Dellit TH, et al. University HealthSystem Consortium quality performance benchmarking study of the insertion and care of central venous catheters. *Infect Control Hosp Epidemiol*. 2008;29(5):440-442. doi:10.1086/587716.

[24] Long R, Kassum D, Donen N, et al. Cardiac tamponade complicating central venous catheterization for total parenteral nutrition: a review. *J Crit Care*. 1987;2(39): 39-44.

[25] Curelaru I, Linder LE, Gustavsson B. Displacement of catheters inserted through internal jugular veins with neck flexion and extension. A preliminary study. *Intensive Care Med*. 1980;6:179.

[26] Kusminsky RE. Complications of central venous catheterization. *J Am Coll Surg*. 2007;204(4):681-696. doi:10.1016/j.jamcollsurg.2007.01.039.

[27] Andrews RT, Bova DA, Venbrux AC. How much guidewire is too much? Direct measurement of the distance from subclavian and internal jugular vein access sites to the superior vena cava-atrial junction during central venous catheter placement. *Crit Care Med*. 2000;28(1):138-142.

[28] Aslamy Z, Dewald CL, Heffner JE. MRI of central venous anatomy: implications for central venous catheter insertion. *Chest*. 1998;114(3):820-826.

[29] Walshe C, Phelan D, Bourke J, et al. Vascular erosion by central venous catheters used for total parenteral nutrition. *Intensive Care Med*. 2007;33(3):534-537. doi:10.1007/s00134-006-0507-9.

[30] Duntley P, Siever J, Korwes ML, et al. Vascular erosion by central venous catheters. Clinical features and outcome. *Chest*. 1992;101(6):1633-1638.

[31] Mirski MA, Lele AV, Fitzsimmons L, et al. Diagnosis and treatment of vascular air embolism. *Anesthesiology*. 2007;106(1):164-177.

[32] Ely EW, Hite RD, Baker AM, et al. Venous air embolism from central venous catheterization: a need for increased physician awareness. *Crit Care Med*. 1999;27(10):2113-2117.

[33] Narula T, Raman D, Wiesen J, et al. A patient with acute COPD exacerbation and shock. *Chest*. 2013;144(6):e1-e3.

[34] Kander T, Frigyesi A, Kjeldsen-Kragh J, et al. Bleeding complications after central line insertions: relevance of pre-procedure coagulation tests and institutional transfusion policy. *Acta Anaesthesiol Scand*. 2013;57(5):573-579. doi:10.1111/aas.12075.

[35] Muñoz FJ, Mismetti P, Poggio R, et al. Clinical outcome of patients with upper-extremity deep vein thrombosis: results from the RIETE Registry. *Chest*. 2008;133(1):143-148. doi:10.1378/chest.07-1432.

[36] Engelberger RP, Kucher N. Management of deep vein thrombosis of the upper extremity. *Circulation*. 2012; 126(6):768-773. doi:10.1161/CIRCULATIONAHA.

111.051276.

[37] Timsit JF, Farkas JC, Boyer JM, et al. Central vein catheter-related thrombosis in intensive care patients: incidence, risks fac-tors, and relationship with catheter-related sepsis. *Chest*. 1998;114(1):207-213.

[38] Centers for Disease Control and Prevention (CDC). Vital signs: central line—associated blood stream infections—United States, 2001, 2008, and 2009. *MMWR Morb Mortal Wkly Rep*. 2011;60(08):243-248.

[39] Ng PK, Ault MJ, Maldonado LS. Peripherally inserted central catheters in the intensive care unit. *J Intensive Care Med*. 1996;11(1):49-54.

[40] Duerksen DR, Papineau N, Siemens J, et al. Peripherally inserted central catheters for parenteral nutrition: a comparison with centrally inserted catheters. *JPEN J Parenter Enteral Nutr*. 1999;23(2):85-89.

[41] Malatinský J, Faybík M, Griffith M, et al. Venepuncture, catheterization and failure to position correctly during central venous cannulation. *Resuscitation*. 1983;10(4):259-270.

[42] Ortega R, Song M, Hansen CJ, et al. Ultrasound-guided internal jugular vein cannulation. *N Engl J Med*. 2010;362(16):e57. doi:10.1056/NEJMvcm0810156.

[43] Sulek CA, Gravenstein N, Bleackshear RH, et al. Head rotation during internal jugular cannulation and the risk of carotid artery puncture. *Anesth Analg*. 1996;82:125-128.

[44] Hena KM, Eisen LA, Shiloh AL. A man in his 60s with renal failure and shock refractory to vasopressors. *Chest*. 2015;148(6):e171-e174.

[45] Vezzani A, Brusasco C, Palermo S, et al. Ultrasound localization of central vein catheter and detection of postprocedural pneumothorax: an alternative to chest radiography. *Crit Care Med*. 2010;38:533-538.

[46] Weekes AJ, Johnson DA, Keller SM, et al. Central vascular catheter placement evaluation using saline flush and bedside echo-cardiography. *Acad Emerg Med*. 2014;21:65-72.

[47] Weekes AJ, Keller SM, Efune B, et al. Prospective comparison of ultrasound and CXR for confirmation of central vascular catheter placement. *Emerg Med J*. 2016;33(3):176-180.

[48] Karakitsos D, Labropoulos N, Groot ED, et al. Real-time ultrasound-guided catheterisation of the internal jugular vein: a prospective comparison with the landmark technique in critical care patients. *Crit Care*. 2006;10(6):R162. doi:10.1186/cc5101.

[49] Oliver WC, Nuttall GA, Beynen FM, et al. The incidence of artery puncture with central venous cannulation using a modified technique for detection and prevention of arterial cannulation. *J Cardiothorac Vasc Anesth*. 1997;11(7):851-855.

[50] Nicholson T, Ettles D, Robinson G. Managing inadvertent arterial catheterization during central venous access procedures. *Cardiovasc Intervent Radiol*. 2004;27(1):21-25.

[51] Shah PM, Babu SC, Goyal A, et al. Arterial misplacement

of large-caliber cannulas during jugular vein catheterization: case for surgical management. *J Am Coll Surg*. 2004; 198(6):939-944. doi:10.1016/j.jamcollsurg.2004.02.015.

[52] Irwin RS, Rippe JM, eds. Irwin and Rippe's intensive care medicine. In: *External Jugular Vein Approach*. 7th ed. Philadelphia: Lippincott Williams and Wilkins; 2012.

[53] Deshpande KS, Hatem C, Ulrich HL, et al. The incidence of infectious complications of central venous catheters at the subclavian, internal jugular, and femoral sites in an intensive care unit population. *Crit Care Med*. 2005;33(1): 13-20, discussion 234-235.

[54] Prabhu MV, Juneja D, Gopal PB, et al. Ultrasound-guided femoral dialysis access placement: a single-center randomized trial. *Clin J Am Soc Nephrol*. 2010;5(2):235-239. doi:10.2215/CJN.04920709.

[55] Dailey RH. Femoral vein cannulation: a review. *J Emerg Med*. 1985;2(5):367-372.

[56] Sharp KW, Spees EK, Selby LR, et al. Diagnosis and management of retroperitoneal hematomas after femoral vein cannulation for hemodialysis. *Surgery*. 1984;95(1): 90-95.

[57] Moosman DA. The anatomy of infraclavicular subclavian vein catheterization and its complications. *Surg Gynecol Obstet*. 1973;136(1):71-74.

[58] Dronen S, Thompson B, Nowak R, et al. Subclavian vein catheterization during cardiopulmonary resuscitation. A prospective comparison of the supraclavicular and infraclavicular percutaneous approaches. *J Am Med Assoc*. 1982;247(23):3227-3230.

[59] Park H-P, Jeon Y, Hwang J-W, et al. Influence of orientations of guidewire tip on the placement of subclavian venous catheters. *Acta Anaesthesiol Scand*.2005;49(10):1460-1463. doi:10.1111/j.1399-6576.2005.00758.x.

[60] McGee WT, Ackerman BL, Rouben LR, et al. Accurate placement of central venous catheters: a prospective, randomized, multicenter trial. *Crit Care Med*. 1993;21(8): 1118-1123.

[61] Seneff MG. Central venous catheterization: a comprehensive review. *J Intensive Care Med*. 1987;2:218.

[62] Mansfield PF, Hohn DC, Fornage BD, et al. Complications and failures of subclavian-vein catheterization. *N Engl J Med*. 1994;331(26):1735-1738. doi:10.1056/ NEJM199412293312602.

[63] Taylor RW, Palagiri AV: Central venous catheterization. *Crit Care Med* 35(5):1390-1396, 2007. doi: 10.1097/01.CCM. 0000260241.80346.1B.

[64] Laronga C, Meric F, Truong MT, et al. A treatment algorithm for pneumothoraces complicating central venous catheter insertion. *Am J Surg*. 2000;180(6):523-526, discussion 526-527.

[65] Despars JA, Sassoon CS, Light RW. Significance of iatrogenic pneumothoraces. *Chest*. 1994;105(4):1147-1150.

[66] Frizzell JD, Griffin LS, Boivin MA, et al. A 73-year-old man with left lung "white out. *Chest*. 2015;148(2):e38-e41.

第 20 章　ICU 中静脉血栓及相关血栓前病变的处理

Venous Thromboembolism and Associated Prothrombotic Disorders in the Intensive Care Unit

Eric Christenson　Abduljabbar A. Dheyab　Seth J. Koenig　著

一、发生率

静脉血栓栓塞（venous thromboembolism，VTE）包括深静脉血栓（deep vein thrombosis，DVT）和肺栓塞（pulmonary embolism，PE），是一种常见的发病和死亡原因，每年影响超过 60 万美国人，造成多达 5 万人死亡[1]。重症患者发生 VTE 的风险非常高。一项前瞻性的多中心研究（PROTECT 试验），针对重症医学科病房患者的血栓预防进行了研究，结果显示，7.7% 的患者尽管进行了血栓预防，仍出现了 VTE[2]。因此，了解 VTE 的危险因素、预防和治疗 VTE 的循证方法对重症医学医生至关重要。

二、危险因素

认识到患者 VTE 的危险因素至关重要，因为超过 60% 的 PE 相关死亡发生在未经治疗的患者身上，因为此前诊断未被怀疑，因此 VTE 也未被发现[3]。事实上，所有已确定的 VTE 危险因素可以划分为三类，即淤滞、静脉损伤、高凝状态，而这正是近 150 年前就已经描述的 Virchow 三联征中的三个经典组成部分（表 20-1）[4, 5]。超过 20% 的 VTE 患者存在遗传性或获得性血栓形成状态，其在特发性或复发性 VTE 患者中占比更高[4, 5]。

（一）遗传性高凝血症

1. 凝血因子 V Leiden 突变

凝血因子 V Leiden 突变（FVL）是最常见的遗传性血栓形成状态，5% 的欧洲裔美国人、2% 的西班牙裔美国人、1% 的非洲裔美国人和土著美国人、0.5% 的亚裔美国人受累[7]。FVL 指的是一个点突变（G1691A）造成的一个氨基酸的改变（Arg506Gln），而这个氨基酸位于 V 因子蛋白中被活化蛋白 C（PC）切割的位点。突变显著减慢活化蛋白灭活 V a 因子的效率，导致更多凝血酶的产生。FVL 杂合子使得首次出现 VTE 的风险增加 5 倍，而纯合子则使该风险增加 80 倍。FVL 不会增加动脉血栓的风险[8]。FVL 杂

表 20-1　静脉血栓栓塞第 1 次发作的危险因素

遗传性危险因素
• 抗凝血酶缺乏
• 蛋白 C 缺乏
• 蛋白 S 缺乏 [a]
• 凝血因子 V Leiden 突变
• 凝血酶原基因突变
• 非 O ABO 血型
• 异常纤维蛋白原血症 [a]
• Ⅷ因子升高
• Ⅸ因子升高
• Ⅺ因子升高
• 高同型半胱氨酸血症（包括同型半胱氨酸尿症）[a]

获得性危险因素
• 年龄增长 [a]
• 癌症 [a]
• 抗磷脂综合征 [a]
• 感染（HIV、脓毒症等）[a]
• 炎性疾病（如 SLE、IBD、血管炎）[a]
• 肾病综合征
• 肥胖
• 吸烟

环境因素
• 外科手术（主要是住院患者、急救患者）[a]
• 创伤 [a]
• 制动
• 中心静脉导管
• 妊娠 / 产后
• 激素治疗（如口服、经皮、阴道环避孕、长效孕激素注射、激素替代）
• 化疗
• 腔静脉滤器
• 旅行

a. 在没有卵圆孔未闭的情况下与动脉血栓栓塞有关
HIV. 人类免疫缺陷病毒；IBD. 炎症性肠病；SLE. 系统性红斑狼疮

合性和纯合性分别使复发性 VTE 的风险增加 1.6 倍和 2.7 倍[9]。用活化蛋白 C 抵抗试验可用于筛选是否存在 FVL，确诊可以通过商用的 PCR 监测方法明确[10]。

2. 凝血酶原 G20210A 突变

凝血酶原 G20210A 突变（PGM）存在于约 1% 的非西班牙裔白人和墨西哥裔美国人、0.3% 的非裔美国人中[11]。它的杂合子中的凝血酶原水平会增加 30%，从而导致 VTE 风险增加 2.8 倍[12]。尽管它的纯合子很罕见，会导致凝血酶原水平增加 70%，并使携带者发生首次 VTE 的风险增加 3.8 倍[8]。与 FVL 类似，PGM 不会增加动脉血栓栓塞的风险[13]。FVL 和 PGM 的诊断是通过基于 PCR 的外周血检测进行的，分析具有很好的有效性。

3. 凝血因子 V Leiden 突变和凝血酶原 G20210A 突变的复合杂合子

鉴于人群中 FVL 和 PGM 突变的频率相对较高，偶尔会发现复合杂合子。在一篇系统综述中，Segal 等估计复合杂合子中复发性 VTE 的合并 OR 为 4.8%[9]。

4. 蛋白 C 缺乏

PC 是一种重要的内源性抗凝蛋白，能灭活 V、Ⅷ因子。PC 缺乏症的杂合子存在于 0.2% 的普通人群中，与 3.2% 随机患者首次发生 VTE 有关[14]。它使得 VTE 风险较正常水平增加 7 倍[15]。PC 缺乏症的纯合子是一种罕见的严重血栓性综合征，在出生后不久就会引起危及生命的血栓并发症，称为新生儿暴发性紫癜。PC 缺乏可以是定量的（Ⅰ型）或定性的（Ⅱ型）。因此，准确的诊断测试应包括 PC 活性和抗原水平。PC 缺乏的后天原因包括弥散性血管内凝血（disseminated intravascular coagulation，DIC）、急性血栓形成、维生素 K 缺乏、维生素 K 拮抗药（vitamin K antagonist，VKA）治疗（如华法林）和肝病。因此，诊断性测试应在除外这些情况下进行，以确保结果的准确性[16]。

5. 蛋白 S 缺乏

蛋白 S（PS）是活化 PC 的非酶辅因子。PS

以两种形式循环，约 60% 与 C4b 蛋白结合，而其余 40% 是游离的。只有游离 PS 具有辅因子活性。一般人群中 PS 缺乏症的发生率估计为 0.03%～0.13%。7.3% 的 VTE 患者存在 PS 缺乏[14]。PS 缺乏会导致 VTE 风险增加 8 倍[15]，可能是动脉血栓栓塞的危险因素[17, 18]。

PS 的缺乏可能是定量的（Ⅰ型）或定性的（Ⅱ型）。另外一种 PS 缺乏症（Ⅲ型）可在妊娠、炎症状态和雌激素治疗期间出现，因为这些情况下 C4b 蛋白水平增加，导致游离 PS 减少。PS 缺乏症的其他获得性原因包括维生素 K 缺乏症、VKA 治疗、急性血栓形成和肝病。为准确诊断 PS 缺乏症，应在没有其他获得性 PS 缺乏症相关条件的情况下进行检测，包括 PS 活性、总 PS 抗原和游离 PS 抗原。

6. 抗凝血酶缺乏

抗凝血酶（antithrombin，AT）通过与目标丝氨酸蛋白酶的活性位点（如凝血酶、活化因子 X 和 Ⅸ）结合并形成非活性复合物来抑制丝氨酸蛋白酶凝血因子。杂合型的 Ⅰ 型 AT 缺乏症很罕见，人群中的发生率约 1/2000。它会导致血栓形成风险增加 8～10 倍，存在于 1%～2% 的血栓形成患者中[20]。AT 的缺乏不会增加动脉血栓栓塞的风险[17, 18]。AT 缺乏可能是定量的（Ⅰ型）或定性的（Ⅱ型）。AT 完全缺乏时无法存活。AT 缺乏症的诊断是通过测量 AT 活性和抗原水平来进行的。在急性血栓形成、DIC 和肝素治疗期间可能会出现获得性 AT 缺乏。在 VKA 治疗期间，可以看到 AT 的假性增加[20]。

将 AT 复合物（AT complex，ATC）作为替代治疗的方法应局限于功能性 AT 低水平及相关的血栓性失衡的情况。例如，在对先天性 AT 缺乏症患者和 VTE 患者进行预防，或对进行性血栓形成进行治疗时，建议使用 ATC。在 AT 消耗增加的情况下，也可考虑 ATC，如 DIC；然而，其用于创伤、烧伤或妊娠相关 DIC 及体外循环患者的证据有限[21]。

7. 纤维蛋白原异常血症

纤维蛋白原异常血症是一种罕见的遗传性血栓性疾病，由 Aα、Bβ 或 γ 纤维蛋白原基因的变异产生，累及不到 1% 的 VTE 患者。获得性纤维蛋白原异常与慢性肝病、肝硬化、肝细胞癌和肾癌有关。大约 1/3 的纤维蛋白原异常血症患者并发血栓形成（静脉血栓比动脉血栓更常见），可能是由于其与凝血酶结合减少或纤维蛋白溶解抑制所致。纤维蛋白原异常血症可以通过测定纤维蛋白原功能（如 Clauss 纤维蛋白原测定）和纤维蛋白原抗原水平来诊断。在典型的纤维蛋白原异常血症中，纤维蛋白原活性通常远低于纤维蛋白原水平[22]。

8. 高同型半胱氨酸血症

同型半胱氨酸是一种含有巯基的氨基酸，在维生素 B_{12} 和 5- 甲基四氢叶酸作为辅助因子时，通过蛋氨酸合成酶转化为蛋氨酸。在吡哆醇（维生素 B_6）作为辅助因子时，同型半胱氨酸也可以被胱硫醚 β- 合成酶（cystathionine β-synthase，CBS）转化为半胱氨酸。高同型半胱氨酸血症的先天原因包括同型半胱氨酸尿（CBS 缺乏）和亚甲基四氢叶酸还原酶（methylene tetrahydrofolate reductase，MTHFR）基因不耐热突变的遗传[23]。高同型半胱氨酸血症的后天原因包括维生素 B_{12}、叶酸和吡哆醇缺乏、肾功能不全[24]。

高同型半胱氨酸血症与心血管疾病相关，空腹同型半胱氨酸水平每增加 5μmol/L，风险增加 20%[25]。MTHFR 突变的纯合子大约会使得冠状动脉疾病的风险增加 1.2 倍[23]。这种风险似乎受到叶酸状态的显著影响。高同型半胱氨酸血症也会是初始和复发性 VTE 的风险升高 2～3 倍[26, 27]。然而，在患有静脉和动脉血栓性疾病的患者中，补充维生素的随机研究没有显著改善临床结果[28]。高同型半胱氨酸血症的诊断基于空腹血样中同型半胱氨酸水平升高。采样前进行蛋氨酸负荷实验可提高检测灵敏度。

9. 凝血因子水平升高

Ⅷ因子升高（＞95%）会使得初始和复发性VTE的风险增加[29, 30]。Ⅷ因子水平升高似乎是具有遗传性，但机制尚未完全确定。在重症患者中常见的炎症状态也可能短暂得使Ⅷ因子升高。Ⅸ因子和Ⅺ因子抗原水平升高分别会使得初始VTE风险增加2.2～2.5倍[31, 32]。

（二）获得性高凝血性疾病

1. 外科手术

在手术后的6周内，VTE的风险是一般人群的70倍。术后7～12周，VTE的风险逐渐下降为一般人群的20倍，术后4～6个月为9.4倍，术后10～12个月为3.7倍。在百万女性研究中，髋关节和膝关节置换手术（7.7/1000人月）、癌症手术（4.4/1000人月）、髋部骨折手术（3.8/1000人月）和血管手术（3.1/1000人月）与VTE的高风险相关[33]。

病例 1

一位74岁的男性接受了分期的前后腰椎椎间融合术。第一阶段的第1天无明显异常，失血量很小[34-36]。第2天，他回到手术室进行第二阶段的手术，出现持续性心动过速，估计失血量为700ml。我们对他进行了容量复苏，并让他住进了麻醉恢复室。患者仍有呼吸窘迫和心动过速。起初，我们认为他存在低血容量症，并给予晶体液和浓缩红细胞扩容。然而，呼吸窘迫仍未缓解，我们对患者行超声检查。腹部聚焦超声没有发现游离液体。

---

2. 种族及疾病

种族是VTE的重要危险因素，白种人和非

裔美国人的VTE发病率高于西班牙裔和亚洲人[37]。制动会使VTE风险增加9倍[4]。感染性疾病（如HIV）和自身免疫性疾病[如炎症性肠病和系统性红斑狼疮（systemic lupus erythematosus，SLE）]也会导致风险增加[5]。溶血性贫血如镰状细胞贫血和阵发性夜间血红蛋白尿（paroxysmal nocturnal hemoglobinuria，PNH）也与VTE的风险增加有关[38, 39]。

3. 中心静脉导管

留置中心静脉导管（central venous catheters，CVC）在重症患者中尤其常见，它可以通过多种机制增加静脉血栓形成的风险，包括内皮损伤、血流阻抗和作为血栓形成启动因素。2%～6%的患者会出现有症状的CVC相关的深静脉血栓[40]。经外周置入的中心静脉导管的血栓风险甚至更高，14%的重症患者中都会出现血栓[41]。CVC相关的DVT的危险因素包括插入部位位于股静脉和锁骨下静脉、导管腔的数量和导管的大小、PICC与其他CVC的比较、导管尖端的位置、既往VTE史、是否存在恶性肿瘤[40]。住院患者中，重症患者由于存在严重的基础疾病、制动和CVC等情况，出现VTE的风险特别高，VTE的发生率与存在的危险因素的数量相关。

4. 恶性肿瘤

恶性肿瘤可以使得静脉血栓栓塞的风险增加4～7倍，取决于肿瘤的类型和程度，以及化疗、放疗和生长因子（如红细胞生成刺激剂）的使用。胰腺、脑和胃的肿瘤使患者发生血栓栓塞的风险最高，而肺癌和结肠癌处于中间风险，而乳腺癌和前列腺癌的风险较低。与鳞状细胞癌相比，腺癌出现血栓栓塞的风险更高。转移性疾病比局限性癌症更易发生血栓栓塞[42-44]。

与大多数遗传性高凝状态不同，恶性肿瘤与动脉血栓栓塞和静脉血栓栓塞都有关。血栓栓塞可能是隐匿性恶性肿瘤的第一个征兆。无缘无故的血栓栓塞事件与隐匿性恶性肿瘤的发生率是诱发血栓栓塞事件的 4.8 倍[45]。尽管常规显像检测隐匿性癌症与无缘无故的 VTE 患者的生存益处无关[46]，但我们建议年龄适当的癌症筛查（如结肠镜检查）。癌症患者复发 VTE 的可能性增加 2～3 倍[47]。而低分子肝素以前被认为是癌症 VTE 的首选长期治疗方案，近年来，比较达肝素和口服 Xa 因子抑制药的试验表明，其疗效和耐受性相似。例外的是在一些试验中，口服 Xa 因子抑制药在胃肠道癌症中的主要出血事件发生率较高，限制了其在这种情况下的应用。低分子肝素（low-molecular-weight heparin，LMWH）已被证明可将癌症患者复发性 VTE 的发生率降低 50%[48]。因此，LMWH 而不是口服 VKA 被认为是癌症患者 VTE 长期治疗的首选药物。口服 X 因子抑制药已被证明是可以接受的恶性肿瘤和静脉血栓栓塞患者的治疗。

病例 2

　　一名子宫内膜癌病史的 54 岁女性患者，因主诉胸痛和呼吸困难 3 天住院[49]。她的呼吸频率为 25 次 / 分，吸空气时氧饱和度为 90%，说话难以成句。她左腿肿胀，温暖，触诊时无疼痛感。在发现左下肢 DVT 并诊断肺栓塞后，她开始接受抗凝治疗，并在一个过渡监护病房进行观察。夜间，她的低氧血症进一步恶化，并出现心动过速和呼吸急促，收入内科重症监护病房，在那里进行了床旁超声检查。

5. 骨髓增生性肿瘤

　　骨髓增生性肿瘤，尤其是真性红细胞增多症（polycythemia vera，PV），与动脉血栓栓塞和 VTE 的风险增加相关，至少部分由红细胞增多症及其相关的全血黏度增加、白细胞和血小板功能异常介导。血栓栓塞的危险因素包括年龄＞

60 岁、既往有血栓栓塞史、红细胞增多症、白细胞增多症、血小板增多症控制不佳、存在其他血栓形成性疾病、JAK2-V617F 突变，以及存在心血管危险因素，包括糖尿病、高血压、高脂血症和吸烟。控制 PV 患者的红细胞增多是至关重要的，尤其是在计划手术时。对于 PV 和原发性血小板增多症患者，阿司匹林可降低动脉血栓栓塞的可能性。对于 60 岁以上的患者或既往有血栓事件的患者，应强烈考虑使用羟基脲、阿那格雷或干扰素 –α 进行细胞减灭治疗。抗凝治疗适用于 VTE 患者[50, 51]。

6. 阵发性夜间血红蛋白尿

　　PNH 是一种罕见的克隆性造血干细胞疾病，与血细胞膜上补体调节蛋白（CD55 和 CD59）表达降低有关。这种获得性基因改变导致慢性血管内溶血、全血细胞减少和静脉（较常见）和动脉（较不常见）血栓形成的强烈易感性[52, 53]。不寻常部位的血栓形成（如肠系膜静脉血栓）在 PNH 患者中并不少见。PNH 的诊断可通过流式细胞术检测血细胞膜表面是否存在 CD55 和 CD59（使用抗体）或糖基磷脂酰肌醇锚定蛋白来确认。有明显溶血、疲劳、终末器官损伤或血栓栓塞等症状的患者应使用 Eculizumab（抗补体蛋白 C5a 的单克隆抗体）治疗。对于血栓栓塞患者，应常规进行抗凝治疗，尽管它并不是总能预防复发。Eculizumab 治疗可将复发性血栓的风险降低 90% 以上[53]。

7. 妊娠和产后

　　VTE 是孕妇死亡的主要原因。与未妊娠女性相比，年龄调整后妊娠的 VTE 风险至少高出 5 倍[54]。妊娠伴随着激素水平的变化，增加血液形成血栓的潜在风险，包括 VIII 因子、纤维蛋白原、血管性血友病因子和纤溶酶原激活物抑制药 –1 的增加和游离 PS 的减少。此外，流动性降低，静脉扩张，子宫下腔静脉和髂静脉的压迫都会导致静脉淤滞。由于妊娠子宫对左侧静脉系统压迫的不均衡，左腿 DVT 更为常见 [55, 56]。

妊娠晚期出现产前 VTE 的风险的最高。产后即刻出现产后 VTE 的风险最高，在产后 12 周降至基线水平 [57, 58]。妊娠期 VTE 的风险因素包括既往 VTE 史、血栓形成、手术分娩、年龄＞35 岁、肥胖和合并内科疾病，如镰状细胞贫血 [59]。

8. 肝素诱导的血小板减少

ICU 中约有 20% 的患者患有血小板减少 [60]。尽管肝素诱导的血小板减少症在 ICU 中并不常见 [61]，但考虑到该疾病相关的不良后果，及时识别和治疗至关重要。外科患者（尤其是骨科和心胸科患者）HIT 风险较高，而内科患者为中等风险，产科和儿科患者为低风险 [62]。可以使用"4T 评分"来预测 HIT 的概率，这是一项经验证的临床预测方法 [63]。如果不进行治疗，HIT 的死亡率高达 20%～25%，同样比例的存活患者也会出现一些大的并发症（如脑卒中或肢体丧失）。早期诊断和治疗已将死亡率和发病率降低到 5%～10% [64]。

9. 严重创伤

严重创伤是 ICU 中出现 VTE 的重要原因。58% 的创伤患者在没有预防血栓时，会出现 VTE [65]。创伤是血栓形成的有力刺激因素，因为它影响了 Virchow 三联征的所有三个要素。患者长时间处于静止状态（停滞），并有广泛的血管和组织损伤（血管壁损伤），导致组织因子和胶原暴露，导致凝血激活（高凝）[66]。用依诺肝素进行血栓形成的预防治疗（每天 2 次皮下注射 30mg），似乎比普通肝素（UFH）（每天 2 次 5000U）更有效，可将严重创伤患者 VTE 的发生率降低 50% [67]。在可行的情况下，根据患者的损伤情况，使用间歇气动加压装置进行机械预防是有用的辅助措施。

鉴于 VTE 的高发病率，重症医师应保持高度的怀疑，并通过客观的影像学和血流研究确认任何提示血栓形成的临床发现。尽管一些人主张使用常规的影像学监测和预防性的 IVC 置入作为减少创伤患者 VTE 的策略，但这些策略的价值仍未得到证实 [68, 69]。急性 VTE 应通过常规抗凝治疗。如果存在禁忌证，可以放置适当的 IVC 滤器，直到患者能够耐受抗凝治疗。

病例 3

一名 70 岁男子因脚踝骨折 3 周，呼吸困难和间歇性眩晕 3 天入院 [35]。体检显示右脚踝肿胀和压痛。开始抗凝后不久，患者出现呼吸困难、出汗、心动过速和低氧血症。医生进行了 POCUS 检查。

10. 药物引起的高凝状态

激素疗法，包括雌激素 – 孕激素联合口服避孕药和雌激素替代疗法，会导致 VTE 风险分别增加 3～4 倍和 2 倍 [70]。雌激素阴道环和口服、长效甲羟孕酮也会使得风险增加。迄今为止，低剂量孕激素宫内节育器尚未发现会使风险增加 [71]。选择性雌激素受体调节剂（他莫昔芬和雷洛昔芬）、免疫调节酰亚胺类药物（包括沙利度胺、来那度胺和泊马度胺）、促红细胞生成剂、非典型抗精神病药物（包括氯氮平、奎硫平、奥氮平和利培酮）都会增加血栓栓塞的风险 [45, 72]。

在接受其中一种药物治疗的患者中发现急性血栓形成通常是充分的停药标准，在既往有血栓栓塞病史的患者使用这些药物必须非常谨慎，充分权衡潜在的获益与复发血栓形成的可能性。对于病情需要继续药物治疗的患者，应考虑同时抗凝，以防止复发性血栓栓塞。在 MEGA 研究中，与初次激素相关 VTE 后未恢复激素治疗的患者相比，恢复口服避孕药与复发率增加 2 倍以上[73]。

病例 4

一名 39 岁的女性因突发呼吸困难和心悸而被送往急诊室[36]。她在从犹他州飞往马萨诸塞州的一次航班上发现腿部肿胀。她体型肥胖，在就诊的 2 个月前开始使用口服避孕药。体格检查显示窦性心动过速，呼吸急促，血压和血氧饱和度正常。

11. 抗磷脂抗体综合征

抗磷脂抗体综合征（antiphospholipid antibody syndrome，APS）是一种获得性自身免疫性血栓性疾病，会使得静脉和（或）动脉血栓栓塞、反复流产、血小板减少、肾功能不全、血管炎和心脏瓣膜异常的风险增加。APS 可能是原发性的（不是任何明显的潜在自身免疫性疾病的结果）或继发性的，最常见于风湿性疾病，如 SLE。APS 的诊断标准要求发生 1 次或多次客观记录的血栓栓塞或反复流产伴有狼疮抗凝物（lupus anticoagulants，LA）或 IgG/IgM 抗心磷脂抗体或 β-2 糖蛋白 I 抗体的阳性，检查结果至少 2 次阳性，相隔 12 周或以上，以及在血栓事件发生后至少 23 周[74]。

在普通人群中，抗心磷脂抗体或 LA 升高的发生率为 1%～5%。15%～30% 的 SLE 患者 LA 升高，20%～40% 的患者抗心磷脂抗体升高。APS 的平均发病年龄为 31 岁。50 岁以后发病是比较少见的[75]。在患有和不患有 SLE 的混合人群中，APS 患者的血栓栓塞发生率为每年 2.8%[76]。在 SLE 患者的队列中，50% 的患者在 20 年内发生血栓栓塞事件（每年 2.5%）[77]。LA 或 β-2 糖蛋白 I 抗体阳性的患者比抗心磷脂抗体阳性的患者发生血栓栓塞的风险更高[74]。此外，β-2 糖蛋白 I 的 IgG 抗体比 IgM 抗体产生血栓的风险更

高[76, 78]。三重阳性患者（即 LA、β-2 糖蛋白 I 抗体和抗心磷脂抗体阳性患者）出现血栓栓塞的风险特别高，44% 的患者在 10 年内发生血栓栓塞[79]。

需要将 APS 患者送往 ICU 的最常见表现是 VTE 或动脉血栓栓塞。对 APS 患者的回顾性研究发现，59% 的患者有 VTE，28% 的患者有动脉血栓栓塞，13% 的患者同时有 VTE 和动脉血栓栓塞[80]。在 ICU 中，主要是通过客观确切的临床表现（血栓栓塞和妊娠发病率）和明确的抗磷脂抗体的实验室证据来诊断 APS。

APS 患者 VTE 的治疗与其他血栓性疾病患者相似，但有几个重要的注意事项。有异常 LA 的 APS 患者通常基线时其活化凝血活酶时间（activated thromboplastin time，aPTT）延长。如果这些患者使用标准治疗范围，UFH 可能剂量不足。因此，基线 aPTT 延长的患者应使用 LMWH 治疗，或使用抗 Xa 肝素活性试验监测 UFH 治疗。

在 LA 阳性 APS 患者考虑使用 VKA 进行慢性抗凝治疗时，应采取类似的预防措施。这些患者的 LA 可延长 PT/INR，给医生造成治疗性抗凝的假象。因此，开始 VKA 治疗的 LA 阳性患者的应该使用发色因子 X 活性测定将 INR 进行校正（治疗范围为 20%～40%）[75, 81, 82]。如果 APS 患者在常规强度抗凝的情况下出现复发性血栓栓塞事件，该试验也可能有用。这时可能需要更高的 INR 目标范围或其他可替代的抗凝血药（如 LMWH、磺达肝癸钠）[75, 83]。

对于 APS 和动脉血栓栓塞的患者，我们也更喜欢抗凝而不是抗板药物。尽管一项研究表明阿司匹林和华法林对动脉血栓栓塞同样有效，但参与者并未达到 APS 的标准[84]。

12. 暴发性抗磷脂抗体综合征

暴发性抗磷脂抗体综合征（catastrophic

antiphospholipid syndrome，CAPS）是一种罕见的（APS 患者中<1%）可能危及生命的 APS，其特征是由于弥漫性微血管血栓形成导致的多器官（肾脏、大脑、皮肤、肝脏等）功能障碍。CAPS 通常由感染、大手术或免疫抑制、抗凝治疗中断引起。几乎所有 CAPS 患者都需要 ICU 的治疗。表 20-2[85] 显示了 CAPS 相关器官受累的常见表现。

CAPS 被认为是内皮细胞、单核细胞和血小板广泛激活并伴有组织因子表达和凝血级联的弥散激活的结果，会导致广泛的微血管血栓形成和组织梗死。疑似 CAPS 患者的鉴别诊断通常包括严重脓毒症、血栓性血小板减少性紫癜、溶血性尿毒症综合征、DIC、感染性暴发性紫癜和 HIT。

多模式治疗是有效治疗 CAPS 的必要手段。治疗的主要方法包括抗凝（如基于体重的 UFH 滴定至 aPTT 或抗Ⅹa 肝素的治疗水平）和皮质类固醇等免疫抑制 [如静脉注射甲泼尼龙 1000mg/d，持续 3～5 天，然后 1～2mg/(kg·d)，持续 2～3 周]。除抗凝和皮质类固醇激素外，经常使用的二线疗法包括静脉注射免疫球蛋白 [总剂量 2000mg/kg；400mg/(kg·d)，5 天或 1000mg/(kg·d)，

2 天]、血浆置换和利妥昔单抗（每周 375mg/m^2，4 周）。纤溶剂通常用于治疗危及生命或肢体的静脉或动脉血栓形成。三线疗法包括环磷酰胺、前列环素 [5ng/(kg·min)，持续 7 天（根据病例报道）] 和去纤溶肽 [100～275mg/(kg·d)，至少持续 3 周]。新的数据表明，厄瓜利珠单抗可能是 CAPS 的有效治疗方法[86]。

CAPS 潜在的参与因素的处理也极为重要。这些措施包括针对感染的广谱抗生素、休克时积极的血流动力学复苏、坏死组织的清创或截肢、机械通气、肾脏替代治疗、严格的血糖控制、胃酸抑制，在肾动静脉血栓形成的情况下控制恶性高血压。应尽量减少血管内植入物，尤其是动脉内置管，因为有可能导致新的血栓形成[87]。

尽管进行了各种治疗，CAPS 的死亡率仍然高达 48%。与不良预后和死亡率相关的临床表现包括肾脏、脾脏、肺和肾上腺受累，以及 SLE 病史。大约 25% 的幸存者会发生进一步的 APS 相关事件，但很少发生复发性 CAPS[87]。

（三）高凝状态的诊断方法

由于遗传性高凝状态的检测费用昂贵，并且

表 20-2　暴发性抗磷脂综合征的临床表现

器官系统	临床表现
血液系统	Coombs 阳性溶血性贫血、自身免疫性血小板减少症、DIC、骨髓梗死
颅脑	梗死、脑病、癫痫发作、短暂性脑缺血发作
心脏	瓣膜病变（Libman-Sacks 心内膜炎）、心肌梗死、心力衰竭
肾脏	血清肌酐升高 50%、严重的全身性高血压（>180/100mmHg）和（或）蛋白尿（>500mg/24h）
肺	急性呼吸窘迫综合征（最常见）[68]、心输出量和肺毛细血管楔压正常的肺动脉高压、肺出血
皮肤	网状青斑、皮肤溃疡、手指缺血、紫癜、皮肤坏死
血管	静脉和（或）动脉血栓栓塞，包括深静脉血栓形成、肺栓塞、四肢动脉血栓栓塞、门静脉和下腔静脉血栓形成、视网膜动脉和静脉血栓形成

DIC. 弥散性血管内凝血

尚未证明对患者预后有显著影响，因此对可能从结果中获益的个体进行血栓检测应该有一个强有力的临床依据。

除了疑似 CAPS 患者的 HIT 和 APS 外，在急性血栓形成时（包括在 ICU 内）通常不适合进行检查，因为急性血栓形成及其治疗可能会影响测试结果。表 20-3 总结了高凝状态的适当实验室检查手段。

三、病理生理学

导致静脉血栓形成的确切事件顺序尚不完全清楚，并且可能由于遗传和后天因素之间的动态相互作用而有所不同。在一个假说里，血液淤滞引起的缺氧或静脉壁的直接损伤导致内皮破坏或激活，血管管腔表面的组织因子暴露触发启动了凝血级联反应，导致凝血酶生成和纤维蛋白沉积[88, 89]。因此，许多静脉血栓出现在血流趋于停滞的瓣膜囊中，或出现在血管破裂的特定区域，如 CVC 置入部位。

下肢近端 DVT 是 PE 最常见的来源。在未经治疗的近端 DVT 患者中，约有一半将继续发展为 PE。PE 的其他来源包括盆腔、肾静脉或上肢静脉、右心。肺栓塞通常发生在 DVT 出现后 3～7 天。在进入肺部后，大血栓可能会阻塞主要肺动脉并引起明显的心血管症状，或者它可能会分解成较小的血栓向远端移动，在远端更可能产生胸膜炎性胸痛。血栓最常携带到下肺叶，因为血液优先流向该部位[90]。

低氧血症由肺血管阻塞和肺内血液分流引起，导致通气/灌注不匹配增加，经常导致肺泡-小动脉氧梯度升高。对于存在卵圆孔未闭的患者，肺动脉高压的进行性加重可能会导致右向左的房内分流，从而使得低氧进一步加重，罕见的

情况下还会出现反常栓塞[91, 92]。PE 的血流动力学表现多样，取决于血管阻塞的程度和基础的心肺疾病。PE 引起的肺动脉床横截面积的减少导致肺血管阻力增加。肺动脉高压抑制右心室内血的流出，导致左心室前负荷降低，最终导致心输出量减少和全身性低血压。进行性血管阻塞和低氧血症促进了血管收缩增加，使得肺动脉压进一步升高，从而造成恶性循环。当正常 RV 不能产生足够的收缩压来维持肺灌注时，它会出现急性衰竭。RV 衰竭通常发生在平均肺动脉压力上升到 40mmHg 以上时。由于肺循环具有较大的储备容量，通常需要 50% 以上的阻塞才能促使平均肺动脉压显著升高。先前患有心肺疾病的患者的生理储备比健康人少，因此在肺血管阻塞程度较低时也可能发展为右心衰竭[93, 94]。

四、预防

Meta 分析表明，VTE 的药物预防可将症状性 DVT、PE 和致命性 PE 的风险降低约 50%，但主要出血量会适度增加[95]。UFH、LMWH 和磺达肝素钠均已被证明对内科疾病患者有效[96-99]。每天 3 次 UFH 可能比每天 2 次 UFH 的出血风险更高[100]。对于危重患者，达特肝素比每天 2 次 UFH 的 DVT 风险更低[101]。

大型前瞻性多中心调查表明，VTE 并没有得到足够的预防[102]。已证明可改善 VTE 预防并减少 VTE 的策略包括计算机警报和强制性临床决策支持智能医嘱集[103-105]。VTE 预防的策略不能确保其有效实施。回顾性研究表明，12% 的 VTE 预防措施并未完成，主要是由于拒绝。在 5% 的患者中，75% 或更多的 VTE 预防措施未能实施[106]。一项对普通外科和创伤患者的回顾性研究发现，遗漏两种或两种以上剂量的预防与 VTE

表 20-3　血栓形成条件的实验室检测

条　件	测　试	时　机	错误结果的潜在原因
V 因子 Leiden 突变	活化蛋白 C 抗性	任何时间	抗 Xa 水平 >1.0U/ml
	基于 V 因子 Leiden 突变的 PCR	任何时间	DNA 污染
凝血酶原基因突变	基于 II 因子的 PCR 监测	任何时间	DNA 污染
蛋白 C 缺乏症	蛋白 C 活性（如果异常，则检测蛋白 C 抗原）	抗凝前或停药后	急性血栓形成，DIC，华法林，维生素 K 缺乏，抗 Xa 水平 >1.0U/ml，狼疮抗凝药，凝血因子 VIII 浓度升高，肝病
蛋白 S 缺乏症	蛋白 S 活性（如果异常，则检测总蛋白和游离蛋白 S 抗原）	抗凝前或停药后	急性血栓形成，DIC，华法林，维生素 K 缺乏，雌激素治疗，妊娠 / 产后，抗 Xa 水平 >1.0U/ml，狼疮抗凝血药，VIII 因子浓度升高，肝病
抗凝血酶缺乏症	抗凝血酶活性（如果异常，则检测抗凝血酶抗原）	在抗凝前或停药后	急性血栓形成，DIC，华法林，维生素 K 缺乏症，抗 Xa 水平 >1.0U/ml，狼疮抗凝血药，VIII 因子浓度升高，肝病，肾病综合征
异常纤维蛋白原血症	纤维蛋白原活性（如标准 Clauss 纤维蛋白原测定），凝血酶时间，纤维蛋白原抗原，爬虫酶时间	在使用肝素或直接凝血酶抑制药抗凝之前	肝素（凝血酶时间对肝素非常敏感，纤维蛋白原不太敏感，爬虫酶时间和纤维蛋白原抗原不敏感），直接凝血酶抑制药影响凝血酶时间和纤维蛋白原活性，骨髓瘤蛋白，肝病
高同型半胱氨酸血症	同型半胱氨酸水平	空腹，随时加载或不加载蛋氨酸	肾功能不全，维生素 B_{12} 缺乏，叶酸缺乏
因子 VIII 水平升高	因子 VIII 活性	血栓事件后至少 6 个月，无炎症	急性期反应（如感染、炎症、术后）、肝素、直接凝血酶抑制剂、DIC
IX 因子水平升高	IX 因子抗原	停用华法林后发生血栓事件至少 6 个月	急性血栓形成，DIC，华法林，维生素 K 缺乏，肝病
XI 因子水平升高	XI 因子抗原	血栓事件后至少 6 个月	急性血栓形成，DIC，严重肝病
肝素诱导的血小板减少症	ELISA 检测	任何时间	免疫球蛋白水平升高
	血清素释放测定	任何时间	
抗磷脂综合征	活化部分凝血活酶时间（低磷脂试剂）+ 与正常血浆混合检查	在诊断血栓事件时和至少 12 周后	肝素，直接凝血酶抑制药
	用确认程序稀释罗素蝰蛇毒液时间	在诊断血栓事件时和至少 12 周后	抗 Xa 水平 >1.0U/ml，直接凝血酶抑制药，磺达肝素，华法林，因子 X、V 和 II 抑制药
	血小板中和程序	在诊断血栓事件时和至少 12 周后	肝素，V 因子缺乏症 / 抑制药
	抗心磷脂抗体 ELISA	在诊断血栓事件时和至少 12 周后	类风湿因子、梅毒和 HIV 可导致检测呈阳性，必须排除
	b-2- 糖蛋白 I 抗体 ELISA	在诊断血栓事件时和至少 12 周后	类风湿因子可产生假阳性结果

ELISA. 酶联免疫吸附试验；PCR. 聚合酶链反应

风险显著增加相关[107]。因此，采用策略来确定增加 VTE 预防完成率是一项保证患者安全的重要优先事项。

　　值得注意的是，VTE 预防可能不会对所有住院患者产生有利的风险收益比。已为住院医疗患者（基于 Padua 评分专家意见和基于证据的改善评分）和外科患者（Caprini 模型和 Rogers 评分）开发了几种风险评估工具[108-111]。Padua 模型、改善模型和 Caprini 模型已在独立患者群体中得到验证[112-114]。考虑到其疾病的严重性，所有 ICU 患者都可能从 VTE 预防中获益。然而，实施包含这些风险分层模型之一的 VTE 预防指令集有可能改善 VTE 预防的风险 - 效益平衡，所有医疗机构都应考虑这一点（表 20-4 至表 20-6）。表 20-7 概述了可用的药理学 VTE 预防方案。

　　VTE 的药物预防会导致出血的风险增加相关，在出血高风险患者中，这可能超过其获益。IMPROVE 调查确定了许多与抗凝血药相关出血风险增加相关的变量[115]。一项 IMPROVE 出血风险评分的验证研究正在进行中。对于出血风险增加的患者，间歇性气压加压装置已被证明可降低 DVT 的风险[116]。相反，分级加压袜似乎不会降低 VTE，但会增加皮肤破裂并发症的风险[117]。

五、诊断

　　识别 VTE 的存在具有挑战性，因为症状和体征既不敏感也不特异。因此，诊断中最重要的一步是保持怀疑[90, 118]。这一目标最好通过仔细关注每位患者的风险因素、症状和体征来实现。虽然仅凭临床评估不足以明确 VTE 的诊断，但临床完形和临床预测规则都有助于确定门诊患者验前概率[48, 50-53]。临床验前概率模型，如 Wells 标准和肺栓塞排除标准（pulmonary embolism rule-

表 20-4　Padua VTE 风险评估模型

临床特点	得　分
活动性癌症 [局灶或远处转移和（或）在 6 个月内接受化疗或放疗的患者]	3
既往 VTE（排除浅静脉血栓）	3
行动不便（卧床休息，带浴室特权 3 天或更长时间）	3
已知的血栓形成倾向	3
近期手术或外伤（1 个月之内）	2
年龄≥70 岁	1
心力衰竭和（或）呼吸衰竭	1
急性心肌梗死或缺血性脑卒中	1
急性感染和（或）风湿免疫系统障碍	1
肥胖（BMI 值≥30）	1
正在进行激素治疗	1

低风险：3 分或以下；高风险：≥4 分
BMI. 体重指数；VTE. 静脉血栓栓塞
经 John Wiley & Sons, Inc. 许可转载，改编自 Barbar S, Noventa F, Rossetto V, et al. A risk assessment model for the identification of hospitalized medical patients at risk for venous thromboembolism: The padua prediction score. J Thromb Haemost. 2010; 8(11): 2450-2457.© 2010 International Society on Thrombosis and Haemostasis 版权所有

out criteria, PERC）是 DVT 和 PE 诊断的基础（表 20-8 至表 20-10）[119-121]。

　　重症患者 VTE 的诊断尤其具有挑战性，因为潜在的慢性系统性疾病及叠加的急性疾病可能模仿或掩盖 VTE 的典型体征和症状。此外，常见的 VTE 临床预测模型在 ICU 环境中可能无效[122]。此外，VTE 的客观检测可能因机械通气、休克和肾衰竭等相对禁忌证而被排除。

（一）症状和体征

　　虽然大多数 DVT 始于小腿，但通常只有近

表 20-5　改善 VTE 风险评估评分　　　　　　　　　　　　　　　　　　　　（续表）

临床特点	得　分
既往 VTE	3
已知的血栓形成倾向	2
下肢麻痹	2
癌症活动	2
行动不便≥7 天（包括住院前及住院的时间）	1
入住 ICU/CCU	1
年龄＞60 岁	1

低风险：0～1 分；中等风险：2～3 分；高风险：4 分或更高

CCU. 心脏监护室；ICU. 重症监护室；VTE. 静脉血栓栓塞

经 Georg Thieme Verlag KG 许可转载，引自 Mahan CE, Liu Y, Turpie AG, et al. External validation of a risk assessment model for venous thromboembolism in the hospitalised acutely-ill medical patient (VTE-VALOURR). Thromb Haemost. 2014; 112: 692-699.

表 20-6　Caprini VTE 风险评估模型

临床特点	得　分
脑卒中（1 个月内）	5
择期的下肢大关节置换术	5
髋部、骨盆或腿部骨折（＜1 个月）	5
急性脊髓损伤（瘫痪）（＜1 个月）	5
多发创伤（＜1 个月）	5
75 岁或以上	3
DVT/PE 病史	3
V 因子 Leiden 阳性	3
凝血酶原基因 G20210A 突变阳性	3
血清同型半胱氨酸升高	3
狼疮抗凝血药阳性	3
抗心磷脂抗体升高	3
HIT（不使用肝素或低分子肝素）	3
其他先天性或获得性血栓形成倾向	3
血栓家族史	3
61—74 岁	2
关节镜手术	2

临床特点	得　分
恶性肿瘤（现在或既往）	2
腹腔镜手术（＞45min）	2
患者卧床（＞72h）	2
石膏制动（＜1 个月）	2
中心静脉置管	2
大手术（＞45min）	2
41—60 岁	1
腿肿胀（目前）	1
静脉曲张	1
超重 / 肥胖（BMI 值＞25）	1
有小手术的计划	1
脓毒症（＜1 个月）	1
急性心肌梗死	1
充血性心力衰竭（＜1 个月）	1
卧床休息的内科患者	1
炎性肠病病史	1
既往大手术史（＜1 个月）	1
慢性阻塞性肺疾病	1
严重的肺疾病，包括肺炎（＜1 个月）	1
口服避孕药或激素替代疗法	1
妊娠或产后（＜1 个月）	1
不明原因的胎儿死亡或反复自然流产史（≥3 次），早产伴毒血症或婴儿生长受限	1

低风险 =0～1 分，早期活动；中等风险 =2 分，肝素 5000U sc q12h 或气动加压装置；高风险 =3～4 分，肝素 5000U sc q8h，或依诺肝素 40mg q24h（体重＜150kg），或依诺肝素 30mg sc q24h（肌酐清除率＜30ml/min 和体重＜150kg），或依诺肝素 30mg sc q12h（体重＞150kg），可选择添加气动加压装置；极高风险 =5 分或更高，高风险药物，可选择气动加压装置

BMI. 体重指数；DVT. 深静脉血栓形成；HIT. 肝素诱导的血小板减少症；PE. 肺栓塞；VTE. 静脉血栓栓塞；sc. 皮下；q. 每

经 Georg Thieme Verlag KG 许可转载，引自 Caprini JA, Arcelus JI, Hasty JH, et al. Clinical assessment of venous thromboembolic risk in surgical patients. Semin Thromb Hemost. 1991; 17(suppl 3): 304-312.

表 20-7 可选的 VTE 预防措施

普通肝素
- 5000U sc q8～12h
- 7500U sc q8h（肥胖剂量 BMI 值≥40）

低分子肝素
- 达肝素 5000U sc q24h
- 7500U q24h（肥胖剂量 BMI 值≥40）（数据有限）
- 依诺肝素 40mg sc q24h（一般内科和外科预防）
- 依诺肝素 30mg sc q24h（肾功能调整，CrCl 20～30ml/min）
- 依诺肝素 40mg sc q12h（肥胖剂量 BMI 值≥40）
- 依诺肝素 30mg sc q12h（骨科手术预防）

戊糖
- 磺达肝素 2.5mg sc q24h
- 肾功能调整：CrCl<30ml/min 患者避免使用，CrCl 30～50ml/min 患者慎用

直接凝血酶抑制药
- 达比加群（口服直接凝血酶抑制药）
- 髋关节置换手术后止血确切时，每 1～4 小时口服 110mg，然后口服 220mg，每天 1 次，28～35 天
- 避免在 CrCl<30ml/min 或硬膜外 / 椎管内镇痛的患者中使用

直接Ⅹa 因子抑制药
- 阿哌沙班（口服直接Ⅹa 因子抑制药）
  - 2.5mg 口服 BID×35 天，髋关节置换术后一旦止血确切，12～24h 开始
  - 2.5mg 口服 BID×12 天，膝关节置换术后一旦止血确切，12～24h 开始
  - 在 CrCl<25ml/min 或存在椎管内镇痛的患者中应避免使用
- 利伐沙班（口服直接Ⅹa 因子抑制药）
  - 10mg 口服，每天 1 次 ×35 天，髋关节置换术后一旦止血确切，6～10h 开始
  - 10mg 口服，每天 1 次 ×12 天，膝关节置换术后一旦止血确切，6～10h 开始
  - CrCl<30ml/min 和椎管内镇痛的患者避免使用

BID. 每天 2 次；BMI. 体重指数；CrCl. 肌酐清除率；q. 每；sc. 皮下；VTE. 静脉血栓栓塞

表 20-8 Wells 临床 DVT 模型

临床特征	得 分
癌症活动（在 6 个月内正在接受肿瘤治疗或近期接受姑息治疗）	1
下肢瘫痪、麻痹或近期石膏固定	1
最近卧床 3 天或以上，或在过去 12 周内做过大手术，需要全身或区域麻醉	1
沿深静脉系统分布的局部压痛	1
整条腿水肿	1
小腿肿胀，较无症状侧大至少 3cm（在胫骨结节下方 10cm 测量）	1
凹陷性水肿局限于有症状的腿	1
侧支浅静脉（非曲张性）	1
既往深静脉血栓的记录	1
至少与 DVT 类似的诊断	-2

评分≤0 分表示 DVT 的验前概率较低，1 分或 2 分表示 DVT 的风险为中等，3 分或更高表示 DVT 的风险较高
DVT. 深静脉血栓形成

经 Massachusetts Medical Society 许可转载，引自 Wells PS, Anderson DR, Rodger M, et al. Evaluation of D-dimer in the diagnosis of suspected deep-vein thrombosis. N Engl J Med. 2003; 349: 1227-1235. © 2003 Massachusetts Medical Society 版权所有

大多数急性 PE 患者至少出现以下一种症状：呼吸困难、胸膜性胸痛或呼吸急促。其他表现可能包括心动过速、第二心音的肺音成分、发热、爆裂声、胸膜摩擦和（或）喘息。胸膜炎性胸痛和咯血更常见于小的外周栓子导致的肺梗死。在不明原因的呼吸困难、晕厥或突然低血压的病例里，必须始终考虑 PE。PE 的症状和体征是非特异性的，常见于患有其他心肺疾病的患者，包括肺炎、慢性阻塞性肺疾病加重、气胸、心肌梗死、心力衰竭、心包炎、肌肉骨骼疼痛或创伤、胸膜炎、恶性肿瘤，以及偶尔腹腔疾病，如急性胆囊炎或肾结石。

端静脉受累后，症状和体征才会被注意到[90]。DVT 的最初临床表现可能包括发热、红斑、肿胀、疼痛或压痛，可能是急性、进行性或自发消退。蜂窝织炎、创伤、腘窝囊肿或肌肉骨骼疼痛均可引起类似于急性 DVT 的症状和体征。

表 20-9　Wells 临床肺栓塞模型

临床特征	得　分
癌症活动（在 6 个月内正在接受癌症治疗或近期接受姑息治疗）	1
过去 4 周内手术或卧床 3 天或更长时间	1.5
深静脉血栓或肺栓塞病史	1.5
咯血	1
心率>100 次 / 分	1.5
肺栓塞被认为是最可能的诊断	3
与深静脉血栓形成相符的临床体征和症状	3

<2 分表示肺栓塞的可能性很低，2～6 分表示中等概率为肺栓塞，超过 6 分表示肺栓塞的可能性很高

引自 Kearon C, Ginsberg JS, Douketis J, et al. An evaluation of D-dimer in the diagnosis of pulmonary embolism:a randomized trial. Ann Intern Med. 2006；144(11): 812-821. © 2006 American College of Physicians 版权所有

表 20-10　修订的肺栓塞日内瓦评分模型（简化版）

临床特征	得　分
既往 PE 或 DVT	1
心率 75～94 次 / 分	1
心率≥95 次 / 分	2
最近 1 个月内的手术或骨折	1
咯血	1
癌症活动	1
单侧下肢疼痛	1
下肢深静脉触痛和单侧水肿	1
年龄>65 岁	1

<2 分表示 PE 的可能性很低，2～4 分表示 PE 的概率中等，5 分或更高的分数表明 PE 的可能性很高

DVT. 深静脉血栓形成；PE. 肺栓塞

引自 Klok FA, Mos IC, Nijkeuter M, et al. Simplification of the revised Geneva score for assessing clinical probability of pulmonary embolism. Arch Intern Med. 2008; 168(19): 2131-2136.

考虑到临床快速失代偿的可能性，以及显著的相关发病率和死亡率，在 ICU 中，临床医生必须保持对 PE 的高度怀疑。低氧血症恶化、动脉二氧化碳减少伴自主呼吸（尤其是慢性肺病患者）、中心静脉压或肺动脉压升高或不明原因发热等细微体征都应被视为 PE 的潜在先兆。即使存在其他诊断，当存在提示性体征、症状和危险因素时，仍应该对 VTE 的可能性进行评估[123, 124]。

（二）临床预测模型

临床预测模型有助于评估患者的 VTE 风险，并确定合适的进一步评估方式。研究和验证最广泛的模型是 Wells 评分和 Geneva 规则（表 20-8 至表 20-10）。两者主要区别在于，Geneva 规则完全由客观标准组成，而 Wells 评分包含关于 PE 是否是患者症状最可能的病因的临床判断。比较这两种模型，在排除 VTE 的准确性或阴性预测价值方面没有大的差异。所有评分系统与 D- 二

聚体测量相结合表现良好，可识别不需要放射检查来排除 VTE 的低风险人群。PERC 是 Kline 及其同事开发的一种临床决策支持工具，用于识别出现胸痛的门诊患者，这些患者被认为 PE 风险较低，可避免进一步的诊断检查（表 20-11）。最近对包含 14 000 多名患者的 12 项研究进行的 Meta 分析证实了 PERC 的准确性。因此，PERC 被纳入了美国内科医师学会关于 PE 诊断的实践指南。

（三）D- 二聚体

D- 二聚体（交联纤维蛋白片段）的定量血浆测量已经在急性 DVT 和 PE 患者中的进行了广泛的研究。尽管可以有了多种廉价的 D- 二聚体检测手段，但由于其灵敏度高，因此首选快速定量酶联免疫吸附试验[130]。与验前概率模型相结

表 20-11　肺栓塞排除标准

临床特征	符合标准	不符合标准
年龄＜50 岁	0	1
初始心率＜100 次 / 分	0	1
吸空气的初始氧饱和度＞94%	0	1
没有单侧的腿部肿胀	0	1
无咯血	0	1
4 周内无手术或外伤	0	1
无静脉血栓栓塞的病史	0	1
没有使用雌激素	0	1

0 分的验前概率＜1%

经 John Wiley & Sons,Inc 许可转载, 引自 Kline JA, Courtney DM, Kabrhel C, et al. Prospective multicenter evaluation of the pulmonary embolism rule-out criteria. J Thromb Haemost. 2008; 6(5):772-780. © 2008 International Society on Thrombosis and Haemostasis 版权所有

合，敏感的酶联免疫吸附试验 D- 二聚体试验测量结果已被证明可安全排除门诊 VTE 低风险患者的 DVT 和 PE[119, 120, 125]。不幸的是，许多临床条件（包括癌症、炎症、感染、妊娠、近期手术）都会导致 D- 二聚体水平升高，这使得该检测对未经选择和住院的患者不太有用[131]。对于这些病例，有必要进行客观的放射学检查以确认 / 排除诊断[132]。由于 D- 二聚体水平随着年龄的增长而增加，已经提出了年龄特异性 D- 二聚体阈值，以增加 D- 二聚体检测在老年人中的效用。Schouten 等在 Meta 分析中指出，这种方法可以提高 50 岁以上个体的特异性，同时保持良好的敏感性[133]。

（四）急性深静脉血栓形成的诊断

静脉加压超声检查是诊断症状性近端 DVT 的首选无创检查，其加权敏感性和特异性分别

为 95% 和 98%[134]。尽管根据检查结果开始或停止治疗通常是合适的，当结果与临床评估不一致仍有例外。例如，在临床高度怀疑 DVT 的情况下，加压超声结果阴性将需要进一步检查，如静脉造影、磁共振成像或计算机断层静脉造影（computed tomographic venography，CTV）。双功能超声检查也可用于检测上肢 DVT。静脉超声检查的局限性包括对无症状 DVT 和盆腔静脉血栓不敏感，依赖于操作人员的技能，以及在有症状的患者中难以区分急性和慢性 DVT[135]。

MRI 和 CTV 被越来越多地用于诊断 DVT。MRI 的准确性高，并具有多重优势，包括下腔静脉和盆腔静脉的分辨率高，诊断上肢 DVT 准确，可同时进行胸部和双侧肢体检查，区分急性和慢性疾病，以及无电离辐射[136]。然而，MRI 昂贵、耗时，不便携带，带有金属装置或患有幽闭恐惧症患者无法使用。与 MRI 一样，CT 血管造影（computed tomographic angiography，CTA）/CTV 具有可以在一次检查中同时评估 PE 和 DVT 的优势。CTV 对 DVT 的监测非常准确的，在骨盆和大腿上部成像方面可能特别有用[136]。在 PIOPED Ⅱ 试验中，同时使用 CTV 进行腿部评估将 CTA 的敏感性从 83% 提高到 90%，尽管总体诊断率的微小改善可能不需要与 CTV 相关的额外照射[137]。静脉造影术已经很少再进行。

病例 5

一名既往体健的女性在家中发生一过性晕厥后被送进医院[138]。没有明确的诱发因素，但她在过去 3 天一直主诉呼吸困难。她吸空气时血氧饱和度为 89%，心率 110 次 / 分，血压正常。她的身体检查和实验室检查结果都无明显异常。心电图为窦性心动过速伴右束支传导阻滞，前壁导联和下壁导联 T 波倒置。

（五）急性肺栓塞的诊断

胸部增强 CTA 是 PE 的首选成像程序，因为它能够显示主肺动脉、肺叶动脉、肺段动脉和肺亚段动脉的栓塞，以及其他可以类似 PE 的胸部疾病。在中或高概率 PE 患者中，CTA 异常的阳性预测值分别为 92% 和 96%。在 PE 临床可能性较低的患者中，CTA 的正常结果具有 96% 的阴性预测值，这些都支持使用多层 CTA 作为大多数患者可疑 PE 的独立影像学手段。该方法可与 D- 二聚体联合使用，对低至中等风险患者具有良好的阴性预测值[139]。

不幸的是，由于运动伪影或造影时间的不恰当，5%～8% 的 CTA 在技术上是不充分的[132]。因此，临床上高度怀疑时，PE 不应过早地被除外。当与 V/Q 扫描进行头对头比较时，CTA 可以识别更多的 PE 患者，尽管这些额外识别的 PE 的临床意义尚未阐明[140]。CTA 还具有检查快速的优势。CTA 的缺点包括对比剂的不良反应风险（如过敏反应或肾毒性）和缺乏便携性。ICU 患者的肌酐清除率通常过高。

虽然胸部 CTA 是 PE 的一种优越的影像学检查，在某些疑似 PE 的病例中仍使用 V/Q 扫描检查。V/Q 扫描通常被解读为正常或 PE 的低、中或高概率。正常扫描基本可以排除 PE 的诊断。在 PIOPED 研究中，当临床高度怀疑 PE 时，高概率的肺部扫描患者中有 96% 存在 PE。然而，对于 PE 临床验前概率较高的患者，66% 的中等概率的患者和 40% 的低概率的患者通过肺动脉造影后来诊断为 PE[141]。这强调了当临床高度怀疑 PE 时，低概率和中等概率扫描通常是没有诊断意义。然而，在 PE 临床验前概率较低的情况下，在 95% 以上的病例中，正常或低概率扫描可正确地除外 PE。V/Q 扫描通常用于对比剂过敏或有对比剂肾毒性风险的患者的 PE 成像，以及用于孕妇以减少胎儿辐射暴露[132]。

MRI 具有良好的敏感性和特异性，可同时检测 DVT 和 PE。然而，磁共振血管造影和磁共振静脉造影在技术上很困难，导致 52% 的 PIOPED Ⅲ 研究的患者没有充分的结果[142]。因此，只有在标准检查存在禁忌证的患者，在能够常规进行这项检查的中心，才应考虑这种方式。

肺动脉血管造影术是一种敏感和特异的检测方法，用于确认或排除急性肺栓塞，并且仍然是"金标准"诊断技术。在来自 PIOPED 研究的 1111 例患者中，3% 的检查不能明确诊断，1% 的检查未完成，通常是由于并发症。虽然并发症在 ICU 中更常见，但血管造影通常被认为是相当安全的，主要发病率和死亡率分别为 1% 和 0.5%。严重并发症包括呼吸衰竭（0.4%）、肾衰竭（0.3%）和需要输血的出血[143]。肺动脉造影通常只适用于微创检查无法诊断的患者。为避免与血管造影相关的潜在并发症，诊断疑似但未确诊的 PE 患者时，通常使用下肢双功能超声代替血管造影。

（六）静脉血栓栓塞症诊断的综合方法

为了最大限度地减少患者电离辐射暴露和整体医疗保健成本，一种有效且具有成本效益的 VTE 诊断方法集成了验前概率模型，如 Wells 标准和 PERC，以及 D- 二聚体和影像学检查。与 D- 二聚体检测相结合，Wells 标准对于疑似血栓栓塞的门诊患者可安全排除 VTE。PERC 有助于确定低风险的患者，在这些患者中，不用影像学检查即可除外 PE。图 20-1 和图 20-2 显示了将 Wells 标准和日内瓦评分与 PERC 和 D- 二聚体检测相结合诊断 DVT 和 PE 的示意图。

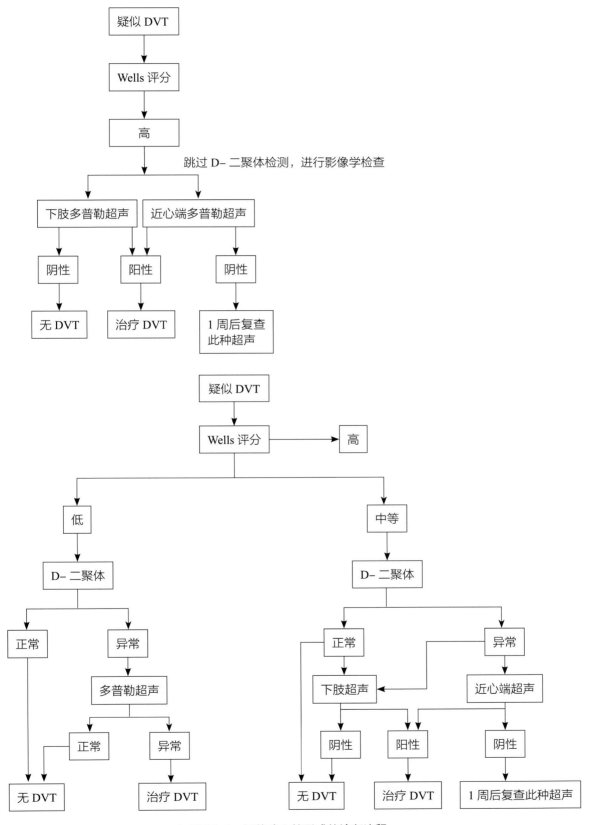

▲ 图 20-1　深静脉血栓形成的诊断流程

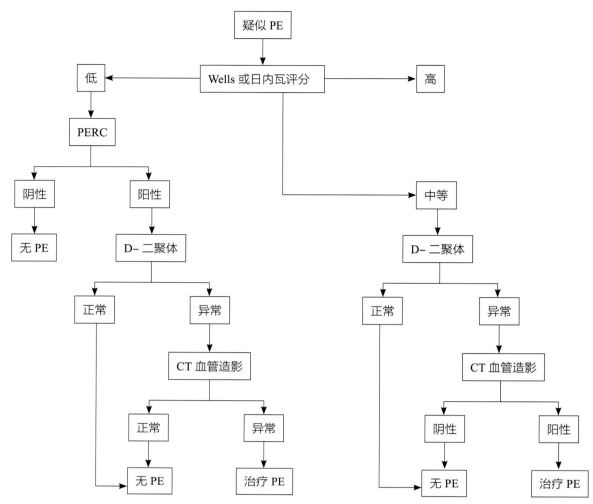

▲ 图 20-2　肺栓塞的诊断流程
PE. 肺栓塞；PERC. 肺栓塞排除标准

（七）风险分层

风险分层对于选择适当的治疗策略至关重要。传统上，根据血流动力学损害，以及是否存在心室应变，PE 被分类为大面积、次大面积和正常风险。大面积 PE 定义为存在低血压，收缩压在 90mmHg 或更低，或需要血管活性药物维持足够的器官灌注。大面积 PE 需要及时的干预，是一种医疗上的急症[132]。

次大面积肺栓塞主要表现为 RV 功能障碍，经过超声、CT 检查，心导管发现右心压力升高，或者利钠肽或肌钙蛋白升高证实。这些患者发生

血流动力学紊乱的风险增加，并且通常一开始就需要住院监测。没有这些特征的患者被认为是正常风险，可以出院进行门诊治疗[132]。

包括肺栓塞严重程度指数（Pulmonary Embolism Severity Index，PESI）（表 20-12）和 HESTIA 标准（表 20-13）在内的多项基于证据的风险分层工具已经被用于确认并发症风险低的 PE 患者，这些患者可在门诊治疗[144, 145]。其中，PESI 评分及其简化版本 sPESI 已经得到最广泛的验证。在一项多中心、前瞻性、开放性随机临床研究中，Aujesky 等发现 PESI 评分能够识别低风险 PE 患者，这些患者不管是住院还是门诊治疗的效果都

表 20-12　PESI 评分

预测指标	赋　分
年龄	按年龄的数值计算
意识状态改变[a]	+60
收缩压＜100mmHg	+30
癌症病史	+30
动脉血氧饱和度＜90%[b]	+20
体温＜36℃	+20
呼吸频率≥30 次 / 分	+20
脉搏≥110 次 / 分	+20
男性	+10
心力衰竭病史	+10
慢性肺疾病病史	+10

患者的总分是通过将患者的年龄（以岁为单位）和每个适用预测指标的分数相加而获得的。分数分别对应于以下风险等级：Ⅰ级（极低风险）：≤65；Ⅱ级（低风险）：65～85；Ⅲ级（中度风险）：86～105；Ⅳ级（高风险）：106～125；Ⅴ级（非常高风险）：＞125

PESI. 肺栓塞严重程度指数

a. 精神状态改变被定义为意识模糊、定向障碍、嗜睡、木僵或昏迷

b. 有或没有吸氧的慢性阻塞性肺疾病

改编自 Aujesky D, Obrosky DS, Stone RA, et al. Derivation and validation of a prognostic model for pulmonary embolism. Am J Respir Crit Care Med. 2005; 172: 1041-1046.

一样[146]。HESTIA 标准也被证明有助于确定可以在门诊治疗的患者[147]。

由于右心室扩大（right ventricular enlargement, RVE）是 PE 引起的血栓负荷和血流动力学紊乱的重要标志，因此超声心动图和 CT 等影像学检查也被用于 PE 患者的危险分层。在一项包含431 例 PE 患者的回顾性研究中，CT 上 RVE 是30 天死亡率的独立预测因素（HR=5.17，95%CI 1.63～16.35）[148]。一项纳入 10 项正常血压的PE 患者 Meta 分析表明，CT 发现的 RVE 与总体

表 20-13　HISTIA 标准

标　准
• 血流动力学不稳定（例如，HR＞100 次 / 分，收缩压＜100mmHg，需要入住 ICU）
• 需要溶栓或取栓
• 出血风险高 [例如，14 天内胃肠道出血，近期脑卒中（4 周内），近期手术（2 周内），血小板＜75 000/μl，不受控制的 HTN（收缩压＞180mmHg，舒张压＞110mmHg）]
• 需要补充 O$_2$ 以保持氧饱和度＞90% 超过 24h
• 抗凝治疗期间出现肺栓塞
• 静脉使用镇痛药＞24h
• 因医学或社会原因住院＞24h
• 肌酐清除率＜30ml/min
• 严重肝功能损害
• 妊娠
• HIT 病史

这里的任何标准都不包括门诊患者

ICU. 重症监护室；HIT. 肝素诱导的血小板减少症；HR. 心率；HTN. 高血压

经许可转载，改编自 Georg Thieme Verlag KG, from Zondag W, den Exter PL, Crobach MJ, et al. Comparison of two methods for selection of out of hospital treatment in patients with acute pulmonary embolism. Thromb Haemost. 2013;109:47-52.

死亡风险（OR=1.8，95%CI 1.3～2.6）、PE 死亡（OR=7.4，95%CI 1.4～39.5）和 PE 相关并发症（OR=2.4，95%CI 1.2～4.7）[149] 增加相关。然而，CT 仅用于鉴别有并发症风险的患者，因此不应单独用于用来决定治疗。

超声心动图也被用于确定 RV 的过负荷以评价 PE 的预后。然而，一项 Meta 分析指出，超声心动图对早期全因死亡率（0.62，95%CI 0.41～0.92）和 PE 相关的死亡率（0.36，95%CI 0.20～0.80）的阴性似然比不令人满意。这一结果可能反映了缺乏 RV 功能障碍的超声心动图标准，以及区分急性和慢性 RV 过负荷的困难[150]。因此，目前依靠超声心动图来鉴别低风险 PE 患者还为时过早。

在 RV 牵张时从心肌细胞释放的心脏生物标志物（如肌钙蛋白 I 和 T，以及 NT-pro-BNP）也被证明可用于 PE 患者的预后评价。在一项多中心前瞻性研究中，Vuilleumier 及其同事发现，NT-proBNP 水平＜300pg/ml 对 3 个月时 PE 不良结局的阴性预测值为 100%（95%CI 91～100）[151]。在一项对 526 例确诊 PE 的血压正常的患者进行前瞻性验证研究中，Lankeit 等发现 214 例（1.9%）高敏肌钙蛋白 T＜14pg/ml 的患者中只有 4 例在 30 天时有不良后果。当高敏肌钙蛋白 T＜14 与 sPESI 评分为零时，127 例患者在 30 天时均无不良后果[152]。

临床和实验室生物标志物的组合可能是识别血压正常、不良后果风险低的患者的理想策略。Jimenez 等对血压正常的 PE 患者进行了一项多中心队列研究，以确定一项用于风险分层的多标志物预后评分。sPESI 和脑利钠肽水平＜100pg/ml 的组合在推导和验证队列中的阴性预测值分别为 99% 和 100%[153]。

PE 患者的治疗应以评估其不良结局风险为指导（表 20-14）。PESI＞Ⅱ级或 sPESI＞1 的血压正常的患者应进行额外的影像学和实验室风险评估，并保证最初的住院治疗，直到这些检查结果完成。这组患者如果超声心动图没有 RV 功能不全的表现或心脏生物标志物没有异常时，发生不良事件的风险应该较低或中等。这组患者可以考虑早期出院。超声心动图或心脏生物标志物异常的患者被认为是中低危患者，通常在医院进行治疗。超声心动图和心脏生物标志物异常的患者应该被认为处于不良结局的中高风险中，通常应该住院治疗。中高危 PE 患者需要根据具体情况考虑进行溶栓治疗。存在低血压的 PE 患者出现不良后果的风险很高。他们需要经常进行超声心动图检查，并强烈考虑溶栓治疗（表 20-14）[132]。

六、治疗

VTE 的治疗以使用抗凝治疗为中心，防止血块扩散，促进身体的自然溶栓过程，吸收血块并允许血管再通（表 20-15）。其他治疗方案包括溶栓治疗、IVC 过滤器放置和手术取栓。每种方法都有具体的适应证、优点和缺点。在大多数临床情况下，初始治疗通常会被延后，因为需要进行确认性检测。例外的情况包括临床验前概率高的

表 20-14　急性肺栓塞患者的死亡风险分类

30 天死亡风险	危险因素			
	低血压	PESI Ⅲ～V级	RV 功能不全	心脏生物标志物异常
高	有	选择性评估	有	可选测试
中－高	没有	有	有	有
低－中	没有	有	一个或两个都不存在	一个或两个都不存在
低	没有	没有	没有或不需要评估	没有或不需要评估

PESI. 肺栓塞严重程度指数；RV. 右心室

经 Oxford University Press 许可转载，改编自 Konstantinides SV, Torbicki A, Agnelli G, et al. 2014 ESC guidelines on the diagnosis and management of acute pulmonary embolism. Eur Heart J. 2014;35(43):3033, 3069; 3069a-3069k. © 2014 The European Society of Cardiology 版权所有

表 20-15　VTE 的治疗选择

普通肝素
- 80U/kg 静脉推注，然后 18U/(kg·h) 输注，根据 aPTT 比值调整

低分子肝素
- 达肝素 100U/kg sc q12h 或 200U/kg sc q24h
- 肾衰剂量调整：没有官方建议，谨慎使用；考虑 LMWH 抗 Xa 水平监测和剂量调整
- 依诺肝素 1mg/kg sc q12h 或 1.5mg/kg sc q24h
- FDA 批准的肾衰剂量调整，即 1mg/kg sc q24h（CrCl＜30ml/min）
- 亭扎肝素 175U/kg sc q24h
- 肾衰剂量调整：相同（IRIS 研究中没有生物累积的证据）

戊糖
- 磺达肝素 5～10mg sc q24h（体重＜50kg 时 5mg，体重 50～100kg 时 7.5mg，体重＞100kg 时 10mg
- 肾衰剂量调整：CrCl＜30ml/min 的患者避免使用；CrCl 30～50ml/min 的患者需谨慎使用

直接凝血酶抑制药
- 阿加曲班
  - 2g/(kg·min) 连续静脉输注，调整 aPTT 比值为 1.5～3.0（开始 2h 后和每一次剂量调整之后检查 aPTT）（正常肝功能）
  - 0.5μg/(kg·min) 连续静脉输注（Child-Pugh B 级和 C 级患者）
- 比伐卢定
  - CrCl＞60ml/min 0.15mg/(kg·h) IV
  - CrCl 45～60ml/min 0.075mg/(kg·h) IV
  - CrCl 30～44ml/min 0.05mg/(kg·h) IV
  - CrCl＜30ml/min 或肾替代疗法 0.025mg/(kg·h) IV
- 达比加群（口服直接凝血酶抑制药）
  - 开始静脉抗凝 5～10 天后口服 150mg BID
  - CrCl＜30ml/min 且转氨酶＞2×ULN 的肝损害患者避免使用

直接 Xa 因子抑制药
- 阿哌沙班（口服直接 Xa 因子抑制药）
  - 10mg 口服 BID×7 天，然后 5mg 口服 BID
  - 至少具有以下两种特征的患者：年龄≥80 岁，体重≤60kg，或血清肌酐≥1.5mg/dl，推荐剂量为 2.5mg 口服 BID
  - CrCl＜25ml/min 或 sCr＞2.5mg/dl，或肝功能不全（AST/ALT＞2×ULN 或胆红素＞1.5×ULN）的患者避免使用
- 依多沙班（口服直接 Xa 因子抑制药）
  - 60mg 口服，每天 1 次
  - 如果 CrCl 15～50ml/min 或体重≤60kg，每天 1 次，每次 30mg
  - CrCl＜15ml/min 的患者或儿童应避免使用
  - Child-Pugh B/C 级肝损害患者避免使用
- 利伐沙班（口服直接 Xa 因子抑制药）
  - 15mg 口服 BID×3 周，然后 20mg 每天 1 次
  - CrCl＜30ml/min 和 Child-Pugh B/C 级患者应避免使用
  - 下腔静脉滤器

ALT. 丙氨酸转氨酶；aPTT. 活化部分凝血活酶时间；AST. 天冬氨酸转氨酶；BID. 每天 2 次；CrCl. 肌酐清除率；FDA. 美国食品药品管理局；IV. 静脉注射；sc. 皮下；q. 每；ULN. 正常上限；VTE. 静脉血栓栓塞

a. 阿加曲班包装页剂量：https://www.gsksource.com/pharma/content/dam/GlaxoSmithKline/US/en/Prescribing_ Information/ Argatroban/pdf/ARGATROBAN.PDF. Accessed December 29, 2015.

经 John Wiley & Sons, Inc. 许可转载，引自 Kiser TH, Mann AM, Trujillo TC, et al. Evaluation of empiric versus nomogram-based direct thrombin inhibitor manage-ment in patients with suspected heparin-induced thrombocytopenia. Am J Hematol. 2011; 86: 267-272. © 2011 Wiley-Liss, Inc. 版权所有

患者，验前概率中等的患者如果检测结果需要延迟数小时，或临床场景提示延迟治疗导致不良结果可能性高[154]。

（一）抗凝

抗凝血药不直接溶解先前存在的凝块，而是可以防止血栓延伸，并通过身体的内源性纤维蛋白溶解系统间接减少血块负荷。有关 UFH、LMWH、磺达肝癸钠和华法林等传统抗凝血药的药代动力学和剂量的信息可以在 *Irwin and Rippe's Intensive Care Medicine*（第 93 章）[155] 中找到。对于 ICU 中的重症患者而言，UFH 是首选的静脉抗凝血药，因为它的半衰期短，并且可以用鱼精蛋白结合。多项临床试验表明，LMWH 在治疗急性 VTE 时是 UFH 的安全有效的替代方案，不需要实验室监测[156]。同样，磺达肝素是一种合成五糖，在初始治疗和预防 VTE 方面与 LMWH 和 UFH 一样有效[157]。虽然磺达肝癸钠引起 HIT 的风险极低，是对门诊患者比较适合的药物，但是由于其半衰期长，通过肾脏清除，并且没有拮抗药，对 ICU 患者并不实用。

除患有活动性癌症的患者外，大多数 VTE 患者将从肠外治疗转为华法林或直接口服抗凝血药进行短期或长期治疗。由于华法林需要至少 5 天才能达到治疗性抗凝，因此在开始治疗时需要与 UFH 或 LMWH 等快速起效的肠外抗凝血药合用。在华法林初始治疗期间未能使用肠外药物偶尔会出现华法林皮肤坏死的并发症，华法林皮肤坏死是一种促凝血状态，其特征是真皮血管血栓形成和皮肤溃疡，在脂肪腺区域比较常见。因此，建议肠外抗凝血药持续至 INR 达到 2 或更高至少 24h[158, 159]。

达比加群是一种口服凝血酶抑制药，已被美国 FDA 批准用于 VTE 的治疗、非瓣膜性心房颤动的血栓预防和骨科 VTE 的预防。RECOVER 试验显示，在使用肠外抗凝血药治疗至少 5 天后，达比加群与华法林对于急性 VTE 患者预防血栓复发的有效性和安全性是一样的[160, 161]。在过去 4 年中，FDA 批准了三种口服直接 X a 因子抑制药用于治疗 VTE：阿哌沙班、依多沙班和利伐沙班[155]。在 AMPLIFY 研究中，阿哌沙班在急性 VTE 治疗的前 6 个月里与 LMWH/ 华法林一样有效[162]。在 AMPLIFY-EXT 研究中，Agnelli 及其同事证明，阿哌沙班 2.5mg 每天 2 次在预防复发性 VTE 方面优于安慰剂，长期治疗（＞6 个月）VTE 时，出现临床相关的非大出血风险相似[163]。在 EINSTEIN 研究中，利伐沙班在 VTE 的初始和长期治疗方面被证明与 LMWH/VKA 一样有效[164, 165]。依度沙班是一种口服 X a 因子抑制药，在 HOKUSAI 研究中，在治疗 VTE 时被用于和华法林相比。与达比加群相似，在使用依度沙班之前进行了 5~10 天的静脉抗凝治疗[166]。因此，当使用依度沙班或达比加群治疗 VTE 时，起始的静脉治疗应至少使用 5 天。

尽管已证明每种直接口服抗凝血药在治疗 VTE 方面与常规抗凝血药一样安全有效，但这些药物的半衰期长，依赖于肾和（或）肝功能进行清除，以及缺乏现成的实验室监测手段和出血时无拮抗药，使其对重症患者的吸引力降低。

（二）溶栓治疗

对于 PE 患者，全身溶栓治疗仅适用于以低血压（收缩压＜90mmHg）和低氧血症（吸空气时 SpO_2＜90%）为特征的大面积 PE 患者，其死亡率可高达 58%[167]。溶栓治疗通常不用于次大面积 PE 的患者。在两项针对次大面积 PE 患者的随机对照试验中，溶栓治疗可防止临床恶化，但并不改善死亡率，并且出血并发症增加，因此应仅用于大面积 PE 患者[168]。PE 的标准溶栓方案是 2h 内阿替普酶 100mg，治疗开始时 10mg 推注给药（表 20-14）。对于出血并发症风险较高的老年患者（年龄＞65 岁），应考虑使用低剂量阿替普酶治疗方案[132]。溶栓治疗的决定应根据具体的临床情况作出。即使在存在相对禁忌证的情况下，当患者出现危及生命的 PE，极其不稳定时，溶栓治疗也可能是合理的。

使用 EKOS 超声导管的导管定向溶栓（catheter-directed thrombolysis，CDT）对于被认为具有出血高风险的大面积或次大面积 PE 的患者可能是有帮助的，这类患者同时具有 PE 导致的临床恶化的高风险。EKOS 导管使用超声波破坏血栓的结构，同时通过导管中的侧孔将血栓溶解剂局部喷射到凝块物质中。EKOS 导管的初步研究表明，它可以加速血栓消退，并且大出血风险较低[170, 171]。EKOS 导管需要得到进一步的研究，以确认其对临床结果的影响。

在心搏骤停或心搏骤停前期，使用溶栓剂通常被认为是改善血流动力学并逆转 / 预防血流动力学崩溃的一种尝试。有一些证据表明，对于确诊或强烈怀疑 PE 的患者，这种方法可以改善预后[132, 172]。然而，一项研究显示，在未区分的院外心搏骤停的患者经验性的溶栓对死亡率没有显著的改善[173]。

病例 6
　一名 50 多岁的女性因化疗引起的疲劳和不适而入院[174]。她患有复发性转移性肾细胞癌。在住院第 3 天，她变得呼之不应，存在发汗和急性低氧血症。她的心率减慢，心电图显示右侧 ST 段抬高和完全心脏传导阻滞。

每种 FDA 批准的溶栓药的剂量都是固定剂量，使得在输注期间不需要测量凝血（表 20-

16）。组织型纤溶酶原激活物（2h 输注）是最常用的。对于大面积 PE、血流动力学不稳定的患者，给药时间可能更短甚至需要推注。输注溶栓剂后，应测量 aPTT 并以 4h 间隔重复，直至 aPTT 小于正常上限的 2 倍，之后应在没有负荷推注剂量的情况下连续静脉使用 UFH。

表 20-16　PE 的溶栓治疗方案

• 链激酶 250 000U IV（30min 内的负荷量）；然后 100 000U/h，持续 24h
• 尿激酶 [a] 2000U/lb（或 4400U/kg）静脉注射（10min 内的负荷剂量）；然后是 2000U/(lb·h)[或 4400U/(kg·h)] 持续 12～24h
• 阿替普酶（tPA）100mg 静脉注射 2h

PE. 肺栓塞；tPA. 组织纤溶酶原激活物；lb. 磅，1lb≈453.6g；a. 可用性有限

出血风险高的患者禁用溶栓治疗（表 20-17）。颅内出血是溶栓治疗中最具破坏性的（通常是致命的）并发症，发生率为 1%～3%[167, 175, 176]。治疗期间应尽量减少有创治疗，以降低出血风险。

表 20-17　溶栓禁忌证

绝对禁忌证
• 出血性脑卒中或不明原因的脑卒中
• 颅内肿瘤
• 既往 3 个月内有缺血性脑卒中
• 3 周内有过大手术史、外伤史、颅脑损伤史
• 血小板计数＜100 000/μl
• 活动性出血
• 出血倾向
相对禁忌证
• 年龄＞75 岁
• 妊娠或产后第 1 周
• 穿刺部位不可压迫
• 创伤复苏
• 难治性高血压（收缩压＞180mmHg，舒张压＞100mmHg）
• 晚期肝病
• 感染性心内膜炎
• 近期胃肠道出血（3 个月内）
• 预期寿命≤1 年

对于 DVT 患者，CDT 通常用于大量或威胁肢体的髂股深静脉血栓形成的患者。在一项开放的随机对照试验 CAVENT 研究中，与常规抗凝治疗相比，CDT 使得髂股 DVT 患者的血栓负荷的消退更快，血栓后综合征的发生率降低[177]。在 May-Thurner 综合征（髂静脉压迫综合征）的患者中，CDT 联合血管成形术和静脉支架术已被提倡作为治疗的首选，尽管支持性数据仅限于回顾性病例系列[178]。在将此治疗作为标准治疗之前应进行随机研究。CDT 的益处包括更快速和完全地减少血栓负荷和相关的临床症状，以及减少静脉瓣膜损伤和血栓后综合征发生率的潜力。与溶栓治疗相关的主要风险是出血并发症的增加。正在进行的 ATTRACT 试验应该有助于回答围绕 DVT 溶栓治疗的一些悬而未决的问题[179]。在这些数据可用之前，CDT 应该仅用于给出血风险低的广泛近端血栓患者。

病例 7

一名 44 岁的女性因呼吸窘迫、躁动和心动过速被送往急诊室[180]。随后，她在容量复苏后出现稳定的低血压。她的既往史包括慢性贫血和痔疮。直肠指检显示脓性液体。请外科会诊，但患者仍有低氧血症、心动过速和呼吸急促。

胸部和腹部的 CT 扫描显示肛周脓肿、肝大和双侧肺实变，显示为可能的炎症。她的生命体征继续恶化，开始使用静脉血管活性药并进行机械通气。

（三）下腔静脉阻断

IVC 滤器是金属线性装置，通常由柔性有色磁性合金构成，旨在捕获可能导致危及生命的肺栓塞的大血栓。虽然最初设计用于永久放置，但目前大多数的 IVC 滤器都是可回收的。由于永久性和可回收的滤器似乎具有相似的功效和安全性，并且大多数患者具有抗凝的暂时禁忌证，因此最好使用可回收的过滤器，以便以后回收[181]。

对于急性（1 个月内）近端 DVT 伴或不伴 PE 的患者，唯一被广泛接受的下腔静脉滤器放置指征是存在抗凝禁忌。因为在急性轻度 DVT 患者中，复发 VTE 的风险明显较低（2～3 个月期间为 10%），在这类患者中使用下腔静脉滤器性价比较低，特别是如果抗凝禁忌只是暂时的。对于无近端 DVT 或下腔静脉血栓形成证据的孤立性 PE 患者，下腔静脉滤器是否有益尚不清楚。

尽管数据不具备结论性，但几项研究表明 Trapease（永久性过滤器）和 Optease（可回收过滤器）与较高的滤器相关 IVC 血栓形成风险有关，这可能是由于其反向双锥型设计。因此，我们建议避免使用这些滤器。如果放置了可回收的过滤器，医生有责任确保一旦不再需要该过滤器就将其移除，因为有许多过滤器被不必要地留在原处。使用短程过滤器尤其重要，如 Optease 过滤器（3 周内）。

对于不耐受抗凝治疗的患者，下腔静脉滤器可降低 PE 的发生率。对于可耐受抗凝治疗的患者，过滤器并不能降低 PE 的发生率或改善死亡率。在 8 年的随访中，它们与 1.5 倍的深静脉血栓风险和累计 14% 的下腔静脉血栓发生率相关。抗凝可能降低下腔静脉滤器相关深静脉血栓的风险，因此抗凝治疗需选择合适的患者。

关于 SVC 滤器的风险和好处的文献有限。由于 PE 在上肢血栓形成的患者中不太常见，因此不建议在这种情况下使用过滤器。

（四）肺动脉血栓取出术

鉴于其高发病率和死亡率，手术取栓传统上是最后的治疗方法，通常仅用于明确的中心性 PE 和经过最大的治疗后仍存在难治性心源性休克的患者。目前的研究显示，院内的死亡率仅能提高

5%～6%，这表明急诊手术肺动脉血栓取出术可能仅适用于精心挑选的患者，并需要经验丰富的手术团队[186]。导管引导的取栓术和（或）局部给药溶栓是一种新兴的治疗方法，可以通过减轻中央肺动脉血栓栓塞的负荷来改善血流动力学。超声已被用作这种方法的辅助手段，其理念在于是使凝块不稳定并提高溶栓治疗的疗效[170,171,187]。

（五）大面积肺栓塞的辅助治疗

一旦怀疑大面积 PE 需要立即支持治疗。用盐水进行谨慎的扩容可能会提高前负荷，改善受损的右心功能。如果低血压仍然存在，可考虑使用多巴胺和去甲肾上腺素，联合使用多巴酚丁胺可能会增加 RV 的输出，尽管它可能会加剧低血压。此外，临床医生必须小心，将心输出量增加到生理水平以上可能会将血液从部分阻塞的血管区域分流，从而使得不匹配加重。吸氧和机械通气可根据需要来作为呼吸衰竭的支持。吸入一氧化氮可以改善患者的血流动力学状态，同时避免静脉注射药物对全身血压的潜在有害影响[132]。如前所述，可以考虑溶栓治疗或肺动脉取栓术，并随后进行抗凝治疗。

七、特殊的治疗考虑

（一）中心静脉导管相关血栓形成

成人有症状的导管相关血栓形成发生率常规 CVC 高达 6%，PICC 高达 14%[40,41]。上肢血栓形成是重症患者的常见并发症，主要是因为 CVC 的广泛使用。CVC 相关的 DVT 通常抗凝治疗至少 3 个月或直到 CVC 被移除，以较长者为准。如果 CVC 仍然需要用于患者的治疗，则无须移除导管，除非抗凝后症状无法改善。溶栓治疗仅用于危及肢体或症状极重的 CVC 相关 DVT 的

患者，对标准治疗无效且没有禁忌证。对不适合抗凝治疗的患者，拔除 CVC 是主要的治疗方法，但需注意的是，如果没有抗凝至少 1 周，这种方法可能存在较高的栓塞的风险。CVC 相关血栓的并发症包括导管感染、PE、血栓后综合征、导管功能障碍和持续性血管损害[188]。有上肢 DVT 的成年患者中有 3%～12% 出现症状性 PE。伴随拔除 CVC 的血栓栓塞风险超过了慢性血栓并发症和潜在感染的风险。上肢 DVT 的复发率明显低于下肢[40]。

（二）妊娠相关的 VTE

妊娠期间 VTE 的诊断由于母亲的生理变化和胎儿的存在限制了影像学的使用而变得复杂。在妊娠期间，D- 二聚体水平倾向于升高，这限制了这项检查的诊断效用。Chan 及其同事开发了一项 DVT 诊断的验前概率评分，称为 LEFT 模型[189]，可以减少诊断测试的需求；然而，如果需要进行检测，应首先使用无创的方法，如下肢双重超声检查。如果双重超声无法诊断，为了评估 PE，应行胸部 X 线片检查以筛查活动性肺部疾病。胸部 X 线检查正常时，可能需要行 V/Q 检查。与此相反，当胸部 X 线正常时，应在有腹部屏蔽的条件下行 CTA 检查[190]。有趣的是，数据表明，在妊娠早期或中期进行胸部 CT 可能比 V/Q 扫描对胎儿的辐射更少[132]。

体重调整后的 LMWH 是妊娠期 VTE 的主要治疗方法，因为华法林和直接口服抗凝血药是禁忌。一些医生认为在妊娠 36 周后首选 UFH，因为它可以被鱼精蛋白完全拮抗。华法林可用于产后期，因为它在分泌的母乳的浓度不会产生临床效应。溶栓治疗相对禁忌，因为有可能发生母体出血和胎儿死亡。然而，当出现大面积 PE 时，因为可能会挽救生命，所以不应制止溶栓治疗。

IVC 滤器仅限于患有急性近端 DVT 和抗凝禁证的孕妇。预防性抗凝治疗用于妊娠期复发性 VTE 高危患者，如妊娠前已经抗凝治疗，有雌激素或妊娠相关 VTE 病史的患者，以及血栓形成的高危患者[191]。

八、静脉血栓栓塞后遗症

VTE 会导致多种后遗症，包括非致死性复发性 VTE、血栓后综合征、慢性血栓栓塞性肺动脉高压和致命性 PE。在诊断 1 个月内，约 6% 的 DVT 病例和 12% 的 PE 病例会出现死亡[192]。在 ICOPER 研究中，3 个月的全因死亡率为 17.4%[167]。在 PIOPED 研究中，3 个月的全因死亡率为 15%，但第 1 年的随访里，只有 10% 的死亡归因于 PE[193]。大面积 PE 患者的死亡风险高达 58%[167]。

在治疗性抗凝治疗的最初 3 个月中，4% 的近端 DVT 患者会出现 VTE 复发，约 250 例患者中有 1 例会发生致命性 PE[194]。此外，3%～4% 的 PE 患者会发展为慢性血栓栓塞性肺动脉高压（chronic thromboembolic pulmonary hypertension，CTEPH）。灌注缺损较大的患者、年轻患者和复发性 PE 患者的 CTEPH 增加。疑似 CTEPH 或 CTEPH 高危患者应接受超声心动图检查和 V/Q 扫描。建议使用右心导管检查准确测定肺动脉压。CTEPH 可以用血管扩张药，如静脉注射依前列醇、口服波生坦和西地那非进行药物治疗。对于对药物治疗无反应的严重肺动脉高压患者，建议进行肺动脉血栓内膜切除术。加利福尼亚大学圣地亚哥分校在这项手术方面的经验最为丰富，并已经发表了非常好的成果[195]。

（一）抗凝时间

虽然关于适当的 VTE 治疗持续时间的决策通常不是重症医生的直接关注点，但在治疗存在抗凝并发症的重症患者时，有必要了解目前的治疗策略。目前，VTE 治疗的持续时间主要取决于血栓形成事件的临床情况。无明确原因的 VTE 的复发风险高有关，在完成标准疗程的抗凝治疗后仍会复发（约每年 7%），而与外科大手术相关的 VTE 的复发风险较低（每患者年 0.7%）。在内科疾病期间发生的 VTE 具有中等的复发风险（每患者年 4.5%）[196]。因此，无明确原因的 VTE 患者通常考虑长期治疗，而手术相关的患者一旦从手术中恢复，以及伴有任何并发症时，在治疗 3～6 个月后即可停止抗凝治疗。发生 VTE 并伴有内科疾病的患者应继续进行抗凝治疗到一个中等的时间，一般需要直至相关的内科疾病得到缓解或至少 3 个月（以较长者为准）[197]。

存在血栓形成倾向并不能自动表明需要长期治疗，尽管对于已知高危血栓形成倾向的患者通常考虑持续治疗（例如 AT、PC 或 PS 缺乏，抗磷脂综合征，纯合 FVL 或 PGM 或复合物 FVL 的杂合性和 PGM）。出现 VTE 的癌症患者只要癌症仍在活动或正在接受治疗，就应持续抗凝治疗[197]。

（二）抗凝并发症

抗凝的主要并发症是大出血。对大约 15 000 名接受 UFH 或 LMWH 治疗的患者进行的 11 项临床试验的汇总分析报道，大出血发生率分别为 1.9% 和 1.1%，致命出血的发生率分别为 0.2% 和 0.1%[198]。鉴于抗凝血药广泛应用于急救和住院患者的血栓栓塞的预防，与抗凝血药相关的出血并发症可能由在重症监护环境中工作的临床医生治疗。

拮抗药逆越来越多。依达赛珠单抗是一种针对达比加群的人源化小鼠单克隆抗体，已在临床上用于在危及生命的出血或需要紧急有创操作的患者中拮抗达比加群。当以 5g 静脉推注时，依达赛珠单抗可以迅速逆转达比加群的抗凝血活性，在给药后药效持续 12～24h[199]。

Andexanetα 是基因工程形态的 X a 因子，它可以结合并灭活直接和间接因子 X a 抑制药。推注和静脉输注后，它使利伐沙班和阿哌沙班水平降低了 90%[200]。PER977 是一种小分子阳离子抑制药，可与直接口服抗凝血药、UFH 和 LMWH 结合，已被证明可以逆转依诺沙班在正常志愿者中的抗凝作用[201]。这些拮抗药在出现直接口服抗凝血药、常规抗凝血药相关的出血并发症的患者中具有不可估量的价值。

（三）超声检查在评估静脉血栓栓塞中的应用

超声检查是用于诊断 DVT 的主要影像学方式。通过适当的培训，重症医师和急诊医师可以进行加压实验，其结果与相关的放射科或血管外科得到的结果一样准确，而后者经常会延误检查的[202-204]。一线重症医生进行 DVT 检查有一个主要的优势：检查可以在床旁立即完成，根据需要进行重复，并且提供重要的临床信息以整合入治疗计划[202]。重症医师可以在几分钟内完成二维加压检查。加入多普勒的检查（双重和三重）与简单的二维压迫超声检查相比，准确性没有提高[205]。因此，熟练进行 DVT 二维加压检查是重症超声能力的一个关键部分。

1. 设备要求

2D 加压检查需要使用线阵血管探头（7.5MHz），这种探头通常用于引导血管穿刺。用于心脏、胸部和腹部扫描的低频探头通常没有足够的分辨率来检查静脉血栓。线阵血管探头的扫描的宽度根据探头本身的设计而各异。选择窄的还是宽的取决于操作者的偏好。

2. 扫描技术

无论所检查的是什么血管，都采用标准的扫描技术。将目标静脉置于横轴。检查者将换探头放置与目标血管上，垂直于皮肤表面，并且通过调整探头的位置将血管定位在探头下方。设置深度和增益以获得最佳图像质量。按照标准惯例，方向标记设置在屏幕的右侧，探头标记始终指向患者的右侧。检查血管是否有可见的血栓。如果没有可见的血栓，可能存在等回声血栓。为了检查这种可能性，将探头以垂直于静脉的力压迫皮肤，施加的力量足以使邻近的动脉变形。正常静脉是在探头施加中等压力时是可以完全压瘪的；这样，随着加压，相对的静脉壁完全接触，可见的内腔消失。血栓会阻止静脉完全受压。通常，只有在加压操作时才能看到血栓。尽管加压操作最好在横切静脉时进行，但纵向视图也可用于补充检查。

3. 下肢深静脉血栓形成检查

患者处于仰卧位，腿向外旋转。检查需要按照从近端到远端的顺序进行，并需要在静脉系统的确定解剖位置进行识别和加压实验。要求的检查顺序如下。

• 识别和压迫近端股总静脉（common femoral vein，CFV）及其配对动脉。对于瘦长的患者，可以看到髂静脉远端。CFV 位于股总动脉（common femoral artery，CFA）的内侧。

• 识别和压迫大隐静脉和 CFV 的交界处。这是血栓形成的常见部位。

• 识别和压迫 CFA 分叉水平进入股动脉（femoral artery，FA）和股深动脉。FA 和股深动脉之间通常有侧向穿孔静脉。

• 识别和压迫 CFV 和股深静脉交界处。在此点以下，CFV 成为股静脉（femoral vein，FV）（FV

可以称为股浅静脉，这容易引起误导，因为它实际上是一条深静脉）。

· 识别和压迫 FV。FV 在 FA 之后。在腹股沟水平没有血栓的情况下，在 FV 中发现 DVT 是非常罕见的，因此关于大腿下多远需要继续检查和压迫 SV 存在争议。但是，在几个点上检查 FV 确实需要很多时间。

· 识别和压迫腘静脉（popliteal vein，PV）。当腿向外旋转时膝盖弯曲，并且将探头放置在腘窝中以获取图像并压迫 PV。沿着 PV 的几个点都可以进行检查。PV 位于腘动脉浅表。

4. 超声检查结果

如果血管不能被压瘪，静脉内的腔内肿块可诊断为血栓。等回声血栓（即不可压迫的血管）表明凝块是新的。较老的凝块是高回声的。自由移动的血栓意味着不稳定，有移位和导致 PE 的风险。随着血栓老化，它会贴合到血管壁中，回声逐渐增强，并最终可能钙化。IVC 内的腔内肿块可能是血栓，但恶性肿瘤的血管内播散也需要考虑。在这种情况下，肾细胞癌通常是原发性肿瘤。

5. 检查上肢深静脉血栓形成

患者处于仰卧位，手臂外展并向外旋转。从肘前窝开始，在肘窝找到肱动脉的横轴。这样可以找到通常成对的肱静脉。将探头沿着肱静脉向近端移动检查可见的血栓，然后沿内侧臂的多个点加压。成对的肱静脉汇合成为上臂近端的腋静脉。检查继续尽可能深入腋窝。使用类似的技术，也可以通过超声观察手臂浅静脉，从而评估与静脉通路相关的血栓。

6. 超声检查大血管深静脉血栓

颈内静脉主要在横轴检查可见的血栓，然后沿其长度进行加压检查。这是中心静脉通路评估的标准内容。

锁骨下静脉（subclavian vein，SCV）主要在横轴检查可见的血栓，然后沿其长度进行加压实验。为了定位血管，应将换能器保持纵向放置于锁骨上，指向锁骨的内侧 1/3 进行矢状扫描。将探头沿锁骨上侧向移动，直到 SCV 从锁骨下方出现。随着探头的进一步侧向移动，目标血管及其伴行动脉会在远离锁骨的副胸区域中可见。锁骨下静脉穿过第 1 肋骨的外侧部分时成为腋静脉。尽管可以诊断可见的血栓，但 SCV 可能难以压迫，因此如果没有加压并不表明血管中存在血栓。肥胖或肌肉发达患者难以进行静脉加压。如果 SCV 沿其过程完全可压迫，则不存在血栓。不能被压瘪可能是由于患者特异性因素或由于存在等回声血栓。

IVC 主要在横轴检查可见的血栓。经肝方法用于观察近端 IVC。有时也可以使用纵轴。当试图检查远端 IVC 时，肠内积气可能降低图像质量，并且患者特异性因素（如肥胖、全身水肿或肌肉发达）也会对图像造成影响。如果 IVC 在肝外可见，则需进行加压操作。这可能只适用于苗条的人。在肝内的部分 IVC 不能被压瘪。近端上腔静脉可以使用经食管超声心动图观察到。食管中段双腔视图可以检测到 SVC 血栓。这可能与 CVC 有关。

7. 局限性

· 重症医师需要经过培训才能胜任 DVT 的检查。其中，操作是关键组成部分，因为它需要精通机器控制和图像采集。增益过高的图像可能会导致血栓的假象，而增益不足可能会导致错过血栓。图像的错误定位可能混淆动脉和静脉。

· 加压操作时使用的力偏离轴线可能会产生静脉不可压迫的错误印象。加压时应该沿着直接作用于血管上的方向。

· 有人担心，压迫一个有血栓的静脉会存在移位从而导致 PE 风险。据报道，这是一种非常罕见的检查并发症。在二维检查中明确发现血栓时并不需要加压来验证。

• 如果操作者在试图定位血管时对探头用力过大，则可能看不见静脉，因为它可能无意中被压闭。这是检查 CFV 和大隐静脉交界处，以及检查 PV 时常见的错误。

• 压迫 PV 时，探头经常滑向一侧，从而丢失正确的图像。进行 PV 加压的另一种方法是将目标血管集中在屏幕上，然后对表面的髌骨进行反向加压，而不是用探头直接加压。

• 重症医师检查的结果可能并不能明确诊断。当患者相关的因素使图像质量下降时常出现这种情况。这时需要请影像学或者血管外科的专家进行会诊。

• 淋巴结，特别是在腹股沟区域，可能被误认为腔内血栓。区别在于分别观察横向和矢状平面中的结构。淋巴结不会像矢状扫描平面中的静脉那样长。

• 在低流量状态下，未闭的静脉中经常遇到内部回波（"烟雾"）。这不应该与真正的血栓混淆。静脉瓣可能被误认为是血栓。瓣膜是薄的线性回声结构，具有呼吸运动并位于可压闭的血管内。

• 较小的解剖变异很常见的，特别是腿部的静脉。例如，FV 可以是 FA 的外侧或内侧，而不是动脉的后侧。股深静脉可能难以识别，因为它与 CFV 的连接并不在大腿上的一个固定水平。

• 检查结果需要记录。一种简单的方法是在适当的解剖水平上获得足够的图像。操作员使用机器的视频剪辑功能，预设持续 4s。在此期间进行加压操作。每个检查点都可以用类似的方法进行记录。

• 标准 DVT 检查不包括小腿或前臂。虽然可以这些区域的静脉系统也可以检查，但它需要特殊训练并会增加相当长的检查时间，尤其是对于小腿静脉。此外，在小腿或前臂静脉中发现 DVT 对于急性患者的治疗价值不确定。这类检查需要专业的影像学或血管外科会诊。

8. 超声心动图评估肺栓塞

超声评估 PE 的主要作用来源于它可以用于诊断 DVT。在适当的临床环境下，发现 DVT 是患者诊断 PE 的一个强有力的证据。出于这个原因，怀疑 PE 患者的首选影像学检查应该是即刻的 DVT 检查。如果结果阴性，则需要考虑进一步的影像学检查，如 CT 肺动脉造影（CT pulmonary angiogram，CTPA）或 V/Q 显像。能够进行重症超声检查的重症医师应该明确具有在床旁即刻进行 DVT 检查的能力。

重症心脏超声在 PE 的诊断和治疗 PE 方面有多种应用。

• 虽然不常见，但经胸心脏超声可以检测到血栓一过性通过心脏或主肺动脉[206]。直接看到血栓是具有诊断意义的，可以让治疗团队立刻采取拯救生命的措施，因为可见的心房内血栓通常会出现严重的血流动力学衰竭。右心为主的心尖四腔心切面、剑下的长轴切面、RV 流入道切面都可以用于识别一过性的血栓。很罕见的情况下，可以通过 TTE 从肺动脉的胸骨旁的短轴切面或剑下的短轴切面看到主肺动脉里的 PE。通过经食管超声，在主肺动脉和右肺动脉里可能能看到 PE，但是考虑到气道中气体的阻挡，左肺动脉中不常见。

• PE 始终是血流动力学衰竭患者需要考虑的因素。目标导向的心脏超声可用于识别与 PE 的血流动力学显著特征一致的心功能不全。PE 对 RV 的后负荷效应产生的心源性休克与 RV 的扩张密切相关[208]。因为 PE 导致的休克的患者，其 GDE 特征与急性肺心病（acute cor pulmonale，

APE）一致。

– 胸骨旁长轴切面：可见圆形的扩张的右心室流出道，以及室间隔矛盾运动（通常是室间隔的收缩末期后运动）。

– 胸骨旁短轴切面：可见室间隔变平，RV扩张和室间隔矛盾运动（通常是室间隔在收缩末期向 LV 腔运动）。

– 心尖四腔心切面：RV 与 LV 尺寸比＞1。＞1 的比率与 APE 一致。次大面积 PE 可能会出现中度的 RV 扩张（RV 与 LV 大小比＞0.6）。

– 剑下长轴切面：RV 与 LV 面积比＞1。

– IVC 长轴视图：IVC 扩张。

能够进行高级重症心脏超声检查的重症医师可以使用多普勒测量 PE 相关的 RV 功能，如肺动脉压、组织多普勒三尖瓣环速度、三尖瓣环收缩期位移、肺动脉每搏输出量的呼吸变化、主肺动脉加速时间缩短、近端肺动脉流出道的双相收缩期速度 – 时间间隔。上述所有 TTE 切面通过经食管超声心动图都可以获得等效的切面。

病例 8 和病例 9

病例 8 是一名 69 岁女性，诊断感染性休克，需要中心静脉泵入血管活性药物治疗，在术前进行超声检查，包括右侧颈内静脉。病例 9 是一名 70 岁的Ⅳ期肺腺癌患者，因低氧、呼吸衰竭收入内科重症监护病房。入院前，他被诊断为双侧肺栓塞。

超声心动图除了可以直接显示 PE 的特殊情况外，其主要用于支持 PE 的诊断和严重程度的分类。在患者出现不明原因休克的急性状态下，GDE 是有用的，因为它可以发现 RV 的扩张或 APE，如果没有其他解释，它立即表明存在能引起血流动力学后果的 PE 的可能性。这可以引导医疗团队进行进一步的确认检查。GDE 有助于次大面积 PE 的分类，并且通过系列检查，可以用

于跟踪对治疗的反应。GDE 检查需要结合整体的临床情况进行考虑，并与重症超声检查的其他方面（如 DVT 和肺部超声检查）相结合。除了 PE 之外，RV 功能障碍还有其他原因，并且患者可能具有其他诊断或共存病症，从而使得 PE 的治疗变得复杂。超声心动图不能用于排除 PE，因为当血块负荷低时，超声心动图结果可能是正常的。

病例 10

一名 70 多岁的女性因短暂性精神错乱、失语和右臂无力而入院治疗[210]。她的有意义的既往史包括乳腺癌、阵发性心房颤动和肺栓塞病史。大脑的 MRI 显示左岛叶皮质的一小部分区域中存在梗死。TEE 显示存在中等大小的房间隔缺损，并有双向分流。患者还进行了腹部 CT 检查，显示大量增强盆腔肿块，怀疑是平滑肌肉瘤。在为这个肿块和她的脑卒中进行处理时，她出现了低氧血症，并召集了快速反应小组。她吸空气时氧饱和度为72%，但无症状。胸部 X 线正常，新的心电图显示S1Q3T3 模式的不完全性右束支传导阻滞。

当临床怀疑 PE 时，超声心动图、胸部超声检查和 DVT 检查的结合可能有助于减少对不必要的 CTPA 的需求。Koenig 等报道，DVT 检查阴性、无 RV 扩张、超声发现符合临床症状的其他诊断（如肺或心脏异常）可以预测患者的CTPA 阴性[211]。Nazerian 等报道了类似的结果，并增加了全面的肺部超声检查[212]。多系统超声检查结合临床评分系统和 D– 二聚体结果可能有助于减少 CTPA 阴性的比例，虽然很显然的是，当超声检查结果模棱两可时，一些患者仍需要CTPA。Mathis 等报道，肺栓塞通常会导致小面积的实变，直接深入胸膜界面，优先分布于肺的下叶[213]。当患者病情危重时处于仰卧位时，这个区域很难看到。因此，这些结果对于重症医生

的临床价值并不确切。

总之，本章全面讨论了VTE疾病的各个方面，包括危险因素、病理生理学、诊断、治疗等，也包括预防和后遗症。同时，本章也讨论了POCUS在诊断中的作用，强调了其重要性，以及如何最好地进行彻底有效的检查。

致谢

作者和编辑非常感谢 Sheetal Karne 博士、Ashkan Emadi 博士和 Michael B. Streiff 博士过去的贡献，他们为 *Irwin and Rippe's Intensive Care Medicine*，*8e* 中的本章内容更新做出了贡献。

参考文献

[1] Heit JA. Epidemiology of venous thromboembolism. *Nat Rev Cardiol*. 2015;12:464-474.

[2] Lim W, Meade M, Lauzier F, et al. Failure of anticoagulant thromboprophylaxis: risk factors in medical-surgical critically ill patients. *Crit Care Med*. 2015;43(2):401-410.

[3] Sandler DA, Martin JF. Autopsy proven pulmonary embolism in hospital patients: are we detecting enough deep vein thrombosis? *J R Soc Med*. 1989;82:203-205.

[4] Rosendaal FR. Risk factors for venous thrombotic disease. *Thromb Haemost*. 1999;82:610-619.

[5] Lijfering WM, Rosendaal FR, Cannegieter SC. Risk factors for venous thrombosis – current understanding from an epidemiological point of view. *Br J Haematol*. 2010;149:824-833.

[6] Seligsohn U, Lubetsky A. Genetic susceptibility to venous thrombosis. *N Engl J Med*. 2001;344:1222-1231.

[7] Ridker PM, Miletich JP, Hennekens CH, et al. Ethnic distribution of factor V leiden in 4047 men and women. Implications for venous thromboembolism screening. *J Am Med Assoc*. 1997;277:1305-1307.

[8] Emmerich J, Rosendaal FR, Cattaneo M, et al. Combined effect of factor V leiden and prothrombin 20210A on the risk of venous thromboembolism – pooled analysis of 8 case-control studies including 2310 cases and 3204 controls. Study group for pooled-analysis in venous thromboembolism. *Thromb Haemost*. 2001;86:809-816.

[9] Segal JB, Brotman DJ, Necochea AJ, et al. Predictive value of factor V leiden and prothrombin G20210A in adults with venous thromboembolism and in family members of those with a mutation: a systematic review. *J Am Med Assoc*. 2009;301:2472-2485.

[10] Emadi A, Crim MT, Brotman DJ, et al. Analytic validity of genetic tests to identify factor V leiden and prothrombin G20210A. *Am J Hematol*. 2010;85:264-270.

[11] Chang MH, Lindegren ML, Butler MA, et al. Prevalence in the United States of selected candidate gene variants: third national health and nutrition examination survey, 1991–1994. *Am J Epidemiol*. 2009;169:54-66.

[12] Poort SR, Rosendaal FR, Reitsma PH, et al. A common genetic variation in the 3′-untranslated region of the prothrombin gene is associated with elevated plasma prothrombin levels and an increase in venous thrombosis. *Blood*. 1996;88:3698-3703.

[13] Ridker PM, Hennekens CH, Miletich JP. G20210A mutation in prothrombin gene and risk of myocardial infarction, stroke, and venous thrombosis in a large cohort of US men. *Circulation*. 1999;99:999-1004.

[14] Mateo J, Oliver A, Borrell M, et al. Laboratory evaluation and clinical characteristics of 2,132 consecutive unselected patients with venous thromboembolism – results of the Spanish multicentric study on thrombophilia (EMET-study). *Thromb Haemost*. 1997;77:444-451.

[15] Martinelli I, Mannucci PM, De Stefano V, et al. Different risks of thrombosis in four coagulation defects associated with inherited thrombophilia: a study of 150 families. *Blood*. 1998;92:2353-2358.

[16] Khor B, Van Cott EM. Laboratory tests for protein C deficiency. *Am J Hematol*. 2010;85:440-442.

[17] Douay X, Lucas C, Caron C, et al. Antithrombin, protein C and protein S levels in 127 consecutive young adults with ischemic stroke. *Acta Neurol Scand*. 1998;98:124-127.

[18] Mahmoodi BK, Brouwer JL, Veeger NJ, et al. Hereditary deficiency of protein C or protein S confers increased risk of arterial thromboembolic events at a young age: results from a large family cohort study. *Circulation*. 2008;118:1659-1667.

[19] Castoldi E, Hackeng TM. Regulation of coagulation by protein S. *Curr Opin Hematol*. 2008;15:529-536.

[20] Patnaik MM, Moll S. Inherited antithrombin deficiency: a review. *Haemophilia*. 2008;14:1229-1239.

[21] Liumbruno G, Bennardello F, Lattanzio A, et al. Recommendations for the use of antithrombin concentrates and prothrombin complex concentrates. *Blood Transfus*. 2009;7:325-334.

[22] Cunningham MT, Brandt JT, Laposata M, et al. Laboratory diagnosis of dysfibrinogenemia. *Arch Pathol Lab Med*. 2002;126:499-505.

[23] Klerk M, Verhoef P, Clarke R, et al. MTHFR 677C→T polymorphism and risk of coronary heart disease: a meta-analysis. *J Am Med Assoc*. 2002;288:2023-2031.

[24] Ray JG. Hyperhomocysteinemia: no longer a consideration in the management of venous thromboembolism. *Curr Opin Pulm Med*. 2008;14:369-373.

[25] Humphrey LL, Fu R, Rogers K, et al. Homocysteine level and coronary heart disease incidence: a systematic review and metaanalysis. *Mayo Clin Proc*. 2008;83:1203-1212.

[26] Eichinger S, Stumpflen A, Hirschl M, et al. Hyperhomocysteinemia is a risk factor of recurrent venous thromboembolism. *Thromb Haemost*. 1998;80:566-569.

[27] Ray JG. Meta-analysis of hyperhomocysteinemia as a risk factor for venous thromboembolic disease. *Arch Intern Med*. 1998;158:2101-2106.

[28] Ray JG, Kearon C, Yi Q, et al. Homocysteine-lowering therapy and risk for venous thromboembolism: a randomized trial. *Ann Intern Med*. 2007;146:761-767.

[29] Koster T, Blann AD, Briet E, et al. Role of clotting factor Ⅷ in effect of von willebrand factor on occurrence of deep-vein thrombosis. *Lancet*. 1995;345:152-155.

[30] Kyrle PA, Minar E, Hirschl M, et al. High plasma levels of factor Ⅷ and the risk of recurrent venous thromboembolism. *N Engl J Med*. 2000;343:457-462.

[31] Meijers JC, Tekelenburg WL, Bouma BN, et al. High levels of coagulation factor XI as a risk factor for venous thrombosis. *N Engl J Med*. 2000;342:696-701.

[32] van Hylckama Vlieg A, van der Linden IK, Bertina RM, et al. High levels of factor IX increase the risk of venous thrombosis. *Blood*. 2000;95:3678-3682.

[33] Sweetland S, Green J, Liu B, et al. Duration and magnitude of the postoperative risk of venous thromboembolism in middle aged women: prospective cohort study. *BMJ*. 2009;339:b4583.

[34] Tesoriero E, Bose S, Oren-Grinberg A, et al. A 74-year-old man with refractory hypotension after spine surgery. *Chest*. 2017;152(1):e1-e5.

[35] Mukherjee V, Guandalini G, Zakhary B, et al. A 70-year-old man with worsening dyspnea after an ankle fracture. *Chest*. 2017;151(2):e25-e27.

[36] Banauch GI, Katz A, Cucchi E. A 39-year-old woman with palpitations and dyspnea. *Chest*. 2015;147(4):e137-e139.

[37] White RH, Zhou H, Murin S, et al. Effect of ethnicity and gender on the incidence of venous thromboembolism in a diverse population in California in 1996. *Thromb Haemost*. 2005;93:298-305.

[38] Naik RP, Streiff MB, Haywood C Jr, et al. Venous thromboembolism in adults with sickle cell disease: a serious and under-recognized complication. *Am J Med*. 2013;126:443-449.

[39] Brodsky RA. Paroxysmal nocturnal hemoglobinuria. *Blood*. 2014;124:2804-2811.

[40] Grant JD, Stevens SM, Woller SC, et al. Diagnosis and management of upper extremity deep-vein thrombosis in adults. *Thromb Haemost*. 2012;108:1097-1108.

[41] Chopra V, Anand S, Hickner A, et al. Risk of venous thromboembolism associated with peripherally inserted central catheters: a systematic review and meta-analysis. *Lancet*. 2013;382:311-325.

[42] Heit JA, Silverstein MD, Mohr DN, et al. Risk factors for deep vein thrombosis and pulmonary embolism: a population-based case-control study. *Arch Intern Med*. 2000;160:809-815.

[43] Blom JW, Doggen CJ, Osanto S, et al. Malignancies, prothrombotic mutations, and the risk of venous thrombosis. *J Am Med Assoc*. 2005;293:715-722.

[44] Wun T, White RH. Venous thromboembolism (VTE) in patients with cancer: epidemiology and risk factors. *Cancer Invest*. 2009;27(suppl 1):63-74.

[45] Khorana AA, Connolly GC. Assessing risk of venous thromboembolism in the patient with cancer. *J Clin Oncol*. 2009;27:4839-4847.

[46] Carrier M, Lazo-Langner A, Shivakumar S, et al. Screening for occult cancer in unprovoked venous thromboembolism. *N Engl J Med*. 2015;373:697-704.

[47] Prandoni P, Lensing AW, Piccioli A, et al. Recurrent venous thromboembolism and bleeding complications during anticoagulant treatment in patients with cancer and venous thrombosis. *Blood*. 2002;100:3484-3488.

[48] Lee AY, Levine MN, Baker RI, et al. Low-molecular-weight heparin versus a coumarin for the prevention of recurrent venous thromboembolism in patients with cancer. *N Engl J Med*. 2003;349:146-153.

[49] Ashraf S, Lavenburg P, Ahmad S, et al. A 54-year-old woman with chest pain and shortness of breath. *Chest*. 2018;154(5):e123-e125.

[50] Tefferi A, Elliott M. Thrombosis in myeloproliferative disorders: prevalence, prognostic factors, and the role of leukocytes and JAK2V617F. *Semin Thromb Hemost*. 2007;33:313-320.

[51] Spivak JL. Polycythemia vera: myths, mechanisms, and management. *Blood*. 2002;100:4272-4290.

[52] Hillmen P, Muus P, Duhrsen U, et al. Effect of the complement inhibitor eculizumab on thromboembolism in patients with paroxysmal nocturnal hemoglobinuria. *Blood*. 2007;110:4123-4128.

[53] Brodsky RA. How I treat paroxysmal nocturnal hemoglobinuria. *Blood*. 2009;113:6522-6527.

[54] Heit JA, Kobbervig CE, James AH, et al. Trends in the incidence of venous thromboembolism during pregnancy or postpartum: a 30-year population-based study. *Ann Intern Med*. 2005;143:697-706.

[55] James AH. Venous thromboembolism in pregnancy. *Arterioscler Thromb Vasc Biol*. 2009;29:326-331.

[56] Marik PE, Plante LA. Venous thromboembolic disease and pregnancy. *N Engl J Med*. 2008;359:2025-2033.

[57] Pomp ER, Lenselink AM, Rosendaal FR, et al. Pregnancy, the postpartum period and prothrombotic defects: risk of venous thrombosis in the MEGA study. *J Thromb Haemost*. 2008;6:632-637.

[58] Kamel H, Navi BB, Sriram N, et al. Risk of a thrombotic

event after the 6-week postpartum period. *N Engl J Med.* 2014;370:1307-1315.

[59] James AH, Jamison MG, Brancazio LR, et al. Venous thromboembolism during pregnancy and the postpartum period: incidence, risk factors, and mortality. *Am J Obstet Gynecol.* 2006;194:1311-1315.

[60] Crowther MA, Cook DJ, Meade MO, et al. Thrombocytopenia in medical-surgical critically ill patients: prevalence, incidence, and risk factors. *J Crit Care.* 2005;20:348-353.

[61] Crowther MA, Cook DJ, Albert M, et al. The 4Ts scoring system for heparin-induced thrombocytopenia in medical-surgical intensive care unit patients. *J Crit Care.* 2010;25:287-293.

[62] Warkentin TE, Greinacher A, Koster A, et al. Treatment and prevention of heparin-induced thrombocytopenia: American College of Chest Physicians Evidence-Based Clinical Practice Guidelines (8th Edition). *Chest.* 2008;133:340S-380S.

[63] Lo GK, Juhl D, Warkentin TE, et al. Evaluation of pretest clinical score (4 T's) for the diagnosis of heparin-induced throm-bocytopenia in two clinical settings. *J Thromb Haemost.* 2006;4:759-765.

[64] Warkentin TE. Heparin-induced thrombocytopenia. *Hematol Oncol Clin North Am.* 2007;21:589-607.

[65] Geerts WH, Code KI, Jay RM, et al. A prospective study of venous thromboembolism after major trauma. *N Engl J Med.* 1994;331:1601-1606.

[66] Knudson MM, Ikossi DG, Khaw L, et al. Thromboembolism after trauma: an analysis of 1602 episodes from the American College of Surgeons National Trauma Data Bank. *Ann Surg.* 2004;240:490-496; discussion 496-498.

[67] Geerts WH, Jay RM, Code KI, et al. A comparison of low-dose heparin with low-molecular-weight heparin as prophylaxis against venous thromboembolism after major trauma. *N Engl J Med.* 1996;335:701-707.

[68] Adams RC, Hamrick M, Berenguer C, et al. Four years of an aggressive prophylaxis and screening protocol for venous thromboembolism in a large trauma population. *J Trauma.* 2008;65:300-306; discussion 306-308.

[69] Greenfield LJ, Proctor MC, Rodriguez JL, et al. Posttrauma thromboembolism prophylaxis. *J Trauma.* 1997;42:100-103.

[70] Jacobsen AF, Sandset PM. Venous thromboembolism associated with pregnancy and hormonal therapy. *Best Pract Res Clin Haematol.* 2012;25:319-332.

[71] Lidegaard O, Nielsen LH, Skovlund CW, et al. Venous thrombosis in users of non-oral hormonal contraception: follow-up study, Denmark 2001–2010. *BMJ.* 2012;344: e2990.

[72] Liperoti R, Pedone C, Lapane KL, et al. Venous thromboembolism among elderly patients treated with atypical and conven-tional antipsychotic agents. *Arch Intern Med.* 2005;165:2677-2682.

[73] Christiansen SC, Cannegieter SC, Koster T, et al. Thrombophilia, clinical factors, and recurrent venous thrombotic events. *J Am Med Assoc.* 2005;293:2352-2361.

[74] Giannakopoulos B, Passam F, Ioannou Y, et al. How we diagnose the antiphospholipid syndrome. *Blood.* 2009;113: 985-994.

[75] Giannakopoulos B, Krilis SA. How I treat the antiphospholipid syndrome. *Blood.* 2009;114:2020-2030.

[76] Forastiero R, Martinuzzo M, Pombo G, et al. A prospective study of antibodies to beta2-glycoprotein I and prothrombin, and risk of thrombosis. *J Thromb Haemost.* 2005;3:1231-1238.

[77] Somers E, Magder LS, Petri M. Antiphospholipid antibodies and incidence of venous thrombosis in a cohort of patients with systemic lupus erythematosus. *J Rheumatol.* 2002;29:2531-2536.

[78] Galli M, Luciani D, Bertolini G, et al. Anti-beta 2-glycoprotein I, antiprothrombin antibodies, and the risk of thrombosis in the antiphospholipid syndrome. *Blood.* 2003;102:2717-2723.

[79] Pengo V, Ruffatti A, Legnani C, et al. Clinical course of high-risk patients diagnosed with antiphospholipid syndrome. *J Thromb Haemost.* 2010;8:237-242.

[80] Provenzale JM, Ortel TL, Allen NB. Systemic thrombosis in patients with antiphospholipid antibodies: lesion distribution and imaging findings. *Am J Roentgenol.* 1998;170:285-290.

[81] Crowther MA, Ginsberg JS, Julian J, et al. A comparison of two intensities of warfarin for the prevention of recurrent thrombosis in patients with the antiphospholipid antibody syndrome. *N Engl J Med.* 2003;349:1133-1138.

[82] Finazzi G, Marchioli R, Brancaccio V, et al. A randomized clinical trial of high-intensity warfarin vs. conventional antithrombotic therapy for the prevention of recurrent thrombosis in patients with the antiphospholipid syndrome (WAPS). *J Thromb Haemost.* 2005;3:848-853.

[83] Lim W, Crowther MA, Eikelboom JW. Management of antiphospholipid antibody syndrome: a systematic review. *J Am Med Assoc.* 2006;295:1050-1057.

[84] Levine SR, Brey RL, Tilley BC, et al. Antiphospholipid antibodies and subsequent thrombo-occlusive events in patients with ischemic stroke. *J Am Med Assoc.* 2004;291: 576-584.

[85] Bucciarelli S, Espinosa G, Cervera R. The CAPS registry: morbidity and mortality of the catastrophic antiphospholipid syndrome. *Lupus.* 2009;18:905-912.

[86] Strakhan M, Hurtado-Sbordoni M, Galeas N, et al. 36-year-old female with catastrophic antiphospholipid syndrome treated with eculizumab: a case report and review of literature. *Case Rep Hematol.* 2014;2014:704371.

[87] Cervera R. Update on the diagnosis, treatment, and prognosis of the catastrophic antiphospholipid syndrome. *Curr Rheumatol Rep.* 2010;12:70-76.

[88] Furie B, Furie BC. Mechanisms of thrombus formation. *N Engl J Med.* 2008;359:938-949.

[89] Versteeg HH, Heemskerk JW, Levi M, et al. New fundamentals in hemostasis. *Physiol Rev.* 2013;93:327-358.

[90] Kearon C. Natural history of venous thromboembolism. *Circulation.* 2003;107:I22-I30.

[91] D'Alonzo GE, Bower JS, DeHart P, et al. The mechanisms of abnormal gas exchange in acute massive pulmonary embolism. *Am Rev Respir Dis.* 1983;128:170-172.

[92] D'Alonzo GE, Dantzker DR. Gas exchange alterations following pulmonary thromboembolism. *Clin Chest Med.* 1984;5:411-419.

[93] McIntyre KM, Sasahara AA. The hemodynamic response to pulmonary embolism in patients without prior cardiopulmonary disease. *Am J Cardiol.* 1971;28:288-294.

[94] McIntyre KM, Sasahara AA. Hemodynamic and ventricular responses to pulmonary embolism. *Prog Cardiovasc Dis.* 1974;17:175-190.

[95] Streiff MB, Lau BD. Thromboprophylaxis in nonsurgical patients. *Hematol Am Soc Hematol Educ Program.* 2012;2012:631-637.

[96] Kleber FX, Witt C, Vogel G, et al. Randomized comparison of enoxaparin with unfractionated heparin for the prevention of venous thromboembolism in medical patients with heart failure or severe respiratory disease. *Am Heart J.* 2003;145:614-621.

[97] Samama MM, Cohen AT, Darmon JY, et al. A comparison of enoxaparin with placebo for the prevention of venous thromboembolism in acutely ill medical patients. prophylaxis in medical patients with enoxaparin study group. *N Engl J Med.* 1999;341:793-800.

[98] Leizorovicz A, Cohen AT, Turpie AG, et al. Randomized, placebo-controlled trial of dalteparin for the prevention of venous thromboembolism in acutely ill medical patients. *Circulation.* 2004;110:874-879.

[99] Cohen AT, Davidson BL, Gallus AS, et al. Efficacy and safety of fondaparinux for the prevention of venous thromboembolism in older acute medical patients: randomised placebo controlled trial. *BMJ.* 2006;332:325-329.

[100] King CS, Holley AB, Jackson JL, et al. Twice vs three times daily heparin dosing for thromboembolism prophylaxis in the general medical population: a metaanalysis. *Chest.* 2007;131:507-516.

[101] PROTECT Investigators for the Canadian Critical Care Trials Group and the Australian and New Zealand Intensive Care Society Clinical Trials Group; Cook D, Meade M, Guyatt G, et al. Dalteparin versus unfractionated heparin in critically ill patients. *N Engl J Med.* 2011;364:1305-1314.

[102] Cohen AT, Tapson VF, Bergmann JF, et al. Venous thromboembolism risk and prophylaxis in the acute hospital care setting (ENDORSE study): a multinational cross-sectional study. *Lancet.* 2008;371:387-394.

[103] Kucher N, Koo S, Quiroz R, et al. Electronic alerts to prevent venous thromboembolism among hospitalized patients. *N Engl J Med.* 2005;352:969-977.

[104] Zeidan AM, Streiff MB, Lau BD, et al. Impact of a venous thromboembolism prophylaxis "smart order set": improved

com-pliance, fewer events. *Am J Hematol.* 2013;88(7):545-549.

[105] Haut ER, Lau BD, Kraenzlin FS, et al. Improved prophylaxis and decreased rates of preventable harm with the use of a mandatory computerized clinical decision support tool for prophylaxis for venous thromboembolism in trauma. *Arch Surg.* 2012;147:901-907.

[106] Shermock KM, Lau BD, Haut ER, et al. Patterns of non-administration of ordered doses of venous thromboembolism prophylaxis: implications for novel intervention strategies. *PLoS One.* 2013;8:e66311.

[107] Louis SG, Sato M, Geraci T, et al. Correlation of missed doses of enoxaparin with increased incidence of deep vein thrombosis in trauma and general surgery patients. *JAMA Surg.* 2014;149:365-370.

[108] Barbar S, Noventa F, Rossetto V, et al. A risk assessment model for the identification of hospitalized medical patients at risk for venous thromboembolism: the padua prediction score. *J Thromb Haemost.* 2010;8:2450-2457.

[109] Spyropoulos AC, Anderson FA Jr, Fitzgerald G, et al. Predictive and associative models to identify hospitalized medical patients at risk for VTE. *Chest.* 2011;140:706-714.

[110] Caprini JA, Arcelus JI, Hasty JH, et al. Clinical assessment of venous thromboembolic risk in surgical patients. *Semin Thromb Hemost.* 1991;17(suppl 3):304-312.

[111] Rogers SO Jr, Kilaru RK, Hosokawa P, et al. Multivariable predictors of postoperative venous thromboembolic events after general and vascular surgery: results from the patient safety in surgery study. *J Am Coll Surg.* 2007;204:1211-1221.

[112] Obi AT, Pannucci CJ, Nackashi A, et al. Validation of the caprini venous thromboembolism risk assessment model in critically ill surgical patients. *JAMA Surg.* 2015;150:941-948.

[113] Nendaz M, Spirk D, Kucher N, et al. Multicentre validation of the geneva risk score for hospitalised medical patients at risk of venous thromboembolism. Explicit assessment of thromboembolic risk and prophylaxis for medical patients in Switzerland (ESTIMATE). *Thromb Haemost.* 2014;111:531-538.

[114] Mahan CE, Liu Y, Turpie AG, et al. External validation of a risk assessment model for venous thromboembolism in the hospitalised acutely-ill medical patient (VTE-VALOURR). *Thromb Haemost.* 2014;112:692-699.

[115] Decousus H, Tapson VF, Bergmann JF, et al. Factors at admission associated with bleeding risk in medical patients: findings from the IMPROVE investigators. *Chest.* 2011;139:69-79.

[116] CLOTS (Clots in Legs Or sTockings after Stroke) Trials Collaboration; Dennis M, Sandercock P, Reid J, et al. Effectiveness of intermittent pneumatic compression in reduction of risk of deep vein thrombosis in patients who have had a stroke (CLOTS 3): a multicentre randomised controlled trial. *Lancet.* 2013;382:516-524.

[117] CLOTS Trials Collaboration; Dennis M, Sandercock PA, Reid J, et al. Effectiveness of thigh-length graduated compression stockings to reduce the risk of deep vein thrombosis after stroke (CLOTS trial 1): a multicentre, randomised controlled trial. *Lancet.* 373:1958-1965, 2009.

[118] Agnelli G, Becattini C. Acute pulmonary embolism. *N Engl J Med.* 2010;363:266-274.

[119] Wells PS, Anderson DR, Rodger M, et al. Evaluation of D-dimer in the diagnosis of suspected deep-vein thrombosis. *N Engl J Med.* 2003;349:1227-1235.

[120] Kearon C, Ginsberg JS, Douketis J, et al. An evaluation of D-dimer in the diagnosis of pulmonary embolism: a randomized trial. *Ann Intern Med.* 2006;144:812-821.

[121] Kline JA, Courtney DM, Kabrhel C, et al. Prospective multicenter evaluation of the pulmonary embolism rule-out criteria. *J Thromb Haemost.* 2008;6:772-780.

[122] Ollenberger GP, Worsley DF. Effect of patient location on the performance of clinical models to predict pulmonary embolism. *Thromb Res.* 2006;118:685-690.

[123] Lapner ST, Kearon C. Diagnosis and management of pulmonary embolism. *BMJ.* 2013;346:f757.

[124] Huisman MV, Klok FA. How I diagnose acute pulmonary embolism. *Blood.* 2013;121:4443-4448.

[125] Klok FA, Mos IC, Nijkeuter M, et al. Simplification of the revised geneva score for assessing clinical probability of pulmonary embolism. *Arch Intern Med.* 2008;168:2131-2136.

[126] Lucassen W, Geersing GJ, Erkens PM, et al. Clinical decision rules for excluding pulmonary embolism: a meta-analysis. *Ann Intern Med.* 2011;155:448-460.

[127] Douma RA, Mos IC, Erkens PM, et al. Performance of 4 clinical decision rules in the diagnostic management of acute pulmonary embolism: a prospective cohort study. *Ann Intern Med.* 2011;154:709-718.

[128] Singh B, Mommer SK, Erwin PJ, et al. Pulmonary embolism rule-out criteria (PERC) in pulmonary embolism – revisited: a systematic review and meta-analysis *Emerg Med J.* 2013;30:701-706.

[129] Raja AS, Greenberg JO, Qaseem A, et al. Evaluation of patients with suspected acute pulmonary embolism: best practice advice from the clinical guidelines committee of the American College of Physicians. *Ann Intern Med.* 2015;163(9):701-711.

[130] Stein PD, Hull RD, Patel KC, et al. D-dimer for the exclusion of acute venous thrombosis and pulmonary embolism: a systematic review. *Ann Intern Med.* 2004;140:589-602.

[131] Brotman DJ, Segal JB, Jani JT, et al. Limitations of D-dimer testing in unselected inpatients with suspected venous thromboembolism. *Am J Med.* 2003;114:276-282.

[132] Konstantinides SV, Torbicki A, Agnelli G, et al. 2014 ESC guidelines on the diagnosis and management of acute pulmonary embolism. *Eur Heart J.* 2014;35:3033-3069; 3069a-3069k.

[133] Schouten HJ, Geersing GJ, Koek HL, et al. Diagnostic accuracy of conventional or age adjusted D-dimer cut-off values in older patients with suspected venous thromboembolism: systematic review and meta-analysis. *BMJ.* 2013;346:f2492.

[134] Kearon C, Julian JA, Newman TE, et al. Noninvasive diagnosis of deep venous thrombosis. McMaster diagnostic imaging practice guidelines initiative. *Ann Intern Med.* 1998;128:663-677.

[135] Bates SM, Jaeschke R, Stevens SM, et al. Diagnosis of DVT: antithrombotic therapy and prevention of thrombosis, 9th ed. American college of Chest Physicians Evidence-Based Clinical Practice Guidelines. *Chest.* 2012;141:e351S-e418S.

[136] Huisman MV, Klok FA. Diagnostic management of acute deep vein thrombosis and pulmonary embolism. *J Thromb Haemost.* 2013;11:412-422.

[137] Stein PD, Woodard PK, Weg JG, et al. Diagnostic pathways in acute pulmonary embolism: recommendations of the PIOPED Ⅱ investigators. *Radiology.* 2007;242:15-21.

[138] Alonso JV, Fonseca Del Pozo FJ, Vaquero M, et al. A 48-year-old woman presenting with syncope and shortness of breath. *Chest.* 2018;154(2):e41-e43.

[139] Righini M, Le Gal G, Aujesky D, et al. Diagnosis of pulmonary embolism by multidetector CT alone or combined with venous ultrasonography of the leg: a randomised non-inferiority trial. *Lancet.* 2008;371:1343-1352.

[140] Anderson DR, Kahn SR, Rodger MA, et al. Computed tomographic pulmonary angiography vs ventilation-perfusion lung scanning in patients with suspected pulmonary embolism: a randomized controlled trial. *J Am Med Assoc.* 2007;298:2743-2753.

[141] PIOPED Investigators. Value of the ventilation/perfusion scan in acute pulmonary embolism. results of the prospective investigation of pulmonary embolism diagnosis (PIOPED). *J Am Med Assoc.* 1990;263:2753-2759.

[142] Stein PD, Chenevert TL, Fowler SE, et al. Gadolinium-enhanced magnetic resonance angiography for pulmonary embolism: a multicenter prospective study (PIOPED Ⅲ). *Ann Intern Med.* 2010;152:434-443; W142-W143.

[143] Stein PD, Athanasoulis C, Alavi A, et al. Complications and validity of pulmonary angiography in acute pulmonary embo-lism. *Circulation.* 1992;85:462-468.

[144] Aujesky D, Obrosky DS, Stone RA, et al. Derivation and validation of a prognostic model for pulmonary embolism. *Am J Respir Crit Care Med.* 2005;172:1041-1046.

[145] Zondag W, Mos IC, Creemers-Schild D, et al. Outpatient treatment in patients with acute pulmonary embolism: the HESTIA study. *J Thromb Haemost.* 2011;9:1500-1507.

[146] Aujesky D, Roy PM, Verschuren F, et al. Outpatient versus inpatient treatment for patients with acute pulmonary embolism: an international, open-label, randomised, non-

inferiority trial. *Lancet.* 2011;378:41-48.

[147] Zondag W, den Exter PL, Crobach MJ, et al. Comparison of two methods for selection of out of hospital treatment in patients with acute pulmonary embolism. *Thromb Haemost.* 2013;109:47-52.

[148] Schoepf UJ, Kucher N, Kipfmueller F, et al. Right ventricular enlargement on chest computed tomography: a predictor of early death in acute pulmonary embolism. *Circulation.* 2004;110:3276-3280.

[149] Trujillo-Santos J, den Exter PL, Gomez V, et al. Computed tomography-assessed right ventricular dysfunction and risk stratification of patients with acute non-massive pulmonary embolism: systematic review and meta-analysis. *J Thromb Haemost.* 2013;11:1823-1832.

[150] Coutance G, Cauderlier E, Ehtisham J, et al. The prognostic value of markers of right ventricular dysfunction in pulmonary embolism: a meta-analysis. *Crit Care.* 2011;15: R103.

[151] Vuilleumier N, Le Gal L, Verschuren F, et al. Cardiac biomarkers for risk stratification in non-massive pulmonary embolism: a multicenter prospective study. *J Thromb Haemost.* 2009;7:391-398.

[152] Lankeit M, Jimenez D, Kostrubiec M, et al. Predictive value of the high-sensitivity troponin T assay and the simplified pulmonary embolism severity index in hemodynamically stable patients with acute pulmonary embolism: a prospective validation study. *Circulation.* 2011;124:2716-2724.

[153] Jimenez D, Kopecna D, Tapson V, et al. Derivation and validation of multimarker prognostication for normotensive patients with acute symptomatic pulmonary embolism. *Am J Respir Crit Care Med.* 2014;189:718-726.

[154] Kearon C, Akl EA, Comerota AJ, et al. Antithrombotic therapy for VTE disease: antithrombotic therapy and prevention of thrombosis, 9th ed. American College of Chest Physicians Evidence-Based Clinical Practice Guidelines. *Chest.* 2012;141:e419S-e494S.

[155] Anger KE Adams CD, Greenwood BC, Degrado JR, Fanikos J. Antithrombotic pharmacotherapy. In: Irwin RS, Lilly CM, Mayo PH, Rippe JM, eds. *Intensive Care Medicine.* 8th ed. Philedelphia, PA: Wolters Kluwer; 2018.

[156] Dolovich LR, Ginsberg JS, Douketis JD, et al. A meta-analysis comparing low-molecular-weight heparins with unfractionated heparin in the treatment of venous thromboembolism: examining some unanswered questions regarding location of treatment, product type, and dosing frequency. *Arch Intern Med.* 2000;160:181-188.

[157] Garcia DA, Baglin TP, Weitz JI, et al. Parenteral anticoagulants: antithrombotic therapy and prevention of thrombosis, 9th ed. American College of Chest Physicians Evidence-Based Clinical Practice Guidelines. *Chest.* 2012;141:e24S-e43S.

[158] Ageno W, Gallus AS, Wittkowsky A, et al. Oral anticoagulant therapy: antithrombotic therapy and prevention of thrombosis, 9th ed. American College of Chest Physicians Evidence-Based Clinical Practice Guidelines. *Chest.* 2012;141:e44S-e88S.

[159] Holbrook A, Schulman S, Witt DM, et al. Evidence-based management of anticoagulant therapy: antithrombotic therapy and prevention of thrombosis, 9th ed. American College of Chest Physicians Evidence-Based Clinical Practice Guidelines. *Chest.* 2012;141:e152S-e184S.

[160] Schulman S, Kearon C, Kakkar AK, et al. Dabigatran versus warfarin in the treatment of acute venous thromboembolism. *N Engl J Med.* 2009;361:2342-2352.

[161] Schulman S, Kearon C, Kakkar AK, et al. Extended use of dabigatran, warfarin, or placebo in venous thromboembolism. *N Engl J Med.* 2013;368:709-718.

[162] Agnelli G, Buller HR, Cohen A, et al. Oral apixaban for the treatment of acute venous thromboembolism. *N Engl J Med.* 2013;369:799-808.

[163] Agnelli G, Buller HR, Cohen A, et al. Apixaban for extended treatment of venous thromboembolism. *N Engl J Med.* 2012;368(8):699-708.

[164] EINSTEIN Investigators; Bauersachs R, Berkowitz SD, Bernner B, et al. Oral rivaroxaban for symptomatic venous thromboembolism. *N Engl J Med.* 2010;363:2499-2510.

[165] EINSTEIN-PE Investigators; Buller HR, Prins MH, Lensin AW, et al. Oral rivaroxaban for the treatment of symptomatic pulmonary embolism. *N Engl J Med.* 2012;366:1287-1297.

[166] Hokusai-VTE Investigators; Buller HR, Decousus H, Grosso MA, et al. Edoxaban versus warfarin for the treatment of symptomatic venous thromboembolism. *N Engl J Med.* 2013;369:1406-1415.

[167] Goldhaber SZ, Visani L, De Rosa M. Acute pulmonary embolism: clinical outcomes in the international cooperative pulmonary embolism registry (ICOPER). *Lancet.* 1999;353:1386-1389.

[168] Konstantinides S, Geibel A, Heusel G, et al. Heparin plus alteplase compared with heparin alone in patients with submassive pulmonary embolism. *N Engl J Med.* 2002;347:1143-1150.

[169] Meyer G, Vicaut E, Danays T, et al. Fibrinolysis for patients with intermediate-risk pulmonary embolism. *N Engl J Med.* 2014;370:1402-1411.

[170] Kucher N, Boekstegers P, Muller OJ, et al. Randomized, controlled trial of ultrasound-assisted catheter-directed thrombolysis for acute intermediate-risk pulmonary embolism. *Circulation.* 2014;129:479-486.

[171] Kuo WT, Banerjee A, Kim PS, et al. Pulmonary embolism response to fragmentation, embolectomy, and catheter thromboly-sis (PERFECT): initial results from a prospective multicenter registry. *Chest.* 2015;148:667-673.

[172] Er F, Nia AM, Gassanov N, et al. Impact of rescue-thrombolysis during cardiopulmonary resuscitation in patients with pulmonary embolism. *PLoS One.* 2009; 4:e8323.

[173] Bottiger BW, Arntz HR, Chamberlain DA, et al. Thrombolysis during resuscitation for out-of-hospital cardiac arrest. *N Engl J Med*. 2008;359:2651-2662.

[174] Eisen LA, Janowski W, Shiloh AL. Ultrasound diagnosis of shock in a woman with metastatic renal cell carcinoma. *Chest*. 2013;144(3):e1-e3.

[175] Stein PD, Matta F, Steinberger DS, et al. Intracerebral hemorrhage with thrombolytic therapy for acute pulmonary embolism. *Am J Med*. 2012;125:50-56.

[176] Chatterjee S, Chakraborty A, Weinberg I, et al. Thrombolysis for pulmonary embolism and risk of all-cause mortality, major bleeding, and intracranial hemorrhage: a meta-analysis. *J Am Med Assoc*. 2014;311:2414-2421.

[177] Enden T, Klow NE, Sandvik L, et al. Catheter-directed thrombolysis vs. anticoagulant therapy alone in deep vein thrombosis: results of an open randomized, controlled trial reporting on short-term patency. *J Thromb Haemost*. 2009;7:1268-1275.

[178] Birn J, Vedantham S. May-thurner syndrome and other obstructive iliac vein lesions: meaning, myth, and mystery. *Vasc Med*. 2015;20:74-83.

[179] Vedantham S. Interventional therapy for venous thromboembolism. *J Thromb Haemost*. 2015;13(suppl 1):S245-S251.

[180] Mojoli F, Orlando A, Mongodi S, et al. A 44-year-old woman presents to the ED with agitation, dyspnea, and hypotension. *Chest*. 2016;149(5):e137-139.

[181] Rajasekhar A, Streiff MB. Vena cava filters for management of venous thromboembolism: a clinical review. *Blood Rev*. 2013;27:225-241.

[182] Usoh F, Hingorani A, Ascher E, et al. Prospective randomized study comparing the clinical outcomes between inferior vena cava greenfield and TrapEase filters. *J Vasc Surg*. 2010;52:394-399.

[183] Decousus H, Leizorovicz A, Parent F, et al. A clinical trial of vena caval filters in the prevention of pulmonary embolism in patients with proximal deep-vein thrombosis. prevention du risque d'embolie pulmonaire par interruption cave study group. *N Engl J Med*. 1998;338:409-415.

[184] Mismetti P, Laporte S, Pellerin O, et al. Effect of a retrievable inferior vena cava filter plus anticoagulation vs anticoagulation alone on risk of recurrent pulmonary embolism: a randomized clinical trial. *JAMA*. 2015;313(16): 1627-1635. doi:10.1001/jama.2015.3780.

[185] PREPIC Study Group. Eight-year follow-up of patients with permanent vena cava filters in the prevention of pulmonary embolism: the PREPIC (prevention du risque d'embolie pulmonaire par interruption cave) randomized study. *Circulation*. 2005;112:416-422.

[186] He C, Von Segesser LK, Kappetein PA, et al. Acute pulmonary embolectomy. *Eur J Cardiothorac Surg*. 2013;43:1087-1095.

[187] Kuo WT, Gould MK, Louie JD, et al. Catheter-directed therapy for the treatment of massive pulmonary embolism: systematic review and meta-analysis of modern techniques. *J Vasc Interv Radiol*. 2009;20:1431-1440.

[188] Jasti N, Streiff MB. Prevention and treatment of thrombosis associated with central venous catheters in cancer patients. *Expert Rev Hematol*. 2014;7:599-616.

[189] Chan WS, Lee A, Spencer FA, et al. Predicting deep venous thrombosis in pregnancy: out in "LEFt" field? *Ann Intern Med*. 2009;151:85-92.

[190] Leung AN, Bull TM, Jaeschke R, et al. An official American Thoracic Society/Society of Thoracic Radiology clinical practice guideline: evaluation of suspected pulmonary embolism in pregnancy. *Am J Respir Crit Care Med*. 2011;184:1200-1208.

[191] Bates SM, Greer IA, Middeldorp S, et al. VTE, thrombophilia, antithrombotic therapy, and pregnancy: antithrombotic therapy and prevention of thrombosis, 9th ed. American College of Chest Physicians Evidence-Based Clinical Practice Guidelines. *Chest*. 2012;141:e691S-e736S.

[192] White RH. The epidemiology of venous thromboembolism. *Circulation*. 2003;107:I4-I8.

[193] Carson JL, Kelley MA, Duff A, et al. The clinical course of pulmonary embolism. *N Engl J Med*. 1992;326:1240-1245.

[194] Douketis JD, Kearon C, Bates S, et al. Risk of fatal pulmonary embolism in patients with treated venous thromboembolism. *J Am Med Assoc*. 1998;279:458-462.

[195] Piazza G, Goldhaber SZ. Chronic thromboembolic pulmonary hypertension. *N Engl J Med*. 2011;364:351-360.

[196] Iorio A, Kearon C, Filippucci E, et al. Risk of recurrence after a first episode of symptomatic venous thromboembolism provoked by a transient risk factor: a systematic review. *Arch Intern Med*. 2010;170:1710-1716.

[197] Streiff MB. Predicting the risk of recurrent venous thromboembolism (VTE). *J Thromb Thrombolysis*. 2015;39:353-366.

[198] Gould MK, Dembitzer AD, Doyle RL, et al. Low-molecular-weight heparins compared with unfractionated heparin for treatment of acute deep venous thrombosis: a meta-analysis of randomized, controlled trials. *Ann Intern Med*. 1999;130:800-809.

[199] Pollack CV Jr, Reilly PA, Eikelboom J, et al. Idarucizumab for dabigatran reversal. *N Engl J Med*. 2015;373:511-520.

[200] Siegal DM, Curnutte JT, Connolly SJ, et al. Andexanet alfa for the reversal of factor xa inhibitor activity. *N Engl J Med*. 2015;373:2413-2424.

[201] Ansell JE, Bakhru SH, Laulicht BE, et al. Use of PER977 to reverse the anticoagulant effect of edoxaban. *N Engl J Med*. 2014;371:2141-2142.

[202] Kory PD, Pellecchia CM, Shiloh AL, et al. Accuracy of ultrasonography performed by critical care physicians for the diagnosis of DVT. *Chest*. 2011;139:538-542.

[203] Theodoro D, Blaivas M, Duggal S, et al. Real-time B-mode

ultrasound in the ED saves time in the diagnosis of deep vein thrombosis (DVT). *Am J Emerg Med*. 2004;22:197-200.

[204] Jang T, Docherty M, Aubin C, et al. Resident-performed compression ultrasonography for the detection of proximal deep vein thrombosis: fast and accurate. *Acad Emerg Med*. 2004;11:319-322.

[205] Lensing AW, Doris CI, McGrath FP, et al. A comparison of compression ultrasound with color Doppler ultrasound for the diagnosis of symptomless postoperative deep vein thrombosis. *Arch Intern Med*. 1997;157:765-776.

[206] Agarwal V, Nalluri N, Shariff MA, et al. Large embolus in transit -an unresolved therapeutic dilemma (case report and review of literature). *Heart Lung*. 2014;43:152-154.

[207] Vieillard-Baron A, Page B, Augarde R, et al. Acute cor pulmonale in massive pulmonary embolism: incidence, echocardiographic pattern, clinical implications and recovery rate. *Intensive Care Med*. 2001;27:1481-1486.

[208] Vieillard-Baron A, Qanadli SD, Antakly Y, et al. Transesophageal echocardiography for the diagnosis of pulmonary embolism with acute cor pulmonale: a comparison with radiological procedures. *Intensive Care Med*. 1998;24:429-433.

[209] Seaburg LA, Sekiguchi H. Two chronically ill patients presenting with hypoxemic respiratory failure. *Chest*. 2016;149(4):e107-110.

[210] Mathew JP, Kourouni I, Noronha S, et al. A woman in her 70s with profound hypoxemia. *Chest*. 2016;150(1):e13-17.

[211] Koenig S, Chandra S, Alaverdian A, et al. Ultrasound assessment of pulmonary embolism in patients receiving CT pulmonary angiography. *Chest*. 2014;145(4):818-823.

[212] Nazerian P, Vanni S, Volpicelli G, et al. Accuracy of point-of-care multiorgan ultrasonography for the diagnosis of pulmonary embolism. *Chest*. 2014;145:950-957.

[213] Mathis G, Blank W, Reissig A, et al. Thoracic ultrasound for diagnosing pulmonary embolism: a prospective multicenter study of 352 patients. *Chest*. 2005;128:1531-1538.

第 21 章　治疗性血液成分单采技术：重症治疗中的技术要点及适应证

Therapeutic Apheresis: Technical Considerations and Indications in Critical Care

Laura S. Connelly-Smith　Theresa A. Nester　Michael Hill　Ari Nalbandian　Craig M. Lilly　著

一、技术原理和设备

单采（apheresis）意为去除（remove）。血液成分单采是借助单采设备将全血分离出不同的组分，选择性地对某一成分进行去除，并将剩余的组分回输至患者体内。该方法通过对一种或多种血液成分的处置从而去除掉某些生物溶质或细胞，同时保持血管内血容量的相对稳定。实际操作中，上述交换过程是通过在去除血浆或红细胞的同时向患者回输置换液或血制品来完成的。在血液成分单采技术操作过程中，需要加入一定量的抗凝血药以确保血流不发生凝血。

离心式血液成分单采技术通过连续或非连续的流式方法将血液输送至分离装置，并通过沉降速度的差异将比重不同的血细胞和血浆进行分离。连续性流式方法将血液抽到体外回路，分离并将各血液成分保存在不同的离心分离室内，将不需要的成分弃至收集袋，并持续将正常成分回输至患者体内（图 21-1）。上述操作需要双腔静脉通路。非连续式流式方法或间断式流式方法原理与连续式流式方法基本相同，差异之处在于每个周期仅抽出一定量的全血进入体外回路进行处置并将正常成分回输。非连续式分离方法较连续式耗时更长，但仅需要单腔静脉通路[1]。

在亚洲和欧洲的大部分地区一般应用膜分离技术来分离血浆。体外回路分离膜是平板状或中空纤维状结构，其内部孔洞大小可将细胞组分滤出。经装置分离出的血浆可直接丢弃或用于其他治疗，而其他血液成分则回输患者体内。

近年来，为了选择性去除某些致病性蛋白或其他溶质，治疗性血浆分离技术开始应用一些特殊分离柱或分离设备[2, 3]，如高胆固醇血症的治疗。对于患有家族性高胆固醇血症，并且对常规药物治疗效果不佳的患者，有两种分离柱已通过审批用于从分离血浆中清除 LDL 的治疗，包括肝素诱导下的体外低密度脂蛋白沉淀（heparin-induced extracorporeal low-density lipoprotein precipitation，HELP）系统和 Liposorber LA-15 系

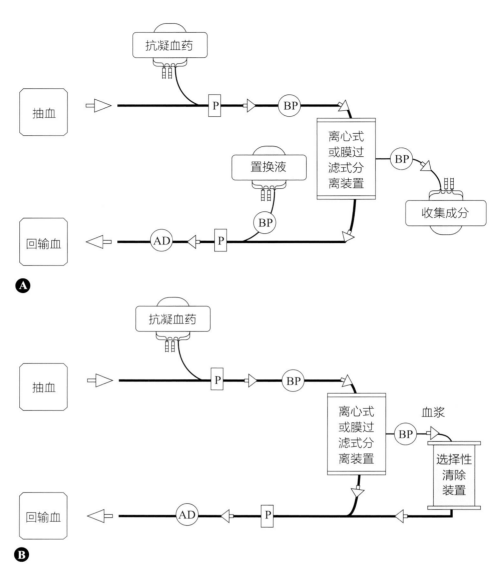

▲ 图 21-1　**A.** 治疗性血液成分单采技术中成分去除的基本回路和设备配置。从患者体内引血后加入抗凝血药，并泵入分离装置。待收集成分从分离装置中泵入收集袋中，其余血液成分，连同适当剂量的置换液，回输患者体内。**B.** 患者血浆选择性致病物质清除的回路和设备配置。加入抗凝血药的患者全血被泵入分离装置，随后将分离出的血浆泵入选择性清除装置。净化后的血浆与患者血液的细胞成分混合后回输患者体内

AD. 空气检测器；BP. 血泵；P. 测压器（经许可转载，引自 Linenberger ML, Price TH. Use of cellular and plasma apheresis in the critically ill patient. Part 1: technical and physiological considerations. *J Intensive Care Med.* 2005; 20:18-27. ）

统 [3]。此外，在美国以外地区还有一些分离柱和分离系统通过了测试并得到应用，包括能够清除抗 DNA 抗体、清除抗心磷脂抗体、固化多黏菌素 B 的硫酸葡聚糖分离柱，以及其他一些能够清除脓毒症相关炎性细胞因子和介质的吸附器 [3]。此外有一种称为体外光去除法（extracorporeal photopheresis，ECP）的特殊方法，能够通过白细胞单采技术分离外周血白细胞，使用补骨脂素进行药物处理，随后进行紫外线 A 照射后回输患者体外内 [4]。FDA 已批准了一种精密设备用于进行 ECP 治疗，指征包括皮肤型 T 细胞淋巴瘤、造血干细胞移植术后的移植物抗宿主病、系统性硬化、实体器官移植排异反应等 [5]。尽管 ECP 一般属于择期治疗方法，但作为多学科综合治疗方

法之一，重症患者也有望从中获益。

二、生理学原理

血液成分单采技术清除血浆分子或细胞组分的效能取决于以下两个因素：①该组分在血管内外的分布特点；②该组分的再生速率[6]。对于那些能够在血管内外自由迁移的溶质，一次血浆置换后需要约48h达成血管内外的充分再平衡。循环系统中血细胞同样能够在血管边界和（或）通过脾的隔离作用进行迁移，因而也会影响治疗性细胞单采技术的治疗效能。

单采技术后致病性溶质或血细胞亚群的血管内再生速率还取决于合成/制造此类物质和细胞衰亡/死亡的速率。一般而言，血浆置换能够以远超自然合成速率的速度清除大分子；因此，简单的一室数学模型即可用于预测可溶性血浆物质的清除速率。模型的基本假设是一部分血浆（被清除血浆）被置换为不含有目标物质的液体（置换液），后者与剩余的血管内血浆充分混合[6]。图21-2对血浆IgG和IgM在治疗性血浆置换（therapeutic plasma exchange，TPE）后清除和再生的动力学特点进行了描述。在血浆容积明显扩张，如副蛋白血症，高合成速率溶质分子，以及IgG生成速率反跳，如既存抗体导致的实体器官排异体液免疫反应等临床情况下，上述一室模型预测溶质清除速率的可靠性可能会受到限制[7]。

与血浆置换清除溶质相比，细胞单采技术对细胞清除的效能较难预测。影响这一预测效果的因素包括细胞生成速率较快（如未治疗白血病），脾脏对异常循环细胞或血小板隔离作用的不同倾向，以及患者血浆容积的计算误差。总的来说，在一次细胞单采技术中处理1.5~2.0倍的血浆容积，预期能够清除35%~85%的目标细胞[8]。

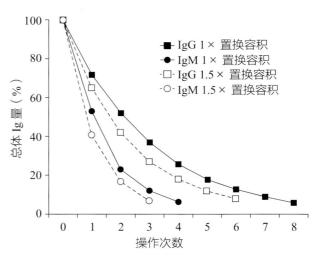

▲ 图 21-2　治疗性血浆置换对总体免疫球蛋白（Ig）水平的假定清除作用

一室模型预测当进行1×血浆容积的治疗性置换术时，约有60%的溶质能够被清除，当进行1.5×血浆容积时约有80%的溶质能够被清除。由于约50%的IgG分布在血管外间隙，需要在连续2次置换术之间进行血管内外的再平衡，因此，如果需要将总体IgG清除至治疗前总体水平的10%以下，则需要6次或7次1×血浆容积的置换术。作为对比，由于IgM主要分布在血管内，因此只需要3次或4次1×血浆容积的置换术就可以将总体IgM清除至治疗前总体水平的10%以下。而如果将置换容积增加至1.5×血浆容积，则达成相同目标，IgM和IgG仅达分别需要3次和5次操作就可以实现（经许可转载，引自 Linenberger ML, Price TH. Use of cellular and plasma apheresis in the critically ill patient. Part 1: technical and physiological considerations. *J Intensive Care Med*. 2005; 20: 18-27.）

三、用于治疗性血液成分单采技术的血管通路

用于治疗性血液成分单采技术导管放置的血管通路取决于患者的血流动力学状态和他们在整个治疗过程中日常干预治疗的潜在需求。对于病情稳定的非紧急情况患者，可以使用16~18号大口径透析型针头获得外周通路，该通路能够承受高达每分钟150ml的流速。

通常情况下，需要放置治疗性血液成分单采导管通路的患者是重症患者，因此中心静脉通道是首选。对于这些导管的放置有几个方面的考

虑，包括首选的解剖位置、超声探头的选择，以及通过超声成像确认导丝和导管。

推荐的置管位置包括颈内静脉和股静脉。不建议锁骨下入路，因为该部位很难压迫止血。通过中心静脉置管进行血液成分单采技术要求 10～13.5F 双腔导管。经右颈内静脉的最佳导管长度（约 16cm）比左颈内静脉或股静脉（约 20cm）短。

放置导管的首选超声探头是高频线阵探头，它提供了更清晰的浅表结构，但由于组织穿透深度较浅，视野深度较低。这有助于对成对的深部血管进行更高分辨率的成像，从而对目标血管进行更精确的超声引导。在所有推荐的导管放置位置，目标静脉相对于其各自配对的动脉应该是容易压缩的。呈现出相对可压缩性是超声成像的一个关键优势，从而改善了导管放置的安全性。

超声引导的第二个关键安全优势是其能够在扩皮尝试前对目标血管的导丝放置进行显像。这可以在任意轴位（矢状或轴向）进行，而血管可压缩性可以再次验证目标血管是静脉而非动脉。在扩张并成功放置导管后，应将金属丝取出，交给助手并由其口头确认，这是一项标准的安全措施。导管放置传统上是通过胸部 X 线确定的。床边超声也可用于确认中心静脉置管位置并除外气胸。超声检查需要在剑突下入路观察心脏，并在用生理盐水冲洗时显示右心房和心室内的强回声湍流。

四、抗凝和置换液

枸橼酸是用于血浆置换和细胞单采技术最常用的抗凝血药。肝素常用于 ECP、特殊的分离柱系统和血浆膜过滤系统。目前的单采设备可以对抗凝血药（枸橼酸盐或肝素）剂量和基于患者总血容积的回输血速率进行限制。操作者还可以调整抗凝血药与正在处理的全血的比例[9]。

枸橼酸 – 葡萄糖（acid-citrate-dextrose，ACD）溶液能够有效地螯合游离或离子化的血浆钙，从而防止血液和血浆在单采回路中凝固。在实际单采技术中很难准确预测体内钙离子的下降速度，因为这取决于注入枸橼酸盐的稀释、代谢、再分配和排泄[9]。当使用血浆或白蛋白作为置换液时，血浆中的枸橼酸或白蛋白与钙的结合作用能够进一步降低离子钙。供体单采的监测结果表明，离子钙通常可降低 25%～35%[9]。

枸橼酸在体内不产生抗凝血作用。在肾功能和肝功能正常的患者中，半衰期约为 30min。在严重肝病患者中，枸橼酸盐代谢速度较慢，故操作人员应减少 ACD 的用量和（或）速率。对于需要血浆置换的危重患者，建议监测游离钙，并根据需要提供静脉钙置换。一些单采操作机构在所有 TPE 期间均使用静脉输注葡萄糖酸钙或氯化钙的方案[10]。

在单采操作过程中，体外肝素持续输注会影响患者的凝血功能指标。这种抗凝效应在药物完全代谢之前，即直至操作结束后的 60～120min 内，是可以进行监测的。对于已经接受肝素进行治疗性抗凝的患者，单采操作联合使用的抗凝在常规剂量的基础上应予以减量或停用。重症患者的医疗团队应与单采技术治疗团队保持沟通，充分交代患者有关系统性抗凝治疗、凝血病和抗凝禁忌证的所有信息，特别是在治疗过程中计划使用肝素时。尤其重要的是，需要着重记录患者是否患有已知或疑似的肝素诱导血小板减少症。

用于血浆置换的置换液包括血浆、白蛋白或生理盐水。液体类型的选择取决于：①患者的基本凝血功能指标，特别是纤维蛋白原；②预期的操作次数和频率；③当前的治疗情况。对于患有神经系统疾病的患者，如急性 Guillain-Barré 综合征，通常每隔一天进行 1～1.5 倍血浆容积的置换治疗，以 5% 白蛋白作为置换液。这一治疗方案和计划安排可以帮助纤维蛋白原水平在 2 次操作间得以恢复。另外，如果病情需要每天进行血浆置换，则可能需要一些血浆作为置换液来确保患者的纤维蛋白原维持在基本凝血功能的水平。如果病情要求输注血浆以此作为治疗的重要组成部分，如血栓性血小板减少性紫癜，则血浆应至少占置换液的一半[11]。在这种情况下，纤维蛋白原和其他凝血因子则不会有明显消耗。

使用离心技术的单采设备必须将特定体积的压积红细胞送到分离室，以维持有效选择性提取所需的细胞 / 血浆密度梯度。为达到这一目标，体外血容量（extracorporeal blood volume，ECV）根据仪器的规格、一次性回路套装和患者的红细胞比容而异。前美国血库协会（American Association of Blood Banks，AABB）建议常规操作的 ECV 不应超过患者总血容积的 15%[12]。下面的例子可以说明治疗性单采技术的影响。一个 60kg 的成年人，其血细胞压积为 40%，其总血容积为 60kg × 70ml/kg（成年男性的标准转换因子）=4200ml，而 4200ml 的红细胞体积为 4200ml × 40/100=1680ml。如果仪器需要 200ml 的体外红细胞体积，则输送 200ml 的 ECV 应为 200/1680=0.12，即总血容积的 12%。但如果同一患者，其红细胞比容仅为 20%，则红细胞体积为 4200ml × 20/100=840ml；其所需 ECV 为 200/840=0.24，即总血容积的 24%，超过了 AABB 安全限值。当 ECV 超过 15% 时，需要输注异体红细胞。它们要么在操作术前作为输血给患者（增加治疗前红细胞比容），要么在手术开始时用于"预充"单采回路（并作为回输液的一部分回输给患者）。

五、血管通路

治疗性单采技术所需的血管通路类型取决于患者外周静脉的状态、基础病治疗的情况、预期的治疗频率和治疗持续时间。静脉或导管必须能够承受足够大的负压，以满足引血端 50～150ml/min，回输端最高 150ml/min 的速度。对于只需要一次置换操作的患者，可以使用肘前静脉或前臂静脉。引血端需要 16～18 号特氟龙或硅树脂涂层钢制的后眼单采针或透析针[13]。理想情况下，患者可以在置换过程中握球以帮助引血。

重症患者，特别是需要日常操作的患者，则通常需要大口径中心静脉导管[14]。对于体重超过 40kg 的成人，临时或长期留置的隧道导管应至少是 10F 规格（表 21-1）。较小直径的短期留置导管对小体型成人和儿科患者也适用。塑料中心静脉导管（如用于心脏压力监测的导管）不适合于引血，因其会在高引血流速产生的负压下塌陷。在某些情况下，这些导管或外周静脉置管可以用作回输通路。

外周放置的中心静脉导管和标准植入式静脉输液港也不适合，因其无法满足所需的负压和血流速率。带有贮室的皮下植入式输液港可以满足某些单采技术，如长期红细胞置换而非血浆置换，所需的流量[15]。为透析通路而建立的动静脉瘘可用于治疗性单采技术[13]。重症监护团队应在放置操作相关静脉通路前与操作团队进行协商。

六、局限性和潜在的不良事件

当考虑进行治疗单采技术时，应注意到其局限性。首先，单采不同于透析。通常不可能在操作结束后做到较大的液体净负平衡（即

表 21-1　基于患者体重的导管推荐

患者体重（kg）	导管名称	制造商	尺寸 / 内径（F）
短期非隧道导管			
35～70	Mahurkar	Covidien	8、10 和 11.5 12（三腔）
>70	Duo-Flow XTP Mahurkar	MedComp Covidien	10、11.5 12（三腔）
	Hemo-Cath ST	MedComp	8、11.5
用于长期单采技术的隧道导管			
35～70	Hemo-Cath LT	MedComp	8、12.5
	Permcath	Covidien	10
>70	Hickman TriFusion	BARD	12（三腔）
	HemoStar (VasCath)	BARD	14.5
	Split Cath	MedComp	14、16
	Mahurkar Cuffed	Covidien	13.5
	Tal Palindrome	Covidien	14.5

200～400ml），因为这里的负平衡是胶体而不是晶体，故很容易出现低血压。安全的总液体平衡范围应是总血容积的 ±（10%～15%）。此外，不建议在单采治疗过程中输注红细胞（除非在开始时作为"预充"血），因为分离室中的细胞分离梯度和细胞 / 血浆界面可能会因此受到干扰。其次，单采技术操作对于正在治疗的疾病几乎总是一种辅助，而非决定性治疗。因此，尽管可以对病情严重的患者进行单采操作，但主管医师仍必须慎重考虑与血流动力学不稳定、血液学异常、血管通路需要、更紧急的原发病治疗优先级相关的风险。

治疗性单采可能出现的不良并发症见表 21-2。中心静脉置管并发症包括操作相关事件、感染和出血（见第 18 章）。枸橼酸毒性发生在 1.5%～9.0% 的治疗过程中[16]。当处理量大、操作时间长、非生理性出血、严重贫血、生命体征

表 21-2　治疗性单采技术的可能不良反应

- 中心静脉置管并发症
- 低钙血症和（或）低镁血症的症状和体征
- 与血管迷走反应或液体转移相关的低血压
- 输血反应
- 凝血功能指标改变
- 应用 ACE 抑制药的患者在进行血浆置换或血浆治疗时出现的缓激肽反应
- 对高蛋白结合率的药物或免疫球蛋白的清除作用（频繁进行血浆置换时）

ACE. 血管紧张素转化酶

不稳定、肝衰竭、呼吸性碱中毒、使用含有枸橼酸盐作为抗凝血药的血制品作为置换液时风险较高[16, 17]。低钙血症的体征和症状包括口内金属味、肌肉或胃肠道痉挛、口周麻木、肢体远端感觉异常和胸闷。在镇静或昏迷的患者中，严重的枸橼酸毒性可表现为抽搐、肌肉痉挛（包括喉部痉挛）、QTc 间隔延长和心肌收缩力下降。低镁

血症和低钾血症也可能发生，因为肾脏增加阳离子排泄到尿液中以促进枸橼酸负荷的排泄。虽然少见，但在治疗性单采过程中也发生过致死性心律失常。为了避免这些并发症，应监测离子钙，并按要求通过回输通路或作为白蛋白置换液的添加剂，静脉输注钙。有些单采技术操作医师会在白蛋白中加入小剂量的钾，以减少低钾血症的风险；或者在使用白蛋白作为置换液的强化治疗方案中，注意监测血清钾水平[17]。

有文献报道，单采技术中低血压或血管迷走反应的发生率为 1.7%[17]。特别是那些已经存在血流动力学不稳定或血管张力下降的患者，如某些神经系统疾病，风险相对较高。对于这类患者，应避免液体净负平衡。如果使用血制品作为置换液，则可能发生输血反应。有些患者使用白蛋白作为置换液时也会出现过敏反应。

患有基础凝血功能异常和（或）重度血小板减低的重症患者可能发生凝血功能紊乱和出血。一个典型的使用白蛋白做置换液的 1.3 倍容量血浆置换会消耗大量凝血因子，为术前水平的 25%～45%[18]。这些凝血因子的恢复时间取决于它们各自的合成速率，大多数因子在 24h 后即可恢复到基线水平。但纤维蛋白原除外，它需要大约 3 天才能恢复到基线水平。由于在连续血浆置换过程中纤维蛋白原水平受到的影响最为严重，因此应监测术前纤维蛋白原水平，特别是置换液的血浆比例＜50% 的情况下。治疗性白细胞清除术会清除一部分循环系统中的血小板，这一点对于术前就存在严重血小板减低的患者具有临床意义。重症患者术后应监测血小板计数和凝血功能，特别是在单采技术后不久需要进行有创操作的情况下。

有些患者在接受以白蛋白作为置换液的血浆置换时，可能出现的严重反应，包括潮红、低血压、心动过缓和呼吸困难，这可能与同时应用血

管紧张素转化酶抑制药有关[19]。该反应是由缓激肽介导的，缓激肽被认为是由白蛋白制剂中的前激肽酶激活因子产生的。基于这一观点，建议 ACE 抑制药在进行以白蛋白为置换液的血浆置换前停用 24～48h（取决于相应药物的半衰期）[19]。如果正在应用 ACE 抑制药的患者需要紧急进行血浆置换操作，则应使用新鲜冷冻血浆（fresh frozen plasma，FFP）作为置换液以避免上述反应。在一些患者接受基于分离柱的血浆治疗时也会出现类似的涉及 ACE 抑制药的反应，因此必须采取类似的预防措施[20]。

多次血浆交换的另一个潜在不良反应是去除高蛋白结合率的治疗药物和血浆免疫球蛋白。血浆置换对单一药物的确切影响尚不清楚。为了避免这种并发症，应尽可能在血浆置换后给予药物治疗。在接受连续多次血浆置换的免疫抑制患者中，也应定期监测免疫球蛋白水平，因为这些蛋白质会在回路中被不加选择的清除，而严重的低球蛋白血症可能会进一步加重患者的易感状态。

七、在重症医学中的应用指征

美国血液单采学会（American Society for Apheresis，ASFA）每隔几年就会发布一次临床应用的循证医学指南[21]。指南将医疗情况分为 Ⅰ～Ⅳ类，Ⅰ类为基于随机对照临床试验或广泛无争议的经验表明治疗性单采技术是有效的，应作为重要或辅助治疗方法，而Ⅳ类则表明尚无被证实的疗效，甚至治疗性单采技术可能对病情造成负面影响[5]。治疗性单采技术的循证医学治疗指征示例参见表 21-3。

（一）治疗性血浆置换

在重症监护病房，TPE 可能是最常见的单

表 21-3　涉及重症患者的疾病应用治疗性单采技术的循证医学指征类别

疾　病	单采技术操作	应用指征 类　别	推　荐 级　别
肾脏系统疾病			
抗肾小球基底膜抗体病			
弥漫性肺泡出血	血浆置换	I	1C
不需要透析	血浆置换	I	1B
需要依赖透析但不伴有 DAH	血浆置换	III	2B
ANCA 相关急进性肾小球肾炎			
需要透析	血浆置换	I	1A
伴有 DAH	血浆置换	I	1C
不需要透析	血浆置换	III	2C
局灶性节段性肾小球硬化症	血浆置换	I	1B
骨髓瘤管型肾病	血浆置换	III	2B
志贺毒素介导的血栓性微血管病			
严重神经系统症状	血浆置换	III	2C
无严重神经系统症状	血浆置换	IV	1C
肺炎链球菌	血浆置换	III	2C
凝血介导的血栓性微血管病			
H 因子自身抗体	血浆置换	I	2C
补体因子基因突变	血浆置换	III	2C
MCP 突变	血浆置换	III	2C
移植物排斥（抗体介导）			
ABO 相容	血浆置换	I	1B
ABO 不相容	血浆置换	II	1B
A 型免疫球蛋白肾病	血浆置换	III	2B
肾源性系统性纤维化	血浆置换	III	2C
自身免疫性和风湿性疾病			
冷球蛋白血症（重度 / 症状性）	血浆置换	II	2A
特发性血小板减少性紫癜	血浆置换	III	2C
系统性红斑狼疮（重度）	血浆置换	II	2C
系统性红斑狼疮性肾炎	血浆置换	IV	1B

（续表）

疾　病	单采技术操作	应用指征 类　别	推　荐 级　别
暴发性抗磷脂抗体综合征	血浆置换	Ⅱ	2C
皮肌炎或多发性肌炎	血浆置换	Ⅳ	2B
血液系统疾病			
血栓性血小板减少性紫癜	血浆置换	Ⅰ	1A
伴有白细胞淤滞现象的高白细胞血症	白细胞清除术	Ⅱ	1B
伴有急性脑卒中的镰状细胞病	红细胞置换	Ⅰ	1C
伴有急性胸痛综合征的镰状细胞病	红细胞置换	Ⅱ	1C
血小板增多症（有症状，髓增生性）	血小板清除术	Ⅱ	2C
输血后紫癜	血浆置换	Ⅲ	2C
真性红细胞增多症	红细胞清除术	Ⅰ	1B
继发性红细胞增多症	红细胞清除术	Ⅲ	1C
高黏度血症（单克隆性 IgM、IgA、IgG）	血浆置换	Ⅰ	1B
凝血因子抑制物（同种抗体）	血浆置换	Ⅳ	2C
凝血因子抑制物（自身抗体）	血浆置换	Ⅲ	2C
巴贝西虫病（重度）	红细胞置换	Ⅱ	2C
疟疾（重度）	红细胞置换	Ⅲ	2B
肝素诱导的血小板减少症	血浆置换	Ⅲ	2C
神经系统疾病			
急性炎性脱髓鞘多神经根病 /Guillain-Barré 综合征（主要治疗）	血浆置换	Ⅰ	1A
急性播散性脑脊髓炎	血浆置换	Ⅱ	2C
慢性炎性脱髓鞘多神经根病	血浆置换	Ⅰ	1B
肌无力危象	血浆置换	Ⅰ	1B
IgG 和 IgA 相关脱髓鞘性多神经病变	血浆置换	Ⅰ	1B
IgM 相关脱髓鞘性多神经病变	血浆置换	Ⅰ	1C
Lambert-Eaton 肌无力综合征	血浆置换	Ⅱ	2C
多发性硬化（急性，暴发性）	血浆置换	Ⅱ	1B
视神经脊髓炎（急性）	血浆置换	Ⅱ	1B
PANDAS（加重）	血浆置换	Ⅱ	1B
Sydenham 舞蹈病（重度）	血浆置换	Ⅲ	2B

（续表）

| 疾　　病 | 单采技术操作 | 应用指征 | 推　荐 |
		类　别	级　别
其他疾病			
药物过量、药物中毒和动物毒素中毒	血浆置换	Ⅲ	2C
蕈类中毒	血浆置换	Ⅱ	2C
特发性扩张型心疾病	血浆置换	Ⅲ	2C
急性肝衰竭	血浆置换	Ⅲ	2B
中毒性表皮坏死松解症（难治性）	血浆置换	Ⅲ	2B
脓毒症和多器官功能衰竭	血浆置换	Ⅲ	2B
Wilson 病（暴发性）	血浆置换	Ⅰ	1C
桥本脑病	血浆置换	Ⅱ	2C
烧伤休克复苏	血浆置换	Ⅲ	2B

Ⅰ类：单采技术被接受为一线治疗的疾病，或作为主要的独立治疗，或与其他治疗方式联合使用。Ⅱ类：单采技术作为二线治疗被接受的疾病，或作为独立治疗，或与其他治疗模式联合使用。Ⅲ类：单采技术的最佳作用尚不明确的疾病。应个体化制订决策。Ⅳ类：已发表的证据证明或提示单采技术无效或有害的疾病。如果在这些情况下需要进行单采治疗，应获得医疗机构审查委员会的批准

注：分级系统的评定标准与目前公认的关于治疗推荐意见的评级标准一致

ANCA. 抗中性粒细胞胞质抗体；IgA. 免疫球蛋白 A；IgG. 免疫球蛋白 G；IgM. 免疫球蛋白 M

引自 Guyatt G, Gutterman D, Baumann MH, et al. Grading strength of recommendations and quality of evidence in clinical guidelines: report from an American college of chest physicians task force. *Chest*. 2006; 129: 174-181；evidence-based indications categorizations generated by the American Society for Apheresis (ASFA) Apheresis Applications Committee. Shaz B, ed. Clinical applications of therapeutic apheresis: an evidence based approach. 6th ed. *J Clin Apher*. 2013; 28(3).

采技术形式。已知对血浆置换治疗反应较好的抗体介导的临床情况包括血栓性血小板减少性紫癜[11,22,23]，脱髓鞘疾病（包括急性炎性脱髓鞘多神经病变 /Guillain-Barré 综合征[24-27]），严重、急性特发性炎性脱髓鞘疾病[24,28]，肌无力危象[24,29-32]，IgG 和 IgA 相关的脱髓鞘性多神经病变，抗肾小球基底膜（抗 GBM）（Goodpasture）疾病，合并其他形式的快速进展型肾小球肾炎（rapidly progressive glomerulonephritis，RPGN）的肺出血疾病[33-35]。

随机试验和系统性综述对治疗性单采技术作为治疗方法的应用给出了直接的决策建议（表21-4）；但在某些情况下，现有数据尚不足以对

其效果和最佳应用方式给出明确意见。

对于抗肌肉特异性受体酪氨酸激酶抗体（muscle-specific receptor tyrosine kinase antibody，MuSK-Ab）形式的重症肌无力，TPE 似乎较静脉输注免疫球蛋白（intravenous immunoglobulin，IVIg）更为有效[29,36]。相比较而言，对于抗乙酰胆碱酯酶受体抗体（acetyl cholinesterase receptor，AChR-Ab）形式的重症肌无力和 Guillain-Barré 综合征，血浆置换虽然有效，但并不优于 IVIg 输注[26,27,31]（表 21-4）。对于脱髓鞘急性发作的患者，血浆置换可能是有效的。虽然只有一项随机对照试验[28]，但这项研究的观察结果和回顾性

表 21-4　涉及重症患者的疾病应用治疗性单采技术的随机对照临床试验及系统性评价

疾　病	n	干预方式	研究终点
严重脓毒症和脓毒症休克[40]	106	PE vs. 标准治疗	• 28 天死亡率 － 18/57（33%）PE － 28/52（54%）对照组（P=0.05）
脓毒症综合征[39]	30	PF vs. 标准治疗	• 14 天死亡率 － 8/14（57%）PF － 8/16（50%）对照组（P=0.73）
急性炎性脱髓鞘多神经根病 /Guillain-Barré 综合征（6 项临床试验的系统性评价）[26]	649	PE vs. 支持性 PE vs. 支持性治疗	• 第 4 周后仍依赖机械通气 － 85/315（27%）对照组 － 44/308（14%）PE（RR=0.53，95%CI 0.39～0.74，P=0.0001） • 1 年后遗留严重后遗症 － 55/328（17%）对照组 － 35/321（11%）PE（RR=0.65，95%CI 0.44～0.96，P=0.03） • 1 年死亡率 － 18/328（5.5%）对照组 － 15/321（4.7%）PE（RR=0.85，95%CI 0.42～1.45，P=0.070）
急性炎性脱髓鞘多神经根病 /Guillain-Barré 综合征（5 项临床试验的系统性评价）[27]	582	PE vs. IVIg	• 脱离机械通气的中位时间（2 项研究） － 34 天（n=34）PE vs. 27 天（n=29）IVIg（P=NS） － 29 天（n=40）PE vs. 26 天（n=44）IVIg（P=NS） • 随诊期死亡率 － 9/286（3.1%）PE － 7/296（2.4%）IVIg（RR=0.78，95%CI 0.31～1.95，P=NS）
重度急性特发性中枢神经系统炎性脱髓鞘疾病，包括多发性硬化症[28]	22	有效 PE vs. 伪 PE（有交叉安排）	• 急性症状获得至少中等程度的改善 － 8/19（42%）有效 PE 治疗 － 1/17（6%）伪 PE 治疗
快速进展性肾小球肾炎（RPGN），包括抗肾小球基底膜（GBM）疾病和抗中性粒细胞胞质抗体（ANCA）相关疾病[46]	44	PE vs. IA	• 6 个月中位肌酐清除率 － 49ml/min PE － 49ml/min IA • 6 个月死亡率 － 1/23（4.3%）PE － 2/21（9.5%）IA（P=NS）
RPGN，包括抗 GBM 疾病和 ANCA 相关性疾病[47]	33	PE vs. 基于免疫抑制的标准治疗	• Ⅲ型 RPGN 的无透析生存率 － 42% PE（n=18） － 49% 对照组（n=15，P=NS）
RPGN，包括抗 GBM 疾病和 ANCA 相关性疾病[48]	32	PE vs. 基于免疫抑制的标准治疗	• 研究终点依赖透析的患者 － 3/16（19%）PE － 5/16（31%）对照组（P=NS）
除抗 GBM 抗体外的肾血管炎（成年患者）（6 项临床试验的系统性评价）[49]		使用 PE	• 3 个月治疗有反应比例：终末期肾病风险显著下降（P=0.01） • 12 个月治疗有反应比例：终末期肾病风险显著下降（P=0.002）

（续表）

疾 病	*n*	干预方式	研究终点
血栓性血小板减少性紫癜 [11]	102	PE vs. PI	• 6 个月治疗有反应比例 − 40/51（78%）PE − 25/51（49%）PI（*P*=0.002） • 6 个月死亡率 − 11/51（22%）PE − 19/51（37%）PI（*P*=0.036）
重症肌无力 [31]	87	PE vs. IVIg	• 第 15 天肌无力评分变化 − +18 PE（*n*=41） − +15.5 IVIg（*n*=46，*P*=0.65）
重症肌无力 [32]	84	PE vs. IVIg	• 第 14 天定量重症肌无力评分变化 − −3.2 IVIg（*n*=41） − −4.7 PE（*n*=43，*P*=0.13）

CI. 置信区间；*n*. 病例数；NS. 不显著；RR. 相对风险；PE. 血浆置换；PF. 血浆滤过；IVIg. 静脉输注免疫球蛋白；IA. 免疫吸附；PI. 血浆输注

研究数据均提示，在临床表现为是脊髓和视觉受累的视神经脊髓炎（neuromyelitis optica，NMO）患者中，至少有 50% 通过血浆置换实现了功能改善，即使是那些类固醇难治性视神经炎的患者也可能从中受益 [37]。TPE 作用于 NMO 的一个可能机制是对血清自身抗体 NMO-IgG 的调节作用，后者在该疾病的病理生理学中至关重要 [38]。

TPE 在严重脓毒症和多器官功能障碍中的最佳作用尚不明确。目前已有两项成年患者的随机对照试验发表，其分别对比了持续血浆滤过与支持性治疗 [39] 和血浆置换与标准治疗 [40] 的效果。14 例脓毒症患者在接受持续血浆滤过 34h 后，与 16 例未接受治疗的对照组患者相比，14 天死亡率无差异（57% vs. 50%）[39]（表 21-4）。相比之下，54 例脓毒症和脓毒症休克患者接受 1 次或 2 次 TPE 治疗后的 28 天死亡率为 33.3%，而 52 例未接受 TPE 治疗的对照组的 28 天死亡率为 53.8%（*P*=0.05）[40]（表 21-4）。当使用多元 logistic 回归比较对照组和实验组间的差异时，治疗变量对死亡率的显著性为 *P*=0.07。最近对这两项试验的 Meta 分析显示，没有足够的证据推荐血浆置换作为脓毒症或败血性休克患者的辅助治疗 [41]。

一项非随机观察队列研究评估了重症脓毒症手术患者接受 TPE 和连续静脉 – 静脉血液滤过治疗的血流动力学和死亡率结果 [42]。在接受治疗的患者和未接受治疗的历史对照组之间没有观察到总体死亡率的差异（42% vs. 46%）；但是，对于器官衰竭局限在一个或两个系统的患者似乎会有所获益，10 名接受治疗的患者的死亡率为 10%，而 16 名未接受治疗的对照组患者的死亡率为 38%[42]。尽管令人鼓舞，但这些数据结果仍需进一步设计良好的随机对照试验结果的支持，目前尚不能推荐血浆置换作为该适应证的非研究性治疗 [41, 43]。

对肾血管炎和 RPGN 患者接受血浆置换治疗的现有有限数据进行的 Meta 分析表明，TPE 可降低终末期肾衰竭或死亡的复合终点 [35]。支持血浆置换潜在益处的证据来自对更严重患者的回顾性和病例对照研究[44, 45]，部分随机对照试验支持这一结果[46]，但亦有例外[47, 48]（表21-4）。对于非抗GBM抗体诱发的肾血管炎患者，一项随机对照临床试验综述表明，使用TPE可显著减少终末期肾病的发生[49]。

（二）红细胞交换

对于镰状细胞病同时合并有脑卒中、急性胸综合征（acute chest syndrome，ACS）、阴茎异常勃起、脾/肝隔离或多器官功能衰竭的患者，应考虑使用红细胞置换[50]，这是因为自动化红细胞置换（也称红细胞清除术）能够快速降低血红蛋白S阳性细胞的水平（达到<30%的目标）[5]。尽管这种方法可以维持血容量，并尽量减少高黏度并发症，但许多中心还是首选单纯输血的方式。虽然这似乎显而易见，但目前仍缺乏数据来证明自动红细胞置换比单纯输血具有明显的优势。一项观察性、回顾性队列分析发现，接受自动红细胞置换治疗的合并ACS患者（n=20）与接受单纯输血支持治疗的ACS患者（n=20）在术后和总住院时间方面没有差异[51]。此外，单采组平均需要的供体红细胞是输血组的4倍。

人工交换式输血，即抽取自体血液后再以异体红细胞和FFP回输，在理论上具有降低血浆炎性介质水平的额外优势，而后者可能会加重ACS患者的血管闭塞性组织损伤[52]。一项非随机临床试验将TPE和自动红细胞置换联合应用于7例伴有多器官衰竭和严重ACS的患者，观察到其1年生存率为86%。尽管如此，对于ACS和其他严重并发症的重症患者，最佳的治疗方法仍尚不明确，部分原因是对于频繁输血因而具有多种同种异体抗体的镰状细胞病患者，很难找到交叉匹配的血液。临床迫切需要充分有力的随机临床试

验来明确自动或人工红细胞置换与简单输血支持的适应证和对TPE的潜在意义[50]。

红细胞置换也可用于恶性疟或巴贝虫病的重症患者[54]。虽然一项2002年进行的Meta分析结果表明，与抗疟药和积极的支持治疗相比，红细胞置换并未带来生存益处[55]，但许多病例报道和系列研究表明，使用辅助人工或自动红细胞置换可迅速控制高寄生虫血症，从而改善临床状态[56-58]。然而，在2013年美国疾病控制和预防中心（Centers for Disease Control and Prevention，CDC）修订了之前关于使用红细胞置换作为治疗严重疟疾的辅助疗法的建议[59]。基于对已发表的文献回顾，CDC发现没有证据表明红细胞置换作为辅助疗法对总体生存有利，故不再推荐使用该方法[60]。ASFA目前仍支持在严重疟疾患者应用置换型输血作为辅助治疗的适应证[61]，但也提到奎尼丁（或青蒿琥酯）的用药不应延迟，可以与置换同时进行。与暴发性疟疾一样，若干病例报道表明，巴贝西虫寄生虫病患者也能迅速对红细胞置换产生治疗反应[62]。

对于伴有急性血栓栓塞、严重微血管并发症或出血的控制不佳的红细胞增多症和真性红细胞增多症患者，自动红细胞置换可作为大容积静脉采血术的替代方案[63]。这种方法可以快速、更加安全地使血流动力学不稳定的患者红细胞比容恢复正常。

（三）白细胞清除术

白细胞清除术（即选择性清除白细胞）通常用于伴有白细胞淤滞症状的急性髓系白血病（acute myeloid leukemia，AML）和高白细胞增多症患者。其症状和体征典型表现为神经系统改变（意识障碍、精神状态改变、意识水平改变）或肺损害（低氧血症、弥漫性肺浸润）。白血病

清除术适用于循环原始细胞计数＞50 000/μl，并且明显提示存在血管内白细胞淤滞的征象（即非感染、出血或代谢紊乱所引起的症状）的急性髓细胞白血病患者[64, 65]。在单核细胞亚型 AML 中，由于化疗开始后当细胞计数＜50 000/μl 时也可能会出现血管内白细胞淤滞的表现[65]，白细胞清除术的应用可适当提前。由于白细胞淤滞与死亡率升高明确相关，白细胞清除术通常属于一种紧急、抢救性的治疗操作，ASFA 将其定为 Ⅱ 类适应证[5]。然而，关于白细胞清除术在高白细胞血症中应用的 Meta 分析（回顾性数据）没有发现该方法对急性髓系白血病的早期死亡率有影响[66]。紧急白细胞清除术的潜在获益应与单采技术医师进行讨论；但根本性的化疗治疗不应被白细胞清除术所延误，母细胞的快速再积聚必须被抑制。对于循环原始细胞计数＞100 000/μl 的 AML 患者，可以考虑进行预防性白细胞清除，特别是当计数迅速上升时，但这同样不应延误诱导化疗的进行[5]。与 AML 相比，急性淋巴母细胞白血病（acute lymphoblastic leukemia, ALL）患者很少出现白细胞淤滞并发症，并且循环细胞计数＜400 000/μl。研究表明，对无症状的 ALL 和高白细胞血症患者进行预防性白细胞清除并不会比积极的支持治疗和化疗带来更多的获益[67]。

（四）血小板清除术

血小板清除适用于干细胞功能异常、高血小板血症控制不佳的患者在出现血栓栓塞或出血时的紧急治疗[68]。这些干细胞疾病包括原发性血小板增多症、真性红细胞增多症、特发性骨髓纤维化、慢性骨髓性白血病或未分类的骨髓增生性肿瘤。血小板清除的目标是降低血小板计数（理想情况下＜600 000/μl），并维持血小板计数直到细胞减灭药物治疗生效[5]。对于接受脾切除术的骨髓增生性肿瘤患者，血小板清除也可作为预防围术期血栓出血性并发症的一种选择[69]。

八、单采技术协商

对于任何单采操作，均需要联系单采团队会诊协商，对患者情况进行评估以积累经验和数据都是有益的。在确定治疗方案时，应将单采医师和团队视为重要助手。与单采医师的初步讨论应包括：治疗属于紧急还是常规安排，单采对其他治疗方式的影响，容量管理、置换液、血管通路等。后续讨论应覆盖患者的整个病程，以便作出适当的调整，从而优化治疗。

参考文献

[1] Burgstaler EA. Current instrumentation for apheresis. In: McLeod BC, Szczepiorkowski ZM, Price TH, Weinstein R, Winters JL, eds. *Apheresis: Principles and Practice*. 3rd ed. Bethesda, MD: AABB; 2010:71-108.

[2] Ward DM. Conventional apheresis therapies: a review. *J Clin Apher*. 2011;26:230-238.

[3] Sanchez AP, Cunard R, Ward DM. The selective therapeutic apheresis procedures. *J Clin Apher*. 2013;28:20-29.

[4] Ward DM. Extracorporeal photopheresis: how, when, and why. *J Clin Apher*. 2011;26:276-285.

[5] Schwartz J, Padmanabhan A, Aqui N, et al. Guidelines on the use of therapeutic apheresis in clinical practice-evidence-based approach from the Writing Committee of the American Society for Apheresis: the seventh special issue. *J Clin Apher*. 2016;31:149-341.

[6] Okafor C, Ward DM, Mokrzycki MH, et al. Introduction and overview of therapeutic apheresis. *J Clin Apher*. 2010;25: 240-249.

[7] Tobian AA, Shirey RS, Montogomery RA, et al. The critical role of plasmapheresis in ABO-incompatible renal transplantation.

Transfusion. 2008;48:2453-2460.

[8] Hester J. Therapeutic cell depletion. In: McLeod BC, Price TH, Weinstein R, eds. *Apheresis: Principles and Practice.* 2nd ed. Bethesda, MD: AABB; 2003:283-294.

[9] Lee G, Arepally GM. Anticoagulation techniques in apheresis: from heparin to citrate and beyond. *J Clin Apher.* 2012;27:117-125.

[10] Weinstein R. Prevention of citrate reactions during therapeutic plasma exchange by constant infusion of calcium gluconate with the return fluid. *J Clin Apher.* 1996;11:204-210.

[11] Rock GA, Shumak KH, Buskard NA, et al. Comparison of plasma exchange with plasma infusion in the treatment of thrombotic thrombocytopenic purpura. The Canadian Apheresis Study Group. *N Engl J Med.* 1991;325:393-397.

[12] Chhibber V, King KE. Management of the therapeutic apheresis patient. In: McLeod BC, Szczepiorkowski ZM, Price TH, et al, eds. *Apheresis: Principles and Practice.* 3rd ed. Bethesda, MD: AABB; 2010:229-249.

[13] Golestaneh L, Mokrzycki MH. Vascular access in therapeutic apheresis: update 2013. *J Clin Apher.* 2013;28:64-72.

[14] Linenberger ML, Price TH. Use of cellular and plasma apheresis in the critically ill patient: part 1. Technical and physiological considerations. *J Intensive Care Med.* 2005;20:18-27.

[15] Shrestha A, Jawa Z, Koch KL et al. Use of a dual lumen port for automated red cell exchange in adults with sickle cell disease. *J Clin Apher.* 2015;30(6):353-358.

[16] Mokrzycki MH, Balogun RA. Therapeutic apheresis: a review of complications and recommendations for prevention and management. *J Clin Apher.* 2011;26:243-248.

[17] Kaplan A. Complications of apheresis. *Semin Dial.* 2012;25:152-158.

[18] Chirnside A, Urbaniak SJ, Prowse CV, et al. Coagulation abnormalities following intensive plasma exchange on the cell separator, Ⅱ: effects on factors Ⅰ, Ⅱ, Ⅴ, Ⅶ, Ⅷ, Ⅸ, Ⅹ, and antithrombin Ⅲ. *Br J Haematol.* 1981;48:627-634.

[19] Owen HG, Brecher ME. Atypical reactions associated with use of angiotensin-converting enzyme inhibitors and apheresis. *Transfusion.* 1994;34:891-894.

[20] Olbricht CJ, Schaumann D, Fischer D. Anaphylactoid reactions, LDL apheresis with dextran sulfate, and ACE inhibitors [letter]. *Lancet.* 1992;340:908-909.

[21] Shaz BH, Schwartz J, Winters JL. How we developed and use the American Society for Apheresis guidelines for therapeutic apheresis procedures. *Transfusion.* 2014;54:17-25.

[22] Sarode R, Bandarenko N, Brecher ME, et al. Thrombotic thrombocytopenic purpura: 2012 American Society for Apheresis (ASFA) consensus conference on classification, diagnosis, management, and future research. *J Clin Apher.* 2014;29:148-167.

[23] Michael M, Elilott EJ, Ridley GF, et al. Interventions for haemolytic uremic syndrome and thrombotic thrombocytopenic purpura. *Cochrane Database Syst Rev.* 2009;(1):CD003595.

[24] Gwathmey K, Balogun RA, Burns T. Neurologic indications

for therapeutic plasma exchange: 2013 update. *J Clin Apher.* 2014;29:211-219.

[25] Cortese I, Chaudhry V, So YT, et al. Evidence-based guideline update: plasmapheresis in neurologic disorders. Report of the therapeutics and technology assessment subcommittee of the American Academy of Neurology. *Neurology.* 2011;76:294-300.

[26] Raphael JC, Chevret S, Hughes RAC, et al. Plasma exchange for Guillain–Barré syndrome. *Cochrane Database Syst Rev.* 2012;(2):CD001798.

[27] Hughes RA, Raphael JC, Swan AV, et al. Intravenous immunoglobulin for Guillain–Barré syndrome. *Cochrane Database Syst Rev.* 2006;(1):CD002063.

[28] Weinshenker BG, O'Brien PC, Petterson TM, et al. A randomized trial of plasma exchange in acute central nervous system inflammatory demyelinating disease. *Ann Neurol.* 1999;46:878-886.

[29] El-Salem K, Yassin A, Al-Hayk K, et al. Treatment of MuSK-associated myasthenia gravis. *Curr Treat Options Neurol.* 2014;16:283.

[30] Köler W1, Bucka C, Klingel R. A randomized and controlled study comparing immunoadsorption and plasma exchange in myasthenic crisis. *J Clin Apher.* 2011;26:347-355.

[31] Gajdos P, Chevret S, Clair B, et al. Clinical trial of plasma exchange and high-dose intravenous immunoglobulin in myasthenia gravis. Myasthenia Gravis Clinical Study Group. *Ann Neurol.* 1997;41:789-796.

[32] Dhawan PS, Goodman BP, Harper CM, et al. IVIG versus PLEX in the treatment of worsening myasthenia gravis: what is the evidence? A critically appraised topic. *Neurologist.* 2015;19:145-148.

[33] Nguyen TC, Kiss JE, Goldman JR, et al. The role of plasmapheresis in critical illness. *Crit Care Clin.* 2012;28:453-468.

[34] Walters GD, Willis NS, Craig JC. Interventions for renal vasculitis in adults. A systematic review. *BMC Nephrol.* 2010;11:12.

[35] Walsh M, Catapano F, Szpirt W, et al. Plasma exchange for renal vasculitis and idiopathic rapidly progressive glomerulonephritis: a meta-analysis. *Am J Kidney Dis.* 2011;57:566-574.

[36] Oh SJ. Muscle-specific receptor tyrosine kinase antibody positive myasthenia gravis current status. *J Clin Neurol.* 2009;5:53-64.

[37] Ruprecht K, Klinker E, Dintelmann T, et al. Plasma exchange for severe optic neuritis. *Neurology.* 2004;63:1081-1083.

[38] Watanabe S, Nakashima I, Misu T, et al. Therapeutic efficacy of plasma exchange in NMO-IgG-positive patients with neuromyelitis optica. *Mult Scler.* 2007;13:128-132.

[39] Reeves JH, Butt WW, Sham F, et al. Continuous plasmafiltration in sepsis syndrome. Plasmafiltration in sepsis study group. *Crit Care Med.* 1999;27:2096-2104.

[40] Busund R, Koukline V, Utrobin U, et al. Plasmapheresis in

severe sepsis and septic shock: a prospective, randomized, controlled trial. *Intensive Care Med*. 2002;28:1434-1439.

[41] Zarychanski R, Abou-Setta AM, Kanji S, et al. The efficacy and safety of heparin in patients with sepsis: a systematic review and metaanalysis. *Crit Care Med*. 2015;43:511-518.

[42] Schmidt J, Mann S, Mohr VD, et al. Plasmapheresis combined with continuous venovenous hemofiltration in surgical patients with sepsis. *Intensive Care Med*. 2000;26: 532-537.

[43] Stegmayer B. Apheresis in patients with severe sepsis and multi organ dysfunction syndrome. *Transfus Apher Sci*. 2008;38:203-208.

[44] Frasca GM, Soverini ML, Falaschini A, et al. Plasma exchange treatment improves prognosis antineutrophil cytoplasmic antibody-associated crescentic glomerulonephritis: a case-control study in 26 patients from a single center. *Ther Apher Dial*. 2003;7:540-546.

[45] Klemmer PJ, Chalermskulrat W, Reif MS, et al. Plasmapheresis therapy for diffuse alveolar hemorrhage in patients with small-vessel vasculitis. *Am J Kidney Dis*. 2003;42:1149-1153.

[46] Stegmayr BG, Almroth G, Berlin G, et al. Plasma exchange or immunoadsorption in patients with rapidly progressive crescentic glomerulonephritis. A Swedish multicenter study. *Int J Artif Organs*. 1999;22:81-87.

[47] Zauner I, Bach D, Braun N, et al. Predictive value of initial histology and effect of plasmapheresis on long-term prognosis of rapidly progressive glomerulonephritis. *Am J Kidney Dis*. 2002;39:28-35.

[48] Cole E, Cattran D, Magil A, et al. A prospective randomized trial of plasma exchange as additive therapy in idiopathic crescentic glomerulonephritis. The Canadian Apheresis Study Group. *Am J Kidney Dis*. 1992;20:261-269.

[49] Walters G, Willis NS, Graig JC. Interventions for renal vasculitis in adults. *Cochrane Database Syst Rev*. 2008;(3): CD003232.

[50] Kim HC. Red cell exchange: special focus on sickle cell disease. *Hematology*. 2014;(1):450-456.

[51] Turner JM, Kaplan JB, Cohen HW, et al. Exchange versus simple transfusion for acute chest syndrome in sickle cell anemia adults. *Transfusion*. 2009;49:863-868.

[52] Liem RI, O'Gorman MR, Brown DL. Effect of red cell exchange transfusion on plasma levels of inflammatory mediators in sickle cell patients with acute chest syndrome. *Am J Hematol*. 2004;76:19-25.

[53] Boga C, Kozanoglu I, Ozdogu H, et al. Plasma exchange in critically ill patients with sickle cell disease. *Transfus Apher Sci*. 2007;37:17-22.

[54] Marques MB, Singh N, Reddy VV. Out with the bad and in with the good; red cell exchange, white cell reduction, and platelet reduction. *J Clin Apher*. 2014;29:220-227.

[55] Riddle MS, Jackson JL, Sanders JW, et al. Exchange transfusion as an adjunct therapy in severe Plasmodium falciparum malaria: a meta-analysis. *Clin Infect Dis*. 2002;34:1192-1198.

[56] Shelat SG, Lott JP, Braga MS, et al. Considerations on the use of adjunct red blood cell exchange transfusion in the treatment of severe plasmodium falciparum malaria. *Transfusion*. 2009;50(4):875-880.

[57] Nieuwenhuis JA, Meertens JHJM, Zijlstra JG, et al. Automated erythrocytapheresis in severe falciparum malaria: a critical appraisal. *Acta Trop*. 2006;98:201-206.

[58] van Genderen PJJ, Hesselink DA, Bezemer JM, et al. Efficacy and safety of exchange transfusion as an adjunct therapy for severe Plasmodium falciparum malaria in non immune travelers: a 10-year single-center experience with a standardized treat-ment protocol. *Transfusion*. 2009;50(4):787-794.

[59] Centers for Disease Control and Prevention. Available at http://www.cdc.gov/malaria/new_info/2013/exchange_transfusion.html.

[60] Tan KR, Wiegand RE, Arguin PM. Exchange transfusion for severe malaria: evidence base and literature review. *Clin Infect Dis*. 2013;57:923-928.

[61] Shaz BH, Schwartz J, Winters JL, et al. American society for apheresis guidelines support use of red cell exchange transfusion for severe malaria with high parasitemia. *Clin Infect Dis*. 2014;58:302-303.

[62] Spaete J, Patrozou E, Rich JD, et al. Red cell exchange transfusion for babesiosis in Rhode Island. *J Clin Apher*. 2009;24:97-105.

[63] Connelly-Smith LS, Linenberger ML. Therapeutic apheresis for patients with cancer. *Cancer Control*. 2015;1:60-78.

[64] Blum W, Porcu P. Therapeutic apheresis in hyperleukocytosis and hyperviscosity syndrome. *Semin Thromb Hemost*. 2007;33:350-354.

[65] Bug G, Anargyrou K, Tonn T, et al. Impact of leukapheresis on early death rate in adult acute myeloid leukemia presenting with hyperleukocytosis. *Transfusion*. 2007;47:1843-1850.

[66] Oberoi S, Lehrnbecher T, Phillips B, et al. Leukapheresis and low-dose chemotherapy do not reduce early mortality in acute myeloid leukemia hyperleukocytosis: a systematic review and meta-analysis. *Leuk Res*. 2014;38:460-468.

[67] Lowe EJ, Pui CH, Hancock ML, et al. Early complications in children with acute lymphoblastic leukemia presenting with hyperleukocytosis. *Pediatr Blood Cancer*. 2005;45: 10-15.

[68] Zarkovic M, Kwaan HC. Correction of hyperviscosity by apheresis. *Semin Thromb Hemost*. 2003;29:535-542.

[69] Mesa R, Nagorney DS, Schwager S, et al. Palliative goals, patient selection, and perioperative platelet management. Outcomes and lessons from 3 decades of splenectomy for myelofibrosis with myeloid metaplasia at the Mayo Clinic. *Cancer*. 2006;107:361-370.

第六篇　胃肠及腹部操作

GASTROINTESTINAL AND ABDOMINAL PROCEDURES

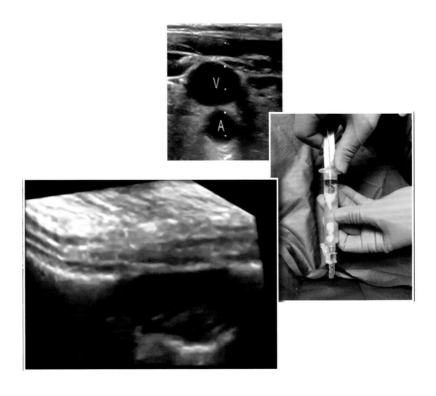

第22章　超声内镜下肠内营养管放置
Endoscopic Placement of Feeding Tubes

Lena M. Napolitano　著

一、肠内营养的指征

营养支持是重症医学管理的重要组成部分。国家和国际指南[1-4]及几乎所有综述[5]都强烈建议，在可能的情况下肠内营养都应优先于在肠外营养。

通过肠道途径给予营养有助于预防胃肠道黏膜萎缩，从而保持胃肠道黏膜屏障的完整性。肠内营养的其他优点是保存免疫肠道功能和正常的肠道菌群，改善营养物质的使用并降低成本。一些研究表明，与肠外营养相比，接受肠内营养的患者感染并发症较少，临床结果得到改善。

虽然某些病例存在绝对或相对的禁忌证，但大多数重症患者可以通过胃肠道获得部分或全部营养需求。甚至建议对严重急性胰腺炎患者进行肠内喂养，鼻胃管和空肠营养管喂养均能很好地耐受[6]。即使营养支持的某些组成部分必须由肠外营养提供，通过肠内营养也是可取的。

目前，放置营养管的新技术、小口径反应小的管子和越来越多的肠道配方等进展扩大了向重症患者提供肠内营养支持的能力。相对或绝对禁忌证包括消化道漏、肠梗阻、上胃肠道出血和严重炎症性肠病或肠道缺血。在严重失调或严重短肠综合征早期，则不推荐肠内喂养。

二、进入胃肠道的路径

在决定提供肠内营养后，临床医师必须决定是否将配方输送到胃部、十二指肠或空肠，并根据患者胃肠道的功能、所需的肠内营养支持持续时间、误吸风险确定进入该部位的最佳方法。胃饲营养提供最正常的肠内营养途径，但在重症患者容易不耐受，因为胃功能障碍与胃排空延迟。经十二指肠或空肠进行肠内营养可降低误吸的发生率，因为由完整的幽门括约肌提供保护；然而，通过给幽门后喂食并没有完全消除误吸的风险[8-10]。这个部位进行营养给予的优点之一就是，术后早期就可以开始肠内营养，因为术后肠梗阻主要涉及结肠和胃部，很少会累及小肠。

三、技术

肠内营养管可以通过经鼻、经口或皮下的经

胃或经空肠进行放置。当这些程序存在禁忌或不成功时，管子可以通过内镜放置，使用内镜和腹腔镜技术，或通过开腹手术进行放置[11]。

（一）鼻胃管通路

鼻胃管是向患有肠病的重症患者提供肠内营养支持的最常用手段。当预期最终恢复口服喂养时，此路线优先用于短期到中期的肠道支持。使用传统的16F或18F聚氯乙烯鼻胃管将肠道配方注入胃中，但当使用小直径硅胶或聚氨酯喂管时，患者通常会更舒适。鼻孔管的发光直径（6～14F）和长度各不相同，取决于远端尖端孔的理想位置：胃，30～36英寸（76～91cm）；十二指肠，43英寸（约109cm）；空肠，至少48英寸（约122cm）。有些管子用钨进行导管尖端改良，以方便通过正常的蠕动进入十二指肠，而其他管子则需有探针。大多数是透视下可显影。有些管子允许胃减压，同时将配方送入空肠。

鼻胃管应在患者的半卧位或坐姿下放置。管尖应充分润滑，通过患者的鼻子放置，并推进到后咽。如果患者处于警醒状态，并且可以按照指示操作，嘱患者进行吞咽动作以使得导管缓慢进入胃部。为避免意外放入气道和严重并发症，管子插入至30cm后就应确定其位置。常用的判断置管位置的方法包括胸部透视成像、二氧化碳计或显色监测。如果管子在气道，则可监测到CO_2，管子必须移除。或者商用系统是现在可用于跟踪营养管的位置，从食管通过胃到十二指肠使用黏膜可视化技术将相机放置在管子自身尖端。在开始管喂养之前，必须通过腹部超声或胸部或上腹部放射图确认管在胃中的视频可视化方法以明确最终位置是否合适。以下评估最终管位的方法并不可靠，并不能除外营养管误入下呼吸道：在腹部左上象限听诊通过管内的空气水泡音、胃内容

物的pH评估、在没有呕吐和咳嗽的情况下全长管路较为轻松的放置[12]。管子应牢固且没有张力贴在鼻子、额头或脸颊上。使用胶带进行鼻孔固定会更有效地保护鼻腔管[13]。

重症患者会存在胃排空延迟，并可能导致胃喂养的不耐受。继发于胃肠迟缓，重症患者肠内营养管的自主经胃置管通常不成功。在肠道营养管末端增加钨的重量，在肠道营养管中增加电线或金属导丝探针，旨在提高自主经幽门置管的成功率。一旦记录看到管子在胃里，各种床边技术，包括气泡、pH计辅助、磁铁引导，以及有或没有运动性药剂辅助下通过，可以帮助促进经幽门喂养管通过。

静脉注射甲氧氯普胺和红霉素已被推荐为促胃肠动力药物。但Cochrance数据库系统总素的结论是，剂量10mg或20mg的静脉注射甲氧氯普胺在促进经幽门营养管放置方面同样无效[14]。无论使用哪种技术促进肠道营养管的经幽门防止肠内营养管路，上述管路均须由熟练人员使用特定的技术放置。

如果管子没有通过超声引导进入十二指肠，可以尝试内镜辅助或透视或管嵌视频指导下进行。鼻腔营养管的内镜放置很容易为重症患者完成，可以使用可移动设备在床边进行[15]。经鼻或经口内镜可用于在重症患者中放置鼻腔营养管。对患者进行合理镇静（见第30章），对后咽部应用利多卡因或苯甲酸喷雾进行局部麻醉。一个带有导丝探针的43～48英寸（109～122cm）长的鼻腔营养管经鼻进入胃部。内镜通过食管并推进入胃腔。通过内镜的活检通道，活检钳抓住肠道营养管的尖端。内镜连同肠道营养管，进入十二指肠以达到尽可能远的位置（图22-1）。

内镜钳和营养管保持在十二指肠远端的位置，因为内镜被撤回进胃腔。内镜钳打开，营养

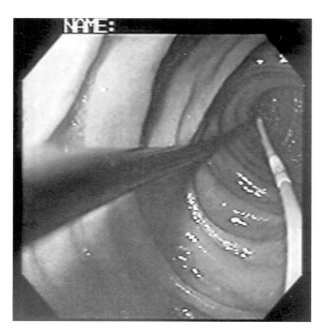

▲ 图 22-1　鼻腔营养管的内镜放置

内镜钳和胃镜将营养管推进十二指肠（引自 Napolitano LM. Endoscopic placement of feeding tubes. In: Irwin RS, Lilly CM, Mayo PH, Rippe JM, eds. *Irwin and Rippe's Intensive Care Medicine*. 8th ed. Philadelphia, PA: Wolters Kluwer; 2017: 175.）

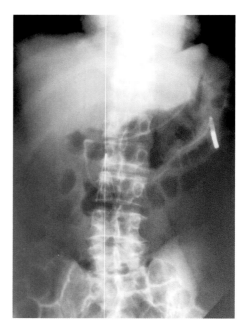

▲ 图 22-2　腹部透视照片记录了内镜放置鼻腔营养管的最佳位置，经过 Treitz 韧带

引自 Napolitano LM. Endoscopic placement of feeding tubes. In：Irwin RS, Lilly CM, Mayo PH, Rippe JM, eds. *Irwin and Rippe's Intensive Care Medicine*. 8th ed. Philadelphia, PA: Wolters Kluwer; 2017:176.

管释放，内镜钳缓慢地撤回进胃腔。在第一个关卡，营养管通常位于十二指肠的第二段。营养管在胃内多余部分使用内镜钳缓慢地塞入十二指肠内，以达到与 Treitz 韧带远端的最终位置（图 22-2）。在完成记录鼻腔营养管最终位置的程序时，获得腹部透视照片。内镜下放置幽门后营养管的操作非常成功，减少了将患者转送放射科进行透视下放置的风险，并允许及时实现营养目标，因为操作后能即刻启动肠内营养。

最近开发的超细内镜（外径 5.1～5.9mm vs. 9.8mm 的标准胃镜）已经使鼻肠喂养管放置通过跨鼻腔内镜使用"超线"技术。内镜辅助下手术持续时间有记录约为 13min，成功率达到 90%，比透视下手术持续时间短，无须额外镇静治疗[16]。无须镇静的跨鼻超细内镜可在无法接受转口内镜检查（如口腔部分或完全闭塞）的患者中用于喂养管或皮下内镜胃切除术（percutaneous endoscopic gastrostomy，PEG）管的放置[17]。

视频辅助制导采用将摄像头嵌入营养管尖端的营养管进行。临床医师能够看到黏膜，因为管子通过上气道，通过食管进入胃部。当胃黏膜没有明确可视化和超声确认时，胸部放射成像需要确认和记录管尖位置。

（二）经皮路径

Ponsky[18] 等于 1990 年提出 PEG 管植入手术，已成为需要长期肠内营养支持的患者的一项重要选择。PEG 管大小为 20～28F，PEG 迅速取代了开放性胃切除术作为肠内营养的选择方法。与手术胃切除术不同，PEG 不需要全身麻醉和开腹手术，基本消除与慢性鼻腔管相关的不适感。此操作可考虑为胃排空正常且肺误吸风险低的患者，可在手术室、内镜室或带便携式内镜设备的重症医学病房床边进行。

在咽喉或食管部分或完全阻塞的患者中，在出现凝血病时或在经胃腔容量不足时，不应进行PEG。相对禁忌证包括腹水、胃癌和胃溃疡。做过腹部手术则不是禁忌。PEG的最初方法是拖出技术，而最近的改进是推入和引导技术。

1. 拖出技术

拖出技术与处于平卧位位置的患者一起执行。前期工作完成后，就开始准备腹部消毒和铺巾。局部喷雾或溶液（如苯甲酸酯喷雾或黏性利多卡因）进行后咽部局部麻醉，或给予静脉镇静药物（如1～2mg咪达唑仑）（见第30章）。在手术前施用预防性抗生素，通常可用第一代头孢菌素。纤维胃镜插入胃部后注入空气。将灯光调暗，助手将指端压力施加到左剑突下区域的前腹壁上，在肋骨缘下约2cm，寻找最亮的胃壁穿透光的位置（光反射效应）。内镜师应该能够清楚地识别助手对前腹壁（数字反射）的数字压力造成的胃部压痕；否则，应该选择另一个部位。

当确定正确位置时，助理对前腹壁进行麻醉。内镜师通过内镜引入多孔切除圈套器。皮肤上做一个小切口，助手将一个大孔导管－针式探针组件引入胃部并穿过圈套器。然后，在导管周围牢固地拧紧圈套。取出内部关心针，环形导丝通过导管并引入胃部。慢慢地撤回套管，操作圈套器牢牢抓住导丝。将离开患者口腔的经胃导丝的末端系在准备好的胃造口管上。助手拉动从腹壁引出的导线末端，而内镜医师则将润滑过的胃造口管引导到后咽部和食管中。随着持续牵引，胃造口管被拉入胃中，使其从前腹壁退出。将胃镜重新插入胃中，以确认胃造瘘管已适当放置在胃黏膜上，并证明没有发生出血。管腔内部分应接触黏膜，但应避免对管施加过大的张力，因为这会导致胃壁缺血性坏死。使用缝合线将管固定在腹壁上。可以在手术后立即开始喂食，也可以

在24h后开始喂食。

2. 推入技术

推入术类似于拖出技术。插入胃镜并定位前腹壁上的一个点，如牵拉技术。然而，不是引入环形插入线，而是通过将内镜和圈套器一起撤回，将直导丝圈套并从患者的嘴中取出。然后将商业开发的具有锥形末端的胃造瘘管（Sachs-Vine）沿远侧方向穿过保持拉紧的导线。管子被抓住并拉出剩下的路。重新插入胃镜以检查管子上的位置和张力。

3. 引入器技术

引入器技术使用剥离式引入器，最初开发用于放置心脏起搏器和中心静脉导管。将胃镜插入胃中，并确定放置管的适当位置。用局部麻醉药浸润皮肤后，将16号或18号针头插入胃中。将J形导丝通过针头插入胃中，然后将针头取出。使用扭转运动，将带有可剥离护套的16F导引器通过导丝进入胃腔[19, 20]。移除导丝和导引器，留下允许放置14F的Foley护套导管。球囊用10ml生理盐水充气后剥去鞘。一些人主张这是头颈癌患者进行PEG的最佳方法，这与该患者群体的总体并发症发生率较低有关[21]。

4. 经皮内镜胃造口术 / 空肠造口术

如果需要幽门后喂养，可以进行PEG/空肠造口术。该管允许同时进行胃减压和十二指肠/空肠肠内喂养[22]。可以连接第二根较小的喂养管并穿过胃造口管，并通过内镜进入十二指肠或空肠。当PEG管就位时，一根导丝穿过它并使用内镜钳夹住。导丝和内镜尽可能从远端进入十二指肠。将空肠管通过导丝穿过PEG管进入远侧十二指肠，进入空肠，然后取出内镜。另一种方法是在饲管尖端或管本身的远端抓住缝合线，然后使用通过内镜活检通道推进的镊子将管插入十二指肠。这避免了将胃镜送入十二指肠的需要，这可

能会导致在取出内镜时管子移位。

5. 直接经皮内镜空肠造口术

空肠造口管可以在内镜下通过 PEG 与空肠延伸（PEG-J）或直接经皮空肠造口术（percutaneous jejunostomy，PEJ）放置[23]。因为 PEG-J 管的空肠延伸尺寸明显小于直接 PEJ，有人建议 PEJ 为需要长期空肠喂养的人提供更稳定的空肠通路。不幸的是，迄今为止最大的系列研究记录了低成功率（68%）和高不良事件率（22.5%）[24]。使用球囊辅助小肠镜和荧光透视的新方法将技术成功率提高到 96%[25]。

（三）透视下技术

也可以使用透视进行经皮胃造口术和胃空肠造口术[26, 27]。如果患者近端梗阻，则使用鼻胃管或细针向胃吹入空气。一旦胃膨胀并通过透视再次检查位置，用 18 号针刺穿胃。可以使用 T 形紧固件胃固定术，通过 18 号针头展开。通过一根重型导线，扩张管道以容纳胃造口术或胃空肠造口术管。

（四）并发症

感染是经皮放置肠内营养管后最常见的并发症，通常涉及皮肤出口部位和周围组织[28]。有胃肠道出血的报道，但通常是由管子过度紧张引起的，导致胃壁坏死。已有报道当穿刺针插入时，如果结肠位于前腹壁和胃之间，则会出现胃结肠瘘。充分透视下分析有助于避免这种并发症。胃与前腹壁可能发生分离，当开始肠内喂养时会导致腹膜炎。在大多数情况下，这种并发症是由胃造口管过度紧张引起的。另一个潜在的并发症是气腹，继发于手术过程中胃穿刺后逸出的空气；它通常在临床上无关紧要。如果患者出现发热和腹部压痛，应进行 Gastrografin 研究以排除泄漏

的存在。

此处描述的所有经皮胃造口术和空肠造口术均已被证实是安全有效的。该方法是根据内镜医师的经验和培训、患者的营养需求选择的。

四、外科手术

自 PEG 出现以来，肠内营养管的手术放置通常作为伴随手术进行，作为其他适应证进行的剖腹手术的最后阶段。有时当经皮方法有禁忌或不成功时，需要永久性管饲的患者会进行仅用于管子放置的手术。在这些情况下，应考虑腹腔镜入路。腹腔镜胃造口术于 2000 年引入，即 PEG 出现 10 年后。由于头颈癌、食管梗阻、大裂孔疝、胃扭转或覆盖肠道或肝脏而不适合 PEG 的患者应考虑进行腹腔镜胃造口术或空肠造口术。

（一）胃造口术

当作为另一个腹腔内手术的一部分进行时，胃造口术是一种简单的手术。当预计手术后需要延长肠内营养支持时应考虑使用。胃造口术的术后并发症很常见。这可能反映了许多接受此手术的患者的营养不良状况和相关的医疗问题。潜在并发症包括伤口感染、裂开、胃造口破裂、内漏或外漏、胃出血和管迁移。

（二）针导管空肠造口术

针导管空肠造口术包括在剖腹手术时将一根小的（5F）聚乙烯导管插入小肠以获得其他适应证。包含该程序所需设备的套件可从商业供应商处获得。使用针在空肠的肠系膜边界上从浆膜到黏膜建立黏膜下隧道。将导管插入针头，然后取出针头。导管从前腹壁引出，空肠肢体用缝合线固定在前腹壁上。该管可在手术后立即用于喂

养。潜在的并发症与胃造口术相关的并发症相似，但患者的腹泻发生率可能更高。由于管腔直径小，针导管空肠造口术的闭塞很常见，因此优先使用元素营养配方。

（三）经胃空肠造口术

接受剖腹手术的危重患者通常需要胃减压和手术放置的导管进行肠内营养支持。常规放置单独的胃造口管和空肠造口管在该患者群体中很常见，并通过空肠造口实现了慢性胃减压和早期开始肠内营养支持的目标。手术放置肠内营养管的技术进步导致了经胃空肠造口术[29]和十二指肠造口术管的发展，它们允许胃同时减压，远端喂养进入十二指肠或空肠。这些管的优点是只需要在胃中进行一次肠切开术，从而消除了与开放式空肠造口管放置相关的可能并发症。此外，胃减压和空肠喂养只需要一根管子，消除了为此目的使用两根单独管子的潜在并发症。

经胃空肠造口管的手术方式与胃造口管相同，管的远端部分通过幽门手动推进进入十二指肠，其末端尽可能远地放置在十二指肠或空肠中（图 22-3）。经胃空肠造口管优于经胃十二指肠造口管，因为它与较少的食物反流进入胃并降低吸入性肺炎的风险有关。对于可能需要长时间胃减压和肠内营养的患者，建议在剖腹手术时手术放置经胃空肠造口管。

五、提供管喂养配方

肠内配方可以通过间歇性推注、重力输注或连续泵输注来递送。在间歇性推注方法中，患者每 4～6 小时接受 300～400ml 的配方奶。推注通常在带有导管的大容量（60ml）注射器的帮助下输送。快速喂食的主要优点是简单。这种方法

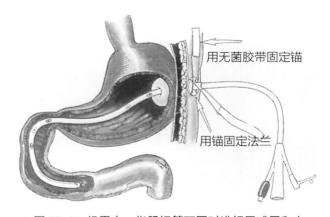

▲ 图 22-3　经胃十二指肠饲管可同时进行胃减压和十二指肠饲喂，可经皮（内镜或透视辅助）或手术放置

引自 Napolitano LM. Endoscopic placement of feeding tubes. In: Irwin RS, Lilly CM, Mayo PH, Rippe JM, eds. *Irwin and Rippe's Intensive Care Medicine*. 8th ed. Philadelphia, PA: Wolters Kluwer; 2017:178.)

通常用于出院后需要长期补充肠内营养支持的患者。推注喂养可能会带来严重的不良反应，包括胃胀气、恶心、痉挛和误吸。在十二指肠或空肠中喂食时不应使用间歇性推注方法，因为推注配方奶会引起腹胀、痉挛和腹泻。

重力输液系统允许配方在 16～24h 内连续滴注，或在 20～30min 内间歇滴注，每天 4～6 次。这种方法需要持续监测，因为流速可能非常不规则。这种方法的主要优点是简单、成本低，以及对正常喂食模式的密切模拟。

连续泵输注是为重症患者提供肠内营养的首选方法。蠕动泵可用于以精确控制的流速连续输注配方奶，从而减少腹胀和腹泻问题。连续泵送输注时，胃残留物往往更小，吸入的风险可能会降低。

六、药物

当通过肠内营养管给药时，重要的是要确保药物彼此相容并与肠内配方相容。一般而言，药物应单独给药，而不是组合给药。对于空腹吸收

更好的药物，应在给药前暂停管饲 30～60min。

应尽可能通过肠内饲管以酏剂配方给药，以防止管阻塞。给药后应始终用 20ml 生理盐水冲洗肠管。要使用肠内饲管给予以片剂形式分配的药物，通常必须将药片压碎并以与水混合的浆液形式输送。然而，这对于某些药物是不合适的，如舌下吸收或配制成缓释片剂或胶囊的药物。

七、并发症

如果从业者遵守适当的方案并密切注意手术的细节，肠内插管的并发症很少[30]。

（一）经鼻误入气道

肠内营养管进入气管支气管树最常见于由于迟钝、精神状态改变或其他原因（如气管插管）而导致咳嗽或呕吐反射减弱的患者。气管造口术或气管插管的存在并不能保证正确放置。如果无法观察到正确的位置，则应在开始管饲之前获得胸部（或上腹部）X 线片。经肺放置饲管可能与气胸、胸腔积液、肺炎、肺出血、脓肿形成或死亡有关[31]。

（二）误吸

误吸是肠内营养支持的严重且可能致命的并发症。这种并发症的发生率各不相同，取决于所研究的患者群体。不应再使用葡萄糖氧化酶试纸和蓝色食用色素的传统临床监测仪[32]。杜绝卧位是预防误吸可以找到循证医学证据的方法，需要在所有接受肠内营养的患者中启动。

误吸的主要危险因素包括迟钝或精神状态改变、咳嗽或呕吐反射消失、胃排空延迟、胃食管反流、胃残留量持续高、仰卧位进食。当肠内营养管位于空肠中经过 Treitz 韧带时，肺部误吸的

风险可降至最低。

（三）胃肠道不耐受

胃排空延迟有时可以通过服用促动力药来改善。联合治疗（甲氧氯普胺每 6 小时静脉注射 10mg 和红霉素每 12 小时静脉注射 200mg）与单独使用任一药物相比，对于危重疾病的喂养不耐受非常有效[33]。倾倒综合征（即腹泻、腹胀和腹部绞痛）可以限制肠内喂养的使用。倾倒可能是由于向小肠输送高渗负荷引起的。

在排除其他原因之前，不应将危重患者的腹泻归因于不耐受肠内营养。腹泻的其他可能病因包括药物（如含镁抗酸剂和含山梨糖醇的药物）、因长期抗生素治疗引起的肠道菌群改变、抗生素相关性结肠炎、缺血性结肠炎、病毒或细菌性肠道感染、电解质异常和过量服用将胆汁盐输送到结肠。由于酶缺乏或绒毛萎缩，腹泻也可能是肠道吸收不良的表现[34]。

即使腹泻是由肠内喂养引起的，则通过连续输注配方奶（如果使用推注喂养，近 50% 的病例也可以得到控制），减慢输注速度，改变配方（低热量，更多元素），在肠内配方中添加纤维，或添加止泻药（如洛哌丁胺、地芬诺酯 / 阿托品或阿片酊剂）。

（四）代谢并发症

肾前性氮质血症和高钠血症可在喂食高渗溶液的患者中发生。将游离水添加到配方中或作为单独的丸剂以替代强制性损失，可以避免这种情况。长期服用含有少量脂肪的肠内溶液后，会出现必须脂肪酸和脂溶性维生素的缺乏。定期肠内补充亚油酸或静脉补充乳化脂肪可以防止这种情况。预防化学和临床脂肪酸缺乏所需的亚油酸量估计为每天 2.5～20.0g。

（五）细菌污染

若包装打开并与其他物质混合时，肠内溶液会发生细菌污染，更常见的是，与罐装即食肠内配方相比，需要制备的医院配方和粉状饲料可能会发生细菌污染。污染风险还取决于喂养的持续时间。受污染的配方奶粉也可能在接受肠内营养的患者的腹泻病因中起重要作用。

（六）营养管堵塞

当暴露于酸性 pH 时，某些蛋白质的沉淀可能是导致配方凝固的重要因素。大多数预混完整蛋白质配方在酸化至 pH<5 时会固化。为防止饲管堵塞，在检查残留物前后应用水冲洗饲管。小口径鼻肠饲管，即使是通过连续输注进行肠内饲喂，应每4～6小时用 20ml 盐水冲洗，以防止管阻塞。

药物是导致堵塞的常见原因[35]。经肠给药时，应使用液体酏剂（如果有），因为即使是压碎的药片的微小颗粒也会堵塞小口径饲管的远端孔口。如果使用片剂，重要的是在给药前将它们粉碎成细粉并溶解在液体中。此外，在使用任何药物之前和之后都应用水冲洗管子。

几种操作对于清除堵塞的饲管很有用。可以用温盐水、碳酸液体、蔓越莓汁或胰酶溶液（如 Viokase）冲洗管子。通常，用注射器将溶解在碳酸氢钠溶液（用于酶激活）中的脂肪酶、淀粉酶和蛋白酶（胰酶）的混合物滴入管中，并将管夹住约 30min，以使沉淀的肠内营养物发生酶降解。用盐水剧烈冲洗管子。胰酶溶液在 96% 的病例中成功恢复管道通畅，其中配方凝血可能是阻塞的原因，而使用可乐或水失败[36, 37]。因此，预防冲洗和胰酶堵塞管道是最重要的维持慢性肠内营养管的首选方法。

（七）应用超声进行营养管的放置

超声检查在插入饲管方面有很好的应用。可以通过超声检查，识别食管中的鼻胃管，并通过确认其在胃中的位置[38, 39]以辅助胃管插入。也可以将管子引导到幽门后位置使用实时超声引导[40, 41]。对于这种应用，与盲插入技术相比，超声引导具有更高的成功率，花费的时间更少，并且减少了对术后 X 线的需求。作为一种简单的床边技术，鉴于超声检查的简单性，它比透视、内镜或电磁引导幽门后置管具有优势。超声引导插管的局限是腹部伤口和敷料会妨碍其使用，并且患者特定的因素（如肥胖或肠道气体）可能会阻碍导管进入十二指肠或空肠时的可视化进程。

参考文献

[1] Taylor BE, McClave SA, Martindale RG, et al; Society of Critical Care Medicine; American Society of Parenteral and Enteral Nutrition. Guidelines for the provision and assessment of nutrition support therapy in the adult critically ill patient: Society of Critical Care Medicine (SCCM) and American Society for Parenteral and Enteral Nutrition (A.S.P.E.N). *Crit Care Med*. 2016;44(2):390-438.

[2] Dhaliwal R, Cahill N, Lemieux M, et al. The Canadian critical care nutrition guidelines in 2013: an update on current rec-ommendations and implementation strategies. *Nutr Clin Pract*. 2014;29(1):29-43. http://www.criticalcarenutrition. com/docs/CPGs%202015/Summary%20CPGs%202015%20 vs%202013.pdf.

[3] Kreymann KG, Berger MM, Duetz NEP, et al. ESPEN guidelines on enteral nutrition: intensive care. *Clin Nutr*. 2006; 25(2):210.

[4] Jacobs DG, Jacobs DO, Kudsk KA, et al. Practice management guidelines for nutritional support of the trauma patient. *J*

Trauma. 2004;57:660.

[5] Casaer MP, Van den Berghe G. Nutrition in the acute phase of critical illness. *N Engl J Med.* 2014;370(13):1227-1236.

[6] Chang YS, Fu HQ, Xiao YM, et al. Nasogastric or nasojejunal feeding in predicted severe acute pancreatitis: a meta-analysis. *Crit Care.* 2013;17(3):R118.

[7] Ritz MA, Fraser R, Edwards N, et al. Delayed gastric emptying in ventilated critically ill patients: measurement by 13 C-octanoic acid breath test. *Crit Care Med.* 2001;29:1744.

[8] Alkhawaja S, Martin C, Butler RJ, et al. Post-pyloric versus gastric tube feeding for preventing pneumonia and improving nutritional outcomes in critically ill adults. *Cochrane Database Syst Rev.* 2015;8:CD008875.

[9] Alhazzani W, Almasoud A, Jaeschke R, et al. Small bowel feeding and risk of pneumonia in adult critically ill patients: a systematic review and meta-analysis of randomized trials. *Crit Care.* 2013;17(4):R127.

[10] Deane AM, Dhaliwal R, Day AG, et al. Comparisons between intragastric and small intestinal delivery of enteral nutrition in the critically ill: a systematic review and meta-analysis. *Crit Care.* 2013;17(3):R125.

[11] Haslam D, Fang J. Enteral access for nutrition in the intensive care unit. *Curr Opin Clin Nutr Metab Care.* 2006;9(2):155.

[12] Burns SM, Carpenter R, Blevins C, et al. Detection of inadvertent airway intubation during gastric tube insertion: capnography versus a colorimetric carbon dioxide detector. *Am J Crit Care.* 2006;15(2):188-195.

[13] Bechtold ML, Nguyen DL, Palmer LB, et al. Nasal bridles for securing nasoenteric tubes: a meta-analysis. *Nutr Clin Pract.* 2014;29(5):667-671.

[14] Silva CC, Bennett C, Saconato H, et al. Metoclopramide for post-pyloric placement of naso-enteral feeding tubes. *Cochrane Database Syst Rev.* 2015;1:CD003353.

[15] Foote JA, Kemmeter PR, Prichard PA, et al. A randomized trial of endoscopic and fluoroscopic placement of postpyloric feeding tubes in critically ill patients. *JPEN J Parenter Enteral Nutr.* 2004;28(3):154.

[16] Fang JC, Hilden K, Holubkov R, et al. Transnasal endoscopy vs. fluoroscopy for the placement of nasoenteric feeding tubes in critically ill patients. *Gastrointest Endosc.* 2005;62(5):661.

[17] Vitale MA, Villotti G, D'Alba L, et al. Unsedated transnasal percutaneous endoscopic gastrostomy placement in selected patients. *Endoscopy.* 2005;37(1):48.

[18] Ponsky JL, Gauderer MWL, Stellato TA, et al. Percutaneous approaches to enteral alimentation. *Am J Surg.* 1985;149:102.

[19] Dormann AJ, Glosemeyer R, Leistner U, et al. Modified percutaneous endoscopic gastrostomy (PEG) with gastropexy—early experience with a new introducer technique. *Z Gastroenterol.* 2000;38:933.

[20] Maetani I, Tada T, Ukita T, et al. PEG with introducer or pull method: a prospective randomized comparison. *Gastrointest Endosc.* 2003;57(7):837.

[21] Foster J, Filocarno P, Nava H, et al. The introducer technique is the optimal method for placing percutaneous endoscopic gastrostomy tubes in head and neck cancer patients. *Surg Endosc.* 2007;21(6):897-901.

[22] Melvin W, Fernandez JD. Percutaneous endoscopic transgastric jejunostomy: a new approach. *Am Surg.* 2005;71(3):216.

[23] Fan AC, Baron TH, Rumalla A, et al. Comparison of direct percutaneous endoscopic jejunostomy and PEG with jejunal extension. *Gastrointest Endosc.* 2002;56(6):890.

[24] Maple JT, Petersen BT, Baron TH, et al. Direct percutaneous endoscopic jejunostomy: outcomes in 307 consecutive attempts. *Am J Gastroenterol.* 2005;100(12):2681.

[25] Velázquez-Aviña J, Beyer R, Díaz-Tobar CP, et al. New method of direct percutaneous endoscopic jejunostomy tube placement using balloon-assisted enteroscopy with fluoroscopy. *Dig Endosc.* 2015;27(3):317-322.

[26] Perona F, Castellazzi G, De Iuliis A, et al. Percutaneous radiologic gastrostomy: a 12-year series. *Gut Liver.* 2010;4 (suppl 1):S44-S49.

[27] Covarrubias DA, O'Connor OJ, McDermott S, et al. Radiologic percutaneous gastrostomy: review of potential complications and approach to managing the unexpected outcome. *AJR Am J Roentgenol.* 2013;200(4):921-931.

[28] Singh A, Gelrud A. Adverse events associated with percutaneous enteral access. *Gastrointest Endosc Clin N Am.* 2015;25(1):71-82.

[29] Shapiro T, Minard G, Kudsk KA. Transgastric jejunal feeding tubes in critically ill patients. *Nutr Clin Pract.* 1997;12:164.

[30] Baskin WN. Acute complications associated with bedside placement of feeding tubes. *Nutr Clin Pract.* 2006;21(1):40-55.

[31] Sparks DA, Chase DM, Coughlin LM, et al. Pulmonary complications of 9931 narrow-bore nasoenteric tubes during blind placement: a critical review. *JPEN J Parenter Enteral Nutr.* 2011;35(5):625-629.

[32] McClave SA, DeMeo MT, DeLegge MH, et al. North American Summit on aspiration in the critically ill patient: consensus statement. *JPEN J Parenter Enteral Nutr.* 2002;26(6 suppl):S80-S85.

[33] Nguyen NQ, Chapman MJ, Fraser RJ, et al. Erythromycin is more effective than metoclopramide in the treatment of feed intolerance in critical illness. *Crit Care Med.* 2007;35(2):483-489.

[34] Trabal J, Leyes P, Hervas S, et al. Factors associated with nosocomial diarrhea in patients with enteral tube feeding. *Nutr Hosp.* 2008;23(5):500-504.

[35] Phillips NM, Nay R. A systematic review of nursing administration of medication via enteral tubes in adults. *J Clin Nurs.* 2008;17(17):2257-2265.

[36] Williams TA, Leslie GD. A review of the nursing care of enteral feeding tubes in critically ill adults. *Intensive Crit Care Nurs.* 2005;21(1):5.

[37] Bourgalt AM, Heyland DK, Drover JW, et al. Prophylactic pancreatic enzymes to reduce feeding tube occlusions. *Nutr Clin Pract.* 2003;18(5):398-401.

[38] Chenaitia H, Brun PM, Querellou E, et al. WINFOCUS (World Interactive Network Focused on critical ultrasound) Group France: ultrasound to confirm gastric tube placement in prehospital management. *Resuscitation.* 2012;83(4):447-451.

[39] Brun PM, Chenaitia H, Lablanche C, et al. 2-Point ultrasonography to confirm correct position of the gastric tube in prehospital setting. *Mil Med.* 2014;179(9):959-963. doi:10.7205/MILMED-D-14-00044.

[40] Gok F, Kilicaslan A, Yosunkaya A. Ultrasound-guided nasogastric feeding tube placement in critical care patients. *Nutr Clin Pract.* 2015;30:257-260. doi:10.1177/0884533614567714.

[41] Hernández-Socorro CR, Marin J, Ruiz-Santana S, et al. Bedside sonographic-guided versus blind nasoenteric feeding tube placement in critically ill patients. *Crit Care Med.* 1996;24(10):1690-1694.

第23章　胃肠道内镜
Gastrointestinal Endoscopy

Samuel Y. Han　Randall S. Pellish　David R. Cave　Wahid Y. Wassef　著

胃肠道（gastrointestinal，GI）内镜检查已经发展成为重症监护病房患者治疗的重要诊断和治疗工具。本章回顾了当前常见的适应证和禁忌证，提供了该领域新兴技术的更新，并对未来方向进行了总结。

一、患者选择

表 23-1 总结了 ICU 患者胃肠道内镜检查的适应证。主要包括：①评估上消化道（食管、胃和十二指肠）；②评估胰胆管；③评估中消化道（空肠和回肠）；④评估下消化道（结肠和直肠）。一般来说，当患者血流动力学不稳定、怀疑穿孔或无法获得充分的患者合作或同意时，内镜干预是禁忌的[1]，其他禁忌证见表 23-2。

（一）上消化道评估

ICU 上消化道评估常见的适应证包括但不限于上消化道出血（upper GI bleeding，UGIB）、腐蚀性或异物摄入（foreign body ingestion，FBI）、胃十二指肠支架置入胃出口梗阻（gastric outlet obstruction，GOO）和放置鼻饲管营养。

表 23-1　重症监护室胃肠道内镜检查的适应证

上消化道内镜检查
- 上消化道出血（静脉曲张或非静脉曲张）
- 腐蚀性或异物摄入
- 放置饲管或引流管

内镜逆行胰胆管造影
- 严重胆源性胰腺炎
- 严重胆管炎
- 胆漏

下消化道内镜检查
- 下消化道出血
- 无毒性巨结肠或乙状结肠扭转的减压
- 免疫功能低下的原因不明的腹泻（移植物抗宿主病和巨细胞病毒感染）

表 23-2　内镜检查的禁忌证

绝对禁忌证
- 怀疑或即将穿孔的内脏
- 对患者的风险大于程序的好处

相对禁忌证
- 无法获得充分的患者合作或同意
- 血流动力学不稳定或心肌梗死
- 气道保护不足或低氧血症
- 严重凝血病或血小板减少症
- 炎症改变伴穿孔风险增加（如憩室炎或严重炎性肠病）

1. 上消化道出血

急性上消化道出血是 ICU 常见的急症，每年估计有 40 万人入院，而死亡率高达 16%[2]。患者出现黑粪、呕血或鼻胃管出现血性引流液时，需要考虑存在这种情况。有研究显示，对于血流动力学不稳定或需要持续输血的重症患者，紧急内镜治疗可改善预后[3, 4]。紧急评估可区分非静脉曲张（消化性溃疡、食管炎、Mallory-Weiss 撕裂和血管发育不良）和静脉曲张病变（食管或胃），从而促进靶向治疗[5]。此外，紧急评估允许基于出血病灶的形态特征进行识别和分层，促进适当的分类和风险分层。最后，紧急评估可以早期识别可能需要手术或侵入性介入干预的患者

2. 异物摄入

FBI 可分为两组：①食物阻塞；②腐蚀性物体摄入。食物阻塞是 FBI 的主要原因，虽然大多数会自发通过，但 10%～20% 的病例需要内镜切除，1% 的患者最终需要手术[6]。内镜评估对于确定阻塞的根本原因至关重要（狭窄、环状和癌）。虽然腐蚀性物体摄入仅构成 FBI 的一小部分，但它们经常危及生命，特别是当成人患者主观摄入时，此时需要进行内镜评估以预测和分类这组患者[7]。

3. 内镜支架治疗胃出口梗阻

虽然 GOO 通常是保守治疗，包括经口禁食、静脉补充液体和鼻胃管减压等，但恶性肿瘤继发的 GOO 可以通过内镜放置的支架进行治疗。十二指肠自膨式金属支架（self-expandable metal stents，SEMS）已被发现可有效缓解阻塞性症状，通常被用作为姑息措施，使患者恢复饮食，改善生活质量[8]。

4. 喂养管

肠内营养与重症患者的预后改善相关，并且在功能性胃肠道患者中优于肠外营养[9]。虽然经

鼻胃管或口胃管也可进行短期肠内营养，但与内镜引导下的经皮胃造瘘相比，发生误吸、管路移位和鼻窦炎的风险明显增加。当 ICU 中的患者存在可逆性疾病过程可能需要超过 4 周的肠内营养（如神经损伤、气管切开术和上呼吸消化道肿瘤）时，经皮内镜下胃造瘘术是比较合适的选择[11, 12]，带有空肠造口管和直接经皮内镜空肠造口管的 PEG 适用于 ICU 中具有高误吸风险（严重胃食管反流病和胃轻瘫）的患者。尽管一项研究表明[13]，急性胰腺炎患者早期进行鼻胃管鼻饲和 72h 后经口喂养之间的死亡率和感染率无明显差异，但应用鼻空肠管或空肠造口管在 Treitz 韧带后进行肠内喂养已被证明对坏死性胰腺炎患者有益。内镜下胃造口术或空肠造口术可用于胃肠道梗阻患者的减压[14]。虽然这些手术技术简单，可在床边进行，对于重症患者仍应仔细权衡风险和收益。

（二）胰胆管评估

重症患者内镜逆行胰胆管造影（endoscopic retrograde cholangiopancreatography，ERCP）评估胰胆管的适应证包括胆结石引起的胆道梗阻[15-17]、胰管渗漏和胆管渗漏（通常是术后或创伤性并发症）[18, 19]。ERCP 联合括约肌切开术和（或）支架置入术的是常用的治疗方法。当传统的 ERCP 不成功时，最近引入的微型内镜（胆管镜或胰腺镜）可直接进入这些导管系统，通过使用先进的技术，如电动液压碎石术、激光碎石术和局部胶水进行相应的治疗，已被证明是有益的[20]。此外，超声内镜下（endoscopic ultrasound，EUS）胰腺壁坏死切除术已被证实是胰腺炎并发症手术切除的可行替代方案[21]。

（三）评估中消化道（空肠和回肠）

没有确定部位的持续性胃肠道出血是中消

化道评估最常见的指征。尽管胃肠道的这一区域难以评估，目前视频胶囊内镜（video capsule endoscope，VCE）、双气囊小肠镜（double-balloon enteroscopy，DBE）和螺旋小肠镜检查的进展使得这一区域评估得以实施。VCE 通常是第一个寻找空肠和回肠可能出血部位的方法（图 23-1）。如果发现出血或病变，可以使用 DBE（图 23-2）或螺旋内镜（图 23-3）来实施治疗。

（四）评估下消化道

对于严重下消化道出血（lower GI bleeding，LGIB）、急性结肠扩张、难治性腹泻（如艰难梭菌）[22]的 ICU 患者，需要及时进行下消化道评估。

1. 下消化道出血

严重的 LGIB 主要是老年人的疾病。它被定义为持续 <3 天的 Treitz 韧带远端的肠道出血[23]。常见原因包括但不限于憩室出血、缺血性结肠炎和血管异常（动静脉畸形、AVM）。出血部位并不总是容易识别，最初怀疑患有 LGIB 的患者中多达 11% 最终被发现是 UGIB[24]。因此，LGIB 患者应始终首先考虑 UGIB 来源，特别是对于血流动力学不稳定的患者。一旦排除上消化道来源，应进行结肠镜检查以评估下消化道并给予适当的治疗。虽然 24～48h 内的紧急结肠镜检查显示可缩短住院时间，并且内镜干预通常是成功的[25]，但 80%～85% 的 LGIB 自发停止[26]。如果出血严重或结肠镜检查无法确定来源，应考虑行 99mTc 红细胞核素扫描，或者血管造影明确[27]。

2. 急性结肠扩张

这种情况可能是由急性结肠梗阻或急性结肠假性梗阻引起的。急性结肠梗阻可由肿瘤、憩室病和肠扭转引起[28]。肠扭转是一种"闭环梗阻"，被认为是紧急情况，因为与结肠梗阻的其他原因不同，它可以从阻塞到局部缺血迅速恶化、穿孔，甚至导致死亡。如果及早发现和治疗，可以逆转。急性结肠假性梗阻是结肠大量扩张而无机械性梗阻的综合征，常发生于内科或手术原因导致的结肠运动受损的住院患者。年龄增长、盲肠直径、减压延迟和肠道状态显著影响死亡率。尤其是当存在缺血或穿孔时，死亡率可达到 40%。

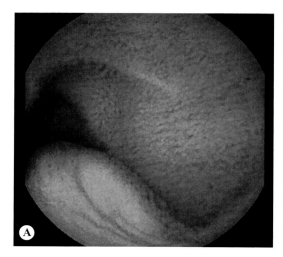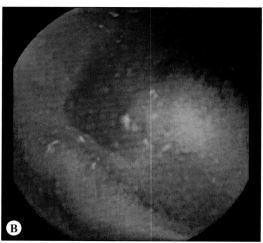

▲ 图 23-1　A. 视频胶囊内镜看到的正常空肠图像；B. 视频胶囊内镜看到的空肠出血

引自 David Cave, MD: Professor of Medicine, University of Massachusetts Medical School, In: Han SY, Pellish R, Cave DP, Wassef WY. Gastrointestinal Endoscopy. In: Irwin RS, Lilly CM, Mayo PH, Rippe JM, eds. *Irwin and Rippe's Intensive Care Medicine.* 8th ed. Philadelphia, PA: Wolters Kluwer; 2018:170.

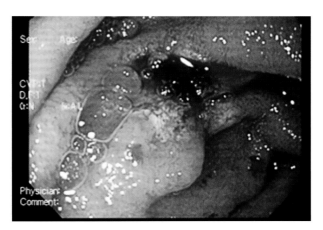

▲ 图 23-2　双气囊肠镜检查时发现十二指肠远端出血

引自 David Cave, MD: Professor of Medicine, University of Massachusetts Medical School, In: Han SY, Pellish R. Cave DP, Wassef WY. Gastrointestinal Endoscopy. In: Irwin RS, Lilly CM, Mayo PH, Rippe JM, eds. *Irwin and Rippe's Intensive Care Medicine*. 8th ed. Philadelphia, PA: Wolters Kluwer; 2018:170.

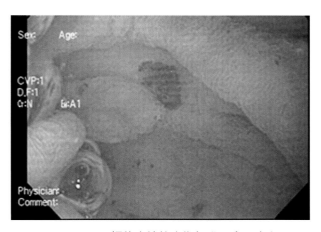

▲ 图 23-3　螺旋内镜检查期间发现空肠出血

引自 David Cave, MD: Professor of Medicine, University of Massachusetts Medical School, In: Han SY, Pellish R. Cave DP, Wassef WY. Gastrointestinal Endoscopy. In: Irwin RS, Lilly CM, Mayo PH, Rippe JM, eds. *Irwin and Rippe's Intensive Care Medicine*. 8th ed. Philadelphia, PA: Wolters Kluwer; 2018:170.

ICU 中明显扩张的结肠的评估包括排除机械性梗阻和中毒性巨结肠的其他原因，如艰难梭菌感染，并评估缺血和穿孔的迹象。当盲肠直径超过12cm 且膨胀超过 6 天时，急性结肠假性梗阻的结肠穿孔风险增加[29]。

二、预处理护理

当考虑进行内镜干预时，对于任何先前讨论的适应证，相应的问题需要解决：适当的复苏，纠正出凝血功能障碍，充分的镇静和抗生素使用，特别是对于合并腹水或心内膜炎的消化道出血患者[30, 31]。对于某些选定的案例，适当的镇静可能仅仅涉及轻度镇静[32]。对于其他患者，如无法配合、意识障碍或低氧血症，适当的镇静可能需要深度镇静或全身麻醉的气管内插管。虽然深度镇静不会显著改变获得性肺炎或心血管事件的风险，但可使手术过程中可控，并可能有助于防止大量误吸（特别是静脉曲张出血患者）。

对于所有 UGIB 患者，空腹对于彻底评估和鉴定出血性病变至关重要。有研究表明，适当的识别和治疗降低了再出血的风险和手术干预的必要性[34]。用 NG 管或通过使用内镜进行胃灌洗可以清除胃中的血液和凝块。有时，使用促动力药（如红霉素，50ml 生理盐水中加入 250mg，手术前 20min 静脉注射）也可能是有帮助的。事实上，研究表明这种方法可以改善内镜观察视野，改善结果，减少对"二次看"内镜检查的需求[35]。

当怀疑静脉曲张出血时，根据临床病史或体格检查提示门静脉高压症，应在没有禁忌证的情况下立即开始辅助治疗。生长抑素类似物（奥曲肽）或加压素及其类似物均已用于静脉注射以降低门静脉压力并防止复发性出血[36]。奥曲肽通常以 50～100µg 的一次性静脉推注给药，然后以每小时 25～50µg，静脉注射 3～5 天。此外，对于活动性食管静脉曲张破裂出血患者，应给予预防性抗生素，以预防细菌感染[37]。与非静脉性出血相比，静脉曲张出血应慎重进行容量复苏，因为容量补充理论上可增加门静脉压力。与之前讨论的其他类型的内镜检查不同，这是唯一需要预处理肠道准备的内镜检查。在紧急情况下，可以通过在 2~3h 内饮用 4L 或更多基于聚乙二醇的溶液的快速清除技术来实现。大约 1/3 的住院患者需要使用 NG 管进行 [38]。在开始制剂前给予甲氧氯普胺（10mg IV × 1）可能有助于控制恶心并促进胃排空 [35]。

病例 1

一名 62 岁男性，基础存在丙型肝炎、肝硬化、终末期肾病和脑血管意外，因肝性脑病入院 [39]，通过乳果糖治疗后脑疾病症状好转。在住院的第 3 天，患者再次出现嗜睡表现，随后出现低血压。查体提示腹部膨隆，双足无水肿。无明确胃肠道出血迹象（呕血或黑粪）。他的入院感染相关评估（血培养和尿液分析）为阴性。胸部 X 线检查无感染异常。在紧急内镜评估前 5h 化验室检查提示，血细胞比容水平从 37.2% 下降到 28.6%，乳酸明显升高。内科团队进行了目标导向的超声检查，以明确低血压和血细胞比容下降的原因。

三、过程间护理

上消化道内镜检查

1. 上消化道出血

当发现出血灶是消化性溃疡时，干预措施将取决于具体的内镜检查结果 [40]。如果溃疡基底清洁，没有活动性出血迹象，则不进行内镜干预。如果在溃疡的火山口中发现活动性出血或非出血性可见血管，建议使用内镜止血技术。目前已经开发了许多止血的内镜方法，包括注射疗法、热烧灼疗法和用夹子的机械止血法（表 23-3）。注射治疗与热疗联合治疗优于单独治疗 [37, 41]。虽然没有单一的内镜注射治疗方案优于另一种方案，通常应用肾上腺素盐溶液注射到病灶周围的四个象限，随后以稳定的压力施加加热器探针和多极电凝仪器以实现最佳的接合。使用止血钳的机械

表 23-3　内镜止血方法

止血的热方法
• 加热器探头
• 多极电凝（双头帽）
• 钕钇铝石榴石激光氩等离子体凝固
止血注射治疗
• 蒸馏水或生理盐水肾上腺素（肾上腺素）
• 硬化剂（氰基丙烯酸酯、聚多卡醇、乙醇、乙醇胺油酸酯、十四烷基硫酸钠、鱼肝油酸钠）
• 凝血酶纤维蛋白胶
机械方法
• 夹子
• 套带结扎
• 可拆卸环

止血具有最小的组织损伤的优点，使溃疡更快地愈合，并且已经发现单独使用或与联合其他疗法对溃疡出血有效（图 23-4）[42]。氩等离子体凝固是一种非吸收性技术，通过电离氩气为组织提供烧灼。这种方法对浅层和广泛界定的出血性病变如血管扩张最有效，在溃疡治疗方面与其他常见方式一样有效 [40]。钇铝石榴石激光器由于其便携性差和相关的高成本而在高风险患者的急性处

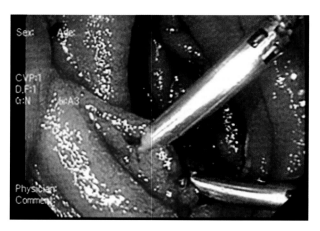

▲ 图 23-4　在螺旋肠镜检查期间，将止血夹放置在空肠近端的动静脉畸形上

引自 David Cave, MD: Professor of Medicine, University of Massachusetts Medical School, In: Han SY, Pellish R. Cave DP, Wassef WY. Gastrointestinal Endoscopy. In: Irwin RS, Lilly CM, Mayo PH, Rippe JM, eds. *Irwin and Rippe's Intensive Care Medicine*. 8th ed. Philadelphia, PA: Wolters Kluwer; 2018:171.

理中不常应用。Hemospray 是一种止血粉（Cook Medical，Winston-Salem，NC），最近引入用于治疗胃肠道出血，可产生机械屏障。用二氧化碳推进直接施用于出血部位，给予 Hemospray 直至观察到止血。它已被研究作为主要治疗和挽救治疗，并已被证明在 UGIB 和 LGIB 中有效[43, 44]。同样，冷冻疗法获得了更广泛的认可，因为它允许通过提供 25～30ml/min 的一氧化氮在温度为 −89.5℃时冷冻并破坏组织，在黏膜表面形成 2～10mm 的冰层。这种疗法在血管发育不良（management of angiodysplasia，AVM）的治疗中取得了良好的结局。

病例 2

一名有多发性内分泌肿瘤综合征 I 型病史的 44 岁男性合并患有 Zollinger-Ellison 综合征，伴有呕吐和腹泻的 1 周腹痛史[46]。患者因为胃肠炎入院，表现为持续腹痛。经外科和胃肠病专家会诊后无明确急诊外科表现。食管胃十二指肠镜检查显示胃食管交界处有 4cm 的肿块，十二指肠有许多凹陷性溃疡，严重的食管炎和胃炎，予以静脉注射质子泵抑制药（proton pump inhibitor，PPI）进行治疗。2 天后，患者出现低血压和呼吸困难。广泛的鉴别诊断可能包括感染性休克、心源性休克、低血容量性休克、肺栓塞引起的阻塞性休克和肾上腺功能不全引起的分布性休克等。实验室结果显示乳酸浓度 1.5mmol/L，白细胞计数 20 000/µl，皮质醇水平 36mg/dl。胸部 X 线片显示膈下无急性肺部疾病或气胸表现。予以实施床旁重症超声。

在过去几年中，多种其他方式已成为 UGIB 的有效治疗方法。最早在德国开发的超视距夹（over-the-scope-clip，OTSC）系统是一种可用于实现止血和闭合穿孔、瘘管或吻合口瘘的设备。类似于食管束带装置，可以将 OTSC 帽装载到示波器的尖端上，然后可以将其放置在病变部位上，吸吮病变部位并允许夹子展开。该装置现已在许多不同的适应证中进行了研究，并在传统止

血方法难以治愈的病例中取得了成功[47, 48]。

EUS 现已纳入难治性胃肠道出血的治疗。在使用多普勒对出血血管进行 EUS 可视化的情况下，用 19 号针头刺穿血管并注射硬化剂，如氰基丙烯酸酯（胶水）或线圈。多普勒监测允许观察多普勒信号的消失，表明出血停止。这种 EUS 引导的血管治疗方法在各种出血病因中取得了成功，包括胃静脉曲张、溃疡和恶性肿瘤等[49]。

对于食管静脉曲张破裂出血，内镜下静脉曲张结扎术（endoscopic variceal ligation，EVL）已成为首选手术[50, 51]。采用这种技术，将静脉曲张吸入连接在内镜尖端的绑扎装置中，然后在其上展开橡皮筋。从基底部消除静脉曲张。相反，内镜硬化疗法（endoscopic sclerotherapy，EST）通过在出血性静脉曲张内或周围注射硬化剂（如鱼肝油酸钠）引起闭塞。Laine 和 Cook[51] 的一项 Meta 分析表明，EVL 在所有主要结局 [复发性出血，局部并发症（如溃疡或狭窄），静脉曲张闭塞时间和生存期] 方面均优于 EST。然而，在超过 90% 的病例中，EST 可有效控制活动性出血，即使在活动性出血期间可视性差也可注射。

内镜方法（EST、EVL 和注射纤维蛋白胶）也被用于治疗胃底静脉曲张出血。然而，这些方法存在再出血和死亡的风险较高。出血性胃底静脉曲张患者通常需要紧急放置经颈静脉肝内门体分流术[52]。最早在亚洲进行的球囊闭塞逆行经静脉闭塞术现在已经在美国逐渐应用。它包括在胃肾分流术球囊闭塞后逆行注射硬化剂到胃静脉曲张，利用胃底静脉曲张通过胃肾分流术排入左肾静脉。鉴于其高成功率，该手术代表了治疗胃静脉曲张的另一种可行方法。

2. 肠内支架

非覆膜的 SEM 已经广泛应用于继发于恶性肿瘤的 GOO。只要导丝能够穿过阻塞物，就可

以将支架放置在导丝上并在透视引导下前进。一项大型的系统回顾研究表明，支架置入和手术胃空肠吻合术在技术成功，并发症或症状持续方面没有显著差异[54]。然而，支架置入的梗阻症状复发率较高（18% vs. 1%）和平均生存率下降（105天 vs. 164天）。尽管如此，肠内支架置入确实具有90%的初始临床成功率，并且对于预期寿命少于6个月的患者应该用于姑息治疗。

3. 肠饲管

有关肠饲管放置的更多详细信息见第22章。

4. 小肠内镜检查

这些技术基本上与上GI内镜检查相同。

四、胰胆管内镜检查

读者可参考 *Irwin and Rippe's Intensive Care Medicine, 8e* 第208章，全面讨论胰胆内镜[55]。

下消化道内镜

1. 下消化道出血

LGIB的内镜治疗方案与UGIB相似，应基于已确定的出血位置，通常通过注射疗法与夹闭或凝血疗法的组合方法来进行止血。

2. 减压内镜

水溶性对比剂灌肠或计算机断层扫描应该是急性结肠扩张患者的初始检查，确定是否存在机械性梗阻。随后，患者应接受静脉输液复苏，反复复位，放置NG和直肠管，纠正代谢失衡，停用已知可减缓肠道转运的药物等[56]。如果保守措施不成功，大多数情况下（81%）减压内镜可以解决结肠急性梗阻[57]。尽管复发率很高（23%～57%），但在没有肠缺血的情况下，结肠镜检查通常被认为是首选的手术方法[58]。随着在结肠脾区近端放置减压管的应用增加，减

压内镜可能会减少[59]。对于机械性梗阻患者，SEMS的效果很好。对于非机械性梗阻患者，应考虑使用副交感神经模拟剂新斯的明进行药物治疗。一项双盲随机对照研究中，拟副交感神经药新斯的明已被证明可显著减少结肠扩张和复发，并且严重并发症的风险最小[61]。但此药物只能在没有禁忌证的情况下使用，同时需要床边进行密切的心肺监测。当上述干预不成功时，经皮内镜或外科盲肠造瘘术提供了另一种选择。

3. 粪便微生物移植

艰难梭菌感染（Clostridium difficile infection，CDI）和特别是复发性CDI患病率的增加使粪便微生物群移植（fecal microbiota transplantation，FMT）成为一项重要的治疗。许多研究表明其成功率很高，但在严重CDI的情况下仍然研究不足[62]。然而，上消化道内镜检查、结肠镜检查、直肠灌肠是CDI患者常规抗生素治疗失败的另一种治疗选择。

4. 穿孔、瘘管和吻合口瘘

最近，OverStitch（Apollo Endosurgery Inc，Austin，TX）已经成为内镜缝合装置，其也可以用于闭合穿孔和瘘管。该系统连接到标准内镜上，并允许使用可拆卸的针头用于固定展开的缝合线的缝合扣带工具缝合病变[63, 64]。这可能代表一种无须闭合小穿孔和瘘管的方法进行外科手术。

五、术后护理

虽然内镜手术的主要并发症并不常见，但重症患者可能对多种并发症引起的不良后果特别敏感。监测患者术后并发症至关重要。这些可分为两组：①一般并发症；②特定并发症（表23-4）。

病例 3

一名 40 多岁的男子因考虑"自发性细菌性腹膜炎（SBP）"入急诊室[65]，既往病史包括高血压、肝硬化、肝癌和憩室病。该患者之前曾 2 次因 SBP 入院治疗，他觉得自己"再次胃部感染"。患者的生命体征如下：血压 90/54mmHg，心率 112 次 / 分，温度 38.4℃，呼吸频率 28 次 / 分，SpO_2 94%（未吸氧）。体格检查发现腹部膨隆，肌紧张，全腹弥漫性压痛。相关实验室值如下：WBC17 400/μl，28% 条带，血红蛋白 8.7g/dl，血小板计数 85 000/μl，凝血酶原时间 / 国际标准化比值 2.1，肌酐 3.8mg/dl，总胆红素 4.8mg/dl。床边超声检查用于验证腹水的存在并予以穿刺定位。

对于 UGIB 患者，还指出了术后药物治疗。例如，在非静脉曲张性 UGIB 患者中，鼓励在内镜止血后使用 PPI 进行抗分泌治疗[42]。与口服相同药物相比，静脉注射 PPI 是实现胃酸抑制的更快方法。与口服给药后几天相比，静脉给药后的峰值抑制在数小时内发生，可以降低再出血的风险和手术的需要[42]。美国批准用于静脉注射的 PPI 包括泮托拉唑、兰索拉唑和埃索美拉唑。相比之下，静脉曲张 UGIB 患者除了每 3～4 周重复 EVL 外，还应接受每天非选择性 β 受体拮抗药进行二级预防，直至静脉曲张消失[66]。

表 23-4　内镜检查的并发症

一般并发症
- 清醒镇静的并发症（心肺、过敏、矛盾反应）
- 出血的并发症（如病变治疗、括约肌切开术）
- 穿孔（由内镜、附件或吹气引起）
- 误吸
- 心肌缺血

特殊并发症（举例）
- 内镜逆行胰胆管造影：胰腺炎、胆管炎、穿孔
- 硬化疗法：溃疡、纵隔炎
- 支架手术：支架移位

六、未来发展方向

随着技术和方法的进展，内镜介入诊疗的涵盖范围将继续扩大。一项特别的进展是内镜缝合在胃肠道中的应用，特别是在黏膜穿孔的护理和处理、胃肠道出血的治疗和瘘的闭合中。尽管有文献病例报道，但这项技术在常规推广之前仍需开展一系列大型研究。其余进展是小肠出血的评估和管理。随着胶囊内镜的出现和螺旋内镜的发展，较之以前可更早地识别和治疗小肠疾病；然而，这些技术的功效和益处仍需研究验证。

参考文献

[1] Appropriate use of gastrointestinal endoscopy. American Society for Gastrointestinal Endoscopy. *Gastrointest Endosc*. 2000;52:831-837.

[2] Koch A, Buendgens L, Dückers H, et al. Bleeding origin, patient-related risk factors, and prognostic indicators in patients with acute gastrointestinal hemorrhages requiring intensive care treatment. A retrospective analysis from 1999 to 2010. *Med Klin Intensivmed Notfmed*. 2013;108(3):214-222.

[3] Khamaysi I, Gralnek IM. Nonvariceal upper gastrointestinal bleeding: timing of endoscopy and ways to improve endoscopic visualization. *Gastrointest Endosc Clin N Am*. 2015;25(3):443-448.

[4] Chak A, Cooper GS, Lloyd LE, et al. Effectiveness of endoscopy in patients admitted to the intensive care unit with upper GI hemorrhage. *Gastrointest Endosc*. 2001;53:6-13.

[5] Beejay U, Wolfe MM. Acute gastrointestinal bleeding in the intensive care unit. The gastroenterologist's perspective. *Gastroenterol Clin North Am*. 2000;29:309-336.

[6] Eisen GM, Baron TH, Dominitz JA, et al. Guideline for the management of ingested foreign bodies. *Gastrointest Endosc*. 2002;55:802-806.

[7] Poley JW, Steyerberg EW, Kuipers EJ, et al. Ingestion of acid and alkaline agents: outcome and prognostic value of early upper endoscopy. *Gastrointest Endosc.* 2004;60:372-377.

[8] van Hooft JE, Dijkgraaf MG, Timmer R, et al. Independent predictors of survival in patients with incurable malignant gastric outlet obstruction: a multicenter prospective observational study. *Scand J Gastroenterol.* 2010;45: 1217-1222.

[9] Eisen GM, Baron TH, Dominitz JA, et al. Role of endoscopy in enteral feeding. *Gastrointest Endosc.* 2002;55:699-701.

[10] Fan AC, Baron TH, Rumalla A. Comparison of direct percutaneous endoscopic jejunostomy and PEG with jejunal extension. *Gastrointest Endosc.* 2002;56:890-894.

[11] Pih GH, Na HK, Hong SK, et al. Clinical outcomes of percutaneous endoscopic gastrostomy in the surgical intensive care unit. *Clin Endosc.* 2020. PMID: 32229800.

[12] DeLegge MH, McClave SA, DiSario JA, et al. Ethical and medicolegal aspects of PEG-tube placement and provision of artificial nutritional therapy. *Gastrointest Endosc.* 2005;62:952-959.

[13] Bakker OJ, van Brunschot S, van Santvoort HC. Early versus on-demand nasoenteric tube feeding in acute pancreatitis. *N Engl J Med.* 2014;371(21):1983-1993.

[14] Herman LL, Hoskins WJ, Shike M. Percutaneous endoscopic gastrostomy for decompression of the stomach and small bowel. *Gastrointest Endosc.* 1992;38:314-318.

[15] Sharma VK, Howden CW. Metaanalysis of randomized controlled trials of endoscopic retrograde cholangiography and endoscopic sphincterotomy for the treatment of acute biliary pancreatitis. *Am J Gastroenterol.* 1999;94:3211-3214.

[16] Adler DG, Baron TH, Davila RE, et al. ASGE guideline: the role of ERCP in diseases of the biliary tract and the pancreas. *Gastrointest Endosc.* 2005;62:1-8.

[17] Lai EC, Mok FP, Tan ES, et al. Endoscopic biliary drainage for severe acute cholangitis. *N Engl J Med.* 1992;326:1582-1586.

[18] Kaffes AJ, Hourigan L, De Luca N, et al. Impact of endoscopic intervention in 100 patients with suspected postcholecystectomy bile leak. *Gastrointest Endosc.* 2005; 61:269-275.

[19] Sandha GS, Bourke MJ, Haber GB, et al. Endoscopic therapy of bile leak based on a new classification: results in 207 patients. *Gastrointest Endosc.* 2004;60:567-574.

[20] Tringali A, Lemmers A, Meves V. Intraductal biliopancreatic imaging: European Society of Gastrointestinal Endoscopy (ESGE) technology review. *Endoscopy.* 2015;47(8):739-753.

[21] Gardner TB, Coelho-Prabhu N, Gordon SR, et al. Direct endoscopic necrosectomy for the treatment of walled-off pancreatic necrosis: results from a multicenter U.S. series. *Gastrointest Endosc.* 2011;73(4):718-726.

[22] Church J, Kao J. Bedside colonoscopy in intensive care units: indications, techniques, and outcomes. *Surg Endosc.* 2014;28(9):2679-2682.

[23] Davila RE, Rajan E, Adler DG, et al. ASGE guideline: the role of endoscopy in the patient with lower GI-bleeding. *Gastrointest Endosc.* 2005;62:656-660.

[24] Jensen DM, Machicado GA. Diagnosis and treatment of severe hematochezia. The role of urgent colonoscopy after purge. *Gastroenterology.* 1998;95:1569-1574.

[25] Strate LL, Syngal S. Timing of colonoscopy: impact on length of hospital stay in patients with acute lower GI bleeding. *Am J Gastroenterol.* 2003;98:317-322.

[26] Farrell JJ, Friedman LS. Review article: the management of lower gastrointestinal bleeding. *Aliment Pharmacol Ther.* 2005;21:1281-1298.

[27] Strate LL, Syngal S. Predictors of utilization of early colonoscopy vs. radiography for severe lower intestinal bleeding. *Gastrointest Endosc.* 2005;61:46-52.

[28] Frizelle FA, Wolff BG. Colonic volvulus. *Adv Surg.* 1996;29:131-139.

[29] Saunders MD, Kimmey MB. Colonic pseudo-obstruction: the dilated colon in the ICU. *Semin Gastrointest Dis.* 2003;14(1):20-27.

[30] Rajala MW, Ginsberg GG. Tips and tricks on how to optimally manage patients with upper gastrointestinal bleeding. *Gastrointest Endosc Clin N Am.* 2015;25(3):607-617.

[31] Tang X, Gong W, Jiang B. Antibiotic prophylaxis for GI endoscopy. *Gastrointest Endosc.* 2015;81(6):1503-1504.

[32] Lichenstein DR, Jagannath S, Baron TH, et al. ASGE Standards of Practice Committee: sedation and anesthesia in GI endoscopy. *Gastrointest Endosc.* 2008;68(5):815-826.

[33] Wassef W, Rullan R. Interventional endoscopy. *Curr Opin Gastroenterol.* 2005;21:644-652.

[34] Meltzer AC, Klein JC. Upper gastrointestinal bleeding: patient presentation, risk stratification, and early management. *Gastroenterol Clin North Am.* 2014;43(4):665-675.

[35] Frossard JL, Spahr L, Queneau PE, et al. Erythromycin intravenous bolus infusion in acute upper gastrointestinal bleeding: a randomized, controlled, double-blind trial. *Gastroenterology.* 2002;123:17-23.

[36] Wells M, Chande N, Adams P, et al. Meta-analysis: vasoactive medications for the management of acute variceal bleeds. *Aliment Pharmacol Ther.* 2012;35(11):1267-1278.

[37] Barkun AN, Bardou M, Kuipers EJ, et al. International consensus recommendations on the management of patients with nonvariceal upper gastrointestinal bleeding. *Ann Intern Med.* 2010;152(2):101-113.

[38] Elta GH. Urgent colonoscopy for acute lower-GI bleeding. *Gastrointest Endosc.* 2004;59:402-408.

[39] Shiloh AL, Adrish M. A man in his 60s with cirrhosis, encephalopathy, and shock. *Chest.* 2015;148(1):e5-e7.

[40] Lu Y, Chen YI, Barkun A. Endoscopic management of acute peptic ulcer bleeding. *Gastroenterol Clin North Am.*

2014;43(4):677-705.

[41] Calvet X, Vergara M, Brullet E, et al. Addition of a second endoscopic treatment following epinephrine injection improves outcome in high-risk bleeding ulcers. *Gastroenterology*. 2004;126(2):441-450.

[42] Laine L, McQuaid KR. Endoscopic therapy for bleeding ulcers: an evidence-based approach based on meta-analyses of randomized controlled trials. *Clin Gastroenterol Hepatol*. 2009;7(1):33-47.

[43] Sulz MC, Frei R, Meyenberger C, et al. Routine use of Hemospray for gastrointestinal bleeding: prospective two-center experience in Switzerland. *Endoscopy*. 2014;46(7): 619624.

[44] Changela K, Papafragkakis H, Ofori E. Hemostatic powder spray: a new method for managing gastrointestinal bleeding. *Therap Adv Gastroenterol*. 2015;8(3):125-135.

[45] Fujii-Lau LL, Wong Kee Song LM, Levy MJ. New technologies and approaches to endoscopic control of gastrointestinal bleeding. *Gastrointest Endosc Clin N Am*. 2015;25(3):553-567.

[46] Pakzad N, Salonia J, Mathew J. A young man with abdominal pain, shock, and respiratory distress. *Chest*. 2018;154(5): e119-e121.

[47] Sulz MC, Bertolini R, Frei R, et al. Multipurpose use of the over-the-scope-clip system ("Bear claw") in the gastrointestinal tract: Swiss experience in a tertiary center. *World J Gastroenterol*. 2014;20(43):16287-16292.

[48] Mönkemüller K, Peter S, Toshniwal J, et al. Multipurpose use of the 'bear claw' (over-the-scope-clip system) to treat endoluminal gastrointestinal disorders. *Dig Endosc*. 2014;26(3):350-357.

[49] Gavini H, Lee JH. Endoscopic ultrasound-guided endotherapy. *J Clin Gastroenterol*. 2015;49(3):185-193.

[50] Baron TH, Wong Kee Song LM. Endoscopic variceal band ligation. *Am J Gastroenterol*. 2009;104:1083-1085.

[51] Laine L, Cook D. Endoscopic ligation compared with sclerotherapy for treatment of esophageal variceal bleeding: a metaanalysis. *Ann Intern Med*. 1995;123:280-287.

[52] Sharara AI, Rockey DC. Gastroesophageal variceal bleed. *N Engl J Med*. 2001;345:669-681.

[53] Park J, Saab S, Kee S, et al. Balloon-occluded retrograde transvenous obliteration (BRTO) for treatment of gastric varices: review and meta-analysis. *Dig Dis Sci*. 2015;60(6): 1543-1553.

[54] Jeurnink SM, van Eijck CH, Steyerberg EW, et al. Stent versus gastrojejunostomy for the palliation of gastric outlet obstruction: a systematic review. *BMC Gastroenterol*.

2007;7:18.

[55] Hamdan TA, Azar R. Severe and complicated biliary tract disease. In: Irwin RS, Lilly CM, Mayo PH, Rippe JM, eds. *Irwin and Rippe's Intensive Care Medicine*. 8th ed.. Philadelphia, PA: Wolters Kluwer; 2018:2051-2054:chap 208.

[56] Eisen GM, Baron TH, Dominitz JA, et al. Acute colonic pseudo-obstruction. *Gastrointest Endosc*. 2002;56:789-792.

[57] Grossmann EM, Longo WE, Stratton MD, et al. Sigmoid volvulus in department of veterans affairs medical Centers. *Dis Colon Rectum*. 2000;43:414-418.

[58] Saunders MD, Kimmey MB. Systematic review: acute colonic pseudo-obstruction. *Aliment Pharmacol Ther*. 2005; 22:917-925.

[59] Geller A, Petersen BT, Gostout CJ. Endoscopic decompression for acute colonic pseudo-obstruction *Gastrointest Endosc*. 1996;44:144-150.

[60] Dronamraju SS, Ramamurthy S, Kelly SB, et al. Role of self-expanding metallic stents in the management of malignant obstruction of the proximal colon. *Dis Colon Rectum*. 2009;52(9):1657-1661.

[61] Ponec RJ, Saunders MD, Kimmey MB. Neostigmine for the treatment of acute colonic pseudo-obstruction. *N Engl J Med*. 1999;341:137-141.

[62] Han S, Shannahan S, Pellish R. Fecal microbiota transplant: treatment options for Clostridium difficile infection in the intensive care unit. *J Intensive Care Med*. 2016;31(9):577-586.

[63] Sharaiha RZ, Kumta NA, DeFilippis EM, et al. A large multicenter experience with endoscopic suturing for management of gastrointestinal defects and stent anchorage in 122 patients: a retrospective review. *J Clin Gastroenterol*. 2016;50(5):388-392.

[64] Rieder E, Dunst CM, Martinec DV, et al. Endoscopic suture fixation of gastrointestinal stents: proof of biomechanical principles and early clinical experience. *Endoscopy*. 2012;44(12):1121-1126.

[65] Jones RA, Tabbut M, Shaman Z, et al. Patient with cirrhosis and presumed spontaneous bacterial peritonitis. *Chest*. 2014;146(1):e11-e13.

[66] Garcia-Tsao G, Sanyal AJ, Grace ND, et al; Practice guidelines Committee of the American Association for the Study of Liver Diseases; Practice Parameters Committee of the American College of Gastroenterology. Prevention and management of gastroesophageal varices and variceal hemorrhage in cirrhosis. *Hepatology*. 2007;46(3):922-938.

第24章 球囊填塞治疗急性食管胃底静脉曲张出血

Gastroesophageal Balloon Tamponade for Acute Variceal Hemorrhage

Marie T. Pavini　Juan Carlos Puyana　Paul H. Mayo　著

食管胃底静脉曲张出血是一种急危重症，在门静脉压＞12mmHg 或门静脉 - 下腔静脉压差＞5mmHg[1] 的患者中，有 1/3～1/2 的患者可发生食管胃底静脉曲张出血。胃底和食管远端 5cm 静脉曲张位于浅表固有层，更易出血且内镜治疗效果好[2]。Child-Pugh 分级、代表上皮厚度的红色纹路和静脉曲张大小[1] 可以预测静脉曲张破裂的发生。虽然急诊内镜检查、硬化剂治疗和套扎为一线治疗，球囊填塞仍然是治疗食管胃底静脉曲张出血的有价值的干预手段。球囊填塞装置由多个腔管构成，长约 1m，包含食管囊和胃囊，分别充盈压迫食管静脉曲张和胃黏膜下静脉达到止血目的，同时经导管抽吸可以进一步诊断和治疗。

一、历史发展

1930 年，Westphal 描述了使用医用食管探头作为控制静脉曲张出血的一种手段。1947 年，通过将一个充气乳胶袋安装在 Miller-Abbot 管的末端，成功地通过球囊填塞控制了出血。1949 年，Patton 和 Johnson 发明了双囊管。Sengstaken 和 Blakemore 在 1950 年描述了一个带有胃囊和食管囊的三腔管，以及一个用于引流的胃管。1955 年，Linton 和 Nachlas 设计了一个带有更大的胃球囊的导管，充盈后足以压迫贲门黏膜下静脉，使得回流至食管的静脉血流量最低，球囊近端和远端均有引流通路。Minnesota 管在 1968 年被描述为 Sengstaken-Blakemore 管的升级版，其中增加了食管引流通路。一些研究已经发表了导管的临床使用经验，如 Linton-Nachlas 管；然而，这里描述的技术仅限于 Minnesota 和 Sengstaken-Blakemore 管的使用。

二、球囊填塞在治疗食管静脉曲张出血中的作用

治疗门静脉高压，预防静脉曲张破裂包括一级预防和二级预防。一级预防包括 β 受体拮抗药、内镜结扎治疗和内镜检查，二级预防包括

硝酸盐、经颈静脉肝内门体分流术（transjugular intrahepatic portosystemic shunt，TIPS）和外科分流术[3]。急性静脉曲张出血的处理包括多种同时或序贯的方法。球囊填塞压迫止血在这些手段中暂时承担"桥梁"的作用。可扩张的金属支架作为球囊填塞的替代方案是非常有前景的，目前正在火热地研究中[4, 5]。

为减少门脉血流及降低压力，内脏血管收缩药 [如生长抑素、奥曲肽、特利加压素（唯一能降低死亡率的药物）或加压素（硝酸盐可降低心脏不良反应）] 应尽快应用[6-8]。事实上，Pourriat等[9]主张在患者转院前由急救医务人员给患者应用奥曲肽。急诊内镜治疗配合药物治疗比单纯的药物治疗更有效，而且要尽快进行。与硬化剂治疗相比，套状结扎的再出血和并发症发生率较低，前提是可视化效果足以成功结扎或硬化静脉曲张，则应优先进行[3, 10]。尽管明胶栓塞仍然是一个问题，除美国地区外，内镜下组织黏合剂（如聚烷烷醇和氰基丙烯酸酯）治疗已广泛应用于临床并广泛被更多地研究[5]。

采用球囊填塞来控制急性大量静脉曲张出血，结扎或硬化治疗和二级预防成为可能（图24-1）。如果出血仍不能控制，应考虑TIPS[11]。当存在TIPS禁忌时，分流术[12]可以考虑。其他替代方案包括经皮肝动脉栓塞术、紧急食管横断吻合术[13]、食管横断吻合术联合脾切除术和肝移植。胃静脉曲张的治疗方案包括内镜下组织黏合剂（氰基丙烯酸酯）、TIPS、经球囊闭塞逆行经静脉栓塞术[14]、球囊闭塞的内镜注射治疗[15]，以及脾切除术、分流手术或肝移植。

三、适应证和禁忌证

Minnesota 或 Sengstaken-Blakemore 管适用于食管静脉曲张出血的患者，在这类患者中，套状结扎或硬化剂治疗在技术上不可行，方法上不方便获取，或者效果不佳[16]。如果可能的话，在插入这些球囊管之前，做出充分的解剖诊断是至关重要的。临床数据显示，在伴有食管静脉曲张的慢性肝病患者中，多达40%的病例由其他原因导致严重上消化道出血。在内镜检查期间观察到的白色乳头标志（血小板栓子）表明最近有静脉曲张出血。近期行食管手术或食管狭窄患者禁止使用球囊管[17]。一些作者不建议在出现裂孔疝时使用球囊填塞，但有报道称其中一些患者已经成功地控制了出血[18]。在没有其他选择的情况下，尤其是在已反复进行内镜硬化治疗的情况下，滴定最低有效球囊压力可能是可行的，因为较高的球囊压力会增加食管穿孔的风险[19]。

四、技术和实践注意事项

（一）气道控制系统

对于上消化道出血和血流动力学不稳定、脑病或两者兼有的患者，气管插管（见第4章）是必不可少的。吸入性肺炎的发生率与精神状态受损程度直接相关[20]。气管插管有助于积聚在下咽部的分泌物和血液的引流。插管患者更需要给予镇痛镇静药物，当球囊填塞耐受不良时可能需要镇痛镇静药物，因为胃液反流或呕吐可能导致食管破裂[21]。常规使用气管插管时，肺并发症的发生率显著降低[22]。

（二）低血容量、休克和凝血功能障碍

静脉通路的建立应尽可能使用大口径静脉导管，以便补充血制品，使用晶体和胶体进行液体复苏。鉴于此类患者容易发生严重的复发性出血，则应提前备好4～6U红细胞制品。凝血障

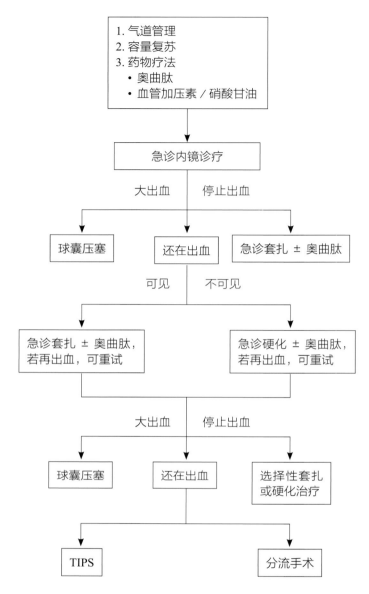

▲ 图 24-1　食管静脉曲张出血的处理

TIPS. 经颈静脉肝内门体分流术（引自 Pavini MT, Puyana JC. Gastroesophageal balloon tamponade for acute variceal hemorrhage. In: Irwin RS, Lilly CM, Mayo PH, Rippe JM, eds. *Irwin and Rippe's Intensive Care Medicine*. 8th ed. Philadelphia, PA: Wolters Kluwer; 2018: 181.）

碍、血小板减少或血小板功能缺陷疾病应紧急治疗。应启动奥曲肽和其他血管收缩治疗。

（三）血栓和胃减压

如果时间允许，Ewald 导管的留置、胃和十二指肠充分的灌洗及减压方便内镜检查，降低误吸的风险，并有助于控制非食管静脉曲张引起

的出血。球囊填塞前应撤出 Ewald 导管。

（四）感染、溃疡和脑病

肝硬化出血患者感染时死亡率增加。在感染的情况下，早期再出血的概率也会增加[23]。预防性使用抗生素可降低早期再出血的发生率并增加生存率[24]。静脉质子泵抑制药比 H2 受体拮抗药

更有效地维持胃 pH 为 7 或更高的目标。溃疡可由硬化治疗、套扎或球囊填塞时直接压迫形成。Shaheen 等 [25] 发现接受质子泵抑制药治疗的患者溃疡比未接受质子泵抑制药治疗的患者套扎后溃疡小 2 倍。利福昔明、乳果糖或乳酸醇可能有用，因为胃肠道中的血液和氨形成细菌可能导致脑病。

（五）气囊、端口和准备工作

所有的管腔都应该预先冲洗以确保通畅，在水中将气囊充气以检查是否泄漏。准备两个干净的 100ml（或更大）的注射器和 2～4 个套着橡胶帽的止血钳，以便给球囊充气。为了确保胃球囊不会被放置在食管中，应预先注入 100ml 空气，并使用连接到胃囊压力端口的压力计记录相应的压力，从而测试并记录充气时的压力。这样，就可以比较插入后充气时的压力。便携式手持压力计使连续监测变得简单，有利于患者的转运和重

新定位。如果可能的话，第二个压力计应连接到食管压力端口，以便于充气和连续监测。在食管充气端口的另一侧放置塞子或止血钳，而不是 100ml 注射器，因为压力计也可用于充气，注射器变得多余 [26, 27]。将两个球囊完全放气，并用止血钳夹住或塞住。Minnesota 管（图 24-2）有四个管腔，允许在食管球囊上进行抽吸，而 Sengstaken-Blakemore 管（图 24-3）必须有一个 14～18F 鼻胃管，固定在食管球囊附近几厘米处，用于食管减压。即使食管球囊未膨胀，也应使用鼻胃管，因为胃球囊膨胀会妨碍食管分泌物的正常引流 [28]。当患者是在飞机上时（即用于转运），应将水而不是空气注入球囊 [29]。

（六）导管的插入和留置

操作前应抬高床头以降低误吸的风险。应准备好吸痰的物品，并选择到达患者胃的正确导管长度（通常为距口腔 45～60cm）。如果患者未插

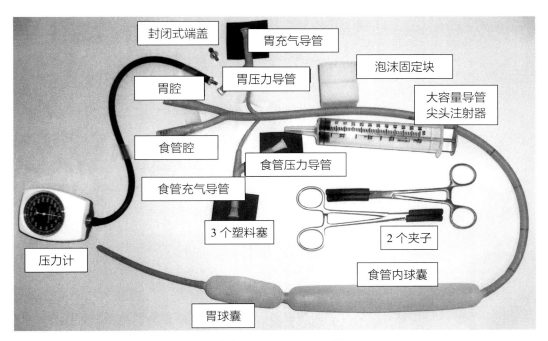

▲ 图 24-2 **Minnesota 管**

引自 Pavini MT, Puyana JC. Gastroesophageal balloon tamponade for acute variceal hemorrhage. In: Irwin RS, Lilly CM, Mayo PH, Rippe JM, eds. *Irwin and Rippe's Intensive Care Medicine*. 8th ed. Philadelphia, PA: Wolters Kluwer; 2018: 183.

管，应向下左外侧定位，尽量降低误吸风险[17]。当使用 Minnesota 管时，食管吸入口应设置为连续吸入，并在经鼻或口插入胃之前用利多卡因果糖充分润滑。然而，凝血障碍或血小板减少症患者不推荐使用经鼻路径。当插入困难时，可以经内镜放置[30] 或经导丝引导[31]。Duarte 描述了一种将该管放置在纵轴的 Ewald 管中的技术[32]。当空气通过胃管注射时，通过听诊可以验证胃管的位置，但此时胃球囊的位置必须通过放射学或超声波确认[33]。因为球囊位置过高会导致食管破裂，位置过低会导致十二指肠破裂[34]。将压力表连接到胃测压口，并且胃球囊充气的空气不超过 80ml。在这一阶段的压力＞15mmHg提示食管的位置[27, 35]。必须获得包括上腹部和胸部下段在内的（便携式）放射线或超声波照片（图 24-4 和图 24-5）。当记录胃球囊位于膈肌以下时，应用 100ml 等分的空气进一步充气至250～300ml。Minnesota 管的胃球囊可以充气至450～500ml。

与插入导管前的压力相比，如果测量压力的改变值＞15mmHg，或者胃球囊充气不足导致向上迁移，应考虑导管放置在食管内的位置欠佳。记录导管插入深度（即在门齿处）。充气后应用橡胶垫止血钳夹住管球囊入口。出血通常单纯通过胃球囊压迫足以控制，但对于急性出血且出血量很大的患者，需要进行牵引（红外线）。如果出血继续进行，则用连接到食管压力端口的压力计将食管球囊充气到约 45mmHg 的压力。一些作者在给所有患者进行插管后，即刻给食管气囊充气。当仍有出血时，将食管气囊放气，施加更大的牵引力。然而，出现胃底静脉曲张出血时，需再次充气，同时还应监测和维护气囊压力。

（七）导管置入的超声检查

虽然记录充盈的胃球囊的位置最终仍需要放射线进行确认，但超声检查的一个优点是，它可以在患者的床边操作时实时观察[33, 36]。检查者使用腹部预设的相控阵探头来定位胃。这可能需要从前、侧、上象限得出几种不同的扫描视图。通

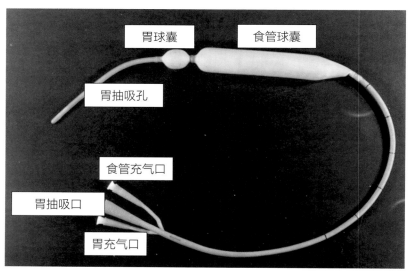

▲ 图 24-3　**Sengstaken-Blakemore 管**

引自 Pavini MT, Puyana JC. Gastroesophageal balloon tamponade for acute variceal hemorrhage. In: Irwin RS, Lilly CM, Mayo PH, Rippe JM, eds. *Irwin and Rippe's Intensive Care Medicine.* 8th ed. Philadelphia, PA: Wolters Kluwer; 2018: 183.

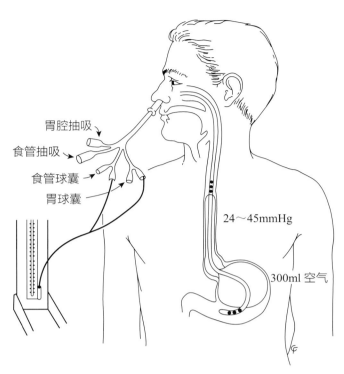

▲ 图 24-4　**Minnesota 管的合适固定位置**
引自 Pavini MT, Puyana JC. Gastroesophageal balloon tamponade for acute variceal hemorrhage. In：Irwin RS, Lilly CM, Mayo PH, Rippe JM, eds. *Irwin and Rippe's Intensive Care Medicine*. 8th ed. Philadelphia, PA: Wolters Kluwer; 2018: 184.

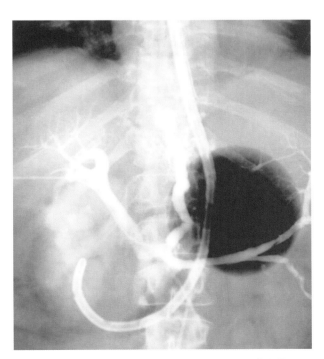

▲ 图 24-5　**X 线片显示导管的正确位置，胃球囊位于膈肌下方。注意 Salem 水囊在胃球囊的上方且邻近胃管**
图片由 the Department of Radiology, UMass Memorial Center, Worchester, MA 提供

常，胃常因充满血液很容易定位。胃管超声下表现为胃内的线性回声结构。如果胃管不容易识别，可以经胃管将 50ml 的空气注入胃腔，随即产生一种胃内气泡的特征性表现。一旦胃管到位，操作人员即刻就会慢慢地向胃球囊注入空气。充盈的胃球囊被视为胃内的一个独特的结构，具有回声曲线曲面，并产生强烈的声影。随着充盈的继续，胃内球囊逐渐增大。胃球囊应位于膈下的位置。

（八）固定和牵引技术

导管固定和在导管上的牵引力取决于插管的路径。当使用经鼻路径时，在鼻孔上安装海绵橡胶套可以防止皮肤和软骨坏死。进行牵引时，需要到最大可牵张性[37]。或者在床上安装一个矫形框架，当它从鼻部出来时直接对齐，以避免与鼻孔接触。这种类型的系统允许在已知重量为500～1500g的情况下通过静脉输液袋暂时维持牵引力，或通过块状物体更持久地维持牵引力。当管子经口腔插入时，最好将足球或曲棍球头盔给患者佩戴上，并在施加类似重量后将管子固定在头盔的面罩上。如果头盔不合适或长期使用，头部和前额可能会出现压疮。一些作者建议经口腔或鼻部置入导管并进行头顶牵引[38]。

（九）维护、监测和保养

定期冲洗端口，以确保通畅。为了减少脑病的发生，在设置为间歇性低压吸引之前，应使用胃减压管彻底灌洗胃。胃减压管也可用于给药。根据出血和引流的程度，食管减压设置为间歇性或连续吸引[35]。插入后至少1h应对饱和度和充气进行检查，只允许由于呼吸和食管痉挛引起的高达30mmHg的短暂波动。如果压力波动持续较大，则可能需要调整或压力降低。如果需要重新定位导管，请确保食管球囊处于放气状态。上肢约束装置也应被使用，床头也应被抬高。导管留置至少24h，胃球囊填塞持续保持高达48h。食管球囊应每6小时放气5min，避免发生黏膜缺血和食管坏死。应每24小时进行影像学检查以确定正确的位置（图24-5）。注意局部性食管颈部水肿，这可能显示阻塞或定位不当[39]。如果需要快速减压，医生应随身携带一把剪刀，因为球囊的移位会严重阻塞气道或导致食管破裂。建议不要使用裸止血器，并夹在端口较厚的部分，因为管腔可能消失，管的位置可能受到影响[40]。

（十）导管的拔除

一旦出血得到控制，食管球囊首先被放气。如果需要，这可以随着时间的推移逐步完成。胃球囊再充盈24～48h，在没有出血迹象时可放气。导管再放置24h。如果出血复发，这个球囊就会重新充气。如果没有进一步出血，则取出该导管。如前所述，应考虑初级治疗和次要预防，因为球囊填塞是一种桥梁干预式治疗，多达2/3的未经治疗的患者在3个月内可发生再出血[3]。

五、临床并发症

应预期在袖口放气时再次出血。再出血的最高风险是在气囊充气后的最初几天。6周后，再出血的风险就会恢复到病态前的风险水平。由Lee等[41]描述的接受球囊填塞的患者死亡率的独立预测因子，包括>10U的输血、凝血障碍、休克的存在、格拉斯哥昏迷评分异常和高剂量的硬化剂（乙醇胺）。

吸入性肺炎是球囊填塞最常见的并发症，发生率为0%～12%。急性喉部阻塞和气管破裂是所有并发症中最严重的，也是导管移位或错位的最坏的例子。当胃球囊在胃内未适当充气后或使用过度牵引（>1.5kg），导致头部向食管或下咽迁移时，就会发生导管迁移。胃食管交界处的黏膜溃疡很常见，与牵引时间延长（>36h）直接相关。胃囊误置于膈膜上方导致食管穿孔（图24-6）。直接导致死亡的并发症的发生率为0%～20%。

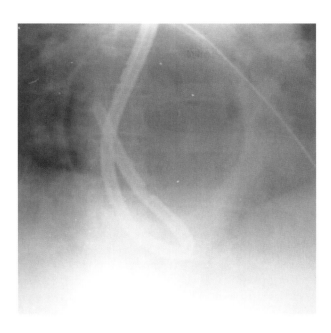

◀ 图 24-6 胸部 X 线片显示导管远端缠绕在胸部，胃球囊在食管膈膜上方膨胀

图片由 the Department of Radiology, UMass Memorial Center, Worchester, MA 提供

参考文献

[1] Rikkers LF. Surgical complications of cirrhosis and portal hypertension. In: Townsend CM, Beauchamp RD, Evers BM, et al, eds. *Sabiston's Textbook of Surgery*. 17th ed. Philadelphia, PA: WB Saunders; 2004:1175.

[2] Tsokos M, Turk EE. Esophageal variceal hemorrhage presenting as sudden death in outpatients. *Arch Pathol Lab Med*. 2002;126:1197.

[3] Zaman A, Chalasani N. Bleeding caused by portal hypertension. *Gastroenterol Clin North Am*. 2005;34:623.

[4] Zehetner J, Shamiyeh A, Wayand W, et al. Results of a new method to stop acute bleeding from esophageal varices; implanta-tion of a self-expanding stent. *Surg Endosc*. 2008;22:2149-2152.

[5] El Sayed G, Tarf S, O'Beirne J, et al. Endoscopy management algorithms: role of cyanoacrylate glue injection and self-expanding metal stents in acute variceal haemorrhage. *Frontline Gastroenterol*. 2015;6(3):208-216.

[6] Sandford NL, Kerlin P. Current management of oesophageal varices. *Aust N Z J Med*. 1995;25:528.

[7] Stein C, Korula J. Variceal bleeding: what are the options? *Postgrad Med*. 1995;98:143.

[8] Erstad B. Octreotide for acute variceal bleeding. *Ann Pharmacother*. 2001;35:618.

[9] Pourriat JL, Leyacher S, Letoumelin P, et al. Early administration of terlipressin plus glyceryl trinitrate to control active upper gastrointestinal bleeding in cirrhotic patients. *Lancet*. 1995;346: 865.

[10] Avgerinos A, Armonis A, Manolakpoulos S, et al. Endoscopic sclerotherapy versus variceal ligation in the long-term management of patients with cirrhosis after variceal bleeding: a prospective randomized study. *J Hepatol*. 1997;26:1034.

[11] Banares R, Casado M, Rodriquez-Laiz JM, et al. Urgent transjugular intrahepatic portosystemic shunt for control of acute variceal bleeding. *Am J Gastroenterol*. 1998;93:75.

[12] Lewis JJ, Basson MD, Modlin IM. Surgical therapy of acute esophageal variceal hemorrhage. *Dig Dis Sci*. 1992;10(suppl 1):46.

[13] Mathur SK, Shah SR, Soonawala ZF, et al. Transabdominal extensive oesophagogastric devascularization with gastro-oesophageal stapling in the management of acute variceal bleeding. *Br J Surg*. 1997;84:413.

[14] Kitamoto M, Imamura M, Kamada K, et al. Balloon-occluded retrograde transvenous obliteration of gastric fundal varices with hemorrhage. *AJR Am J Roentgenol*. 2002;178:1167.

[15] Shiba M, Higuchi K, Nakamura K, et al. Efficacy and safety of balloon-occluded endoscopic injection sclerotherapy as a prophylactic treatment for high-risk gastric fundal varices: a prospective, randomized, comparative clinical trial. *Gastrointest Endosc*. 2002;56:522.

[16] Burnett DA, Rikkers LF. Nonoperative emergency treatment of variceal hemorrhage. *Surg Clin North Am*. 1990;70:291.

[17] McCormick PA, Burroughs AK, McIntyre N. How to insert a Sengstaken-Blakemore tube. *Br J Hosp Med*. 1990;43:274.

[18] Minocha A, Richards RJ. Sengstaken-Blakemore tube for control of massive bleeding from gastric varices in hiatal hernia. *J Clin Gastroenterol*. 1992;14:36.

[19] Chong CF. Esophageal rupture due to Sengstaken-

Blakemore tube misplacement. *World J Gastroenterol.* 2005;11(41):6563-6565.

[20] Pasquale MD, Cerra FB. Sengstaken-Blakemore tube placement. *Crit Care Clin.* 1992;8:743.

[21] Zeid SS, Young PC, Reeves JT. Rupture of the esophagus after introduction of the Sengstaken-Blakemore tube. *Gastroenterology.* 1959;36:128-131.

[22] Cello JP, Crass RA, Grendell JH, et al. Management of the patient with hemorrhaging esophageal varices. *J Am Med Assoc.* 1986;256:1480.

[23] Papatheodoridis GV, Patch D, Webster JM, et al. Infection and hemostasis in decompensated cirrhosis: a prospective study using thromboelastography. *Hepatology.* 1999;29: 1085.

[24] Pohl J, Pollmann K, Sauer P, et al. Antibiotic prophylaxis after variceal hemorrhage reduces incidence of early rebleeding. *Hepatogastroenterology.* 2004;51(56):541.

[25] Shaheen NJ, Stuart E, Schmitz S, et al. Pantoprazole reduces the size of postbanding ulcers after variceal band ligation: a randomized control trial. *Hepatology.* 2005;41:588.

[26] Greenwald B. Two devices that facilitate the use of the Minnesota tube. *Gastroenterol Nurs.* 2004;27:268-270.

[27] Bard Inc. *Bard Minnesota Four Lumen Esophagogastric Tamponade Tube for the Control of Bleeding from Esophageal Varices [package Insert].* Bard Medical Division; Covington, GA; 1997.

[28] Boyce HW. Modification of the Sengstaken-Blakemore balloon tube. *N Engl J Med.* 1962;267:195.

[29] Pinto-Marques P, Romaozinho J, Ferreira M, et al. Esophageal perforation-associated risk with balloon tamponade after endoscopic therapy. Myth or reality? *Hepatogastroenterology.* 2006;53:536-539.

[30] Lin TC, Bilir BM, Powis ME. Endoscopic placement of Sengstaken-Blakemore tube. *J Clin Gastroenterol.* 2000;31(1):29-32.

[31] Wilcox G, Marlow J. A special maneuver for passage of the Sengstaken-Blakemore tube. *Gastrointest Endosc.* 1984;30(6):377.

[32] Duarte B. Technique for the placement of the Sengstaken-Blakemore tube. *Surg Gynecol Obstet.* 1989;168(5):449-450.

[33] Lock G, Reng M, Messman H, et al. Inflation and positioning of the gastric balloon of a Sengstaken-Blakemore tube under ultrasonographic control. *Gastrointest Endosc.* 1997;45(6):538.

[34] Kandel G, Gray R, Mackenzie RL, et al. Duodenal perforation by a Linton-Nachlas balloon tube. *Am J Gastroenterol.* 1988;83(4):442-444.

[35] Isaacs K, Levinson S. Insertion of the Minnesota tube. In: Drossman D, ed. *Manual of Gastroenterologic Procedures.* 3rd ed. New York, NY: Raven Press; 1993:27-35.

[36] Lin AC-M, Hsu Y-H, Wang T-L, et al. Placement confirmation of Sengstaken-Blakemore tube by ultrasound. *Emerg Med J.* 2006;23:487.

[37] Kashiwagi H, Shikano S, Yamamoto O, et al. Technique for positioning the Sengstaken-Blakemore tube as comfortably as possible. *Surg Gynecol Obstet.* 1991;172(1):63.

[38] Hunt PS, Korman MG, Hansky J, et al. An 8-year prospective experience with balloon tamponade in emergency control of bleeding esophageal varices. *Dig Dis Sci.* 1982;27:413.

[39] Juffe A, Tellez G, Eguaras M, et al. Unusual complication of the Sengstaken-Blakemore tube. *Gastroenterology.* 1977; 72(4 pt 1):724-725.

[40] Bhasin DK, Zargar SA, Mandal M, et al. Endoscopic removal of impacted Sengstaken-Blakemore tube. *Surg Endosc.* 1989;3(1):54-55.

[41] Lee H, Hawker FH, Selby W, et al. Intensive care treatment of patients with bleeding esophageal varices: results, predictors of mortality, and predictors of the adult respiratory distress syndrome. *Crit Care Med.* 1992;20:1555.

第 25 章　腹腔穿刺术及诊断性腹腔灌洗
Paracentesis and Diagnostic Peritoneal Lavage

Lena M. Napolitano　Paul H. Mayo　Seth J. Koenig　著

一、腹腔穿刺术

（一）指征

腹腔穿刺术是一种重症监护病房床旁易行的操作，并可为存在腹腔积液的重症患者提供重要的诊断信息或治疗。作为一种诊断干预措施，经腹腔穿刺抽取的 20ml 腹水，可用于明确其产生的病因或是否存在腹腔感染，如自发性腹膜炎[1]。腹腔积液分析适用于任何临床情况，可能有助于明确诊断或指导治疗。因此，腹腔积液的评估应包括腹腔积液分析。

作为一种治疗手段，腹腔穿刺术通常用于大量腹腔积液的引流，也称为大量腹腔积液引流术（large-volume paracentesis，LVP），有时可引流多于 5L 的腹水[2]。腹水是失代偿期肝硬化最常见的临床表现，常提示预后不良，其 2 年生存率仅为 50%。有效的一线腹水治疗包括限制钠的摄入（2g/d），应用利尿药和 LVP。当存在张力性或难治性腹水时，LVP 是安全有效的，并具有立即缓解腹水及相关症状的优势[3]。对于积极的药物治疗无效的难治性腹水患者来说，LVP 可减轻腹胀引起的腹痛，或者通过改善膈肌位移来缓解呼吸道症状。

10% 的肝硬化患者并发难治性腹水，而这常常预示高死亡率和 1 年生存率＜50%[4, 5]。对难治性腹水患者，经颈静脉肝内门体分流术对腹水的长期控制优于 LVP，但与较高的脑病风险相关，并且影响死亡率[6, 7]。

（二）技术操作

在腹腔穿刺术开始前，应插入导尿管排空膀胱，并提前纠正任何潜在的凝血功能障碍或血小板减少症。国际腹水俱乐部的共识表明，"没有数据支持治疗性穿刺术前应纠正轻度凝血障碍，但当存在严重的血小板减少时仍需谨慎[3]。"美国肝病研究协会（American Association for the Study of Liver Diseases，AASLD）临床实践指南指出，当有经验的人员进行穿刺时，不需要常规纠正凝血酶原时间延长或血小板减少。这一结论出自一项对 628 名患者进行 1100 例 LVP 的研究[8]。但在重症患者中，安全穿刺的血小板计数和凝血酶原时间的阈值尚无定论。

正确摆放患者体位。在危重患者中，操作时

要求患者处于仰卧位，床头抬高 30°～45°。如果患者临床情况稳定，在进行治疗性 LVP 时，可将患者置于坐位，稍倾斜向前，以促进腹水引流。

进行前腹壁穿刺定位（图 25-1）。首选位置在下腹，位于脐下与腹直肌外侧交界处。保持穿刺点位于腹直肌的外侧，以避免损伤腹壁下动脉和静脉，这一点至关重要。对于慢性肝硬化合并水母头（腹壁前静脉充血）的患者，穿刺时必须避开这些可见的血管结构。由于潜在的门静脉高压，这些静脉的损伤会导致严重的出血，甚至腹膜积血。由于危重患者常出现盲肠肿胀，腹腔穿刺术首选腹壁左下象限而非右下象限。因此，最佳穿刺点在左下腹锁骨中线的腹直肌外侧和脐下缘交点。与脐下中线位置相比，左下腹腹壁明显更薄，腹水深度更大，这也证实了左下腹是穿刺的首选位置[9]。

如果患者既往做过下腹部的手术，可能很难在下腹部进行穿刺术，此时推荐超声引导下选择穿刺部位。但进针点仍然位于锁骨中段的腹直肌外侧缘。如果临床怀疑腹水是既往腹部手术或腹膜炎所致，应在超声引导下进行腹腔穿刺术，以防止引起医源性损伤。

腹腔穿刺术可在超声引导下采用针刺法或导管法完成。诊断性腹腔穿刺术通常需要 20～50ml 腹膜液，常用针刺法来完成。但若存在大量腹腔积液需要穿刺，推荐使用导管法，因为它与较低的并发症发生率相关。LVP 一般采用导管法。推荐超声引导下针刺法行诊断性腹腔穿刺术和导管法行 LVP。

1. 超声在腹腔积液穿刺引导中的应用

（1）腹水的识别：腹腔积液很容易通过超声检查确定。在少量腹腔积液存在的情况下，它可

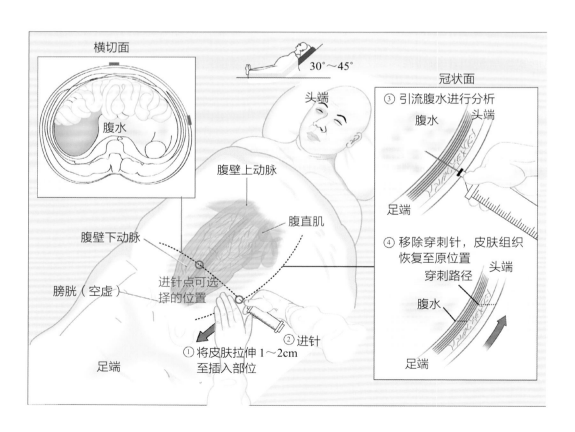

▲ 图 25-1　腹腔穿刺术推荐的位置和穿刺技术

病例 1

　　一名既往有酒精性肝硬化病史的老年女性因肝性脑病和难治性腹水入院[10]。她接受了乳果糖和利福昔明的治疗，并进行了腹腔穿刺术。随后，她出现低血压，症状并没有随着容量复苏而改善。在床旁超声检查以帮助确定低血压的病因。

　　与标准标记技术相比，超声引导穿刺术有更高的成功率和更低的并发症[11, 12]。

积聚在肝–肾隐窝、脾–肾隐窝和盆腔区域。在较多量腹腔积液存在的情况下，它积聚在肝前间隙、脾前间隙、膈下区域，以及在骨盆和两侧。含气的肠管会漂浮在腹水中；典型的超声征象表现为，将探头放置在前腹部的位置上，可发现气体伪像和分布在重力依赖区的液体。

　　(2) 腹水的特点：腹腔积液临床表现各不相同。无并发症腹水，如心力衰竭或门静脉高压引起的腹水，超声是典型的无回声影像。化脓性腹水可出现高回声和分隔。腹膜腔内恶性腹水可有多种表现形式。气泡以小的高回声流动成分出现在腹水中。腹腔积血，如果是最近发生的，会有均匀的回声模式。当患者安静时，红细胞因重力作用而沉淀，在低回声重力依赖的细胞集合区和无回声非重力依赖性血浆之间产生一个明显的界限。界限可以是清晰的和线性的外观。脓性腹水可能也会导致这种情况。当用穿刺术取样时，这种现象对液体中的细胞计数有影响。如果从无回声流体区提取样本，与从依赖区提取的样本相比，细胞计数将较低。患者的运动可导致这两个腔室的混合，此时的穿刺样本更有代表性。如果超声发现腹腔积液的分界线，提示患者腹腔有大量失血的可能。

　　2. 腹腔穿刺术操作流程

　　(1) 设备：一般采用带有腹部预设的相控阵心脏探头或标准弯曲阵腹部探头（如果可以的话）

进行超声检查。线性高频探头因其穿透力不足，无法显示腹部更深的结构，如肠管。但是，在穿刺中，线性高频探头可清晰地显示穿刺路径下的血管结构，有助于避免损伤血管。

　　(2) 扫描技术：下腹外侧象限区域是腹腔穿刺术的首选位置，耻骨上穿刺是次选区域。使用超声对目标区域进行全面扫描，以明确有无腹水和了解其分布特征，并选择一个安全的进针点，以避免损伤相邻器官。

　　不同于胸腔穿刺术，腹腔穿刺时重症患者一般为仰卧位；这通常不是穿刺术的问题。偶尔，需要患者调整呈患侧半卧位有助于液体积聚，从而更好地引流。

　　(3) 腹水的识别：检查者寻找腹水的三个典型特征。

　　• 被典型解剖边界包绕的无回声或相对低回声的区域，这个区域代表腹水。

　　• 典型的解剖界限：这需要明确识别肠结构、肝或脾。

　　• 动态变化：这需要识别腹水一些典型的形态变化，如腹水内肠管的蠕动和使用探头对前腹壁施加压力时腹水形状的变化。胸腔积液不同于腹水形态变化的特点，因为在病房中，探头对着坚硬的胸壁用力做功并不会改变胸腔积液形态。

病例 2

　　一名 40 多岁的男性患者以自发性细菌性腹膜炎（SBP）收治入院。患者既往肝硬化病史，而且曾 2 次因 SBP 住院。自诉因"胃再次感染"入院。体格检查示弥漫性腹部压痛、拒按。化验提示白细胞数升高，行床旁超声检查明确是否行腹腔穿刺术并定位。

　　(4) 位置选择：探头在目标区域内扫描，以确定安全进针位置，最大限度地增加腹壁与下方肠道和解剖结构（肝或脾）之间的距离。操作者尽可能地使探头垂直于腹壁，有利于穿刺进针。

一旦确定合适的进针位置，并加以标记；测量腹壁距腹水的距离，明确进针的深度，探头的角度即为穿刺针进针的角度，最好避免穿刺路径靠近肝或脾。

腹腔穿刺术的一个罕见并发症是腹壁血管撕裂造成腹腔出血。通过使用高频血管探头对血管进行扫描，可以降低这种风险。使用彩色多普勒明确血管的位置，可以使操作者选择另外更佳的位置。

(5) 进针操作：一旦选择了合适的位置，患者就不能再移动，因为这可能会改变穿刺进针的相对位置。尽量缩短超声检查和穿刺进针之间的时间。无菌准备前，操作者应复查进针的位置、角度和深度。徒手将穿刺针沿标记点按照探头的方向、角度进针。为了安全，不需要实时超声引导进行腹腔穿刺。

（三）穿刺技术

在确定好患者体位和穿刺部位后，用 2% 葡萄糖酸氯己定和 70% 异丙醇消毒患者腹部，注意无菌操作。必要时，静脉注射镇静剂以防止患者在手术过程中过度移动。经过一段时间后，使用 1% 或 2% 利多卡因和 1∶200 000 肾上腺素在穿刺部位进行局部麻醉。用一根 25 号或 27 号的短针，局部麻醉形成皮丘。用 22 号、1.5 英寸的针垂直于皮肤，将局麻药注入皮下组织和前腹壁。在浸润麻醉前腹壁和腹膜之前，将皮肤向下拉紧，使腹腔与皮肤入口不在条直线上，从而减少腹水泄漏的机会（Z 形进针技术）。继续保持穿刺点周围皮肤处于张力状态，穿刺针进入腹壁筋膜和腹膜，并注射局麻药。同时间断负压以明确何时进入腹腔，见到腹水说明进入腹腔。左手在

优势和劣势

图像的劣势

- 皮肤压迹：在水肿或肥胖患者中，皮肤受压假象可能会低估成功进针深度。在这种情况下，为了改善图像清晰度，操作者将探头用力压至皮肤表面，导致穿刺位置皮肤出现凹陷，当探头移开时，皮肤会反弹。这样就可能会低估针头进入腹腔积液所需的深度。这在进针的时候是有问题的，因为操作者的进针深度大于测量深度。
- 标记点移位：如果在标记穿刺点时对皮肤施加侧向力，皮肤标记点可能会有较大的移位。当腹水量较少时，这是特别要注意的。操作者在进针过程中对皮肤表面施加压力时，注意不要移动标记部位。
- 困难的扫描条件：对于肥胖或水肿的患者，可能很难获得足够的图像质量。
- 血管变异：腹壁动脉通常位于腹直肌外侧边缘，距离位于腹外侧的常规穿刺部位相对较远。然而，血管可能有变异，而且门静脉高压症相关的静脉怒张可能位于穿刺路径[14]。异常血管的损伤可能导致腹腔严重出血或形成假性动脉瘤[15-17]。Hiroshi 等提出使用高频血管探头在进针前检查穿刺路径[18]。如果明确血管的位置后，操作者就会寻找其他穿刺点。

此位置牢牢握住针头，右手抽出 20～50ml 腹水，进行诊断性穿刺术。

一旦抽出足够的液体，立即撤除穿刺针和注射器，穿刺部位用无菌敷料覆盖。取下针头后留取标本，因为针头可能被皮肤微生物污染。将少量腹膜液放入无菌容器中进行革兰染色，并将 10ml 或足够达到标记线的量接种到血液培养瓶中，不延误培养和敏感性。其余的液体用以其他实验室检查，可能包括细胞学检查、细胞计数和鉴别、蛋白质、比重、淀粉酶、pH、乳酸脱氢酶、胆红素、甘油三酸酯和白蛋白。血清与腹水白蛋白比值（serum to ascites albumin gradient, SAAG）＞1.1g/dl 提示门脉高压和肝硬化（表25-1）[19]。腹水做涂片和抗酸杆菌培养可用以鉴

别结核性腹膜炎。

（四）置管操作

定位、无菌技术的使用、局麻药浸润与穿刺技术基本相同。试穿是采用连接 22 号、1.5 英寸针头的 10ml 注射器。撤出穿刺针，沿导丝置入导管。如果前腹壁较薄，可用 18 号或 20 号口径的导管。如果前腹壁很厚，如肥胖患者，可能需要一个相对长（5.25 英寸，18 号或 20 号口径）、经皮单或多腔中心静脉导管（18 号或 20 口径），通过使用 Seldinger 留置于腹腔。

采用穿刺技术进入腹腔。采用 Z 形轨迹技术将导管穿刺针垂直于前腹壁插入；一旦回抽出积液，将导管沿针头置入腹腔，立即撤出针头，将一个 20ml 或 50ml 的注射器连接到导管上。腹腔积液引流完毕后可撤出导管。在进行 LVP 时，应经导管进行，因为如果针头在腹膜间隙停留较长时间，可能会发生并发症（如肠穿孔）。

对于前腹壁较厚的患者，采用 Seldinger 技术行腹腔穿刺术，其中穿刺针或导丝最先进入腹腔。通过针传入导丝，沿导丝置入 18 号或 20 号口径的单管或多管中心静脉导管。留置导管过程中采用 Z 形入路对于防止腹水泄漏非常重要，一旦腹水泄漏，不但难以控制，而且可能使患者发生腹膜感染。如果需要持续引流腹膜积液，放射科医师或合格的操作医生可以使用经皮导丝技术放置慢性留置腹腔导管[20]。

（五）并发症

腹腔穿刺术最常见的并发症是出血和持续性腹水泄漏。出现腹水的患者一般都伴有慢性肝病、凝血功能障碍和血小板减少症，因此在进行腹腔穿刺前纠正任何潜在的凝血功能障碍是非常重要的。此外，选择一个前腹壁无血管通路的穿

刺点也很重要。Z 形穿刺技术能够有效减少持续性腹水泄漏，因此常应用于临床。另一个腹腔穿刺术的并发症是肠或膀胱穿孔，并伴有腹膜炎和

表 25-1　基于正常或病态腹膜及 SAAG 的腹水病因

正常腹膜
门脉高压（SAAG ＞ 1.1g/dl）
• 肝瘀血
－ 充血性心力衰竭
－ 缩窄性心包炎
－ 三尖瓣功能不全
－ Budd-Chiari 综合征
• 肝脏疾病
－ 肝硬化
－ 酒精性肝病
－ 暴发性肝衰竭
－ 大规模肝转移
低白蛋白血症（SAAG＜1.1g/dl）
• 肾病综合征
• 蛋白丢失性肠病
• 严重营养不良性水肿
其他因素（SAAG＜1.1g/dl）
• 乳糜性腹水
• 胰源性腹水
• 胆汁性腹水
• 肾源性腹水
• 尿液性腹水
• 卵巢疾病
病态腹膜
感染（SAAG＜1.1g/dl）
• 细菌性腹膜炎
• 结核性腹膜炎
• 真菌性腹膜炎
• HIV 相关性腹膜炎
恶性疾病
• 腹膜癌
• 原发性间皮瘤
• 腹膜假性黏液瘤
• 肝细胞癌
其他罕见因素
• 家族性地中海热
• 血管炎
• 肉芽肿性腹膜炎
• 嗜酸性腹膜炎

感染。使用穿刺技术时肠道损伤比使用导管技术时更常见。由于针头在腹膜腔内是裸露的，如果患者移动或由于 Valsalva 动作或咳嗽使腹腔内压力增加，可能会发生医源性肠穿孔。由于强调了术前留置尿管排空膀胱的重要性，膀胱损伤相对少一些。当穿刺入路位于耻骨上时，这种损伤更常见；因此，除非能够可视化穿刺过程，否则不建议采用该路径。认真坚持正确的穿刺技术，尽量减少相关并发症。

大量慢性继发性腹水的患者，如肝硬化或卵巢癌，在 LVP 期间可能出现短暂的低血压和穿刺相关循环功能障碍（paracentesis-induced circulatory dysfunction，PICD）。PICD 的特点是低血压进行性加重、动脉血管扩张、低钠血症、氮血症和血浆肾素活性增加。越来越多的证据表明，PICD 是继发于多种病因引起的小动脉血管扩张，包括腹水引流速度（腹水提取率）、血管内皮释放一氧化氮、腹腔压力降低对血流动力学的影响[21]。

PICD 与死亡率增加有关，可通过使用血浆扩容加以预防。对于这些患者来说，获得可靠的外周或中心静脉通路是非常重要的，如果在手术过程中出现 PICD，可以进行液体复苏。系统综述和 Meta 分析发现，与其他治疗方法相比，白蛋白与更少的 LVP 并发症（PICD、低钠血症和总发病率和死亡率）有关[22, 23]。AASLD 指南指出，在 >5L 腹水被清除的 LVP 中，应考虑白蛋白的丢失（6～8g/L）。

由于 PICD 发病机制可能是由内脏血管扩张加重引起的，很多临床研究比较特利加压素（一种血管收缩药）、米多君或奥曲肽与白蛋白在改善全身和肾脏血流动力学和肾功能（包括预防PICD）方面的作用，但研究结果相互矛盾。需要进行更多的研究来证实它们的有效性[24]。

LVP 只是暂时的治疗，潜在的慢性疾病引起腹水的再积聚。对于临床症状明显、需要频繁穿刺治疗以缓解症状的恶性腹水，经皮放置隧道导管是一种可行和安全的技术[25]。一种用于治疗难治性腹水的自动泵系统正在研究中[26]。

二、诊断性腹腔灌洗

在 1965 年 Root 等[27] 引入诊断性腹腔灌洗（diagnostic peritoneal lavage，DPL）之前，对损伤腹部的非手术评估仅限于标准的四象限腹腔穿刺术。腹腔穿刺评估腹腔积血的假阴性率较高。Giacobine 和 Siler[28] 在一个腹腔积血的实验动物模型中证实了这一临床怀疑，腹腔积血 500ml 腹腔穿刺阳性率仅为 78%。Root 等[27] 的初步研究报道称，使用 1L 腹腔灌洗液鉴别腹腔积血的准确率为 100%。许多随后的临床研究证实了这些发现，Fischer 等[29] 于 1978 年报道了最大规模的系列研究。他们回顾了 2586 例 DPL 病例，报道假阳性率为 0.2%，假阴性率 1.2%，总体准确率为 98.5%。在 1965 年引入 DPL 之后，DPL 成为评估钝性和穿透性腹部损伤导致腹腔积血的基石。然而，它对器官损伤的类型和程度的确定是非特异性的。

最近的进展导致了超声的使用（创伤重点超声评估）（图 25-2）和快速螺旋计算机断层扫描在腹部创伤急诊评估中的应用[30]。FAST 已经取代 DPL 成为严重腹部创伤的首选筛查方式，现在 FAST 是高级创伤生命支持课程的一部分[31]。东部创伤外科协会的实践管理指南推荐 FAST 作为排除腹腔积血的初始诊断方法[32]。在早期创伤评估中，特别是在血流动力学不稳定的患者中，初始 FAST 检查是阴性或模糊的，以及在钝性腹部创伤中评估潜在的空腔脏器损伤时，DPL 仍然是

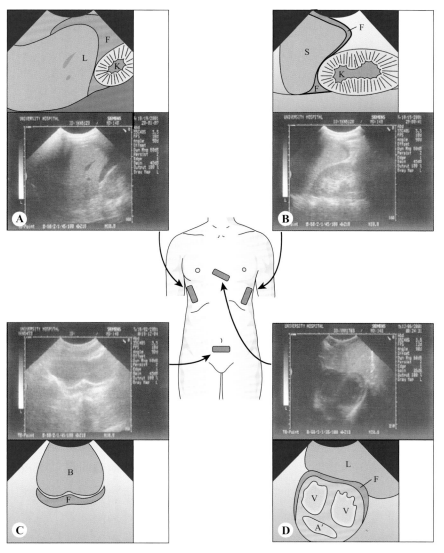

▲ 图 25-2　**FAST 流程（创伤重点超声评估）**

A'. 动脉；B. 膀胱；F. 腹水；K. 肾脏；L. 肝脏；S. 脾脏；V. 心室

现代成像技术的一个有价值的辅助工具[33]。在这些情况下，诊断性腹膜抽吸无须充分灌洗，也被成功地应用[34]。

（一）指征

DPL 主要用于评估伴有低血压的钝性腹部外伤患者。如果初始 FAST 检查为腹膜积血阳性，则需要手术干预（剖腹手术）。如果 FAST 检查为阴性或模棱两可，可以考虑 DPL。如果患者血流动力学稳定，可以安全转运，可行腹部和骨

盆 CT 扫描明确诊断。如果患者血流动力学不稳定或需要紧急手术干预进行开颅、开胸或血管手术，则必须确定是否存在腹腔内出血灶，以优先治疗危及生命的损伤。FAST 或 DPL 可用于诊断多系统损伤患者的腹腔出血，而这些患者常常需要全身麻醉治疗相关的创伤损伤。伴随胸部或骨盆损伤的患者也应对腹部损伤有明确的评估，DPL 可以用于这些患者。DPL 也可以用来评估创伤性空腔脏器损伤，其中细胞计数比率之间的比率（定义为灌洗液中白细胞和红细胞计数比值

除以外周血相同的参数的比值）≤1 的特异性为 97%，敏感性为 100%[35]。

DPL 也可用于评估穿透性腹部创伤；然而，它的作用不同于钝性腹部外伤[36]。一个血流动力学不稳定的腹部穿透伤的患者无须进一步检查，应立即行剖腹探查手术。相反，DPL 在血流动力学稳定的穿透性腹部损伤患者中的作用是识别腹腔积血、空腔脏器或膈损伤。DPL 也被推荐用于背部和侧腹穿透性创伤的稳定患者的初步诊断手段，红细胞计数＞1000/μl 为阳性[37]。该方案的实施使总剖腹手术率从 100% 降低到 24%，治疗性剖腹手术率从 15% 提高到 80%。

DPL 也有治疗作用。它能有效改善严重低体温患者的体温。有明显腹部外伤和腹膜出血征象并伴有血流动力学不稳定或腹膜炎的患者不应进行 DPL，而应立即行剖腹手术。妊娠是 DPL 的相对禁忌证；由于妊娠增大的子宫，不仅操作困难，并发症发生率也较高。床边超声评估腹部创伤妊娠患者对女性和胎儿的风险最小。DPL 的另一个相对禁忌证是由于腹部粘连而进行的多次腹部手术，难以进入游离腹腔。如果临床需要 DPL，而超声检查不能提供安全通路，则必须采用开放式，以防止肠道损伤等医源性并发症。

（二）操作技术

DPL 有三种方法可行：①闭式经皮；②半封闭式；③开放式。由 Lazarus 和 Nelson[38] 于 1979 年引入的闭合性经皮穿刺技术易于操作，可以快速完成，并发症发生率低，与开放技术一样准确，但不适用于既往腹部手术史或腹部粘连史的患者。开放式 DPL 需要在直视下将腹膜灌洗导管置于腹膜腔内。它比闭式经皮式耗时更久。半封闭式 DPL 切口小于开放式，并且在金属针引导下将腹腔灌洗导管置入腹腔。由于临床医生对

封闭式 DPL 更熟悉、操作更熟练，半封闭式和开放式做的越来越少。

在上述三种方法中，患者均处于仰卧位。留置导尿管排空膀胱，留置胃管行胃肠减压，以防止医源性膀胱或胃损伤。经胃管持续胃肠减压。用 2% 氯己定溶液制备腹壁前壁皮肤，铺无菌单，暴露脐周区域。整个过程严格无菌。在整个手术过程中，必要时使用 1% 或 2% 利多卡因 1∶20 万肾上腺素混合液进行局部麻醉。除盆腔骨折和腹膜后或盆腔血肿的临床情况外，均选择脐上位置。

1. 闭式经皮式术

采用闭式经皮技术，局部麻醉脐下，在脐下边缘做一个 5mm 的皮肤切口。手持一根 18 号针，针头朝向骨盆与皮肤呈 45° 沿切口进入腹腔。途经腹白线及腹膜共有 2 次落空感。保持穿刺针朝向骨盆且与皮肤呈 45°，将 J 形的导丝沿针头置入腹腔。撤出 18 号针，将 DPL 导管沿导丝方向置入腹腔。取出导丝，将 10ml 注射器连接到导管上进行抽吸。如果随即血液沿 DPL 导管引出，或者经注射器可抽出大量血液，则腹腔积血已被证实，应立即撤出导管，迅速将患者送往手术室进行紧急剖腹探查。如果经导管抽吸时无明显回血，则采用预热的 1L 乳酸林格溶液或生理盐水进行腹腔灌洗，以防止体温过低。通过 DPL 导管将上述液体注入腹腔；随后，通过重力引出腹腔积液，直到液体回流减慢。至少留取具有代表性的腹腔灌洗液 250ml 作为样本用于检测[39]。将样本送往实验室检测红细胞计数、白细胞计数、淀粉酶，以及有无胆汁、细菌或颗粒物质。灌洗完成后，拔出导管，在患处敷上无菌敷料。闭合式 DPL 的操作切口皮肤边缘无须缝合。

2. 半封闭式

局麻药在计划的切口区域和脐下或脐上区域 2～3cm 垂直进行切口浸润。切口继续向下穿过

皮下组织和腹白线，然后看到腹膜。用钳子、止血钳或 Allis 钳抓住腹白线边缘，抬高筋膜边缘，以防止对腹部底层结构造成损伤。通过封闭的腹膜将带金属内针头的 DPL 灌洗导管朝骨盆方向，以与前腹壁 45° 的角度置入腹腔。当导管－金属套件进入腹腔后，拔出金属针头，将 DPL 导管朝骨盆推进。将一个 10ml 注射器连接到导管上，并按照前文所述进行抽吸。当灌洗完成后，缝合切口附近筋膜和皮肤，并覆盖无菌敷料。

3. 开放式技术

适当局麻后，做一个垂直的正中切口，长 3～5cm。这种切口通常在脐下位置，但对于骨盆骨折、腹膜后血肿患者或孕妇，首选脐上位置。直视下垂直正中切开皮肤、皮下组织和腹白线。用镊子、止血钳或 Allis 钳夹住两侧的腹白线，抬高筋膜以防止损伤腹部底层结构。看到腹膜后，沿腹膜做一个小的垂直切口进入腹腔。直视下将 DPL 导管置入腹腔并向骨盆方向推进。该过程中没有涉及针头或金属套管针。连接 10ml 注射器进行抽吸。如腹膜腔抽吸阴性（即无回血），则进行腹膜灌洗。如同半封闭式，必须缝合筋膜和皮肤，以防止切口开裂和或内脏裸露。

一项前瞻性随机研究证明，闭式经皮 DPL 比开放式操作时间更短（1～3min vs. 5～24min）[40]。闭合经皮 DPL 与开放式手术一样准确，并且伤口感染和并发症的发生率较低。因此，除既往腹部手术或孕妇患者外，所有患者均应首先使用 Seldinger 技术的闭合性经皮穿刺技术。一项为期 75 个月包含 2501 例钝性或穿透性腹部创伤行 DPL 治疗的研究也得出同样的结论[41]。其中大多数患者（2409 例，96%）采用闭式经皮 DPL，92 例（4%）因骨盆骨折、既往瘢痕或妊娠采用开放式手术。在钝性挫伤患者中，开放式 DPL 的敏感性低于封闭式 DPL（90% vs. 95%），在穿透

伤中敏感性时稍高一些（100% vs. 96%）。总体而言，闭式 DPL 并发症很少（21 例，0.8%），以钝器创伤和穿透性创伤的红细胞计数为阳性阈值，总体敏感性、特异性和准确性分别为 95%、99% 和 98%。综合分析得出，闭式 DPL 技术在准确性和主要并发症方面与标准的开放 DPL 技术相当，缩短了操作时间，但增加了技术难度和失败率[42]。

改良的 DPL[43] 使灌洗液的输注和引流更加迅速，使用膀胱镜检查可冲洗导管进行灌洗液的灌注和引流，平均每个患者在完成 DPL 过程中节省 19min。这种改进可应用于闭式经皮或开放性 DPL 技术，以减少危重患者的手术时间。

（三）结果解读

表 25-2 总结了目前对 DPL 阳性和阴性结果解读的一些指南。当灌洗液通过透明塑料管，其对侧的新闻报纸或打字纸张上的字不能被看到时，可估计为阳性结果。然而，这项检查并不完全可靠，仍须对腹腔灌洗液样本进行全量测定红细胞计数[44]。对于非穿透性腹部外伤患者，灌洗液中红细胞计数 > 100 000/μl 的标本视为阳性，需要紧急剖腹。红细胞计数 < 50 000/μl 视为阴性，50 000～100 000/μl 视为临床不确定。临床研究使用 > 1000/μl 或 10 000～100 000/μl 以上的红细胞计数作为贯穿性腹部创伤患者 DPL 阳性的标准，对于腹部穿透性创伤患者的指南就不那么明确了。阈值越低，检测越敏感，但非治疗性开腹手术率越高。

采用 DPL 评估空腔脏器损伤是比较困难的。每微升灌洗液中白细胞计数 > 500 或灌洗液中淀粉酶浓度 > 175U/dl 通常认为为阳性。然而，这些研究并不像使用灌洗液中的红细胞计数来确定是否存在腹腔出血那样准确。一项针对腹部钝性

表 25-2　腹膜灌洗诊断结果的说明

阳性

- 非穿透性腹部创伤
  - 通过导管立即进行大体血液回流
  - 肠道内容物或食物颗粒的立即回流
  - 通过导管抽吸 10ml 的血液
  - 通过胸导管或导尿管的灌洗液回流
  - 红细胞计数＞100 000/ml
  - 白细胞计数＞500/μl
  - 细胞计数比值（定义为灌洗液中白细胞和红细胞计数的比值除以外周血中相同参数的比值）≥1
  - 淀粉酶＞175U/100ml
- 穿透性腹部创伤
  - 通过导管立即进行大体血液回流
  - 肠道内容物或食物颗粒的立即回流
  - 通过导管抽吸 10ml 的血液
  - 通过胸导管或 Foley 导管的灌洗液回流
  - 使用的红细胞计数是可变的，从＞1000/μl 到＞100 000/μl，白细胞计数＞500/μl，淀粉酶＞175U/100ml

阴性

- 非穿透性腹部创伤
  - 红细胞计数＜50 000/μl
  - 白细胞计数＜100/μl
  - 细胞计数比值（定义为灌洗液中白细胞和红细胞计数的比值除以外周血中相同参数的比值）＜1
  - 淀粉酶＜75U/100ml
- 穿透性腹部创伤
  - 红细胞是可变的，从＜1000/μl 到＜50 000/μl
  - 白细胞计数＜100/μl
  - 淀粉酶＜75U/100ml

外伤患者的研究表明，白细胞计数在灌洗液阳性预测值仅为 23%，可能不应作为一个阳性 DPL 的指标[45]。其他研究分析了 DPL 灌洗液的碱性磷酸酶水平，以确定该项检测能否有助于空腔脏器损伤的诊断[46, 47]，但结果各不相同。一项前瞻性临床研究采用一种诊断程序来明确钝性腹部损伤患者是否需要剖腹探查，该程序包括初始腹部超声、螺旋 CT 和 DPL（如果 CT 提示钝性肠或肠系膜损伤），使用细胞计数比率（定义为红细胞和白细胞计数比值的灌洗液除以外周血中相同参数的比值）≥1[48]。该流程具有较高的准确率（100%），但其中仅少数（2%）患者需要行 DPL。

必须强调，DPL 对于腹膜后内脏损伤或膈损伤的判断并不准确[49]。在创伤性膈肌破裂的患者中，DPL 的假阴性率约为 30%。此外，在没有腹腔出血的情况下，DPL 对于脾或肝包膜下血肿诊断不敏感。

（四）并发症

DPL 的并发症包括灌洗导管位置不当、腹腔内器官或血管的损伤、医源性腹腔出血、伤口感染或裂开、脏器裸露，还有可能进行不必要的剖腹手术。然而，DPL 是一种非常有价值的技术，如果临床能够规范操作并关注细节，这些并发症将被最小化。迄今为止发表的最大规模的研究中涉及超过 2500 例 DPL 的手术，其并发症发生率为 0.8%[41]。伤口感染、裂开和内脏裸露在开放式 DPL 中更为常见；因此，对于所有没有禁忌证的患者，建议采用闭式经皮穿刺技术。手术方式的选择有赖于个体化的临床表现，因此所有技术都是必要的。

参考文献

[1] Wong CL, Holroyd-Leduc J, Thorpe KE, Straus SE. Does this patient have bacterial peritonitis or portal hypertension? How do i perform a paracentesis and analyze the results?. *J Am Med Assoc*. 2008;299(10):1166-1178.

[2] Runyon BA; AASLD Practice Guidelines Committee. Management of adult patients with ascites due to cirrhosis: update 2012. *Hepatology*. 2013;57:1651-1653.

[3] European Association for the Study of the Liver. EASL

clinical practice guidelines on the management of ascites, spontaneous bacterial peritonitis, and hepatorenal syndrome in cirrhosis. *J Hepatol.* 2010;53(3):397-417.

[4] Wong F. Management of ascites in cirrhosis. *J Gastroenterol Hepatol.* 2012;27(1):11-20.

[5] Garcia-Tsao G, Lim JK; Members of Veterans Affairs Hepatitis C Resource Center Program. Management and treatment of patients with cirrhosis and portal hypertension: recommendations from the Department of Veterans Affairs Hepatitis C Resource Center Program and the National Hepatitis C Program. *Am J Gastroenterol.* 2009;104(7):1802-1829.

[6] Saab S, Nieto JM, Lewis SK, Runyon BA. TIPS versus paracentesis for cirrhotic patients with refractory ascites. *Cochrane Database Syst Rev.* 2006(4):CD004889.

[7] Salerno F, Camma C, Enea M, Rössle M, Wong F. Transjugular intrahepatic portosystemic shunt for refractory ascites: a meta-analysis of individual patient data. *Gastroenterology.* 2007;133(3):825-834.

[8] Grabau CM, Crago SF, Hoff LK, et al. Performance standards for therapeutic abdominal paracentesis. *Hepatology.* 2004;40: 484-488.

[9] Sakai H, Sheer TA, Mendler MH, Runyon BA. Choosing the location for non-image guided abdominal paracentesis. *Liver Int.* 2005;25(5):984.

[10] Ballachanda Subbaiah TC, Greenstein Y. A 75-year-old woman with cirrhosis and shock. *Chest.* 2019;155(4): e87-e89.

[11] Nazeer SR, Dewbre H, Miller AH. Ultrasound-assisted paracentesis performed by emergency physicians vs the traditional technique: a prospective, randomized study. *Am J Emerg Med.* 2005;23:363-367.

[12] Patel PA, Ernst FR, Gunnarsson CL. Evaluation of hospital complications and costs associated with using ultrasound guidance during abdominal paracentesis procedures. *J Med Econ.* 2012;15(1):1-7.

[13] Jones RA, Tabbut M, Shaman Z, Gramer D. Patient with cirrhosis and presumed spontaneous bacterial peritonitis. *Chest.* 2014;146(1):e11-e13.

[14] Pache I, Bilodeau M. Severe haemorrhage following abdominal paracentesis for ascites in patients with liver disease. *Aliment Pharmacol Ther.* 2005;21:525-529.

[15] Seidler M, Sayegh K, Roy A, Mesurolle B. A fatal complication of ultrasound-guided abdominal paracentesis. *J Clin Ultrasound.* 2013;41:457-460.

[16] Arnold C, Haag K, Blum HE, Rössle M. Acute hemoperitoneum after large-volume paracentesis. *Gastroenterology.* 1997; 113:978-982.

[17] Lam EY, McLafferty B, Taylor M Jr, et al. Inferior epigastric artery pseudoaneurysm: a complication of paracentesis. *J Vasc Surg.* 1998;28:566-569.

[18] Sekiguchi H, Suzuki J, Daniels CE. Making paracentesis safer: a proposal for the use of bedside abdominal and vascular ultrasonography to prevent a fatal complication.

[19] McGibbon A, Chen GI, Peltekian KM, van Zanten SV. An evidence-based manual for abdominal paracentesis. *Dig Dis Sci.* 2007;52(12):3307-3315.

[20] Thomsen TW, Shaffer RW, White B, Setnik GS. Paracentesis. Videos in clinical medicine. *N Engl J Med.* 2006;355:e21. Available at http://content.nejm.org/cgi/video/355/19/e21/. Accessed June 1, 2017.

[21] Lindsay AJ, Burton J, Ray CE Jr. Paracentesis-induced circulatory dysfunction: a primer for the interventional radiologist. *Semin Intervent Radiol.* 2014;31(3):276-278.

[22] Bernardi M, Caraceni P, Navickis RJ, Wilkes MM. Albumin infusion in patients undergoing large-volume paracentesis: a meta-analysis of randomized trials. *Hepatology.* 2012;55: 1172-1181.

[23] Kwok CS, Krupa L, Mahtani A. et al. Albumin reduces paracentesis-induced circulatory dysfunction and reduces death and renal impairment among patients with cirrhosis and infection: a systematic review and meta-analysis. *Biomed Res Int.* 2013;2013:295153.

[24] Singhal S, Baikati KK, Jabbour II, Anand S. Management of refractory ascites. *Am J Ther.* 2012;19(2):121-132.

[25] Rosenberg SM. Palliation of malignant ascites. *Gastroenterol Clin North Am.* 2006;35(1):189-199.

[26] Bellot P, Welker MW, Soriano G, et al. Automated low flow pump system for the treatment of refractory ascites: a multi-center safety and efficacy study. *J Hepatol.* 2013;58(5):922-927.

[27] Root H, Hauser C, McKinley C, Lafave JW, Mendiola RP Jr. Diagnostic peritoneal lavage. *Surgery.* 1965;57:633-637.

[28] Giacobine JW, Siler VE. Evaluation of diagnostic abdominal paracentesis with experimental and clinical studies. *Surg Gynecol Obstet.* 1960;110:676-686.

[29] Fischer R, Beverlin B, Engrav L, Benjamin CI, Perry JF Jr. Diagnostic peritoneal lavage 14 years and 2586 patients later. *Am J Surg.* 1978;136:701-704.

[30] Stengel D, Rademacher G, Ekkernkamp A, Güthoff C, Mutze S. Emergency ultrasound-based algorithms for diagnosing blunt abdominal trauma. *Cochrane Database Syst Rev.* 2015;9:CD004446.

[31] American College of Surgeons Committee on Trauma. *Advanced Trauma Life Support for Doctors.* 9th ed. Chicago, IL: American College of Surgeons; 2012.

[32] Hoff WS, Holevar M, Nagy KK, et al. Practice management guidelines for the evaluation of blunt abdominal trauma: the East practice management guidelines work group. *J Trauma.* 2002;53:602-615.

[33] Cha JY, Kashuk JL, Sarin EL, et al. Diagnostic peritoneal lavage remains a valuable adjunct to modern imaging techniques. *J Trauma.* 2009;67(2):330-334.

[34] Kuncir EJ, Velmahos GC. Diagnostic peritoneal aspiration – the foster child of DPL: a prospective observational study. *Int J Surg.* 2007;5(3):167-171.

[35] Fang JF, Chen RJ, Lin BC. Cell count ratio: new criterion of

Chest. 2013;143:1136-1139.

diagnostic peritoneal lavage for detection of hollow organ perforation. *J Trauma*. 1998;45(3):540-544.

[36] Sriussadaporn S, Pak-art R, Pattaratiwanon M, Phadungwidthayakorn A, Wongwiwatseree Y, Labchitkusol T. Clinical uses of diagnostic peritoneal lavage in stab wounds of the anterior abdomen: a prospective study. *Eur J Surg*. 2002;168 (8-9):490-493.

[37] Pham TN, Heinberg E, Cuschieri J, et al. The evaluation of the diagnostic work-up for stab wounds to the back and flank. *Injury*. 2009;40(1):48-53.

[38] Lazarus HM, Nelson JA. A technique for peritoneal lavage without risk or complication. *Surg Gynecol Obstet*. 1979;149: 889-892.

[39] Sweeney JF, Albrink MH, Bischof E, McAllister EW, Rosemurgy AS. Diagnostic peritoneal lavage: volume of lavage effluent needed for accurate determination of a negative lavage. *Injury*. 1994;25:659-661.

[40] Howdieshell TR, Osler RM, Demarest GB. Open versus closed peritoneal lavage with particular attention to time, accuracy and cost. *Am J Emerg Med*. 1989;7:367-371.

[41] Nagy KK, Roberts RR, Joseph KT, et al. Experience with over 2500 diagnostic peritoneal lavages. *Injury*. 2000;31: 479-482.

[42] Hodgson NF, Stewart TC, Girotti MJ. Open or closed diagnostic peritoneal lavage for abdominal trauma? A meta-analysis. *J Trauma*. 2000;48(6):1091-1095.

[43] Cotter CP, Hawkins ML, Kent RB, Carraway RP. Ultrarapid diagnostic peritoneal lavage. *J Trauma*. 1989;29:615-616.

[44] Gow KW, Haley LP, Phang PT. Validity of visual inspection of diagnostic peritoneal lavage fluid. *Can J Surg*. 1996;39: 114-119.

[45] Soyka J, Martin M, Sloan E, Himmelman RG, Batesky D, Barrett JA. Diagnostic peritoneal lavage: is an isolated WBC count greater than or equal to 500/mm3 predictive of intra-abdominal trauma requiring celiotomy in blunt trauma patients? *J Trauma*. 1990;30:874-879.

[46] Megison SM, Weigelt JA. The value of alkaline phosphatase in peritoneal lavage. *Ann Emerg Med*. 1990;19(5):503-505.

[47] Jaffin JH, Ochsner G, Cole FJ, Rozycki GS, Kass M, Champion HR. Alkaline phosphatase levels in diagnostic lavage as a predictor of hollow visceral injury. *J Trauma*. 1993;34:829-833.

[48] Menegaux F, Tresallet C, Gosgnach M, Nguyen-Thanh Q, Langeron O, Riou B. Diagnosis of bowel and mesenteric injuries in blunt abdominal trauma: a prospective study. *Am J Emerg Med*. 2006;24(1):19-24.

[49] Fischer RP, Freeman T. The inadequacy of peritoneal lavage in diagnosing acute diaphragmatic rupture. *J Trauma*. 1976;16:538-542.

第 26 章　ICU 中超声引导技术的应用
Ultrasound-Guided Procedures in the ICU

Abhinav Agrawal　Vivek Murthy　Seth J. Koenig　著

超声是一种安全、高效的成像形式，在过去的 20 年中，它已经成为重症医学实践中不可或缺的一部分。床旁超声的临床应用使得重症医学医师能够获得实时动态的超声图像，并将其整合到临床决策中。超声不仅是一种疾病诊断技术，更为重症患者床旁操作提供了不可或缺的技术支持。例如，中心静脉及动脉导管留置等相关血管操作，或胸腔穿刺及导管留置等相关胸部操作，超声已成为规范流程中的一部分。

本章总结出一些由重症专家实践中的超声引导相关技术，并提供在重症监护病房中使用到的相关的新兴观点及技术。

一、超声引导经皮气管切开术

对于机械通气的重症患者而言，比起外科手术行气管切开术，经皮气管切开术（PDT）更加常见、更具安全性，从而更容易被接受[1, 2]。第 5 章阐述了经皮气管切开过程中超声的优势，包括血管解剖变异的识别、穿刺定位、穿刺针进入气管环间隙实时引导[3]。这对于那些气管环触诊困难的患者（如肥胖患者）显得尤为重要。在这个过程中，超声可以实时提供皮肤到气管的距离，识别中线，有助于气管间隙的精准体表定位，这些都是提高首次穿刺成功率的关键步骤。这对那些甲状软骨、环状软骨、胸骨上窝结构清楚但气管环难以分辨的患者极其重要。在经皮气管切开手术前后使用床旁超声评估排除气胸，可以降低胸部 X 线使用的必要性。支气管镜直视下导管位置确定的方式降低了放射定位的需求。本章将系统描述经皮气管切开术前和实时超声引导气管切开流程的相关技术内容。

（一）超声在经皮气管切开术中的应用

- 术前检查双侧肺胸膜滑动的情况。
- 体位要求：仰卧位，肩后垫高，头部尽量后仰充分暴露颈部。触诊定位甲状软骨、气管及胸骨上窝。触诊或超声可视化定位于胸骨上窝上方的第一气管环（中立位置用于有颈椎预防措施的患者）。
- 将高频线性探头（7.5MHz）横向放置于甲状软骨水平，朝向足侧移动，可见环甲膜、环状软骨及气管环。将探头顺时针或逆时针旋转 90° 以识别气道标志的相对位置。

- 对于插管过程中存在高风险的气道困难患者，为应对可能需要通过外科手术建立气道的意外情况，可提前标记环甲膜。

- 在术前超声筛查过程中，应重点筛查手术临近区域有无高位的无名动脉及颈前静脉。所有存在高位无名动脉的患者，均应由外科医师手术行气管切开术。

- 经筛查排除高位无名动脉和体表定位明确后，气管环前的所有血管均需被识别和压迫以区分动静脉。使用彩色多普勒及纵轴探头的位置来确定血管的可压缩性及血流方向。临近区域不存在无名动脉的解剖结构，针穿刺路径上不存在或仅存在微小的血管结构且已精确体表定位，满足这些条件下的气管环才是最合适的。

- 操作小组核实患者身份、拟行操作及地点、排除过敏原，并确认监控设备、储备物资和设备的可用性。

- 在支气管镜和（或）超声实时引导下开始手术。

- 手术完成后立即使用超声评估双肺胸膜滑动情况。

（二）实时超声引导证据及技术

虽然实时超声引导下行经皮气管切开术的应用并不普遍，但其优势显而易见。在该项技术的辅助下，操作人员能够在连续直视下将导管置入第一气管环处，从而一定程度上降低晚期声门下狭窄的风险[4]。Rajajee 等研究人员从有限的科研证据中得出以下结论，病态肥胖、颈部解剖结构欠佳、既往气管切开术后病史或颈椎病预防措施似乎并不妨碍实时超声引导下经皮气管切开术的实施[5]。实时超声可以用来引导穿刺针远离气管前方的重要血管结构，从而进一步强化了该项技术的安全性、实用性，相应提高了经皮气管切开术的安全性。

实时超声技术及支气管镜技术的强强联合可预防某些并发症的发生，如穿刺针穿透气管的后壁，还可以为精准插管提供可视化的信息。

- 上述步骤完成后，正确摆放体位，消毒铺单，线阵探头横轴摆放，对气管进行实时成像，并将穿刺路径进行可视化。

- 利多卡因局麻，局部止血可采用利多卡因及肾上腺素的混合液。

- 将穿刺针垂直于皮肤，并根据穿刺针所投出的不同声影来确定穿刺针的路径。通过穿刺针路径可观察到组织层的移位。观察气管前壁的压痕。继续穿刺气管前壁后出现"落空感"，气体进入穿刺针证实穿刺针进入气道。支气管镜能够可视化该过程。最后压低针尾置入导丝。

- 在没有超声引导下的情况时，与经皮气管切开术相似，路径扩张器的置入是根据说明书操作的。

- 以上所有步骤完成后，仍需使用超声评估双侧胸膜滑动。

在经皮气管切开术前及手术期间超声技术的广泛应用，能够降低其并发症的发生率。

病例 1

一名进行性肌肉衰弱的 60 岁男性被送入院。由于高碳酸血症所致呼吸衰竭，医生给予紧急气管插管为其建立人工气道。几次拔管失败后，最终该患者接受了床旁气管切开术。气管切开导管的置入是一个相对复杂的过程，是气管切开导管在气管切开导管扩张器引导下成功置入气道的过程。但将气管切开导管与呼吸机相连行机械通气时，患者出现气道峰压增高，潮气量减小，血氧饱和度下降，血压下降。肺床旁超声结果提示右侧胸膜无滑动征同时出现肺点，而后立即行胸腔穿刺置管减压，随即患者心肺功能逐渐改善，胸膜滑动征恢复。10min 后患者再次出现心肺功能的异常[6]。再次行肺部超声检查。

二、浅表淋巴结活检

ICU 的重症患者通常可能患有淋巴结肿大。其中一小部分患者，由基础疾病（如感染、炎症反应、失代偿性心力衰竭）所致的反应性淋巴结肿大需密切观察即可，但如果是化脓性淋巴结炎或恶性肿瘤这些疾病，进一步明确鉴别诊断对于其诊断、治疗、预后是至关重要的。结核性淋巴结炎是结核病相对少见的表现形式，但肺结核一旦出现呼吸衰竭、咯血、心血管或神经源性损害时，是 ICU 收治患者的绝对指征，通过淋巴结活检明确诊断是一种安全、微创的方式，并且职业人员暴露风险可以有效控制[7]。对于淋巴瘤或浅表淋巴结已经转移的恶性肿瘤患者而言，简单的床旁穿刺活检可触及或超声可分辨的淋巴结即可为重症患者提供必要的信息，同时可以避免重症患者不必要的转运或进一步有创检查。明确恶性疾病是否存在及分期可为重症患者转出 ICU 后的诊疗提供信息，并且有助于建立有意义的医护管理目标。颈部、腋窝及腹股沟是该项技术常常选用的部位。

对于重症患者而言，比起其他方法，超声引导下经皮淋巴结穿刺占据一定优势。第一，对于浅表淋巴结，超声能够更详细地评估其解剖位置及血运状态；第二，对于可触及的淋巴结，超声能够大大提高床旁活检的安全性。在某些情况下，临床医生必须鉴别淋巴结、深静脉血栓及血管解剖位置异常，尤其是像血管分布丰富的腹股沟区。淋巴结的超声图像与深静脉血栓有相似之处。当不能明确鉴别两者时，临床医生可能会使用超声去追踪其结构上的异常，脉管的特征是延续的管状结构，并且彩色多普勒超声能完美再现脉管的血流。超声亦能够清晰地看到淋巴结，并

倾向性选择密度不均或坏死的淋巴结以提高诊断率。在很多疾病中，比起淋巴结切除活检，经细针抽吸活检或穿刺活检取得高质量病理组织完全可以满足病情评估的需求[8]。尤其是对于伴有凝血病或血小板减少症的重症患者其优势更加明显。当 INR 为 2～3 或血小板 $< 20 \times 10^9/L$ 时，依据介入放射学学会行业标准，浅表淋巴结活检术属低风险手术[9]。

越来越多的临床试验证实，超声引导下淋巴结穿刺活检是一种高质量的疾病诊断技术。Wilczynski 等研究人员从有关超声引导下穿刺活检的大量回顾性研究中得出结论，其疾病诊断的敏感性为 94.4%，准确率为 95%。对于淋巴疾病，其敏感性的范围波动在霍奇金淋巴瘤的 88.7% 和良性反应性淋巴疾病的 97.8% 之间。总的来说，在他们的队列中，仅 10.7% 的患者需要切除活检明确诊断[10]。一项前瞻性临床研究中，220 名乳腺癌患者接受腋窝淋巴结超声检查的同时行细针穿刺细胞学检查或粗针穿刺活检，其阳性预测值为 54%，而超声引导下细针穿刺细胞学检查的阳性预测值为 100%[11]。细针穿刺细胞学检查或粗针穿刺活检相比，两者敏感性无统计学差异（分别为 73% 和 77%），但前者并发症发生率相对低，大约为 4%。对于食管肿瘤患者行超声引导下锁骨上淋巴结细针抽吸活检很多研究也得出类似结论，肿瘤分期 2～4 期的患者中，14% 出现锁骨上淋巴结肿大，其疾病诊断的敏感性 68%，特异性为 97%[12]。如果出现锁骨上淋巴结肿大，非小细胞肺癌临床分期为 N_3，即至少可以诊断为局部肿瘤晚期。对于锁骨上淋巴结肿大的患者来讲，超声引导下细针穿刺细胞学检查具有较高的诊断率，而后对于其过程中获得组织进行免疫组化及进一步分子分析具有很好的临床意义[13]。总之，为明确恶性肿瘤诊断，超声引导下细针穿

刺细胞学检查或粗针穿刺活检似乎是一种安全、有效的微创诊断方法，可以很容易在 ICU 床旁进行。

三、胸壁及胸膜肿物活检术

与传统经皮入路相比，超声引导下穿刺周围肺组织、胸壁、胸膜组织活检取样更具临床意义、更便携，并且辐射更少。与淋巴结活检一样，在 ICU 中，对这些肿物进行活检可能会对其预后、治疗方案、护理要点产生重要影响。具备该项操作技术资格的临床医生可不受时间及转运的限制在床旁完成。一项回顾性研究结果显示，98% 的患者经超声引导活检获得病理诊断，其中 87% 经 CT 引导活检获得病理诊断（P=0.02，具有统计学差异）[14]。两种方式的安全性均可靠，但超声辐射暴露要低得多（182 mGy-cm vs. 718 mGy-cm，P＜0.01，具有统计学差异）。当目标穿刺的周围肺组织与胸膜的接触长度越长，超声因其可更好地体表定位而具有更高的诊断价值[15]。Jeno 等研究人员发现，周围型肺组织病变与胸膜接触长度＞3cm，其诊断敏感性（96.6%）和准确性（98%）明显高于胸膜接触长度＜3cm（分别为 74.1% 和 85.4%）。该手术最常见的并发症包括气胸、血胸、咯血，并且合理使用超声是可以降低其发生率的。据报道，超声引导下经胸穿刺活检并发症的发生率低于 CT[16, 17]。需注意的是，超声对于与脏层胸膜没有接触的周围肺病变进行可视化的能力有限，因此这类型病变并不优先考虑超声引导下活检。

技术注意事项

常规术前超声检查可明确病变部位，熟知病变周围解剖结构，确定活检的最佳穿刺点及路

病例 2

一名 76 岁男性，有吸烟史，查体偶然发现胸部 CT 右肺上叶一直径 1.4cm 毛刺样周围型肺结节，为进一步诊治就诊呼吸门诊[18]。正电子发射断层扫描结果显示该结节的密度且没有其他转移灶。尽管一种新兴的三维超声技术在周围型结节活检中的应用目前尚未成为常规技术，但床旁超声在不断发展，并且经超声引导下活检不仅可行，对于某些患者来说可能存在巨大的优势。

径。采用高频线性传感器对胸膜及胸壁交接进行仔细评估。使用彩色多普勒超声评估周围血管结构，从而避免手术损伤。精确定位应包括穿刺针的放置深度及针入轨迹的角度。一般情况下，超声引导活检采用单针技术。该过程可采用核心活检针或带注射器的针头抽吸。使用抽吸针或核心活检针的决定取决于患者、诊断可能性、病变的位置、特征、患者的基线特征。虽然核心活检可以获得更多的组织，但对于移动度小的病变的患者，细针抽吸似乎更方便易行[19]。如果可以的话，经皮穿刺活检可以结合现场快速评估，以确保组织合格[20]。超声换能器的类型（线性、相控阵或曲线）取决于病变的深度和特征。浅表病变可以使用线性换能器进行活检，而相控阵或曲线探头可以更好地显示更深的病变。该过程可以使用活检引导通道或徒手技术进行。虽然活检引导通道更稳定，但徒手技术允许更灵活地选择进入病变的角度和针路。在使用徒手技术时，操作人员必须时刻确保针头始终停留在超声扫描平面内，防止针头错位引起的并发症。重要的是评估肺病变活检时的呼吸期变化，因为自主屏气对许多重症患者可能是不切实际的。当患者使用呼吸机时，可以考虑使用呼吸机辅助屏气。在胸壁 / 胸膜肿块活检后，建议进行全面的肺超声检查以寻找肺滑动和评估胸腔积血。

四、经皮肺脓肿引流注意事项

肺脓肿的治疗有赖于病因学、微生物学，以及导致这种严重肺部感染的诱发条件。对于患有局限性肺脓肿的健康患者，抗生素保守治疗通常就足够了。针对抗生素治疗无效或因肿瘤或异物阻塞导致引流受限的梗阻情况，手术切除坏死的肺段可能是必要的。对于那些被认为不适合手术治疗的患者，经皮穿刺引流可能会有帮助。在这方面，超声可能有助于胸膜性肺脓肿的治疗性引流，同时可以帮助微生物诊断和调整抗生素[21, 22]。

经皮引流肺脓肿产生的主要问题是脓肿内容物漏入胸膜腔，从而污染胸膜。如果仔细检查胸膜表面没有肺滑动，就可以避免这种情况，因为这是胸膜联合和胸膜粘连的良好证据，常见于由相关的局部炎症引起的肺脓肿。高频线性超声探头可用于评估胸膜线和有无肺滑动。利用 Seldinger 技术将带导丝的经皮导管直接在超声引导下插入肺脓肿腔。明确导丝进入脓肿腔后再进行扩皮。为避免血管损伤，操作者应使用彩色多普勒来评估沿预期插入部位和脓肿腔内的异常血管。动态连续的超声检查用以评估脓肿腔的引流情况。当评估对治疗的反应时，连续且充分记录的超声检查可以避免重复的胸部 CT 检查。

病例 3
一名刚明确诊断为右上肺叶鳞状细胞肺癌的老年患者出现进行性加重的呼吸困难、发热和咳嗽[23]。患者处于恶病质状态，经过 1 周抗感染治疗后，由于进行性低氧血症转入 ICU。入科后立即对该患者行床旁肺部超声检查。

五、超声在重症患者中的应用进展

（一）床旁超声引导胸腔穿刺和导管留置

大多数胸膜手术采用的是超声辅助技术，而不是实时超声引导[24]。在实时超声引导下，操作者可以精确定位穿刺针的深度，主动避开肋间动脉，贴近肋骨边缘，引导穿刺针穿过肋间动脉[25]。然而，在某些临床情况下，可能需要在实时超声引导下通过穿刺针留置胸腔引流管。主要指征包括为留取胸腔积液送检明确诊断或通过 Seldinger-based 技术留置胸腔引流管接引流袋。其他适应证包括有可能对邻近重要器官造成意外医源性损伤的病例，超声实时引导可以更好地处理这些病例。在计划性操作前，超声通常用于定位。值得注意的是，在胸膜手术中实时超声引导入径更加复杂，需要更多的时间、深厚的专业知识和出色的针头控制。

技术
• 胸膜手术过程的实时超声引导，从开始到穿刺针置入，完全按照标准的胸腔穿刺/胸腔引流管留置操作步骤进行（见第 7 章和第 8 章）。

• 一旦穿刺针进入皮肤后与下一肋骨上缘轻轻地接触，线性传感器指导穿刺针向下倾斜以定位针尖（类似于留置中心静脉导管）。通过超声图像和换能器角度确定穿刺针的路径。

• 无论是超声还是直视下，穿刺针需缓慢进入，过程中需密切关注穿刺针及其深度。

• 针每次向前推进几毫米，直到超声发现胸腔积液并通过抽吸确认。

• 如果是进行诊断性胸腔穿刺术，将液体吸出并推出针头即可。对于治疗性胸腔穿刺术，撤出超声探头，将导管推进至针头上方，并将针头保持在一个稳定的位置。使用 Seldinger 技术留置胸腔引流管时，撤出超声探头，用另一只手固定针头，将导丝沿穿刺针置入胸腔。

• 退出穿刺针，然后用超声探头（线性或相控阵）在所需的胸膜空间内观察金属丝。一旦确定了导丝的最佳位置，就进行切口，扩皮，使用 Seldinger 技术留置胸管。

• 通过超声显像确认导管（胸管或经胸穿刺术导管）的放置。

• 手术结束后，进行肺超声检查以排除气胸（见第 6 章）。

（二）经胸超声引导下经支气管肺组织活检在 ICU 中的应用

纤维支气管镜是重症医师评估和处理重症患者的一种有价值的诊断工具。胸部影像学异常的病因多种多样，通常根据病史、体格检查和实验室异常进行经验性治疗。通常，仅支气管肺泡灌洗不足以评估组织侵犯的程度或提供足够的组织学评估[26, 27]。纤维支气管镜联合经支气管肺活检（transbronchial lung biopsy，TBLB）仍然是评估肺组织结构的可行选择。不幸的是，许多重症患者病情不稳定，无法转运至支气管镜室或经支气管肺活检，因此，活检通常并非是在直视下进行

的[27]。在某些情况下，实时经胸超声可用于可视化经支气管活检钳进行组织活检。经胸超声可以帮助确保活检是在病变受累区域进行的（通过经胸超声可以看到肿块或实变），这将大大提高诊断率。除了可视化的胸膜经胸廓的成像外，可视化活检钳或其声影使得操作人员熟知胸膜和活检钳之间的安全距离，从而减少气胸的风险，同时确保活检病变受累区域组织。这与机械通气患者尤其相关，因为正压通气导致气胸的风险较高。值得注意的是，这项技术只能用于肺叶实变的患者。肺部超声（见第 6 章）在术前和术后排除气胸方面大有用处。肺部超声也有其临床应用的局限性，例如病变不毗邻胸膜或与肺叶实变无关时胸膜和受累区域之间的空气限制了经胸超声对靶病变的显示。笔者承认，需要进一步的研究来评估这种不断发展的技术的可行性、诊断产量、局限性和通用性。

结论

床旁超声使得临床医师具备越来越接近实时诊断和治疗疾病的能力。这是一片蓬勃发展的新兴领域，仍需要越来越多的临床证据支持。

参考文献

[1] Delaney A, Bagshaw SM, Nalos M. Percutaneous dilatational tracheostomy versus surgical tracheostomy in critically ill patients: a systematic review and meta-analysis. *Crit Care.* 2006;10(2):R55.

[2] Putensen C, Theuerkauf N, Guenther U, Vargas M, Pelosi P. Percutaneous and surgical tracheostomy in critically ill adult patients: a meta-analysis. *Crit Care.* 2014;18(6):544.

[3] Alansari M, Alotair H, Al Aseri Z, Elhoseny MA. Use of ultrasound guidance to improve the safety of percutaneous dilatational tracheostomy: a literature review. *Crit Care.* 2015;19:229.

[4] van Heurn LW, Theunissen PH, Ramsay G, Brink PR. Pathologic changes of the trachea after percutaneous dilatational tracheotomy. *Chest.* 1996;109(6):1466-1469.

[5] Rajajee V, Fletcher JF, Rochlen LR, Jacobs TL. Real-time ultrasound-guided percutaneous dilatational tracheostomy: a feasibility study. *Crit Care.* 2011;15(1):R67.

[6] Oks M, Mayo P, Koenig S. A man in his 60s with sudden decompensation after percutaneous tracheostomy. *Chest.* 2016;150(5):e125-e127.

[7] Hagan G, Nathani N. Clinical review: tuberculosis on the intensive care unit. *Crit Care.* 2013;17(5):240.

[8] Cheung YC, Wan YL, Lui KW, Lee KF. Sonographically guided core-needle biopsy in the diagnosis of superficial lymphadenopathy. *J Clin Ultrasound.* 2000;28(6):283-289.

[9] Patel IJ, Rahim S, Davidson JC, et al. Society of interventional radiology consensus guidelines for the periprocedural management of thrombotic and bleeding risk in patients undergoing percutaneous image-guided interventions-Part II. Recommendations: endorsed by the Canadian association for interventional radiology and the cardiovascular and interventional radiological society of Europe. *J Vasc Interv Radiol.* 2019;30(8):1168-1184.e1.

[10] Wilczynski A, Gorg C, Timmesfeld N, et al. Value and diagnostic accuracy of ultrasound-guided full core needle biopsy in the diagnosis of lymphadenopathy: a retrospective evaluation of 793 cases. *J Ultrasound Med.* 2020;39(3):559-567.

[11] Ahn HS, Kim SM, Jang M, et al. Comparison of sonography with sonographically guided fine-needle aspiration biopsy and core-needle biopsy for initial axillary staging of breast cancer. *J Ultrasound Med.* 2013;32(12):2177-2184.

[12] Bonvalot S, Bouvard N, Lothaire P, et al. Contribution of cervical ultrasound and ultrasound fine-needle aspiration biopsy to the staging of thoracic oesophageal carcinoma. *Eur J Cancer.* 1996;32A(5):893-895.

[13] Werner L, Keller FA, Bhure U, et al. The value of ultrasound-guided biopsy of fluorodeoxy-glucose positron emission tomography (FDG-PET)-positive supraclavicular lymph nodes in patients with suspected lung cancer. *BMC Med Imaging.* 2017;17(1):41.

[14] Jarmakani M, Duguay S, Rust K, et al. Ultrasound versus computed tomographic guidance for percutaneous biopsy of chest lesions. *J Ultrasound Med.* 2016;35(9):1865-1872.

[15] Jeon KN, Bae K, Park MJ, et al. US-guided transthoracic biopsy of peripheral lung lesions: pleural contact length influences diagnostic yield. *Acta Radiol.* 2014;55(3):295-301.

[16] Laursen CB, Naur TMH, Bodtger U, et al. Ultrasound-guided lung biopsy in the hands of respiratory physicians: diagnostic yield and complications in 215 consecutive patients in 3 centers. *J Bronchology Interv Pulmonol.* 2016;23(3):220-228.

[17] Poulou LS, Tsagouli P, Ziakas PD, et al. Computed tomography-guided needle aspiration and biopsy of pulmonary lesions: a single-center experience in 1000 patients. *Acta Radiol.* 2013;54(6):640-645.

[18] Parrish SC, Warren WA, Malafronte PJ, Browning RF, Nations JA. A 76-year-old man with a 75 pack-year history of smoking and a pulmonary nodule. *Chest.* 2017;151(5):e99-e102.

[19] Christiansen IS, Clementsen PF, Bodtger U, et al. Transthoracic ultrasound-guided biopsy in the hands of chest physicians -a stepwise approach. *Eur Clin Respir J.* 2019;6(1):1579632.

[20] Koegelenberg CF, Bolliger CT, Irusen EM, et al. The diagnostic yield and safety of ultrasound-assisted transthoracic fine-needle aspiration of drowned lung. *Respiration.* 2011; 81(1):26-31.

[21] Yang PC, Luh KT, Lee YC, et al. Lung abscesses: US examination and US-guided transthoracic aspiration. *Radiology.* 1991;180(1):171-175.

[22] Lyn-Kew KE, Koenig SJ. Bedside ultrasound for the interventional pulmonologist. *Clin Chest Med.* 2013;34(3): 473-485.

[23] Cardenas-Garcia JL, Singh AK, Koenig SJ. A 75-year-old woman with fever and a right upper lobe pulmonary mass. *Chest.* 2015;147(1):e1-e4.

[24] Feller-Kopman D. Ultrasound-guided thoracentesis. *Chest.* 2006;129(6):1709-1714.

[25] Millington SJ, Koenig S. Better with ultrasound: pleural procedures in critically ill patients. *Chest.* 2018;153(1):224-232.

[26] Papin TA, Grum CM, Weg JG. Transbronchial biopsy during mechanical ventilation. *Chest.* 1986;89(2):168-170.

[27] Folch EE, Choudhary C, Vadi S, Mehta AC. Transbronchial biopsy in the intensive care unit. In: Frankel H, deBoisblanc B, eds. *Bedside Procedures for the Intensivist.* New York, NY: Springer; 2010:255-273.

第七篇　泌尿生殖系统操作

GENITOURINARY PROCEDURES

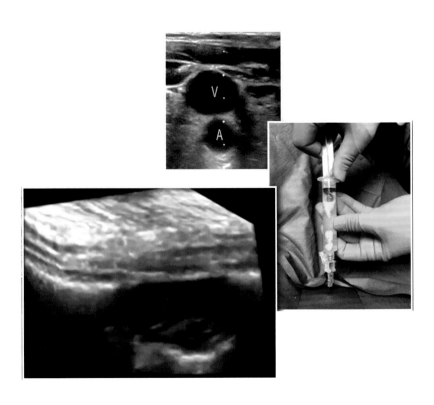

第 27 章　ICU 中肾脏替代治疗

Renal Replacement Therapy in the ICU

Ari Nalbandian　　Matthew Joseph Trainor　　Matthew Niemi　　Pang-Yen Fan　　Michael Hill　　Craig M. Lilly　　著

一、背景

重症患者出现急剧肾功能恶化在临床中很常见，并且十分危重。重症监护病房中约 70% 住院患者可能合并急性肾损伤（acute kidney injury，AKI），并与该人群死亡率增高密切相关。在促使 AKI 愈加复杂化的代谢紊乱及容量过负荷的病理生理面前，药物治疗效果常常显得微不足道。在这种情况下，肾脏替代治疗（renal replacement therapy，RRT）对患者的生存至关重要。此外，终末期肾病（end-stage renal disease，ESRD）患者再住院率很高，尤其是并发心血管疾病和感染时。这些患者通常需要入住 ICU 接受治疗，包括接受 RRT。

尽管在几十年来的透析支持经验中取得了许多技术进展，但 ICU 中 AKI 患者的死亡率仍然居高不下（40%～60%）。其高致死率在很大程度上是由于严重的和序列性的肾外器官功能障碍，因此 AKI 患者的死亡率目前主要是由多器官功能衰竭（multiorgan system failure，MOSF）引起的。越来越多的证据表明，AKI 可能导致远隔器官的损伤，并且某些形式的 RRT 可能会预防 MOSF[1]。

当代 RRT 的概念已经超越了纠正代谢紊乱和容量过负荷，还包括营养和药物治疗，甚至促进肾外器官系统的恢复。愈来愈积极的治疗策略导致了一种"尽早开展透析"的趋势。例如，随着"容量过负荷会增加死亡率，而限制液体可以改善预后"的理念深入人心[2-4]，为了防止容量过负荷从而尽早开展 RRT。

给予肾脏支持的一个重要原则是"供给与需求不匹配"。重症患者对肾脏功能的"需求"增加。这类患者通常因高分解代谢和强化营养支持而产生更多的代谢产物。此外，他们通过药物、血液制品、肠内和肠外营养及液体复苏等途径接受大量的液体。对于只是轻微受损的肾脏，高水平的溶质和溶剂负荷的压力也可能会损伤肾脏的排泄能力。此外，由于不稳定的血流动力学状态和内源性 / 外源性肾血管收缩因子的活性，使得本就受损的肾脏功能"供应"进一步减少。肾脏替代治疗代替受损肾脏工作，以满足机体对液体和溶质的需求，从而达到稳态[5]。

二、血液透析技术的溶质和溶剂清除的原理

血液透析是指利用半透膜将血液及透析液分隔开来，即一种溶质和水通过半透膜的弥散运动。无论是间歇性血液透析（intermittent hemodialysis，IHD）还是连续性肾脏替代治疗（continuous renal replacement therapy，CRRT），其治疗过程均发生在如图 27-1 所示的滤器或透析器中。腹膜透析（peritoneal dialysis，PD）是将腹膜作为将肠系膜血管中的血液与腹膜腔中的透析液分开的半透膜。膜厚度和孔尺寸等特性决定了在血液和透析液之间移动的分子直径和滤过系数。

RRT 是通过弥散或对流来清除溶质和水。弥散（透析）是溶质从高浓度区域向低浓度区域的移动。溶质具有动能并在溶剂中进行运动。它们相互碰撞，同时与水分子发生碰撞，使其在溶剂中均匀分散。当运动中的溶质遇到足够直径的膜孔径时，它就通过膜进入相邻的区域。尽管两者均可通过膜孔时，比起大分子，具有更高分子速度的小分子更容易被清除。在一定的范围内，溶质的浓度越高，其与膜孔碰撞的概率越高，越容易通过膜孔。水分子亦是如此。当透析膜两侧溶质浓度平衡时，净转移（透析）终止，膜两侧即达到稳态。RRT 通过反复更换血液和透析液，使透析膜两侧持续维持高的溶质浓度梯度，有利于溶质和水的有效转移。

对流是指溶质在静水压力梯度的驱动下透过半透膜进行的溶质转移。溶质分子足够小，在溶剂的拖拉作用下通过半透膜孔径。这种膜就像一个筛子，能保留超过孔径的分子。所有可透过半透膜的溶质分子的清除速率与其浓度成正比。以对流的方式清除液体的肾脏替代治疗称为血液滤

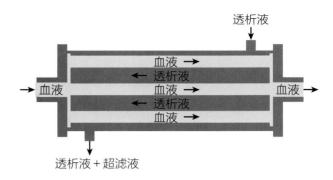

▲ 图 27-1 中空纤维透析器的原理图

血液进入血液过滤器，通过中空纤维，在另一端流出。透析液通过侧孔进入，沿与血液相反方向绕着充满血液的纤维流动，并与超滤液结合，从靠近血液入口的侧孔流出

过，有时也称为超滤。由于溶剂与溶质是按比例清除的，因此这种治疗模式不会改变血浆中小分子溶质 [血尿素氮（blood urea nitrogen，BUN）、肌酐、电解质、葡萄糖] 的浓度。相反，因为大分子物质（白蛋白）和血细胞成分（红细胞比容）不能通过较小的膜孔，它们的浓度会增加。因此，除了缺乏大分子物质（如白蛋白）之外，滤液（通常称为超滤液）的化学成分几乎与血浆成分相同。

三、透析模式概述

表 27-1 总结了不同透析模式的一般特征。

（一）间歇性血液透析

在美国，IHD 是目前大多数稳定期 ESRD 患者的标准治疗模式。在 IHD 中，血液通过透析器和血液透析管路，然后回输至患者体内。利用弥散（主要用于溶质清除）和对流（主要用于超滤），高效、快速地清除溶质和溶剂，但需要特殊的设备和训练有素的医护人员。血液和透析液都以高流速泵入血液过滤器。透析液与血液相向而行，以维持整个滤器中最大限度的浓度梯度（图 27-1）。

表 27-1　透析模式

技　术	透析器	原　理
血液透析		
IHD	血液透析	弥散（溶质清除）和对流（液体清除）
SLED	血液透析	持续低效血液透析
UF	血液透析	对流（液体清除有限溶质清除）
CRRT		
SCUF	血液滤过	对流（液体清除，有限溶质清除）
CVVH	血液滤过	对流（液体及溶质清除）
CVVHD	血液滤过	弥散为主，对流为辅
CVVHDF	血液滤过	弥散和对流
腹膜透析		
CAPD	无	弥散为主，对流为辅
CCPD	无	弥散为主，对流为辅

CAPD. 腹膜透析；CCPD. 连续循环腹膜透析；CRRT. 连续肾脏替代治疗；CVVH. 连续静脉 – 静脉血液滤过；CVVHD. 连续静脉 – 静脉血液透析；CVVHDF. 连续静脉 – 静脉血液透析滤过；IHD. 间断血液透析；SCUF. 缓慢连续性超滤；SLED. 持续低效血液透析；UF. 超滤

溶质在滤器中的弥散是双向的。尿素、肌酐和钾离子从血浆转移到透析液，而碳酸氢盐和钙通常则向相反的方向弥散（图 27-2）。

标准透析器也可以进行单独超滤，这样，清除液体的同时不会显著改变血浆的化学成分。在超滤过程中，只有血泵在运转，而透析液不经过滤器。这个过程中产生流体压力梯度通过滤器膜两侧形成对流，从而清除溶剂。然而，不使用透析液即没有溶质弥散清除。当容量过负荷是唯一核心问题时，通常使用选择性超滤。

溶质清除可以通过改变透析器的大小和膜面积、血液和透析液的流速、透析时间来调整。血液滤过是透析的自动化过程，可以通过改变滤器内血液和透析液之间的压力梯度来调节溶剂的清除。虽然这项技术在 ICU 中很常用，但溶质和溶剂的快速变化会导致血流动力学不稳定，因此不

太适合重症患者。IHD 治疗通常每周进行 3～4 次，每次持续数小时。然而，由于这项技术是劳动和资源密集型的，更频繁的治疗可能受到人员配备和成本的限制。

（二）腹膜透析

在美国，5%～10% 的 ESRD 患者采用腹膜透析作为 RRT 主要模式。在腹膜透析中，透析液被灌注到腹膜腔。溶质和溶剂以弥散方式进入透析液，透析液定期排出，用新鲜的透析液代替。通过改变透析液的量或改变透析液每次在腹腔内"停留"的时间（透析液交换的间隔）来调节溶质清除。如果透析液在腹腔内停留的时间足够长，而允许溶质跨腹膜充分进行弥散，更频繁的交换可加速溶质的清除。通过高浓度葡萄糖维持高透析液渗透压来清除溶剂。这种渗透梯度导

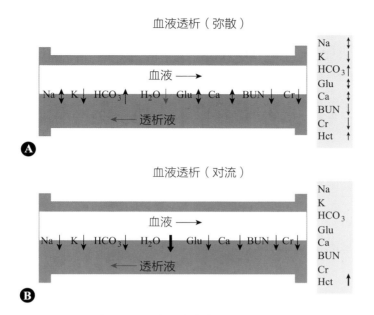

▲ 图 27-2　血液透析和血液过滤中溶质和水在透析器膜上的运动

对血清化学和血细胞比容的净效应如图所示。A. 在血液透析中，溶质转移显著高于水；滤后化学成分明显改变，血细胞比容略有增加。B. 在血液过滤中，显著清除水中的溶质。滤后的化学成分不变，因为溶质是按血浆浓度的比例被除去的；然而，由于滤过率相对高，血细胞比容显著增加

致水进入腹膜腔，也有助于通过溶剂清除溶质。通过改变透析液中葡萄糖的含量来调节液体的清除。

PD 的操作模式一般是日间手动的腹膜交换 [连续性可动式腹膜透析（continuous ambulatory peritoneal dialysis，CAPD）]，也可以在夜间使用腹膜透析仪行连续循环腹膜透析（continuous cycling peritoneal dialysis，CCPD）。就 CAPD 而言，一整夜中，透析液每 4～6 小时更换 1 次，透析液在腹腔内的停留时间更长。而 CCPD，则为夜间每 2～3 小时进行 1 次，白天腹腔没有或仅有少量的透析液。PD 滤过效能远低于 IHD，但由于溶质和溶剂的转移是缓慢进行的，并且具有较小的血流动力学影响，在 ICU 中，已经习惯且获益于 PD 的 ESRD 患者通常会继续应用该模式进行治疗。碍于建立透析血管通路的技术难度，以及溶质清除效率低，PD 通常不适用于 AKI。腹膜腔内 1～2L 的透析液会明显影响呼吸

力学，特别是在腹胀或肠梗阻的情况下。

（三）连续性肾脏替代治疗

CRRT 指的是几种不同的血液透析模式，其清除溶质的方式和治疗持续时间上各有不同。CRRT 具备缓慢清除溶质和溶剂的特点，而不像 IHD 那样在 3～4h 内达到高效清除目的。CRRT 的滤过效率低于 IHD，但比 PD 高得多。与 PD 一样，CRRT 比 IHD 对于血流动力学的影响更小。CRRT 相关治疗模式被广泛应用于重症患者，尽管其运转期间需要严密监护、充足的资源和过硬的专业技术人员。不同 CRRT 系统的运行参数如表 27-2 所示。图 27-3 则给出了不同技术的管路原理图。

（四）连续动静脉血液滤过，血液透析和血液透析滤过

早期的 CRRT 利用动静脉（arteriovenous，

表 27–2　**RRT 模式比较**

	IHD	**SLED**	**SCUF**	**CVVH**	**CVVHD**	**CVVHDF**
血流（ml/min）	250～400	100～200	＜100	200～400	100～200	100～200
透析液流量（ml/min）	500～800	100	0	0	17～34	17～34
滤液（L/d）	0～4	0～4	0～4	48～96	0	24～48
置换液（L/d）	0	0	0	46～94	0	23～44
废液饱和度（%）	15～40	60～70	100	100	85～100	85～100
溶质清除率	弥散	弥散	对流	对流	弥散	两者
持续时间（h）	3～5	8～12	可变	＞24	＞24	＞24

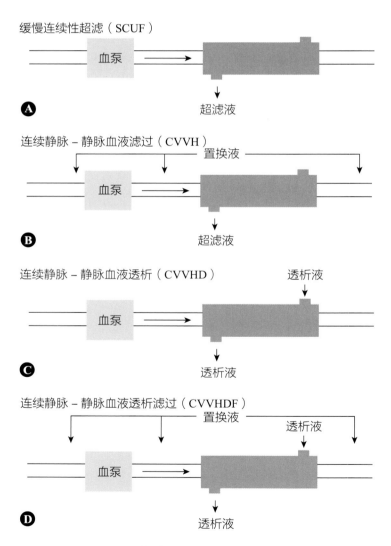

缓慢连续性超滤（SCUF）

连续静脉 - 静脉血液滤过（CVVH）

连续静脉 - 静脉血液透析（CVVHD）

连续静脉 - 静脉血液透析滤过（CVVHDF）

▲ 图 27-3　**各种连续肾脏替代治疗结构示意图**
A. SCUF 超滤液是由血泵产生的跨膜压力梯度产生的；B. CVVH 产生高剂量的超滤液，并将置换液注入前泵、滤器前或滤器
后；C. CVVHD 透析液被泵送至滤器，靠弥散达到溶质的清除；D. CVVHDF 系统采用超滤、置换液、透析液达到溶质清除

AV）系统，依靠动脉和静脉循环之间的压力梯度驱动经血液滤膜两侧进行超滤。然而，动脉压力的变化导致超滤率和溶质清除率不一致。AV系统还需要在股静脉留置大口径动脉导管并进行长期维护。随着现代双腔静脉导管和先进的泵驱动的静脉-静脉系统，AV系统已经在很大程度上逐渐被淘汰。

（五）连续静脉-静脉血液滤过，血液透析和血液透析滤过

在CRRT中，溶质清除是通过对流、弥散或上述方法的结合来实现的。连续静脉-静脉血液滤过（continuous venovenous hemofiltration，CVVH）是一种单纯对流技术，其中泵系统驱动血液通过滤器，并产生1～4L/h的超滤率。血流速通常比IHD低，并且不使用透析液。通过将这些大量的超滤液替换为不含目标溶质的溶剂，可以实现目标溶质的清除（如尿素氮和钾离子）。通过改变超滤率和置换液（replacement fluid，RF）输注速率来调节溶质和溶剂清除。置换液的使用可维持液体平衡，并通过稀释来降低血浆中溶质的浓度。置换液可以在透析管路的滤器之前（前稀释）或之后注入（后稀释）（图27-3）。

在以弥散为基础的模式中，如连续静脉-静脉血液透析（continuous venovenous hemodialysis，CVVHD）采用双泵系统驱动血液和透析液流经滤器，其中透析液流量和血流量通常比IHD低得多。CVVHD产生的超滤液（2～5L/d）比CVVH少，因为透析液的输注压力降低了滤器膜两侧的压力梯度。与IHD相比，溶质在滤器上的弥散是双向的（图27-2）。该模式中，未应用置换液。在CVVHD中，透析液与血液相向而行，但透析液的流速（1～2L/h为17～34ml/min）明显慢于血液流速（100～200ml/min）。这种差异使得血浆中尿素在滤器膜两侧完全平衡且透析液完全饱和。

在所有连续肾脏替代治疗的模式中，溶质清除与废液量（effluent volume，Vef）成正比。因此，废液量是保证治疗剂量方面的治疗目标，通常以ml/(kg·h) 衡量。废液量是血液滤过的产物。废液量包括CVVH中的超滤液，CVVHD中"消耗"的（平衡过的）透析液，以及CVVHDF中超滤液和消耗的透析液之和。尿素可以在CVVH中自由滤过，所以它在超滤液中的浓度与血浆中的浓度相同。因此，48L超滤液（废液）代表完全清除了48L血浆中的尿素。同样，在CVVHD中，废液量（消耗的透析液）中尿素也是处于完全饱和的状态。透析液剂量等同于完全清除了多少剂量血浆中的尿素。弥散在低透析液流量（1～2L/h）时对溶质的影响很小，但随着透析液流量的增加，影响愈发明显。

CVVHDF是将弥散和对流结合的单一治疗模式。其中透析液流速一般设置为1～2L/h，目的是促进由相对高的超滤率（1～2L/h）产生的对流清除效果。置换液的流量补偿了置换液高的超滤率。从历史的角度看，CVVHDF的临床应用是为了克服旧一代CRRT设备在透析器血泵和透析液流量不足的局限性。然而，目前CRRT设备可实现400ml/min的血流量，以及高达10L/h的透析量。大口径（13F）导管越来越多地用于高通量治疗模式。这些临床进展使得CVVH或CVVHD等不太复杂的治疗模式实现高通量治疗，并对CVVHDF的作用提出了质疑。

（六）缓慢连续性超滤

在缓慢连续性超滤（slow continuous ultrafiltration，SCUF）治疗模式中，血泵系统设定的流经滤器的循环血流量一般较低（通常不超过100ml/min），并产生较低的超滤率（通常为100～300ml/h）。

该模式在清除溶剂的同时，并不会改变血浆的化学性质，因为溶质及溶剂是按照一定比例被清除的。与其他 CRRT 模式相比，SCUF 是一种低强度的治疗模式。该模式通常用于容量过负荷。

四、肾脏替代治疗技术的注意事项

（一）抗凝

血液滤过通过超滤清除溶剂导致血液在滤器远端浓缩，因此中空纤维容易形成血栓。随着滤过分数（filtration fraction，FF）的增加，即超滤率与血浆流量比值的增加，滤器血栓形成的风险也会增加。滤过分数计算公式如下。

$$滤过分数 = 超滤率 / 血浆流速 = 超滤率 / [血液流速 \times (100-Hct)]$$

因此，超滤率越高，特别是当与低血流量相结合时，滤器越容易形成血栓。FF＞20% 时，滤器效能下降和形成血栓形成的风险急剧增加。鉴于滤器内的血液浓度受到血液流经透析器的短时间的限制，较高的血流速才能实现较高的液体清除率。

IHD 通常不需要抗凝治疗。该模式的高血流量实现溶质清除和超滤的同时降低了透析器形成血栓的风险。然而，不进行抗凝治疗的 IHD 也需要频繁使用盐水冲洗透析器保证纤维管路通畅。因此，与标准 IHD 相比，不进行抗凝治疗的 IHD 需要更多的人力资源。此外，红细胞制品不能通过透析滤器进行输注，因为红细胞比容的增加将导致滤器凝血。

与上述不同的是，CRRT 通常设置的血流速较低，超滤率较高，尤其是 CVVH 治疗模式中。根据上述公式，此时滤器凝血成为完成目标治疗量的主要障碍，同时也增加了护理工作量、设备消耗和输血需求。至此前稀释的滤过方式逐步走进临床，即在滤器前将置换液输注入血滤回路中，从而降低红细胞比容。在不影响过滤器寿命的情况下，可以达到更高的超滤率。然而，置换液也会稀释进入滤器中的溶质浓度，降低有效清除率。此时为补偿稀释效果，废液量目标应增加至 25%。其他一些 CRRT 参数，如血流速和超滤率，同时也必须做出调整，以补偿这种稀释效果。

为保障 CRRT 中滤器的寿命，特别是主要的以对流为机制的治疗模式，如 CVVH，抗凝一般是必须的。当选择肝素抗凝时，最初负荷剂量为 1000～2000U，而后持续输注约 10U/(kg·h)，目标设定为控制活化部分凝血酶时间为基线值的 1.5～2 倍。然而，静脉泵注肝素属于全身抗凝，对于活动性出血或肝素诱导的血小板减少症患者可能是禁忌证。

尽管理论上有优势，但 RRT 中低分子量肝素在疗效或安全性上似乎没有任何显著优势[6]。此外，这些药物更昂贵，抗凝效果更难以监测。

对于活动性出血或出血风险高的患者，根据 2012 年 KDIGO AKI 指南[10] 推荐，无枸橼酸抗凝禁忌的患者推荐使用枸橼酸对 CRRT 管路进行局部抗凝，局部进行枸橼酸抗凝（而不是对 CRRT 血管通路进行抗凝）是存在优势的[7-9]。沿 CRRT 引血端管路输注枸橼酸盐通过螯合钙（凝血级联的关键成分）来防止滤器血栓形成。回血端注入的氯化钙或葡萄糖酸钙恢复系统正常的钙水平。这种方法似乎可以降低出血的风险，延长滤器寿命[11]，另外，枸橼酸也可用于 HIT 患者。

使用枸橼酸时，尤其是肝功能存在明显异常的患者，必须严密监测血清和离子钙水平，动态调整含钙液的输注。枸橼酸在肝脏代谢为碳酸氢盐，过量蓄积可引起代谢性碱中毒。在肝衰竭的情况下，枸橼酸蓄积导致血清总钙升高，但离子钙水平降低，间接反映了与枸橼酸结合的循环钙增加。抗凝活性成分柠檬酸三钠溶液，也可能导致高钠血症。

其他局部抗凝的方法，如前列环素输注或用肝素鱼精蛋白逆转，目前尚没有很好的临床实践。前列环素是花生四烯酸的代谢物，其半衰期为3～5min，能够抑制血小板聚集。然而，它会引起血管扩张导致低血压，而且成本很高。鱼精蛋白结合并中和肝素，但输注技术复杂，可能与反复出血有关。

对于腹膜透析来说，抗凝不是必需的。然而，腹腔纤维蛋白可阻塞透析导管。如果在透析液中发现纤维蛋白凝块，应在每次腹膜透析液中加入肝素（1000U），持续数天。肝素在腹膜内不被吸收，因此不会产生全身抗凝的效果。

（二）血流速和透析液流速

标准透析器为达到最大尿素氮清除率一般血流速设置约为400ml/min。然而，对于ESRD患者，进行透析治疗时，血流量一般初始设置在200～250ml/min，并在几个疗程中逐渐增加。低血流量虽然限制了透析的效率，但可有效限制溶质和水的快速转移，进而降低了并发症的发生率，包括谵妄、癫痫和呼吸困难，统称为平衡失调综合征。除尿素氮持续显著升高这种临床情况外，AKI患者建议立即进行高血流量（400ml/min）治疗。CRRT的血流速度为100～400ml/min，不需要考虑平衡失调综合征，但与IHD相比，溶质和液体的清除速度较慢。IHD透析液流速一般为500～800ml/min。这些比率足够高，因此透析液流量的变化对IHD清除的影响相对较小。然而，由于CRRT的透析液流速要低得多，增加透析液流速可以显著增加溶质的清除。

（三）透析膜

大多数滤器都是圆柱形的，含有由半透膜组成的中空纤维，具有不同的表面积和孔径（图27-1）。其孔径足够小，允许较小和中等大小的分子跨膜转移，但阻止细胞物质或白蛋白的转移。膜的表面积取决于这些纤维的数量和长度。如果患者摄入了可通过透析膜转移的成分时，使用膜面积更大的滤器将增加其清除率。最初的透析膜由纤维素组成，目前已被合成的、更具有生物相容性的材料所取代，使用该材料时补体激活和白细胞黏附更少一些。

（四）透析液成分

透析液的生产应该以获得"超纯净水"为起点，其中内毒素或细菌可能回流到患者体内这一点是必须要考虑在内的。IHD和PD透析液的标准组成成分如表27-3所示。对于IHD，氯化物、葡萄糖和镁的浓度通常是固定的，而钠、钾、钙和碳酸氢盐的组成是可定制的。钠模型是一种用于预防低血压的策略，包括在透析开始时提高钠浓度，随后逐渐降低，以防止高钠血症。当尿素氮被快速清除时，较高的钠浓度有助于防止液体的快速转移。

透析液中钾离子浓度一般为1.0～4.0mEq/L，1.0mEq/L透析液一般用于严重高血钾患者。1.0mEq/L透析液的使用受到限制，因为它能快速清除钾，从而可能导致心律失常。

迄今为止透析液中使用的缓冲液都是碳酸氢盐。透析液中碳酸氢盐的浓度通常在33～35mEq/L范围内变化。较高的碳酸氢盐浓度（40mEq/L）用于严重酸中毒或抵消低潮气量引起的允许性高碳酸血症。

维护性血液透析的透析液钙浓度为2.5mEq/L。

表 27-3　血液透析和腹膜透析的透析液配方

溶　质	范围（常规浓度）
间歇血液透析	
Na^+	138～145mEq/L（140mEq/L）
K^+	0～4mEq/L（2mEq/L）
Cl^-	100～110mEq/L（106mEq/L）
HCO_3^-	35～45mEq/L（35mEq/L）
Ca^{2+}	1.0～3.5mEq/L（2.5mEq/L）
Mg^{2+}	1.5mEq/L（1.5mEq/L）
葡萄糖	0～200mg/dl（200mg/dl）
腹膜透析	
Na^+	132mEq/L
K^+	0mEq/L
Cl^-	96mEq/L
HCO_3^-	35mEq/L
Ca^{2+}	2.5mEq/L 或 3.5mEq/L
Mg^{2+}	0.5mEq/L 或 1.5mEq/L
右旋糖（g/dl）	1.5%、2.5% 或 4.25%

由于低钙血症在 AKI 中很常见，纠正酸中毒可能会进一步降低离子钙的浓度，一些专家建议在 AKI 患者中提高透析液中钙浓度(3.0～3.5mEq/L)。高钙透析液可用于纠正低钙血症，但应谨慎使用；动物模型显示，钙负荷加重器官功能障碍和增加脓毒症死亡率[12]。

CRRT 中有多种透析液和置换液可供选择。CVVHD 中使用的透析液的组成可能与 CVVH 中使用的置换液相同。选择钾和钙浓度以满足患者的需要。碱成分可以是碳酸氢盐、乳酸盐或柠檬酸盐。后两种缓冲液可代谢为碳酸氢盐，能有效地解决大多数肝功能良好的患者的酸中毒。

腹膜透析液的成分相对稳定。这些商业生产的溶液可为 2L 和 5L 液袋，只有葡萄糖含量不同（1.5%、2.5% 和 4.25% 浓度）。艾考糊精是一种比葡萄糖吸收慢的葡萄糖聚合物，已被用于某些严重高血糖或超滤不良的患者。必要时，可在透析液中加入钾、胰岛素、肝素或某些抗生素。

（五）透析导管通路建立

建立和维护合适的血管通路对于所有类型的 RRT 都至关重要。最好在两种不同的情况下考虑通路：需永久性血管通路的 ESRD 患者和临时血管通路的 AKI 患者。

（六）动静脉瘘及旁路移植

对于采用 IHD 治疗的 ESRD 患者，永久性透析通路选择包括动静脉瘘（arteriovenous fistula，AVF）、动静脉移植（arteriovenous graft，AVG）或隧道式中心静脉导管。在动脉和静脉相连形成的动静脉瘘"成熟"的过程中，高血流量导致房室吻合术近端静脉的逐渐扩张和增厚或"动脉化"。一旦成熟，AVF 在 1 周之内可重复插管以满足 IHD。作为 IHD 的最佳通路，AVF 能够提供高血流量（>500ml/min），并且血栓和感染的发生率相对低。然而，AVF 需要较长的成熟时间（通常为几个月），不适合 AKI 患者。此外，AVF 不能耐受连续插管，因此不能用于 CRRT。

采用一种合成材料连接动脉和静脉，这种血管通路被称为 AVG。与 AVF 一样，AVG 由于需要几周才能成型，不适用 AKI 患者，也不能用于 CRRT。与 AVF 相比，AVG 的持久性较差，血栓形成和感染的发生率也高得多。

为保持动静脉瘘和动静脉移植物的寿命，应避免在通路端测量血压、静脉穿刺和使用缩窄敷料或止血带。重症患者常常合并低血压或严重循环衰竭，因此急性血栓形成也可能发生。

（七）腹膜透析管路

与 IHD 和 CRRT 不同，腹膜透析患者不需要血管通路。腹膜透析导管允许从腹膜腔输注和引流透析液。大多数腹膜透析管路是树脂合成的，两个合成袖口一个放在皮肤下面，一个放在腹筋膜下面，用来防止导管移位和感染。留置 PD 导管后通常会延迟使用 1 周或 2 周，以便插管部位和导管隧道的愈合。在紧急情况下也可早期使用永久性导管，注意小剂量交换且关注患者体位，而且早期使用可能增加透析液泄漏或感染的风险。虽然很少使用，但 AKI 患者紧急需要 RRT 时，可以将无袖带 PD 导管放置在床边并立即使用。由于存在肠穿孔或器官穿刺的风险，腹膜透析导管留置应尤其慎重，并由熟练的操作人员进行留置。

五、血液透析导管及导管置入术

大多数 AKI 患者透析血管通路为临时中心静脉导管。这些设备分为两种不同的类别，急性非袖口、非隧道导管或长期袖口、隧道导管。所有都是大直径（12～15F）和双腔设计。紧急需要透析的患者通常选择在床边留置颈内静脉或股静脉，为 IHD 和 CRRT 提供了快速通道。这些导管的并发症包括感染、血栓形成和血管穿孔。

预期的透析支持时间超过 2 周时，则需放置带袖口的隧道导管。隧道导管一般由硅酮等软材料组成，通常在可视化手段引导下置入颈内静脉或股静脉，并通过皮下隧道退出。导管尖端一般留置到右心房，从而允许更高的血流量。与僵硬的急性非袖套透析管路不同，柔软的袖套透析导管穿孔风险相对低。用于固定导管的皮下袖带和插入隧道可以降低感染的发生率，因此这些导管

可能会持续几个月或更长时间。

临时血液透析导管留置

血液透析所需的血管通路位置取决于患者周围静脉的状态，以及有能力留置隧道导管的团队的紧迫性和可用性。当需要紧急血液透析或存在感染是留置长期血液透析导管的禁忌证时，重症医生常常选择放置临时血液透析导管。可用的颈内静脉是临时血液透析导管置入的首选血管通路。当不能置入颈内静脉时，可置入股静脉。我们建议不要在锁骨下静脉留置临时血液透析导管。

标准的置管前程序包括获得知情同意，进行物品准备，为导管置管准备无菌场地，以及留置导管小组工作流程，包括双人核查、流程和部位核验，过敏和止血等事件的应对，确认功能性监测和复苏抢救设备的可用性，血管解剖和通畅性的影像学评估（包括在留置前和过程中对留置部位进行超声评估）。我们强烈建议使用留置导管成品包，其中包括所有必须的用品，并以标准和有效的形式呈现。第 19 章中演示了颈内及股静脉血管通路超声图像和检查表。

六、肾脏替代治疗的适应证及启动时机

值得注意的是，目前对于 AKI 患者何时启动 RRT 的绝对适应证尚无共识。由于缺乏客观的临床或生化结果且透析支持治疗相对普遍，临床实践差异广泛[13]。目前公认的肾脏替代治疗的适应证如下。

- 对利尿药治疗无效的容量过负荷。
- 药物治疗无效的高钾血症或顽固性代谢性酸

中毒。

- 可经滤过的药物或毒物中毒。

- 明显的尿毒症迹象或症状：脑病、心包炎、尿毒症。

- 进行性恶化的氮质血症。

若对于满足以上标准的 AKI 患者并未采取 RRT 治疗，可能对其高死亡率影响不大，特别是在多器官功能衰竭的情况下。仅仅预防尿毒症并发症的治疗策略遵循了 AKI 的旧模式：这些患者死于肾功能障碍的并发症，而不是死于肾功能障碍。尽管认识到 AKI 具有很高的死亡率风险[14]，并且积极的 RRT 管理可能会影响预后并降低死亡率，但目前的指南确定在 AKI 中启动 RRT 的最佳时间仍无定论。

（一）肾脏替代治疗启动的时机：早或晚

表 27-4 总结了 AKI 患者早期开始 RRT 的临床证据。通常从临床研究的角度出发很难解释，因为 RRT 起始时间和强度各不相同。

最近一项芬兰 ICU 的 AKI 患者接受 RRT 治疗的回顾性研究中比较分析了满足常规 RRT 适应证（"经典 RRT"）和非常规 RRT 适应证（"抢先治疗"）的患者，并进一步将典型指征分为"典型延迟"或"典型紧急"，这取决于是否在出现指征后 12h 内开始进行 RRT[22]。根据作者的定义，近 44% 的患者接受了"抢先制人"的 RRT。经典组的 90 天校正死亡率较高（OR=2.05，P=0.04）。在经典组中，RRT 延迟>12h 组即经典延迟组，也与死亡率比值比 3.85 相关（P=0.01）。以上观察数据表明，早期启动 RRT 对生存有好处。

一项关于 ICU 中 1200 多名 AKI 患者的前瞻性研究强调了"早期"和"晚期"RRT 定义的细微差别[23]。在该研究中，肌酐水平>3.5mg/dl 的 AKI 患者立即启动 RRT，其校正生存率优于低水平肌酐组。然而，从 ICU 住院到 RRT 开始的时间越长，死亡率越高。这些结果表明，RRT 的启动不能仅仅依赖于实验室定义。

最近的一项单中心随机临床研究中比较分析了"早期开始"（BUN 或肌酐分别为 70 或 7mg/dl）与"常规开始"（由治疗肾病医生的临床判断决定）启动 RRT 治疗，结果显示，早期启动 RRT 的 AKI 患者住院死亡率具有显著升高的趋势（20.5% vs. 12.2%）。然而，在存活者中，AKI 患者住院死亡率或 3 个月的透析依赖两组之间没有统计学差异[24]。与上述芬兰的研究相悖的是，本研究最终不支持在缺乏较传统的适应证的情况下"早期"或"抢先"给予透析治疗。值得注意的是，目前正在进行一项更大的多中心研究，旨在比较符合基于实验室和尿量的 AKI 标准后立即开始 RRT 与一些满足额外严苛标准的重症患者的死亡率[25]。

最近多项 Meta 分析总结了 RRT 起始时间的临床证据。一篇 2008 年发表的文章中分析了涉及 2000 多名患者的 18 项队列研究[20]，结果显示早期启动透析可降低 28% 的总体死亡率。最近的一项系统综述和 Meta 分析报道称，AKI 重症患者早期启动组 28 天死亡率的优势比为 0.45（95%CI 0.28～0.72）。而后一篇综述中写道，早期启动 RRT 可能也与缩短 RRT 时间和 ICU 住院时间、提高肾脏恢复率相关[26]。这两项 Meta 分析均存在显著的方法学局限性，包括排除了确定的结论，包括发表偏倚、在被引用研究的几十年跨度内技术的变化、早期和晚期治疗的异质定义，以及缺乏随机试验。

所有观察性研究的另一个主要方法学局限性是在分析中遗漏了从未接受过 RRT 的患者。在满足 RIFLE 标准（肌酐增加 3 倍）的患者中，不到 15% 的患者在住院期间接受 RRT。一些 AKI 患者肾功能恢复并存活，而另一些患者可能在启

表27-4　评估肾脏替代治疗起始时间的研究综述

研究	RRT方式	研究设计	患者数	早期上机指征	晚期上机指征	早期上机存活率(%)	晚期上机存活率(%)	备注
Gettings等[15]	CRRT	回顾	100	BUN<60mg/dl	BUN>60mg/dl	39	20	晚期组中MOSF/脓毒症较多
Bouman等[16]	CRRT	RCT	106	符合AKI标准12h内： • UOP<30ml/h • Ccreat<20ml/min	• BUN>112mg/dl • K>6.5mEqk • 肺水肿	LV：69	LV：75	• 死亡率低（27%） • 证据不足 • 36名晚期的患者有6名没有上机
Demirkiliç等[17]	CRRT	回顾	61	• UOP<100ml/8h • 即使使用呋塞米	• Creat>5 或 • K>6.5mEqk	77	45	心脏手术后TTI（天）0.9 vs. 2.6
Elahi等[18]	CRRT	回顾	64	• UOP<100ml/8h • 即使使用呋塞米	• BUN>84mg/dl • K>6.0mEqk	78	57	心脏手术后TTI（天）0.8 vs. 2.6
Liu等[19]	CRRT	回顾	80	入ICU12h内	传统指标	55	28	• 脓毒症＋少尿 • 历史对照 • 早期滤过
Seabra等[20]	IHD和CRRT	• Meta分析 • RCT • 队列	243	BUN<76mg/dl	BUN>76mg/dl	65	59	高BUN的调整RR(死亡)为1.85 • 早期启动的风险降低 • 队列：28% RR • RCT：36% RR
Palevsky等[21]	IHD和CRRT	前瞻性观察	2378	不确定	不确定			
Vaara等[22]	IHD和CRRT	前瞻性观察	239	非传统	传统	70.5	51.5	混合人群
Bagshaw等[23]	IHD和CRRT	前瞻性观察	1238	• 尿素<24.2mmol/L • Screat<309mmol/L • 入ICU 2天内上机 • 入ICU 2~5天内上机 • 入ICU 5天后上机	• 尿素>24.2mmol/L • Screat>309mmol/L	• 36.6 • 28.6 • 41.1 • 37.9 • 27.2	38.6 46.6	• 23个国家 • 54个ICU
Jamale等[24]	IHD和CRRT	前瞻性RCT	208	BUN>70mg/dl 或 Screat值>7.0	传统	79.5	87.8	• 单中心 • 仅院内死亡率

BUN. 尿素氮；Ccreat. 肌酐清除率；CRRT. 连续肾脏替代治疗；HV. 高通量血液滤过；IHD. 间断性血液透析；LV. 低通量血液滤过；MOSF. 多脏器功能衰竭；RCT. 随机对照试验；Screat. 肌酐；TTI. 启动时间；UOP. 尿量

动 RRT 前死亡。目前为止回顾性研究尚未得出有关预后的结果。在接受 RRT 治疗的 AKI 患者中，注定会康复和存活的患者可能会丰富早期启动组的数据，而注定会在延长治疗后死于多器官功能衰竭的患者可能会影响晚期启动组的数据。未来关于早期启动与晚期启动 RRT 的研究，无论是前瞻性的还是观察性的，都必须将"无 RRT"纳入研究设计[21]。

急性肾损伤工作组（Acute Kidney Injury Network，AKIN）[27] 制订了目前公认的 RRT 启动指南。我们在表 27-5 中总结了一个类似的指标列表。启动 RRT 的参数应考虑到患者的整个临床情况。一个特定的指示可以是绝对的或相对的。绝对指示表示强制执行 RRT 的独立条件。相对适应证要求有伴随的情况，否则 RRT 不是强制使用，但可以推荐使用。单一器官功能衰竭与多器官功能衰竭指征的 AKI 患者相比，相同参数而指征不同。病程可能比绝对参数更重要。RRT 指征的强度取决于患者的临床状况是改善、恶化还是无变化。

（二）透析剂量

治疗 AKI 的 RRT 的剂量或强度目前缺乏临床标准答案。尽管缺乏临床证据，许多专家认为 IHD 的治疗剂量至少应该达到 ESRD 患者推荐的尿素清除率。尿素的清除率可以通过 Kt/V 或尿素清除指数（urea reduction ratio，URR）反应。Kt/V 为透析剂量的无量纲指数，其中 K 为滤器尿素清除率，t 为透析持续时间，V 为尿素分布体积；Kt/V 被认为是时间度量下的尿素清除率，是通过将透析前和透析后尿素和体积数据应用到已公布的公式中来确定的。假设单池尿素动力学，每个 IHD 的 Kt/V 应超过 1.2。另外，一些程序的目标是 URR 超过 65% 或 70%。URR 的计算公式如下。

表 27-5　急性肾损伤患者肾脏替代治疗的一般指征

指　征	特　点
代谢异常	• BUN＞100mg/dl • 血钾＞6mEq/L 伴心电图异常 • 高钠及低钠血症
代谢性酸中毒	• pH＜7.00 • 与使用二甲双胍相关的乳酸性酸中毒
少尿或无尿	• ＜0.5ml/(kg·h)×6h • ＜0.5ml/(kg·h)×12h • ＜0.3ml/(kg·h)×24h 或无尿 ×12h
液体过负荷	• 利尿药敏感 • 利尿药耐受

BUN. 尿素氮

尿素清除指数 =（透析前尿素 – 透析后尿素）/透析前尿素

RRT 还可以简单地用于将 BUN 维持在目标水平以下，如＜80～100mg/dl。

增加尿素清除率的方法包括维持高通量透析，通常需要使用大口径导管和高规格针头，使用更大的透析器，以及延长透析时间或频率。需要注意的是，足够的尿素清除并不能确保超滤的需求得到满足，可能需要额外的 RRT 来解决容量负荷过重的问题。

目前有关 AKI 患者采用腹膜透析治疗的目标剂量或强度设定数据很少。对于稳定的 ESRD 患者使用 RRT 的指南仍然没有完全验证，即使对于常用的技术，如 CCPD。当 ESRD 患者在 ICU 病房住院时，通常会维持门诊治疗方案。可根据临床需求调整方案用以增加溶质和溶剂的清除，例如增加交换频率，改变透析液葡萄糖浓度，以及（很少）增加透析液体积。

基于几个单中心的研究结果指出，AKI 重症患者的 RRT 治疗强度，特别是 CRRT，透析越多，预后越好[28-30]。

目前指南的临床推荐很大程度上受到了美国的一项大型多中心试验 ATN 的影响。该试验验证了一种假设，即重症患者进行更高强度的 RRT 将降低死亡率并促进肾功能恢复[31]。在 27 个中心共 1124 名患者被随机分为强化治疗（intensive therapy，IT）和非强化治疗（less intensive therapy，LIT）。临床试验采用综合治疗策略。血流动力学稳定的患者选用 IHD 模式，而血流动力学不稳定的患者选用 CVVHD 或 SLED。随着患者血流动力学状态的改变，允许患者从一种模式转换成另一种模式。对于 IT 组，IHD 和 SLED 每周进行 6 次，CVVHDF 废液量设置为 35ml/(kg·h)。LIT 组、IHD 组和 SLED 组每周进行 3 次，CVVHDF 废液量设置为 20ml/(kg·h)。最终结果显示 60 天死亡率无差异（IT 组 53.6%，LIT 组 51.5%）。两组在 RRT 持续时间、肾功能恢复率或肾外器官功能恢复方面没有差异。另一项在澳大利亚和新西兰进行的多中心随机试验比较了两种强度水平的 CRRT 的效果[32]。高通量的治疗并没有降低 90 天的死亡率。最近，一项欧洲多国试验显示，脓毒性休克患者的 28 天生存率或其他几个相关终点没有差异，其中 AKI 采用大容量或标准容量连续血液滤过治疗，处方剂量分别为 70ml/(kg·h) 或 35ml/(kg·h)[33]。

总的来说，这些研究并不意味着 RRT 治疗剂量不重要。在 ATN 研究中，LIT 组患者的透析效能比在典型临床实践中接受常规治疗剂量的患者更好。在 LIT 组中，透析治疗（IHD，SLED）提供了 Kt/V 为 1.30，透析前平均 BUN 为 70。在进行 CVVHDF 治疗的患者中，中位治疗时间为 21h/d，远远长于临床实践中实现的时间。我们支持 ATN 研究者的剂量推荐，这些建议与 2012 年 KDIGO AKI 指南中提出的建议一致[10]。

- IHD 或 SLED。

– 每周提供 3 次血液透析（隔天）。

– 监测给药剂量，以确保 Kt/V 为 1.20 或更高。

- CRRT

– 采用大口径导管和抗凝系统，最大限度延长滤器寿命。

– 确保废液流速（血液滤过率 + 透析液流速）为 20ml/(kg·h) 或以上。

– 若采用涉及置换液的对流模式，置换液剂量应相应增加 25% 以补充由于稀释带来的影响。

七、模式选择

在美国，血流动力学稳定的 AKI 患者一般采用 IHD 治疗。该技术能够快速实现溶质和溶剂清除，但低血压应用存在局限性。病情不稳定的患者多采用 CRRT 治疗。随着血流动力学状态的改变，患者可能从一种模式转换成另一种模式。透析治疗每周至少进行 3 次。ICU 中 AKI 患者平均每天接受 3.5L 液体治疗。IHD 可以通过额外的超滤来补充以满足容量的需求。

主要的 RRT 选择是 IHD 和 CRRT。尽管在发展中国家[34]仍是一种重要的 ICU 治疗方式，但在过去 30 年中，AKI 的 PD 治疗已经显著下降。此外，最近的一项 Meta 分析结果显示，接受 PD、IHD、CRRT 治疗的 AKI 患者合并死亡率没有差异[35]。只有少数使用 SLED，通常是为了响应资源考虑。

（一）IHD 与 CRRT

AKI 的模式选择是高度可变的，似乎正在朝着有利于 CRRT 的方向变化。历史上，美国的大多数患者都是接受 IHD 治疗的。然而，最近对退伍军人事务部和美国的一项调查显示学术医学中心报道了 IHD 和 CRRT 的混合模式[36]。在国际上，CRRT 通常是管理 AKI 的首选方式[37, 38]。向 CRRT 的转变是由 CRRT 相对于 IHD 的一些重要的实践和理论优势所驱动的。

- CRRT 诱导低血压较少，血流动力学不稳定的患者耐受性更好。
- CRRT 可以在不诱发或加重低血压的情况下清除大量液体。
- 由于 CRRT 低血压发生率较低，它可以通过避免重复发生肾低灌注来促进 AKI 患者的肾恢复。
- RRT 比隔日 IHD 能够实现更大的溶质清除率。
- 由于 CRRT 最小化/限制了低血压和失衡，它能更好地保障急性脑损伤和肝衰竭患者的脑灌注。
- CRRT 的对流模式，特别是 CVVH，可清除脓毒症中有害的免疫调节物质。

表 27-6 总结了 IHD 与 CRRT 比较的主要研究。回顾性研究表明，模式的选择对于 AKI 患者生存率没有影响[45, 47]，还有一些报道称，接受 CRRT 治疗的患者死亡率更高。有关不同 RRT 模式的前瞻性随机研究得出的结论各有差异。尽管没有研究表明 CRRT 与 IHD 患者生存或肾功能恢复方面有差异，一些研究显示 CRRT 改善了血流动力学稳定性[43, 48]。

一项迄今为止规模最大、筛选标准最严格的前瞻性多中心试验中[42]，来自 21 个医疗中心的 359 名患者被随机分为 IHD 或 CVVHDF。两组患者的病情严重程度相似。血管活性药物应用在随机分组（IHD 和 CVVHD 分别为 86% 和 89%）和脓毒症（69% 和 56%）中都很常见。IHD 组与 CVVHDF 组的交叉率很低（3.3%），两组使用相同的透析膜。各组的 60 天生存率和肾功能恢复情况相同。与其他前瞻性研究不同，该试验报道的低血压发生率相似。通过常规使用冷透析液（35℃）、高透析液钠浓度（150mmol）、等容量连接、进行性超滤和延长透析时间（＞5h），IHD 患者的血流动力学稳定性得到了极大的提高。值得注意的是，尽管本研究中 IHD 的平均治疗时间为 5.2h，但该研究表明，大多数患者可以不考虑血流动力学而接受 IHD 治疗。

最近一项来自德国外科 ICU 重症患者的研究发现，CVVH、SLED 两组相比，死亡率和透析期内低血压发生率没有统计学差异，包括 12h 的透析治疗，血液流量为 100～120ml/min[46]。SLED 组 ICU 住院时间短，机械通气时间短，输血量少。此外，成本分析表明，与 CVVH 相比，SLED 所需的护理时间明显更少。

尽管之前的一些 Meta 分析和系统综述得出结论，对于 AKI 患者而言，没有哪一种特定的肾脏支持模式可以提高生存率或降低长期透析依赖率[49-51]，但最近的一项 Meta 分析确实报道了在最初接受 IHD 治疗的 AKI 幸存者的相关情况[52]。该分析包括两项大型研究[43, 44]，这两项研究表明，最初接受 IHD 治疗的生存者的透析依赖明显更高，尽管 CRRT 治疗的患者死亡率更高。

总之，目前没有证据证实哪一种特定 RRT 模式可以提高 AKI 患者的生存率。一些前瞻性临床研究表明，CRRT 可改善血流动力学稳定性，一些回顾性研究分析表明 CRRT 能促进肾功能恢复。在许多情况下，模式选择有赖于医疗和护理专业知识、设备或护理的可获得性。当两种模式都可用时，应根据临床状况进行个性化选择。大多数美国三级护理中心在血流动力学不稳定的情况下选择 CRRT。如果可以通过增加治疗频率和治疗时间来降低超滤率，IHD 也可以成功地用于血流动力学不稳定的患者。紧急血液透析治疗可

表 27-6 比较 IHD 和 CRRT 的主要研究

研 究	研究设计	患者数	死亡（IHD）	死亡（CRRT）	IHD 患者死亡比值比（95% CI）	RR[a]（CRRT vs. IHD）	备注
Mehta 等[39]	RCT	166	18	66	0.63（0.30～1.10）	35% vs. 33%	CRRT 组肝衰竭更多，MOSF 更多
Augustine 等[40]	RCT	80	70	68	1.12（0.40～3.20）	无差别	CRRT 组患者液体排出量更多，低血压更少
Uehlinger 等[41]	RCT	125	51	47	1.16（0.50～2.50）	50% vs. 42%	
Vinsonneau 等[42]	RCT	359	68	67	1.05（0.60～1.7）	90% vs. 93%	严格每周 5～6h IHD 4 次
Uchino 等[43]	观察性	1218	48	64		85% vs. 66%	CRRT 预测独立于透析
Bell 等[44]	观察性	2202	46	51		92% vs. 83%	瑞典 32 家 ICU 90 天透析依赖：8% vs. 16%
Cho 等[45]	多中心观察	398	42	55	CRRT 的死亡率 RR 为 1.82（1.26～2.62）	未报道	调整脓毒症 / 肝功能衰竭后 CRRT 的死亡风险仍然存在
Schwenger 等[46]	前瞻性随机试验	232	49.6	55.6	未报道	未报道	SLED 处理时间为 12h

CI. 置信区间；CRRT. 连续肾脏替代治疗；ICU. 重症监护病房；IHD. 间断血液透析；RCT. 随机对照试验；RR. 肾功能恢复
a. 透析的独立研究

能会涉及人手不足的问题，如无法进行高频（每周 5～6 次）和（或）延长（>5h）透析。同样，人员配备的限制导致许多美国项目将 CRRT 的适应证扩展到血流动力学稳定但容量过负荷和特定液体摄入量大的患者。

（二）建议

我们支持大多数美国中心的做法，在以下临床情况下治疗 AKI 推荐 CRRT 而不是 IHD。

- 低血压需要升压支持。
- 容量过负荷需要缓慢脱水。
- 在 3 次 IHD 治疗中 BUN 降低<80mg/dl 的高分解代谢患者。
- AKI 在严重肝功能衰竭的情况下。
- 技术推荐。
  - 我们喜欢 CVVH，因为它简单。没有证据表明 CVVH 比 CVVHD 或 CVVHDF 有更好的预后[53]。
  - 无论 CRRT 方式如何，废液量应为 20～25ml/(kg·h)。

（三）停机

肾功能恢复传统上被定义为少尿的逆转和血清肌酐的进行性下降。尿量增加在非少尿患者中可能不明显。如果对 CRRT 患者进行集中治疗，血清肌酐可能是正常的，因此不可能检测到自发性下降。我们根据 ATN 研究中使用的标准来定义肾功能恢复情况[31]。

- 尿量超过 30ml/h（720ml/d）。
- 6h 定时收集尿液，计算肌酐清除率（公式如下）。

肌酐清除率 = 尿肌酐 × 尿量 / 血肌酐 ÷360

当＜12ml/min 时，继续 CRRT；当 12～20ml/min 时，个体化 CRRT；当 12～20ml/min 时，终止 CRRT。

八、RRT 并发症

对 RRT 并发症的全面讨论超出了本章的范围。我们将回顾在 ICU 中透析治疗常见的并发症。

（一）感染

感染是所有 RRT 方法的常见并发症。对于 IHD 和 CRRT，感染通常与血液透析导管的使用有关，并可能导致 RRT 中断和死亡率增加。一项最大的前瞻性随机研究比较颈内静脉和股静脉血管通路，发现 5 天后感染风险没有差异[54]。该试验随机分配 750 名患者接受颈静脉或股静脉置管。两组导管相关感染发生率相同（股静脉和颈静脉置管分别为 1.5/1000 导管日 vs. 2.3/1000 导管日）。与股动脉导管相比，颈静脉导管的血肿发生率更高（3.6 % vs. 1.1%）。因此，股动脉导管可以短期使用。

腹膜炎是腹膜透析常见的感染性并发症，也通常是拔除导管和改变方式的主要原因。它通常是由交换过程中的细菌污染或沿导管隧道迁移造成的。症状和体征包括发热、腹痛、压痛和透析液混浊。腹膜液白细胞计数＞100 个 /ml，中性粒细胞至少 50%，提示细菌感染；淋巴细胞为主的细胞计数可能伴随真菌或分枝杆菌感染。当怀疑腹膜炎时，应在抗生素治疗前进行 PD 液培养。金黄色葡萄球菌和表皮葡萄球菌是常见的病原体；然而，在 ICU 中应特别考虑多重微生物和真菌感染。疑似腹膜炎的患者在密切追踪培养结果的同时，立即经验性应用覆盖革兰阳性和革兰阴性微生物的抗生素。

（二）水电解质酸碱平衡紊乱

所有形式的 RRT 都能引起各种电解质和酸碱紊乱。这在 CVVH 中最常见，因为如果不仔细调整 RF 和溶质补充，大量血浆的对流损失很容易导致低钙、低镁、低磷、低钾和代谢性酸中毒。至少需要每天监测血清电解质，在许多临床情况下可能监测更频繁。IHD 和 CVVHD 的代谢紊乱较少发生，因为透析液成分已经过调整，可以避免过多的钾清除，通常在补充碳酸氢盐的同时维持钙和镁的水平。低磷酸盐血症在弥散为主的 RRT 模式中并不常见，但 CVVH 等对流模式时情况相对复杂一些。

（三）血管通路血栓形成

血管通路血栓形成是 RRT 常见的并发症。AVF 或 AVG 血栓形成通常发生在低血压或严重容量衰竭的情况下，特别是在通道近端静脉系统狭窄的情况下。AVG 比 AVF 更容易发生血栓形成。其诊断相对简单，表现为液体输入的同时可触摸的震颤或声音消失。在血栓形成不完全或即将形成血栓的情况下，管路的建立即可显示血栓的存在。很少需要超声检查来明确血栓形成。如果可行，应通过手术取栓或机械或化学溶栓来恢复通路的通畅。决定修复或修改 AVF 或 AVG，以及使用的方法，将取决于患者的临床状态、医师的专业知识和可用的设备。

血液透析导管血栓形成不太常见，其典型表现为血流受阻。可将溶栓剂灌注到导管中并留置；如果多次尝试后仍不能恢复血流，则可能需要更换导管。

（四）低血压

IHD 术后常伴有低血压。透析过程中低血压严重降低限制了超滤，使肾损伤永久存在，并危及其他重要器官的灌注。透析相关性低血压的病理生理学包括左心室充盈不足和对容积减少的反应性（升压）反应不足。超滤速率、液体在细胞外室和细胞内室之间转移的速率，以及血浆再充盈率（液体从间质移动到血浆）决定左心室充盈压力。可以降低 IHD 出现低血压风险的方法如下。

- 通过延长治疗时间来降低超滤速率。
- 通过增加治疗频率来降低单次超滤容积。
- 利用钠模拟尽量减少细胞内液体转移。
- 将透析液冷却至35℃，增强血管收缩张力。
- 通过输注白蛋白提高血浆再充盈率。
- 用含钙置换液促进血管收缩张力。
- 透析前用甲氧安福林促进血管收缩张力。
- 用去甲肾上腺素或加压素促进血管收缩。

参考文献

[1] Scheel PJ, Liu M, Rabb H. Uremic lung: new insights into a forgotten condition. *Kidney Int*. 2008;74(7):849-851. doi:10.1038/ki.2008.390.

[2] Bagshaw SM, Brophy PD, Cruz D, Ronco C. Fluid balance as a biomarker: impact of fluid overload on outcome in critically ill patients with acute kidney injury. *Crit Care*. 2008;12(4):169. doi:10.1186/cc6948.

[3] Sutherland SM, Zappitelli M, Alexander SR, et al. Fluid overload and mortality in children receiving continuous renal replacement therapy: the Prospective Pediatric Continuous Renal Replacement Therapy Registry. *Am J Kidney Dis*. 2010;55(2):316-325. doi:10.1053/j.ajkd.2009.10.048.

[4] Boyd JH, Forbes J, Nakada T, Walley KR, Russell JA. Fluid resuscitation in septic shock: a positive fluid balance and elevated central venous pressure are associated with increased mortality. *Crit Care Med*. 2011;39(2):259-265. doi:10.1097/CCM.0b013e3181feeb15.

[5] Mehta R. Indications for dialysis in the ICU: renal replacement vs. renal support. *Blood Purif*. 2001;19:227-232.

[6] Lim W, Cook DJ, Crowther MA. Safety and efficacy of low molecular weight heparins for hemodialysis in patients with endstage renal failure: a meta-analysis of randomized trials. *J Am Soc Nephrol*. 2004;15(12):3192-3206. doi:10.1097/01.ASN.0000145014.80714.35.

[7] Wu MY, Hsu YH, Bai CH, Lin YF, Wu CH, Tam KW. Regional citrate versus heparin anticoagulation for continuous renal replacement therapy: a meta-analysis of randomized controlled trials. *Am J Kidney Dis*. 2012;59(6):810-818. doi:10.1053/j.ajkd.2011.11.030.

[8] Morabito S, Pistolesi V, Tritapepe L, Fiaccadori E. In-depth review regional citrate anticoagulation for RRTs in critically ill patients with AKI. *Clin J Am Soc Nephrol*. 2014;9(30):2173-2188. doi:10.2215/CJN.01280214.

[9] Oudemans-van Straaten HM, Ostermann M. Bench-to-bedside review: citrate for continuous renal replacement therapy, from science to practice. *Crit Care*. 2012;16(6):249. doi:10.1186/cc11645.

[10] KDIGO clinical practice guideline for acute kidney injury. *Kidney Int*. 2012;2(1):i-iv; 1-138.

[11] Kutsogiannis DJ, Gibney RTN, Stollery D, Gao J. Regional citrate versus systemic heparin anticoagulation for continuous renal replacement in critically ill patients. *Kidney Int*. 2005;67(6):2361-2367. doi:10.1111/j.1523-1755.2005.00342.x.

[12] Collage RD, Howell GM, Zhang X, et al. Calcium supplementation during sepsis exacerbates organ failure and mortality via calcium/calmodulin-dependent protein kinase kinase signaling. *Crit Care Med*. 2013;41(11):e352-e360. doi:10.1097/CCM.0b013e31828cf436.

[13] Thakar CV, Rousseau J, Leonard AC. Timing of dialysis initiation in AKI in ICU: international survey. *Crit Care*. 2012;16(6):R237. doi:10.1186/cc11906.

[14] Uchino S, Kellum JA, Bellomo R, et al. Acute renal failure in critically ill patients–a Multinational, Multicenter Study. *J Am Med Assoc*. 2005;294(7):813-818.

[15] Gettings LG, Reynolds HN, Scalea T. Outcome in post-traumatic acute renal failure when continuous renal replacement therapy is applied early vs. late. *Intensive Care Med*. 1999;25(8):805-813. doi:10.1007/s001340050956.

[16] Bouman CS, Oudemans-Van Straaten HM, Tijssen JG, Zandstra DF, Kesecioglu J. Effects of early high-volume continuous venovenous hemofiltration on survival and recovery of renal function in intensive care patients with acute renal failure: a prospective, randomized trial. *Crit Care Med*. 2002;30(10):2205-2211. doi:10.1097/01.CCM.0000030444.21921.EF.

[17] Demirkiliç U, Kuralay E, Yenicesu M, et al. Timing of

replacement therapy for acute renal failure after cardiac surgery. *J Card Surg.* 2004;19(1):17-20.

[18] Elahi MM, Yann Lim M, Joseph RN, Dhannapuneni RRV, Spyt TJ. Early hemofiltration improves survival in post-cardiotomy patients with acute renal failure. *Eur J Cardio-thoracic Surg.* 2004;26(5):1027-1031. doi:10.1016/j.ejcts.2004.07.039.

[19] Liu KD, Himmelfarb J, Paganini E, et al. Timing of initiation of dialysis in critically ill patients with acute kidney injury. *Clin J Am Soc Nephrol.* 2006;1(5):915-919. doi:10.2215/CJN.01430406.

[20] Seabra VF, Balk EM, Liangos O, Sosa MA, Cendoroglo M, Jaber BL. Timing of renal replacement therapy initiation in acute renal failure: a meta-analysis. *Am J Kidney Dis.* 2008;52(2):272-284. doi:10.1053/j.ajkd.2008.02.371.

[21] Palevsky PM. Indications and timing of renal replacement therapy in acute kidney injury. *Crit Care Med.* 2008;36(4 sup-pl):S224-S228. doi:10.1097/CCM.0b013e318168e3fb.

[22] Vaara S, Reinikainen M, Wald R, Bagshaw S, Pettilä V; The FINNAKI Study Group. Timing of RRT based on the presence of conventional indications. *Clin J Am Soc Nephrol.* 2014;9:1577-1585. doi:10.2215/CJN.12691213.

[23] Bagshaw SM, Uchino S, Bellomo R, et al. Timing of renal replacement therapy and clinical outcomes in critically ill patients with severe acute kidney injury. *J Crit Care.* 2009;24(1):129-140. doi:10.1016/j.jcrc.2007.12.017.

[24] Jamale TE, Hase N, Kulkarni M, et al. Earlier-start versus usual-start dialysis in patients with community-acquired acute kidney injury: a randomized controlled trial. *Am J Kidney Dis.* 2013;62(6):1116-1121. doi:10.1053/j.ajkd.2013.06.012.

[25] Gaudry S, Hajage D, Schortgen F, et al. Comparison of two strategies for initiating renal replacement therapy in the intensive care unit: study protocol for a randomized controlled trial (AKIKI). *Trials.* 2015;16(1):1-9. doi:10.1186/s13063-015-0718-x.

[26] Karvellas CJ, Farhat MR, Sajjad I, et al. A comparison of early versus late initiation of renal replacement therapy in critically ill patients with acute kidney injury: a systematic review and meta-analysis. *Crit Care.* 2011;15(1):R72. doi:10.1186/cc10061.

[27] Gibney N, Hoste E, Burdmann EA, et al. Timing of initiation and discontinuation of renal replacement therapy in AKI: Unanswered key questions. *Clin J Am Soc Nephrol.* 2008;3(3):876-880. doi:10.2215/CJN.04871107.

[28] Schiffl H, Lang SM, Fischer R. Daily hemodialysis and the outcome of acute renal failure. *N Engl J Med.* 2002;346(5):305-310.

[29] Ronco C, Bellomo R, Homel P, et al. Effects of different doses in continuous veno-venous haemofiltration on outcomes of acute renal failure: a prospective randomised trial. *Lancet.* 2000;356(9223):26-30. doi:10.1016/S0140-6736(00)02430-2.

[30] Saudan P, Niederberger M, De Seigneux S, et al. Adding a dialysis dose to continuous hemofiltration increases survival in patients with acute renal failure. *Kidney Int.* 2006;70(7):1312-1317. doi:10.1038/sj.ki.5001705.

[31] The VA/NIH Acute Renal Failure Trial Network. Intensity of renal support in critically ill patients with acute kidney injury: the VA/NIH acute renal failure trial Network. *N Engl J Med.* 2008;359(1):7-20. doi:10.1056/NEJMoa1404304.

[32] Bellomo R, Cass A, Cole L, et al. Intensity of continuous renal-replacement therapy in critically ill patients. *N Engl J Med.* 2009;361(17):1627-1638. doi:10.1056/NEJMoa1404595.

[33] Joannes-Boyau O, Honoré PM, Perez P, et al. High-volume versus standard-volume haemofiltration for septic shock patients with acute kidney injury (IVOIRE study): a multicentre randomized controlled trial. *Intensive Care Med.* 2013;39(9):1535-1546. doi:10.1007/s00134-013-2967-z.

[34] Ponce D, Caramori JT, Barretti P, Balbi AL. Peritoneal dialysis in acute kidney injury: Brazilian experience. *Perit Dial Int.* 2012;32(3):242-246. doi:10.3747/pdi.2012.00089.

[35] Chionh CY, Soni SS, Finkelstein FO, Ronco C, Cruz DN. Use of peritoneal dialysis in AKI: a systematic review. *Clin J Am Soc Nephrol.* 2013;8(10):1649-1660. doi:10.2215/CJN.01540213.

[36] Overberger P, Pesacreta M, Palevsky PM. Management of renal replacement therapy in acute kidney injury: a survey of practitioner prescribing practices. *Clin J Am Soc Nephrol.* 2007;2(4):623-630. doi:10.2215/CJN.00780207.

[37] Gatward JJ, Gibbon GJ, Wrathall G, Padkin A. Renal replacement therapy for acute renal failure: a survey of practice in adult intensive care units in the United Kingdom. *Anaesthesia.* 2008;63(9):959-966. doi:10.1111/j.1365-2044.2008.05514.x.

[38] Legrand M, Darmon M, Joannidis M, Payen D. Management of renal replacement therapy in ICU patients: an international survey. *Intensive Care Med.* 2013;39(1):101-108. doi:10.1007/s00134-012-2706-x.

[39] Mehta RL, McDonald B, Gabbai FB, et al. A randomized clinical trial of continuous versus intermittent dialysis for acute renal failure. *Kidney Int.* 2001;60(3):1154-1163. doi:10.1046/j.1523-1755.2001.0600031154.x.

[40] Augustine JJ, Sandy D, Seifert TH, Paganini EP. A randomized controlled trial comparing intermittent with continuous dialysis in patients with ARF. *Am J Kidney Dis.* 2004;44(6):1000-1007. doi:10.1053/j.ajkd.2004.08.022.

[41] Uehlinger DE, Jakob SM, Ferrari P, et al. Comparison of continuous and intermittent renal replacement therapy for acute renal failure. *Nephrol Dial Transpl.* 2005;20(8):1630-1637. doi:10.1093/ndt/gfh880.

[42] Vinsonneau C, Camus C, Combes A, et al. Continuous venovenous haemodiafiltration versus intermittent haemodialysis for acute renal failure in patients with multiple-organ dysfunction syndrome: a multicentre randomised trial. *Lancet.* 2006;368(9533):379-385. doi:10.1016/S0140-6736(06)69111-3.

[43] Uchino S, Bellomo R, Kellum J. Patient and kidney survival by dialysis modality in critically ill patients with acute kidney injury. *Int J Artif Organs.* 2007;30:281-292.

[44] Bell M, Granath F, Schön S, Ekbom A, Martling CR. Continuous renal replacement therapy is associated with less chronic renal failure than intermittent haemodialysis after acute renal failure. *Intensive Care Med.* 2007;33(5):773-780. doi:10.1007/s00134-007-0590-6.

[45] Cho KC, Himmelfarb J, Paganini E, et al. Survival by dialysis modality in critically ill patients with acute kidney injury. *J Am Soc Nephrol.* 2006;17(11):3132-3138. doi: 10.1681/ASN.2006030268.

[46] Schwenger V, Weigand Ma, Hoffmann O, et al. Sustained low efficiency dialysis using a single-pass batch system in acute kidney injury–a randomized interventional trial: the renal replacement therapy study in intensive care unit patients. *Crit Care.* 2012;16(5):451. doi:10.1186/cc11815.

[47] Guérin C, Girard R, Selli JM, Ayzac L. Intermittent versus continuous renal replacement therapy for acute renal failure in intensive care units: results from a multicenter prospective epidemiological survey. *Intensive Care Med.* 2002;28(10):1411-1418. doi:10.1007/s00134-002-1433-0.

[48] John S. Effects of continuous haemofiltration vs intermittent haemodialysis on systemic haemodynamics and splanchnic regional perfusion in septic shock patients: a prospective, randomized clinical trial. *Nephrol Dial Transpl.* 2001;16: 320-327. doi:10.1093/ndt/16.2.320.

[49] Rabindranath K, Adams J, Macleod AM, Muirhead N. Intermittent versus continuous renal replacement therapy for acute renal failure in adults. *Cochrane Database Syst Rev.* 2007;3:CD003773. doi:10.1002/14651858.CD003773.pub3.

[50] Pannu N, Klarenbach S, Wiebe N, Manns B, Tonelli M. Renal replacement therapy in patients with acute renal failure. *J Am Med Assoc.* 2008;299(7):793-805.

[51] Bagshaw SM, Berthiaume LR, Delaney A, Bellomo R. Continuous versus intermittent renal replacement therapy for critically ill patients with acute kidney injury: a meta-analysis. *Crit Care Med.* 2008;36(2):610-617. doi:10.1097/01.CCM. 0B013E3181611F552.

[52] Schneider AG, Bellomo R, Bagshaw SM, et al. Choice of renal replacement therapy modality and dialysis dependence after acute kidney injury: a systematic review and meta-analysis. *Intensive Care Med.* 2013;39(6):987-997. doi:10.1007/s00134-013-2864-5.

[53] Friedrich JO, Wald R, Bagshaw SM, Burns KE, Adhikari NK. Hemofiltration compared to hemodialysis for acute kidney injury: systematic review and meta-analysis. *Crit Care.* 2012;16(4):R146. doi:10.1186/cc11458.

[54] Parienti J, Thirion M. Femoral vs jugular venous catheterization and risk of nosocomial events in adults. *J Am Med Assoc.* 2008;299(20):2413-2422. doi:10.1001/jama.299.20.2413.

第 28 章　超声技术在泌尿系统评估中的应用
Ultrasonography for the Evaluation of the Urinary System

Paul H. Mayo　Seth J. Koenig　著

重症监护病房患者常常出现肾功能损伤，因此泌尿系统的超声检查对重症医生来说非常实用。本章总结了泌尿系统超声检查在重症领域实践中的一些应用。

一、设备

在泌尿系统的超声检查中，最好可以使用专门为腹部和腹膜后成像设计的凸阵探头。如果涉及探头成本问题，相控阵心脏探头经过预设调整后可以用于腹部成像，并且还可以用于胸部和心脏成像。

二、肾脏成像技术

当患者处于仰卧位时，将探头放在后（下侧）胸壁上方的腋后线处，以获得右肾或左肾长（纵）轴的经肋冠状面视图。横断切面可能需要调整，因为肾脏可能稍微倾斜于冠状平面。因为肾脏临近肝脾，位于这些器官的尾部，所以常用这些器官来定位肾脏。没有经验的操作者经常在太靠前的位置来定位肾脏。定位肾脏的一个有用

规则是，当操作者位于同侧并扫描对侧肾脏时，将"指关节放在床上"，而后向背侧扫描。一经识别，通过器官的中线获得初始图像，进一步测量肾脏长轴的长度、皮质厚度和回声强度，并检查肾盂/皮质分化。然后调整探头角度，以获得肾脏结构的各个切面。如果检查仅限于单个中线扫描平面，可能会遗漏重要的发现。操作者可以逆时针旋转探头 90° 以获得肾脏的横向视图，同时倾斜探头，通过它以获得多个扫描层面。

三、肾脏的超声解剖

肾脏大小：肾脏的正常长度是 9～12cm。慢性肾脏疾病导致肾脏体积缩小。急性肾损伤可能导致肾脏体积增大。

肾实质：肾实质由外部肾皮质和位于中央包含肾锥体的髓质构成。肾盏可能突出至肾锥体之间，属于正常的变异。正常肾实质厚度为 1.0～1.8cm，在慢性肾脏疾病中厚度会降低。正常情况下，与邻近的肝脏或脾脏相比，肾实质呈低回声，其中皮质回声略高于髓质。AKI 和慢性肾脏疾病都会导致实质回声略高于邻近的肝脏或

病例 1

一名 70 多岁的男性因左侧胸膜炎性胸痛和气短就诊于急诊科[1]，并且入院当天早上开始出现血尿。既往有严重高血压病史，单用氢氯噻嗪控制血压。该患者体型偏瘦，不适，呼吸急促，吸入空气的情况下血氧饱和度为 92%，胸部查体左侧肺呼吸音低。胸部 X 线片如图 28-1 所示。

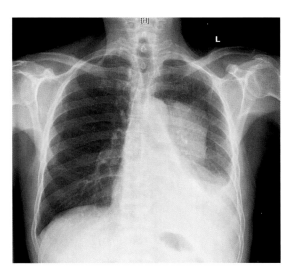

▲ 图 28-1 入院胸部 X 线片

通过将探头放置在耻骨正上方的中线位置，对膀胱进行扫描。使用横向扫描平面，探头向尾部方向倾斜，以便识别膀胱。一旦被识别，倾斜探头，以便获得其结构的多个层面扫描图像；操作者可以将探头顺时针旋转 90°，以获得膀胱的纵向视图，同时倾斜探头以获得多个层面扫描图像。

脾脏。当将肾实质的回声与肝和脾的回声进行比较时，操作者应考虑是否存在改变肝或脾的回声的疾病。

肾的边界：肾脏的外边界由肾脏筋膜和肾周脂肪组成。通常较光滑。胎儿时期分叶持续导致明显的 V 形压痕，这是一种正常的变异。

肾盂肾盏：肾盂肾盏中央区域包含集合系统、窦周脂肪和肾血管系统。它呈高回声，与周围的肾实质分界。肾盂和肾皮质之间界限的逐渐模糊常常与慢性肾衰竭有关（慢性肾衰竭常常与肾盂和肾皮质之间界限的逐渐模糊有关），正常的集合系统通常不可见。梗阻性尿路疾病可导致集合系统扩张。有时，肾脉管系统可能被误认为是集合系统的扩张。此时需要使用彩色多普勒来区分血管和轻度肾积水。重症医生常常采用超声监测肾血流来进一步评估 AKI，但需要经过专业培训的高年资重症医生来做。如有需要，可在咨询放射科医生的基础上获得。

四、膀胱超声成像技术

膀胱充满尿液时成像效果最好。膀胱正常情况下位于下腹正中，对称，壁薄而光滑。不充盈时，膀胱壁稍增厚。除非膀胱内存在导管气囊，否则很难定位空膀胱。充盈的膀胱与腹腔积液很难进行区分。如果在积液中可以发现肠管，则证明积液为腹腔积液；如果仍不确定，可以将生理盐水注入膀胱这一过程实时成像进行区分。

病例 2

一名 72 岁男性因黑便和频繁跌倒 1 天被送至急诊科[2]。既往缺血性脑卒中病史，口服直接凝血酶抑制药治疗。患者就诊时无低血压，监测血红蛋白水平为 4.4g/dl，国际标准化比值为 4.4。立即予抑酸、输注血液制品并留置尿管。输血后不久，患者突然出现大汗、反应迟钝、呼吸急促，并有弥漫性腹部压痛。查体脸色苍白，双肺呼吸音清，腹硬，无尿。复查血常规血红蛋白水平为 3.5g/dl，乳酸高。立即启动创伤重点超声评估腹腔，积极寻找出血点。

五、泌尿系统超声检查的临床应用

梗阻性尿路疾病是肾衰竭的一种潜在可逆病因，因此对于在 ICU 中患有肾衰竭的患者来说，排除这种疾病至关重要。泌尿系超声可以在短时间内完成，是重症超声检查的一个重要组成部分。它包括检查双肾是否积水和评估膀胱的流出道梗阻情况。肾积水的主要表现为肾盂肾盏的扩张，通常伴有后部增强伪影。肾积水可以分为轻度、中度或重度。急性梗阻表现为以锐角结束的肾盏扩张。在慢性梗阻中，肾盏扩张常表现为曲线扩张。随着肾积水病程的延长，肾实质逐渐变薄，扩张的集合系统逐步占据了肾组织结构。肾积水不一定会导致尿量减少。梗阻可能是单侧的，健侧肾功能不受影响；也有可能是部分性的，肾功能虽然受损，但尿液仍可排出。

如果梗阻位于肾脏的集合系统中（如肾结石、恶性肿瘤），超声检查可以识别梗阻的来源。然而，即使是扩张的输尿管也很难用超声可靠地识别。腹膜后 CT 扫描是进一步明确病理状态的金标准。泌尿系超声有助于筛查膀胱水平的梗阻病因，如膀胱肿瘤、血凝块或前列腺肥大导致膀胱流出道梗阻和肾积水。有时无尿或少尿的原因可能是膀胱内导管堵塞。若充盈的膀胱内可见导管尖端和气囊，则表明导管堵塞，可以冲洗或更换导管。如果空膀胱可见充盈的气囊，则说明导管通畅；如果不可见，则说明无尿。

当膀胱导管留置困难时，超声实时引导是一种可取的手段。常见的梗阻部位通常是增大的前列腺。超声检查可以避免气囊过度膨胀引起的前列腺并发症。这种情况常见于导管尖端位于膀胱中，但放气的球囊没有穿过前列腺。在管中可见尿液引出证实气囊已进入膀胱。气囊在进入膀胱之前膨胀会对近端尿道和前列腺造成伤害。膀胱导尿困难时，在球囊充气前，通过超声实时扫描，确定导管及其球囊在膨胀的膀胱腔内的位置。

病例 3

一名患有精神分裂症、良性前列腺增生、高血压和慢性耻骨上导管的 65 岁男性，因发热和全身乏力就诊于急诊科 [3]。否认咳嗽、呼吸困难和耻骨上置管疼痛。查体发热，低血压处于正常值低限，没有呼吸异常。腹软，不胀，无压痛，耻骨上导管排出清澈的尿液。肋脊角无压痛。化验检查结果显示 AKI 和嗜中性白细胞增多症。诊断严重脓毒症后开始使用广谱抗生素，药物是请重症监护室会诊后使用的。

内科疾病所致肾衰竭的患者其超声表现常常是非特异性的。肾脏可能会随着髓质皮质分界线逐渐模糊而逐渐增大，并且与邻近的肝脏或脾脏相比，皮质通常呈高回声。当不存在梗阻性尿路疾病时，该检查对急性肾损伤的病因分类没有帮助。慢性肾衰竭导致肾脏体积逐渐减小且呈现高回声，肾实质厚度减少，肾实质和肾盂区域之间的分界线逐渐模糊。在需要透析支持的终末期肾脏疾病中，肾脏可能变得非常小和呈高回声，以至于难以用超声进行定位。

超声检查是诊断尿路感染（urinary tract infection，UTI）的一种重要的影像学方法。由于它可以很快在床旁进行，当临床怀疑 UTI 时，超声检查是一线成像技术。无并发症的肾盂肾炎会导致肾脏肿大，但除此之外没有特别的临床表现。超声检查很容易发现肾积水。当与 UTI 的临床证据相关时，要求立即考虑对受感染空间进行减压。

病例 4

一名 60 多岁的女性因发热、寒战、恶心、呕吐和腹痛 1 天就诊于急诊科 [4]。否认排尿困难。患者存在发热、心动过速和低血压。白细胞计数为 34 000/μl，血清肌酐为 2.25mg/dl，乳酸水平升高，尿液分析呈阳性。立即予血管收缩药和广谱抗生素治疗，并住进了内科重症监护室。同时对该患者进行目标导向超声检查。

肾周脓肿在肾脏周围形成不均匀的新月形集合，而肾脓肿表现为复杂的低回声肿块，壁厚不规则。超声可用于鉴别与感染相关的肾结石；超声检查中，肾结石表现为肾脏内强烈的高回声结构，伴有相关的后部声影。气性肾盂肾炎导致实质性 / 肾盂肾盏区内的高回声病灶，伴有相关的彗星尾伪影或轻度声影。膀胱感染在超声检查中无特征性表现。

六、急性肾损伤超声评估的局限性

• 肾积水的识别：梗阻性尿路疾病可能需要24h 才能通过肾积水的声像图表现出来。当临床情况仍不明确时，理应进行系列检查。患有严重内科肾损伤的患者其肾脏可能不会产生尿液。尿液产生的缺乏和存在严重的内科性肾衰竭合并尿路梗阻时，尿路梗阻的超声表现可能不典型。肾脏浸润性疾病（如肾淋巴瘤）会在下游梗阻的情况下限制集合管的扩张。

• 如果没有肾脏超声检查的高级培训，重症医生将经常遇到超声检查主要目的附加的异常情况，超声检查的主要目的是确定是否有梗阻性尿路疾病。如果操作员发现一些不太明确的病理异常，他 / 她应联系放射科专家进行咨询。

- 肾囊肿：肾囊肿比较常见，可能是单发的或多发的，单侧或双侧。它们通常位于肾脏两极的肾实质中，大小不一。有时它们位于肾盂区域，可能与肾积水混淆。单纯性肾囊肿无回声，

伴后部增强伪影，无厚壁，内部完全无回声。任何其他模式都需要咨询放射科。

- 肾脏肿块：肾脏肿块一般也是偶然发现的。无论大小或位置，都需咨询放射科。

- 肾结石：肾结石如果由回声物质组成，在肾脏的集合系统中表现为高回声结构。它们在数量上可以是单个的或多个的，并且特征性地表现出声影的伪影。输尿管结石很难用超声来诊断。肾结石与同侧肾积水引起了人们对输尿管结石嵌顿的关注。

- 肾脓肿和肾盂肾炎：实质内或肾周脓肿表现为复杂的低回声肿块，壁不规则。肾盂肾炎在超声检查中没有特异性特征，但气性肾盂肾炎除外，在这种情况下，肾脏内有特征性的空气聚集。如果超声检查怀疑肾脏感染，则应进行放射学检查。

- 膀胱肿块：膀胱肿块一般也是查体偶然发现，需要进一步的放射学检查明确诊断。肾脏或膀胱出血可能导致血栓形成，从而阻碍膀胱引流。这可能难以与膀胱肿瘤区分开来。清除血栓的膀胱冲洗可简单区分。实时超声成像下进行膀胱冲洗，有助于血栓的清除。增大的前列腺可能会突入膀胱。需要进一步放射学检查来确定任何膀胱肿块的特征。

参考文献

[1] Hahn SS, Koenig S. A man in his 70s presenting with chest pain and hematuria. *Chest*. 2017;151(1):e9-e11.

[2] Tofts R, Kory P, Acquah S. A 72-year-old man presenting with melena and multiple falls becomes acutely decompensated. *Chest*. 2014;146(4):e130-e133.

[3] Abbasi M, Greenstein Y, Koenig S. Usefulness of ultrasound to help solve severe sepsis. *Chest*. 2017;152(5):e105-e108.

[4] Greenstein YY, Koenig SJ. A woman in her 60s with septic shock, abdominal pain, and a positive urinalysis. Next steps: urgent source control with a percutaneous nephrostomy tube. *Chest*. 2014;145(3):e7-9.

第八篇　外围操作
PERIPHERAL PROCEDURES

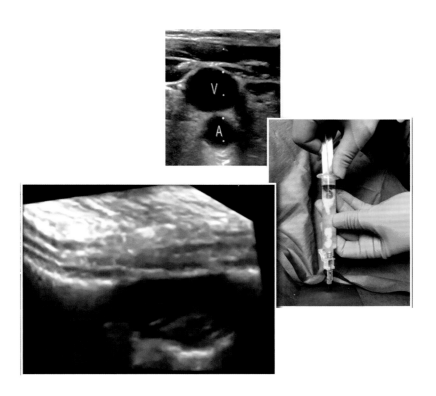

第 29 章 膝关节穿刺术及滑膜液分析

Aspiration of the Knee and Synovial Fluid Analysis

Padmanaidu Karnam　Bonnie J. Bidinger　Deborah M. Demarco　著

关节穿刺术是一种安全且相对简单的手术，它将针插入关节间隙以抽出滑膜液。它是寻找关节炎未知原因的一个重要组成部分，并且常常用来排除化脓的过程 [1-3]。

1953 年，Ropes 和 Bauer 首次将滑膜液分为炎性和非炎性 [4]。1961 年，Hollander、Gatter[5] 和 McCarty[6] 等创造了"滑膜液分析"一词来描述关节液分析的过程，并在某些关节炎诊断中发挥了重要作用。化脓性关节炎和结晶性关节炎可仅通过滑膜液分析诊断。它们可能表现相似，但治疗差异较大，因此需要早期关节穿刺和及时的滑膜液分析。

一、适应证

关节穿刺术用于诊断和治疗。关节穿刺术的主要适应证是协助评估不明原因的关节炎。在重症监护室，这项技术最常被用来排除化脓性关节炎或结晶性关节炎。由于许多类型的炎症性关节炎与化脓性关节炎类似，所以有必要进行滑膜液分析，以区分各种原因的炎症性关节炎（表29-1）[4, 7]。因此，出现急性单关节炎或少关节炎

的患者，最好在开始治疗之前立即进行关节穿刺并随后进行滑膜液分析。

关节穿刺术也可用于治疗。在化脓性关节中，经常需要连续的关节穿刺以清除积聚的炎性或脓性液体。这是一个封闭空间的完全引流，能够连续监测白细胞总数、革兰染色和培养以评估疗效。炎性滑膜液含有许多溶解酶，导致软骨和骨降解；滑膜液的清除可能会减缓这种破坏过程 [8, 9]。此外，关节穿刺术允许向关节腔隙注射长效皮质类固醇制剂，这可能是治疗各种炎症性和非炎症性关节炎的有效方法 [10]。

在进行关节穿刺术之前，必须确定真正的关节是否发炎，是否存在滑膜液。这需要仔细的体格检查来区分关节炎和关节周围炎。滑囊炎、肌腱炎和蜂窝织炎都可能与关节炎相似。检查时在膝盖开始评估肿胀，真正的滑膜液可引起髌旁水沟和髌上囊的肿胀 [11]。肿胀应局限于关节间隙。为了检查是否有少量滑膜液，需要进行膨出试验 [12]。关节液从内侧关节线进入髌上囊，然后从髌上囊沿外侧关节线向下。如果关节内侧线有液体凸起，说明有少量滑膜液（图 29-1）。如果有大量滑膜液，可以用右手示指将其推向股骨方向，

表 29-1　非炎性和炎性关节炎的常见原因

非炎性	炎性
• 骨关节炎	• 类风湿关节炎
• 创伤 / 内部错构	• 脊柱关节病
• 缺血性坏死	• 银屑病关节炎
• 关节血肿	– Reiter 综合征 / 反应性关节炎
• 恶性肿瘤	– 强直性脊柱炎
• 良性肿瘤	– 溃疡性结肠炎 / 区域性肠炎
• 骨软骨瘤	• 结晶性关节炎
• 色素沉着绒毛结节性滑膜炎	– 谷氨酸钠尿酸盐（痛风）
	– 焦磷酸钙沉积病（假性）
	– 二水焦磷酸钙（假性）
	– 羟磷灰石
	• 感染性关节炎
	– 细菌性
	– 结核性
	– 真菌性
	• 结缔组织疾病
	– 系统性红斑狼疮
	– 血管炎
	– 硬皮病
	– 多肌炎
	• 高反应性
	– 血清病

同时用左手按压髌上囊，从而发现球状髌骨[13]。与对侧的关节进行比较是有益的。许多文献描述了膝关节及其他关节的关节检查和评估[11-13]。

二、禁忌证

关节穿刺术的绝对禁忌证包括局部皮肤感染或其他关节周围结构异常和严重的凝血功能障碍[1-3, 10]。如果存在凝血功能障碍，并且怀疑是化脓性关节炎，应在关节穿刺前尽可能纠正凝血功能障碍（新鲜冷冻血浆或其他因素）。治疗性抗凝并不是绝对的禁忌，但应尽量避免穿刺过程中的过度创伤，包括使用较小尺寸的针头。已知的菌血症是一个相对禁忌，因为将针插入关节腔会破坏毛细血管的完整性，从而导致关节腔感染[14]。然而，如果强烈怀疑化脓性关节炎，则需要关节穿刺。存在关节不稳定（如关节严重受损）是相对的禁忌，尽管如此，如果存在大量可能的炎性液体仍可能需要关节穿刺。

三、并发症

关节穿刺术的主要并发症是医源性感染和出血，这两种情况都非常罕见[1]。据估计，关节穿刺术后感染的风险<1/10 000[15]。Hollander[16]报道在 400 000 次穿刺中，穿刺后感染的发病率<0.005%。严格遵守无菌技术可降低穿刺后感染的风险。严重出血也极为罕见。关节穿刺术前纠正明显的凝血障碍可降低这种风险。

关节穿刺术的另一个潜在并发症是针直接损伤关节软骨。这是不可量化的，但任何对软骨的损伤都可能随着时间的推移与退行性变化有关。为避免软骨损伤，针只应在必要时进入，以获得液体，并应避免在手术过程中过度移动针。

其他并发症包括手术本身的不适，对皮肤制剂或局部麻醉的过敏反应，以及在类固醇注射的情况下，注射后糖皮质激素引起局部软组织萎缩[17]。

四、操作技巧

关节穿刺是容易掌握的。需要对关节解剖学有良好的认识，包括进入关节时经过的骨性和软组织标志。必须遵循严格的无菌操作，以降低感染的风险，并且应鼓励患者放松关节周围的肌肉，因为肌肉收缩会阻碍针进入关节。

重症监护病房的医生大多数都进行膝关节穿刺，因为膝关节是最方便操作的关节之一。其他

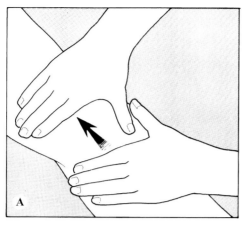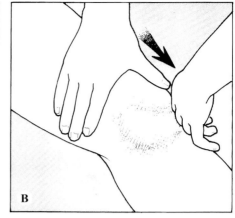

▲ 图 29-1 膨出试验

A. 滑膜液从髌上囊进入关节; B. 将手沿关节线外侧滑动，观察关节是否有隆起（引自 Karnam P, Bidinger BJ, DeMarco DM. Aspiration of the knee and synovial fluid analysis. In: Irwin RS, Lilly CM, Mayo PH, Rippe JM, eds. *Irwin and Rippe's Intensive Care Medicine*. 8th ed. Philadelphia, PA: Wolters Kluwer; 2017: 205. ）

关节可能应该由适当的医生穿刺，如风湿病医生或整形外科医生。某些关节很难盲穿，更合适的穿刺方式是使用超声、X 线或 CT 引导；这些关节包括髋关节、骶髂关节和颞下颌关节。许多文章详细描述了其他关节的穿刺技术 [3, 16-18]。膝关节穿刺技术如下。

• 向患者描述操作过程，包括可能的并发症，并获得书面知情同意。

• 术前准备工作，包括患者身份、操作流程及资格的核查，明确过敏和止血的既往病史，以及确认功能监测设备和复苏设备可用。

• 准备该操作所需的所有物品（表 29-2）。

• 患者仰卧位，膝盖完全伸直，如前所述检查膝盖确定是否有滑膜液。

• 用关节超声检查确认是否有滑膜液。

• 确定穿刺点。膝关节可从内侧或外侧入路穿刺。内侧入路更常用，当有少量滑膜液时首选。识别髌骨的上、下边界。穿刺点应该在边界中间，刚好在髌骨的下表面（图 29-2）。针被拔出后，针盖上的压力可以标记穿刺位置。可以看到明显的压痕。

• 用 10% 聚维酮碘或 2% 氯己定加 70% 异丙醇（如果患者对碘过敏）清洗区域，并使区域干燥。在处理任何体液时都要戴手套，尽管常规的膝盖穿刺不需要消毒。一旦消毒干净，不要触摸目标区域。

• 局部麻醉。局部麻醉（1% 利多卡因）可以用 25 号 1.5 英寸的针头皮下注射。表皮麻醉后，可以对关节囊进行更深的局麻药灌注。一些医生使用氯乙酯作为麻醉药的替代品。然而，这种药剂只进行皮肤的表面麻醉。直接在指定区域喷洒氯乙酯，当冰冻征象一出现立即停止喷洒，以减少对皮肤的伤害。

• 使用一根 18~22 号的 1.5 英寸针头和一个 20~60ml 的注射器进入膝关节。尤其当怀疑化脓性关节炎时，应使用较大的针，因为所吸入的液体可能是脓性的，很难吸出。快速刺穿皮肤并通过关节囊来减少疼痛。避免刺到骨膜，否则会引起严重疼痛，同时避免刺到软骨导致软骨损伤。用注射器抽吸滑膜液。如果滑膜液为脓性或血性，应尽量把关节滑膜液抽吸干净，以去除可能导致炎症或破坏过程的介质。如果注射器已满但

表 29-2 关节穿刺术药物和器材

步 骤	药物和器材
皮肤准备和局部麻醉	10% 聚维酮碘或 2% 氯己定加 70% 异丙醇，氯乙酯喷雾，局部麻醉用 1% 利多卡因，25 号 1.5 英寸针，22 号 1.5 英寸针，5ml 注射器，无菌海绵 / 布
关节穿刺	手套，20～60ml 注射器（视滑膜液量而定），18～22 号 1.5 英寸针，无菌海绵 / 布，无菌钳，无菌绷带
采集	15ml 抗凝管（含肝素钠或乙二胺四乙酸），常规培养用无菌管，载玻片，盖玻片

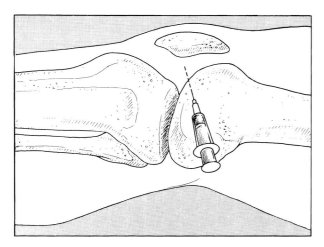

▲ 图 29-2 膝关节穿刺术

针进入髌骨上下边界的中间，并指向髌骨的下方（引自 Karnam P, Bidinger BJ, DeMarco DM. Aspiration of the knee and synovial fluid analysis. In: Irwin RS, Lilly CM, Mayo PH, Rippe JM, eds. *Irwin and Rippe's Intensive Care Medicine*. 8th ed. Philadelphia, PA: Wolters Kluwer; 2017: 206.

是仍有较多滑膜液残留，可使用无菌止血钳固定针头，更换注射器。更换注射器后，可以抽出更多的滑膜液。注射器必须是无菌的。

• 有时滑膜液很难抽吸。造成这种情况的原因包括液体黏度增加、纤维蛋白或其他阻碍通过针头的碎屑、包裹性滑膜液、使用的针头尺寸不合适。此外，穿刺的途径可能导致无法抽出滑膜液[19]。有时，当针从关节间隙抽出时，可以通过持续抽吸获得一小滴关节液[17]。这个样本可以被送去革兰染色、培养，如果可能的话，还可以进行晶体分析。

• 抽出滑膜液后，迅速拔出针头，用无菌纱布按压穿刺部位。止血后，取下纱布，用酒精消毒伤口，并用绷带包扎。如患者正在接受抗凝治疗或有出血倾向，应延长加压时间。

• 记录抽出的滑膜液量，并进行粗略的检查，记录颜色和清晰度。送培养液进行细胞计数、革兰染色、常规细菌培养、淋球菌、分枝杆菌和真菌的特殊培养（如有必要），并用偏振显微镜进行晶体分析。通常不需要其他测试，如葡萄糖和补体测定。用抗凝管输送滑膜液进行细胞计数和晶体分析。肝素钠或乙二胺四乙酸是合适的抗凝血药。应避免使用肝素锂和草酸钙，因为它们会从溶液中沉淀形成晶体，因此有可能对晶体做出假阳性诊断[6, 20]。液体可在钝头注射器或无菌红顶管中进行革兰染色和培养。最好提前与机构的实验室进行核对，因为处理滑膜液的程序和输送滑膜液的合适管道各不相同。

五、超声检查在膝关节穿刺术中的应用

超声检查在膝关节穿刺术中有几个重要的作用。

（一）膝关节滑膜液的鉴别

膝关节超声检查是验证膝关节内是否有滑膜

液的有效方法。体格检查同样是鉴别膝关节滑膜液的有效方法。然而，患者特有的因素，如肥胖、水肿或解剖异常，以及检查者缺乏经验，可能会降低对膝关节滑膜液的检出程度。超声检查有助于确认是否有足够的滑膜液需要进行穿刺[21]。这避免了在无滑膜液或有不确定位置滑膜液的情况下进行关节穿刺的错误。检查膝盖时，腿部保持伸直和完全支撑的姿势。首选线阵探头，具有较高的分辨率；大部分膝关节滑膜液在其深度范围内。在冠状位扫描平面将探头置于膝关节内侧或外侧。为了识别髌骨的骨膜，最初的断层扫描平面相对靠前。而后将探头向后移动，将扫描平面移动到髌骨深处。膝关节滑膜液为在髌骨和腿部长骨的更后方骨膜之间的无回声或低回声空间。有时会有表浅或包裹性复杂滑膜液。可以使用其他的扫描平面，但一般来说内侧或外侧入路就足够了，而且还有一个优点，即通常在这些扫描部位进行关节穿刺术。

（二）引导膝关节穿刺

超声检查可用于引导针进行穿刺。探测到滑膜液后，确定穿刺点，无菌情况下，根据探头的角度确定穿刺针的轨迹，将针穿刺进关节腔，使用机器的测量功能测量冻结的图像，以识别滑膜液和针穿刺深度。不需要实时引导穿刺。超声检查在患者疼痛、抽出滑膜液量、总体成功率等方面优于地标技术[22]。超声检查对解剖困难的患者[23]和只有偶尔进行膝盖穿刺的经验不足的操作者特别有帮助[24]，这也适用于重症医生。

六、滑膜液分析

所有关节的滑膜液分析都是相同的，首先从床边观察滑膜液开始。液体的颜色、透明度和黏度都有其特征。根据有核细胞计数，将滑膜液分为非炎症型和炎症型。白细胞计数≤2000/μl 为非炎性液体，白细胞计数＞2000/μl 为炎性液体。表29-3 显示了液体是如何根据外观和细胞计数分类的。

七、粗略检查

（一）颜色

颜色和清晰度应使用透明玻璃管进行测试。大多数半透明塑料的一次性注射器妨碍了正确的评估[1]。正常滑膜液是无色的。非炎症性和炎症性滑膜液呈黄色或金黄色。感染性滑膜液常呈脓性和白色。根据白细胞计数，脓性滑膜液可从化脓的关节中抽取出来。出血性滑膜液呈红色或棕色。如果滑膜液看起来像纯血，可能是吸入静脉血。取出针，加压，从另一个位置重新进入关节。如果出现相同的出血表现，则为血性滑膜液，可能与穿刺损伤无关。如果仍不确定，则将滑膜液的血细胞比容与外周血进行比较，血性滑膜液的红细胞比容通常低于外周血压积。在穿刺导致出血的情况下，液体的血细胞比容应与外周血的血细胞比容相等。血性滑膜液的原因见表29-4。

（二）透明度

滑膜液的透明度取决于存在的细胞或颗粒的数量和类型。通过一个装满滑液的玻璃管，在白色背景上阅读黑色字体，测试透明度。如果印刷品容易辨认，则液体是透明的。这是典型的正常和非炎性滑膜液。如果黑色印花能从白色底色中分辨出来，但不清晰，则流体呈半透明的。这是典型的炎性积液。如果液体中看不到任何东西，那么它就是不透明的。这发生在严重的炎症、脓毒性和出血性液体。

表 29-3 关节液特征

特 征	正 常	非炎性	炎 性	脓 性
颜色	清亮	黄色	黄色/乳白色	多变的，可能为脓性
透明度	透明	透明	半透明	不透明
黏度	非常高	高	低	通常低
白细胞计数/μl	200	200～2000	2000～100 000	>50 000，一般>100 000
多核细胞（%）	<25	<25	>50	>75
培养	阴性	阴性	阴性	通常为阳性

表 29-4 血性滑膜液的原因

- 外伤（伴或不伴骨折）
- 血友病和其他出血性疾病
- 抗凝治疗
- 肿瘤（转移性和局部）
- 血管瘤
- 色素沉着绒毛结节性滑膜炎
- Ehlers-Danlos 综合征
- 坏血病

（三）黏度

滑膜液黏度是透明质酸含量的一种测量方法。在炎症条件下，透明质酸酶等降解酶会被释放，从而破坏透明质酸和其他蛋白质物质，形成更稀薄、黏性更低的液体。另一方面，在黏液水肿或甲状腺功能低下的滑膜液中可以看到高黏性液体。

可以在床边使用绳状标记来评估黏度[1]。允许一滴液体从针或注射器的末端滴下，并估计形成的线的长度。正常滑膜液通常会形成至少 6cm 的连续管柱。炎性液体不会形成一条线，而是从针头或注射器的末端滴下来，就像水从水龙头里滴下来一样。

八、细胞计数和分化

关节穿刺术后应尽快进行细胞计数，即使是几小时的延迟也可能导致白细胞计数降低。根据

滑膜液的白细胞总数可区分非炎性滑膜液和炎性滑膜液[25]。一般来说，白细胞总数越高，关节被感染的可能性就越大。然而，这不是绝对的，有一部分区域是重叠的。例如，在非感染的情况下，可能白细胞计数超过 10 万/μl，而白细胞计数为 50 000/μl 时可能是由于感染、结晶性疾病或全身性炎症性关节病[26]。

不同的白细胞计数也可以用于外周血，通常使用赖特染色。区别是在直接可视化的基础上进行的，差异计数包括典型的外周血细胞，如多形核细胞、单核细胞和淋巴细胞，以及定位于滑膜间隙的细胞。总的来说，白细胞总数和多形核细胞数随炎症和感染而增加。感染性滑膜液中多形核细胞的变异通常>75%（表 29-3）。

九、晶体分析

所有滑膜液都应评估是否存在结晶体。与细胞计数一样，关节穿刺术后应尽快进行晶体分析[25]。延迟会导致晶体量下降。将一滴滑膜液放在载玻片上，并用盖玻片盖住，用补偿偏振光显微镜检查晶体。细胞内尿酸单钠（MSU）或焦磷酸二水钙（CPPD）晶体的存在可协助诊断痛风或假性痛风。MSU 晶体通常呈长针状，它们可能会穿透白细胞。这种晶体具有强负双折射效

应，平行于参考面时呈黄色。通常，CPPD 晶体是小的菱形，为弱正双折射，当平行于参考面时呈蓝色。将显微镜台旋转 90°，晶体的方向（现在垂直于参考面）就会改变它们的颜色：MSU 晶体变为蓝色，CPPD 晶体变为黄色。

除了 MSU 和 CPPD 晶体，其他不常见的晶体也可能诱发炎症性关节病。碱性钙晶体（如羟基磷灰石）和草酸盐晶体就是这种类型。就像痛风中的 MSU 晶体一样，羟基磷灰石晶体可以引起急性关节和关节周炎症，在临床上很难与化脓性关节炎和蜂窝织炎区分[27]。然而，在光镜下，晶体呈现为闪亮的非双折射球状团块，在茜素红 S 染色下，团块呈现红橙色[28, 29]。如果怀疑羟基磷灰石，必须特别要求实验室行茜素红 S 染色，因为它不是晶体分析的常规组成部分。草酸钙晶体也能导致炎症性关节炎，这通常见于长期血液透析的患者[30, 31]，但也见于原发性草酸过多症的年轻患者[27]。滑膜液具有典型的双锥体晶体和各种形态晶体[27]。

值得注意的是，即使存在结晶体，也必须考虑感染，因为化脓性关节炎时也可出现晶体。

其他晶体包括见于多发性骨髓瘤和原发性冷球蛋白血症患者的冷免疫球蛋白[32]，以及见于慢性炎症性关节病患者的胆固醇结晶，如类风湿关节炎。胆固醇晶体是一种非特异性的晶体，呈带缺口的板状结构。

十、革兰染色与培养

革兰染色与其他体液染色一样。应尽快进行，以筛查是否存在细菌。据报道，滑膜液革兰染色对非淋菌感染的化脓性关节炎的敏感性为 50%～75%，对淋菌感染的敏感性＜10%[26]。革兰染色特异性更高，这表明尽管培养阴性，革兰染色阳性应被认为是感染的证据。事实上，在感染的情况下，只有革兰染色呈阳性并不罕见[26]。然而，革兰染色阴性并不能排除感染。

滑膜液应常规培养需氧和厌氧细菌。培养阳性可证实化脓性关节炎。在某些情况下（如慢性单关节关节炎），滑膜液可用于培养分枝杆菌、真菌和螺旋体。如果怀疑是播散性淋病，必须通知实验室，因为滑膜液应直接镀在巧克力琼脂或塞－马丁培养基上。正如感染淋球菌的滑膜液革兰染色常为阴性一样，滑膜液培养也是如此。滑膜液培养阳性率为 10%～50%，而非淋球菌感染阳性率为 75%～95%[26]。然而，淋球菌感染的泌尿生殖部位和黏膜部位的培养阳性率约 80%[33]。因此，当对淋菌性关节炎的怀疑很高时（如年轻、健康、性活跃且伴有皮炎－关节炎综合征的个体），通常需通过尿道、宫颈、直肠或咽部的阳性培养来确诊。

除了明确感染和确定特定的生物体，滑膜液培养可用于确定抗生素敏感性和随后的治疗。此外，一系列滑膜液培养可以帮助评估对治疗的反应。例如，与培养阴性的滑膜液多形核细胞计数减少，高度提示改善。

对滑膜液（如葡萄糖、蛋白质、乳酸脱氢酶、补体和免疫复合物）的其他研究通常没有帮助。Shmerling 等观察到滑膜液葡萄糖和蛋白质"高度不准确"[34]。根据滑膜液葡萄糖和蛋白质有 50% 的滑膜液被错误地分为炎症性和非炎症性。相反，滑膜液细胞计数和差异被发现是可靠和互补的；两者细胞计数的敏感性和特异性均为 84%，差异分别为 75% 和 92%[30]。值得注意的是，对于滑膜液有一些特殊的染色剂，可以根据临床照片提供帮助；其中包括针对淀粉样关节病的刚果红染色。淀粉样蛋白沉积物在偏振光下呈苹果绿双折射[35]。铁沉积的普鲁士蓝染色可以显示血色素沉着症滑膜内膜细胞中的铁[19]。然而，这两项研究都不是滑膜液分析的常规组成部分。

参考文献

[1] Gatter RA, Schumacher HR. *A Practical Handbook of Joint Fluid Analysis*. Philadelphia, PA: Lea & Febiger; 1991.

[2] Stein R. *Manual of Rheumatology and Outpatient Orthopedic Disorders*. Boston: Little, Brown; 1981.

[3] Krey PR, Lazaro DM. *Analysis of Synovial Fluid*. Summit, NJ: CIBA-GEIGY; 1992.

[4] Ropes MW, Bauer W. *Synovial Fluid Changes in Joint Disease*. Cambridge, MA: Harvard University Press; 1953.

[5] Hollander JL, Jessar RA, McCarty DJ. Synovianalysis: an aid in arthritis diagnosis. *Bull Rheum Dis*. 1961;12:263.

[6] Gatter RA, McCarty DJ. Synovianalysis: a rapid clinical diagnostic procedure. *Rheumatism*. 1964;20:2-6.

[7] Schumacher HR. Synovial fluid analysis. *Orthop Rev*. 1984; 13:85.

[8] Greenwald RA. Oxygen radicals, inflammation, and arthritis: pathophysiological considerations and implications for treatment. *Semin Arthritis Rheum*. 1991;20:219.

[9] Robinson DR, Tashjian AH, Levine L. Prostaglandin E2 induced bone resorption by rheumatoid synovia: a model for bone destruction in RA. *J Clin Invest*. 1975;56:1181.

[10] Gray RG, Tenenbaum J, Gottlieb NL. Local corticosteroid injection treatment in rheumatic disorders. *Semin Arthritis Rheum*. 1981;10:231.

[11] Polley HF, Hunder GG. *Rheumatologic Interviewing and Physical Examination of the Joints*. 2nd ed. Philadelphia, PA: WB Saunders; 1978.

[12] Doherty M, Hazelman BL, Hutton CW, et al. *Rheumatology Examination and Injection Techniques*. 2nd ed. London: WB Saunders; 1999.

[13] Davis JM, Moder KG, Hunder GG. History and physical examination of the musculoskeletal system. In: Firestein GS, Budd RC, Gabriel S, et al, eds. *Kelley's Textbook of Rheumatology*. 9th ed. Philadelphia, PA: Elsevier Saunders; 2013:559.

[14] McCarty DJ Jr. A basic guide to arthrocentesis. *Hosp Med*. 1968;4:77.

[15] Gottlieb NL, Riskin WG. Complications of local corticosteroid injections. *J Am Med Assoc*. 1980;243:1547.

[16] Hollander JL. Intrasynovial steroid injections. In: Hollander JL, McCarty DL Jr, eds. *Arthritis and Allied Conditions*. 8th ed. Philadelphia, PA: Lea & Febiger; 1972:517.

[17] Wise C: Arthrocentesis and injection of joints and soft tissues, In: Firestein GS, Budd RC, Gabriel S, et al, eds.

Kelley's Textbook of Rheumatology. 9th ed. Philadelphia, PA: Elsevier Saunders; 2013:770.

[18] Gerlag DM, Tak PP. Minimally invasive procedures. In: Hochberg MC, Silman AJ, Smolen JS, et al, eds. *Rheumatology*. 6th ed. Philadelphia, PA: Elsevier Mosby; 2015:242.

[19] Schumacher HR Jr. Synovial fluid analysis. In: Katz WA, ed. *Diagnosis and Management of Rheumatic Diseases*. 2nd ed. Philadelphia, PA: JB Lippincott; 1988:248-255.

[20] Tanphaichitr K, Spilberg I, Hahn B. Lithium heparin crystals simulating calcium pyrophosphate dihydrate crystals in synovial fluid [letter]. *Arthritis Rheum*. 1976;9:966.

[21] Adhikari S, Blaivas M. Utility of bedside sonography to distinguish soft tissue abnormalities from joint effusions in the emergency department. *J Ultrasound Med*. 2010;29: 519-526.

[22] Sibbitt WL Jr, Kettwich LG, Band PA, et al. Does ultrasound guidance improve the outcomes of arthrocentesis and corticosteroid injection of the knee? *Scand J Rheumatol*. 2012;41:66-72.

[23] Hurdle MF, Wisniewski SJ, Pingree MJ. Ultrasound-guided intra-articular knee injection in an obese patient. *Am J Phys Med Rehabil*. 2012;91:275-276.

[24] Wiler JL, Costantino TG, Filippone L, et al. Comparison of ultrasound-guided and standard landmark techniques for knee arthrocentesis. *J Emerg Med*. 2010;39:76-82.

[25] Kerolus G, Clayburne G, Schumacher HR Jr. Is it mandatory to examine synovial fluids promptly after arthrocentesis? *Arthritis Rheum*. 1989;32:271.

[26] Shmerling RH. Synovial fluid analysis. A critical reappraisal. *Rheum Dis Clin North Am*. 1994;20(2):503.

[27] Reginato AJ, Schumacher HR Jr. Crystal-associated arthropathies. *Clin Geriatr Med*. 1988;4(2):295.

[28] Paul H, Reginato AJ, Schumacher HR. Alizarin red S staining as a screening test to detect calcium compounds in synovial fluid. *Arthritis Rheum*. 1983;26:191.

[29] Hoffman G, Schumacher HR, Paul H, et al. Calcium oxalate microcrystalline associated arthritis in end stage renal disease. *Ann Intern Med*. 1982;97:36.

[30] Reginato AJ, Feweiro JL, Barbazan AC, et al. Arthropathy and cutaneous calcinosis in hemodialysis oxalosis. *Arthritis Rheum*. 1986;29:1387.

[31] Schumacher HR, Reginato AJ, Pullman S. Synovial fluid oxalate deposition complicating rheumatoid arthritis with

amyloidosis and renal failure. Demonstration of intracellular oxalate crystals. *J Rheumatol*. 1987;14:361.

[32] Dornan TL, Blundell JW, Morgan AG. Widespread crystallization of paraprotein in.

[33] Balsa A, Martin-Mola E. Gonococcal arthritis. In: Hochberg MC, Silman AJ, Smolen JS, et al, eds. *Rheumatology*. 6th ed. Philadelphia, PA: Elseveir Mosby; 2015:891.

[34] Shmerling RH, Delbanco TL, Tosteson ANA, et al. Synovial fluid tests. What should be ordered? *J Am Med Assoc*. 1990;264(8):1009-1014.

[35] Lakhanpal S, Li CY, Gertz MA, et al. Synovial fluid analysis for diagnosis of amyloid arthropathy. *Arthritis Rheum*. 1987;30(4):419.

第九篇　操作过程中的患者舒适度

PATIENT COMFORT DURING PROCEDURES

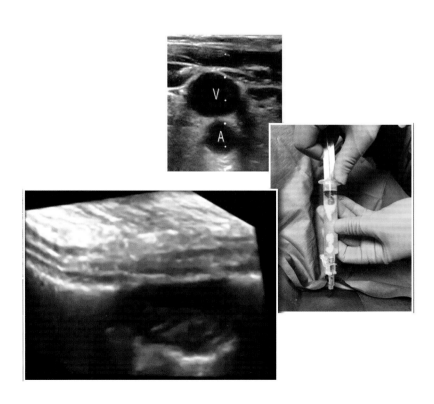

第 30 章　床旁操作的镇痛治疗
Anesthesia for Bedside Procedures

Mark Dershwitz　著

当重症监护病房中的患者需要床边进行操作时，通常是由主治重症监护医师而非顾问麻醉师指导给予必要的镇静、镇痛和（或）肌松药物。此外，与手术室不同的是，ICU 通常没有用于管理麻醉气体（如一氧化氮）或挥发性麻醉药（如异氟醚）的设备。因此，ICU 床边操作的麻醉是通过全静脉麻醉（total intravenous anesthesia，TIVA）的技术完成的。

一、ICU 患者的一般疼痛管理

（一）药物剂量

采用常规剂量的镇痛药给药是有问题的，原因有很多，包括难以评估疼痛缓解的有效性，危重患者和其他患者之间的药代动力学（pharmacokinetic，PK）差异，以及与高龄相关的药物代谢变化。

1. 评估疼痛缓解的效果

危重患者常因谵妄、意识模糊或气管插管而无法表达自己的感受。这使得心理评估变得相当困难，因为疼痛强度的替代标志物（如心动过速、高血压和出汗）是宿主对危重疾病的固有反映。

2. 药代动力学影响

在 ICU 中通过持续静脉给药的大多数血管加压药和血管扩张药具有相对简单的药代动力学特性：它们是水溶性分子，与血浆蛋白的结合程度最低。与之相反的是，全静脉麻醉中使用的镇静药和阿片类药物具有高脂溶性，大多数与血浆蛋白广泛结合，导致它们的药代动力学特性更加复杂。在单次或几次静脉推注上述药物后，这些药物通常是短效的，因为它们会迅速在大脑中重新分布。然而，在长时间（数小时或数天）输注后，代谢和消除过程变得更加重要，药物作用可以持续更长的时间。

脂溶性镇静药和镇痛药的药代动力学的特性可以用它们的动态半衰期（context-sensitive half-times，CSHT）来描述。这一概念可定义为，当一种药物以静脉注射的方式给药，然后进行静脉输液，以保持血浆药物浓度的恒定，输液结束后血浆浓度下降 50% 所需的时间就是 CSHT[1]。图 30-1 描述了最可能用于 ICU 患者 TIVA 的药物的 CSHT 曲线。由于一些原因，危重患者的药代动力学特性与正常人不同。因为 ICU 患者经常有肾脏和（或）肝脏功能障碍，药物的代谢或排泄常常受到明显的影响。在危重患者中常见的低白蛋白血症降低了蛋白质的结合，增加了游离药物浓度。由于游离药物是组织受体可利用的唯一分子，蛋白质结合减少会增加一定血浆浓度的药理作用。因此，对于 ICU 患者来说，用于 TIVA 的药物剂量对特定的患者来说更为重要。

3. 与高龄相关的生理变化

65 岁及以上的人群是人口中增长最快的部分，也组成了 ICU 患者群体的大多数。高龄导致：①体内水分总量去脂体重减少；②体脂增加，从而使脂溶性药物分布容积增加；③由于肝脏质量、肝酶活性、肝脏血流量和肾脏排泄功能的降低，药物清除率降低。在接受与年轻患者相同剂量的阿片类药物治疗的老年患者中，疼痛缓解和脑电图抑制会随着年龄的增长而逐渐增加。老年患者服用相同剂量的苯二氮䓬类药物后，中枢神经系统抑制也会增加。

（二）剂量选择

如今在 ICU 中进行的操作（表 30-1）涵盖了从轻度不适相关的操作（如食管胃镜检查）到非常痛苦的手术（如骨科手术、伤口清创、气管切开术）。根据技术难易程度，这些程序可能会持续几分钟到几小时。为了提供合适的麻醉药，应根据手术的性质选择药物，并根据患者对手术刺激的反应进行滴定。此外，应考虑特定的疾病状态，以最大限度地提高安全性和有效性。

1. 头部外伤

头部受伤的患者需要一种能够提供有效而短暂的麻醉的技术，以便评估神经系统状态的能力不会长时间丧失。此外，该技术不能对脑灌注压产生不利影响。如果麻醉药的作用消散太快，可能会出现应激和颅内压升高，危及大脑灌注。相反，如果药物作用持续时间过长，则可能难以在手术后进行充分的神经系统评估。

2. 冠心病

心脏和非心脏手术后的术后心肌缺血对不良预后有强烈的预示作用[7]。因此，在侵入性手术期间和之后应提供足够的镇痛，以降低血浆儿茶酚胺和应激激素水平。

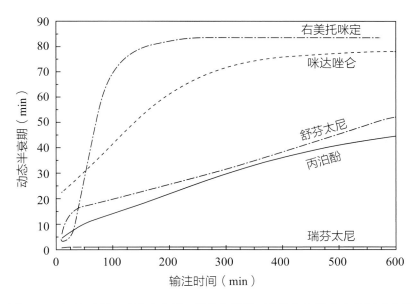

▲ 图 30-1　丙泊酚 [2]、咪达唑仑 [3]、舒芬太尼 [4]、瑞芬太尼 [5] 和右美托咪定 [6] 的动态半衰期与输注时间的函数

表 30-1　床旁操作与疼痛程度的关联

轻度至中度疼痛
- 经食管超声心动图 [a]
- 经气管吸引术
- 胸腔穿刺术 [a]
- 穿刺术 [a]

中度至重度疼痛
- 气管插管 [a]
- 可弯曲支气管镜 [a]
- 胸廓造口术 [a]
- 骨髓穿刺活组织检查
- 结肠镜检查
- 经主动脉球囊置入术 [a]
- 腹膜透析导管置入术 [a]
- 腹腔灌洗 [a]
- 经皮胃造口术 [a]
- 经皮主动脉内球囊置入术 [a]

极度疼痛
- 硬式支气管镜检查
- 开放性伤口的清创
- 换药
- 骨科操作
- 气管切开术 [a]
- 心包穿刺术 / 心包开窗术 [a]
- 开放性肺活检
- 脑室造口术 [a]

a. 使用局部麻醉可以显著减轻不适程度的操作

3. 肾衰竭

脓毒症与急性肾衰竭之间的关联已被认可多年。氮质血症患者发生药物不良反应的风险至少是肾功能正常患者的 3 倍。由于血液循环中过量的未结合的药物或药物代谢物和由尿毒症状态引起的目标组织的变化，因此放大了这种风险。

肝衰竭通过损害两种主要的血浆结合蛋白，白蛋白和 α_1 酸糖蛋白的合成，改变了许多药物的分布量。此外，肝血流的减少和肝酶活性降低了许多药物的清除率。

二、用于床边操作的特定药物的特征

（一）镇静药

镇静药的特性列于表 30-2，其推荐剂量列于表 30-3。当需要快速苏醒时，丙泊酚或依托咪酯是首选的镇静药。当需要较长时间的麻醉时，氯胺酮可能有用。咪达唑仑很少单独用作镇静药；然而，其显著的抗焦虑和遗忘作用使其可用于与其他药物联合使用。右美托咪定不能可靠地产生意识丧失作用；然而，它的镇静作用不伴有呼吸抑制，它增强了阿片类药物的镇痛作用，从而允许降低阿片类药物的剂量。

1. 丙泊酚

(1) 描述：丙泊酚是一种镇静药，与欣快出现和宿醉特征相关。它相当受欢迎，因为易于滴定，并且比咪达唑仑具有更快的起效和药代动力学。因此，使用丙泊酚后患者从麻醉中苏醒的速度比咪达唑仑后更快，这一因素可能使丙泊酚成为一般镇静和催眠的首选药物，尤其是意识状态改变的患者。

输注 1h 后，丙泊酚的半衰期约为 10min，而在前几小时内，每额外输注 1h，半衰期增加约 5min，如图 30-1 所示 [2]；因此，3h 输液后，半衰期约为 20min。对于超过 1 天的输注，半衰期上升得则慢得多；使用丙泊酚镇静（但没有失去知觉）2 周的患者将在大约 3h 内恢复 [8]。这种神经系统状态的快速恢复通常使丙泊酚成为 ICU 患者的理想镇静药，尤其是头部外伤患者，他们在没有药物镇静的情况下，可能无法耐受机械通气。

尽管丙泊酚终止持续输注后的恢复比咪达唑仑更快，但一项比较试验表明，这两种药物对

表 30-2　静脉麻醉药的特征

	丙泊酚	依托咪酯	氯胺酮	咪达唑仑	右美托咪定
起效	快	快	快	中等	中等
作用时间	短	短	中等	中等	中等
心血管效应	↓	无	↑	小	↓
通气影响	↓	↓	小	↓	无
镇痛	无	无	强	无	轻度
健忘	轻度	轻度	**重度**	重度	无

表中所列剂量应用于老年患者时应减半，粗体字项目表示该药物的显著差异

表 30-3　中心静脉持续输注镇静药的常规剂量[a]

	丙泊酚	依托咪酯	氯胺酮	咪达唑仑	舒芬太尼	瑞芬太尼	右美托咪定
推注剂量（mg/kg）	1~2	0.2~0.3	1~2	0.05~0.15	0.5~1.5	0.5~1.5	0.5~1.0μg/kg
输注速率 [μg/（kg·min）]	100~200	NR[b]	25~100	0.25~1.5	0.01~0.03	0.05~0.5	0.003~0.012

a. "常用剂量"适用于既往无耐受性和显著心血管疾病的患者。对于已经建立耐受性的患者，所需剂量会更高。老年患者和心血管功能下降的患者应减少剂量。在所有情况下，药物都应滴定至文中所述的特定终点

b. 不推荐，因为可能会长时间抑制肾上腺

ICU 患者的夜间镇静效果大致相当[9]。对于长期镇静（如超过 1 天），给予丙泊酚的患者恢复明显更快。

在用丙泊酚镇静的自主呼吸患者中，呼吸频率似乎是比血流动力学变化更能预测充分镇静的标志。在维持丙泊酚输注过程中对重复吸入二氧化碳的通气反应与其他镇静药物引起的呼吸反应相似（即丙泊酚显著降低二氧化碳反应曲线的斜率）。尽管如此，用丙泊酚麻醉的自主呼吸患者能够在大多数小手术过程中维持正常的呼气末二氧化碳值。

丙泊酚 1~2mg/kg 的推注剂量可在 30s 内引起意识丧失。100~200μg/（kg·min）的维持输注速率足以让年轻受试者维持全身麻醉，而老年人的剂量应减少 20%~50%。

(2) 不良反应：具体如下。

心血管：丙泊酚抑制心室收缩功能并降低后负荷，但对舒张功能没有影响。血管舒张由钙通道阻滞引起。在接受冠状动脉搭桥手术的患者中，丙泊酚（静脉推注 2mg/kg）使平均动脉血压下降 23%，心率增加 20%，每搏量减少 26%。在猪的研究中，丙泊酚引起窦房结和浦肯野纤维的剂量相关抑制，但对房室结功能或心房和心室组织的传导特性没有影响。对于冠状动脉疾病患者，丙泊酚给药可能与冠状动脉灌注压降低和心肌乳酸生成增加有关。

神经系统：丙泊酚可通过抑制脑代谢改善神经系统结果并减少神经元损伤。丙泊酚降低人类和动物的脑耗氧量、脑血流量和脑葡萄糖利用的程度与硫喷妥钠和依托咪酯报道的程度相同。丙

泊酚注射到外周静脉时经常引起疼痛。如果注射部位位于手臂近端或通过中心静脉导管注射，则注射疼痛的可能性较小。

(3) 新陈代谢：用作丙泊酚溶剂的乳液含有大豆油和卵磷脂，支持细菌生长；因此，导致感染性休克的医源性污染是可能存在的。目前可用的丙泊酚制剂含有乙二胺四乙酸（ethylenediamine tetraacetic acid，EDTA）、焦亚硫酸盐或苯甲醇作为抑菌剂。由于 EDTA 可螯合金属，尤其是锌，因此在连续输注丙泊酚期间应每天测量血清锌水平。可能会发生高脂血症，尤其是在婴儿和幼儿中。因此，当丙泊酚连续给药超过 24h 时，应每天监测该人群的甘油三酯水平。

2. 依托咪酯

(1) 描述：依托咪酯具有与丙泊酚相似的药代动力学特性和独特的心血管特性，即使在心肌病的情况下也是如此[10]。依托咪酯不仅对心肌收缩力没有显著影响，而且基线交感神经输出和交感神经活动的反向调节，其是保存得很好的。依托咪酯以剂量相关的方式抑制脑氧代谢和血流量，而不会改变颅内容积 – 压力的关系。依托咪酯（而不是硫喷妥钠或丙泊酚）在某些患者亚群中特别有用：低血容量患者、闭合头部的多发创伤患者低射血分数、严重主动脉瓣狭窄、冠状动脉左主干病变或严重脑血管疾病者。依托咪酯可能相对禁忌用于已确诊或正在发展的感染性休克患者，因为它会抑制皮质醇合成。

(2) 不良反应：具体如下。

新陈代谢：依托咪酯长时间输注可能会增加与低血浆皮质醇水平相关的死亡率[11]。即使是单剂量的依托咪酯也会对接受择期手术的正常患者产生持续 24h 或更长时间的肾上腺皮质抑制[12]。这些影响随着剂量的增加而更加明显增加或连续输注用于镇静。依托咪酯诱导的肾上腺皮质抑制的发生是因为该药物阻断了催化皮质醇合成最后一步的 11β– 羟化酶。还值得注意的是，依托咪酯引起的术后恶心和呕吐的发生率是所有静脉麻醉药中最高的。

2005 年，Jackson 警告不要在感染性休克患者中使用依托咪酯[13]。从那时起，有几项研究表明试图证实或反驳依托咪酯在危重患者（包括脓毒症患者）中的安全性。然而，其中一些研究据称证实了依托咪酯的危险性，而另一些研究则支持其继续用于脓毒症患者。最近对现有研究的两项 Meta 分析得出了不同的结论[14, 15]。与其他催眠药相比，给感染性休克患者服用氢化可的松可能会降低接受依托咪酯插管的患者的总体死亡率[16]。

3. 氯胺酮

(1) 描述：氯胺酮诱导镇静、失忆和显著镇痛状态，患者经历一种强烈的与环境分离的感觉。它在催眠药中的独特之处在于，它可靠地通过肌肉内的途径诱导意识丧失。氯胺酮被肝脏迅速代谢为具有药理活性的去甲氯胺酮。与静脉给药后的丙泊酚或依托咪酯相比，氯胺酮的起效和清除均较慢。

许多临床医生认为，氯胺酮是有支气管痉挛史的患者的首选止痛剂。在通常的剂量下，它会降低气道阻力，可能是通过阻止去甲肾上腺素的摄取，从而反过来刺激肺部的肾上腺素能受体。与许多激动药支气管扩张剂相比，氯胺酮对接受氨茶碱的哮喘患者并不会引起心律失常。

对于未通过安全气道进行机械通气的患者，氯胺酮可能比其他催眠药或阿片类药物更安全，因为它在较小程度上抑制气道反射和通气驱动。它可能对气道附近的手术特别有用，因为那里的物理通路和保护气道的能力有限（如面部枪伤）。由于氯胺酮会增加唾液和气管支气管分泌物，因此在给药前应给予抗胆碱能药（如 0.2mg 格隆溴铵）。在最大限度治疗后仍处于临界低氧血症的患者中，氯胺酮可能是首选药物，因为氯胺酮不抑制缺氧性肺血管收缩。

氯胺酮与区别于其他静脉麻醉药的另一个主要特征是，它能刺激心血管系统（即提高心率和血压）。这种作用似乎是由交感神经系统流出增加直接刺激中枢神经系统和阻断肾上腺素能神经中的去甲肾上腺素再摄取所致。

由于肺动脉高压是急性呼吸窘迫综合征的一个特征，应避免增加右心室后负荷的药物。在肺血管阻力正常或升高的婴儿中，只要保持持续通气，氯胺酮就不会影响肺血管阻力，这一发现也在成人中得到了证实。

将氯胺酮注射到脑血管中时，脑血流不会改变。在人工产生的颅内高压的机械通气猪中，ICP 处于顺应性曲线的肩部，静脉输注 0.5~2.0mg/kg 氯胺酮不会提高 ICP；同样，在机械通气的早产儿中，每千克静脉注射 2mg 氯胺酮不会增加前囟门压力，这是 ICP 的一种间接监测。然而，与丙泊酚和依托咪酯不同，氯胺酮不会降低脑代谢率。颅内肿块、ICP 升高或近期头部外伤的患者相对禁忌。

(2) 不良反应：具体如下。

心理：氯胺酮麻醉后出现的现象被描述为漂浮感、生动的梦（欣快或非欣快）、幻觉和谵妄。这些影响在 16 岁以上的患者、女性、短期手术后、大剂量（＞2mg/kg 静脉输注）和快速给药（＞40mg/min）后更常见。预先或同时使用苯二氮䓬类药物或丙泊酚进行治疗，通常可以最大限度地减少或预防这些现象[17]。

心血管系统：由于氯胺酮会增加心肌的氧消耗，如果单独使用氯胺酮，冠状动脉疾病患者有诱发心肌缺血的风险。另一方面，氯胺酮联合安

定、氯胺酮联合咪达唑仑或氯胺酮联合舒芬太尼的组合，在接受冠状动脉搭桥手术的患者中具有良好的耐受性。反复服用剂量通常与心动过速有关。这可以通过持续注射氯胺酮来减少。

氯胺酮在离体的动物心脏中产生心肌抑制。据报道，在慢性儿茶酚胺耗竭的血流动力学受损患者中服用氯胺酮后会出现低血压。

神经系统：氯胺酮不会降低小鼠的最小电击癫痫阈值。然而，当与氨茶碱一起给药时，观察到癫痫发作阈值在临床上明显降低。

4. 咪达唑仑

(1) 描述：虽然高剂量时能引起昏迷，但咪达唑仑更常用作镇静药。除了镇静作用外，咪达唑仑还有抗焦虑、健忘和骨骼肌松弛作用。

咪达唑仑（静脉注射 5mg）后顺行性遗忘症在静脉注射后 2~5min 达到峰值，并持续 20~40min。由于咪达唑仑（95%）与蛋白（与白蛋白）高度结合，ICU 患者的药物作用可能会被放大。在肥胖、老年患者和连续输注后，咪达唑仑的恢复时间会延长，因为它会在很大程度上积累。在肾衰竭患者中，咪达唑仑的活性结合代谢物可能会积聚并延迟恢复。尽管氟马西尼可用于逆转咪达唑仑的过度镇静或通气抑制，但其作用持续时间仅为 15~20min。此外，氟马西尼可能会引起急性焦虑反应或癫痫发作，特别是在接受慢性苯二氮䓬治疗的患者中。

咪达唑仑会导致脑代谢率和脑血流的流量依赖性降低，这表明咪达唑仑可能对脑缺血患者有益。

由于咪达唑仑具有镇静、抗焦虑和安定的结合特性，因此其非常适合简短、相对无痛的手术（如内镜检查）和长期镇静（如机械通气期间）。

(2) 不良反应：具体如下。

呼吸系统：咪达唑仑（0.15mg/kg 静脉输注）

降低二氧化碳反应曲线的斜率，并增加无效腔 – 潮气量比和动脉 PCO_2。在慢性阻塞性肺疾病患者中，通气抑制更为显著且持续时间更长。咪达唑仑也会减弱对缺氧的通气反应。

心血管系统：咪达唑仑给药后经常观察到心率小幅（＜10％）增加和全身血管阻力小幅下降。它对冠状血管阻力或自动调节没有显著影响。

神经系统：由于认知和精神运动功能的恢复可能会延迟长达 24h，因此在高度优先考虑快速恢复意识和精神运动功能的情况下，咪达唑仑作为唯一的镇静剂可能不适合。

5. 右美托咪定

描述：右美托咪定是第一种专门作为镇静药使用的 α_2 肾上腺素能受体激动药。与可乐定相比，它对 α_2 肾上腺素受体的选择性更强。其镇静作用的主要部位是蓝斑，其作用是模拟生理睡眠[18]。在大鼠中，右美托咪定通过激活起源于中脑的下行抑制通路，在脊髓水平产生镇痛作用，从而减少原本会在脊髓中上升的疼痛冲动。

右美托咪定产生强烈的镇静作用，但它不能可靠地产生健忘症、催眠或全身麻醉[19]。它不具有抗惊厥特性。正如预期的那样，右美托咪定可以降低血压和心率，并且在没有预先存在心血管疾病的患者中偶尔会出现显著的下降。较高剂量的右美托咪定可使血压初始升高，据信这是由刺激 α_{2B} 肾上腺素能受体所致。交感神经刺激也是造成口干常见不良反应的原因。右美托咪定可显著减少对静脉麻醉药和阿片类药物的需求。镇静剂量对通气的影响很小，似乎不会增加阿片类药物的通气抑制作用[20]。

右美托咪定被批准用于机械通气的成年患者的镇静，尽管已经发表了更长的试验，但最多只能维持 24h。给药通常在患者被运送到 ICU 之前

或到达后不久手术程序结束时开始。在 10min 内给予 $1\mu g/kg$ 的推注剂量，然后以 $0.003\sim0.012\mu g/(kg \cdot min)$ 的速度输注。对于持续时间超过 1h 的输注，右美托咪定的消退时间比其他静脉输注镇静药要长得多（图 30-1）。

右美托咪定与通气抑制无关，而且应给予较少的阿片类药物来控制术后疼痛。使用右美托咪定者心率通常较慢，并且偶尔会出现有症状的心动过缓，已存在心脏传导阻滞的患者不应使用右美托咪定。术后高血压通常能得到很好的控制；然而，一些患者会出现低血压并需要输注升压药，特别是如果他们已经存在心室功能障碍。两项多中心研究表明，与咪达唑仑相比，使用右美托咪定镇静的通气患者需要更短的机械通气时间（5.1 天 vs. 6.8 天，$P=0.03$），但与丙泊酚相比则不然；使用右美托咪定镇静的患者出现更多的低血压和心动过缓发作[21]。

右美托咪定能够抑制术后颤抖，可能是通过刺激下丘脑中的 α_2 受体。一个有趣的可能性是，围术期使用 α_2 肾上腺素能受体激动药可降低心血管死亡率。一项 Meta 分析得出结论，这种使用可降低血管手术后的死亡率和心肌梗死[22]。

（二）阿片类药物

1. 吗啡

（1）描述：吗啡及其替代物缓解疼痛是相对有选择性的，因为其他感觉模式（触摸、振动、视觉、听觉）没有障碍。阿片类药物钝痛：①抑制脊髓背角疼痛处理；②通过激活脑干下降抑制通路来减少疼痛的传递；③通过边缘皮质的行动改变对疼痛的情绪反应。

在中枢神经系统中发现了各种类型的阿片类药物受体（用希腊字母表示）。吗啡的经典药理学作用是由 μ 受体介导的。其他的 μ 受体影响包

括镇静、欣快感、耐受性和身体依赖性、胃肠运动性下降、胆道痉挛和肌分裂症。κ 受体与 μ 受体有多种作用，包括镇痛、镇静和通气抑制。δ 受体负责介导内源性阿片类肽的一些镇痛作用，特别是在脊髓中。临床使用的阿片类药物很少在通常镇痛剂量的 δ 受体上具有显著活性。

吗啡是 P- 糖蛋白的底物，P- 糖蛋白是一种负责将许多分子转运出细胞的蛋白质。较低的脂溶性和快速流出导致中枢神经系统渗透缓慢的组合解释了吗啡的中枢神经系统作用的缓慢发作。静脉注射后 1h 内可能不会出现峰值镇痛作用；因此，吗啡的血浆分布与其临床效果不平行[23]。

吗啡在阿片类药物中是独一无二的，在静脉注射后几乎立即发生显著的组胺释放。给急性肺水肿患者服用吗啡的有益效果与其说是镇痛和镇静作用，不如说是与这种血流动力学作用有关。

(2) 不良反应：具体如下。

消化系统：便秘、恶心和（或）呕吐是吗啡的不良反应。胃排空和肠蠕动减少（小肠和大肠）通常会导致麻痹性肠梗阻，似乎是通过外周（通过位于肠道中的阿片受体）和中枢（通过迷走神经）介导的。当预期需要长时间的阿片类镇痛药时，通常会为特定患者开纤维增加剂、大便软化剂和温和的泻药。

心血管系统：吗啡给药后低血压并不罕见，特别是如果给药迅速（即每分钟 5～10mg）。在用 H_1 和 H_2 拮抗药预先治疗的患者中，尽管血浆组胺浓度增加了可比性，但服用吗啡后的低血压反应显著减弱。这些数据强烈暗示组胺是这些变化的中介物。

呼吸系统：吗啡给药后脑干通气中心对二氧化碳的反应性呈剂量依赖性降低。这种现象的主要特征包括对二氧化碳的通气和闭塞压力反应的斜率降低，对高碳酸血症的微小通气反应向右移动，以及静息呼气末二氧化碳和呼吸暂停阈值（PCO_2 值低于该值时不会在没有低氧血症的情况下启动自主通气）。这些影响的持续时间通常超过镇痛的时间过程。除了减弱二氧化碳反应外，吗啡还能降低缺氧通气驱动。在肾衰竭患者中使用吗啡与继发于其活性代谢物吗啡 –6– 葡萄糖醛酸的持续存在的长期通气抑制有关。

向患者静脉注射小剂量纳洛酮（40μg）以逆转吗啡的通气抑制作用可能会产生不良反应。报道描述了手术后其他健康患者在服用纳洛酮后出现呕吐、谵妄、心律失常、肺水肿、心脏骤停和猝死。此外，纳洛酮的作用持续时间比它可以用来拮抗的任何阿片类药物（瑞芬太尼除外）都要短。因此，反复出现通气抑制仍然是一个明显的可能性，并且在自主呼吸的患者中，它是潜在发病率的来源。

用混合阿片类激动药拮抗药，如纳布啡或布托啡诺逆转，似乎比用纳洛酮更安全。混合阿片受体激动药拮抗药可增加或减少阿片效应，这取决于给药剂量、已存在的特定激动药和剩余激动药的量。

对于 ICU 的床边操作，许多问题可以通过使用短效阿片类药物（如芬太尼或瑞芬太尼）来避免。

神经系统：当控制通气时，吗啡对脑代谢率或脑血流量影响不大。吗啡可能通过降低平均动脉压对脑灌注压产生不利影响。

2. 芬太尼及其同类药物

(1) 描述：芬太尼、舒芬太尼和瑞芬太尼在中枢神经系统的代谢速度比吗啡快得多，因此导致静脉给药后起效更快。这些药物之间唯一明显的区别是它们的药代动力学。

芬太尼在间断推注（50～100μg）时可能

是有用的，但在持续输注时，其持续时间会变长[24]。对于 ICU 患者的全静脉麻醉，如果希望快速起效，舒芬太尼或瑞芬太尼持续输注是首选。当手术后预计会出现术后疼痛时，首选舒芬太尼。图 30-1 显示舒芬太尼的半衰期与丙泊酚相似，最长可达 10h。当手术后预计会出现轻度的术后疼痛时（如支气管镜检查），首选瑞芬太尼。无论输液时间长短，其半衰期约为 4min。

瑞芬太尼的作用时间极短，这归功于组织酯酶的快速代谢，主要是在骨骼肌[25]。它的药代动力学在严重的肝脏[26]或肾脏[27]衰竭的情况下是不变的。

用于全静脉麻醉的舒芬太尼可从推注 0.5～1.5μg/kg 开始，然后以 0.01～0.03μg/(kg·min) 进行持续输注。如果与丙泊酚输注同时进行，可以按照图 30-1 中的曲线同时停止这两种输注。用于全静脉麻醉的瑞芬太尼可以从 0.5～1.5μg/kg 开始输注，然后以 0.05～0.5μg/(kg·min) 的速度持续输注。瑞芬太尼输注应持续到手术结束后；如果预计患者会有术后疼痛，应给予另一种阿片类药物，因为瑞芬太尼的作用会在几分钟内消失。

(2) 不良反应：具体如下。

心血管：虽然芬太尼、舒芬太尼和瑞芬太尼不影响血浆组胺的浓度，但推注剂量可能与低血压有关，特别是在快速输注时（即<1min）。这种作用与髓质心血管中枢的抑制和迷走神经核的刺激有关。

神经系统：芬太尼和舒芬太尼已被报道会增加头部创伤后机械通气患者的颅内压。芬太尼和舒芬太尼可能通过降低平均动脉压对脑灌注压产生不利影响。所有的芬太尼衍生物在快速给予大剂量时可能导致胸壁僵硬。这种影响可以通过神经肌肉阻滞药和联合使用镇静药来缓解。

三、神经肌肉阻滞药

有两类神经肌肉阻滞药（见第 31 章）：去极化药物（如琥珀胆碱）和非去极化药物（如罗库溴铵、维库溴铵和顺阿曲库铵）。琥珀胆碱是神经肌肉接头的烟碱乙酰胆碱受体的激动药。给予琥珀胆碱后，最初会对骨骼肌产生强烈的刺激，表现为筋膜挛缩，随后由于持续的去极化而出现瘫痪。非去极化药物是神经肌肉接头处乙酰胆碱的竞争性拮抗药，它们阻止运动神经冲动所释放的乙酰胆碱与其受体结合并启动肌肉收缩。非去极化药物之间的区别是基于药代动力学差异，以及它们的心血管作用。

神经肌肉阻滞药用于辅助气管内插管，并通过降低骨骼肌张力来改善手术条件。在插管前，使用神经肌肉阻滞药会导致声带麻痹，降低插入气管导管的难度，并减少声带创伤的风险。在外科手术中，骨骼肌张力的降低可能有助于手术暴露（如腹部手术），减少腹腔镜手术中需要的充气压力，并使骨科手术中的关节操作更容易。不应使用神经肌肉阻滞药来防止患者移动，因为这表明麻醉不充分。神经肌肉阻滞药的剂量应基于对诱发抽动反应的监测；对于大多数外科手术来说，消融 2～3 次四肢抽动就足够了，而且可以轻松逆转。

四、对全静脉麻醉的实际考虑

选择在重症监护室而不是手术室进行常见的手术（如气管切开术、经皮胃造口术）是一种潜在的成本节约，并增加了获得这些手术的机会。这种策略不仅能消除昂贵的手术室时间和支持资源，还能消除有时在走廊和电梯上发生的伤害。

成本分析估计，与传统的手术相比，平均总体成本减少 50% 或更多 [28]。

在大多数患者中，安全和有效的全静脉麻醉可以通过输注丙泊酚加舒芬太尼或瑞芬太尼来实现。预先使用咪达唑仑可以减少所需的丙泊酚剂量，并减少因术中事件被送回的可能性。血流动力学不稳定的患者不应使用负荷剂量，老年人应使用较低的负荷剂量。如果需要的话，还可以使用神经肌肉阻滞药。

滴定阿片类药物的输注速度，以尽量减少镇痛不足的迹象（如心动过速、呼吸过速、高血压、出汗、眼球颤动），尽管很难将疼痛与危重病的交感神经反应区分开来。丙泊酚的输注速度是根据意识丧失的终点来调整的，基于脑电图波形分析的麻醉深度监测仪（双谱指数、患者状态指数或频谱熵）有助于更客观地定位这一终点。意识丧失应在肌肉瘫痪开始之前实现。在血流动力学没有变化或交感神经活动增加的情况下 [29, 30]，患者有可能完全意识到术中发生的事件。在这种情况下，以下几点值得考虑。

• 在亚催眠剂量下，丙泊酚产生失忆的效果比咪达唑仑要差。在没有合用苯二氮䓬类药物的情况下，丙泊酚必须引起无意识，才能可靠地防止回忆。及时治疗患者的反应（运动、心动过速、高血压）是很重要的。

• 为全静脉麻醉输注的药物应通过连续运行的载体静脉输液，速度至少为每小时 50ml。这种方法不仅有助于将药物送入血液循环，而且还可以作为药物输送系统闭塞的另一种监测手段。输液管线闭塞超过几分钟可能会导致患者意识到。

• 为了利用全静脉麻醉药的已知半衰期，在手术过程中与外科医生的沟通很重要，以便预测停止输液的最佳时间。舒芬太尼和丙泊酚的输注会在手术结束前停止，而瑞芬太尼会一直输注到手术结束。

• 为了保持合理恒定的丙泊酚和舒芬太尼血药浓度，在手术过程中应减少维持性输液速度，因为在恒定输液速度下，血浆浓度会随着时间的推移而增加。一个大致的指导原则是，每 30 分钟减少 10% 的输液速度。

• 在处理丙泊酚的过程中，严格的无菌技术尤为重要。

参考文献

[1] Hughes MA, Glass PSA, Jacobs JR. Context-sensitive half-time in multicompartment pharmacokinetic models for intravenous anesthetic drugs. *Anesthesiology*. 1992;76:334-341.

[2] Shafer A, Doze VA, Shafer SL. Pharmacokinetics and pharmacodynamics of propofol infusions during general anesthesia. *Anesthesiology*. 1988;69:348-356.

[3] Persson P, Nilsson A, Hartvig P, et al. Pharmacokinetics of midazolam in total i.v. anaesthesia. *Br J Anaesth*. 1987;59:548-556.

[4] Hudson RJ, Bergstrom RG, Thomson IR, et al. Pharmacokinetics of sufentanil in patients undergoing abdominal aortic surgery. *Anesthesiology*. 1989;70:426-431.

[5] Egan TD, Lemmens HJM, Fiset P, et al. The pharmacokinetics of the new short acting opioid remifentanil (GI87084B) in healthy adult male volunteers. *Anesthesiology*. 1993;79:881-892.

[6] Iirola T, Ihmsen H, Laitio R, et al. Population pharmacokinetics of dexmedetomidine during long-term sedation in intensive care patients. *Br J Anaes*. 2012;108:460-468.

[7] Mangano DT, Browner WS, Hollenberg M. Association of perioperative myocardial ischemia with cardiac morbidity and mortality in men undergoing noncardiac surgery. *N Engl J Med*. 1990;323:1781-1788.

[8] Barr J, Egan TD, Sandoval NF, et al. Propofol dosing regimens for ICU sedation based upon an integrated pharmacokinetic-pharmacodynamic model. *Anesthesiology*. 2001;95:324-333.

[9] Ronan KP, Gallagher TH, Hamby BG. Comparison of propofol and midazolam for sedation in intensive care unit patients. *Crit Care Med*. 1995;23:286-293.

[10] Erdoes G, Basciani RM, Eberle B. Etomidate—a review of robust evidence for its use in various clinical scenarios. *Acta Anaesthesiol Scand*. 2014;58:380-389.

[11] Ledingham IM, Finlay WEI, Watt I, et al. Etomidate and adrenocortical function. *Lancet*. 1983;1:1434.

[12] Fragen RJ, Shanks CA, Molteni A, et al. Effects of etomidate on hormonal responses to surgical stress. *Anesthesiology*. 1984;61:652-656.

[13] Jackson WL. Should we use etomidate as an induction agent for endotracheal intubation in patients with septic shock? A critical appraisal. *Chest*. 2005;127:1031-1038.

[14] Chan CM, Mitchell AL, Shorr AF. Etomidate is associated with mortality and adrenal insufficiency in sepsis: a meta-analysis. *Crit Care Med*. 2012;40:2945-2953.

[15] Gu WJ, Wang F, Tang L, et al. Single-dose etomidate does not increase mortality in patients with sepsis: a systematic review and meta-analysis of randomized controlled trials and observational studies. *Chest*. 2015;147:335-346.

[16] Jung B, Clavieras N, Nougaret S, et al. Effect of etomidate on complications related to intubation and on mortality in septic shock patients treated with hydrocortisone: a propensity score analysis. *Crit Care*. 2012;16:R224.

[17] White PF. Pharmacologic interactions of midazolam and ketamine in surgical patients. *Clin Pharmacol Ther*. 1982;31:280.

[18] Nelson LE, Lu J, Guo T, et al. The α 2-adrenoceptor agonist dexmedetomidine converges on an endogenous sleep-promoting pathway to exert its sedative effects. *Anesthesiology*. 2003;98:428-436.

[19] Coursin DB, Coursin DB, Maccioli GA. Dexmedetomidine. *Curr Opin Crit Care*. 2001;7:221-226.

[20] Belleville JP, Ward DS, Bloor BC, et al. Effects of intravenous dexmedetomidine in humans. I. Sedation, ventilation, and metabolic rate. *Anesthesiology*. 1992;77:1125-1133.

[21] Jakob SA, Ruokonen E, Grounds RM, et al. Dexmedetomidine vs midazolam or propofol for sedation during prolonged mechanical ventilation: two randomized controlled trials. *J Am Med Assoc*. 2012;307:1151-1160.

[22] Wijeysundera DN, Naik JS, Beattie WS. Alpha-2 adrenergic agonists to prevent perioperative cardiovascular complications: a meta-analysis. *Am J Med*. 2003;114:742-752.

[23] Dershwitz M, Walsh JL, Morishige RJ, et al. Pharmacokinetics and pharmacodynamics of inhaled versus intravenous morphine in healthy volunteers. *Anesthesiology*. 2000;93:619-628.

[24] Shafer SL, Varvel JR. Pharmacokinetics, pharmacodynamics, and rational opioid selection. *Anesthesiology*. 1991;74:53-63.

[25] Dershwitz M, Rosow CE. Remifentanil: an opioid metabolized by esterases. *Exp Opin Invest Drugs*. 1996;5:1361-1376.

[26] Dershwitz M, Hoke JF, Rosow CE, et al. Pharmacokinetics and pharmacodynamics of remifentanil in volunteer subjects with severe liver disease. *Anesthesiology*. 1996;84:812-820.

[27] Hoke JF, Shlugman D, Dershwitz M, et al. Pharmacokinetics and pharmacodynamics of remifentanil in subjects with renal failure compared to healthy volunteers. *Anesthesiology*. 1997;87:533-541.

[28] Barba CA, Angood PB, Kauder DR, et al. Bronchoscopic guidance makes percutaneous tracheostomy a safe, cost effective, and easy to teach procedure. *Surgery*. 1995;118:879-883.

[29] Ausems ME, Hug CC Jr, Stanski DR, et al. Plasma concentrations of alfentanil required to supplement nitrous oxide anesthesia for general surgery. *Anesthesiology*. 1986;65:362-373.

[30] Philbin DM, Rosow CE, Schneider RC, et al. Fentanyl and sufentanil anesthesia revisited: how much is enough? *Anesthesiology*. 1990;73(1):5-11.

第31章 肌松治疗
Therapeutic Paralysis

Khaldoun Faris 著

目前在重症监护室中使用神经肌肉阻滞药（neuromuscular blocking agent，NMBA）最常见的适应证包括以下几方面：紧急或非紧急状况下的气管插管，优化机械通气时的人机协调，颅高压的管理，降低氧消耗，以及治疗破伤风引起的肌肉痉挛状态。根据美国危重病医学院（American College of Critical Care Medicine）及美国重症医学会（Society of Critical Care Medicine）对成人重症患者应用神经肌肉阻滞药的临床指南推荐，我们应该首先排除其他优化治疗手段无效果后，才可考虑持续使用神经肌肉阻滞药[1]。推荐意见基于神经肌肉阻滞药的输注加重患者的不良预后，尤其是患者同时应用类固醇药物。然而，目前这个指南的推荐已受到了质疑。一个前瞻性、多中心随机对照研究指出，在340名患有急性呼吸窘迫综合征的患者中，在疾病早期48h内使用顺阿曲库铵治疗能提高患者的生存率，而且不会增加ICU获得性衰弱（ICU-acquired weakness，ICUAW）的发病率[2]。另一个回顾性队列研究也在严重脓毒症合并机械通气的患者中尽早使用神

经肌肉阻滞药，发现能降低患者病死率[3]。

一、神经肌肉阻滞药的药理学

神经肌肉接头（neuromuscular junction，NMJ）主要由运动神经终板、乙酰胆碱（acetylcholine，ACh）和肌肉终板构成。当动作电位产生时，导致突触前膜中的轴突囊泡存储的ACh释放进入神经肌肉接头突触间隙。在突触前膜及突触后膜终板中都含有特殊的烟碱乙酰胆碱受体（nicotinic acetylcholine receptor，nAChR），这类受体可与释放的两种乙酰胆碱分子结合形成两种亚基（$\alpha\delta$和$\alpha\epsilon$亚基）。这些亚基最终将化学信号转换为电信号，导致肌肉细胞的钠离子、钙离子内流同时钾离子外流，这将导致终板膜及肌肉细胞去极化生产动作电位，致使肌肉收缩。而未与受体结合的ACh将被突触间隙中的胆碱酯酶快速水解为乙酸和胆碱，使得受体激活的持续时间得到有效控制。最后去极化的终板膜和肌肉纤维通过复极化恢复原来的状态。

二、烟碱乙酰胆碱受体

nAChR 是一种由 5 种亚基组成的离子通道型蛋白。这种离子通道介导了神经肌肉接头、自主神经节、脊髓束与大脑之间的神经冲动传递。在早期的研究中发现，分化成熟的神经肌肉接头中，烟碱乙酰胆碱受体可分为成熟型和幼稚型。两者之间的转型常表现为，随着新的功能显著的成熟型烟碱乙酰胆碱受体出现，幼稚型烟碱乙酰胆碱受体将逐渐消失。成熟型烟碱乙酰胆碱受体主要位于突触肌肉膜上，又称为含 ε 的成熟型神经受体，主要由两个 α、β、ε 和 δ 亚基组成。与成熟型烟碱乙酰胆碱受体相比，幼稚型烟碱乙酰胆碱受体中不含 ε 亚基，而是由 γ 亚基替代。这也导致了它们在功能、药理、代谢上的显著不同。成熟型 nAChR 有一个短暂爆发的强化阶段，对 Na^+、K^+、Ca^{2+} 传导性更高，半衰期较幼稚型稳定，大约 2 周左右。肌肉细胞膜上的离子通道、乙酰胆碱结合位点、部分神经递质常常由两个 α、β、ε 亚基与 ε/γ 亚基组合形成。

如前所述，当两分子的乙酰胆碱可以和一分子的烟碱乙酰胆碱受体（αδ 和 αε 亚基）相结合时，离子通道开放激活，阳离子流动，最终导致阳离子电化学梯度下调。在缺失乙酰胆碱或其他相类似的介质时，离子通道将形成稳定的关闭状态（主要是 ε/γ 亚基阻止离子通道的打开）[4]。

成人的骨骼肌可以合成成熟型和幼稚型两种烟碱乙酰胆碱受体。当患者的神经传入改变时，如神经功能丢失、长期制动或特定疾病状态时，可能诱发幼稚型烟碱乙酰胆碱受体的合成。幼稚型烟碱乙酰胆碱受体与成熟型烟碱乙酰胆碱受体的主要区别在于，前者几乎分布于全部细胞的细胞膜上，而后者仅分布于肌肉终板膜。此外，幼

稚型烟碱乙酰胆碱受体半衰期短，离子通道活性强，可导致离子通道的开放时间延长，以及更多的钾离子外流。相对于成熟型烟碱乙酰胆碱受体，幼稚型烟碱乙酰胆碱受体对去极化神经肌肉阻滞药（如琥珀酰胆碱）有着更高的敏感性，而对非去极化性神经肌肉阻滞存在耐药性。

去极化及非去极化神经肌肉阻滞药的作用主要是药物与乙酰胆碱受体的相互作用，其不同点在于，去极化神经肌肉阻滞药与乙酰胆碱的结构更为相似，能直接结合和激活乙酰胆碱受体。而非去极化烟碱乙酰胆碱阻滞药主要是竞争性拮抗乙酰胆碱与受体的结合。

三、去极化神经肌肉阻滞药

琥珀胆碱是目前临床使用的唯一去极化神经肌肉阻滞药，它仅限于紧急状况下快速插管时使用。其作用主要是通过模仿乙酰胆碱，与乙酰胆碱受体结合，诱导肌肉纤维持续的去极化，最终导致肌肉松弛。只有琥珀酰胆碱从运动终板上脱下，并被血浆中的胆碱酯酶水解代谢，肌肉松弛才能解除。它的作用时间较短，可伴随短暂的肌肉震颤和弛缓性瘫痪。当静脉注射剂量为 1～1.5mg/kg，能起到最快的神经肌肉阻滞起效时间（60～90s）。在静脉给予剂量为 1mg/kg，9～13min 后将有 90% 的肌肉力量快速恢复。

药物的不良反应主要包含血压增高、心律失常、颅内压和眼内压的增加、高钾血症、恶性高热、肌肉疼痛和长期的肌肉无力。琥珀酰胆碱作用持续时间主要与不同基因所导致的不同假性胆碱酯酶同工酶有关。琥珀胆碱应用的主要禁忌证包括热性烧伤、严重的挤压伤、脊髓束横断、恶性高热、上位或下位的运动神经损伤。琥珀胆碱谨慎应用情况包括开放性眼球损伤、肾衰竭、严

重感染、溺水、制动超过 2 周的患者。

四、非去极化神经肌肉阻滞药

非去极化神经肌肉阻滞药是一种乙酰胆碱的竞争性拮抗药，通过抑制运动终板膜上乙酰胆碱与突触后膜上的 nAChR 结合，最终导致肌肉松弛。依据化学结构的不同，主要分为苄异喹啉和氨基甾体两大类，在每个类别中，又进一步分为短效、中效及长效制剂。在治疗危重症疾病时，苄异喹啉类最常用的药物包括阿曲库铵、顺阿曲库铵、多库铵。氨基甾体类则包括维库溴铵、罗库溴铵、泮库溴铵、哌库溴铵。

在成人中注射非去极化神经肌肉阻滞药的药物分布容积（V_d）常常为 0.2～0.3L/kg。

药物的临床药效通常与药物起效时间、药物剂量、药物分布容积、乙酰胆碱受体的敏感性有关。其中最重要的就是分布容积，分布容积可随着疾病阶段的不同而改变。在肝硬化和慢性肾衰竭的患者中，常常呈现分布容积上升、血浆浓度下降（水溶性药物为主）。由于肝肾功能的受损可同时导致依赖于肝肾代谢的药物作用延长。因此，较为合适的做法为给予较大的初始剂量和较小的维持剂量。

不同药物的分布容积将对药物峰浓度、药物作用产生不同的影响，常用的非去极化神经肌肉阻滞药的药代动力学和药效学详见表 31-1。

表 31-1　非去极化神经肌肉阻滞药的药代动力学和药效学

非去极化神经肌肉阻滞药		
苄异喹啉类		
	顺阿曲库铵（Nimbex）	阿曲库铵（Tracrium）	多库铵（Nuromax）
引进时间（年）	1996	1983	1991
95% 有效剂量（mg/kg）	0.05	0.25	0.025～0.030
起始剂量（mg/kg）	0.1～0.2	0.4～0.5	逐步上调至 0.1
起效时间（min）	2～3	3～5	5～10
持续时间（min）	45～60	25～35	120～150
半衰期（min）	22～31	20	70～100
输注剂量 [μg/(kg·min)]	2.5～3.0	4～12	0.3～0.5
恢复时间（min）	90	40～60	120～180
肾脏排泄率（%）	Hofmann 消除	5～10（Hofmann 消除）	70
肾衰竭	无变化	无变化	增加到无变化
胆汁排泄率（%）	Hofmann 消除	最小	不详
肝衰竭	减小到无改变	减小到无改变	?
代谢产物活性	N- 甲基四氢罂粟碱	N- 甲基四氢罂粟碱	?
组胺性低血压	无	剂量依赖	无
迷走神经阻滞性心动过速	无	无	无
神经阻滞性低血压	无	最小或无	无
延长阻滞的报道	稀有	稀有	有

（续表）

非去极化神经肌肉阻滞药			
氨基甾体类			
	泮库溴铵（Pavulon）	维库溴铵（Norcuron）	哌库溴（Arduan）	罗库溴铵（Zemuron）
引进时间（年）	1972	1984	1991	1994
95% 有效剂量（mg/kg）	0.07	0.05	0.05	0.30
起始剂量（mg/kg）	0.1	0.1	0.085～0.100	0.6～1.0
起效时间（min）	2～3	3～4	5	1～2
持续时间（min）	90～100	35～45	90～100	30
半衰期（min）	120	30～80	100	—
输注剂量 [μg/(kg·min)]	1～2	1～2	0.5～2.0	10～12
恢复时间（min）	120～180	45～60	55～160	20～30
肾脏排泄率（%）	45～70	50	50+	33
肾衰竭	效应↑	效应↑	持续时间↑	最小
胆汁排泄率（%）	10～15	35～50	最小	<75
肝衰竭	轻微效应↑	轻微效应↑	最小	中等
代谢产物活性	3-羟基和 17-羟基泮库溴铵	3-去乙酰基维库溴铵	无	无
组胺性低血压	无	无	无	无
迷走神经阻滞性心动过速	中等到明显	无	无	较高剂量
神经阻滞性低血压	无	无	无	无
ICU 中延长阻滞	是	是	无	无（-3pt）

↑. 代表增加

改编自 Grenvik A, Ayres SM, Holbrook PR, et al. *Textbook of Critical Care*. 4th ed. Philadelphia, PA: WB Saunders; 2000 and Watling SM, Dasta JF. Prolonged paralysis in intensive care unit patients after the use of neuromuscular blocking agents: a review of the literature. *Crit Care Med*. 1994; 22(5): 884.

（一）阿曲库铵

阿曲库铵是一个中效的非去极化神经肌肉阻滞药。给予起始剂量后，通常在 3～5min 内产生神经肌肉阻滞作用，可持续 25～35min。最后通过脂基水解和 Hofmann 途径进行降解。Hofmann 途径是一种非酶类降解途径，通过物理酸碱度、机体体温来使药物失活，它不经肾脏或肝脏代谢，所以当肾脏和肝脏发生功能不全时，并不影响神经肌肉阻滞时间。另外，其神经兴奋代谢产物 N-甲基四氢罂粟碱主要通过肾脏代谢。N-甲基四氢罂粟碱具有神经兴奋性，可导致癫痫发作，在肾衰竭的患者中长时间输注阿曲库铵也许会诱发神经中枢系统的过度兴奋，在快速输注时也可能会导致组胺的释放。

（二）顺阿曲库铵

顺阿曲库铵与阿曲库铵相似，都为中效的非去极化神经肌肉阻滞药，在给予 0.2mg/kg 起始剂量后，通常在 1.5～2.5min 内产生神经肌肉阻滞作用，可持续 45～60min。与阿曲库铵相比，它的药效是阿曲库铵的 3 倍，而且有着更为理想的整体药效，包括缺少组胺的释放、最小的心血管反应和很少的自主神经作用。它同样通过脂基水解和 Hofmann 途径进行降解。与阿曲库铵相比，顺阿曲库铵输注 5～10min 后，血中 N- 甲基四氢罂粟碱的浓度远低于阿曲库铵。

（三）罗库溴铵

罗库溴铵是起效最快的药物，也是氨基甾体类中最短效的神经肌肉阻滞药。以 0.6mg/kg 的剂量输入，将在 60～90s 内导致神经肌肉阻滞。在进行快速气管插管时，它也许可以被考虑用于替代较高剂量的琥珀酰胆碱（1.2mg/kg）。它主要通过肝脏和胆汁清除。肝脏或肾脏功能不全时，也许会导致药物的清除延长，最终肌肉恢复时间延长。

（四）维库溴铵

在给予初始剂量 0.1mg/kg 的维库溴铵后，3min 或 4min 后可出现神经肌肉阻滞，并可以持续 35min 或 45min。它缺少对抗迷走神经的作用，较少引起心动过速和高血压，但可引起极微量的组胺释放。它经过肝脏代谢后可产生 3 种活性代谢物，其中最重要的是 3- 去乙酰基维库溴铵，具有维库溴铵 50%～70% 的活性。它们都经肾脏排泄。这点提示，在肾脏功能不全患者中持续静脉输注维库溴铵将可能导致持续的神经肌肉麻痹。

（五）泮库溴铵

泮库溴铵是一种长效的非去极化神经肌肉阻滞药，它的结构与维库溴铵相似。它的特点是可以对抗迷走神经作用、拟交感神经活性，可潜在诱导心动过速、高血压和增加心输出量。药物的 60%～70% 以原型的方式从尿中及胆汁中排泄。而剩余的 30%～40% 可通过肝脏羟基化形成 3-羟基泮库溴铵。这一产物具有泮库溴铵 50% 的生物活性，最终从肾脏排泄。当肾脏功能不全时，可能会导致泮库溴铵及其代谢物的蓄积。

（六）多库铵

多库铵是目前可获得的药效最强的非去极化神经肌肉阻滞药，但它的起效时间较长（约 10min），几乎没有组胺释放、对抗迷走神经和拟交感神经作用。它只有非常小的一部分经肝脏代谢，通常以原型的方式从尿液和胆汁中排泄，在肾脏功能不全的患者中常常产生较强的持续作用，但在肝脏疾病患者中却影响甚小。

（七）哌库溴铵

哌库溴铵与泮库溴铵的结构有很大关联，它的作用持续时间为 90～100min，这使得它属于长效型非去极化神经肌肉阻滞药。它通过肝脏代谢为 3- 去乙酰基哌库溴铵，哌库溴铵及代谢物都通过肾脏排泄。与泮库溴铵相比，哌库溴铵的作用时间更长，组胺释放更少，以及心血管作用更小。

五、治疗性肌无力

非去极化神经肌肉阻滞药的临床效应可以被乙酰胆碱酯酶抑制药（抗胆碱酯酶剂）所逆转。

乙酰胆碱酯酶抑制药可通过阻止突触间隙的乙酰胆碱降解来增加突触间隙乙酰胆碱的浓度。同时，乙酰胆碱可以竞争性地取代已经与运动终板上烟碱乙酰胆碱受体结合的非去极化神经肌肉阻滞药。抗胆碱酯酶药物（如新斯的明、腾喜龙、吡斯的明）也抑制了毒蕈碱受体的乙酰胆碱酯酶，它们在使用时常常与抗毒蕈碱药物（阿托品、格隆溴铵）共同使用，从而最小化毒蕈碱样作用（如心动过缓、腺体过度分泌及支气管痉挛），以及最大化烟碱样作用。经典的组合包括新斯的明和格隆溴铵（起效较慢）、腾喜龙和阿托品（起效较快）一起合用，同时，神经肌肉活性的恢复速度常常由神经肌肉阻滞的深度所决定[5]。

舒更葡萄糖是一种全新的药物（修饰 γ- 环糊精），它可以通过选择性地绑定结合神经肌肉阻滞药来逆转罗库溴铵和其他氨基甾体类药物的作用[6]。它的其中一个优势是，能快速扭转在诱导时大剂量使用罗库溴铵所导致的深度神经肌肉阻滞，逆转效果与琥珀酰胆碱停药后能快速恢复的效果相当，甚至更好[7, 8]。因此，在困难气道插管和有琥珀酰胆碱禁忌的患者中使用罗库溴铵 / 舒更葡萄糖也许是有效而且安全的选择。另外，舒更葡萄糖在神经阻滞过深的患者中也是一个很有效的逆转剂，同时也拥有较短的逆转时间优势[8]。舒更葡萄糖在 2008 年就正式被批准在欧洲临床上使用，但在美国却没被批准。FDA 一开始拒绝的理由主要是对其高敏感性和过敏反应的担心，但是随着 Cocbrane 系统性评价指出在与安慰剂和新斯的明对比时，舒更葡萄糖不仅有效，而且非常安全[9]，最终在 2015 年，美国批准了舒更葡萄糖的临床应用。对于过敏而言，在 FDA 批准的声明中提示，在输注舒更葡萄糖的数分钟内曾观察到明显的心动过缓，甚至心跳停止。

六、药物的相互作用

在临床应用当中有大量的药物都可能与神经肌肉阻滞药发生相互作用。这些相互作用常常可以通过增强或减弱神经阻滞来影响药物的作用深度或持续时间。临床上常见的药物与神经肌肉阻滞药的相互作用详见表 31-2。

氨基糖苷类和其他抗生素（如四环素、克林霉素、万古霉素）能抑制突触前膜乙酰胆碱的释放，降低突触后膜上受体对乙酰胆碱的敏感性，阻止胆碱能受体与乙酰胆碱结合，以及影响离子通道。导致神经肌肉阻滞深度增加、非去极化神经肌肉阻滞药的作用时间延长。唯有盘尼西林与头孢菌素类抗生素不与神经肌肉阻滞药发生相关作用，所以并不影响神经肌肉阻滞的效果。

局部麻醉、吸入性麻醉、静脉麻醉、镇静药物都可能增强神经肌肉阻滞效应。局部麻醉可减少乙酰胆碱的释放，以及作用于细胞膜减少肌肉收缩，而吸入麻醉主要降低突触后膜的敏感性，直接抑制肌肉收缩。

心血管药物（如呋塞米、普鲁卡因、奎尼丁、β 受体拮抗药、钙离子通道阻滞药）可以增强神经肌肉阻滞效应。众所周知，乙酰胆碱从突触前膜释放进入突触间隙的过程中，钙离子通道起着决定性作用，但钙离子通道阻滞药与神经肌肉阻滞药之间详细的作用机制仍有待研究。钙离子通道阻滞药中的维拉帕米有局部镇痛和直接的骨骼肌松弛作用，但它与神经肌肉阻滞药之间的相互作用机制仍有待研究。

在慢性的抗癫痫治疗中，长期使用抗癫痫药物（尤其是苯妥英钠和卡马西平）能增加神经肌肉阻滞药的耐药性，但是紧急情况下的输注却是增强神经肌肉阻滞效应。长期应用苯妥英钠治疗

表 31-2　药物与神经肌肉阻滞药的相互作用

药　　物		潜在的相互作用
抗生素类	氨基糖苷类	增加阻滞，降低乙酰胆碱释放
	四环素类	增加阻滞
	克林霉素和林可霉素	增加阻滞
	万古霉素	增加阻滞
镇静药 / 麻醉药		增加阻滞
心血管药物	呋塞米	低剂量：增加阻滞；高剂量：拮抗阻滞
	β 受体拮抗药	增加阻滞
	普鲁卡因胺	增加阻滞
	奎尼丁	增加阻滞
	钙通道阻滞药	增加阻滞
茶碱类		增加阻滞
抗癫痫药物		急性：增加阻滞；慢性：抵抗阻滞；苯妥英钠和卡马西平为抵抗阻滞
雷尼替丁		拮抗阻滞
锂		增加阻滞
免疫抑制药	硫唑嘌呤	轻度拮抗，抑制磷酸二酯酶
	环孢素	增加阻滞
	糖皮质激素	增加类固醇肌病
局部麻醉药		增加阻滞

改编自 Buck ML, Reed MD. Use of nondepolarizing neuromuscular blocking agents in mechanically ventilated patients. Clin Pharm. 1991;10(1):32.

时似乎能上调乙酰胆碱受体激活阈值，最终导致突触后膜敏感性的下降。已发现当卡马西平联合泮库溴铵和维库溴铵时可诱导机体产生耐药性，以及缩短肌肉松弛时间，其机制很有可能是由于在神经肌肉连接处的竞争作用。

七、神经肌肉阻滞药的监测

目前的指南推荐，在重症患者使用神经肌肉阻滞药时应常规监测神经肌肉阻滞深度[1]。我们也必须牢记神经肌肉阻滞药并没有镇痛和镇静的效果。在接受神经肌肉阻滞时，我们必须重点监测患者镇静镇痛深度，观察镇痛镇静不充分的临床表现（如心动过速、高血压、流涎、流泪液等）。目前的推荐是，当患者使用神经肌肉阻滞药时，我们可以通过双谱阵列脑电图、患者状态指数来评估患者镇静深度是否足够。对于重症患者，我们仍然需要更多的研究去探索这些监测的结果是否可靠，是否会增加治疗费用，以及是否可以改善患者预后[10-12]。目前，对于日常的神经肌肉阻滞深度监测，我们推荐的监测是四个连续刺激监测。为了确定神经肌肉阻滞深度，我们将对外周神经进行四种最大性的刺激，每 0.5 秒 1 次（2Hz）。较理想的是通过刺激尺神经观察拇指内收肌肉的反应，实验中的每一次刺激都将导致肌肉收缩。首先，观察肌肉收缩力度的减弱程度进行基础评估；其次，通过第 1 次刺激肌肉收缩的幅度比第 4 次肌肉收缩的幅度来获得四次刺激（train of four，TOF）率。理论上，在输注输入非去极化神经肌肉阻滞药之前，4 次收缩幅度都应该是相同的，它们的 TOF 率为 1:1。在部分非去极化神经肌肉阻滞时，比值将减小，比值的大小与神经肌肉阻滞的深度成反比[13]。

三个前瞻性的临床试验是为了研究在 ICU 中常规应用 TOF 监测是否有高收益和低成本，是否减少持续性肌无力的发生率。研究结果认为，对于维库溴铵的 TOF 监测似乎能改善预后，并减少治疗费用。但是，对于苄异喹啉类药（阿曲库铵、顺阿曲库铵）却没有得到相同的结果[14-16]。

八、去极化和非去极化神经肌肉阻滞药对重症患者的不良效果

最近几年来，我们对理解重症患者病程中乙酰胆碱受体调解和分布的变化取得了重大的进步。大部分的 ICU 住院患者常处于制动、上位或下位的神经损伤、药物的去神经化作用（如神经肌肉阻滞药、氨基糖苷类抗生素）中，这些因素最终可导致突触后膜的烟碱乙酰胆碱受体作用上调。如前所述，幼稚型烟碱乙酰胆碱受体并不局限于神经肌肉接头部，它还分布于骨骼肌的整个肌肉表面（图 31-1）。这将导致去极化神经肌肉阻滞药敏感性增加，以及对非去极化神经肌肉阻滞药敏感性降低。此外，受体的分布和生理作用使得患者可能增加琥珀酰乙酰胆碱高钾性周期性瘫痪的风险。其主要原因为，相对于成人型，幼稚型烟碱乙酰胆碱受体能够降低离子通道的传导性，延长通道的开放时间，导致大量钾离子外流到细胞外，最终进入血液循环。此外，由于琥珀酰胆碱比乙酰胆碱代谢慢，因此导致成熟型受体的开放状态时间延长。制动开始的早期 6～12h 就可以发生幼稚型烟碱乙酰胆碱受体活性的上调。有临床研究指出，在制动的 14 天内不太可能发生由琥珀酰乙酰胆碱诱导的高钾血症[17]。与之相比，突触后膜烟碱乙酰胆碱受体数量的减少将导致去极化药物的抵抗，以及增加非去极化神经肌肉阻滞药的敏感性。关于乙酰胆碱受体活性上调相关的情况见表 31-3。

九、ICU 获得性衰弱

ICU 获得性衰弱常被解释为重症患者无特定原因出现的随着病情进展而加重的虚弱，目前 ICU 获得性衰弱主要分为三大类：重症疾病的多发神经病变（critical illness polyneuropathy，CIP）、重症疾病的肌肉病变（critical illness myopathy，CIM）和重症疾病的神经肌肉病变[18, 19]。在系统性炎症反应综合征、制动和机械通气时间超过 1 周的患者中，ICU 获得性衰弱的发病率可达到 50%～70%。最明显的表现为四肢无力和脱机困难。非去极化神经肌肉阻滞药的两大类（苄异喹啉和氨基甾体）已被证实可影响神经肌肉功能的紊乱。然而，病因似乎是多因素的，包括脓毒症、全身炎症反应综合征条件下微血管血流的改变和糖皮质激素[20]。已有证据表明，大剂量的糖

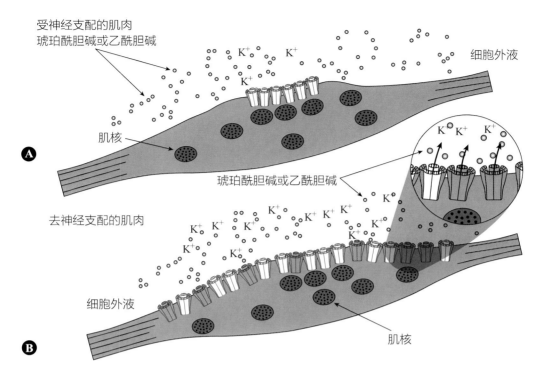

▲ 图 31-1　在神经支配（A）和去神经支配（B）的肌肉中琥珀酰胆碱诱导钾离子的释放，在受神经支配的肌肉中，静脉输注琥珀酰胆碱将到达所有的肌肉膜表面，但只有结合神经肌肉接头处的（a_1、b_1、d、e）乙酰胆碱受体才能产生作用，并且这些受体仅存在于神经肌肉接头区域

在去神经支配的肌肉中，不仅神经肌肉接头处存在（a_1、b_1、d、g）乙酰胆碱受体，而且在全部的肌肉细胞膜表面还存在有 a_7 乙酰胆碱受体。对比只能在神经肌肉接头释放的乙酰胆碱，静脉输注琥珀酰胆碱将能使所有活性上调的乙酰胆碱受体去极化，这势必将导致大量的细胞内钾离子外流到细胞外，之后进入血液循环，导致高钾血症。琥珀酰乙酰胆碱的代谢物（胆碱和可能的氯琥珀酰单胆碱）能与 a_7 乙酰胆碱受体结合继续维持去极化效应，再次升高血钾导致持续的高钾血症（经许可转载，引自 Martyn JA, Richtsfeld M. Succinylcholine-induced hyperkalemia in acquired pathologic states: etiologic factors and molecular mechanisms. *Anesthesiology*. 2006; 104:158.）

表 31-3　与烟碱乙酰胆碱受体上调相关的条件

- 严重感染或全身炎症反应综合征
- 长时间不活动相关的肌肉萎缩
- 热损伤
- 上和（或）下运动神经元缺损
- 长期药物或化学性去神经支配（如神经肌肉阻滞药、镁、氨基糖苷类抗生素和梭菌毒素）

皮质激素会直接对肌肉纤维产生生理学效应，最终导致典型的粗肌丝蛋白质丢失性肌肉病变。其主要表现为躯干和四肢的肌肉萎缩、衰弱，联合神经肌肉阻滞药和糖皮质激素可能进一步增加患此疾病的风险[21]。此外，甲泼尼龙和氢化可的松

可对抗烟碱乙酰胆碱受体，这可能增强神经肌肉阻滞的效果[22]。表 31-4 展示了不同的 ICU 获得性衰弱的病因。

（一）重症相关的多神经病变

在重症相关多神经病变的电化学中，主要发现由轴突退化导致的肌肉和感觉神经的动作电位振幅下降。尽管有许多病例报道认为神经肌肉阻滞药是导致这种病理变化的主要原因，但是前瞻性的重症相关的多神经病变研究却没有显示使用神经肌肉阻滞药和糖皮质激素与重症相关的多神经病变有相关性[23]。

表 31-4　**ICU 获得性衰弱患者：病因和综合征**

- 神经肌肉阻滞药（继发于亲子药物、药物代谢物或药物 – 药物相互作用）的长期恢复
- 重症肌无力
- 肌无力综合征
- 肌肉萎缩症
- 格林 – 巴利综合征
- 中枢神经系统损伤或损害
- 脊髓损伤
- 类固醇肌病
- 线粒体肌病
- 人类免疫缺陷病毒相关肌病
- 危重病肌病
- 失用性萎缩
- 危重症多发性神经病
- 严重电解质中毒（如高镁血症）
- 严重电解质缺乏（如低磷酸盐血症）

经许可转载，改编自 Murray MJ, Cowen J, DeBlock H, et al. Clinical practice guidelines for sustained neuromuscular blockade in the adult critically ill patient. *Crit Care Med.* 2002; 30(1): 142.

（二）重症相关的肌肉病变

重症相关的肌肉病变可独自出现，也可伴随重症相关的多神经病变一起出现。一系列严重的重症相关的肌肉病变目前被认为是一组综合征的一部分。这些重症相关的肌肉病变包括了急性四肢瘫痪性肌肉病变、重症治疗性肌肉病变、急性糖皮质激素性肌肉病变、急性氢化可的松性肌肉病变、严重哮喘性急性肌肉病变、急性糖皮质激素联合泮库溴铵性肌肉病变[24]。其主要的特点是，肌肉呈弛缓性瘫痪，渐进性衰弱，包括所有的四肢肌肉、颈部屈肌、面部肌肉、膈肌。当发生重症相关的多神经病变时，常常导致机械通气脱机困难。这一组综合征比重症相关的多神经病变更难于确诊。目前的诊断评估方法包括电生理研究、肌肉活检、实验室评估（血清肌酸激酶水平）。同样，没有明确的证据表明神经肌肉阻滞药是该综合征的致病因素，或是多因素病因学的一个组成部分。但是在使用神经肌肉阻滞药更频繁的 ICU 中，其有着更高的重症相关的肌肉病变和重症相关的多神经病变的发病率[25]。

虽然只有少量的数据表明重症相关的多神经病变增加了重症患者的 ICU 和住院期病死率，但重症相关的肌肉病变和重症相关的多神经病变很可能是患者在 ICU 中、出 ICU 后 ICU 获得性衰弱发病率增加的重要原因[26]。

十、结论和推荐

在 ICU 患者当中，目前仍然没有充分的证据证明神经肌肉阻滞药的使用与 ICU 获得性衰弱患者的发病率、病死率有着明确的相关性。但是，我们在使用这类药物时需要非常谨慎，在使用前需要慎重评估用药的风险与益处。最新的证据建议，在急性呼吸窘迫综合征和严重的脓毒症早期，应用神经肌肉阻滞药似乎可以改善患者的预后[2, 3]。目前，我们仍然需要更多的前瞻性数据来确定相应的适应证，药物的选择和 ICU 患者的使用剂量。同时需要临床医生意识到，在使用神经肌肉阻滞药的患者中加用类固醇激素和氨基糖苷类抗生素会增加 ICU 获得性衰弱的风险。最后需要警惕的是，在上或下运动神经元损伤或烧伤的患者中使用琥珀胆碱将显著增加琥珀胆碱所致的高钾血症的患病风险，我们应尽可能避免在 ICU 中使用。对于神经肌肉阻滞药的管理建议见表 31-5。

表 31-5 **ICU 患者使用神经肌肉阻滞药的建议**

- 开发使用并记录管理和监控 NMBA 的标准方法
- 只有在优化呼吸机设置和镇静镇痛用药后才能使用 NMBA
- 建立神经肌肉阻滞的指征和临床目标，并至少每天进行评估
- 根据患者特点选择最佳的 NMBA
  - 如果能达到临床目的，采用泮库溴铵、多沙库铵或其他合适的药物进行间歇性 NMBA 治疗
  - 如果需要持续输注且存在肾功能或肝功能障碍，选择阿曲库铵或顺阿曲库铵，避免维库溴铵
- 尽量在最短的时间内使用最低的有效剂量（如有可能，<48h），特别是在同时使用皮质类固醇的情况下
- 在神经肌肉阻滞期间给予足够的镇痛和（或）镇静药物，并进行临床监测。如果可能，使用双谱阵列脑电图
- 系统地预测和预防并发症，包括提供眼睛护理、仔细的体位、物理治疗和 DVT 预防
- 避免使用影响 NMBA 的药物，及时识别和管理影响 NMBA 的条件
- 调整 NMBA 剂量以达到临床目标（如患者 – 呼吸机同步、呼吸暂停或完全瘫痪）
- 定期（至少每天 1 次或 2 次）减少 NMBA 剂量，如果临床耐受，最好停药（药物假期），以确定是否仍需要神经肌肉阻滞，并进行查体和神经功能检查
- 定期进行并记录临床评估，在稳定输注和（或）减少剂量或停药期间观察自主呼吸、肢体运动和（或）DTR 的存在。深度阻滞时，肌肉活动可能只在减药或停药期间出现
- 对接受维库溴铵和（或）深度神经肌肉阻滞（如呼吸暂停或完全瘫痪）的患者进行有计划（即每 4～8 小时）的 TOF 测试并记录下来，调整剂量以达到 1/4 或更多的抽搐。如果在稳定输注时出现 1/4 或更多的抽搐不能达到临床目标，则在减少或停止剂量时显示 1/4 或更多的抽搐。考虑对所有患者进行 TOF 检测

DTR. 深肌腱反射；DVT. 深静脉血栓形成；EEG. 脑电图；TOF. 四次刺激；NMBA. 神经肌肉阻滞药

经许可转载，改编自 Georg Thieme Verlag KG, Gehr LC, Sessler CN. Neuromuscular blockade in the intensive care unit. *Semin Respir Crit Care Med.* 2001; 22:175.

参考文献

[1] Murray MJ, Cowen J, DeBlock H, et al. Clinical practice guidelines for sustained neuromuscular blockade in the adult critically ill patient. *Crit Care Med.* 2002;30(1):142-156.

[2] Papazian L, Forel J-M, Gacouin A, et al. Neuromuscular blockers in early acute respiratory distress syndrome. *N Engl J Med.* 2010;363(12):1107-1116.

[3] Steingrub JS, Lagu T, Rothberg MB, et al. Treatment with neuromuscular blocking agents and the risk of in-hospital mortality among mechanically ventilated patients with severe sepsis. *Crit Care Med.* 2014;42(1):90-96.

[4] Naguib M, Flood P, McArdle JJ, et al. Advances in neurobiology of the neuromuscular junction: implications for the anesthesiologist. *Anesthesiology.* 2002;96:202-231.

[5] McManus MC. Neuromuscular blockers in surgery and intensive care, part 2. *Am J Health Syst Pharm.* 2001;58(24): 2381-2395.

[6] Naguib M. Sugammadex: another milestone in clinical neuromuscular pharmacology. *Anesth Analg.* 2007;104(3): 575-581.

[7] Lee C, Jahr JS, Candiotti KA, et al. Reversal of profound neuromuscular block by sugammadex administered three minutes after rocuronium: a comparison with spontaneous recovery from succinylcholine. *Anesthesiology.* 2009;110(5): 1020-1025.

[8] Rex C, Wagner S, Spies C, et al. Reversal of neuromuscular blockade by sugammadex after continuous infusion of rocuronium in patients randomized to sevoflurane or propofol maintenance anesthesia. *Anesthesiology.* 2009;111(1):30-35.

[9] Abrishami A, Ho J, Wong J, et al. Sugammadex, a selective reversal medication for preventing postoperative residual neuromuscular blockade. *Cochrane Database Syst Rev.* 2009(4):CD007362.

[10] Nasraway SS Jr, Wu EC, Kelleher RM, et al. How reliable is the Bispectral Index in critically ill patients? A prospective, comparative, single-blinded observer study. *Crit Care Med.* 2002;30(7):1483-1487.

[11] Schneider G, Heglmeier S, Schneider J, et al. Patient State Index (PSI) measures depth of sedation in intensive care patients. *Intensive Care Med.* 2004;30(2):213-216.

[12] Vivien B, Di Maria S, Ouattara A, et al. Overestimation of Bispectral Index in sedated intensive care unit patients revealed by administration of muscle relaxant. *Anesthesiology.*

2003;99(1):9-17.

[13] Naguib M, Lien CA: Pharmacology of muscle relaxants and their antagonists. In: Miller RD, ed. *Miller's Anesthesia*. 6th ed. New York, NY: Churchill Livingstone; 2005:518-522.

[14] Baumann MH, McAlpin BW, Brown K, et al. A prospective randomized comparison of train-of-four monitoring and clinical assessment during continuous ICU cisatracurium paralysis. *Chest*. 2004;126(4):1267-1273.

[15] Rudis MI, Sikora CA, Angus E, et al. A prospective, randomized, controlled evaluation of peripheral nerve stimulation versus standard clinical dosing of neuromuscular blocking agents in critically ill patients. *Crit Care Med*. 1997;25(4):575-583.

[16] Strange C, Vaughan L, Franklin C, et al. Comparison of train-of four and best clinical assessment during continuous paralysis. *Am J Respir Crit Care Med*. 1997;156(5):1556-1561.

[17] Blanie A, Ract C, Leblanc PE, et al. The limits of succinylcholine for critically ill patients. *Anesth Analg*. 2012;115(4):873-879.

[18] Stevens RD, Marshall SA, Cornblath DR, et al. A framework for diagnosing and classifying intensive care unit-acquired weakness. *Crit Care Med*. 2009;37(10 suppl):S299-S308.

[19] Vincent JL, Norrenberg M. Intensive care unit-acquired weakness: framing the topic. *Crit Care Med*. 2009;37(10 suppl):S296-S298.

[20] Bolton CF. Neuromuscular manifestations of critical illness. *Muscle Nerve*. 2005;32(2):140-163.

[21] Larsson L, Li X, Edstrom L, et al. Acute quadriplegia and loss of muscle myosin in patients treated with nondepolarizing neuromuscular blocking agents and corticosteroids: mechanisms at the cellular and molecular levels. *Crit Care Med*. 2000;28(1):34-45.

[22] Kindler CH, Verotta D, Gray AT, et al. Additive inhibition of nicotinic acetylcholine receptors by corticosteroids and the neuromuscular blocking drug vecuronium. *Anesthesiology*. 2000;92(3):821-832.

[23] Berek K, Margreiter J, Willeit J, et al. Polyneuropathies in critically ill patients: a prospective evaluation. *Intensive Care Med*. 1996;22(9):849-855.

[24] Lacomis D, Zochodne DW, Bird SJ. Critical illness myopathy. *Muscle Nerve*. 2000;23(12):1785-1788.

[25] Lacomis D, Petrella JT, Giuliani MJ: Causes of neuromusc muscular weakness in the intensive care unit: a study of ninety-two patients. *Muscle Nerve*. 1998;21(5):610-617.

[26] Latronico N, Shehu I, Seghelini E. Neuromuscular sequelae of critical illness. *Curr Opin Crit Care*. 2005;11(4):381-390.